中国分子医学系列丛书

中国分子胃癌学

主编　余元勋

　　　徐阿曼

　　　胡　冰

　　　王　勇

　　　何光远

APGTIME
时代出版

时代出版传媒股份有限公司
安徽科学技术出版社

图书在版编目(CIP)数据

中国分子胃癌学/余元勋等主编. —合肥:安徽科学
技术出版社,2016.4
(中国分子医学系列丛书)
ISBN 978-7-5337-6875-1

Ⅰ.①中…　Ⅱ.①余…　Ⅲ.①胃癌-分子生物学-
研究　Ⅳ.①R735.2

中国版本图书馆 CIP 数据核字(2016)第 006043 号

中国分子胃癌学　　　　　　　　　　　　　　　　　主编　余元勋 等

出 版 人:黄和平　　　　　选题策划:吴萍芝　　　　　责任编辑:吴萍芝
责任校对:刘 莉　　　　　责任印制:廖小青　　　　　封面设计:冯 劲
出版发行:时代出版传媒股份有限公司　http://www.press-mart.com
　　　　　安徽科学技术出版社　　　　　http://www.ahstp.net
　　　　　(合肥市政务文化新区翡翠路 1118 号出版传媒广场,邮编:230071)
　　　　　电话:(0551)63533323
印　　制:安徽新华印刷股份有限公司　　　电话:(0551)65859178
(如发现印装质量问题,影响阅读,请与印刷厂商联系调换)

开本:889×1194　1/16　　　印张:29.75　　　　字数:859 千
版次:2016 年 4 月第 1 版　　　2016 年 4 月第 1 次印刷

ISBN 978-7-5337-6875-1　　　　　　　　　　　　　定价:88.00 元

本 书 编 委 会

序

21 世纪初,人类基因组 DNA 测序的完成,有助于阐明一些疾病的遗传基础;进入后基因组时期,在蛋白质、基因、基因 SNP 等水平,对疾病的发病机制做了进一步深入研究;基础科学的研究进展,大大发展了信号通路、离子通道、细胞因子、基因芯片、治疗作用等的分析技术,由此可深入研究疾病的分子机制、分子分型、分子诊断、分子靶向治疗、个体化给药方法、疾病预后的分子预测、大样本临床随机对照试验(RCT)等。新的技术、新的仪器设备、新的方法不断应用于临床,有效地促进临床医学的发展。一些重要疾病的研究、诊断、治疗内容,已今非昔比,《中国分子医学系列丛书》的出版,无疑是近年来分子医学成果在医学界的一次精彩亮相,其中蕴藏着重大的学术感召力,是对医学专业精神的传承和发扬。

人生"七十而从心所欲,不逾矩"。由七十高龄的余元勋教授等著名专家共同编写的《中国分子医学系列丛书》,主要在分子、细胞层次水平上比较清楚地讲述一些重要疾病的信号分子、信号通路、细胞因子、离子通道等的主要改变,主要分子病理机制、分子药理机制、靶向治疗原理、新药作用等治疗进展;讲述一些重要疾病的主要临床诊断、治疗原则与目前防治的重要进展;《中国分子医学系列丛书》引用资料主要是2006—2014年的国内外文献及一些国内专家的研究成果,反映了 21 世纪初在一些重要疾病防治方面的最新成果。这些成果有些已达到了国际国内先进水平。

本书内容丰富,阐述具有精确性、逻辑性,注意联系基础研究与临床实践、中西医结合,在对重要疾病分子医学学说的系统化方面,已反映了国内、国际的先进水平,填补了国内分子医学专业图书的缺憾。近几十年来,由于临床与基础医学家的共同努力,使一些重要疾病的分子、细胞、临床的相关内容日益丰富,方法较复杂,技术难度较高,但发展前景十分广阔。

目前正值国内社会与经济发展的盛世,医学界需要开展深入总结、系统整理的分子医学丛书。本丛书可作为临床各级医师、医学研究人员、生命学科研究人员的参考书,也能作为科研、教学、培养博士生与研究生的工具书。

是为序。

复旦大学　吴超群教授

2015 年 7 月

前　言

　　胃癌是严重威胁全人类健康的疾病之一。近几十年来,由于临床与基础医学家的共同努力,使胃癌的分子、细胞学说,与临床的相关内容日益丰富,研究方法日益复杂,技术难度日益提高,已经可以成为一个相对独立的学科。胃癌已成为我国人群病死的主要原因。因此,应加强对胃癌的防治研究;介绍胃癌研究的进展;改善我国胃癌的规范诊断与治疗。

　　近年来,我国对胃癌的研究取得很大的成就,同时胃癌的研究又能推进其他肿瘤防治的研究进展。有鉴于此,我们组织国内外专家,对国内外资料进行了搜集、整理、总结,编写了本书。

　　本书主要在分子、细胞层面,结合临床实践,比较清楚地阐述:一是胃癌目前防治的主要方法与进展;二是胃癌相关的主要信号分子在疾病中的主要改变及治疗原则;三是胃癌相关的主要信号通路在疾病中的主要改变及靶向治疗原则;四是胃癌相关的主要分子病理机制、分子药理机制、新药治疗进展、临床主要诊断与治疗原则等。

　　本书资料主要引用 2006—2013 年的国内外文献,反映了 21 世纪初在胃癌治疗方面的最新成果,内容丰富,系统性、科学性、逻辑性强,注重基础研究与临床实践相联系,在胃癌治疗相关的重要问题的知识系统化方面,已达到国内外先进水平,可作为临床各级内外科医师、老年科医师、药物研究人员、生命学科研究人员的参考书,亦作为科研、教学、培养博士生与研究生的工具书。

　　本书在出版过程中,得到了全国人大常委会有关机构、安徽省卫生计生委、安徽出版集团、安徽医科大学、安徽中医药大学、安徽医学高等专科学校,及全国许多著名专家的关心、帮助,在此表示衷心的感谢。由于 21 世纪在胃癌方面的研究发展很快,新成果不断出现,我们的编写难免有不足之处,恳请前辈、同仁、广大读者给以指正,以便再版时改进。

余元勋教授

2015 年 5 月于合肥

目　　录

第一章 肿瘤干细胞

一、概述

肿瘤干细胞(tumor stem cell,TSC)学说源于19世纪中期,一些病理学家提出,肿瘤可能起源于少数组织干细胞。1855年有人提出,肿瘤细胞可能起源于组织中的胚胎样细胞等。1958年有人把小鼠白血病细胞移植到同品系小鼠,发现移植细胞中仅1%～4%形成白血病细胞克隆,提示仅干细胞有致瘤性。1994年有人提出肿瘤干细胞学说,指出正常干细胞在长期自我更新的生存中,可累积相关基因突变,形成肿瘤干细胞。

肿瘤细胞有异质性。肿瘤干细胞是肿瘤中数量极少的干细胞样细胞群,有多向分化潜能,有类似正常干细胞的特性。肿瘤干细胞不断分化出不能自我更新的肿瘤细胞,形成肿瘤。

目前的研究发现,肿瘤中大部分终末细胞不能维持肿瘤的发展,肿瘤的发展常依赖于肿瘤干细胞的增殖;占实体肿瘤细胞总数的1/1 000～1/10 000。在一群肿瘤细胞移植后,常仅有1/1 000左右的肿瘤干细胞可形成克隆性的肿瘤细胞;肿瘤干细胞一般处在静息态(常在G0期),分裂较少,对化疗药物、靶向药物等较耐受,有自我保护能力,能不断分裂、无限增殖。肿瘤干细胞可经肿瘤祖细胞(有自我保护、多向分化能力)再转为终末肿瘤细胞。肿瘤干细胞的大量增殖,易引起肿瘤细胞增殖、侵袭、转移,是肿瘤发生发展、转移、复发、耐药的根本原因。在白血病、乳腺癌、前列腺癌、肝癌、肺癌、胰腺癌等临床实践中,相关肿瘤干细胞已被证实。有人认为,肿瘤可能是一种干细胞病。

二、肿瘤干细胞与正常干细胞的相似处

大多数正常干细胞在体内处于静息状态,少数干细胞能进入细胞增殖周期,是慢细胞周期转换细胞,增殖较慢;成人干细胞存在于成人各种组织中,参与组织更新、创伤修复。

正常干细胞的特点有:一是能自我更新,能维持干细胞池细胞数量的稳定;二是正常干细胞能向下游分化为祖细胞,再能横向分化、产生至少一种成熟组织细胞(多向分化);能严格控制组织细胞数量;三是能对组织损伤反应,能迁移、分裂、增殖、分化、参与组织修复;四是有可移植性,并能重建同样的组织及组织功能成分;五是连续移植时仍有上述能力。

根据自我更新的特点的不同,正常干细胞主要有以下结局:①通过非对称性分裂产生一个干细胞、一个终末分化细胞,从而保持体内干细胞池的稳定;②对称性分裂产生2个干细胞、或2个终末分化细胞,后者不再伴有自我更新能力,结果干细胞数量不断减少;③在特殊情况下,如骨髓造血干细胞(HSC)移植后,能通过有丝分裂实现数量扩增。

干细胞的干性即持续多向分化性,由干细胞干性相关蛋白的表达水平决定。骨髓组织常有储存干细胞的微环境,能调控干细胞的分化活性,可使Wnt信号通路、骨形态发生蛋白(BMP)信号通路、Notch信号通路、猬蛋白Hedgehog信号通路等活化,可促进干细胞的增殖、分化、生长。

分离干细胞一般在净化实验室进行,实验室应有显微镜、倒置显微镜、流式细胞仪、免疫磁珠细胞分选仪、干细胞分离机、净化台、细胞培养箱、深度低温冰箱、细胞活力分析仪、程序冻存仪、液氮罐、冻存液等。从骨髓、血液、脐带等较易得到干细胞,可经流式细胞仪、免疫磁珠,分离有一定细胞膜表型蛋白的干细胞、安全扩增(使基因组稳定化),并可在临床使用。骨髓间充质干细胞等

移植的技术已相对成熟。胚胎干细胞直接转入机体时，易诱导产生肿瘤细胞，一般不能直接用于干细胞治疗；但已发现，可先诱导胚胎干细胞分化为心肌细胞、神经细胞等，再用于临床移植治疗。

肿瘤干细胞与正常干细胞的相似处包括：

（1）肿瘤干细胞与正常干细胞都能无限增殖、自我更新，形成干细胞。肿瘤干细胞与正常干细胞都能迁移，肿瘤干细胞的迁移有一定的组织器官特异性，正常干细胞能迁移到特定的组织器官；迁移受特异性化学因子、受体调节。肿瘤干细胞与正常干细胞在一定条件下，可相互转化。一般正常干细胞获得 4～7 次突变后，将发生恶性转化；组织自我更新较快的表皮干细胞、造血干细胞，易发生突变、形成肿瘤。

（2）肿瘤干细胞与正常干细胞都处于未分化状态，有多向分化能力，可分化为相关的全部终末细胞，增殖的同时，能诱导血管生成。与正常细胞群相似，肿瘤细胞群中有肿瘤干细胞及肿瘤干细胞分化的短期增殖细胞、不同分化表型的肿瘤细胞；肿瘤干细胞能自我克隆致肿瘤。

（3）肿瘤干细胞与正常干细胞都有相似的生长调节通路，常有 Hedgehog 信号通路、Wnt 信号通路、Notch 信号通路、Oct-4 信号通路、骨形态发生蛋白信号通路、蛋白激酶 JAK 信号通路、Bmi1 信号通路、抗凋亡因子 Bcl-2 通路等活化。

（4）肿瘤干细胞与正常干细胞较幼稚，可对称分裂，形成相同的两个干细胞或两个终末分化细胞；还可非对称分裂，形成一个干细胞，一个终末分化细胞；二者都有端粒酶活化、端粒酶重复序列扩增，促进增殖。

（5）肿瘤干细胞可表达正常干细胞的某些蛋白标志物，有这些标志物的肿瘤干细胞，形成肿瘤细胞克隆的能力较强，如 CD34、CD133、CD90、CD44、ABCG2、B 淋巴瘤 moloney 病毒插入位点癌蛋白（Bmi1）、OCT-3、OCT-4 等。

CD34 有 373 个氨基酸残基，分子量 115kD，是高度糖基化的 I 型跨膜糖蛋白，为钙黏素家族的一种单体蛋白，分子内有胞外区、跨膜区、胞浆区。胞外区能与其他分子相互作用，可提供特异性作用位点。跨膜区有 I 型跨膜蛋白的特征。胞浆区有很多疏水氨基酸残基，可被癌蛋白同源蛋白 CRKL 识别、结合，可诱导细胞聚集。CD34 选择性地表达于造血干/祖细胞表面，并随细胞的分化成熟，表达逐渐减弱、消失。CD34 介导细胞间黏附，参与造血干细胞的运输、定位、种植，参与炎症反应、细胞归巢。血管内皮细胞、间叶细胞等有 CD34 表达，CD34 也是胃肠肿瘤、宫颈癌、乳腺癌、白血病等肿瘤干细胞的标志物，肿瘤干细胞增殖时，常高水平表达 CD34。

CD133 是 5 次跨膜的糖蛋白，分子量 120kD，有 865 个氨基酸残基，分为 1/2 型，为细胞膜蛋白超家族成员，分子内有：N 端胞外域、2 个胞外环状结构域、5 次跨膜结构域、2 个富含半胱氨酸胞内环状结构域、C 端胞内域。CD133 阳性/CD34 阳性细胞比 CD133 阴性/CD34 阴性细胞，具有更高的克隆形成能力和移植成功率。CD133 阳性细胞移植能力，超过 CD133 阴性细胞 400 倍。CD133 是很多干细胞和祖细胞的标志物，包括内皮祖细胞、胎脑干细胞、胚胎上皮细胞、前列腺上皮干细胞等；也是脑肿瘤、结直肠癌、乳腺癌、肝癌等肿瘤干细胞的标志物，能维持肿瘤干细胞长期增殖。CD133 高水平表达时，肿瘤患者预后较差，与肿瘤的持续自我更新、分化增殖、信号转导改变、药物耐受、复发等相关。通过 CD133 可分选干细胞、前体细胞、肿瘤干细胞，有望在干细胞相关疾病的治疗和肿瘤靶向治疗中发挥作用。

CD90 是糖蛋白，蛋白质部分的分子量为 25kD，有 111 个氨基酸残基，能结合糖基磷酸肌醇（GPI）而锚定于细胞膜，在成纤维细胞、上皮细胞、造血细胞等表面都有表达，又被称为 Thy-1 抗原，是 T 细胞的标志物，是免疫球蛋白超家族成员，可通过磷酸肌醇-磷脂酶 C 在细胞间转移，也可依赖糖基磷酸肌醇锚定蛋白（如 CD55、CD59）在细胞间转移。CD90 糖基化程度较高，糖类占总分子量的 30%。CD90 与细胞-细胞、细胞-细胞基质的相互作用有关，可促进神经轴突生长、神经再生，能诱导胸腺细胞和间质细胞凋亡，参与细胞黏附、外渗、转移，可调节纤维化，可能是肿瘤干细胞的标志物，是肿瘤的治疗靶点。CD90 是细胞膜抗原，能激活 Rho/整合素信号通路，负调控 T 细胞受体信号通路。CD90 表达水平下调时,能促进肿瘤细胞的 Rho/整合素信号通路、T 细胞受体信号通路明显活化。CD90 参与多种疾病的发生和发展。

CD44 有 361 个氨基酸残基,是一种跨膜糖蛋白、玻璃酸受体,与 G 蛋白耦联,参与细胞-细胞、细胞-细胞基质的黏附,参与淋巴细胞再循环,影响淋巴细胞归巢,促进 B 细胞、T 细胞、单核细胞发生同型间黏附,影响 T 细胞激活,增强自然杀伤细胞活性。CD44 为黏附分子,可促进胚胎细胞黏附、生长,参与胚胎发育,能与细胞骨架蛋白结合,参与细胞伪足形成,与细胞迁移有关。CD44 与肿瘤关系密切,是肿瘤干细胞标志物,见于膀胱癌、基底细胞癌、浅表肿瘤、头颈部肿瘤、鳞癌、前列腺癌、胃癌、胰腺癌、卵巢癌、乳腺癌、白血病、多发性骨髓瘤、淋巴瘤、子宫内膜癌等的肿瘤干细胞。这些肿瘤干细胞能分化为多种细胞,有较高的增殖潜能。CD44 在肿瘤干细胞研究中有重要作用,通过 CD44 特异性分选肿瘤干细胞,有助于研究肿瘤干细胞的生物学特性、信号通路、耐放化疗机制;CD44 可作为靶向治疗的靶点。

干细胞抗原 1(stem cell antigen 1,Sca1)是正常造血干细胞的标志物,常高水平表达于视网膜母细胞瘤、白血病等的肿瘤干细胞膜。

ATP 结合盒蛋白 G2(ABCG2)是 ATP 结合盒(ABC)蛋白转运体家族成员,一般表达于正常干细胞,亦表达于乳腺癌、白血病等的肿瘤干细胞膜。

OCT-4 也被称为 POU5F,是一种 POU 结构域转录因子,一般高水平表达于胚胎干细胞,在体细胞中表达水平降低。OCT-4 能维系细胞的多潜能分化性、自我更新能力,是正常干细胞的多潜能相关的转录因子。OCT-4 在肿瘤发生发展中有一定作用,其在低分化肿瘤组织中的表达水平,常显著高于高分化肿瘤组织中的表达水平;Ⅳ级肿瘤中 OCT-4 表达水平,常显著高于Ⅱ级和Ⅲ级肿瘤;转移性肿瘤组织 OCT-4 表达水平,常高于未转移者;乳腺癌、白血病等的肿瘤干细胞,表达OCT-4。

三、肿瘤干细胞与正常干细胞的不同处

(1)肿瘤干细胞增殖、转移能力很强;正常干细胞可在某一时间连续分裂,也可长期静息,正常干细胞的自我更新受反馈机制调节,增殖与分化有序、平衡。肿瘤干细胞增殖与分化无序、失控,肿瘤干细胞自我更新不受反馈机制调节。肿瘤干细胞分化机制异常,没有分化为完全成熟细胞的能力。肿瘤干细胞易累积基因突变等。正常干细胞有特殊的微环境-正常干细胞巢,能提供增殖与分化的调节信号,能抑制肿瘤形成。肿瘤干细胞有特殊的微环境-肿瘤干细胞巢,能提供增殖与分化的失调节信号,能促进肿瘤形成。

有人报道,100 个肿瘤干细胞就能在裸鼠移植形成肿瘤团块、新的肿瘤,有较高致瘤能力,而非肿瘤干细胞的肿瘤细胞移植 10^5 个时未形成肿瘤团块。一般肿瘤干细胞内常有 Hedgehog 信号通路、Wnt 信号通路、Notch 信号通路、蛋白激酶 PI3K/Akt/mTOR 信号通路、Bmi1 信号通路等持续活化,与肿瘤的发生、发展、增殖、转移、化疗耐药、复发等相关,可上调抗凋亡因子 Bcl-2、p53 结合蛋白 Mdm1(灭活 p53)等的水平,抗凋亡。肿瘤干细胞能累积基因突变、基因复制错误,基因组遗传性很不稳定,易形成染色体畸变,能促进肿瘤形成、复发。给予相应信号通路的靶向治疗,可抑制肿瘤干细胞增殖。

(2)转化生长因子 β、非经典 Wnt 信号通路等高水平活化,一般可引发肿瘤干细胞的上皮细胞-间质细胞转化,使细胞表达 E-钙黏蛋白减少,能使肿瘤干细胞获得迁移、侵袭能力,在肿瘤干细胞早期的微转移中有重要作用。Bmi 1 为多梳蛋白家族成员,常在肿瘤干细胞高水平表达,能使细胞生长抑制蛋白 p16/p19 表达水平明显下调,可促进有丝分裂,能促进损伤的肿瘤干细胞修复,易导致白血病干细胞、肺癌干细胞等的形成、增殖,促进自我更新。

(3)肿瘤干细胞一般在 G0 期长期存在,积累基因突变(4~7 次)后,常能进入 G1/S 期很快增

殖。正常干细胞表达生长分化因子8/11,但肿瘤干细胞常不表达它,分化成熟的调节能力较差,终末的肿瘤细胞常有异质性、低分化性、不能自我更新的特点。肿瘤干细胞增殖时,常有胚胎相关基因再活化。肿瘤干细胞不断增殖时,常缺少自我更新/增殖后的负反馈调节机制,易持续过度增殖,增殖与分化不平衡、无序。肿瘤干细胞也有与正常干细胞不同的信号通路,可作为治疗靶点。

(4)肿瘤干细胞常有自己的微环境(巢),微环境中有成纤维细胞、细胞因子、脂肪细胞、内皮细胞、细胞外基质等。肿瘤干细胞的微环境与正常干细胞的微环境不同,故对化疗、放疗的反应常不同。干细胞微环境一般有维持干细胞静息的因素,有时则有促使干细胞增殖的因素。肿瘤干细胞微环境有慢性炎症、缺氧时,常可引发产生炎症因子、缺氧诱导因子、血管内皮生长因子、热休克蛋白90等,能促进形成肿瘤干细胞。靶向治疗时,可同时抑制肿瘤干细胞微环境产生炎症因子、缺氧诱导因子、血管内皮生长因子、热休克蛋白90。

(5)很多微小RNA(miRNA),参与肿瘤干细胞自我更新,如miRNA-124、miRNA-137、miRNA-328等,miRNA能抑制一些靶基因的表达。

(6)各种肿瘤干细胞有一些共同的标志如$CD34^+$、$CD38^-$,也有一些各自特异的标志,如$CD90^-$、$CD20^+$等。$CD34^+$、$CD38^-$白血病干细胞,一般占白血病干细胞的80%。$CD34^+CD38^-$是白血病干细胞的标志物。$CD34^+$、$CD38^-$白血病干细胞移植到裸鼠后,可形成白血病动物模型。癌基因转入干细胞后,高水平表达的癌蛋白,一般能活化肿瘤干细胞。

(7)肿瘤干细胞是肿瘤发生、增大、耐药、复发、转移的根源,能克隆形成相似的肿瘤细胞,能通过有丝分裂自我更新,能在软琼脂上培养形成克隆,移植(一般仅需100～1 000个肿瘤干细胞)在裸鼠体内后能形成相同的肿瘤。研究发现,许多肿瘤中存在肿瘤干细胞,如白血病、视网膜母细胞瘤、脑瘤、室管膜瘤、皮肤基底细胞癌、乳腺癌、肺癌、结直肠癌、胰腺癌、前列腺癌、肝癌等。

肿瘤干细胞的生物学特点:①有无限的自我更新能力,能产生基因组相同的子代肿瘤细胞,能维持肿瘤持续生长,能在缺乏生长因子的条件下很快生长,能表达标志物、相关因子;②有一定的分化能力,能产生不同分化水平的子代肿瘤细胞,分化时有表观遗传学的不同可塑性,可形成新的肿瘤;能表达分化调节因子如胚胎形态发生素(Nodal)等,研究发现肿瘤干细胞可分化为脂肪细胞、骨细胞等,有间充质干细胞的特性;③有高致瘤性,肿瘤干细胞常为多倍体细胞,易成瘤、转移;④有耐药性,对常规放化疗耐受,对免疫治疗不敏感。

四、不同肿瘤干细胞的标志物

不同的肿瘤干细胞,有自己的标志物,应用化疗、靶向治疗、放疗杀伤肿瘤干细胞时,这些标志物的表达水平常明显下调。分离肿瘤干细胞时,可先用一些荧光标记的特异性抗体,结合肿瘤干细胞膜标志物(如CD133、CD166、ABCB1、ABCB5、ABCG2),再应用流式细胞仪进行多标志物分选,分离出荧光标记较强、较纯的肿瘤干细胞。应用磁性细胞分选仪,用结合特异性抗体的磁珠,能对肿瘤干细胞进行某种标志物结合、分选(如CD133)。也可根据细胞能排出荧光染料,分选出侧群细胞,其细胞膜有乳腺癌耐药蛋白G2(ABCG2),能把荧光染料排出,侧群细胞以外的是主群细胞。侧群细胞的纯度较低,耐药性一般比主群细胞高。

一些肿瘤干细胞的较特异的标志物包括:

(1)白血病干细胞,有标志物Sca 1$^+$,CLL-1$^+$,CD96$^+$,CD123$^+$,CD117$^-$,CD34$^+$,CD38$^-$,CD90$^-$等,Sca-1是干细胞抗原1。

(2)脑肿瘤干细胞,有标志物CD133$^+$等。

(3)乳腺癌干细胞,有标志物La-7$^+$,Lin-CD44$^{-/low+}$,CD24$^-$,ESA$^+$,ALDH1$^+$等;ALDH是乙醛脱氢酶,乳腺癌干细胞高水平表达乙醛脱氢酶1时,能引发耐药;ESA是酯酶A,LIN是Lin同源蛋白。

（4）肝癌干细胞，有标志物 $CD44^+$，$CD133^+$，$CD90^+$ 等。

（5）肺癌干细胞，有标志物 $CD133^+$，$CD44^+$，$CD24^+$，$Sca1^+$，$CD34^+$，$PECAM^-$，$CD45^-$ 等；这种肺癌干细胞能抵抗化疗；PECAM 是血小板/内皮细胞附着分子。

（6）前列腺癌干细胞，有标志物 $CD133^+$，$CD44^+$，$\alpha2\beta1^{hi}$ 等，$\alpha2\beta1^{hi}$ 是整合素；

（7）胰腺癌干细胞，有标志物 $CD133^+$，ESA^+，$CD24^+$，$CD44^+$ 等。

（8）结直肠癌干细胞，有标志物 $ALDH1^+$，$CD166^+$，$CD44^+$，$EPCAM^+$，$CD133^+$ 等，EPCAM 是表皮细胞黏附分子。

（9）黑色素瘤干细胞，有标志物 $ABCB5^+$，$CD20^+$ 等，ABCB5 是 ATP 结合盒蛋白转运体5。

研究发现，肿瘤干细胞在一定条件下，能与正常干细胞相互转化。有人发现，肝 $CD133^-$ 干细胞在高水平转化生长因子 β1 等作用下，可形成 $CD133^+$ 肿瘤干细胞。

五、肿瘤干细胞的可能起源

研究发现，肿瘤干细胞的可能起源为：①正常干细胞的突变体，一些基因突变，能导致正常干细胞自我更新、多向分化紊乱，而形成肿瘤干细胞；②正常体细胞的突变体，如慢性髓系白血病干细胞，能由粒细胞-巨噬细胞的祖细胞突变而形成；③去分化又获得干细胞特性的祖细胞；④正常干细胞与其他细胞的融合物等。

六、肿瘤干细胞的耐药性

肿瘤干细胞常有耐药性，是导致肿瘤化疗失败的主要原因，其机制包括：

（1）肿瘤干细胞常对临床上传统使用的多种化疗药物，显示其原发性或获得性的耐药性，即多药耐药性（MDR），这主要由 ATP 结合盒（ABC）蛋白转运体家族的跨膜蛋白引起，它们能结合 ATP，利用水解 ATP 提供的能量来转运、排出药物，导致肿瘤细胞耐药。肿瘤干细胞耐药时，细胞膜常有高水平表达的 ATP 结合盒蛋白转运体（正常时参与血脑屏障、血睾屏障、胎盘屏障等的屏障功能），它们能把外源性药物（如依托泊苷、紫杉醇、顺铂等）、药物代谢活性产物、毒物、内源性脂质、激素、多肽等转运出肿瘤干细胞，参与多药耐药。ATP 结合盒蛋白转运体抑制剂，有酪氨酸激酶抑制剂、他汀类、抗病毒药物、黄酮类等。ATP 结合盒蛋白转运体包括：

——乳腺癌耐药蛋白 G2（BCRP，ABCG2）：分子量 70kD，有 655 个氨基酸残基，分子内有个 C 端跨膜结构域、1 个 N 端 ATP 结合域，称为半分子 ATP 结合盒蛋白转运体，结构与 ATP 结合盒蛋白转运体 1（P-糖蛋白）、ATP 结合盒蛋白转运体相关蛋白 1（MRP1）不同。BCRP 属 ATP 结合盒蛋白转运体超家族 G 亚家族，后者目前已确定 ABCG1、2、4、5、8 等成员。BCRP 可主动把有不同化学结构（亲水性/半亲水性药物）、作用于不同靶点的化疗药物泵出胞外，引起肿瘤干细胞对多种抗癌药物产生抗性，可抗米托蒽醌、依托泊苷、拓泊替康、替尼泊苷、伊立替康、阿霉素、柔红霉素、表柔比星、氨甲蝶呤、齐多夫定、拉米夫定等。BCRP 的抑制剂有：K0143、GF20918、雌酮、己烯雌酚、新生霉素、吉非替尼、伊马替尼、酪氨酸激酶抑制剂 CI1033、ABCG2 单抗、拉帕替尼等。高水平 BCRP 能维持肿瘤干细胞状态，可保护肿瘤干细胞免受环境影响，常在一些侧群细胞内高水平表达，常是基因治疗中选择性作用的标志物。BCRP 基因的单核苷酸多态性，能影响其结合并转运不同的底物/药物。

——ATP 结合盒蛋白转运体 1（p-糖蛋白，ABCB1），分子量 170kD，是抗药蛋白、跨膜糖蛋白，属 ATP 结合盒蛋白转运体超家族 B 亚家族，分子内有两个疏水性跨膜结构域：TMD1 域、TMD2 域，由 6～11 个跨膜 α-螺旋结构组成，能特异性识别底物；分子内还有两个亲水性核酸结合域（NBF），NBF 域含有 WalkerA、WalkerB 基团，它们间隔 90～120 个氨基酸残基（存在于所有 ATP

结合盒蛋白转运体中),WalkerA/WalkerB基团定位于细胞膜胞质侧,能依赖能量、转运底物穿过细胞膜。当p-糖蛋白的底物,与其TMD域结合后,两个NBF域相互靠近并与ATP结合,中心部分形成孔道结构,p-糖蛋白的构象发生改变,促使中心孔道开放,能利用ATP水解产生的能量,将与其结合的疏水性药物,直接经中心孔道泵出细胞外,常在多药耐药中起主导作用,p-糖蛋白的表达水平,与肿瘤干细胞耐药程度正相关,其表达水平常受各种因素的调控。p-糖蛋白是体内较重要的转运蛋白,一般在胃肠道、肝脏、肾脏、脑等广泛表达,参与多种药物的吸收、分布、分泌、排泄。已发现其基因的三种单核苷酸多态性(SNP):G2677T/A、C1236T、C3435T,能引发药物结合、转运能力的差异。p-糖蛋白的抑制剂有环胞素、F1C20918、XR9576等。

ATP结合盒蛋白转运体2(MRP2,ABCB2,ABCC2),是ATP结合盒蛋白转运体家族B亚家族MRP组成员,是这个组中第二个被发现的,还有MRP1/3/4/5/6/7及ABCC11/12。MRP2是分子量190kD的膜蛋白,有1545个氨基酸残基,有17个跨膜结构组成的三个跨膜结构域(MSD),C端2个MSD域各形成一个ATP结合点;第1个MSD域有4~6个跨膜结构,末端位于细胞内;第2个MSD域有5~6个跨膜结构,末端位于细胞外。MRP2主要表达在肝细胞毛细胆管面(顶端面)细胞膜、近端肾小管细胞管腔侧细胞膜,也位于肠道/胆囊的上皮细胞、胎盘/血脑屏障的内皮细胞等极性细胞的细胞膜。在胆囊上皮细胞,MRP2能介导有机阴离子分泌入胆汁,是结合型胆红素、谷胱甘肽、白三烯、二价有机阴离子、化疗药物排泄的主要载体蛋白(不排出一价胆盐)。MRP2依靠两个ATP结合域,结合、水解ATP,耗能主动向细胞外转运底物。在近端肾小管,MRP2是一种外运泵,能在体内胆汁淤积时,促进胆盐共轭结合物从肾脏排泄。MRP2参与肝细胞的多种毒性复合物的转运、排出,调节机体大部分酸性配基的分泌,能结合、排出内外源性毒性物质,可保护细胞免受毒性物质的伤害。MRP2抑制剂有CF120918、XR9576等。

ATP结合盒蛋白转运体相关蛋白1(MRP1,ABCC1),是多药耐药相关蛋白,是ATP结合盒蛋白转运体超家族B亚家族MRP组成员。MRP1有1531个氨基酸残基,分子量190kD(p190),能识别、转运、排出与谷胱苷肽共轭结合的底物(药物),又称为GS2X泵。分子内有ATP结合盒转运区,由三个疏水跨膜结构域(MSDs)和C端的两个核苷酸结合域(NBD)组成,NBD1域、NBD2域为ATP结合位点,能水解ATP释放能量以转运底物。三个MSD域有17个跨膜结构,MSD1域有5个跨膜结构,是MRP1介导转运的基础;MSD 2/3域各有6个跨膜结构,有谷胱苷肽的底物共轭结合位点,并有一个谷胱甘肽的低亲和力结合位点。MSD2域能结合、转运谷胱甘肽等。MRP1广泛分布于消化道、泌尿生殖道、呼吸道的上皮细胞及内分泌腺、造血系统等,正常人呈低水平表达,常位于细胞质。而在白血病、非小细胞肺癌、食管鳞癌肿瘤组织中,MRP1基因扩增、表达水平较高,MRP1主要定位于细胞膜。MRP1能外排内/外源性还原型谷胱甘肽、葡萄糖醛酸盐、硫酸盐等共轭结合的有机阴离子、炎症介质白三烯LTC4,MRP1的底物常因竞争其底物结合位点而相互影响排出率。高水平表达MRP1的细胞有耐药性,MRP1的高水平表达,多出现在P-糖蛋白表达阴性的多药耐药细胞中,耐药细胞常有谷胱甘肽合成限速酶即γ-谷氨酰半胱氨酸合成酶(γ-GCS)活性升高;细胞内谷胱甘肽水平升高,也是MDR出现的原因之一。MRP1与P-糖蛋白不同的是,MRP1不能直接转运未经修饰的药物,而需要谷胱甘肽参与介导MRP1的底物结合、构象变化、活化,MRP1常转运谷胱甘肽等结合的药物。MRP1的生理功能,与细胞内解毒等有关,在受到有害物质侵袭时,能保护细胞免受氧化应激、炎症反应的损伤。MRP1还可调节细胞膜氯离子通道、钾离子通道和其他载体的功能。MRP1能介导外排白三烯LTC4,还参与树突细胞向淋巴结迁移的调节。MRP1抑制剂有维拉帕米、地高辛、喹啉类、非甾体类抗炎药、丁硫氨酸亚砜胺、舒林酸、利尿酸、潘生丁、丙磺舒等。

(2)肿瘤干细胞常有与抗凋亡相关的多药耐药性,肿瘤干细胞在化疗药物作用下可抗凋亡而耐药,肿瘤干细胞内常有高水平的抗凋亡因子Bcl-2/Bcl-xL及核因子NF-κB,常缺乏促凋亡因子p53,能使肿瘤干细胞抗凋亡而耐药;肿瘤干细胞常有与抗凋亡相关信号通路的活化,如核因子

NF-κB 信号通路、Wnt/β-连环蛋白信号通路、Hedgehog 信号通路、Notch 信号通路、同源框蛋白 Hox 信号通路、Bmi1 信号通路、趋化因子受体 CXCR4 信号通路、表皮生长因子受体(EGFR)信号通路等。

(3)肿瘤干细胞可有肺癌耐药相关蛋白(LRP),是核孔蛋白,含 896 个氨基酸残基,分子量 110kD,能封闭核孔,阻断损伤 DNA 的药物进入细胞核,可胞吐排出损伤 DNA 的药物。LRP 表达于许多肿瘤组织中,介导肿瘤细胞对多种化疗药物耐药,如多柔比星、丝裂霉素、顺铂、烷化剂等; LRP 是一种非糖化蛋白质,有 869 个氨基酸残基,分子量 110kD,在乳腺癌、纤维肉瘤、骨髓瘤的一些耐药细胞中高水平表达。由于 LRP 在肺癌中首先发现,因而称为肺癌耐药相关蛋白,不属于 ATP 结合盒蛋白转运体超家族,是细胞质(占大部分)、核膜(5%参与形成核孔复合物)的细胞器穹隆体(MVP)的主要蛋白,由多亚单位组成,穹隆体参与核物质转运输,允许特定分子在细胞核-细胞质间双向转运。部分穹隆体在细胞质中形成囊泡状结构,能调节细胞质穹窿体内外物质的交换。LRP 广泛存在于支气管、消化道、肾脏、分泌性器官、角质细胞等,并具有组织特异性,不表达于细胞膜。正常组织中 LRP 能通过其转运作用,对细胞起保护作用。在所有肿瘤细胞中,LRP 常高水平表达。蛋白激酶 C 活性水平上调时,能活化 LRP、ATP 结合盒蛋白转运体 1 等。

有人通过化疗药物诱导建立多株肝癌多药耐药细胞,探讨多药耐药的获得对细胞增殖、凋亡、侵袭能力的影响,比较耐药细胞株与亲本细胞株间的差异,主要检测相关耐药蛋白(P-糖蛋白)、多药耐药相关蛋白 1、肺癌耐药蛋白、乳腺癌耐药蛋白、蛋白激酶 C、谷胱甘肽-S-转移酶 π、拓扑异构酶 Ⅱ、细胞增殖活性相关的 Ki-67、增殖细胞核抗原(PCNA)的表达水平,检测细胞周期、细胞凋亡率、细胞侵袭能力的改变,检测蛋白激酶 ERK 1/2/5、蛋白激酶 JNK 1/2、蛋白激酶 p38 MAPKα 及相关蛋白的表达水平。结果发现,肝癌耐药细胞株的多药耐药相关蛋白的表达水平,均上调 2～10 倍,Ki-67 及 PCNA 表达水平均升高 20 倍以上,细胞周期被阻滞在 S 期,体外侵袭能力增强 1.3～2.5 倍;蛋白激酶 MAPK 信号通路中不同蛋白激酶的表达水平均有升高,以蛋白激酶 ERK 1/2 升高较明显,其表达水平的升高,与细胞多药耐药有关。

(4)肿瘤干细胞常有 DNA 修复相关酶活性水平升高,如 DNA 拓扑异构酶 2、切除修复交叉互补蛋白 1(ERCC1)等的活性水平升高,能使损伤断裂的 DNA 恢复其正常结构;肿瘤干细胞内谷胱甘肽-S-转移酶(GSTπ)活性水平常上调,能产生谷胱甘肽、结合药物、减少药物对 DNA 的损伤;肿瘤干细胞常高水平表达 β2 微管蛋白等,能促进修复 DNA 损伤,能使肿瘤干细胞抗凋亡而耐药。胸苷合成酶(TS)是叶酸依赖性酶,肿瘤干细胞常高水平表达胸苷合成酶,能促进肿瘤干细胞增殖而产生耐药,可给予 NB1011 治疗。肿瘤干细胞常能自分泌一些细胞因子、有丝分裂增殖因子,可形成促进肿瘤干细胞生存的微环境。

七、肿瘤干细胞自我更新相关的信号通路

在肿瘤干细胞中,自我更新相关的信号通路的活性异常升高,可导致其无限制生长、增殖,并产生大量肿瘤细胞,可能是肿瘤发生中的早期事件;肿瘤干细胞内活性水平异常升高、持续活化的信号通路,主要有 Hedgehog 信号通路(Ptch 活性水平上调)、Wnt3 信号通路(Wnt3/RhoA/ROCK 活性水平上调)、Notch 信号通路(Notch 活性水平上调)、蛋白激酶 PI3K/Akt/mTOR 信号通路等,能促进肿瘤干细胞抗凋亡、耐药,可促进肿瘤干细胞自我更新、增殖。肿瘤干细胞还常有蛋白激酶 JAK/STAT3 信号通路(STAT3 活性水平上调)、Nanog 同源框蛋白信号通路、成纤维细胞生长因子受体(FGFR)信号通路、骨形态发生蛋白(BMP)信号通路等活性持续升高,并共同组成信号转导网络。在肿瘤干细胞中,还有一些信号分子如 POU 同源框蛋白 3/4、同源框蛋白 2(Sox2,转录因子,能促进 RNA 聚合酶表达,促增殖)、癌蛋白 c-Myc,表达水平持续升高,能维持肿瘤干细胞的多向分化潜能,可引发肿瘤干细胞增殖产生肿瘤细胞,能促使肿瘤干细胞表达维持生存、维持功

能所需的细胞因子,维持肿瘤干细胞微环境,可促进肿瘤干细胞长期存活,能促使正常干细胞转化为肿瘤干细胞,在肿瘤发生发展中起关键作用,也使许多肿瘤干细胞对化疗、放疗、凋亡诱导剂、细胞毒药物不敏感,能对抗化疗、放疗,促进 Mdm(p53 结合蛋白)表达,灭活 p53,抗凋亡。肿瘤干细胞与正常干细胞之间已有质的区别,肿瘤干细胞的自我更新,已失去正常干细胞的负反馈调节机制,常使肿瘤干细胞的持续增殖失控、分化异常;肿瘤干细胞常已失去 DNA 修复能力,易累积基因突变。

八、Wnt 信号通路与肿瘤

1. Wnt 信号通路的信号分子

（1）Wnt

Wnt 信号通路由 Wnt(无翅相关 MMTV 整合蛋白)及其受体蜷曲蛋白(Frz)、调节蛋白、信号分子等组成,能调控胚胎发育、细胞增殖与分化,能调控干细胞的分化、增殖、迁移、凋亡、发育、代谢等,维持内环境稳定。高水平表达 Wnt、Wnt 信号通路异常活化,与肿瘤的发生发展相关。大部分 HBV/HCV 相关的肝癌中,炎症激活核因子 NF-κB 信号通路,能促进高水平表达 Wnt、Wnt 信号通路异常活化。大部分肝癌组织中,血管细胞高水平表达 Wnt2/5a/7a/Frz/β-连环蛋白,高水平表达血管内皮生长因子、碱性成纤维细胞生长因子、周期素 D1 等,促血管新生。

已发现至少 19 种 Wnt 家族成员,为 350～400 个氨基酸残基的分泌型糖蛋白,可分为 Wnt1 组、Wnt5a 组,是 Wnt 信号通路的启动分子。细胞可通过自分泌、旁分泌 Wnt,再与相邻细胞的膜受体蜷曲蛋白结合,激活相邻细胞的 Wnt 信号通路。

（2）β-连环蛋白

β-连环蛋白是一种多功能蛋白,分子量 94kD,有约 800 个氨基酸残基,存在于细胞膜,能促进干细胞黏附、生长、增殖,在核内能激活相关靶基因表达,是 Wnt 信号通路的正性调节因子,可促进表达癌蛋白 c-Myc 及周期素 D1;β-连环蛋白也是一种细胞骨架蛋白,能结合至少 20 种蛋白。细胞静息时,β-连环蛋白水平较低,主要结合 E-钙黏蛋白,部分 β-连环蛋白与 APC、GSK3β、轴蛋白结合后,易被泛素蛋白酶体降解。

研究发现,β-连环蛋白分子内有:①N 端区,含丝/苏氨酸磷酸化域,能被糖原合成酶激酶 3β 磷酸化,再被泛素蛋白酶体降解;②C 端区,有转录激活域,可发挥丝/苏氨酸蛋白激酶作用,能活化 T 细胞因子(TCF,DNA 结合蛋白)/淋巴增强子结合因子(LEF)、E-钙黏蛋白、结肠腺瘤病蛋白(APC)、表皮生长因子受体(EGFR)等;③中间区,能与 E-钙黏蛋白、结肠腺瘤病蛋白、T 细胞因子、促白血病动力因子、表皮生长因子受体等结合;能形成 E-钙黏蛋白/β-连环蛋白/α-连环蛋白的复合体,再与肌动蛋白结合,构成细胞黏附连接复合体,调控细胞黏附作用。

细胞核 β-连环蛋白的水平(与靶基因表达水平相关)主要被两种复合体调节:一种是负性作用的 β-连环蛋白降解复合体,由糖原合成酶激酶 3β/轴蛋白(Axin)/结肠腺瘤病蛋白组成,轴蛋白促使糖原合成酶激酶 3β 磷酸化 β-连环蛋白,再被泛素蛋白酶体降解;另一种是正性作用的抗降解复合体,由酪蛋白激酶 CKIε/散乱蛋白(dishevelled)/糖原合成酶激酶 3β 结合蛋白/T 细胞因子/促白细胞动力因子组成,当 Wnt 信号刺激时,细胞内酪蛋白激酶 CKIε,可磷酸化散乱蛋白,使散乱蛋白/轴蛋白释放糖原合成酶激酶 3β 结合蛋白,后者再结合、抑制糖原合成酶激酶 3β,使 β-连环蛋白磷酸化水平下调,不能被泛素蛋白酶体系统如 β-TrCP 降解,细胞核内 β-连环蛋白累积增多,并能结合正性的抗降解复合体。高水平维甲酸等可促使 β-连环蛋白水平下调,对 Wnt 信号通路负调控。β-连环蛋白水平的调节物有:糖原合成酶激酶 3β、酪蛋白激酶 CKIε、轴蛋白、β-TrCP、Dapper、蛋白磷酸酶 PP2A 等。Dapper 能结合、抑制散乱蛋白,抑制 Wnt 信号通路。蛋白磷酸酶 PP2A 能使 APC、糖原合成酶激酶 3β 去磷酸化,使两者分离,抑制 Wnt 信号通路。

当结肠腺瘤病蛋白 APC/轴蛋白/糖原合成酶激酶 3β/β-连环蛋白等基因突变/表达减少、β-连环蛋白磷酸化后被泛素蛋白酶体降解受阻时,可导致细胞核 β-连环蛋白活性水平上调,使 β-连环蛋白与 T 细胞因子 4/淋巴增强子结合因子持续结合为复合物,并可促进靶基因表达、细胞增殖,常可引起肿瘤的发生发展。

在没有 Wnt 信号时,细胞内的 β-连环蛋白与负性降解复合物结合后,易被泛素蛋白酶体降解,这时细胞核 β-连环蛋白保持较低水平。在 Wnt 信号刺激下,Wnt 与其受体蜷曲蛋白结合,并和辅助受体——低密度脂蛋白受体相关蛋白(LRP5/6)形成复合物,使散乱蛋白活化并汇集于细胞膜下,再通过糖原合成酶激酶 3β 结合蛋白,抑制糖原合成酶激酶 3β 磷酸化 β-连环蛋白,使游离的 β-连环蛋白累积于细胞核内,结合正性抗降解复合体,再调控核内靶基因表达癌蛋白 c-Myc、细胞周期素 D1、黏附分子 CD44、基质金属蛋白酶 7、T 细胞因子、淋巴增强子结合因子(LEF)、DKK(Dikkopf)、Kremen、Wnt 抑制因子(WIF)、分泌性 Frz 受体相关蛋白(SFRP1)等。β-连环蛋白调控至少 238 个靶基因的表达,其中 β-连环蛋白/TCF 复合物调控至少 60 个靶基因的表达,可开放细胞周期的有丝分裂纺锤体检查点,促进细胞黏附、存活、增殖、成熟。DKK 是分泌蛋白,结合 LRP、Kremen 为三聚体后,被细胞内吞,减少细胞膜 LRP,能抑制 Wnt 信号通路。

在早期肝癌组织中,β-连环蛋白在细胞膜表达增加,能促进肝癌细胞聚集;在晚期肝癌组织中,β-连环蛋白在细胞核表达增加,可促进肝癌细胞增殖,能下调 E-钙黏蛋白表达水平,促进肝癌细胞转移。

(3)轴蛋白

轴蛋白作为一种多功能的支架蛋白,可与 Wnt 信号通路的多种信号蛋白结合,能使糖原合成酶激酶 3β 磷酸化 β-连环蛋白,而促进 β-连环蛋白被泛素蛋白酶体降解,负性调节 Wnt 通路,常参与使 p53 活化,促肿瘤细胞凋亡。

轴蛋白基因的失活性突变、基因表达水平降低,与多种肿瘤的发生发展相关。突变的轴蛋白不能与 β-连环蛋白结合,可激活一些蛋白激酶信号通路,使肿瘤干细胞凋亡减少,有利于肿瘤干细胞存活。将野生型轴蛋白基因用于肿瘤的基因治疗,已取得了一定的进展,可引起肿瘤细胞增殖抑制及凋亡。

研究表明,前列腺素 E_2 能激活其 G 蛋白耦联受体 EP2,使 Gαs 蛋白与轴蛋白结合,导致糖原合成酶激酶 3β 从轴蛋白/β-连环蛋白降解复合物中释放出来并失活,使 β-连环蛋白的磷酸化及降解受抑制,以至 β-连环蛋白信号转导被激活,能刺激肿瘤细胞增殖。在 6.2% 肝癌组织中,有轴蛋白基因突变,后者是肝癌发展中的后期事件,有该突变的肝癌细胞中,常有 β-连环蛋白累积。

(4)蜷曲蛋白

蜷曲蛋白(Frizzled,Frz)是 Wnt 的受体,为跨膜蛋白,已发现蜷曲蛋白 1~9,含 120 个氨基酸残基。蜷曲蛋白分子内有:一是 N 端胞外区,有富含半胱氨酸残基域(能结合配体 Wnt)及连接域;二是 7 次跨膜区;三是胞内区,其 C 端能结合磷酸化的散乱蛋白。Wnt 与蜷曲蛋白结合后,蜷曲蛋白可作用于下游的散乱蛋白、蜷曲蛋白相关蛋白、糖原合成酶激酶 3β、β-连环蛋白、HMG 盒蛋白(如淋巴增强子结合因子/T 细胞因子)等。

(5)低密度脂蛋白受体相关蛋白 5/6

Wnt 在细胞膜上的辅助受体,是低密度脂蛋白受体相关蛋白 5/6(LRP5/6),后者分子内有跨膜区、胞内区(可结合 Wnt 等)。低密度脂蛋白受体相关蛋白 5/6 基因突变,表达物缺失胞内区、缺失其功能时,可使 Wnt 信号通路受阻。

(6)结肠瘤息肉病蛋白

结肠瘤息肉病蛋白(APC,抑癌蛋白),分子量 311.8kD,含 2 844 个氨基酸残基,分子内有:一是 N 端区,能稳定蛋白,可相互作用形成同二聚体;二是中间区,有 β-连环蛋白/轴蛋白/糖原合成酶激酶 3β 结合域;三是 C 端区,可与 α-连环蛋白、β-连环蛋白、微管等连接,能维持细胞结构,调节细胞间的连接、黏附,调节细胞的生长和分化。APC 蛋白基因失活性突变后,游离 β-连环蛋白的水平升高,可引起靶基因表达,促进肿瘤的发生发展。肝癌中 APC 蛋白基因常有双等位基因失活、截短(第 682 密码子无义突变),缺失结合域,使 β-连环蛋白在细胞核累积。53.0%～81.7%肝癌中 APC 蛋白基因启动子甲基化沉默。

(7)E-钙黏蛋白

E-钙黏蛋白是细胞钙离子依赖黏着蛋白家族成员,分子量 42kD,是单链 I 型跨膜糖蛋白,为建立上皮细胞极性、细胞-细胞间连接的关键分子,能与特异性细胞骨架蛋白、β-连环蛋白等结合,参与细胞黏附,参与上皮细胞层的形成。分子内有 N 端胞外区、跨膜区、C 端胞内区。两个细胞膜的胞外区相互结合时,两个 E-钙黏蛋白,能依赖钙离子结合成同二聚体,导致细胞间黏附;这时 E-钙黏蛋白同二聚体,能与 α/β/γ-连环蛋白结合成复合物。E-钙黏素基因突变,导致其钙离子结合位点失去时,可使细胞间丧失正常黏附活性。

(8)散乱蛋白

散乱蛋白(Dishevelled)是一种细胞骨架蛋白,分子内有:一是 N 端区,可结合、抑制轴蛋白;二是中间区,有 PZD 域,能与细胞内酪蛋白激酶 CKIε 结合而被磷酸化。无 Wnt 信号时,散乱蛋白与轴蛋白结合,并再结合糖原合成酶激酶 3β 结合蛋白,使后者与糖原合成酶激酶 3β 分离,糖原合成酶激酶 3β 活化后,可使 β-连环蛋白磷酸化,再结合 E3 泛素连接酶(β-TrCP),然后可被泛素蛋白酶体降解,使细胞核 β-连环蛋白水平下降,Wnt 信号通路关闭。

当 Wnt 结合蜷曲蛋白后,酪蛋白激酶 CKIε 激活散乱蛋白,使散乱蛋白/轴蛋白复合物释放糖原合成酶激酶 3β 结合蛋白,后者再去结合、抑制糖原合成酶激酶 3β,减少磷酸化 β-连环蛋白及其被泛素蛋白酶体系统降解,增多的磷酸化 β-连环蛋白移入核内后,能开启靶基因表达。

(9)LEF/TCF 蛋白

淋巴增强子结合因子(LEF)/T 细胞因子(TCF),是含 HMG 盒结构域的转录因子。研究发现,在高水平 Wnt 刺激下,LEF/TCF 在细胞质结合 β-连环蛋白形成复合物后,可协助 β-连环蛋白入核,并将 β-连环蛋白定位在靶基因启动子,有转录激活作用。在无 Wnt 信号时,胞内 β-连环蛋白水平较低,LEF/TCF 可利用自己的 HMG 盒结构域,与其他蛋白结合,但没有转录激活作用。LEF/TCF 在 Wnt 通路中,具有双向调节作用。TCF 有多个结合位点:N 端能结合 β-连环蛋白;groucho 位点能结合 groucho,再抑制 TCF 的转录功能;HMG 盒结构域可与转录因子 CBP/p300 及 CtBP 结合。

2. Wnt 信号通路

(1)经典 Wnt1/β-连环蛋白信号通路

Wnt1 信号通路活化后,能提高细胞核磷酸化 β-连环蛋白水平,可激活靶基因表达周期素 D1/E,可激活周期素依赖性激酶 4(CDK4),使视网膜母细胞瘤蛋白(Rb)超磷酸化,可促使细胞周期转换、有丝分裂、增殖加快,减少凋亡;常见于胚胎发育及肿瘤发生发展中。

当 Wnt1 蛋白与其受体蜷曲蛋白、LRP 5/6 结合为三聚体后,酪蛋白激酶 CKIε 激活散乱蛋白,再使 β-连环蛋白降解复合体解散,还能使激活信号通路下游的糖原合成酶激酶 3β 结合蛋白,再结合、抑制糖原合成酶激酶 3β,使后者不能磷酸化 β-连环蛋白,导致 β-连环蛋白不能被泛素蛋白酶体降解,使 β-连环蛋白与轴蛋白、转录因子 CBP、T 细胞因子、淋巴增强子结合因子形成复合物,且在核内稳定累积,使细胞核内的 β-连环蛋白增加;β-连环蛋白与淋巴增强子结合因子/T 细胞因子结合,导致转录抑制因子 groucho 与 T 细胞因子的结合力下降,解除 groucho 的抑制作用,而启动靶基因表达钙调蛋白激酶、着色性干皮病蛋白 Xpax-6、X 框结合蛋白 XBP-1、成锯齿状同源蛋白 En-2、delta 样蛋白 DLL、Ubx 域蛋白 B、癌蛋白 c-Myc/c-Jun、CD44、周期素 D1、血管内皮生长因子 VEGF、血小板源性生长因子受体 PDGFR、干细胞因子受体 c-Kit 等,促增殖。

(2)非经典 Wnt 通路

非经典 Wnt 信号通路,是不产生细胞内 β-连环蛋白累积的 Wnt 信号通路;这时 Wnt 结合细胞

膜受体蜷曲蛋白后,通过其他信号通路起作用,这些信号通路包括:

——蛋白激酶 JNK 信号通路(Wnt-细胞极化信号通路),涉及 RhoA、蛋白激酶 JNK、细胞骨架,调控细胞发育,介导细胞(如上皮细胞)极化排列。

——钙离子信号通路,由 Wnt5a/11 激活此信号通路,能提高细胞质内钙离子水平,产生钙离子信号,再激活蛋白激酶 C、钙调蛋白激酶(CaMKⅡ)、磷脂酶 C、活化 T 细胞核因子 NF-AT,介导细胞骨架重构,促进细胞形态改变、迁移;此信号通路过度活化时,Wnt5a 等还能以不依赖糖原合成酶激酶 3β 的方式,通过结肠腺瘤病蛋白等降解 β-连环蛋白,从而负调节经典 Wnt 信号。

——调节纺锤体定向和不对称细胞分裂的信号通路,此信号通路有蛋白激酶 MAPK、转化生长因子 β 激活的激酶 1、NEMO 样激酶 NLK、转化生长因子 β、整合素连接激酶 ILK、骨形态发生蛋白 BMP、转录因子 Smad、白介素 1、肿瘤坏死因子 α 等参与;转化生长因子 β 通路,能与 Wnt 通路协同,而调节靶基因表达,在发育和致肿瘤中起重要作用;转录因子 Smad2/3/4 能与淋巴增强子结合因子相互作用,刺激 Wnt 通路靶基因的表达;整合素连接激酶 ILK 能促进 β-连环蛋白稳定地在细胞核累积。白介素 1、肿瘤坏死因子 α 可促进 Wnt 表达水平上调。突变性早老素蛋白,可降低神经元中 β-连环蛋白的稳定性,使 β-连环蛋白易被降解,神经元易凋亡。

3. Wnt 通路的相关因子

(1)分泌型可溶性蜷曲相关蛋白

它是与蜷曲蛋白相似,是富含半胱氨酸残基的分泌蛋白家族成员,因缺乏跨膜区,不能和细胞膜结合,分泌型可溶性蜷曲相关蛋白(SFRP),通过富含半胱氨酸域(其 N 端部分与蜷曲蛋白的相似),能竞争性结合、抑制蜷曲蛋白,从而抑制 Wnt 信号通路。SFRP3 可抑制 Wnt1/8 通路,SFRP2 可抑制 Wnt8 通路。SFRP 基因启动子甲基化沉默后,SFRP 表达水平下调,可导致 β-连环蛋白在细胞核累积,使 Wnt 信号通路活化,可促进肿瘤的形成与发展。肿瘤中 SFRP 表达水平上调时,可下调 Wnt 信号通路活性,能抑制基质金属蛋白酶 2 的表达,可促进 β-连环蛋白被降解,可抑制肿瘤细胞生长、增殖、转移,抗肿瘤。在 48.2% 肝癌组织中,有 SFRP1 基因启动子甲基化沉默。

(2)Wnt 抑制因子 1

研究发现,Wnt 抑制因子 1(WIF 1)、分泌型可溶性蜷曲相关蛋白等属于 Wnt 拮抗物家族成员,WIF1 通过直接与 Wnt 结合,从而阻止 Wnt 与其受体结合,使细胞核 β-连环蛋白不能累积,进而阻断 Wnt 信号通路。WIF1 表达水平下调,可能与中胚层源的肿瘤发生发展等相关。

(3)环氧化酶 2

高活性水平环氧化酶 2 及其产物前列腺素 E_2,能上调 Wnt 信号通路活性。研究发现,在 50% 结肠腺瘤及 80%~85% 结肠腺癌组织中,环氧化酶 2 表达水平上调,可产生炎症因子前列腺素 E_2,后者再与其受体结合后,能激活 Gαs,而 Gαs 与轴蛋白结合后,可使 β-连环蛋白降解复合物解聚,导致糖原合成酶激酶 3β 不能使 β-连环蛋白磷酸化及被降解,而在细胞核内稳定累积。β-连环蛋白与 T 细胞因子/淋巴增强子结合因子结合,能启动靶基因的异常表达,从而可促进肿瘤细胞形成、增殖。环氧化酶 2 抑制剂如非固醇类消炎药,可抑制肿瘤组织的环氧化酶 2,下调前列腺素 E_2 水平,从而不能激活 Gαs 与轴蛋白结合,使 β-连环蛋白降解复合体稳定存在,磷酸化的 β-连环蛋白则易被泛素蛋白酶体降解,从而抑制肿瘤细胞增殖。

4. Wnt 信号通路与肿瘤

(1)结肠腺瘤病蛋白与肿瘤:结肠腺瘤病蛋白(APC)基因突变,可导致家族性结肠腺瘤息肉病、髓母细胞瘤、侵袭性纤维瘤、乳腺癌等;研究发现,APC 基因突变,与 80% 以上结直肠腺瘤/结直肠癌有关,APC 基因突变大部分是导致 APC 截短的无义突变,这种截短蛋白,去除了 β-连环蛋白/轴蛋白结合位点、糖原合成酶激酶 3β 磷酸化位点,不能使 β-连环蛋白磷酸化及降解,使细胞核 β-连环蛋白水平上调,致使肿瘤细胞形成、增殖。APC 基因是肿瘤抑制基因,突变的 APC 失去肿瘤抑制功能,与肿瘤的发生及预后相关;APC 基因突变,还有点突变(至少有 450 种)、缺失,常可促使肿瘤细胞恶变、增殖、不易凋亡。APC 基因突变,是使腺瘤→腺癌的起始点,突变的 APC 可结合、抑制正常 APC。

(2)突变性 β-连环蛋白与肿瘤:细胞核中突变性 β-连环蛋白水平上调,参与肿瘤的发生发展,其机制可能为:①突变性 β-连环蛋白稳定性增加,使肿瘤细胞常持续激活,突变性 β-连环蛋白与结肠腺瘤病蛋白结合力下降,导致细胞核游离的突变性 β-连环蛋白水平升高。②β-连环蛋白 N 端丝/苏氨酸残基磷酸化位点突变后,使糖原合成酶激酶 3β 不能磷酸化 β-连环蛋白,β-连环蛋白降解减少,细胞核突变性 β-连环蛋白水平增高;突变性 β-连环蛋白/T 细胞因子/淋巴增强子结合因子复合体形成后,能使靶基因表达水平上调,促使肿瘤发生发展。肿瘤细胞核的突变性 β-连环蛋白累积,与肿瘤细胞转化、增殖、转移相关。

研究发现,早期胃癌细胞中,突变性 α/β/γ-连环蛋白表达水平上调率分别为 73%、78%、80%,E-钙黏素/β-连环蛋白复合物表达水平上调率达 92%;近年来在结直肠癌、胰腺癌、肺癌、甲状腺癌、肝癌、食管癌、膀胱癌、黑色素瘤、恶性纤维瘤、子宫内膜癌、髓母细胞瘤、卵巢癌、前列腺癌等研究中,也得到类似结论;但部分肿瘤中也可出现正常 β-连环蛋白减少。β-连环蛋白基因突变常有多种类型,如第 3 外显子区编码的 Ser^{33}、Ser^{45}、Thr^{41} 突变,会导致 β-连环蛋白不能与糖原合成酶激酶 3β 结合、不能被磷酸化及降解,细胞核游离型突变 β-连环蛋白累积、稳定,可启动靶基因转录,能使细胞迁移失控、侵袭、转移。

突变的 β-连环蛋白在该过程中的作用是在肿瘤细胞要脱落、转移时,β-连环蛋白、E-钙黏蛋白表达水平常下调,可使 β-连环蛋白与 E-钙黏蛋白形成的黏附连接复合物减少,使肿瘤细胞间黏附能力降低,易脱落并从原发灶侵入血管;此外,当肿瘤细胞到达所转移的部位后,常可使 β-连环蛋白、E-钙黏蛋白高水平表达,β-连环蛋白与 E-钙黏蛋白形成黏附连接复合物增加,高水平 β-连环蛋白在 E-钙黏蛋白与细胞膜、细胞骨架的连接中,起重要的桥梁作用,使肿瘤细胞易于黏附、种植并继续生长。

异常高水平表达的 β-连环蛋白,辅以表皮生长因子及肝细胞生长因子表达水平上调,可有利于肿瘤细胞生长、增殖、转移。结肠腺瘤病蛋白基因突变,可降低 E-钙黏素介导的细胞黏附,赋予肿瘤细胞较大的侵袭能力。Wnt5a 表达水平上调,可抑制肿瘤转移抑制基因 KISS1 等的表达,可增加肿瘤细胞的转移力;用小干扰 RNA 可下调 Wnt5a 的表达水平。E-钙黏素和 β-连环蛋白正常水平表达的肿瘤患者生存率较高,有预后指标作用。

(3)轴蛋白与肿瘤:轴蛋白基因在肿瘤中易突变失活,可减少 β-连环蛋白的磷酸化及被降解,可导致肿瘤发生发展及促进肿瘤细胞增殖,肿瘤中轴蛋白基因的突变率为 9.6%～20%;在肿瘤细胞中导入野生型轴蛋白基因后,细胞核累积的 β-连环蛋白减少,核靶基因表达水平下调,可使肿瘤细胞凋亡。

5. Wnt 与干细胞

研究表明,干细胞的生存和自我更新,受其微环境和自身基因的共同调控。细胞内 Wnt/β-连环蛋白信号通路活化,可维持多种干细胞的生存、自我更新、抑制分化。Wnt10b 能维持脂肪干细胞的状态,Wnt9b/4 可维持肾干细胞的自我更新;Wnt3a、散乱蛋白 1 表达水平上调及轴蛋白表达水平下调,可维持造血干细胞的自我更新。肿瘤干细胞 β-连环蛋白基因突变、活化,或抑制 β-连环蛋白的结肠腺瘤病蛋白基因缺失,可使 Wnt/β-连环蛋白信号通路活化,可引发肿瘤干细胞增殖。慢性粒细胞性白血病急变期的造血祖细胞内,Wnt/β-连环蛋白信号通路活化,可引发造血祖细胞变为白血病干细胞。

6. Wnt5a

Wnt 首先在乳腺癌中被发现,目前已发现 Wnt 家族成员 19 个;Wnt 蛋白大致可分为两类:一类是 Wnt1 类,包括 1、3a、8a、8b,可激活 Wnt 经典通路;另一类是 Wnt5a 类,包括 Wnt4、5a、11,可结合受体蜷曲蛋白 Frz、酪氨酸激酶样孤儿受体 Ror2、RYK 样受体酪氨酸激酶,可经 Gαq 蛋白/蛋白激酶 C 依赖机制，升高细胞质钙离子水平，或经 Rho/蛋白激酶 JNK 调节细胞骨架的形成，控制细胞的移动和组织的极化，触发非经典 Wnt/蛋白激酶 JNK 通路、Wnt/钙离子通路、Wnt/细胞极化通路等活化。这些信号通路活化，可导致肿瘤细胞形成，也可激活经典 Wnt 通路下游的钙调蛋白激酶，促进肿瘤细胞增殖。

Wnt5a 主要介导 G 蛋白激活非经典 Wnt5a/钙离子通路。Wnt5a 既可激活也可以抑制 Wnt 经典通路，这取决于 Wnt5a 与哪一种受体结合；Wnt5a 与酪氨酸激酶样孤儿受体（Ror2）结合时，抑制 Wnt 经典通路；而当 Wnt5a 与受体蜷曲蛋白 Frz 和低密度脂蛋白受体相关跨膜蛋白（LRP）结合时，激活 Wnt 经典通路。Wnt5a 是抑制癌症的发生、还是导致癌症的发生，常取决于细胞表面携带哪种受体等。

Wnt 抑制剂分为两类：第一类通过直接抑制 Wnt 的经典和非经典通路，包括分泌性 Frz（SFRP）、Wnt 抑制因子（WIF1）、Cerberus；第二类通过结合 Wnt 受体复合体的 LRP5/6，抑制 Wnt 经典通路，目前只发现 DKK 家族属于此类。SFRP 家族在多种恶性肿瘤如胃癌、乳腺癌、宫颈癌、乳腺癌、食管癌、结直肠癌、鼻咽癌、前列腺癌中，其基因启动子区 CpG 岛超甲基化，致使 SFRP 基因不表达；结果可导致 Wnt 信号通路激活，是肿瘤发生发展过程中的重要事件。

Wnt5a 是富含半胱氨酸残基的生长因子，参与生长、增殖、分化、修复，在成体它表达于脑、心、肺等。Wnt5a 可参与肿瘤的发生发展，能影响肿瘤细胞增殖、迁移、侵袭、血管生成，在许多上皮、中胚层等起源的肿瘤，如肺癌、乳腺癌、胰腺癌、胃癌、前列腺癌中，Wnt5a 表达水平可增高、降低、缺失。Wnt5a 表达水平上调，与一些肿瘤的侵袭性增强、病期进展、患者预后不良等相关。

野生型 Wnt5a 在肝癌常起抑癌蛋白的作用，有学者报道，肝细胞癌组织中 Wnt5a 表达水平比于癌旁组织降低 80.3%，并且与患者血甲胎蛋白高水平、肿瘤分期差相关。

7. WTX

2007 年发现了定位于 X 染色体的肿瘤抑制基因（WTX 基因），WTX 广泛表达于各种组织中，在肿瘤的发生发展中有重要作用，对其的研究已成为热点。

WTX 有 1135 个氨基酸残基，存在于细胞膜和细胞质，分子内有 3 个结肠腺瘤病蛋白（APC）结合区，能与 APC 蛋白结合；还有二磷酸肌醇结合区，能使 WTX 在细胞膜定位，缺少该区后，WTX 主要定位于核内。核内的 WTX 能与 β-连环蛋白及其相关降解复合物形成复合体，促进 β-连环蛋白降解，下调 Wnt 通路活性。通常恶性肿瘤的发生，需 2 个等位基因经 2 次以上基因突变的累积，但 WTX 基因位于 X 染色体。对男性，X 染色体 1 个 WTX 等位基因突变，就会使抑癌基因 WTX 表达明显减少，可导致肿瘤的发生。虽然女性有 2 个 X 染色体，但在正常发育过程中一般会有 1 个 X 染色体失活、沉默，如另一个 X 染色体 WTX 基因突变，则可导致女性发生肿瘤。从而认为，WTX 基因在肿瘤的发生过程中是单次打击事件致病，可能与 Wilms 肿瘤、白血病、消化道肿瘤、肾上腺皮质瘤等相关，正在进一步研究中。

8. HBP1

HMG 盒蛋白结合因子 1（HBP1）是高泳动盒蛋白家族成员，是一种转录抑制因子，有 513 个氨基酸残基，可与生长抑制蛋白-视网膜母细胞瘤蛋白 Rb 结合。HBP1 受蛋白激酶 p38 MAPK 激活后，能与 Wnt 信号通路中的抑制性信号分子结合，抑制促细胞分裂基因的表达，抑制细胞周期转换、抑制细胞增殖，可提供一个肿瘤抑制网络。

视网膜母细胞瘤蛋白 Rb、p130 能促进 HBP1 表达，HBP1 是核蛋白、细胞周期转换抑制蛋白，在多种组织中均有表达，如大脑、子宫、睾丸、肺、心脏等。高水平 HBP1 抑制肿瘤细胞增殖的作用包括：一是 HBP1 被蛋白激酶 p38 MAPK 激活后，对细胞周期 G1 期有阻断作用；二是 HBP1 与一些转录因子结合，能抑制表达癌蛋白 c-Myc，从而阻断细胞增殖；三是 HBP1 能抑制 Wnt 信号通路，从而抑制细胞增殖。研究表明，在侵袭性乳腺癌中，HBP1 基因常突变失活。

HBP1 分子量 62kD，分子内有：一是 ataxin 同源结构区，其中有转录抑制域；二是 DNA 结合区;三是两个与视网膜母细胞瘤蛋白 Rb 和 p130 相互作用基序(如 L-X-C-X-E 和 I-X-C-X-E 氨基酸残基基序)、1 个与蛋白激酶 p38 MAPK 相互作用区。DNA 结合区能与多种转录因子结合,共同调控靶基因表达,且此结构域也是 Wnt 信号的作用靶点。HBP1 可与视网膜母细胞瘤蛋白 RB 和 p130 相互作用,抑制细胞周期进程、抑制肿瘤生长、增殖、分化。

c-Myc 是癌蛋白,能调节细胞生长、分化、凋亡、核糖体功能、新陈代谢、血管生成等,分子内有 Mycbox Ⅰ/Ⅱ 序列、NSL 序列、Basic 序列,其中 Mycbox Ⅰ/Ⅱ 序列共同组成 TAD 功能调节域。c-Myc 主要通过 C 端碱性/螺旋-环-螺旋/亮氨酸拉链域与 Max 蛋白形成异二聚体,能特异识别、结合靶基因启动子的 CACGTG 核苷酸序列,促进靶基因表达。高水平 HBP1 能抑制表达癌蛋白 c-Myc,HBP1 能结合、抑制 c-Myc 与蛋白质翻译因子 E2F2 结合,抑制细胞增殖。

蛋白激酶 p38 MAPK 激活 HBP1,在调控 G1/S 转换、细胞分化、促进细胞早衰方面起作用。HBP1 在第 81~125 氨基酸残基段,有蛋白激酶 p38 MAPK 锚定位点,在第 401 位丝氨酸残基处,有蛋白激酶 p38 MAPK 磷酸化位点。p38MAPK 磷酸化后的 HBP1 稳定性增强,能促使细胞周期停滞在 G1 期,抑制肿瘤生长、增殖。HBP1 能促进表达 p53、p16、p21,抑制肿瘤生长,促凋亡。HBP1 为 Wnt 信号通路抑制剂,能抑制 Wnt、β-连环蛋白、糖原合成酶激酶 GSK3β、转录因子 LEF/TCF,抑制细胞表达周期蛋白 D1、癌蛋白 c-Myc,进而抑制肿瘤细胞生长。HBP1 基因突变失活后,Wnt 信号通路活化。

9. Pygopus

Pygopus 蛋白是 2002 年发现的 Wnt 通路 β-环连蛋白下游的功能蛋白,能调控组织发育、转录激活、染色质重塑。高水平 Pygopus 可结合、活化游离型 β-环连蛋白,使之聚集到核内,引起靶基因表达钙调蛋白激酶等,与乳腺癌、大肠癌、卵巢上皮癌、脑胶质瘤等的发生发展有关。Pygopus 已发现 Pygopus1/2。Pygopus2 有 233 个氨基酸残基,分子内有:N 端同源序列域(NHD)、C 端 PHD 域。后者即白血病相关结构域(LAP),能促使 β-连环蛋白结合蛋白 Bcl-9(本身不是转录因子,但可结合转录因子)等,与 β-连环蛋白/T 细胞因子/淋巴增强子结合因子,结合成转录共激活物,能活化经典 Wnt 信号通路,导致 β-连环蛋白在核内累积,增强靶基因表达,如钙调蛋白激酶、着色性干皮病蛋白 Xpax-6、X 框结合蛋白 XBP-1、成锯齿状同源蛋白 En-2、delta 样蛋白 DLL、Ubx 域蛋白 B、癌蛋白 c-Myc、CD44、周期素 D1、血管内皮生长因子 VEGF、血小板源性生长因子受体 PDGFR、干细胞因子受体 c-Kit 等,可维持多种组织细胞发育、生长、增殖。NHD 域主要激活转录,能与转录因子 GAL4 结合,启动靶基因表达。在乳腺干细胞及祖细胞中,有 Pygopus2 表达,是乳腺细胞发育、生长、增殖的标志物。

染色质重塑是指染色质丝在核小体连接处发生松解,造成染色质解压缩,从而暴露靶基因启动子中的顺式作用元件,能为后者结合转录因子提供一种易接近的状态。染色体重塑过程由两类结构介导:ATP 依赖型核小体重塑复合体、组蛋白甲基/乙酰基转移酶复合体。某些组蛋白甲基/乙酰基转移酶复合体可与 β-连环蛋白相互作用,能使 β-连环蛋白促进靶基因表达。Pygopus2 由 Bcl-9 等介导,与 β-连环蛋白结合,从而促进对组蛋白的修饰、促进染色体重塑。Pygopus2 与组蛋白甲基转移酶复合体成员 MLL2(混合性白血病蛋白)、组蛋白乙酰基转移酶复合体成员 GCN5(葡糖胺乙酰基转移酶)、cAMP 反应元件结合蛋白 CREB 相互作用,促进染色体重塑,便于转录因子与靶基因启动子结合。Pygopus 蛋白作为 Wnt 信号通路的信号分子,能促进肿瘤细胞的恶变、去分化。

10. Wnt 信号通路阻断剂

Wnt/β 连环蛋白信号通路异常活化,是肿瘤干细胞增殖、肿瘤发生的基础,可针对 Wnt/β 连环蛋白信号通路中关键成分,进行靶向治疗。目前已有多种靶向药物用于临床,包括:

一是非固醇类抗炎药,如环氧化酶 2 非选择性抑制剂的阿司匹林、消炎痛等,如环氧化酶 2 选择性抑制剂的塞来昔布、罗非昔布等;可降低细胞核 β-连环蛋白的水平,能促进肿瘤细胞凋亡。

二是小分子酪氨酸激酶抑制剂,如格列卫单抗,可抑制慢性粒细胞性白血病、胃肠道间质瘤细胞的增殖,可选择性抑制血小板源性生长因子受体活性、干细胞因子受体活性,下调 β-连环蛋白、T 细胞因子、淋巴增强子结合因子、周期素 D1 的表达水平,下调 Wnt 信号通路活性,发挥抗癌作用。

三是基因治疗,如 RNA 干扰,能抑制 Wnt/β-连环蛋白的表达。

11. DKK3

Dickkopf 相关蛋白 3(DKK3)能抑制、阻断 Wnt 信号通路,可抑制肿瘤细胞增殖;在肿瘤组织中 DKK3 表达水平常下调,结果能促进肿瘤细胞增殖、转移,促进 DKK3 在肿瘤细胞的表达,为靶向治疗的新方法。DKK 为分泌型糖蛋白,有 DKK1/2/3/4。DKK1/2/4 是 Wnt 的共受体 LRP5/6 的抑制剂,结合低密度脂蛋白受体相关蛋白 LRP5/6 后,能阻止后者与 Wnt/Frz 复合物结合,进而减少 β-连环蛋白在核内累积,抑制经典 Wnt 信号通路,对肿瘤产生抑制作用。研究发现,DKK1、2 常在肿瘤中表达水平下调。

DKK3 分子量 38kD,有 350 个氨基酸残基,分子内有 2 个蜷曲螺旋域,N 末端有两个 CRD 域(Cys-1/2),可抑制 Wnt 通路,抑制肿瘤生长,是肿瘤抑制蛋白,Soggy 是 DKK3 作用的相关蛋白。63% 非小细胞肺癌 DKK3 表达水平下调,前列腺癌、胃癌、肾癌、神经胶质瘤、恶性胶质瘤、非霍奇金淋巴瘤、黑素瘤、原发性肝癌、结肠癌中 DKK3 也表达水平下调,促进肿瘤血管新生、促进肿瘤转移;与 DKK3 基因启动子过度甲基化沉默有关。

原发性肝癌 DKK3 基因启动子甲基化的水平常升高,结果使 DKK3 表达水平降低,患者生存时间明显较短,DKK3 基因启动子甲基化,是原发性肝癌的独立预后因素。DKK3 基因启动子甲基化作为预后相关因素,在乳腺癌、食管鳞状细胞癌、恶性星形细胞瘤、急性白血病、胃肠肿瘤、膀胱癌、胰腺癌等中也得到证明。利用腺病毒载体-DKK-3cDNA 处理的乳腺癌、肝癌、恶性神经胶质瘤细胞等的增殖被抑制、凋亡率亦显著上升、肿瘤体积缩小。

12. SFRP

SFRP 家族是 Wnt 信号通路抑制因子,最先被发现的是 SFRP3。它的 N 端有一种独特的 CRD 域,与细胞膜 Frz 受体的 CRD 域有 40% 同源性,能阻断 Wnt8、Wnt1 介导的 β-连环蛋白的核内累积,能阻断 Wnt8、Wnt1 信号通路。SFRP 家族有 1/2/3/4/5 等,可分为 3 个亚群,第 1 亚群:SFRP1/2/5;第 2 亚群:SFRP3/4;第 3 亚群:Sizzled 1、2 和 Crescent。第 3 亚群在哺乳动物中并无报道存在。SFRPs 是分泌型糖蛋白,分子量 30～40kD,约有 300 个氨基酸残基,分子内有 N 端 CRD 域、C 端轴导向蛋白生长因子 netrin 样域。

SFRPs 阻止 Wnt 信号转导的机制可能包括:①与 Wnt 相互作用,阻止它连接到受体 Frz 上;②与受体 Frz 能形成无功能的复合体;③SFRPs 之间形成二聚体后,能抑制 Wnt 信号通路。SFRPs 是一种肿瘤抑制蛋白。在肺癌、结直肠癌、前列腺癌、神经母细胞瘤等中,SFRP1 基因常出现启动子甲基化、表达缺失,并与较高的肿瘤分期、分级、低生存率有关。许多肿瘤细胞中 SFRP1、2、4、5 基因启动子常甲基化(约占 80%)。细胞培养实验证实,低水平 SFRPs 不抑制 Wnt,反而常经 Wnt 低亲和力位点,活化非经典 Wnt/蛋白激酶 JNK 信号通路。SFRP1 对 Wnt 信号具有双向效应。高水平 SFRP1 能经 Wnt 高亲和力位点,阻断 Wnt 经典信号通路。

Wnt 抑制因子 WIF-1 可结合、阻断 Wnt 8 通路,它是分泌型蛋白,分子内有 N 端信号域(包含 W-D 氨基酸残基序列)、5 个生长因子类域、1 个 C 端亲水域,胞外部分能与 Wnt 结合,WIF 域有酪氨酸激酶 RYK 样活性。

Cerberus 是生长因子 Wnt 抑制剂,与 SFRPs、WIF-1 属同一类,分子内的半胱氨酸残基结构域,可连接 Nodal 相关蛋白 1,而不能连接 Wnt-8、骨形态发生蛋白 BMP-4,能水解 Wnt、抑制 Wnt 信号通路。

13. Dishevelled

Dishevelled(Dvl)是广泛存在的胞浆蛋白,有 600～700 个氨基酸残基,目前已发现 1、2、3 型,能与多种蛋白相互作用,并有选择最适配体的能力。它分子内有前端环、DIX 域、核心域、相互作用表面域、PDZ 域；核心域突变（F43S）、相互作用表面域突变（V67A，K68A，Y27D），会减少 Wnt 信号通路活性。PDZ 域与前端环能共同形成抗原肽结合槽，可与受体 Frz 结合、活化 Wnt 信号通路。NSC668036、NSC32898625 等小分子肽可阻断 PDZ 域的作用，有治疗效果。

Dishevelled(Dvl)参与 Frz 和 LRP6 的受体聚合物的形成，Frz 通过 Dvl 的 PDZ 域将 Dvl 聚合，Frz 通过 Dvl 的 DIX 域将其解聚。Dvl 能为轴蛋白 Axin-糖原合成酶激酶 GSK3β 的重定位提供平台，从而促进 LRP6 的磷酸化、活化下游信号分子。Dvl 能在胞质和细胞核之间往返穿梭，在刺激 Wnt 经典信号通路、调节 Wnt 非经典信号通路中起重要作用。

14. Wnt 信号通路与肿瘤干细胞

Wnt 信号通路分子基因激活性突变，Wnt 信号通路抑制物消失，能导致肿瘤干细胞自我更新失控，过度增殖，分化成熟障碍，是肿瘤形成的重要原因；能促进上皮细胞-间质细胞转化，促转移，能维持肿瘤干细胞特征。

Wnt 信号通路与结肠癌干细胞：Wnt/β-连环蛋白信号通路活化，是引起结肠上皮恶性转变的始动因素。突变结肠腺瘤病蛋白 APC、突变 β-连环蛋白，能导致结肠癌干细胞增殖、成瘤。

Wnt 信号通路与乳腺癌干细胞：Wnt1、β-连环蛋白、结肠腺瘤病蛋白 APC 高水平表达，能诱发乳腺癌干细胞增殖、成瘤。

15. Wnt 信号通路与肝癌

61.8%～78%的肝癌组织高水平表达 β-连环蛋白（突变型占 44.1%），在正常肝细胞，β-连环蛋白 53%在细胞膜，22%在细胞质，19%在细胞膜/细胞质，部分在细胞核表达；在高/中分化的肝癌细胞，β-连环蛋白主要在细胞膜/细胞质表达；在低分化的肝癌细胞，β-连环蛋白主要在细胞核表达；同时增殖细胞核抗原(PCNA)/Ki-67 水平明显升高。

一些实验支持肝癌起源于突变成体肝干细胞。位于闰管的肝干细胞高水平表达 Wnt 和 Notch，参与肝癌干细胞的形成。在肝癌中，效应增强子 Zeste 同源物 2 表达沉默，可激活 Wnt/β-连环蛋白信号通路，从而导致肝癌干细胞形成肝细胞癌。类法尼醇 X 受体缺乏后，Wnt/β-连环蛋白信号通路明显活化，会促进 Ras/蛋白激酶 MAPK 及蛋白激酶 PI3K/Akt 通路活化，刺激形成肝癌干细胞。

高水平同源框蛋白 Sox17，可负调控 Wnt/β-连环蛋白信号通路，在肝癌中常无 Sox17 表达。VEGF 基因启动子上游 805bp 位点有 T 细胞因子 TCF4 结合的反应元件，Wnt 信号通路活化，可上调血管内皮生长因子 VEGF 的表达，有利于肝癌的血管生成、侵袭、转移、复发。Wnt/β-连环蛋白信号通路靶基因 CD44 高水平表达，可利于癌细胞黏附、转移，利于门静脉癌栓形成。结肠腺瘤病蛋白(APC)基因失活突变，可致 Wnt 信号通路活化。基质金属蛋白酶 2 过度表达，可引起细胞外基质Ⅳ型胶原蛋白降解，可能是肝细胞癌浸润、转移的关键环节。环氧化酶 2 可增强基质金属蛋白酶 2 的表达，还参与肿瘤的血管生成，而结肠腺瘤病蛋白 APC 基因的失活突变，可提高环氧化酶 2 的活性。

Wnt5a 可拮抗经典 Wnt 信号通路；Wnt11 可激活蛋白激酶 C，再通过磷酸化降解 β-连环蛋白，进而拮抗经典的 Wnt 信号通路，减弱细胞增殖，经典和非经典的 Wnt 信号通路在肿瘤发生发展中的作用可能经常是相反的，经典通路常促进肿瘤的发生，非经典通路常反之。

16. Nemo 样激酶与肿瘤

Nemo 样激酶(Nemo-like kinase，NLK)是一种类似 ERK/CDK 的蛋白激酶，属于脯氨酸/丝氨酸/苏氨酸蛋白激酶超家族成员，也是经典 Wnt/β-连环蛋白信号通路中的调节分子，通过 β-连环蛋白/T 细胞因子/淋巴增强子结合因子能调控 Wnt/β-连环蛋白信号通路。在某些肿瘤的发生、发展过程中，高水平 NLK 发挥重要的作用。在经典 Wnt/β-连环蛋白信号通路中，NLK 基因是转化生长因子 β 活化激酶 1(TAK1)的靶基因。

研究发现，NLK 分子量约 60kD，有 289 个氨基酸残基，是能自体磷酸化的蛋白激酶，与 Nemo

高度同源,从而被命名为 Nemo 样激酶,NLK 能调节许多转录因子的活性,包 NF-κB、Smad、AP-1、p53、STAT3、c-Myb、CREB 结合蛋白(CBP)、SET 域核癌蛋白 B1、HMG 盒蛋白 2L1、转录增强子因子 MEF2A 等,可参与许多生物学进程的调节。NLK 的 N 端有富含脯氨酸等的激酶结构域,与蛋白激酶 ERK5、MAPK7、CDKs 的激酶结构域相似,含 T-Q-E 氨基酸残基序列,能磷酸化调节转录因子的作用。NLK 在人脑和睾丸中表达水平最高,在心、胎盘、肺、肝、骨骼肌等中也有表达。NLK 主要定位于细胞核内,在细胞质中很少。

NLK 与肝癌:研究发现,NLK 在肝癌组织中的表达水平明显高于正常肝组织,高水平 NLK 可能通过促进细胞周期转换进程,而促进肝癌细胞增殖。

17. Wnt 信号通路与肿瘤药物治疗

运用中和抗体、小分子抑制剂、溶瘤腺病毒等,可多层次抑制 Wnt 信号通路。十几年来,对 Wnt 信号通路激活机制研究的不断深入,为开发具有抑制 Wnt 信号通路作用的药物提供了坚实的基础。而关键蛋白质复合体晶体结构的研究和高通量筛选化合物技术的应用,加速了 Wnt 信号通路小分子抑制剂的研发。可以采取以下策略:一是拮抗位于细胞膜的 Wnt 的受体 Frz,可给予 Frz 中和抗体;二是阻遏细胞内关键信号转导蛋白,破坏转录起始因子复合体;三是利用腺病毒-细胞毒素的基因,在癌细胞内表达细胞毒素等。

当 Wnt 与位于细胞膜的受体蜷曲蛋白 Frz 和低密度脂蛋白受体相关蛋白 LRP 结合后,能导致 Dvl-蜷曲蛋白复合体的形成,锚定于细胞膜上的酪氨酸激酶 CK1γ 和糖原合成酶激酶 GSK3β,能磷酸化 LRP5/6 的 Pro-Pro-Ser-Pro 氨基酸残基序(PPSP motif),导致 LRP6 聚集成信号体,把轴蛋白 Axin 从降解破坏盒中招募到 LRP5 C 端,使 β-连环蛋白在细胞核中累积并与 TCF/LEF 相互结合,最终通过招募共同转录起始因子,激活一系列下游靶基因,比如 c-Myc、周期素 D1 等。

在肝癌、卵巢癌、皮肤癌、前列腺癌、黑色素瘤、Wilms 瘤中,常见突变激活的 β-连环蛋白、突变失活的结肠腺瘤病蛋白 APC,导致 Wnt 信号通路活化。在一些肝癌、髓母细胞瘤中,也发现基因失活性突变、基因表达水平降低的轴蛋白 Axin1,能导致 Wnt 信号通路活化。在另一些肿瘤中,能检测到细胞有高水平 β-连环蛋白、Wnt、受体 Frz、Dvl;可促进 Wnt 信号通路的负性蛋白沉默,如 SFRP、WIF。针对 Wnt 信号通路的肿瘤治疗方法有:

(1)以 T 细胞因子 TCF-β 连环蛋白的靶基因作为治疗靶位点:结肠癌细胞中依赖于 TCF 表达的基因有 400 个,如癌蛋白 c-Myc、周期素 D1,高水平 c-Myc、周期素 D1,与肿瘤的发生有直接关系。

抑制癌蛋白 c-Myc 的表达,可作为一种治疗策略,能运用反义 RNA,下调肿瘤细胞中 c-Myc 的表达水平,如 AVI-4126 反义 RNA,能有效抑制前列腺癌、乳腺癌、黑色素瘤、肝癌等细胞的生长。周期素 D1 促进结肠癌生长。细胞周期素依赖激酶(CDK)的小分子抑制剂 CYC202,能降低周期素 D1 的活性水平,抑制结肠癌生长。环氧化酶 COX2、癌蛋白 c-Myb、过氧化物酶体增殖物激活受体(PPAPδ)、CD44、基质金属蛋白酶 7,都是 T 细胞因子 TCF 的靶基因表达物,它们都参与肿瘤形成和发展而且易于进行干预治疗,如抑制环氧化酶 COX2 的非甾体抗炎类药物,正在进一步探索中。

(2)基于抗体的治疗:在治疗过度表达 Wnt1 的头颈肿瘤中,给予 Wnt1 单克隆抗体,能显著抑制 Wnt 信号通路,可诱导肿瘤细胞凋亡。在结肠癌中,恢复表达 SFRP 或者用 Wnt1 单克隆抗体处理,能抑制 Wnt1 信号通路的活性。最近新发现的天然抗体 DKK1,是 Wnt 的共受体 LRP5/6 的抑制剂,能有效抑制结肠癌生长。使 LRP5 显性负突变体、DKK-3 在肉瘤细胞高水平表达,可明显降低肉瘤细胞的侵袭和运动能力。

(3)小分子抑制剂:肿瘤中 T 细胞因子 TCF 与 β-连环蛋白的复合体,一般在细胞核持续存在,能长期激活细胞增殖,阻断 T 细胞因子 TCF-β 连环蛋白复合体的作用,是一个较理想的靶向治疗方法。要开发实用的相关小分子抑制剂,必须满足以下几个条件:①能选择性破坏 TCF-β 连环蛋白复合体;②不干扰 β-连环蛋白结合 E-钙黏蛋白的位点的活性;③避免在正常组织中激活 Wnt 信号。已选出 PKF115-584、PKF-222-815、CPG049090,能减少 TCF-β-连环蛋白的复合体。TCF-β-连环蛋白的复合体启动靶基因表达,需要转录共起始因子的参与,故抑制主要的转录共起始因子,可有效阻断 TCF-β-连环蛋白复合体的功能,已发现转录共起始因子 CBP、Pygopus、TATA 盒结合蛋白(TBP)、Brahma 相关蛋白 1(BRG1)、B 细胞淋巴瘤蛋白 9(Bcl-9)、Hyrax 的抑制剂。

应用小分子抑制剂阻断 Wnt 信号通路的上游组分,也有很大的潜力,如 Wnt 信号通路内源性抑制分子 Dapper1,能结合 Dvl;Dapper1 能通过与 β-连环蛋白、淋巴增强子结合因子 LEF1 相互作用,从而扰乱 TCF-β-连环蛋白复合体的形成。Dapper1 能与组蛋白去乙酰化酶 1 相互作用,增强淋巴增强子结合因子 LEF1 与组蛋白去乙酰化酶 1 之间的作用,抑制靶基因表达。小分子抑制剂 XAV939 能通过稳定轴蛋白 Axin,选择性抑制 β-连环蛋白介导转录。

(4)针对 Wnt 信号通路的旧药新用:如非固醇类抗炎药 NSAIDS 和维生素衍生物,它们可能直接或间接抑制 Wnt 信号通路过度活化,如阿司匹林、舒林酸、吲哚美辛有抗癌潜能,能抑制环氧合酶的活性,降低前列腺素 E_2 的水平,促进 β-连环蛋白的降解,从而抑制 Wnt 信号通路。目前选择性环氧合酶 2 抑制剂有塞来考昔、罗非昔布、一氧化氮供体型阿司匹林(NO-ASA),体外抑制结肠癌细胞的实验显示,一氧化氮供体型阿司匹林比传统的阿司匹林效果强千倍,很少有毒副作用,能破坏 TCF-β-连环蛋白复合体,抑制 Wnt 信号通路活性。

(5)用病毒治疗方法包括:①通过限制性感染复制能裂解肿瘤细胞的病毒;②用包含 T 细胞因子基因启动子的腺病毒,选择性表达细胞毒素、表达能激活前药的酶,这个方法已经成功运用在高水平表达 TCF-β-连环蛋白复合体的结肠癌,该腺病毒通过选择性表达凋亡受体-Fas 相关死亡结构域蛋白(FADD)或白喉毒素 A(DTA)来杀死肿瘤细胞;③应用在肿瘤细胞中选择性复制的溶瘤腺病毒感染靶细胞,病毒自身复制后,可导致宿主细胞裂解死亡。

九、Notch 信号通路与肿瘤

1. 概述

Notch 家族由一组细胞膜受体组成,可直接受邻近细胞、周围环境的影响,而调节细胞分化基因的表达水平,调节细胞分化,使一部分干细胞保留增殖的潜能,而限定另一部分干细胞向某一特定方向分化。Notch 信号通路的作用,常与 Wnt 信号通路的作用拮抗。Notch 信号通路参与细胞的增殖、分化、凋亡,与免疫成熟、肿瘤发生发展等有密切关系。

受体 Notch 是异二聚体的 I 型跨膜蛋白,分子内有:一是胞外配体结合区,含表皮生长因子样重复序列域、富含半胱氨酸残基的 DSL 域(可通过分子间半胱氨酸残基形成二硫键,而形成二聚体)、Lin/Notch 重复序列域(可被蛋白酶 S2 水解);Notch 的配体称 DSL 蛋白,可和表皮生长因子样重复序列域及 DSL 域结合。

二是胞内区,含 RAM 域(可结合 CSL DNA 结合蛋白)、锚蛋白重复序列域(有激活靶基因表达的功能)、转录激活域、PEST 域(与 Notch 蛋白降解有关)、核定位域等。

三是跨膜区,跨膜区可被蛋白酶 S3 水解。Notch 信号通路由 Notch 配体、Notch 和 CSL DNA 结合蛋白组成。(表 1-1)

表 1-1　Notch 信号通路相关分子

种类	名　　称
Notch 受体	Notch1/2/3/4
胞外配体(DSL 蛋白)	Delta-1/2/3/4、Delta-like1/3/4、Jagged1/2
相关转录因子	CBF-1/RBP-Jκ

种类	名　称
靶基因	Hes2/5、HeyL1/2、bHLH、HRT、TLE、erbB2、pre-Ta
加工分子	Kuzbanian、早老素 1/2、氟林样蛋白酶
调节分子	CSL DNA 结合蛋白、Manic、Radical fringe、Numb、Numb-like、NICD Lunatic、Dishevelled1/2/3、Deltex1/2/3、Mastermind-like1/2/3

2. Notch 信号通路的活化

Notch 的活化，大致通过蛋白水解-核转运模式的三步酶催化反应：

一是细胞表达的 Notch 前体，在高尔基体内被氟林样蛋白酶水解，切断其跨膜区，形成两个多肽，再分别被糖基化修饰，形成成熟的 Notch 异源二聚体，定位在细胞膜。

二是细胞 Notch 的胞外区/跨膜区在细胞膜上结合钙离子后，与邻近细胞膜的配体 DSL 蛋白结合，引起 Notch 胞外区构型改变，暴露 S2 酶切位点，由肿瘤坏死因子 α 转化酶（金属蛋白酶）使 S2 酶切位点肽键断裂，释放胞外区/跨膜区。

三是由早老素 1/2、nicastrin、γ 分泌酶组成 γ 分泌酶复合体，在 Notch 胞内区的 S3 酶切位点切割、释放 Notch 胞内区（NICN），后者可进入细胞核和组蛋白修饰因子（如组蛋白乙酰化酶即 CBP/p300、次黄嘌呤-氨基喋呤-胸苷即 HAT、心脂质合成卵磷脂 CSL 等）等转录辅助因子，形成转录激活复合物，再使组蛋白乙酰化酶 CBP/p300，乙酰化靶基因组蛋白，上调靶基因表达水平。该转录激活复合物的半衰期，由糖原合成酶激酶 3β、周期素依赖性激酶 8 等的磷酸化作用及 E3 泛素连接酶 c-Cbl 等的泛素化蛋白酶体降解作用等调节。

细胞静息时，核内的 Notch 胞内区（NICN）与 CREB 结合因子（CBF1）结合，再与心脂质合成卵磷脂（CSL）、组蛋白去乙酰化酶（HDACs）等转录抑制辅助因子，共同形成转录抑制复合物，抑制靶基因组蛋白乙酰化，抑制靶基因表达；E3 泛素连接酶 c-Cbl 促进转录激活复合物降解；胞内连接蛋白刺激 Notch 被内吞；结果都能阻断 Notch 信号通路。

Jagged1 是 Notch 的主要配体之一，为单次跨膜糖蛋白，广泛表达，可促进细胞生长、增殖、迁移、血管新生，能上调内皮细胞标志物的表达水平，如血管内皮钙黏蛋白、血小板内皮细胞间黏附分子 1、血管生成素受体 2、纤连蛋白、血小板源性生长因子受体、α-平滑肌肌动蛋白等，可促进内皮细胞和平滑肌细胞分化，协助转化生长因子 α 信号通路和表皮生长因子等信号通路，促进血管新生。但血管新生过度时，Jagged-1/Notch 信号通路可抑制血管平滑肌细胞分化；可通过生长抑制蛋白 p21，抑制周期素 D1/周期素依赖性激酶 4 的核定位及视网膜母细胞瘤蛋白 Rb 的磷酸化，抑制血管内皮细胞的增殖。Jagged1 基因突变，可引起遗传性-Alagille 综合征，对肿瘤的发生发展也有重要作用。

3. Notch 通路的分化调节作用

Notch 信号的靶基因多为转录因子，能调节细胞分化相关因子的表达。某个细胞群细胞膜的 Notch，主要与邻近细胞膜的某种 Jagged 结合，结果使细胞群中细胞膜 Notch 表达水平较低的细胞发生分化，却又使细胞群中细胞膜 Notch 表达水平较高的细胞不发生分化。当出现第二种 Japped 信号时，剩余的细胞群的细胞膜 Notch 表达水平较低的细胞发生分化，却又使细胞群的细胞膜 Notch 表达水平较高的细胞仍不分化，其余依次类推。

在中枢神经系统发育中，某个细胞群细胞膜的 Notch，与邻近细胞膜某种 Jagged 结合时，结果使细胞群中细胞膜 Notch 表达水平较低的细胞向神经元分化，而又使细胞群中细胞膜 Notch 表达水平较高的细胞向上皮细胞分化。细胞群由 Jagged 调节，形成不同的分化，可出现细胞群体的界限，形成中枢神经系统的某个部分。

在 T 淋巴细胞发育中，胸腺细胞群细胞膜的 Notch，与邻近细胞膜某种 Jagged 结合时，结果使细胞群中细胞膜 Notch 表达水平较低的胸腺细胞，向 γδ T 细胞分化，而细胞群中细胞膜 Notch 表达水平较高的胸腺细胞,向 αβ T 细胞分化。多种分子能负调节 Notch 的表达水平,如 Deltex 等。

4. 维持干细胞的自我更新

干细胞的正常发育,依赖于基质细胞表达的分子如 Dlk 跨膜蛋白,可激活 Notch 信号通路,导致 Notch1 高水平表达,使干细胞在未分化状态下不断增殖,避免凋亡;也能使干细胞不断自我更新,且保持多向分化潜能。干细胞中 Notch 基因突变失活后,不能维持干细胞的正常发育。

5. Notch 信号通路与肿瘤

Notch 是癌蛋白,在非小细胞性肺癌、恶性黑色素瘤等中,可见 Notch 基因突变、截短、融合、高水平表达等,可引起 Ras、周期素 D1、蛋白激酶 Akt、核因子 NF-κB、蛋白激酶 IKK 等表达水平上调,促进癌细胞增殖、抗凋亡;但在一定条件下,过度表达的 Notch1 可诱导肿瘤细胞凋亡。

不同的肿瘤中,各种 Notch 的表达水平不一致,其生物学效应取决于肿瘤细胞的微环境、Notch 信号通路活性等。高水平 Notch2/3 在 T 淋巴细胞白血病中常是致癌蛋白;在非小细胞肺腺癌细胞发生 9 号染色体移位时,Notch3 等是致癌蛋白,表达水平明显上调,可使 Notch 信号通路明显活化,促进肺腺癌细胞增殖;但在前列腺癌中 Notch2/3 常是抑癌蛋白。

Notch 致癌作用不同的原因为:一是 Notch 的三级蛋白酶水解过程的不同,产物不同,发挥作用不同;二是 Notch 配体间可发生协同或拮抗效应;三是 Notch 信号通路中多种修饰分子的作用不同;四是有 CSL 非依赖通路参与作用;五是 Notch、Wnt、蛋白激酶 JAK/STAT 等信号通路间,可能出现信号交流,能相互影响;六是一定水平的 Notch 持续作用时,才可促进增殖。正在研究将 Notch 信号通路开发成治疗靶点。

6. Notch 与 Ras/MAPK 信号通路在肿瘤发生中的信号交流

研究发现,Notch 和 Ras 的信号通路在肿瘤发生中,可共同促癌、也可共同抑癌。Notch 和 Ras 信号通路的持续激活,与肿瘤发生相关。Notch 信号的靶基因常表达 bHLH 类转录因子,再调节其他细胞分化相关基因的表达,如表达的转录因子 Hes,能结合在 achaetescute、肌源分化蛋白 MyoD 等分化效应蛋白基因启动子上,招募 Groucho 和组蛋白去乙酰基酶到靶基因启动子,共同发挥转录抑制作用。活化的 Notch 也能促进核因子 NF-κB 的表达,抗凋亡。

Notch 通路与 Ras/MAPK 通路在肿瘤发生中的信号交流:Notch 与 Ras/MAPK 通路常促进增殖、抑制分化,但在某些肿瘤中,也可促进肿瘤细胞分化。Notch 在肿瘤发生中的作用是高度细胞特异性的,在小细胞肺癌中,Notch 同 Ras 的信号通路,可能共同发挥抑癌、促分化作用。

但 Notch 作为癌蛋白时,常能阻止肿瘤细胞分化。一般单独的 Notch,并不足以成为有效的癌蛋白,它必须同其他癌蛋白协作才能致细胞转化,需要 Ras 下游的蛋白激酶 ERK 活化,Notch 信号通路同 Ras/ERK 通路共同协作,一般能促进肿瘤的发生发展。癌蛋白 Ras 能上调 Notch1 胞内片段活性。Notch 抑制剂 Deltex1 可抑制 H-Ras 诱导的乳腺癌细胞增殖。激活的 MAPK 信号与促增殖的 Notch1 癌蛋白信号,能协同促进人类乳头瘤病毒 HPV 驱动的宫颈癌的侵袭性。Ras 与 Notch 的家族成员的不同亚型,常有不同的调节方式、能传导不同的信号,信号通路之间的信号交流能被不断变化,从而表现出不同的反应。

Notch 信号通路在肝癌中的效应:Notch 在 T 淋巴细胞白血病、乳腺癌、结肠癌、肾癌、胰腺癌等是致癌基因,在皮肤癌、前列腺癌、小细胞肺癌等是抑癌基因,Notch 与肝癌的关系还在进一步研究中。过高水平 Notch 胞内段 NICN,一般能诱导肝癌细胞凋亡,常能抑制肝癌细胞增殖。肝癌干细胞 Notch1 过高水平表达,一般能抑制肝癌干细胞增殖。Notch1 缺乏,一般易促进肝癌细胞增殖,形成肝癌结节性增生。

在不同组织学类型肝癌中 Wnt 与 Notch 通路的信号交流:乙型肝炎病毒和丙型肝炎病毒可上调 Wnt1 表达水平,促进肝癌细胞增殖、转移;而在肝癌中 Notch1 及配体 Jagged1 的表达水平一般下调。激活 Notch 信号通路一般可拮抗 Wnt1 信号通路,能抑制肝癌细胞增殖。Wnt 和 Notch 的相互通路在肝癌发生中的作用有待进一步探讨。

7. Jagged1

Notch 家族是跨膜受体蛋白家族成员,它通过与表达其配体 Jagged 的相邻细胞作用,实现细胞间的信号转导,从而决定发育过程中多种细胞的命运。Notch 家族有 1、2、3、4 型。Notch 的配体是 Jagged1/2、Delta1/3/4。Jagged1 是细胞膜 Notch 的主要配体之一,参与调控许多组织细胞的增殖、分化、凋亡,它对肿瘤的发生有很大影响,能单独或通过激活 Notch 信号通路,调控肿瘤细胞的增殖、促进肿瘤血管新生。

Jagged1 是第 1 个被证实的 Notch 配体,是细胞膜单次跨膜糖蛋白,是 DSL 蛋白家族成员,有 3 657 个氨基酸残基,分子内有胞外区、跨膜区、胞质区。胞外区有 1 个 D-S-L 氨基酸残基基序,其后是 16 个表皮生长因子样重复域、1 个富含半胱氨酸残基域。D-S-L 氨基酸残基基序能结合 Notch,表皮生长因子样重复域能促进 Jagged1 与 Notch 结合。Jagged1 通过与邻近细胞膜 Notch 的结合,而触发 Notch 信号通路活化,使 Notch 细胞内片段裂解出来,并进入细胞核,促进靶基因表达毛状裂解增强子 HES-1、Deltex、Nur77、核因子 NF-κB 等转录因子,HES1、Deltex 表达水平可分别上调 8 倍和 3 倍。

Jagged1 广泛表达于心脏、胎盘、肾脏、肺、肌肉、胰腺等,参与调控许多组织细胞的生长、发育,维持正常造血祖细胞生存、增殖。Jagged1 在卵巢血管内皮细胞的表达,有助于卵子发生和卵巢血管形成。Jagged1 还参与调节骨形态发生蛋白(BMP)诱导的成骨细胞分化。Jagged1 和角质细胞源神经营养因子相互作用,能控制输尿管的发育、调节肾发生。

Jagged1 激活 Notch 信号通路后,能诱导外周 T 细胞分化成产生白介素 10 的 Th1 型细胞,或分化成产生转化生长因子 β 的 Th3 型细胞,再影响 T 细胞的活化、增殖,影响相关细胞因子的产生。Jagged1 抑制胸腺细胞向 B 细胞分化,抑制前 T 细胞成熟,能诱导胸腺细胞向自然杀伤细胞分化。Jagged1 激活 Notch 后,能抑制少突胶质细胞祖细胞分化为少突胶质细胞。Jagged1 基因突变、失活,能引发常染色体显性遗传病 Alagille 综合征。Jagged1 蛋白在受损伤的神经组织中过高水平表达,能抑制神经干细胞分化为神经细胞。

Jagged1 为多种 Notch 的配体,能结合 Notch1/2/3,参与肿瘤的发生、发展,在肿瘤中,Notch、Jagged1 常表达失调,使 Notch 信号通路异常激活。在基底细胞癌,Notch1、Jagged1 表达水平常下降,促进肿瘤细胞增殖。在霍奇金淋巴瘤、间变性大细胞性淋巴瘤、急性髓性白血病、脑胶质瘤、前列腺癌、乳腺癌等中,Notch1、Jagged1 常高水平表达,能抑制细胞分化,促进细胞侵袭、转移。在乳腺癌中,Jagged1 表达水平越高,分化越差,雌激素和孕激素受体阴性率越高,突变 p53 表达阳性率越高,这些预后因子共同作用,能降低患者生存率。

——Jagged1 与肝癌:与癌旁组织相比,Jagged1 在肝癌中表达水平上调,其表达水平与肿瘤的分化程度降低显著相关;在 HBV 感染的肝癌细胞中,HBxAg 促进表达 Jagged1,促进肝癌细胞去分化,发挥致肝癌作用。

——Jagged1 与肿瘤血管新生:血管新生指从现存的血管,经内皮细胞迁徙、增殖,形成新的微血管,这是肿瘤生长、侵袭、转移的重要途径。Jagged1 在肿瘤血管新生中也有重要作用;肿瘤血管新生时,Jagged1 在动脉、毛细血管、重塑的血管网、周围细胞广泛表达,促进新生血管成熟,能形成良好的网状结构。肿瘤细胞膜的 Jagged1 通过与邻近的血管内皮细胞接触,能激活血管内皮细胞膜 Notch,可引发毛细血管新生。高水平肝细胞生长因子,能经蛋白激酶 MAPK 通路,诱导肿瘤细胞膜 Jagged1 增加,再结合、活化内皮细胞膜 Notch,促进内皮细胞分化、血管新生。Jagged1 的水平,与内皮细胞 VEGF3 表达水平、内皮细胞的数量/分化程度、肿瘤大小呈正相关。研究表明,Jagged1、Notch1 表达水平升高,能促进肿瘤细胞表达血管内皮生长因子,可诱导间质细胞向血管内皮、平滑肌细胞分化,促进表达肌球蛋白,促进表达内皮细胞标志物,如血管内皮细胞间钙黏附分子、血小板-内皮细胞间黏附分子 1、血管生成素受体 2、纤连蛋白、血小板源生长因子受体、α-平滑肌肌动蛋白等,能促进肿瘤血管新生,这为抗血管生成治疗提供了潜在的靶点。

8. Notch 与肿瘤

Notch 对系统发育、肿瘤发生等十分重要，Notch 通过与邻近细胞间的相互作用，来精确调节邻近细胞的分化、增殖、凋亡，调节胚胎及成年个体的发育和内环境稳定。

研究表明，Notch 信号通路活化后，有致瘤（去分化）和抑瘤（促分化）的双重选择可能，这种选择与 Notch 信号通路活性、细胞所处环境等有关；在某些组织，Notch 信号通路活化能促进细胞增殖、致瘤（去分化）；但在另一些组织，Notch 信号通路活化能促进细胞分化、抑制肿瘤细胞增殖。Notch 是一个既简单又复杂的信号通路。其简单性体现在：当 Notch 与配体结合后，活化的 Notch 胞内片段脱落下来后，在细胞内无需经第二信使，就可直接转至核内，与转录调节子结合而激活靶基因表达。其复杂性体现在：一个细胞膜 Notch 周围细胞的质膜常有多种配体存在，作用于 Notch 后，可通过不同机制引发多种信号分子表达。目前已发现的 Notch 配体如 DLL-1/3/4、Jagged1/2，均为胞外域肽链较短的跨膜蛋白，一般其胞外域有表皮生长因子样重复序列、富含半胱氨酸残基域，表皮生长因子样重复序列可结合、激活 Notch。

——Notch 通路与正常组织细胞的关系：Notch 通路的生理功能是调节细胞分化、发育。一些 Notch 信号通路活化后，能抑制一些细胞分化，维持其幼稚状态，可抑制 T 细胞/粒细胞分化、神经发生、肌肉形成；从而能使另一些 Notch 信号通路活化后，可引起另一些细胞分化；结果能形成细胞分化的多样化，与多个系统组织的发育相关，对三个胚层分化有重要作用。精确调节 Notch 信号通路活性，对组织的分化发育相当重要。

——Notch 通路与肿瘤的关系：目前发现，与 Notch 信号通路异常致瘤或抑瘤有关的信号通路有 Shh、Wnt、Ras、NF-κB 等信号通路等。1991 年发现，在急性 T 淋巴细胞白血病中，Notch1 基因常突变、表达截短的 Notch1、功能异常，能导致 Notch1 信号通路异常激活，能诱导蛋白激酶 PKC，促进表达核因子 NF-κB，再促进表达病毒同源蛋白 Relb、Bcl-2、趋化因子受体 CCR7，并使 Notch 信号通路活化，能促进表达蛋白翻译因子 E2A、周期素依赖性激酶 CDK2、周期素 D1、癌蛋白 c-Myc；结果促进形成急性 T 淋巴细胞白血病。

研究表明，Notch 信号通路异常，与多个系统的肿瘤发生有关，Notch1 常在宫颈癌、结肠癌、乳腺癌、小细胞肺癌、皮肤癌、脑肿瘤中高水平表达，Notch2 常在宫颈癌、结肠癌、胰腺癌、皮肤癌、脑肿瘤中高水平表达，Notch3、Notch4 常在恶性黑色素瘤、乳腺癌、胰腺癌中高水平表达。Notch1 与 Notch4 高水平表达，与乳腺癌的发生发展相关，可引起人乳腺癌细胞低分化、高增殖、50% 患者 Numb 同源蛋白（是 Notch 通路的负调节因子）表达水平降低。

——Notch 致瘤的机制：在 T 淋巴细胞白血病、乳腺癌、结肠癌、肾癌、胰腺癌等中，一是 Notch 通过诱导蛋白激酶 PKCθ，而活化核因子 NF-κB 信号通路，使肿瘤细胞抗凋亡；二是通过诱导抗凋亡因子 Bcl-2，来抑制肿瘤细胞凋亡；三是通过促进周期素依赖性激酶 CDK2、周期素 D1、S 期激酶相关蛋白 SKP2 表达，阻断生长抑制蛋白 p27 表达，来促进肿瘤细胞增殖；四是通过活化 Ras 信号通路，促进表达 Notch1、Notch4、DLL1；五是通过抑制转化生长因子 TGF-β 信号通路，促进肿瘤发生。

在皮肤癌、前列腺癌、小细胞肺癌等中，Notch2 的作用是抑制肿瘤发生。在皮肤癌中，Notch 能抑制 Wnt 和 Shh 信号通路，抑制皮肤癌的发生发展。在小细胞肺癌中，Notch1/2 信号通路活化后，可促进表达生长抑制蛋白 p21 和 p27，阻断表达癌蛋白 c-Myc 和转录因子 p300，导致细胞周期转换停滞，抑制肿瘤细胞生长；在非小细胞肺癌中，Notch 信号通路常处于活化状态。

研究发现，在同一组织中，Notch 可根据肿瘤细胞类型的不同，而选择致瘤或抑瘤；因为 Notch 广泛存在，不同的信号都能激活 Notch 信号通路，Notch 信号通路的共享性，正是其功能复杂的原因之一。虽然 Notch 信号通路的成员是固定的，但 Notch 有 4 型，其配体和信号通路靶基因也有不同。在不同组织肿瘤发展的不同阶段，不同 Notch 的作用可能是不同的。Ras、Wnt 信号通路等，也能与 Notch 信号通路相互影响。Notch 在不同系统肿瘤乃至同一系统肿瘤中，可有不同的、甚至相反的作用；对 Notch 信号通路尚需大量的研究。

9. Notch 信号通路与树突细胞的抗肿瘤免疫功能

树突细胞能通过内吞获取肿瘤细胞抗原，再提呈肿瘤细胞抗原如端粒末端转移酶、酪氨酸酶、黑色素瘤抗原 MAGE、黏蛋白 MUC1、癌胚蛋白 CEA 等，可经 HLA Ⅱ-抗原肽-T 细胞受体复合物，诱导 T 细胞活化，产生抗肿瘤细胞的免疫反应。有时 Notch 可经 Wnt 信号通路，促进树突细胞的发育，增强树突细胞的抗肿瘤的免疫功能。

十、Hedgehog 信号通路与肿瘤

1. 概述

已经发现，Hedgehog(Hh)信号通路，在多种肿瘤细胞中异常激活，可通过活化的转录因子-神经胶质瘤相关同源蛋白(Gli)促进下游靶基因的表达，维持肿瘤细胞的生物学行为；靶向性抑制 Hedgehog 信号通路，对多种相关肿瘤有显著的抑制作用，尤其是针对 Smo 受体的特异性小分子抑制剂，已取得了肯定的疗效。

1980 年发现，Hedgehog(Hh)信号通路在胚胎期细胞分化、组织发育、器官形成中有重要作用，能维持机体内环境稳定。Hedgehog 家族有 Shh、Ihh、Dhh，为分泌型糖蛋白。Shh 对神经系统、胃肠等的细胞分化、组织发育起重要作用；而 Ihh 与胰腺和肠等的细胞分化、组织发育有关；Dhh 则与生殖系统的细胞分化、组织发育相关。Hedgehog 也调节成体组织干细胞的自我更新与增殖。

Hedgehog 信号通路的信号分子包括：成块蛋白 patched(Ptch)、神经胶质瘤相关同源蛋白-Gli、平滑蛋白 smoothened(Smo)、融合蛋白(fused，Fu)、Fu 抑制物(SuFu)、costal-2(Cos-2)、转录因子 cubitus interruptus 等。

2. Hedgehog 的信号通路

Hedgehog(Hh)蛋白是一种细胞外配体，为有自我催化能力的分泌型糖蛋白，细胞最初表达的是 46kD 的 Hh 前体蛋白，其分子内包括 N 端域，有信号转导功能；还有 C 端域，有自身蛋白水解酶活性。Hh 前体蛋白在内质网中经自身蛋白水解酶催化剪切去 C 端域，然后 N 端域与胆固醇共价结合，N 末端的半胱氨酸残基，在酰基转移酶作用下发生棕榈酰化，变成有信号转导功能的成熟分子，再在 Dispatched 蛋白、类肝素硫酸蛋白聚糖、硫酸肝素合成酶等调节下，从多种组织细胞分泌细胞释放、黏附到细胞膜。Hedgehog 家族的 Shh、Dhh、Ihh，均能促进 Hh 信号通路活化。

Hh 蛋白在靶细胞膜有两种跨膜受体蛋白：Ptch、Smo。Ptch1/2 是 12 跨膜蛋白，有 2 个胞外域和 1 个胞内域，能结合 Hh、抑制 Smo。Smo 是 7 跨膜蛋白，为 G 蛋白耦联受体超家族成员，主要负责细胞内信号转导和靶基因表达的激活。

Hedgehog 信号通路的胞内信号分子为 Gli(175/155)1/2/3，分子量较大，是多功能转录因子，定位于细胞核和细胞浆，能将信号传送至核内靶基因。Gli1 蛋白只有在维持全长时，才有转录激活因子的功能，能启动靶基因的表达。

细胞在没有 Hh 蛋白刺激时，Hedgehog 信号通路关闭，跨膜蛋白 Ptch 抑制受体 Smo，使 Smo 下游的转录因子 Gli175，在酪蛋白激酶 CKIα、糖原合酶 GSK3β、蛋白激酶 A 等蛋白激酶作用下磷酸化，再被蛋白酶水解降解掉 C 端，并释放出其 N 端片段-转录抑制蛋白 Gli155，再与胞质蛋白 Cos-2、Fu、SuFu 结合，在微管上形成一个以 Gli155 为主的 Cos-2 复合物进入细胞核，从而抑制靶基因表达。

当配体 Hh 与细胞膜 G 蛋白耦联受体 Smo 结合后，解除 Ptch 对 Smo 的抑制，使 Smo 活化，再引起 Cos-2 和 Gli、SuFu 磷酸化后被泛素蛋白酶体降解，导致以 Gli155 为主的 Cos-2 复合物从微管上解离，Gli175 不再被蛋白酶水解、以全长的形式进入细胞核，与蛋白激酶 A 等形成复合物，再

激活靶基因表达如周期素 D/E/B、癌蛋白 c-Myc、表皮生长因子受体 EGFR、血小板源性生长因子受体 PDGFR、血管内皮生长因子受体 VEGFR、丝/苏氨酸激酶 STK36、骨形态发生蛋白 BMP4、同源框蛋白 1、血管生成素、血小板源性生长因子 PDGF、叉头盒蛋白 FoxM1、抗凋亡因子 Bcl-2、血管内皮生长因子 VEGF、成对框蛋白 Pax2、内在膜蛋白 Lim1、转化生长因子 TGF-β，能激活 c-Myc、Ras/蛋白激酶 MEK/Akt、Smo、Fu、Gli1 等，能调控细胞发育分化、调控细胞增殖、控制细胞命运等。

在 Hh/Smo/Gli 信号转导通路中，Hh、Smo、Fu、全长 Gli1 起正调节作用，而 Ptch、SuFu、Hh 相互作用蛋白（Hhip）起负调节作用。在 Hh 信号通路中，Hh 蛋白是启动因子，Ptch 蛋白是效应细胞膜表面直接接受 Hh 信号的受体，Smo 蛋白是正性信号转换器，Gli 蛋白是转录效应器。

Hedgehog 信号通路以 Hh 依赖的方式调控细胞的分化、增殖等，该信号通路的精细调控非常重要，这种调控也能通过负反馈环来实现。Hedgehog 信号通路过度激活时，Ptch 表达明显增加，可抑制 Smo 的活性，Ptch 与 Hh 形成复合物，能减少可溶性 Hh 的数目，导致 Hh 信号通路活性减弱。Hh 水平还被 Hhip 所调控。Hhip 也是 Hh 的受体，但是它缺少胞质信号结构域，因此 Hhip 与 Hh 结合后不能将信号下传。Hhip 也是 Hh 信号通路的靶基因，当 Hedgehog 通路激活时，Hhip 表达增加，就能与更多的 Hh 配体结合，阻止了 Hh 的扩散，可溶性 Hh 也减少，从而限制了 Hh 信号通路过度激活。Hhip 为内源性 Hh 抑制剂，能阻止了 Hh 信号通路的过度激活。

近来发现，细胞膜 Chon 同源蛋白 CDON 和 BOC 同源蛋白（BDON），都是有 4 个免疫球蛋白结构域、2 个Ⅲ型纤连蛋白结构域的跨膜蛋白，能通过其纤连蛋白结构域与 Hh 结合，相互表现出协同作用，能共同激活 Hh 信号通路。CDON、BDON 均为跨膜蛋白，它们胞外区的免疫球蛋白样域、纤连蛋白结构域结合后，可形成共同受体，能与 Hh 相互作用，进而增强 Hh 信号通路的活性。生长停滞特异蛋白 GAS1 是一种 GPI 锚定蛋白，能通过结合 Hh 而增强 Hh 信号通路活性。Hh 相互作用蛋白（Hhip1）能和 Ptch 竞争性结合 Hh 蛋白，进而阻断 Hh 信号通路。改变细胞内 cAMP 的水平，能调节 Hh 信号通路活性。Fu 抑制因子（SuFu）通过结合 Gli，能阻止 Gli 激活下游靶基因，从而起到抑制 Hh 信号通路的作用；如 SuFu 被泛素蛋白酶体降解，可引起 Hh 通路信号的激活。研究发现，Hh 信号激活有时需要原始纤毛的参与；原始纤毛可通过使 Ptch1 到达细胞核内，抑制表达 Smo；只有当 Hh 结合 Ptch1，Ptch1 离开原始纤毛、细胞核，才会使 Hh 信号通路激活。因此，原发性纤毛在 Hh 影响发育、癌变、肿瘤干细胞形成中有重要作用。

3. 与 Hh 信号通路相关的抗肿瘤药物

对 Hh 信号通路的靶向抑制，已成为抗肿瘤治疗的热点，可分为 Shh 抑制剂、Smo 抑制剂、乙醇脱氢酶 7（ADH7）抑制剂、Gli 基因表达抑制剂等。

Smo 抑制剂：环巴胺（Cyclopamine）是藜芦甾体生物碱衍生物，能结合、抑制 Smo，阻断 Hh 信号通路，导致肿瘤细胞蜗形蛋白 snail、表皮生长因子受体表达水平下调，使 E-钙黏蛋白表达水平上调，能抑制上皮细胞-间质细胞转化，抑制肿瘤细胞增殖、侵袭。环巴胺和吉西他滨联合给药，常能缩小胰腺癌，减少转移，能增强表皮生长因子受体酪氨酸激酶抑制剂易瑞沙的抗增殖作用。环巴胺还能增强紫杉醇和放疗对胰腺癌细胞的杀伤作用。

用环巴胺治疗与高水平 Hh 相关的肿瘤可能较有效。大肠腺瘤与大肠腺癌比，大肠腺瘤 Hh、Ptch、Smo、Gli1 的表达水平常低于大肠腺癌，环巴胺对大肠腺瘤细胞的作用，一般弱于对大肠腺癌的作用。研究发现，Hh 信号通路活化后，能通过促进表达 stathmin1，来促进前列腺癌细胞增殖。环巴胺阻断 Hh 信号通路后，stathmin1 表达水平降低；Shh 激活 Hh 信号通路后，stathmin1 表达水平升高。在胃癌中，Hh 信号通路活化后，癌蛋白 ELK1/MSX2/N-Myc/周期素 D1 表达水平升高，环巴胺或 Gli175 siRNA 阻断 Hh 信号通路后，癌蛋白 ELK1/MSX2/N-Myc/周期素 D1 表达水平降低，抑制细胞增殖。环巴胺抑制 Hh 信号通路后，Gli175、基质金属蛋白酶 MT1-MMP、血管内皮生长因子 VEGF、整合素 β1、抗凋亡因子 Bcl-2 表达水平降低，细胞侵袭、迁移能力降低，细胞凋亡增加。用 Hh 信号通路抑制剂环巴胺治疗后,肿瘤生长停滞,肿瘤细胞发生凋亡,停药后没有出现复发,常提示肿瘤干细胞可能被清除。

Smo 特异性小分子抑制剂:较大剂量的西洛帕明、CUR-61414,能抑制肿瘤细胞的 Hh 信号通路活性,抑制肿瘤干细胞等增殖,可抑制表达血管生成素 1/2、血小板源性生长因子、成纤维细胞生长因子等,能抗肿瘤血管新生;能抑制表达抗凋亡蛋白 Bcl-2,促进肿瘤细胞凋亡。

在临床上用干扰素 IFN α,能抑制 Hh 通路对蛋白激酶 MAPK 的激活,而抑制肿瘤细胞增殖,能起治疗作用。活性维生素 D 可促进 Ptch1 的分泌,再直接结合、抑制 Smo、Hh 信号通路,能为肿瘤治疗提供帮助。

4. 与肿瘤的关系

在肿瘤的发生过程中,Hh 信号通路常被异常激活,并导致核转录因子 Gil175 促进靶基因表达,导致肿瘤的发生发展及血管新生,促进肿瘤细胞的生长、增殖、转移等。在皮肤基底细胞癌、髓母细胞瘤、肺癌、消化道肿瘤、乳腺癌等组织中,都存在 Hh 信号通路的异常激活。阻断肿瘤细胞中 Hh 信号通路,将为肿瘤治疗提供一个新的有效手段。

在肿瘤细胞中,常有 Hh 信号通路正调节分子 Hh、Smo(10%～20%突变、激活)、Fu、Gli175 等高水平表达、激活;常有负调节分子 Ptch、SuFu、Hh 抑制蛋白(Hhip)等表达水平降低、失活突变;结果能促进靶基因表达胰岛素样生长因子、血小板源性生长因子、成纤维细胞生长因子、骨形态发生蛋白、Notch、周期素 D1/D2/E、癌蛋白 c-Myc/n-Myc/l-Myc、Wnt、抗凋亡因子 Bcl-2、血管生成素 1/2 等,促进肿瘤细胞增殖、迁移、浸润,促进肿瘤血管新生等。肿瘤细胞可自分泌和旁分泌 Hh,刺激周围肿瘤细胞加快细胞周期转换,导致肿瘤细胞增殖、转移、抗凋亡;能下调骨架蛋白(肌动蛋白 α2)的表达水平,可导致肿瘤干细胞分化障碍、异常增生、促进恶变。

Hedgehog 信号通路在肿瘤中异常激活的方式已发现几种:

(1)Hh 非依赖性激活:主要有 Hh 信号通路成员基因突变,导致 Hh 信号通路异常激活。Ptch 是肿瘤抑制蛋白,失活突变的 Ptch 基因,能表达功能丧失性 Ptch,可见于基底细胞癌、髓母细胞瘤、脑膜瘤、神经胶质瘤、乳腺癌、食管癌、鳞状细胞癌、毛发上皮瘤中。Sufu 基因的失活突变,可增加产生髓母细胞瘤的危险。激活突变的 Smo 基因,可表达高活性的 Smo,见于散发性基底细胞癌、肝细胞癌中。在基底细胞癌、髓母细胞瘤、乳腺癌中,主要是 Ptch 基因突变,10%～20%有 Smo 基因突变。在神经胶质瘤中,常有 Gli1 基因扩增及 Gli2/3 高水平表达。

(2)Hh 自分泌依赖性激活:即肿瘤细胞能自分泌 Hh,又作用于肿瘤细胞自身,促进 Hh 信号通路活化,能促进肿瘤细胞增殖。

(3)Hh 旁分泌性依赖性激活:一种为肿瘤细胞分泌 Hh 后,促进周围间质细胞表达血管内皮生长因子 VEGF、胰岛素样生长因子 IGF、Wnt 等,再反作用于肿瘤细胞,促进肿瘤细胞生长增殖;另一种为肿瘤周围间质细胞分泌 Hh,促进肿瘤细胞生长增殖。肿瘤细胞与周围间质复杂的相互作用,能为肿瘤细胞的生长、增殖,创造有利的微环境。

——Hh 信号通路与肿瘤的侵袭和转移:Hh 信号通路活化后,能通过促进自分泌以及旁分泌 Hh,刺激肿瘤细胞生长、肿瘤血管新生、促进肿瘤细胞发生上皮细胞-间质细胞转化、促进肿瘤细胞远处转移。高水平 Gli175 与体现胃癌侵袭力的三项指标(浸润深度、淋巴结转移、TNM 分期)正相关,侵袭力强的胃癌组织中 Gli175 表达水平升高,胃癌转移淋巴结中 Gli175 常高水平表达,可激活转化生长因子 β/Smads 信号通路,促进表达基质金属蛋白酶 MMP2/9,信号诱导增殖蛋白 SIP1,SIP1 能刺激 TWEST 同源蛋白 2 和蜗形蛋白 Snail 的表达,引发上皮细胞-间质细胞转化,引发 E-钙黏蛋白的表达水平下调,促进胃癌细胞侵袭、迁移。Hh 通路中的 Gli175 起主要作用,有可能成为一个新的治疗靶点。

已发现在卵巢癌组织中,Patch 和 Gli175 蛋白高水平表达,使基质金属蛋白酶 MT1-MMP、血管内皮生长因子 VEGF、整合素 β1、抗凋亡因子 Bcl-2 表达增强,细胞增殖、侵袭、迁移能力增加,促进血管新生,促进肿瘤的发生发展,与预后差有关,Gli175 为独立的预后因子。

——Hh 通路与肿瘤干细胞:Hh 通路异常激活时,可使肿瘤干细胞持续增殖。研究表明,Hh 通路在多发性骨髓瘤、乳腺癌、小细胞肺癌、肝癌、恶性胶质瘤、前列腺癌等的肿瘤干细胞中高水平活化,促进肿瘤干细胞自我更新。缺乏正调节分子 Smo 等,可削弱 Hh 通路活性,抑制肿瘤干细胞的更新、增殖,抑制肿瘤干细胞表达 Gli175、周期素 D1、成对框蛋白 Pax2、内在膜蛋白 Lim1、血管内皮生长因子 VEGF、转化生长因子 TGF-β、蛋白激酶 PI3K/Akt、核因子 NF-κB、蛋白激酶 MAPK,抑制血管新生;持续激活正调节分子 Smo 等,可增加肿瘤干细胞的数量、促进肿瘤的发生发展。

5. 与胃癌的关系

——Hh 在胃黏膜中的表达和功能:在成人胃中,Hh 信号分子在胃底腺中表达。胃的上皮组织是由上皮细胞组成的管状单元构成。每个管形单元从表面到基底部可划分为 3 个连续的区域:隐窝、颈区、腺区,中间的颈区存在干细胞,可衍生为成熟的上皮细胞并移行到隐窝、腺区,可移行为分泌黏液的隐窝细胞及腺底部的主细胞、壁细胞。Shh 在壁细胞中产生/分泌,为重要的内胚层信号分子,在胚胎中调节胃肠道形成、细胞分化,维持胃组织上皮细胞与壁细胞功能。Shh 能不依赖 Ptch/Smo 通路,直接活化蛋白激酶 ERK,促进胃黏膜细胞增殖;能诱导表达骨形态发生蛋白 MP4、ISL-LIM 同源框蛋白 1、叉头盒蛋白 FoxA2,促进胃底腺分化、胃黏膜正常化、壁细胞增加、胃腺分化。Shh 是胃上皮细胞的促生长因子。Shh 通路活化后,能经蛋白激酶 Akt 介导表达表皮生长因子 EGF,活化表皮生长因子受体信号通路,在壁细胞促进表达 H^+-K^+-ATP 酶、胃泌素,增强胃酸分泌,促进壁细胞的成熟和分化活性。而在低 pH 下,胃泌素也能激活 Shh 的合成、分泌。

——Hh 通路分子在胃癌前病变中的表达:一般认为幽门螺杆菌感染相关性胃癌病变经过几个阶段:即由慢性浅表性胃炎到萎缩性胃炎发生胃黏膜萎缩,再发生肠上皮化生、细胞不典型增生,最后发展为胃癌。萎缩性胃炎、肠上皮化生是胃癌的癌前病变。慢性幽门螺杆菌感染造成胃黏膜反复的损伤和修复,Shh 通过刺激壁细胞增生,参与了损伤胃黏膜的修复。当胃黏膜出现明显萎缩性病变和明显肠上皮化生时,由于萎缩性胃黏膜壁细胞数量减少,Shh 表达显著缺失。研究显示,肠化生上皮和胃腺瘤中,在幽门螺杆菌感染相关的假幽门腺化生组织中,Shh 可高水平表达,并以旁分泌的形式激活全长型 Gli 在细胞外基质中的表达。在胃黏膜萎缩、肠上皮化生、胃腺瘤中,Shh 异常高水平表达,涉及胃肿瘤发生的早期阶段。

Hh 信号分子在进展期胃癌和多种胃癌细胞株中,也常有着异常高水平的表达。有人报道,在 90 例手术切除的胃癌样本中,63 例检测到 Shh、Ptch1、全长型 Gli1 的高水平表达,说明 Hh 信号通路活化,在胃癌组织中是普遍事件。Hh 信号通路激活与胃癌的亚型相关,Hh 在胃腺癌和鳞癌中过度表达,但 Hh 在印戒细胞癌和黏液腺癌中不表达。在胃腺癌中,Hh 的表达激活与肿瘤的低分化及高侵袭性呈正相关,说明 Hh 信号通路分子,可成为胃癌预后判断的标志物,中晚期胃癌、胃癌转移淋巴结中 Hh 表达激活更常见,有较高的转移潜能,预后不佳。

胃癌按 Lauren 分型主要分肠型和弥散型两种。Shh 在壁细胞中表达,促进壁细胞增殖,参与胃黏膜修复,维持胃底腺的分化,阻止胃腺上皮发生肠上皮化生,可能在肠型胃癌主要是腺癌的发生中起重要作用。而 Ihh 在正常胃黏膜的隐窝细胞中表达,在弥散型胃癌中表达水平增高较显著,提示 Ihh 可能在弥漫性胃癌的生长、侵袭过程中起作用。

全长型 Gli1 高水平表达的胃腺癌组织中,常同时有 Shh 的高水平表达,然而 Shh 高水平表达时,全长型 Gli1 未必也有过度的表达;胃腺癌细胞转化生长因子 β 通路活化时,能绕过 Hh 通路的 Ptch/Smo 通路,而通过激活转录因子 Smad3 通路,诱导细胞表达全长型 Gli1/2,能激活间变型淋巴瘤蛋白受体酪氨酸激酶 ALK5 通路。研究表明,在胃腺癌细胞中,Ras/蛋白激酶 MEK/Akt 通路对全长型 Gli 的激活,也不依赖 Hh 通路的 Ptch/Smo。

十一、肿瘤干细胞的针对性治疗

肿瘤组织一般包括：①肿瘤干细胞，有无限增殖能力、可形成新的肿瘤克隆群；②有增殖能力但不能形成新的肿瘤克隆群的肿瘤细胞；③没有无限增殖能力、不能形成新的肿瘤克隆群的肿瘤细胞。

肿瘤干细胞耐药、大部分休眠。肿瘤干细胞的清除可应用放疗、化疗、手术等方法；靶向治疗方法如下：

（1）发现肿瘤干细胞表面特异性标志物特异性蛋白，给予特异性靶向治疗；如大部分实体瘤的肿瘤干细胞表面有特异性标志物 CD44 受体，可给予 CD44 受体的单克隆抗体治疗，能应用于清除急性髓系白血病干细胞等。在化疗前或同时给予 ABCG2 抑制剂或 ABCG2 的单克隆抗体治疗，可增加肿瘤干细胞对化疗的敏感性，能促进清除肿瘤干细胞。小白菊内酯的衍生物乙酰甲胺磷（DMAPT），能选择性杀灭白血病干细胞等。

（2）针对肿瘤干细胞自我更新状态，可给予 Wnt、Hedgehog、Notch、蛋白激酶 mTOR/PI3K、Bmi1 等信号通路的抑制剂；Notch 信号通路的 γ 分泌酶抑制剂 GSI218 能减少 CD133$^+$ 细胞。

（3）诱导、促进肿瘤干细胞分化。如对急性早幼粒细胞白血病患者，给予全反式维甲酸，能明显促进肿瘤细胞分化，有较好疗效。癌基因沉默，能使大部分肿瘤细胞进行终末分化或凋亡。

（4）对肿瘤干细胞微环境——肿瘤干细胞巢作用，杀灭肿瘤干细胞。如给予厄洛替尼（抑制 EGFR、ErbR2）、贝伐单抗后，肿瘤干细胞微环境的微血管减少，肿瘤干细胞减少。也可抑制肿瘤干细胞微环境中的 NGF、TGF-β、血管生成素样蛋白 4、多种可溶性分子、肿瘤相关巨噬细胞、成纤维细胞等。

（5）利用正常干细胞作为治疗基因的载体，靶向治疗。

肿瘤靶向治疗有：溶瘤病毒、抗体、siRNA、反义 RNA、小分子酪氨酸激酶抑制剂、药物纳米载体、纳米颗粒转基因、ABCB1 抑制剂维拉帕米/环孢素/PSC833/VX-710、ABCB2 抑制剂 GF120918、细胞因子 132（下调核因子 NF-κB）、白喉毒素-粒细胞集落刺激因子、前列腺干细胞抗原、维 A 酸（先诱导肿瘤干细胞分化，再化疗杀灭，称为反义视黄醛法），也可给予自体干细胞移植、异基因干细胞移植等。

促进肿瘤干细胞凋亡时，可给予 MG-132、核因子 NF-κB 抑制物 IkB、小白菊内酯。有人发现 CUR261414 是阻断 Hh 通路的小分子，能抑制肿瘤细胞增殖、诱导肿瘤细胞的凋亡，但不会损害周边正常的细胞。有人发现，用 Hh 通路抑制剂环巴胺，可明显抑制胃癌干细胞的增殖，加速胃癌细胞凋亡，同时发现胃癌干细胞中 Bcl-2 的表达明显减少。

促进肿瘤干细胞分化时，可给予骨形态发生蛋白 4。也可给予转入白介素 4/10 基因的骨髓干细胞，进行基因治疗。也能给予免疫治疗（如给予黄胆素＋泛素蛋白酶体抑制剂）。

（余元勋　解毅　徐华）

进一步的参考文献

［1］ PEZ F. Wnt signaling and hepatocarcinogenesis：molecular targets for the development of innovative anticancer drugs［J］. J Hepatol ，2013，33：311-321.

［2］ MA YC. Relevant markers of cancer stem cells indicate a poor prognosis in hepatocellular carcinoma patients：a meta-analysis［J］. Eur J Gastroenterol Hepatol ，2013，23：113-123.

［3］ SONG K. Dysregulation of signaling pathways and putative biomarkers in liver cancer stem cells［J］. Oncol Rep ，2013，29：3-12.

［4］ GONG P. Bone marrow mesenchymal stem cells in hepatocellular carcinoma. Front Biosci (Landmark Ed) ，2013，18：811-819.

第二章　胃癌干细胞

一、概述

胃癌是最常见的恶性肿瘤之一,目前已能应用细胞形态学、细胞化学、染色体分析、免疫表型、荧光原位杂交、比较基因组织杂交、基因分析、DNA 测序等方法分析、诊断胃癌。一般根据形态学、免疫表型、染色体分析、基因分析,易于对胃癌分型。

胃癌的发病机制目前还不十分清楚。近年来,随着研究的不断深入,证据表明,肿瘤来源于肿瘤干细胞,肿瘤干细胞在胃癌发病机制中有重要作用。胃癌的发病原因可分为:①先天性遗传因素;②幽门螺旋杆菌感染;③化学致癌物;④辐射;⑤其他疾病引发;⑥地域环境、饮食等;⑦免疫监视机制失调;这些病因能在患者原来胃细胞相关基因一次突变基础上,给予二次打击、二次基因突变,使信号通路改变、癌基因过度表达、抑癌基因表达减少等,导致胃癌干细胞形成、增殖。

近来研究提示,胃癌可能是一种干细胞疾病,胃癌干细胞是有部分正常干细胞特性的恶性干细胞,可能是由正常干细胞突变而来。胃癌发生部位与胃干细胞定居部位一致。明确胃癌干细胞的存在、功能、来源、分离纯化方法,进而探索胃癌干细胞靶向治疗,是目前的研究热点。

胃癌细胞群中存在胃癌干细胞(gastric cancer stem cells,GCSCs)。但由于缺乏特异性表面标志物,还没有较好的方法分离纯化。目前主要通过形态学与功能上的特点,应用流式细胞分选术和免疫磁珠分选技术等,分离鉴定胃癌干细胞。常使用的胃癌干细胞标志物有 CD44、CD24、上皮细胞黏附分子(EpCAM)等。胃癌干细胞与胃癌耐药、转移及其复发明显相关。

二、胃癌干细胞

1. 胃癌干细胞学说

国外已提出肿瘤干细胞(cancer stem cell,CSC)学说,认为肿瘤组织本身是异质体,与正常组织一样,均由各种分化阶段的细胞组成,其中为数极少的肿瘤干细胞,有自我更新、多向分化的潜能,常能通过不对称分裂,产生大量子代肿瘤细胞,在肿瘤发生、发展、转移中起重要作用。

十多年前在人急性髓系白血病细胞中发现了 $CD34^+/CD38^-$ 的白血病干细胞,能在非肥胖糖尿病/严重联合免疫缺陷型小鼠(NOD/SCID)脾内,形成急性髓系白血病的转移瘤。$CD34^+/CD38^-$ 的白血病干细胞,在急性髓系白血病细胞总数中占 0.2%,它们与正常造血干细胞在表型、生物特性等方面有相似处,并且能在 NOD/SCID 小鼠体内连续传代,所形成的移植瘤细胞与原肿瘤细胞有相同的形态学特征。

2002 年有人从乳腺癌标本的单细胞悬液中,通过流式细胞仪筛选出表达 CD44、B38.1(卵巢癌特异性标志物)、ESA(上皮细胞特异性抗原)、CD24 的乳腺癌肿瘤干细胞,注入 NOD/SCID 小鼠体内,在 12 周内长出肿瘤。

有人分离出 $Sca^+CD45^-Pecam^-CD34^+$ 的肺泡干细胞(BASCs),分布于终末细支气管与肺泡交界处,为正常肺干细胞。有人通过注入重组腺病毒-Ras 癌基因,导致小鼠出现肺癌,在终末细支气管与肺泡交界处的肺癌组织,能分离出 $Sca^+CD45^-Pecam^-CD34^+$ 肺癌肿瘤干细胞,后者的增多有腺病毒-Ras 癌基因剂量依赖性,在肺腺癌的发生中起重要作用。

美国科学家最近认为,肿瘤干细胞是肿瘤细胞中有自我更新能力并能导致肿瘤组织异质性的细胞。近年来,肿瘤启动细胞已逐渐取代肿瘤干细胞一词,在实验研究中被采用。这也揭示,对肿瘤干细胞学说存在争议,正在进一步研究中。

2. 胃癌干细胞

（1）胃癌干细胞的存在依据

2008年有人采用逆转录聚合酶链反应、荧光流式细胞激活分选技（FACS）检测发现,由人胃癌细胞株中可分出 CD44$^+$ 细胞亚群,移植入 NOD/SCID 小鼠皮下和胃浆膜下,能形成胃癌,有很强的致瘤能力,其中1%～10%细胞在体外只含表皮生长因子、碱性成纤维细胞生长因子的无血清培养液中,可形成球形集落,有自我更新能力。

2011年有人应用同样方法,从人胃癌细胞株 AGS 中分出 CD44$^+$CD24$^+$ 细胞亚群,并证实 CD44$^+$CD24$^+$ 细胞植入 NOD/SCID 鼠体内有很高的成瘤率,同时在体外无血清培养可形成球形集落；将100个 CD44$^+$CD24$^+$ 细胞注入 NOD/SCID 小鼠能形成移植瘤,该种细胞有很强的致瘤能力。

经典胃癌 AGS 细胞群中4%～15% CD44$^+$、5%～13% CD24$^+$。采用无血清、无黏附间质干细胞的体外培养,发现 CD44$^+$CD24$^+$ 胃癌干细胞能形成肿瘤微球,有自我更新能力。而移植10 000个 CD44$^-$CD24$^-$ 细胞到 NOD/SCID 小鼠体内不形成肿瘤。CD44$^+$CD24$^+$ 细胞极有可能为胃癌干细胞。但目前还没有完全证明 CD44$^+$CD24$^+$ 胃癌干细胞有多向分化潜能。

文献报道,实体瘤中少量带有特定标志物的肿瘤干细胞,能在免疫缺陷鼠（如 NOD/SCID 小鼠,Rag2/γC 双突变小鼠）体内形成移植瘤。胃癌干细胞的球形集落形成能力,与其在 NOD/SCID 小鼠体内的致瘤性完全一致,这明显支持一些胃癌细胞系中包含胃癌干细胞。

有人从手术新鲜标本中,筛选出胃癌细胞进行原代培养,然后从中分离出带有特异标志物的胃癌干细胞,其少量就能在裸鼠皮下成瘤,而特异标志物阴性细胞未能形成肿瘤。这些结果明确支持胃癌干细胞是存在的。

三、胃癌干细胞与胃成体干细胞

目前对于胃癌干细胞的起源尚无明确的结论,普遍认为可能来源于成体正常胃干细胞的转化。成体正常胃干细胞是有自我更新能力的原始成体干细胞,主要位于胃颈、峡部的生发中心,可通过祖细胞再分化为不同类型的上皮细胞。成体正常胃干细胞处在其微环境中,在各种因子的调控下,能不断增殖、维持组织稳定。当成体正常胃干细胞的微环境改变,或成体正常胃干细胞基因突变、分化异常时,成体正常胃干细胞（未分化干细胞）的增殖不再受调控,可能转变成胃癌干细胞,可导致胃癌形成。在胃癌的发生发展中,成体正常胃干细胞很有可能就是向胃癌干细胞转变的细胞,但还要进一步研究。

胃黏膜平均2～7天更新一次,在损伤的情况下更新较快,一般由成体正常胃干细胞自我修复,形成各种胃上皮细胞、完整的胃腺体。当受到持续的炎性刺激、自身抗体、其他因素作用时,成体正常胃干细胞可转而增殖为肠上皮细胞,如吸收细胞、杯状细胞、潘氏细胞等,即肠上皮化生是组织细胞在干细胞水平分化异常所致。

胃癌的发展需要经历长期的多步骤的演化,从正常胃黏膜、萎缩性胃炎、肠上皮化生阶段（可分化产生胃、肠表型细胞）、不典型性增生到胃癌阶段。胃上皮细胞更新速度很快,其基因突变一般不足以引起恶变；而成体正常胃干细胞寿命很长,易累积突变,最终引起恶变。

早期胃癌主要包括胃型细胞,进展期则有肠型细胞代替胃型细胞。研究认为,肠上皮化生并不是癌前病变,肠型细胞可独立地出现在胃上皮肠化和胃癌中,胃黏膜细胞和胃癌细胞的肠化是一种同源转化。这也说明胃癌本身可能是一种胃干细胞疾病,是成体正常胃干细胞发生癌变。

有人发现,成体正常胃干细胞在成年鼠的胃上皮细胞内存在,一般小鼠胃上皮细胞进行 LacZ

染色时,整个胃上皮腺腔都是蓝色的;当用化学药物诱发相关基因突变发生在胃干细胞,则形成的胃上皮腺腔不能被蓝染,这证明在小鼠胃上皮层存在成体正常胃干细胞;其从峡部向凹部分化时能形成表面黏液细胞,向下迁移能形成主细胞、壁细胞,表明成体正常胃干细胞存在于胃腺体峡部。

最近研究发现,Musashi-1 等可能作为成体正常胃干细胞的表面标志物。在胃黏膜的镶嵌性同工酶标记研究发现,成人的胃肠道上皮具有单克隆性的起源,所有胃肠腺体都由一个成体正常胃干细胞、祖细胞分化而来。而胃癌细胞也具有单克隆性的胃癌干细胞起源。

胃癌干细胞可能常由胃腺体峡部细胞增殖带的成体正常胃干细胞生成胃黏膜上皮细胞而恶性转化后形成。目前已经在胃黏膜中分离出胃癌干细胞,其具有成体正常胃干细胞的表面标记物,能形成单克隆性细胞,移植到裸鼠皮下后能形成肿瘤。

四、胃癌干细胞与胃黏膜上皮细胞

胃癌干细胞源于胃黏膜上皮细胞的恶性转化,是多年来的传统观点,认为各种致瘤因素能引发胃黏膜上皮细胞基因突变,形成胃癌干细胞,失去对增殖的正常调控,导致克隆性异常增生而形成胃癌。

炎症是引发肿瘤的重要因素,15％肿瘤是由慢性炎症引发,炎症细胞通过产生炎症因子、可致DNA 损伤的化学物质等,反复造成胃黏膜上皮细胞损伤,使细胞内抑癌基因突变失活、癌基因突变激活等异常积累,可引发肿瘤。

胃癌的发生常由于幽门螺旋杆菌(HP)感染引发慢性炎症,使胃黏膜发生慢性炎症,慢性炎症长期持续存在,使胃黏膜上皮细胞发生基因突变并逐渐积累,胃黏膜上皮细胞发生肠化、异型增生,最终恶性转变为胃癌干细胞,引发生长失控性无限增殖,即有人提出的正常胃黏膜—慢性浅表性胃炎—慢性萎缩性胃炎—肠上皮化生—非典型增生(DYS)—胃癌(GC)的癌变过程。

五、胃癌干细胞与骨髓间充质干细胞

骨髓间充质干细胞形成胃癌,对传统观念产生很大冲击。研究认为,胃癌可起源于骨髓间充质干细胞(BMDCs)。骨髓间充质干细胞是多向分化的成体干细胞,在幽门螺旋杆菌感染损伤胃黏膜时,当正常成体胃干细胞无法满足修复需要时,骨髓间充质干细胞可迁移和再生,能像免疫细胞一样,以阿米巴样运动形式通过血管壁进入胃上皮并定居、分化。

2004 年有人对小鼠进行致死剂量放疗后,输入表达半乳糖苷酶的转基因小鼠的骨髓间充质干细胞,用半乳糖苷酶染色来追踪骨髓间充质干细胞;在幽门螺旋杆菌诱导鼠胃癌中发现,部分胃癌干细胞来源于转化的骨髓间质干细胞;幽门螺旋杆菌感染 12~18 个月后,胃上皮内的胃癌干细胞大部分来源于转化的骨髓间质干细胞,并能通过肠化生和异型增生产生胃癌;而没有感染幽门螺杆菌的小鼠胃上皮中,未检测到骨髓间充质干细胞的定植,提示胃癌干细胞可能起源骨髓间充质干细胞。

胃上皮中的骨髓间充质干细胞,可能通过细胞模拟、细胞融合或直接异常分化,而导致胃癌的发生。有人将骨髓间充质干细胞注射到胃急性损伤的小鼠模型中,原试图修复胃的损伤,却发现经过一段时间,胃黏膜中的这些细胞发生恶性转化,形成胃的上皮癌和上皮内瘤,结果发表在SCIENCE 杂志上。作者发现,胃黏膜损伤可引发骨髓间充质干细胞向胃黏膜定向迁移;这些骨髓间充质干细胞不向主细胞和壁细胞分化,却发生恶性转化。免疫组化标记表明,恶性转化细胞均来自 β-半乳糖苷酶标记阳性的骨髓间充质干细胞,原有的胃黏膜上皮中未发现恶性转化的细胞;细胞恶性转化随疾病进展而逐渐加重;通过 FISH 排除了骨髓间充质干细胞和组织细胞融合的可能,证实骨髓间充质干细胞能分化为胃上皮细胞,并形成胃上皮癌和上皮内瘤。该研究引起高度关注。

骨髓间充质干细胞有广泛的可塑性,可在外周器官迁移至炎症或组织损伤部位;但骨髓间充质干细胞成分较复杂,其迁移到胃上皮形成胃癌干细胞,很大程度上取决于迁移部位提供的相应信号。

研究证实,人体内骨髓间充质干细胞可分化为肠上皮细胞、成肌纤维细胞、成纤维细胞、平滑肌细胞,证明在炎症性疾病中,成人骨髓间充质干细胞,可能有助于消化系细胞的再生。

研究表明,骨髓间充质干细胞移植,仅在一定条件下引起胃癌。细胞融合是骨髓间充质干细胞来源肠道细胞形成的机制,但是否为胃上皮细胞形成的机制尚待进一步研究。现研究普遍认为,胃肠道间质瘤常可能起源于骨髓间质干细胞。移植的骨髓间充质干细胞形成胃上皮癌,可能有两种模式:

一种是骨髓间充质干细胞在幽门螺旋杆菌引发的慢性炎症产生的致瘤因素作用下,无法正常分化为成熟的胃上皮细胞,骨髓间充质干细胞基因突变、局部微环境异常等也是诱发肿瘤的因素,可导致骨髓间充质干细胞恶性转化为胃癌干细胞,形成肿瘤。提示胃癌可源于发生部位以外的骨髓间充质干细胞形成的胃癌干细胞。骨髓间充质干细胞可形成多种肿瘤干细胞。

另一种是移植的骨髓间充质干细胞,在胃黏膜局部分化为上皮细胞后,在慢性炎症刺激下,通过肠上皮化生和细胞异质化发生恶性转化形成胃癌。

骨髓间充质干细胞和胃癌干细胞有很多共同之处,都有自我更新、无限增殖能力,有较高的端粒酶活性,有相同的表面分子标记如 CD44 等;有一些相似的生长因子调控机制,有相同的 Bmi1 蛋白高水平表达、染色体表观遗传修饰、细胞迁移途径,对慢性炎症时释放的细胞因子和化学介质(如 SDF-1)引发的归巢敏感。骨髓间充质干细胞与肿瘤细胞混合后,能刺激释放细胞因子 CCL5,能显著增加肿瘤细胞的转移能力,两种细胞混合种植后能形成肿瘤。

慢性炎症时的血管内皮生长因子(VEGF)和巨噬细胞炎性蛋白 MIP-1α 等,也是骨髓间充质干细胞归巢的化学诱导物。骨髓间充质干细胞和胃癌干细胞都有 CXCR2、CXCR4 等受体,能促进细胞的归巢、促进肿瘤细胞浸润、转移,都有免疫逃避能力,能逃避 T 细胞和自然杀伤细胞的细胞溶解及细胞毒作用。哈佛大学有学者认为,胃癌发生时,可有一个从骨髓间充质干细胞到胃癌病灶前体细胞的不停运输的过程。

成体胃癌的发生,是骨髓间充质干细胞在再生修复过程中异常分化的结果,肿瘤不断增大,需要骨髓间充质干细胞持续提供干细胞来源。研究发现,骨髓间充质干细胞可形成乳腺癌干细胞,72%的乳腺癌患者在骨髓中发现有骨髓间充质干细胞表型和乳腺癌干细胞表型的细胞。骨髓间充质干细胞在小肠/结肠/肺/喉/脑的肿瘤、胃肠道间质瘤的发生中也发挥作用,后者被普遍认为起源于骨髓间充质干细胞。

有人发现,移植的骨髓间充质干细胞,能形成有 3 个胚层成分的畸胎瘤,用 3-甲基胆蒽处理骨髓间充质干细胞,能引起细胞恶性转化,形成的肿瘤干细胞有传代能力,移植到裸鼠皮下后能形成多种组织的肿瘤,提示骨髓间充质干细胞可作为多种肿瘤的肿瘤干细胞,为肿瘤的新起源,故可根据骨髓间充质干细胞的特性行相应治疗,以切断肿瘤细胞的来源。一旦肿瘤失去新的肿瘤干细胞来源,原有肿瘤会因药物治疗或血供不足等因素而逐渐缩小,这将为胃癌的治疗指出新方向。

有人采用酶消化的方法,从胃癌组织分离培养间充质干细胞(hGC-MSCs),研究其细胞形态、生长曲线、细胞表面标志物的表达、细胞多向分化能力等,发现胃癌组织间充质干细胞是呈梭形的成纤维样细胞,细胞间排列呈漩涡状或辐射状;生长曲线提示细胞增殖能力很强,并随着传代有所降低。诱导分化实验显示,胃癌组织间充质干细胞有多向分化潜能。认为人胃癌组织中存在的间充质干细胞,与骨髓间充质干细胞特性相似。胃癌组织间充质干细胞的研究,对胃癌干细胞微环境的研究、骨髓间充质干细胞的临床应用,有重要价值。

研究发现,骨髓间充质干细胞是一种具有较高自我更新能力、较低免疫原性的细胞,在特定的条件下,可多向分化为造血细胞、成骨细胞、软骨细胞、脂肪细胞、心肌细胞、肝细胞等。骨髓间充质干细胞能趋化肿瘤组织性,进入肿瘤干细胞微环境。

有人取 15 份新鲜胃癌标本(术前均未经过放化疗),在超净工作台中,将胃癌组织块剪碎至 1 mm³ 大小,加入 1％Ⅳ型胶原酶,置于 37℃、5％CO_2、饱和湿度的培养箱内消化 1～3 小时。然后经 100 μm 金属筛网过滤,将滤过的细胞悬液离心后去上清,加入培养基制成细胞悬液,细胞计数,按约 5×10⁶/ml 接种于细胞培养皿中。48 h 后半量换液,以后根据细胞生长情况,每 3～4 天换液 1 次。当细胞融合达 80％～90％时,以胰酶消化液消化 1～3 分钟,待细胞大部分成团状漂起时,终止消化,按 1：3 比例稀释后传代。倒置显微镜下观察细胞,对第 3 代、第 18 代胃癌组织间充质干细胞进行 Gimesa 染色,进行核质比等观察。

——检测胃癌组织间充质干细胞增殖能力和绘制生长曲线:分别取生长状态良好的第 3 代及第 18 代胃癌组织间充质干细胞,待细胞融合达到 80％～90％时,消化后接种于 12 孔板中,10⁴/孔,接种后每隔 24 h 随机取 3 孔细胞,每孔计数 3 次,计算平均值,持续 12 天。流式细胞仪检测胃癌组织间充质干细胞表面标记:选取细胞融合约 80％的第 4 代胃癌组织间充质干细胞,胰酶消化离心后,制成浓度为 10⁷/ml 细胞悬液,以每管加 100μl 的细胞悬液分装到离心管中。直接分别加 20μl 鼠抗人的 CD29-PE、CD44-FITC、CD90-PE、CD34-FITC、CD45-PC5、HLA-DR-FITC,分别设 PE、FITC、PC5 空白对照组,避光室温孵育 30 分钟,离心后去上清,调整细胞浓度在 10⁶/ml 左右,流式细胞仪检测,使用 cell-quest 软件获取并分析数据。

——胃癌组织间充质干细胞向成骨细胞的诱导分化:取细胞融合达 80％～90％的第 4 代胃癌组织间充质干细胞,按 3×10³/cm² 接种于 6 孔板中,分两组:诱导组用含 10％胎牛血清、0.1 μmol/L 地塞米松、50 μmol/L 抗坏血酸磷酸盐、10 mmol/L β-甘油磷酸钠的诱导分化液培养。对照组采用细胞培养液维持培养。镜下观察两组细胞的形态变化,细胞培养 3 周时,用茜素红染色进行成骨细胞鉴定。

——胃癌组织间充质干细胞向成脂肪细胞诱导分化:如上法,将第 4 代胃癌组织间充质干细胞按 2×10⁴/cm² 接种于 6 孔板中,分两组:诱导组待接种的细胞融合达 90％以上时,细胞培养液换为成脂肪细胞诱导分化培养液,成分包括:胎牛血清 10％、地塞米松 1 μmol/L、胰岛素 5 mg/L、IBMX 0.5 mmol/L、吲哚美辛 100 μmol/L;对照组采用细胞培养液维持培养。显微镜下观察细胞内脂肪小滴形成情况,诱导分化 4 周时油红 O 染色,鉴定脂肪细胞。

——胃癌组织间充质干细胞形态学观察:原代培养 24 小时后,镜下观察发现培养液中有大量悬浮细胞,多为造血细胞。接种 5 天后可见少量梭形或多角形细胞贴壁生长,呈成纤维细胞样形态,为单个或几个细胞的克隆。10 天后成纤维细胞样细胞迅速增多,并开始互相融合,约 14 天,原代细胞达到 80％～90％接近、融合,显微镜下细胞为梭形或纺锤形,呈旋涡状、辐射状排列。随着传代次数的增多,除去大部分杂质细胞,细胞形态越来越均一。传至 3 代时,细胞基本纯化,呈均匀有序的成纤维细胞样形态。Gimesa 染色后,观察到第 3 代胃癌组织间充质干细胞为成纤维样的长梭形、多角形细胞,有较长的突起,折光性强,单个细胞核,核质比较大,核仁明显,1～4 个。Gimesa 染色第 18 代胃癌组织间充质干细胞,与第 3 代比较,可见两者形态基本无变化。细胞生长曲线的绘制,以时间为横轴,测得的细胞数量为纵轴绘制生长曲线。

——胃癌组织间充质干细胞生长曲线显示:第 3 代胃癌组织间充质干细胞传代培养潜伏期为 1～3 天,缓慢增长。对数增殖期为 4～9 天,快速增长。至接种后 10 天后增长减缓,进入生长平台期。整理胃癌组织间充质干细胞资料进行方差分析,不同处理间有统计学差异($P<0.01$),两代细胞的生长趋势有差异,胃癌组织间充质干细胞增殖速率随传代次数的增加有所降低。流式细胞仪检测结果显示,胃癌组织间充质干细胞表面抗原表达情况为:CD90(92.7％)、CD29(92.1％)、CD44(93.1％)、CD34(2.5％)、CD45(4.0％)、HLA-DR(5.4％)。

　　结果表明,胃癌组织间充质干细胞高表达黏附分子 CD44、整合素 CD29,其他重要标志物有 CD90,极低上皮表达造血细胞的表面标志 CD34、CD45、HLA-DR 等,具有骨髓间充质干细胞的表面抗原表达特征。胃癌组织间充质干细胞体外诱导分化结果为:胃癌组织间充质干细胞经成骨细胞诱导分化液培养 3 天后,镜下观察发现细胞形态发生改变,细胞变短小圆钝,诱导 9 天后发现细胞形态不规则,呈多角样改变,细胞间如竹节样紧密排列。3 周后,对于细胞内的钙矿化沉积用茜素红染色,实验组显示大量橘红色矿化结节形成,证实为成骨细胞。对照组染色呈阴性。细胞加入脂肪诱导分化液诱导分化 6 天后,部分细胞出现微小明亮的脂肪滴。随着诱导时间延长,出现脂滴的细胞增多,脂滴变大。诱导 4 周后,可见细胞以长梭形为主,出现大量红染的脂滴,折光性较强,形态大小不一,成串排列或围绕细胞核分布,部分脂滴融合为较大团块。对照组无明显变化,油红 O 染色阴性。

　　该实验的研究表明,胃癌组织间充质干细胞与报道的正常骨髓间充质干细胞的生物学特性相比,细胞形态、增殖能力、多向分化能力极为相似,说明肿瘤组织中的骨髓间充质干细胞可能来源于骨髓。

　　目前未发现骨髓间充质干细胞特异性的表面标志物,不同实验得出的相对特异性表面标志物也不尽相同,可能与物种、组织来源等有关。但骨髓间充质干细胞表面标志物的表达有一个共同点,即它表达间质细胞、内皮细胞、内皮细胞的表面标志,如 SH1、SH2、CD166、CD106、CD105、CD90、CD44、CD29 等;不表达造血细胞的表面标志,如 CD34、CD45、CD14、CD3、CD4 等;也不表达与人白细胞抗原识别有关的共刺激分子 B7-1、B7-2 HLA DR 抗原等。

　　有人对 500 多个骨髓间充质干细胞,用 70 多种抗体进行检测,没有找到特异性表面标志,只证明它兼有间质细胞、上皮细胞、内皮细胞的特点。

　　有人认为,骨髓间充质干细胞易于体外分离培养、扩增,易导入外源性治疗基因,具有肿瘤组织趋化能力等,使骨髓间充质干细胞可能成为较理想的肿瘤治疗的靶向新型载体,在临床上有应用前景。实验表明,利用骨髓间充质干细胞作为特异载体,携带抗肿瘤因子(如 IFNα、IFNβ、IL-12、胞嘧啶脱氨酶、TNF 相关的凋亡诱导配体)基因,依靠骨髓间充质干细胞特异性迁移到肿瘤部位,可抑制肿瘤细胞增殖。

　　目前认为,骨髓间充质干细胞对肿瘤发生的影响存在不确定性:一些研究表明,骨髓间充质干细胞能抑制肿瘤细胞生长;另一些研究却表明,骨髓间充质干细胞能促进肿瘤的增殖和转移;有一定的条件性。有研究报道,骨髓间充质干细胞受肿瘤细胞的影响或体外长期培养时,能发生恶性转化,可获得肿瘤干细胞的相关特性。

　　因此在骨髓间充质干细胞应用于临床前,还要研究肿瘤中骨髓间充质干细胞具体的特性及其和肿瘤的关系,要研究肿瘤干细胞的微环境对骨髓间充质干细胞特性的影响。有人用胃癌组织间充质干细胞和癌旁来源的骨髓间充质干细胞对比,发现它们的基因表达水平有差别。因此,从肿瘤组织中分离培养已受肿瘤微环境影响的骨髓间充质干细胞,并研究其生物学特性及表达的改变是有意义的。

六、胃癌干细胞的分离纯化、鉴定

　　现阶段缺乏胃癌干细胞特异性标志物,对调节胃癌干细胞增殖分化的信号通路也了解甚少,且分离纯化技术不完全理想。因此,分离纯化胃癌干细胞,就成为目前研究的热点。

　　目前肿瘤干细胞的分离纯化,主要根据肿瘤干细胞表面标志物,筛选肿瘤干细胞;或根据肿瘤干细胞特性,进行侧群细胞筛选法等。目前肿瘤干细胞的分离常用两种方法:一种是体外培养法(球形集落成形法),应用只含表皮生长因子、碱性成纤维细胞生长因子的无血清、无黏附间质培养法,从候选细胞中分离出有球形集落成形能力的细胞,证明细胞有自我更新能力。另一种是体内法,将所筛选出的有球形集落成形能力的肿瘤细胞,种植至 NOD/SCID 小鼠皮下等,证明其具有致瘤性。这已成为证明肿瘤干细胞存在的金标准。应用该分离鉴定方法,已成功从乳腺癌、脑瘤、前列腺癌、黑色素瘤、肝癌、胰腺癌、结肠癌、头颈部肿瘤、多发性骨髓瘤等中,分离出肿瘤干细胞。

1. 利用肿瘤干细胞能持续形成克隆球来分离胃癌干细胞

多种实体肿瘤都可使用无血清培养基培养肿瘤克隆球的方式,来获得肿瘤干细胞。有人以不含血清培养基培养胃癌细胞株,得到悬浮生长的含胃癌干细胞的细胞球,经鉴定是具有肿瘤干细胞特性的胃癌干细胞,并且其 Hh 信号通路明显活化。

有人采用无血清培养基培养,从新鲜胃癌组织分离获得细胞亚群,也能获得有肿瘤干细胞特性的胃癌干细胞,并认为该方法是获得胃癌干细胞的有效途径。得到悬浮生长的含肿瘤干细胞的细胞球后,用化疗药物去除非肿瘤干细胞,就可得到较纯的肿瘤干细胞。该类分离胃癌干细胞的方法应用较少,其可行性和科学性须待进一步证实。

2. 侧群细胞筛选胃癌干细胞法

胃癌干细胞分离的研究起步较晚,基本思路和其他肿瘤干细胞的分离方法相似,在没有发现特异性高的细胞表面标志物前,可从胃癌干细胞的生物学功能特性入手,目前可使用核荧光染料 Hoechst33342、罗丹明 123 等,分离侧群细胞(SP 细胞)。人们将可排出 Hoechst33342 的细胞称为侧群细胞,它是相对于主群细胞(MP 细胞)而言的。研究发现,侧群细胞膜 ABCG2 载体有排出荧光染料 Hoechst33342 的能力,因此细胞染色程度很低,在流式分析点图谱上,常位于主群细胞左下方,代表低数量、体积较小的细胞群。据此特性,利用有分选功能的流式细胞仪,选择合适波长的紫外激发光(一般波长为 355nm),可将这些不含核荧光染料着色的细胞加以分离,可收集到胃癌侧群细胞。

侧群细胞(SP)是功能性分类出来的细胞,目前发现的胃癌侧群细胞,可能包含胃癌干细胞;与非侧群细胞相比,侧群细胞 ABCG2(MDR1)表达水平升高,有较高的化疗耐药性和体内致瘤能力。ABCG2 是一种 ATP 依赖性跨膜转运蛋白,介导细胞泵出多种物质,包括 Hoechst33342 核荧光染料,这是侧群细胞核荧光着色弱的原因。

有人分离到 CD44、Oct3/4、Sox2 高水平表达的胃癌侧群细胞,与胃癌干细胞相似。有人从 AGS、MKN45 胃癌细胞系中分选出侧群细胞,与非侧群细胞相比,侧群细胞有更强的自我更新能力,侧群细胞 CD133、Musashi-1 表达水平较高,且可分化成非侧群细胞。侧群细胞有干细胞特点,有较明确的分选纯化方法,可成为胃癌干细胞研究的指标。

有人采用侧群细胞法检测 79 例胃癌组织、癌旁正常组织中,分析错配修复蛋白 hMLH1 和 CD44 表达水平与肿瘤病理参数的关系,结果发现,胃癌组织中 hMLH1 阳性表达率为 19%,CD44 阳性表达率为 67.1%,两者在癌旁正常组织的阳性表达率分别为 51.0%、15.2%,差异均有统计学意义;胃癌组织中 hMLH1 表达水平与 CD44 表达水平呈负相关;hMLH1 阴性表达、CD44 阳性表达,与胃癌淋巴结转移、浸润深度、TNM 分期及脉管浸润呈正相关;提示 hMLH1 与 CD44 存在拮抗关系。错配修复系统(MMR)对细胞增殖中正确复制基因、维持基因组稳定起重要作用。相比正常细胞,胃癌组织错配修复系统的缺陷率,可增加 100 倍以上,这些缺陷在微卫星序列中特别明显,是胃癌组织发生发展的机制之一,能导致基因组 DNA 复制错误的积累,能激活癌基因的过度表达,引发肿瘤抑制基因表达缺失。微卫星不稳定(MSI)是错配修复基因缺陷肿瘤的标志,微卫星序列长度的变异在 5% 胃癌中出现。hMLH1 基因作为 DNA 错配修复系统中的一个重要成员,在多种组织包括结肠、淋巴细胞、乳腺等均有表达,可能起看家基因的作用。胃癌组织中主要是 hMLH1/2 基因改变(失活突变物表达水平升高、基因甲基化沉默),使胃癌细胞过度增殖伴 DNA 碱基错配增多,但还需要进一步研究。

侧群细胞法分离鉴定胃癌干细胞的研究证实,在胃癌细胞株 MKN28 中,含侧群细胞约 0.25%,在胃癌细胞株 NUGC3、MKN1、MKN7、MKN28 中,含侧群细胞 0.8 %～2.1%。胃癌细胞中存在侧群细胞,能向不同类型的细胞分化;可能为较原始的干细胞。研究发现,侧群细胞和非侧群细胞的集落形成率、体内致瘤能力、多向分化潜能等常无差异;体外培养发现,侧群细胞能形成非侧群细胞,而非侧群细胞也能产生侧群细胞,因此由侧群法分离胃癌干细胞还有待进一步研究。

有人研究胃癌侧群细胞侵袭转移能力,发现人胃癌 SNU5 细胞系含侧群细胞,侵袭转移能力较强;研究采用 Transwell 小室,体外筛选出高侵袭力细胞;经 Hoechst33342 核荧光染色,应用流式细胞仪检测并分选出侧群细胞、非侧群细胞后,检测 SNU5 亲本细胞、侧群细胞、非侧群细胞在无血清培养的成球能力。将分选出的侧群细胞、非侧群细胞进行侵袭实验、划痕迁移实验。应用裸鼠皮下接种,检测侧群细胞、非侧群细胞的自发性肺转移能力。应用基因芯片的方法,分析侧群细胞、非侧群细胞的基因表达谱差异,结果建立了高侵袭亚细胞群 SNU5-P3,比例为 1.6%;无血清培养成球能力较强,侵袭能力强 2.5 倍,运动能力显著增强,肺转移率为 100%,基因芯片分析获得 733 个差异基因,其中上调基因 450 个,36% 与细胞侵袭有关,22% 与细胞黏附有关,9% 与信号转导有关,参与侵袭、黏附的基因表达水平升高。近年来在脑胶质瘤、乳腺癌等中,也发现侧群细胞有高度侵袭、黏附、成瘤能力。

3. 利用干性标志物分离胃癌干细胞

在多种肿瘤细胞和组织中,发现了肿瘤干细胞的特异性标志物,但胃癌干细胞的特异性标志物仍未确定。日本利用 CD44$^+$ 作为胃癌干细胞表面标志物,采用免疫磁珠分选细胞(MACS)技术,分离不同胃癌细胞株的细胞群,每个细胞群都有 CD44$^+$ 细胞亚群。结果发现,这些 CD44$^+$ 细胞亚群有肿瘤干细胞特性,可能是胃癌干细胞。采用类似的方法研究发现,CD44$^+$、CD24$^+$ 胃癌细胞具有肿瘤干细胞特性。有人研究胃癌组织,分离 EpCAM$^+$、CD44$^+$ 细胞亚群,其中富含胃癌干细胞。

采用胃癌细胞表面标志物分离胃癌干细胞,是一种可行的方法,但要分选出具有高特异性的胃癌干细胞,还需要进一步研究高特异性标志物。有人发现,干细胞表面标志物 Oct4、Nanog、ABCG2、CD133 在胃癌干细胞的表达水平显著高于癌旁组织,它们在胃癌的发生、发展、转移中起重要作用,这些可能为胃癌干细胞的标志物。在胃腺癌中只有表达 CD44 的细胞,才具有肿瘤干细胞的特征,CD44 可能是胃腺癌干细胞标志物。然而研究证实,虽然 CD133/CD44 在胃癌细胞表达,但表达细胞可没有干细胞样特征,在动物异种移植中也可没有肿瘤启动细胞特性,作为胃癌干细胞的标志物仍须要进一步研究。

4. 应用大网膜乳斑对胃癌干细胞的筛选

根据肿瘤干细胞学说,肿瘤增殖和转移由一小群肿瘤干细胞所致。有人提出,大网膜乳斑(omental milky spots)可为分离单一胃癌干细胞提供机会。大网膜乳斑是存在于腹腔中的特殊的淋巴样组织,由大量巨噬细胞、淋巴细胞聚集而成,参与腹腔颗粒、细菌、肿瘤细胞的清除。有人将胃癌细胞注射入腹腔 4 小时后发现,胃癌细胞主要选择性渗透到大网膜乳斑(由受体和配体的结合而实现),形成肿瘤启动细胞,随后增殖分化形成微转移灶。研究发现,大网膜乳斑间质细胞表面以微绒毛为主的区域,高水平表达细胞间黏附分子 1 和血管细胞间黏附分子 1,也有纤连蛋白表达,能促进对大网膜乳斑的优先黏附。然而在注射胃癌细胞 72 小时后,大网膜乳斑区的肿瘤细胞急剧减少,但同时在其中发现一团增殖的肿瘤细胞群,能浸润形成微转移灶。

由于大网膜乳斑巨噬细胞的杀伤作用,所有成熟的肿瘤细胞和部分肿瘤干细胞可被清除,而其他存活的肿瘤干细胞,能增殖分化为胃癌祖细胞,并最终形成胃癌微转移灶。表明大网膜乳斑是胃癌干细胞的高效过滤器,收集这些微转移灶中的胃癌干细胞,将其移植入 NOD/SCID 小鼠以证明其致瘤性,即可分离出胃癌干细胞。大网膜乳斑筛选是一种可针对胃癌干细胞筛选的新方法,大网膜乳斑和它们的巨噬细胞,能成为一个高效的筛选胃癌干细胞的天然过滤器。

5. 上皮细胞-间质细胞转化后分离胃癌干细胞

上皮细胞脱黏附而转变成具迁移能力的间质细胞的现象,称为上皮细胞-间质细胞转化

(EMT),可促进肿瘤细胞的转移,能使肿瘤细胞失去上皮细胞表型,转而获得间质细胞表型。研究证实,具有播散、球形集落形成、侵袭能力的肿瘤干细胞中,常有上皮细胞-间质细胞转化。许多化疗药物,如柔红霉素、5-氟尿嘧啶、顺铂等,可诱导乳腺癌、胰腺癌细胞等发生上皮细胞-间质细胞转化,筛选出这些产生上皮细胞-间质细胞转化的细胞,在体外可培养出稳定的细胞系。

有人通过长春新碱(VCR)短暂预处理,诱导胃癌细胞 SGC-7901 发生上皮细胞-间质细胞转化并存活,再分离出未被 VCR 杀死的胃癌干细胞候选细胞,将其移植入 NOD/SCID 小鼠体内,证实其具有较高的致瘤性,成功分离出了胃癌干细胞样细胞(CSLCs),为胃癌干细胞的分离纯化提供了新的思路。

6. 其他方法

还有以下几种方法可供胃癌干细胞分离,但需要进一步研究证实。如醛脱氢酶(ALDH)家族是与醛类代谢有关的酶,ALDH1 位于细胞质内,可代谢多种化疗药物,其表达水平升高与肿瘤的化疗耐药相关。ALDH1 在脐血干细胞、血液肿瘤干细胞、乳腺癌干细胞中高水平表达,研究发现,ALDH1[+]肿瘤细胞有干细胞特性,其表达水平与预后相关。有学者将不同胃癌细胞株按 ALDH 表达水平高低分组后研究发现,ALDH 高水平表达的胃癌细胞亚群,在克隆形成、干性相关基因表达、耐药等方面,具有肿瘤干细胞的特点,但在体内成瘤性方面还要进一步研究。

溴脱氧尿嘧啶核苷(BrdU)是 DNA 前体胸腺嘧啶核苷类似物,能通过竞争掺入 S 期细胞单链 DNA 替代胸腺嘧啶,溴脱氧尿嘧啶核苷细胞化学染色后,可显示相关增殖细胞。如果细胞分裂迅速,溴脱氧尿嘧啶核苷则被稀释,而细胞内检测不到溴脱氧尿嘧啶核苷;如果细胞分裂缓慢,则细胞内可被检测到溴脱氧尿嘧啶核苷。因此溴脱氧尿嘧啶核苷,常被用来鉴定干细胞及其在干细胞龛中的位置,这种细胞被称为标记阻滞细胞(LRC)。有人用溴脱氧尿嘧啶核苷法在鼻咽癌细胞系中分离到标记阻滞细胞,并将溴脱氧尿嘧啶核苷标记的肿瘤细胞注入裸鼠皮下,发现瘤体边缘常有标记阻滞细胞。另有学者使用化疗药物预处理胃癌细胞,然后配合使用溴脱氧尿嘧啶核苷标记母细胞进行追踪标记阻滞细胞,从而获得胃癌干细胞。

研究发现,富含亮氨酸的双 G 蛋白受体 5(Lgr5)是跨膜蛋白超家族成员之一,其表达和肿瘤干细胞的特性有关,可能是另一个重要的肿瘤干细胞表面标志。有人在小肠肿瘤干细胞发现,Bmi-1 阳性干细胞和 Lgr5 阳性干细胞,在自我更新能力和增殖能力方面具有相似性,并且 Bmi-1 阳性干细胞在特定条件下,可以转化生成 Lgr5 阳性干细胞。有人在结肠癌肿瘤干细胞的研究中发现,Lgr5 阳性肿瘤干细胞,来源于成体干细胞,在大肠癌的发生过程中有 Lgr5 的过表达。用 Lgr5 作为标志物来分离胃癌干细胞的研究还未报道。

有人进行胃癌肿瘤干细胞的分离与成脂肪细胞分化研究,对胃癌的发生机制进行探讨,把原代培养的胃癌细胞,通过流式细胞术检测 CD44、CD29 等的阳性表达率,分选阳性细胞进行成脂肪细胞分化诱导;结果发现,胃癌细胞中 CD44、CD29 的阳性百分率,分别为 5.67%、5.53%,CD44、CD29 阳性细胞有成脂肪细胞的分化能力,证明胃癌细胞中存在有分化能力的类肿瘤干细胞;了解其生物学特性,能为今后在组织工程研究方面奠定实验基础,为胃部肿瘤发病机制、诊断和治疗提供细胞模型。该实验随机抽取未经化疗的外科手术的胃癌(腺癌)病理标本,在新鲜肿瘤组织边缘的无液化、坏死的部位无菌取材,进行胃癌原代细胞培养;在超净工作台内去除坏死组织、残余血管,hank 液反复漂洗,用吸管小心吹打、静置收集上清液,如此反复形成 1 mm³ 大小组织块,加入 0.2%胶原酶、透明质酸酶、DNA 酶消化,吸管反复吹打,经 200 目滤网过滤后离心 10 分钟,加入 3 ml percoll 淋巴细胞分离液,离心后吸取中间层的细胞,放入无血清的 1640 培养基培养。流式细胞仪检测细胞表面标志物;用 2.5 g/L 胰蛋白酶消化第 4 代类肿瘤干细胞,PBS 洗涤 2 次。然后调整细胞浓度为(1.0~2.0)×10⁶/L,分为每管 0.1 ml。分别加入鼠抗人抗体 CD44、CD29 各 20 μl,室温反应 30 分钟,流式细胞仪计数 6 000~10 000 个细胞。然后:

——类肿瘤干细胞分离培养:将 10⁶ 个胃癌细胞在流式细胞仪下进行分选获得 CD44、CD29 表达阳性细胞,制成单细胞悬液,然后接种于含体积分数 10％FBS 的 LG-DMEM 培养瓶中,37℃, 5％CO_2 条件下培养,48 小时后贴壁,细胞呈圆形;4 天后细胞呈三角形或长梭形,弃去未贴壁细胞。类肿瘤干细胞在成脂微环境下培养分化。制备透射电镜样本,主要观察胃癌类肿瘤干细胞的形态学及流式细胞仪 CD44、CD29 检测率,观察类肿瘤干细胞超微结构、CD44、CD29 阳性表达的类肿瘤干细胞可分化成脂肪细胞。

——流式细胞仪检测:胃癌细胞表达透明质酸受体 CD44 和整合素 CD29 阳性率分别为 5.67％,5.53％。胃癌肿瘤干细胞体积较大,形态不规则,表面有许多树枝状突起,细胞核类圆形,可见核仁,有的核仁明显,核膜有核突,胞质内有丰富的线粒体、核糖体、高尔基复合体、内质网。类肿瘤干细胞能分化成脂肪细胞。该研究在胃癌组织中发现间充质干细胞样细胞,这为间充质干细胞参与胃癌组织肿瘤干细胞微环境的构成、支持肿瘤细胞生长提供了依据。推测存在于肿瘤微环境中的间充质干细胞,可能通过保护肿瘤干细胞免受凋亡,从而导致肿瘤发病率的增加,促进肿瘤在体内的生长。

七、胃癌干细胞的鉴定

标准的胃癌干细胞的鉴定应该是在其有效分离的前提下进行的,在没有发现统一有效的分离方法、没有探索到高特异性的标志物之前,其分离和鉴定的内容常是交叉进行的。国际公认的鉴定肿瘤干细胞的标准包括:①该细胞有自我更新能力;②有分化潜能;③有致瘤性。目前的鉴定模式主要包括以下两个方面。

1. 自我更新能力和分化潜能的检测

细胞生长曲线:细胞生长曲线是检测体外连续培养的细胞群生长、增殖规律最常用的方法。对胃癌干细胞来说,生长曲线的具体特点及规律没有很高的特异性,因此不能作为鉴定胃癌干细胞特性的特异方法,但可以获得细胞生长的某些信息。

(1)克隆形成实验

克隆形成实验是检测单个细胞增殖分化能力的有效方法。常用方法有平板克隆形成实验和软琼脂克隆形成实验。平板克隆形成实验常用来初步判断细胞自我更新和分化潜能,操作相对简单实用。有学者将软琼脂克隆形成实验方法改进,进行三维细胞培养,观察单个细胞形成细胞克隆球的情况,发现肿瘤干细胞具有更强的自我更新能力。

(2)放、化疗敏感性实验

放、化疗抵抗是肿瘤干细胞的重要特性,可导致其复发、转移。研究表明,放、化疗抵抗发生原因除了缺氧外,还有耐药蛋白高水平表达,如 MDR1、BCRP 等。而 ABCG2 是肿瘤侧群细胞产生的主要原因,使用钙通道阻断剂拮抗 ABCG2 的作用,侧群细胞的产生明显减少。由此可知,放、化疗抵抗和肿瘤干细胞之间有一定的关系;利用放、化疗敏感性实验鉴定肿瘤干细胞的机制还需要进一步研究。

(3)干性标志物基因及其蛋白表达分析

正常干细胞常有一些非特异性功能基因,如 Sox2、OCT4、Nanog、Bmi-1 等基因,有维持干细胞自我更新和多向分化能力。肿瘤干细胞含有的相对特异的干性标志物,常见的有 CD133、CD44 等。CD133 在骨髓、肝脏、肾脏、胰腺等的干细胞高水平表达,检测相关基因的 mRNA 表达和相应的蛋白表达的水平,可反映分离获得的肿瘤干细胞是否有干细胞特性。

2. 体内成瘤能力的评估

体外实验可反映肿瘤干细胞某些特性,但最终要看其是否有较强的致瘤性。体内成瘤的金标准,是建立连续传代的动物移植瘤模型,即在动物体内进行一系列移植试验,检测待测细胞是否有自我更新和肿瘤维持能力,具有阳性标记物的细胞将从新生的肿瘤内再次分离出来,并移植到新的 NOD/SCID 小鼠体内进行实验。虽然裸鼠、SCID 小鼠均可用来进行动物成瘤实验,但较理想的是 NOD/SCID 小鼠。具体方法是根据细胞数的不同,进行分组注射腋部、背部等,观察各组成瘤情况、成瘤时间、瘤体数、瘤体大小、生长速度等,从而判断各组成瘤性差异。

　　胃癌干细胞理论逐渐得到一些研究结果的支持,但真正意义的胃癌干细胞还没有完全被揭示,问题的关键仍是胃癌干细胞的特异标志物未被发现。尽管一些其他肿瘤干细胞的表面标志如 CD44 等被借用来研究,但分离鉴定的结果还没有得到公认。肿瘤干细胞的信号通路在其中的作用逐渐被关注,miRNA 在肿瘤干细胞中的调控作用也是其中的一个热点,从另外一个角度认识肿瘤干细胞也许会取得新的结果。

八、胃癌干细胞的标志物

　　不难发现,现阶段研究胃癌干细胞的难点,是分离鉴定、继续培养,而分选特定胃癌干细胞要基于细胞表面标志物。

　　2009 年发现,人胃癌细胞株(MKN-45、MKN-74、NCI-87)中存在胃癌干细胞,随着研究不断深入,其特异性表面标志物取得一些进展,但还不太理想。研究者可通过识别这些表面标志物,来筛选胃癌干细胞,一般使用 CD44、CD24、上皮细胞黏附因子(CD326、EpCAM)、CD90、CD133 等。CD44 等胃癌干细胞表面标志物及侧群细胞功能性标志物的发现,促进了胃癌干细胞的分离和纯化。大量增殖的胃癌干细胞表面,常表达多种 CD 分子(细胞分化分子),在细胞分化、增殖、迁移中有重要作用。

1. CD44

　　CD44 目前研究较清楚,是位于细胞表面的 I 类跨膜糖蛋白,是透明质酸受体,参与细胞黏附,CD44 表达水平升高有助于细胞迁移、组织重塑、细胞与基质粘连等,是实体瘤干细胞标志物,可与其他标志物共表达,是在多种肿瘤干细胞中表达的表面标志物,在胃癌中尤为重要。

　　有人认为,$EPCAM^+ CD44^+$ 可能为胃癌、结直肠癌的干细胞表面标志物,$EPCAM^+ CD44^+ CD24^+$ 可能为胰腺癌干细胞表面标志物。CD44 在结直肠癌中表达阳性率达 90%。在小细胞肺癌患者血清中,CD44S、CD44 V6 水平明显升高。

　　有学者认为,胃癌组织 CD24 和 CD44 V6 表达阳性率,明显高于癌旁组织和胃良性病变,在胃癌表达阳性率为 43.9%,阳性者化疗效果较好。CD44 表达水平与 BORRMANN 分型、WHO 组织学分型、血清 CEA 水平相关。

　　CD44、CD24、EPCAM 三指标阳性组胃癌,与三指标阴性组胃癌,在浸润深度、肿瘤位置、WHO 组织学分型上差异有统计学意义,说明从正常黏膜到胃癌的转变过程中,CD44、CD24、EPCAM 表达水平逐渐升高,可作为预判断胃癌侵袭能力、预后的指标。CD44、CD24、EPCAM 阳性表达率与浸润深度、组织学分型、分化程度、预后相关。CD44、CD24、EPCAM 可能存在协同促进肿瘤的浸润转移的作用;三者联合检测可作为胃癌的初筛方法,尤其对于胃腺癌有诊断价值,可指导针对性的手术治疗,有益于胃癌综合治疗,能提高患者生存率。研究提示,胃鳞状上皮-柱状上皮交界处(SCJ)含有少数 $CD44^+$ 干细胞样细胞,在前列腺素 E_2、Wnt 的信号通路激活时,这种细胞迅速增殖,说明鳞状上皮-柱状上皮交界处的 $CD44^+$ 细胞,可能是胃癌干细胞的起源。

　　然而有人用无血清培养法从胃癌细胞系 SGC-7901 中分选出干细胞样胃癌细胞后,通过流式细胞仪检测 CD44 在分选后悬浮细胞和分选前贴壁细胞中的表达,结果两组细胞 CD44 表达无明显差异。推测 CD44 可能只是胃癌干细胞的一种标志物,胃癌干细胞标志物不只一种。不同胃癌细胞系或不同分化程度的胃癌细胞系中,胃癌干细胞标志物也有可能不同。

　　研究报道,目前特异性较强的单一标志物并没有被发现,研究者们已利用多种标志物来分离和鉴定胃癌干细胞。研究发现,在原发性胃癌组织中存在 $CD90^+$ 非贴壁细胞,有很强的致瘤能力;

同时有多种干细胞标志物的胃癌细胞，更接近于胃癌干细胞。有人从原代培养的胃癌细胞中分离出 $EpCAM^+$ $CD44^+$ 的胃癌细胞，这两种标志物同时存阳性的胃癌细胞，才能在接种 500 个后成瘤。

其他人由胃癌组织、胃癌细胞系中分离到同时表达 $CD44^+$、$CD24^+$ 的胃癌干细胞。有人利用无血清培养基培养法，从三种胃癌细胞系中，分离出干细胞样悬浮细胞，致瘤能力较强；研究显示，胃癌干细胞样悬浮细胞表达 CD44、CD24 的水平明显高于贴壁细胞，而 CD133 的表达水平相似。进一步研究表明，胃癌干细胞样悬浮细胞的 Shh 信号通路靶基因 Ptch 和 Gli1 的表达水平，显著高于贴壁细胞。

有人发现，胃癌组织中 CD44 的表达水平，与胃癌分化程度、浸润程度、淋巴结转移情况、TNM 分期相关。研究表明，CD44 可单独或与其他分子联合，作为纯化胃癌干细胞的标记物，与多肿瘤发生发展、浸润转移相关。作为透明质酸受体，CD44 的过度表达，可使肿瘤细胞牢固锚定在宿主细胞基底膜及细胞外基质中，能形成稳定的转移，可使肿瘤细胞周围的透明质酸水平上调，透明质酸吸收水分，可造成细胞外基质的致密结构被破坏，促使肿瘤细胞向周围侵袭。在肿瘤干细胞微环境中，透明质酸常显示高水平。作为细胞的归巢受体，$CD44^+$ 能促进肿瘤细胞归巢，能与远隔部位的血管及淋巴管的受体结合，导致肿瘤细胞的转移；能促进对放化疗抵抗。

前列腺素 E_2 和 Wnt 的信号通路活化，可引起 CD44 阳性胃癌干细胞样细胞，能导致胃癌形成。CD44 水平与肿瘤分化程度、浸润程度、淋巴结转移情况、TNM 分期显著相关，CD44 阳性表达与胃癌浸润转移、Lauren 组织学类型等相关，CD44 阳性表达更常见于肠型胃癌。

CD44 在不同的 TNM 分期中表达水平可不同。有人研究 112 例胃癌，结果显示，91％CD44 V5 阳性，58％CD44 V6 阳性，CD44 V6 水平与肿瘤的组织学分期呈负相关，与肿瘤大小呈正相关。弥漫型胃癌中血清 CD44 V6、可溶性 sCD44 V6 水平升高，血清 sCD44 V6 水平与弥漫型胃癌的浸润深度、淋巴结转移、肿瘤的临床分期（TNM 分期）相关；血清 sCD44 V6 水平在 CD44 V6 阳性患者中，比在 CD44 V6 阴性患者血清水平更高；而在外科手术后血清 CD44 水平下降，血清 CD44 水平与肿瘤负荷、肿瘤转移、肿瘤预后相关。

有人发现，胃癌腹膜转移的侧群细胞，相对于其他细胞有更强的黏附性，并且其 CD44 表达水平更高，CD44 可能在胃癌腹膜转移过程中起黏附作用。目前一些研究显示，胃癌组织 CD44 表达水平常与肿瘤分化程度无关，有待进一步研究。

2. CD24

CD24 是一种低分子量高度糖基化的蛋白质，含 27 个氨基酸残基，能通过其糖基磷脂酰肌醇，黏附细胞膜，与细胞黏附作用有关，参与细胞迁移，并调节细胞增殖。

CD24 的表达水平常与粒细胞、角蛋白细胞、B 淋巴细胞、肌肉细胞增殖相关；CD24 常在 B 细胞淋巴瘤、肺癌、神经胶质瘤、卵巢上皮癌、乳腺癌、前列腺癌等中高水平表达，常提示肿瘤恶性程度较高、预后不佳、肿瘤转移、脏器侵犯。用 RNA 干扰技术下调肿瘤细胞的 CD24 表达水平，发现肿瘤细胞数量可减少。

有人应用单克隆抗体免疫组化检测 250 例胃组织 CD24 表达水平，结果发现，CD24 在正常胃黏膜、慢性胃炎中表达阳性率为 5.8 ％，在胃间质瘤中几乎无表达，在癌旁组织中表达阳性率为 34.1％，在胃癌组织中为 50.8 ％，与肿瘤病理分级、临床分期、淋巴结转移等相关；在肠上皮化生胃黏膜中表达阳性率为 87.9 ％，肠型胃癌中 CD24 阳性表达率高于弥漫型胃癌，差异有统计学意义。CD24 的表达水平可能与胃癌早期发生有关，CD24 高水平表达时，胃癌临床分期较晚、侵袭性较高、细胞分化程度较低，因而检测其表达水平，有助于判断胃癌恶性程度、预后。随着肿瘤细胞分化程度降低，病理分级、临床分期的增高，CD24 阳性表达率也随之增高，CD24 表达水平与临床分期和病理分级呈正相关，CD24 可能在胃癌进展、侵袭转移中起重要作用，可能为胃腺癌恶性程度的指标和预后指标。

胃癌可分为弥散型和肠型。肠型以腺样结构为特征,与慢性萎缩性胃炎、黏膜肠上皮化生有关。肠型胃腺癌在年轻男性中多发,通常由慢性萎缩性胃炎引起,发病常与环境有关,常通过血道转移。弥散型以弥散浸润形式生长,常是分化不良的腺癌。很小一部分胃癌是混合型,含有肠型和弥散型的特征。弥散型胃腺癌在年轻女性中多发,没有明显的癌前病变,常有家族遗传因素,通过淋巴管转移,分化程度较低,预后较差。

研究发现,肠型胃癌中 CD24 的阳性表达率为 90.4％,远高于弥散型胃癌的 65.3％,差异有统计学意义。提示弥散型胃癌的发生可能还有其他机制。有人对 93 例胃癌组织进行 CD24 免疫组化分析,CD24 表达阳性率为 87％,与淋巴血管侵犯、浆膜浸润、TNM 分期、淋巴结转移有关。有人认为,CD24 在 50％胃癌细胞质中表达,患者 10 年生存率明显下降。有人报道,CD24⁺ 组与 CD24⁻ 组的患者生存率差异无统计学意义;CD24⁻ 患者中 T4 期占 69.23％,Borrman Ⅲ～Ⅳ 期占 82.05％,与 CD24⁺ 组比较差异可能不明显。

3. EpCAM

有人利用组织芯片及免疫组化技术研究 91 例胃癌组织 EpCAM 表达水平及临床意义,随机选取 79 例癌灶远隔组织为对照组,结果发现,胃癌组织中 EpCAM 阳性率为 92.3％;对照组组织为 13.9％,两者差异有统计学意义。EpCAM 在胃癌组织中的表达水平升高,可用于胃癌诊断,一般不受其他临床资料因素影响。

EpCAM 又称为 CD326,是 Ⅰ 型跨膜糖蛋白,分子量 35kD,为钙离子非依赖性上皮细胞间黏附分子,是组织发生中的形态调控蛋白,常表达于上皮组织、肿瘤祖细胞、肿瘤干细胞,EpCAM 的高水平表达与细胞明显增殖相关,是维 A 酸靶向抑制 Wnt 信号通路的靶。正常细胞内 EpCAM 主要位于上皮细胞间的紧密连接。EpCAM 被肿瘤坏死因子 α 转换酶(TACE)、含早老素 2 的 γ 分泌酶作用,能形成 EpEX、EpICD(EpCAM 的胞内段),EpICD 能与 β-连环蛋白、淋巴增强子结合蛋白 LEF 形成复合物,促进 Wnt 通路靶基因表达 c-Myc、周期素 A/E,促进细胞间的黏附;EpCAM 在正常成人组织常不表达,常在结肠癌、肺癌、乳腺癌、胰腺癌、甲状腺癌等中表达。

研究表明,EpCAM 作为胃癌标志物有较高的敏感性。使用 EpCAM 抗体,能够识别糖基化形式的 EpCAM 抗原,可使检查肿瘤的特异性提高、假阳性率降低。源于肿瘤组织的 EpCAM,能促进肿瘤细胞发生、发展、增殖。EpCAM 表达强度与肿瘤细胞的分化程度、分期、转移相关,与胃癌的发生相关。

研究发现,在瘤体直径≤5 cm 时 EpCAM 表达阳性率为 87.8％;瘤体直径>5 cm 时 EpCAM 表达阳性率为 96.0％,EpCAM 表达水平,随着胃癌恶性程度的增加及进展有上升趋势;淋巴结转移阳性时,EpCAM 的表达阳性率为 95.0％,淋巴结转移阴性时 EpCAM 表达阳性率为 87.1％;随着 pTNM 分期增加,EpCAM 的表达阳性率亦明显增加。

蛋白芯片多种肿瘤检测系统(C12)通过分析 12 种常用肿瘤标志物,如 CA19-9、NSE、CEA、CA242、Ferritin、β-HCG、AFP、PSA、f-PSA、CA125、hGH、CA15-3 等的水平,实现对 10 种肿瘤如肝癌、肺癌、胃癌、食管癌、前列腺癌、结直肠癌、乳腺癌、卵巢癌、胰腺癌、子宫内膜癌等的联合诊断。有人实验发现,91 例胃癌患者血清 C12 结果阳性率为 44.0％,91 例胃癌组织中 EpCAM 染色阳性率为 92.3％。EPCAM 表达水平与胃癌患者年龄、肿瘤浸润深度、WHO 组织学分型相关。年轻、年老、T4 期、腺癌患者,EPCAM 表达阳性率较高。EPCAM 表达水平与胃癌远处转移有关,在远处转移、淋巴结转移、无转移的胃癌的阳性表达率,分别为 90％、86％、58％。EPCAM 表达水平与患者年龄、生存时间缩短有关,年龄增加时基因突变积累,肿瘤干细胞易形成。

胃癌细胞系 AGS 中 CD44⁺ CD24⁺ 的胃癌干细胞,占 AGS 胃癌细胞群的 1.8％～6.3％,有人将 200 个分选出的干细胞样胃癌细胞接种于 NOD/SCID 小鼠体内,50％小鼠形成肿瘤。有人从原代培养的胃癌细胞中分离出 EpCAM⁺CD44⁺ 胃癌细胞,并在无血清培养基中形成大量球型集落,接种 500 个该型细胞即可使免疫功能缺陷小鼠体内成瘤,表明 EpCAM⁺ CD44⁺ 胃癌细胞有干细胞特性,且只有 4.5% 的胃癌细胞表达这种表型。有人利用无血清培养法从三种细胞系(HGC-27、MGC-803、MKN-45)中分离出干细胞样悬浮细胞,可形成球型集落,且体内致瘤能力较强,干细胞样悬浮细胞中 CD44、CD24 的表达水平明显高于贴壁细胞,而 CD133 在这两类细胞中的表达水平相似。

有学者从患者的胃癌组织和外周血中分离得到 CD44$^+$ CD54$^+$ CD90$^+$ 的胃癌干细胞,但目前对此表型的胃癌干细胞研究尚少。靶向阻断 Wnt/β-连环蛋白信号通路,能使 EpCAM$^+$ 细胞减少。EpCAM 是 Wnt 信号通路成员之一,高水平表达 EpCAM 也是 Wnt/β-连环蛋白通路活化的重要标志。

4. CD133

CD133(prominin1,生长促进蛋白)与胃癌相关,为干细胞/多种肿瘤干细胞的标志物,是一种细胞表面抗原、造血干/祖细胞跨膜糖蛋白;CD133 的表达水平,会随着细胞的分化成熟而迅速下调,常被用于干细胞分离和鉴定;CD133 分子结构较独特,表达呈组织依赖性。

CD133-1 有 865 个氨基酸残基,分子量 120kD;CD133-2 有 856 个氨基酸残基,分子量 112kD。CD133 在成熟分化细胞中一般不表达。高水平 CD133$^+$ 和肿瘤发生、转移、侵袭、耐药、复发相关。

在 CD133$^+$ 肿瘤干细胞中,癌蛋白 MPL、Fms 相关酪氨酸激酶 FLT3、Meis 同源框蛋白 1、混合系白血病蛋白 MLLT3、干细胞因子受体 c-Kit、血管生成素受体 Tie-2、转录因子 GATA-2、同源框蛋白 HoxA5/9/10、肝白血病因子 HLF、癌蛋白 EVI-l/c-Myb、四个半 LIM 域蛋白 1、高迁移率蛋白 HMGA2、周期素 D1、抗凋亡因子 Bcl-2、蛋白激酶 MAPK/PI3K 等常高水平表达,活性氧水平降低,能促进肿瘤干细胞增殖。

有人对胃癌组织采用 RT-PCR 技术,测得 CD133 表达水平在胃癌组织和正常胃组织间的差异有统计学意义,提示 CD133 和胃癌产生相关。CD133 对胃癌早期癌前病变的诊断、治疗有重要意义。

CD133 最早被发现是造血干细胞时的一种表面标志物,有望成为胃癌早期干预及治疗的新靶点。研究发现,胃癌组织中的 CD133 表达水平比正常胃组织高,但某些组织的正常腺上皮细胞也存在 CD133 表达,具体机制尚待进一步研究。CD133 的表达水平,常随肿瘤细胞分化程度的降低,常随肿瘤浸润深度加深、TNM 分期递增、淋巴结转移数目增多而升高,能应用于胃癌诊断、判断预后。胃癌组织中 CD133mRNA 的表达水平升高,与肿瘤直径增大、有淋巴结转移、血管内皮生长因子阳性相关。

CD133 基因启动子去甲基化时,其表达水平升高,肿瘤较大、侵袭性加强。CD133 阴性表达组患者术后 5 年生存率,高于阳性表达组;胃癌组织中 CD133$^+$ 细胞越多,含胃癌干细胞就越多。CD133$^+$、CD324$^-$ 联合表达的患者预后更差,这对胃癌患者预后评估有一定意义。在利用 CD133 进行肿瘤干细胞的靶向治疗上,人们对其表示高度关注。CD133 可能是消化系肿瘤干细胞的表面标志物,可将其作为靶向治疗的分子靶点。

幽门螺杆菌可诱发 CD133 表达水平上调。在发达国家中幽门螺杆菌感染率达 60%~80%,而在发展中国家为 20%~40%,男女比例是 2:1,常在体内长期潜伏,部分患者出现症状,大部分为无症状慢性胃炎。幽门螺杆菌感染患者的胃癌组织中 CD133 阳性细胞数,明显多于幽门螺杆菌感染阴性患者,幽门螺杆菌感染与 CD133 表达水平常正相关,但有待进一步研究。

CD133 可能不是胃癌干细胞的特异性标志物。一些研究发现,较纯化的 CD133$^+$ 胃癌细胞,常未能在 NOD/SCID 小鼠和裸鼠体内成瘤。Ras 通路活化、Notch3 高水平表达,能促进 CD133 表达阳性的胃癌干细胞增殖、抑制胃癌干细胞的分化。

5. nestin

文献报道,在胃腺癌中巢蛋白(nestin)可能是胃癌干细胞特异性标志物。有人探讨 nestin 在胃肠道间质瘤(GIST)中的表达及其诊断价值,采用免疫组化方法,分别检测胃肠道间质瘤、平滑肌瘤、神经鞘瘤中 nestin 的表达水平,结果发现,nestin 在胃肠道间质瘤中的阳性表达率为 88%,

CD117、CD34 在胃肠道间质瘤中的阳性表达率分别为 84％、64％。Nestin 是胃肠道间质瘤诊断较敏感的标志物,但特异性较差。研究发现,DOG1、nestin、CD117、CD34 联合检测,可提高胃肠道间质瘤的正确诊断率。

Nestin 是第 4 型中间丝蛋白,主要表达于神经外胚层干细胞、骨骼肌祖细胞、起源于这些不成熟细胞的肿瘤中,如原发性神经外胚层肿瘤、室管膜瘤、胶质瘤、横纹肌肉瘤等,提示 nestin 可用于起源非成熟细胞肿瘤的诊断。Nestin 在胃肠道间质瘤中的诊断价值国内外已有一些报道,有人发现,116 例胃肠道间质瘤中 nestin 表达阳性率为 89.7％,且恶性胃肠道间质瘤中 nestin 的表达水平高于良性者。Nestin 在胃肠道平滑肌肿瘤、胃肠道神经鞘瘤、纤维肉瘤中常阴性表达。

6. 色素框同源蛋白 7

色素框同源蛋白 7(CBX7)是细胞增殖相关的转录因子,属于 PcG 家族成员,能维持胚胎干细胞自我更新。有人应用脂质体法将 CBX7 干扰质粒(CBX7i)和对照质粒(Ctrli)分别转染入 MKN28 胃癌细胞,结果研究组少数细胞能形成干细胞样悬浮球,其高水平表达 Oct4、β-catenin、CBX7;下调 CBX7 表达后,干细胞成球率降低,克隆形成率下降。

CBX7 在胃癌干细胞中高水平表达,能促进胃癌干细胞自我更新和增殖。PcG 家族为基因沉默因子,在维持干细胞特性、早期胚胎发育、调控细胞衰老与凋亡以及肿瘤的发生中发挥重要作用。研究发现,PcG 蛋白通常组成复合物(PRC1、2)。PcG 家族成员 Bmi-1、EZH2 能调节干细胞、肿瘤干细胞特性。CBX7 在大脑、心脏等中表达,维持干细胞持续生长、自我更新、抑制分化,可不依赖于 Bmi-1 发挥作用,其功能与 Bmi-1 部分相似,能抑制 p16 表达。CBX7 在维持胃癌干细胞特性中可能发挥重要作用,有望成为胃癌干细胞治疗的靶点。但还有待进一步研究。

7. Oct-4

Oct-4 是 POU(Pit-Oct-Unc)家族 V 类转录因子,是维持细胞自我更新、抑制分化的转录因子,是干细胞标志物。乳腺癌、膀胱癌、胰腺癌等组织中 Oct-4 表达水平升高。有人发现,Oct-4 在胃癌组织的阳性表达率为 80.95％,显著高于癌旁组织阳性表达率 5.20％,表明胃癌组织中可能含有表达 Oct-4 的胃癌干细胞。

有人应用免疫组化法研究不同分化程度胃癌组织中 Oct4 的表达水平及其临床意义,结果显示,Oct4 在低分化胃癌组织中的表达率为 68.8％,而在高/中分化胃癌组织及正常胃组织中未见表达。Oct4 可激活靶基因启动子 Oct 反应元件并促进表达,参与维持细胞全能性。Oct4 在成体细胞的高水平表达,可引起细胞异型增殖、形成肿瘤。Oct4 的调节机制可能与 Wnt 信号通路有关,而 Oct4 的表达与胃癌细胞的分化调节机制还有待进一步研究。

8. Nanog

同源盒蛋白 Nanog 是原始生殖细胞以及胚胎干细胞中表达的转录因子,能维持胚胎干细胞自我更新和多能性,胚胎肿瘤、睾丸原位癌、精原细胞瘤、体细胞肿瘤中 Nanog 常高水平表达。

研究发现,在 62 例胃癌组织中 Nanog 的表达水平 58.1％,高于癌旁组织的 9.7％,提示胃癌组织中可能含有 Nanog 表达阳性的胃癌干细胞,能增殖形成胃癌,Nanog 可维持胃癌干细胞自我更新,是干细胞标志物,Nanog 的检测对胃癌诊断有一定意义。胃癌组织中 Nanog 阳性表达与肿瘤分化状态相关。Nanog 在胚胎发育过程中能调控多能性内细胞团(ICM)的命运,可维持外胚层多能性和阻止其向原始内胚层分化,可通过控制分化转录因子 GATA4/6 等的活性,而保持胚胎干细胞的多潜能性。Nanog 和 Oct4 的高水平表达,是肿瘤干细胞全能性的标志。

已在子宫颈癌、乳腺癌、膀胱癌中检测出 Nanog 假基因 8(与 Nanog 基因高度同源)的表达。Nanog、Oct4、Sox2 位于维持干细胞全能性调控网络的顶端,共同促进干细胞自我更新、抑制其分化。

9. ABCG2

ABCG2 是 ATP 盒蛋白转运体超家族的成员之一,广泛表达于各种正常干细胞及肿瘤干细胞,是侧群细胞维持表型的决定因素。由胃癌细胞系分离到的 ABCG2⁺ 细胞群有较高的自我更新能力,能在培养中产生次代 ABCG2⁺ 和 ABCG2⁻ 表型细胞,而 ABCG⁻ 细胞只能在培养中产生原表型的细胞。侧群细胞高水平表达 ABCG2 时,有较高的致瘤性、侵袭性、克隆形成性、增殖性、抗化疗性。

ABCG2 可能是胃癌干细胞标志物。ABCG2 的检测在胃癌诊断中有意义。有人收集 62 例胃癌患者手术切除的癌组织和对应的癌旁组织,用 RT-PCR 检测 ABCG2 的 mRNA 表达,用 western blot 和免疫组织化学方法,在蛋白质水平上验证胃癌和癌旁组织 ABCG2 表达水平与胃癌临床病理参数的相关性。结果发现,胃癌组织 ABCG2mRNA 阳性表达率为 61.3%,癌旁组织为 11.3%,差异有统计学意义。

胃癌组织 ABCG2 蛋白表达水平与肿瘤分化状态相关,低分化组胃癌组织 ABCG2 的表达水平,高于中、高分化组,已在乳腺癌、脑瘤、肺癌、鼻咽癌、白血病、大肠癌中,发现 ABCG2 过度表达,且与耐药、预后有关。多药耐药(MDR)是导致胃癌化疗失败的重要原因。ABCG2 的检测有助于临床化疗药物的选择,便于制定正确的治疗方案,可望作为胃癌诊断与治疗的新的分子标志物。

10. 多梳蛋白

多梳蛋白 Bmi1 是 PcG 家族成员之一,在胚胎发育、细胞周期调节、造血干细胞更新、肿瘤发生中起重要作用。研究发现,Bmi1(B cell-specific moloney murine leukemia virus integration site-1)高水平表达与胃癌的发生、发展、浸润、转移、预后等相关,乳腺癌、鼻咽癌、皮肤癌、黑色素瘤、膀胱癌等高水平表达 Bmi1,可与 c-Myc 协同致细胞转化和肿瘤形成,与多种肿瘤的发生、发展、预后相关。

人 Bmi1 基因定位于 10p11.23,Bmi1 是含 326 个氨基酸残基、分子量 45 kD 的核蛋白;其分子包括:一是 N 端环指区,使 Bmi1 分布于核边缘异染色质集中区,发挥转录抑制活性;二是中心区,有螺旋-转角-螺旋-转角-螺旋-转角结构域(HTHTHT 结构域),可介导 Bmi1 与 DNA 结合;三是核定位区,有 KRRR 和 KRMK 信号序列;四是 C 端 PEST 区,与 Bmi-1 蛋白的胞内降解有关。N 端环指区和中心区 HTHTHT 结构域,是发挥作用的关键区域。

Bmi1 负调控 INK4A-ARF、p16、p14,活化 Akt,促进细胞增殖。以 miR-128 抑制 Bmi1 表达,可下调 Akt 磷酸化活化,抑制肿瘤细胞增殖。对鼻咽癌细胞抑制 Bmi1 表达并予 5-氟尿嘧啶治疗,结果肿瘤细胞凋亡数增加。Bmi-1 可间接激活人端粒酶逆转录酶,使人肿瘤细胞永生化。Bmi-1 亦可通过周期素 D1-p27 通路促进细胞中心体扩增。以 siRNA 抑制 Bmi1 表达,能使 AGS 胃癌细胞增殖明显受抑,细胞凋亡率由 0.915% 增至 3.865%,G2/M 期细胞比例、细胞侵袭迁移能力等明显下降,细胞凋亡率明显升高,软琼脂克隆形成数明显减少。

研究发现,胃癌组织 Bmi1 表达与 Lauren 分型、Borrmann 分型、胃癌临床病理分期、肿瘤大小、淋巴结转移、浸润深度相关。以免疫组化法测定 146 例胃癌手术切除标本的 Bmi1 表达,结果发现,胃癌组织 Bmi1 表达水平明显上调(阳性表达率为 83.6%),与肿瘤大小、临床分期、淋巴结转移、浸润深度等相关。对 146 例胃癌术后患者随访 3 年发现,87 例死于胃癌复发;而 Bmi1 阳性表达者的平均生存期明显低于阴性表达者,3 年生存率亦明显低于阴性表达者。Bmi1 表达水平,是胃癌患者的独立预后因素。

11. 胃癌干细胞标志物与胃癌治疗

放化疗对胃癌治疗效果不佳,其原因可能是胃癌组织中胃癌干细胞对放化疗耐受。研究显示,CD44⁺ 胃癌细胞经抗肿瘤药物或放射处理后,大部分可存活,而 CD44⁻ 胃癌细胞用相同的方法处理后,大部分死亡,证明 CD44⁺ 胃癌细胞可耐受化疗药(如 5-氟尿嘧啶、依托泊苷)治疗及放射治疗,但其机制尚未完全阐明。

研究发现,EpCAM⁺CD44⁺ 胃癌干细胞,比其他亚群细胞有更强的抵抗化疗的能力。胃鳞柱交界处 CD44⁺ 正常细胞,可能是胃癌干细胞的起源细胞,是静息细胞,去除 CD44⁺ 静息细胞、抑制 Wnt 通路活化触发的 CD44⁺ 细胞扩散,可能是治疗胃癌的手段。有人对胃癌 MKN-1 细胞研究发现,该细胞经 5-氟尿嘧啶处理后,CD71⁻ 干细胞增加,且处于 G1/G0 期,有较高的致瘤性,对 5-氟尿嘧啶耐药。由此可见,胃癌干细胞的标志物,或许是胃癌治疗的新靶点,针对相关标志物的研究,可能是治疗胃癌的切入点。

12. 胃癌干细胞标志物与胃癌转移及预后

研究证实,胃癌干细胞标志物与胃癌转移、预后相关。2007 年发现,CD44 能促进胃癌细胞增殖、侵袭、转移。胃癌侧群细胞腹膜转移中,常有较高的黏附性,黏附分子如 $\alpha2/\alpha5/\beta3/\beta5$ 整合素、CD44 表达水平升高。胃癌组织中 CD133 表达水平,与胃癌浸润和淋巴结受累程度呈正相关。多元统计分析显示,CD133 为独立的预后因素。胃癌组织 CD133 表达水平降低,可能是好的预后指标。在 290 例胃癌组织中,Sox2 阳性表达、Oct3/4 阴性表达可能与胃癌侵袭增强有关,它们可能是预后的独立因素。

研究发现,弥漫型胃癌转移部位的肿瘤细胞,包含的侧群细胞更多、ABCG2 表达水平更高。CD44、Musashi-1 常在胃癌前病变、浸润型胃癌中表达,而 CD133 的表达主要局限于原发胃癌组织;在胃癌组织中 CD44、CD133 高水平表达,提示患者预后较差。这些均表明,胃癌干细胞标志物对评估胃癌转移和预后有重要作用。

九、胃癌干细胞与胃癌治疗

胃癌对放化疗易耐受,转移复发率较高,预后较差,究其根源是传统治疗方法对胃癌干细胞的针对性不强而引起。胃癌有效的治疗方案,必须以胃癌干细胞为目标,靶向消灭胃癌干细胞是未来治疗胃癌的重要方法,也可能是治愈胃癌的方法。实验证明,CD44⁺ 的胃癌干细胞,对 5-氟尿嘧啶、依托泊苷、放疗有更强的耐受能力。胃癌细胞经 5-氟尿嘧啶处理后,其 CD71⁻ 胃癌细胞常会增加,而 CD71⁻ 胃癌细胞有更强的致瘤能力。

有人用长春新碱预处理胃癌细胞系后获得肿瘤干细胞样细胞,其干细胞标志物 CD44、CD90、CXCR4(CXC 趋化因子受体之一)的表达水平升高,且出现肿瘤多药耐药性(MDR)和显著的致瘤性。实验证实,CXCR4 的抗体,可靶向作用于胃癌干细胞的 CXCR4。能与标志物 EpCAM 结合的 RNA 适配体,其内部能结合多种肿瘤细胞(如乳腺癌、大肠癌、胃癌)表面的 EpCAM,推动了肿瘤靶向治疗的发展。针对特异性胃癌干细胞标志物的靶向治疗,是未来的防治胃癌的关键。

十、胃癌干细胞与弥漫型胃癌

弥漫型胃癌发病率不断增高,其发生与胃黏膜中胃干细胞异常增殖有关。根据癌细胞的排列方式,胃癌可分为肠型和弥漫型两类,肠型胃癌细胞形成腺管结构,而弥漫型胃癌细胞缺乏黏附性,排列弥散,无腺管结构形成。研究表明,弥漫型胃癌起源于胃腺颈/峡部的增殖区,该区含干细胞,在弥漫型胃癌发生中可能有重要作用。

1. 胃单元与胃干细胞

组织学上,胃黏膜的小凹及其相连的 3～5 个胃腺构成一个整体,称为胃单元,是胃黏膜的基本单位,胃腺又分为峡、颈、底,峡部开口于胃小凹。生理状态下,胃黏膜处于持续更新中。胃腺的峡部及颈部上半,为胃干细胞增殖区。一般认为,胃单元有单克隆性,即都起源于一个共同的祖先——胃干细胞,常处于不成熟状态;少数细胞形态原始、未分化,可能是胃干细胞,常表达 Musashi 1。胃干细胞有对称分裂、不对称分裂,对称分裂产生的两个子代细胞均为干细胞,使得干细胞总数得以扩增,能在损伤修复过程中发挥重要作用;不对称分裂产生的两个子代细胞中一个为干细胞;另一个为祖细胞,能进一步增殖分化为胃单元的其他细胞,这既保证干细胞池稳定,又对凋亡细胞补充。胃干细胞有多向分化能力,可分化为胃单元内所有类型的细胞,这可能与不对称分裂有关,向上移行能分化为胃小凹细胞,向下移行则分化为不同类型的胃腺细胞。

2. 弥漫型胃癌及其发生机制

弥漫型胃癌包括印戒细胞癌和低分化癌两种病理亚型,组织学特点为癌细胞弥散单个排列,不形成腺管状结构。病理学研究发现,弥漫型胃癌常有 CDH1 基因突变或该基因启动子高度甲基化,导致其细胞黏附分子 E-钙黏蛋白表达水平降低,使癌细胞间缺乏黏附性,可导致弥漫型胃癌发生。

弥漫型胃癌有家族性聚集趋势,常有遗传性的 CDH1 基因突变,该基因突变的遗传携带者,一生中有 70% 的概率罹患本病。因此对无症状 CDH1 基因突变遗传性携带者进行预防性胃切除,可显著降低其死于弥漫型胃癌的风险。对上述携带者的胃标本进行病理检查,有助于发现早期病变。家族性的早期弥漫型胃癌,在结构上常表现为双层结构:上层的印戒细胞体积较大,黏液丰富,多处于静止状态;而基底层的印戒细胞较原始,其体积小,增殖活跃,并在空间位置上靠近癌旁胃单元的颈/峡部增殖区。这强烈提示增殖区是弥漫型胃癌发生的部位。

以往对早期印戒细胞癌的病理学观察,也曾发现与上述双层结构类似的分层结构,该结构分三层:浅表层为体积较大的典型印戒细胞,所含黏液与胃小凹上皮相似;中间层为未分化的小圆细胞,增殖活跃;而下层的印戒细胞在表型上类似于幽门腺上皮。显然这种分层结构与窦部胃单元的结构相似,其中间层相当于上述双层结构的基底层,这两者在形态和功能上都与胃黏膜的增殖区可能存在密切联系。有研究指出,涵盖增殖区的胃腺颈/峡部的异型增生,是胃印戒细胞癌的癌前病变,这进一步支持弥漫型胃癌起源自胃黏膜增殖区的结论。

3. 胃干细胞与弥漫型胃癌的发生

研究发现,弥漫型胃癌起源于胃黏膜增殖区,后者是胃干细胞定居部位。弥漫型胃癌具有异质性,包含不同分化类型的癌细胞,大部分癌细胞与胃小凹上皮相似,而有些癌细胞类似幽门腺上皮,还有的癌细胞可表现出神经内分泌细胞的特点。

研究弥漫性胃癌多向性分化的特点表明,其胃癌干细胞可能来源于有多向分化潜能的胃干细胞。弥漫型胃癌的发生模式不同于肠型胃癌。肠型胃癌的发生经历了萎缩性胃炎—肠上皮化生—异型增生—癌的过程,其中上皮异型增生有重要作用。弥漫型胃癌的发生可能与异型增生无关。增殖区的干细胞在 CDH1 基因突变后,细胞失去黏附性,直接从腺体基板脱离侵入间质,从而导致肿瘤的发生;这一发生模式不包括异型增生。

观察遗传性弥漫型胃癌(HDGC)标本发现,癌旁黏膜内存在原位印戒细胞癌病灶、上皮异型增生,表明遗传性弥漫型胃癌的发生,也是一个多步骤的过程,上皮异型增生可能也是一个重要阶段。遗传性弥漫型胃癌的发生模式可能为:胃干细胞遭受多个基因事件的打击,其增殖与分化机制异常,导致上皮异型增生,同时 CDH1 基因突变失活(在遗传性患者中可发生于上皮异型增生之前),使得细胞失去黏附性,最后形成弥散排列的癌细胞。

随着转基因动物、生物发光等新技术的应用,直接对胃干细胞进行识别、定位将成为可能,追踪弥漫型胃癌形成过程中胃干细胞所发生的细胞生物学和分子遗传学改变,将加深对弥漫型胃癌发生机制的认识。

十一、胃癌干细胞与胃癌预后

胃癌预后与其侵袭转移及复发关系密切,有人收集 97 例行胃切除术的胃癌标本,分析肿瘤干细胞标志物 CD133 在癌组织的表达情况,发现 CD133 的表达水平,与胃癌浸润深度和淋巴结受累程度正相关。D133 在胃癌患者中的表达水平,可能是胃癌干细胞的一个独立预后因素。通过检测 CD133 可预测胃癌复发的危险性。

有人检测 290 例胃癌组织,发现胃癌 Sox2 阳性或 Oct3/4 阴性,与其浸润深度和淋巴结转移正相关,患者预后更差。胃癌 Sox2 或 Oct3/4 的表达水平,是一个独立的预后因素。

有人从胃癌细胞系 SGC7901 筛选出胃癌干细胞,发现其 E-钙黏蛋白/基金属蛋白酶 MMP-2 表达水平下调,和胃癌干细胞侵袭转移能力正相关;该胃癌干细胞标志物 CD44、Musashi-1、CD133 表达水平升高。CD44 和 Musashi-1 在癌前病变肠上皮化生、不典型增生中表达水平升高,而 CD133 主要表达在胃黏膜内癌和结缔组织间的边界。CD44 和 CD133 高水平表达,常提示胃癌患者预后较差。研究发现,胃癌淋巴结转移灶的标志物 ALDH1 的表达水平显著升高。检测胃癌干细胞标志物是判断预后的重要方法。

十二、信号通路对胃癌干细胞及胃癌发生的影响

有人分选胃癌干细胞、采用免疫组化法检测发现,Hh 及 Wnt/β-连环蛋白信号通路主要分子 Shh、Gli175、Wnt2、β-连环蛋白在胃癌干细胞中的阳性表达率分别为 74.7%、78.3%、85.5%、83.3%,均显著高于癌旁组织,各细胞因子表达水平间呈正相关,胃癌干细胞中 Shh、Wnt/β-连环蛋白通路均被激活,两者互相作用,参与胃癌发生发展。Shh、Gli175 分别在胃癌干细胞的胞膜、胞核存在,为大量阳性染色,而癌旁组织中仅见少量阳性染色细胞。研究发现,Gli175 高水平表达与胃癌的淋巴结转移相关,胃癌干细胞 Hh 通路异常激活可促使胃癌更具恶性。

胃癌是一种干细胞癌变而发生的疾病,Wnt/β-连环蛋白通路异常激活,与肿瘤的发生发展相关。实验显示,Wnt2 与 β-连环蛋白在胃癌干细胞细胞质、细胞核表达,表达水平显著高于癌旁组织。研究发现,Shh、Gli175 的表达水平与 Wnt2、β-连环蛋白的表达水平呈正相关,说明 Hh 与 Wnt 信号通路之间存在相互作用;此两通路的异常活化,与胃癌的发生密切相关。早期胃癌组和慢性萎缩性胃炎组,β-连环蛋白和 c-Myc 的表达水平均明显升高,与胃癌与胃的癌前病变密切相关。

胃癌干细胞的核因子 E2 相关因子 2(Nrf2)/醌氧化还原酶(NQO1)的表达水平降低时,细胞内 SOD 活性降低,MDA/活性氧水平升高;胃癌患者血 SOD 活性水平降低、血 MDA/活性氧水平升高;能促进活性氧引发细胞基因突变。

Nrf2 生理状态下与伴侣蛋白 Keap1 耦联,处于细胞质,活性相对较低。在细胞处于氧化应激状态,Nrf2 与 Keap1 解耦联,Nrf2 转入细胞核内,与靶基因启动子抗氧化反应元件(ARE)结合,促进表达抗氧化酶 NQO1,增强细胞对氧化应激的耐受性。抑制 Nrf2 向细胞核易位、抑制表达 NQO1,会加重氧化应激,导致肿瘤的形成。Nrf2 基因缺陷鼠易形成肺转移癌结节。

Nrf2 激活剂——人工合成的咪唑啉三萜系衍生物,能活化 Nrf2,提高抗氧化酶 NQO1 表达水平;莱菔硫烷、姜黄素、奥替普拉等化合物,均可诱导 Nrf2 提高抗氧化酶 NQO1、谷胱甘肽转移酶(GSH)、γ-谷氨酰半胱氨酸酶催化亚单位(GLLC)等的表达水平,进而抑制幽门螺杆菌、活性氧引起的胃癌。

抑制胰岛素基因增强结合蛋白 1(ISL1)的表达,对胃癌干细胞特性的影响:有人给予 ISL1 的 siRNA,转染胃癌细胞 BGC823、BGC-S,应用逆转录酶链式反应和免疫印迹法,检测 ISL1 基因表达的变化,结果发现,ISL1 基因的 siRNA 能显著抑制 ISL1 表达,抑制胃癌细胞的耐药性,转染 48 小时后胃癌细胞存活率下降。ISL1 基因表达转录因子 ISL1 对胰岛细胞成熟、增殖、分化有重要作用,与消化道肿瘤有关,在胃癌侧群细胞高水平表达;能促进胰岛素高水平表达,缺乏表达的前体细胞无法形成成熟细胞。研究发现,siRNA-ISL1 转染胃癌细胞后,可抑制胃癌细胞生长,降低胃癌细胞的侵袭转移能力,这为临床治疗胃癌提供了新思路。

十三、胃癌干细胞的多药耐药

胃癌干细胞常处于静息期(G0 期),常对化疗药物不敏感,常能表达多种耐药蛋白如 ATP 结合盒蛋白转运体,它们多依赖 ATP 供能,可把胃癌干细胞内的外源性药物转运出细胞,引发胃癌

干细胞多药耐药,使产生的胃癌细胞对药物不敏感,常是导致胃癌复发的根源,能增加表达:ATP结合盒蛋白转运体 1(ABCB1,p-糖蛋白,P-gp);ATP结合盒蛋白转运体 2(MRP2,ABCB2);ATP结合盒蛋白转运体相关蛋白 1(MRP1);乳腺癌耐药蛋白(ABCG2,BCRP,MXR,ABCP);肺癌耐药相关蛋白(LRP);高水平抗凋亡相关因子,能引发相关的多药耐药性,如 Bcl-2、Bcl-xL、NF-κB(能减少表达促凋亡因子 p53 等);活化的 DNA 修复酶,能引发相关的多药耐药性,如 DNA 拓扑异构酶 2、切除修复交叉互补蛋白 1(ERCC1)、谷胱甘肽-S-转移酶(GSTπ)、胸苷合成酶(TS)等。

十四、研究胃癌干细胞的意义

胃癌细胞分化有层次,只有一小群的胃癌干细胞有自我更新能力,可以形成胃癌。胃癌干细胞是胃癌的起始细胞,一般处于静息期,并不分裂,它是胃癌发生、发展、转移、耐药、复发的重要原因之一。只有清除胃癌干细胞,才能治愈胃癌。目前对胃癌干细胞研究的意义在于:

——研究胃癌干细胞的特点:大部分胃癌干细胞处于 G0 期,应给予非细胞周期依赖性的药物,才能同时杀灭 G0 期/其他细胞周期的胃癌干细胞;胃癌干细胞能自我更新,可给予胃癌干细胞自我更新的抑制剂。

——研究对胃癌干细胞的靶向治疗:以便有效杀灭胃癌干细胞,能使临床可根治胃癌,可减少胃癌细胞耐药、复发、转移,可给予小分子酪氨酸激酶抑制剂、抗凋亡蛋白的小分子抑制剂、胃癌干细胞抗原的单抗等,可应用纳米材料形成颗粒,有利于提高治疗效果。在化疗同时给予胃癌干细胞耐药相关的 ATP 盒蛋白转运体抑制剂,可增加胃癌干细胞对化疗药物的敏感性。给予对胃癌干细胞 Wnt 信号通路、Notch 信号通路、Hh 信号通路、TGF-β 信号通路的靶向药物,可抑制胃癌干细胞这些信号通路的活性,能抑制胃癌干细胞分化、增殖。

——研究微小 RNA 与肝癌的关系:致使给予一些 miRNA,能促进胃细胞分化相关基因的表达,可促进细胞分化,阻断胃癌细胞增殖相关基因的表达,能抑制胃癌干细胞增殖。给予 siRNA 进行 RNA 干扰,也可抑制胃癌干细胞癌基因等的表达。给予转肿瘤抑制基因——野生型 p53 等的基因治疗,能抑制胃癌干细胞增殖。

——研究对胃癌干细胞的免疫反应:给予胃癌干细胞抗原,可引发患者的抗胃癌干细胞的免疫反应。目前发现的基因工程单克隆抗体有 1 000 多种,已上市的有几十种。给予胃癌干细胞膜抗原的单克隆抗体,能结合胃癌干细胞膜抗原,可抑制胃癌干细胞增殖。

2014 年中国胃癌相关标志物免疫组化指标选择已在网上发表,介绍了相关标志物,可供学习、研究,详细内容可以从网上获取。

(余元勋　胡冰　韩文秀　丁平)

进一步的参考文献

[1] SINGH SR. Gastric cancer stem cells:a novel therapeutic target[J]. Cancer Lett,2013,338(1):110-119.

[2] XU G. Cancer stem cells:the heartbeat of gastric cancer[J]. J Gastroenterol,2013,48(7):781-797.

[3] NAOKI O,XIN WW. Novel therapeutic strategies for targeting liver cancer stem cells[J]. Int Biol Sci,2011,7:517-535.

[4] JI J,WANG XW. Clinical implications of cancer stem cell biology in hepatocellular carcinoma[J]. Semin Oncol,2012,39:461-472.

第三章 JAK/STAT 信号通路与胃癌

一、概述

JAK/STAT 信号通路,即 Janus 激酶-信号转导子与转录激活子通路,该信号通路包括 JAKs 家族及 STATs 家族。(图 3-1)

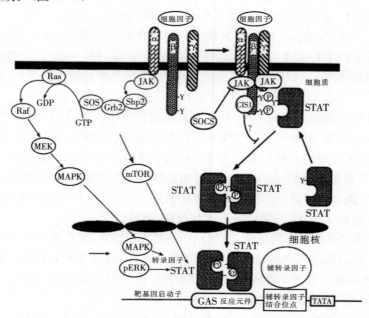

图 3-1 JAK/STAT 信号通路

1. JAKs

JAKs 是细胞质内非受体可溶性蛋白酪氨酸激酶,已发现 JAK1/2/3 及 TYK2,JAK1/2 和 TYK2 广泛存在,JAK3 仅存在于骨髓和淋巴系统中。JAKs 含 1 000 多个氨基酸残基,分子量 120～130kD,不含 SH2/SH3 域、跨膜结构域;C 端有 7 个高度同源的功能结构(JH1～JH7),其中 JH1 域有蛋白酪氨酸激酶结构域,有催化作用;JH2 域为伪激酶结构域,无催化活性,能调节 JAK 催化活性。JH3～JH7 为受体结合区;N 端域与受体、STAT 结合;还有 HLL 域等。

2. STATs

STATs 属胞质蛋白、信号转导子和转录激活子、核转录因子,分子量 85～115kD,含 750～850 个氨基酸残基,能与靶基因启动子结合,已发现 STAT1/2/3/4/5a/5b/6,是 JAKs 的主要底物,可调控靶基因表达。

分子内 N 端区有 STATs 家族同源域,含酪氨酸激酶活性;中间区有 DNA 结合域(DBD 域)、Ser/Try 氨基酸残基磷酸化域、蜷曲螺旋域、NLS 域、连接域、C 端域、SH2 域、SH3 域。SH2 域介导 STAT-受体、STAT-JAK 形成复合物,然后 JAK 可使 C 端区 Tyr 磷酸化,并使 STAT 活化、形成二聚体。C 端区有转录激活域(TAD 域)的酪氨酸残基及 P-M-S-P 氨基酸基序的 Ser^{727},可由蛋白激酶 ERK 磷酸化激活;其中的 Arg 甲基化也可使 STAT 激活。STATs 的各成员的 SH2 域、SH3 域序列略有差异,故可被不同的细胞因子受体的酪氨酸激酶激活,产生不同的靶基因表达。

STATs C 端磷酸化后,能形成活化的二聚体(STAT2 一般与 STAT1 形成异二聚体),可依赖其 NLS 域,结合核的输入蛋白 importin α,再与 importin β 结合,后者又与核孔复合物(NPC)结合,促进核转入。Ras 家族的 Ran 可水解 GTP,为 STAT 通过核孔复合物提供能量。

STATs 进入核内识别靶基因启动子 GAS 反应元件的 TT（N）$_{4\sim6}$ AA 基序（如TTCCNGGAA）,可促使靶基因表达。STATs 效应的特点,与靶基因组织分布、其启动子反应元件序列特点、胞外信号有关。

1. STAT3

STAT3 促进细胞增殖:研究证明,T 细胞白血病病毒 HTLV-1、v-Src、Bcr-Ab1、γ-羧基凝血素、高水平瘦素等,能促进活化 STAT3,这时 STAT3 为癌蛋白,可促进肿瘤细胞增殖;还可引发抗凋亡(存在 Bcl-2 依赖和非依赖通路)。

STAT3 蛋白有 750～795 个氨基酸残基,分子量 89～92kD,分子内 SH2 域第 705 位酪氨酸残基磷酸化,是 STAT3 活化的标志,活化的 STAT3 能促进 STAT 形成二聚体。

STAT3 促进细胞周期转换:能促进表达癌蛋白 c-Myc,促使细胞从 G1 期进入 S 期,可上调周期素 D2/D3/A、抗凋亡因子 Bcl-xL、细胞分裂周期相关蛋白 cdc25A、癌蛋白 Pim1 的水平,下调生长抑制蛋白 p21,p27 的水平。

STAT3 的活性调控包括:一是受体型酪氨酸激酶对 STAT3 的调控:STAT3 可被受体 gp130、JAK 等受体酪氨酸激酶,经蛋白激酶 ERK,使 STAT1/3/4 的 C 端磷酸化活化;STAT3 的 aa$^{752\sim761}$ 肽段,调控 Ser^{727} 的磷酸化活化;活化可诱发 B 细胞肿瘤细胞增殖。二是 G 蛋白对 STAT3 的调控:突变 Gαo（如 Q205L 突变）能持续激活酪氨酸激酶 Src,使 STAT3 的 Tyr^{705} 磷酸化活化,促进细胞恶性转化。蛋白激酶 MAPK 通路的 Rac1、MKK、Src、ERK,可与 JAK/STAT3 形成大复合物,促进 STAT3 磷酸化活化;Gαo 高度活化可引发神经内分泌瘤。Gαi2 高水平表达可导致卵巢、输卵管、垂体的肿瘤。三是蛋白酪氨酸磷酸酶 PTP 对 STAT3 的负调控:当 STAT3 过度活化时,PTP 如 PIAS、SH2-域蛋白 CIS1,能结合磷酸化的 STAT 二聚体,抑制后者与靶基因结合。

4. STAT4

STAT4 含 748 个氨基酸残基,分子量 84 kD,表达限于淋巴组织、髓系组织,常促进 Th1 细胞分化,促进 Th1 细胞型免疫效应,可诱导 NK 细胞、T 细胞活化,T 细胞表达的干扰素 γ 可促进 T 细胞增殖,与炎症性疾病等相关。白介素 12、干扰素 α/β、白介素 23,可激活 STAT4,白介素 12 为主要激活因子。

5. STAT5

在白血病和淋巴瘤中,常有 STAT5 持续激活、STAT5 突变体激活,能促进 Bcr/Abl 诱导细胞转化。EB 病毒感染细胞中常有 STAT3/5 激活,和鼻咽癌等的发生相关。肝癌中常有 STAT5 高水平表达,可促进细胞增殖、抗凋亡、侵袭、转移。（表 3 - 1）

表 3-1　参与细胞因子(CK)受体信号转导的 JAK 和 STAT*

受体复合物	激活的 JAK	激活的 STAT	DNA 反应元件基序
gp130/gp130	JAK1,JAK2、Tyk2	STAT3/1	GAS
(LIFR/gp130)			
GM-CSFR-βc	JAK1,JAK2	STAT5	
(IL-3R-βc)			
(IL-5R-βc)			
IL-2Rβ/γc	JAK1,JAK3	STAT5	GAS
(IL-7R-γc)			

续表

受体复合物	激活的 JAK	激活的 STAT	DNA 反应元件基序
IL-4R-γc	JAK1,JAK3	STAT6	GAS
G-CSFR-G-CSFR	JAK1,JAK2	STAT3	
EPOR-EPOR	JAK2	STAT5	GAS
GHR-GHR	JAK2	STAT1	
IL-12R-IL-12R	JAK2,Tyk2	STAT4	GAS
TPOR-TPOR	JAK2,Tyk2	STAT3/5	
PRLR-PRLR		STAT5	
IFNR1-IFNR1	JAK1,Tyk2	STAT1/2/3	ISRE,GAS
IFNR2-IFNR2	JAK1,Jyk2	STAT1,STAT3	GAS
IL-10R-1L-10R	JAK1,Tyk2	STAT1,新的 STAT	GAS

＊IL-2 受体的 β 亚单位与 JAK1 结合,而 IL-2 受体的 γc 亚单位与 JAK3 结合。

二、JAK/STAT 信号通路

JAK/STAT 信号通路,调控多种细胞的增殖、活化、分化、凋亡,一些细胞因子能经生长因子受体酪氨酸激酶、酪氨酸激酶 Src、癌蛋白酪氨酸激酶、细胞因子受体(酪氨酸激酶受体、G 蛋白耦联受体)激活 JAK/STAT 通路,如干扰素 α/β/γ、白介素 10/19/20/22、白介素 6 家族(白介素 6/11、致瘤素 OSM、白血病抑制因子 LIF-1、癌抗原 CT-1、粒细胞集落刺激因子 G-CSF、白介素 12/23、纤毛神经营养因子 CNTF、烟酰胺核苷酸转氢酶 NNT-1)、白介素 2 家族(IL-2/4/7/9/15/21)、促红细胞生成素 EPO、表皮生长因子 EGF、血小板源性生长因子 PDGF 等。

细胞静息时,JAK 定位于胞质内,与质膜细胞因子受体的 Gp130 结合。细胞因子结合、活化受体后,可诱导受体二聚化,使 JAKs 与受体接近并被磷酸化活化,再交互催化 Tyr 磷酸化活化,该磷酸化 Tyr 可结合 STAT 与受体的 SH2 域,使 STAT 的 C 端酪氨酸残基磷酸化。两个磷酸化 STAT 的 SH2 域相互结合形成同/异二聚体,并进入细胞核,在其他转录辅助因子作用下,可在核内与靶基因启动子的 GAS 反应元件等结合,促表达。然后通过核内的酪氨酸磷酸酶或蛋白水解酶降解,使 STAT 去磷酸化,从而终止信号转导。活化的 STAT 二聚体入核,但无磷酸化放大作用。

在 JAK/STAT 信号通路中,常有一定的配对,如干扰素 γ/JAK1/STAT1;白介素 4/JAK1、3/STAT6。活化的 JAKs 也能经 Grb2/蛋白激酶 mTOR 磷酸化活化 STAT;也能经 Grb2/Ras/Raf/蛋白激酶 MEK/p-ERK/转录因子 TF,促进表达 STAT;也可通过 Src,激活 JAK/STAT 通路。

细胞因子受体/JAK/STAT 信号通路的负调节相关蛋白包括:①细胞因子信号抑制蛋白(SOCS,SOCS1/3 可抑制 JAKs);②蛋白酪氨酸磷酸酶如 SHP1/2 和 CD45;③活化 STATs 蛋白抑制因子(PIAS)及 JAK 结合蛋白(JAB);④SH2-域蛋白 CIS1;⑤STAT 分子的异常剪切、泛素化蛋白酶体降解,可能也是一种 JAK/STAT 信号通路活性负调节机制。JAK/STAT 信号通路活性,也被接头蛋白 STAMs、压力诱导磷蛋白 STIP 等调节。

STAT1 的效应物有核因子 NF-κB、转录因子 SP-1、集落刺激因子 CSF1、维生素 D 结合蛋白 GC;STAT2 有转录因子 CBP/p300;STAT3 有转录因子 Sp-1/c-Jun、维生素 D 结合蛋白 GC;STAT5 有转录因子 YY-1/Sp-1/C-EBP、维生素 D 结合蛋白 GC;STAT6 有核因子 NF-κB、转录因子 C/EBP 等。(图 3-2)

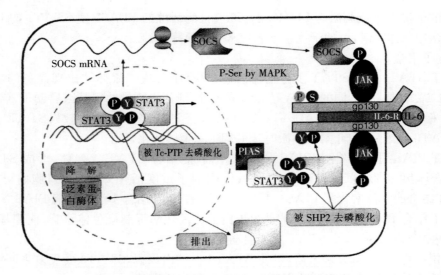

图 3 - 2 作用 IL-6/gp160/JAK/STAT 的信号通路

1. JAK/STAT 通路的功能

JAK/STAT 信号通路,参与免疫调节、炎症、肿瘤等的发病过程,通路激活后可促进细胞增殖、抗凋亡、形成肿瘤。JAK/STAT 对免疫系统有调节作用:一是可经 TCD/CD3、B7/CD28/CTLA-4、ICOS-B7 RP-1、CD40L-CD40、41BBL-41BB、CD2-LFA3(CD48)、CD5L-CD5 等使 T 细胞活化。二是可经 Bcr/磷脂酶 Cγ、癌蛋白 Rho/Ras、蛋白激酶 PI3K 使 B 细胞活化。

2. JAK/STAT 通路的调控机制

JAK/STAT 信号通路,是细胞因子由质膜向核内转导信号的主要通路。STATs 是核心分子,改变它的结构和分布,能调控通路活性。

(1)单分子修饰

STAT 的单分子修饰有磷酸化、甲基化、乙酰化、泛素化、小泛素化修饰等。

①酪氨酸残基磷酸化:STAT 的酪氨酸残基可被磷酸化后入核。STAT 转运出核则需要酪氨酸残基去磷酸;若延长酪氨酸残基磷酸化,STAT 分子会滞留在细胞核内,促进靶基因表达。

②丝氨酸残基磷酸化:大多数 STAT 分子的丝氨酸残基能被独立磷酸化,如 STAT 的 Ser^{727} 残基可被蛋白激酶 ERK/p38MAPK/JNK、蛋白激酶 Cδ、钙调蛋白激酶 CaMK Ⅱ 等磷酸化。

③去磷酸化:蛋白酪氨酸磷酸酶 PTP,可使磷酸化的 STAT 去磷酸化灭活。蛋白酪氨酸磷酸酶 SHP2,可使 STAT1/5 的 Tyr 去磷酸化失活。蛋白酪氨酸磷酸酶 TC45 在核内,可使 $STATSer^{727}$ 去磷酸化失活。蛋白酪氨酸磷酸酶 PP2A 可使 STAT3/STAT5b 的 Ser^{727} 去磷酸化失活。

④甲基化:STAT1 的 Arg^{31} 残基,可被蛋白精氨酸甲基转移酶(PRMT1)甲基化;干扰素 α/β 受体胞内段,能招募并结合 PRMT1,在锚定 STAT1 的同时,可使 STAT1 甲基化、被小泛素化酶 PLAS 降解减少,可促进靶基因表达。

⑤乙酰化:CREB 结合蛋白 CBP 与 p300,都有组蛋白乙酰基转移酶活性,是转录辅激活因子,能使 STAT6 发生乙酰化,再结合 cAMP 反应元件结合蛋白 CREB,可激活靶基因表达,促进细胞增殖。

⑥泛素化:过多的磷酸化活化的 STAT,可被泛素蛋白酶体降解;白介素 3、干扰素 γ 可刺激 JAK2 的 Tyr^{1007} 残基泛素化,再被蛋白酶体降解。副黏病毒 V 蛋白等,可诱导磷酸化活化的 STAT 被泛素蛋白酶体降解。

⑦小泛素化修饰:小泛素化修饰因子(SUMO),可对 STAT 进行小泛素化修饰、被蛋白酶体降

解。高水平的干扰素 γ 能刺激有 SUMO 的 E3 连接酶活性的 PLAS1 使 STAT1 的 Lys^{703} 残基发生小泛素化蛋白酶体降解,可使干扰素 γ 表达水平明显降低。

（2）多分子聚合

①STAT-STAT：单体 STAT 没有生物活性,只有结合成二聚体才出现完备的功能结构域。不同的 STAT 二聚体,有不同的 DNA 结合结构域,识别各自特异的靶基因启动子,启动靶基因表达。白介素 6 刺激细胞,可活化 STAT1/3,再形成三种二聚体：STAT1/1、STAT1/3、STAT3/STAT3;STAT3 缺乏后,白介素 6 刺激时,STAT1 二聚体活化延迟。

②STAT-PIAS：小泛素化酶 PIAS 是分子伴侣,能结合 STAT 二聚体,形成 STAT/STAT/PLAS 大聚合体,并抑制 STAT/STAT 活性;细胞因子过度活化 STAT 后,胞内可出现分别与 STAT1/3/4 结合的小泛素化酶 PIAS1/3/X 及与 STAT1/5 结合小泛素化酶 PIAS Y/3。PIAS1/3 抑制 STAT 结合 DNA;PIAS X/Y 辅助组蛋白去乙酰化酶抑制染色体解旋,使靶基因启动子无法暴露、无法结合转录因子,使 STAT 不能启动靶基因表达。

③核转位：白介素 4 持续刺激后,可使 STAT6 在核内累积,STAT6 要反复来回穿越核膜,在胞质磷酸化活化后穿入核,去磷酸化灭活后出核,此即核质穿越。

④信号通路间的信号交流：STAT 是 JAK/STAT 通路的核心分子,能通过多种方式与其他信号通路广泛联系、信号交流,整合性调控细胞活性。蛋白激酶 MAPK（ERK、JNK、p38MAPK）、ERK、转化生长因子 TGF-β、核因子 NF-κB、整合素等信号通路,与 JAK/STAT 通路广泛交流信号,可相互影响通路活性;JAK/STAT 通路成员内部的信号交流,也能调控 STAT 活性。JAK/STAT 通路有多样化的调控机制。MAPK 能使某些 STAT 丝氨酸残基磷酸化,其入核要借助组蛋白乙酰基转移酶 CBP/p300 辅助,而结合 cAMP 反应元件结合蛋白 CREB。小泛素化酶 PIAS 是核受体的辅助抑制因子,可抑制黄体酮受体（PR）、干扰素 γ 受体、核因子 NF-κB、雄激素受体 AR、促凋亡因子 p53、转录因子 Smad4 等对 STAT 的作用。骨形态发生蛋白（BMP2）能通过转录因子 Smad 结合转录因子 p300,三者形成复合物后,能启动靶基因表达。整合素/蛋白激酶 C 活化后,能促进 STAT1 酪氨酸残基磷酸化后入核。人们发现,JAK/STAT 这条看似简单的通路,可构筑复杂的信号转导网,经蛋白修饰、分子伴侣、跨核转运等,能对信号转导网的 STAT 等调节活性;单一作用于某条信号通路的药物,疗效常不高。

3. 细胞因子信号抑制蛋白

JAK/STAT 通路过度活化时,能诱导表达细胞因子信号抑制蛋白（SOCS）,能发挥负性调节作用,可促进泛素蛋白酶体发挥负性调节作用,能使蛋白酪氨酸磷酸酶、小泛素化酶 PIAS 活化,使 STAT 的丝氨酸残基去磷酸化灭活,能使 JAK 结合蛋白（JAB）特异性抑制蛋白激酶 JAK。

（1）SOCS 家族

SOCS 家族是受细胞因子诱导的 SH2 域半胱氨酸信号抑制蛋白（CIS）家族成员,已报道 SOCS1~7 及 CIS,主要抑制 JAK/STAT、抑制细胞因子作用强度。SOCS 的水平,与全身免疫疾病、哮喘、肿瘤等相关。

SOCS 成员的结构类似,分子内有：①C 端区,含 SOCS 盒,有接头蛋白作用,可募集酪氨酸磷酸化蛋白如 Elogin B/C,再与 cullin2 形成 E3 泛素连接酶,促进靶分子被蛋白酶体降解;②12 个氨基酸残基组成的激酶抑制位点（KIR）区,可结合底物、抑制蛋白激酶 JAKs;③SH2 域区;④N 端曲,含核定位域、富含脯氨酸残基域。SOCS 1 与 SOCS 2、SOCS 3 间的同源性较低。SOCS 蛋白可分为 4 组,即 CIS-SOCS 2 组、SOCS 1-SOCS 3 组、SOCS 4-SOCS 5 组、SOCS 6-SOCS 7 组。SOCS 在正常细胞中的表达水平很低。但高水平 STAT、白介素 1β、干扰素 γ、肿瘤坏死因子 α 等,可诱导表达 SOCS 1/2/3 并分泌。SOCS 能阻断 STAT 与受体、JAK 结合;能通过其 SH2 域与 STAT 竞争结合细胞因子受体。SOCS 的 KIR 域可作为假底物域,抑制底物与 JAK 结合。SOCS 蛋白可促进一些靶蛋白被泛素蛋白酶体降解,而抑制 JAK/STAT。白介素 10 能诱导 SOCS3,抑制 STAT1

磷酸化,阻止干扰素激活外切核酸酶 ISG54,抑制表达干扰素 γ/α。当细胞受到环境压力时,
SOCS3 的翻译从第 12 位氨基酸 Met 残基处起始,由于缺失 N 端的泛素化位点,不易被降解、稳定
性增强,对 JAK/STAT 通路的阻断加强。

——SOCS3:分子量 24.7kD,有 225 个氨基酸残基;能促使磷酸化的 STAT 被泛素蛋白酶体
降解;SOCS3 的 KIR 域的 Tyr^{401} 磷酸化后,可作为假底物作用位点,竞争性阻碍正常底物与 JAK2
催化域的磷酸化 Tyr^{1007} 结合,能抑制 JAK 活性。SOCS3C 端 Tyr^{204}、Tyr^{221} 磷酸化活化后,可结合
Ras GAP 的 SH2 域,使 Ras GAP 活化,促使 Ras 结合的 GTP 形成 GDP,可抑制 Ras 信号通路过
度活化。正常细胞内 SOCS3 表达水平较低。高水平细胞因子、雄激素、尿激素、白介素 4/10/22、
干细胞因子、干扰素 γ、生长激素、泌乳素、胰岛素、白血病抑制因子、瘦素等活化过度时,SOCS3 能
利用其 N 端 Leu^{22} 残基结合并抑制 JAK2/STAT5,并通过 SOCS 域使 JAK2/STAT5 被泛素蛋白
酶体降解。

SOCS3 通过抑制 STAT3 的磷酸化,能抑制肿瘤的成纤维细胞生长因子受体信号通路,从而
可抑制肿瘤细胞的增殖和转移;能抑制免疫反应、炎症过程,调节淋巴细胞分化等。SOCS3 基因甲
基化沉默,是肿瘤的发病因素之一。缺乏 SOCS3 的细胞中,STAT3 的功能常加强。(图 3 - 3)

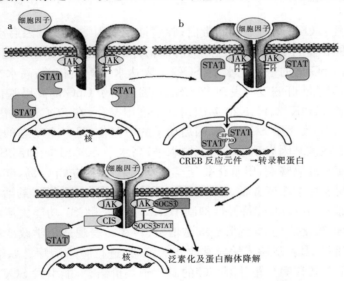

图 3 - 3　SOCS3 蛋白调控 JAK/STAT 信号通路

a:细胞未受刺激时,JAK 及 STAT 未活化,细胞不表达 SOCS。

b:配体与相应受体结合导致受体二聚化,与受体结合的 JAK 相互靠近发生交叉磷酸化,招募
STATs 与受体胞内段结合,STATs 活化后二聚化,转位至细胞核内,借助 CBP/p300 结合靶基因
CREB 反应元件,启动 SOCS 等靶基因转录发挥生物学功能。MAPK 也可使 STAT 活化。

c:SOCS3 对细胞因子信号通路的抑制作用:SOCS3 在 JAK 处与受体及 STAT 结合,SOCS 蛋白
将与之结合的 JAK、STAT 通过泛素化降解,可抑制 JAK 激酶活性。

研究证实,脂多糖 LPS、白血病抑制因子 LIF、白介素 2/3/4、干扰素 γ/α 通路炎症水平过高
时,能通过 JAK2/STAT3 诱导表达 SOCS3,再抑制 JAK/STAT3 通路,可抑制分泌细胞因子、趋
化因子,抑制炎症反应。过氧化物酶体增殖激活受体 PPAR-γ 的激动剂如罗格列酮,能诱导表达
SOCS3,抑制 JAK/STAT3 通路。高水平瘦素诱导产生 SOCS3,抑制 JAK2 磷酸化活化,抑制瘦素
通路中 JAK2/STAT 的活性,能使机体产生瘦素抵抗。

——SOCS1:SOCS1 可结合、抑制 JAK1/2/3 及 TYK2;SOCS1 可抑制干扰素 γ 受体/JAK/
STAT 通路,促细胞凋亡。SOCS1 的激酶抑制位点(KIR)可竞争性阻碍正常底物与 JAK2 催化域
的磷酸化 Tyr^{1007} 结合,抑制 JAK2 等的活性,能负性调节干扰素 γ 通路,抑制 T 细胞分化、增殖,抑
制炎症反应,能调节树突细胞功能,减少产生自身免疫抗体,缓解自身免疫性疾病。SOCS1 基因启

动子超甲基化、表达水平下调,可刺激 B 细胞增殖、产生自身免疫性抗体,促进炎症反应;能抑制表达肿瘤抑制蛋白,与肿瘤发病相关,可见于 67% 急变期的慢性粒细胞性白血病细胞、46% 的慢性粒细胞性白血病细胞、57% 的胰腺癌细胞、65% 的原发肝癌细胞。

——SOCS2:SOCS2 可抑制胰岛素样生长因子 IGF1 受体/JAK/STAT 通路,抑制细胞增殖;常发挥双重作用,适当水平 SOCS2 能抑制生长激素/IGF-1/胰岛素样生长因子受体/STAT5 通路,抑制雌激素、泌乳素、白介素 6 等通路,抑制肿瘤形成等;而过高水平 SOCS2 有增强该通路活性。研究证明,SOCS2 水平下调,与髓性白血病、肺腺癌、卵巢癌、乳腺癌、直肠癌发生发展相关,能促进脂氧素 A4 通过趋化树突状细胞、促进产生白介素 12,从而可促进促炎反应。

——SOCS5:可阻断 STAT3 使靶基因的表达,抑制白血病抑制因子 LIF 受体/JAK/STAT 通路的活性。

——CIS:是 STAT5 的抑制因子,能抑制生长激素诱导的 STAT5b 活化,能和 STAT5b 竞争、抑制 STAT5b 和生长激素受体的磷酸化酪氨酸残基结合,能促进泛素蛋白酶体降解 STAT5b;也能遮蔽红细胞生成素受体上的 STAT5 结合位点 Tyr^{401},抑制红细胞生成素经受体引发 JAK/STAT 通路活化。CIS 可抑制 IL-2 受体/STAT5 通路活性,促使 Th2 细胞分化,促进产生抗体,抑制炎症反应。

——SOCS 与肿瘤:SOCS 为肿瘤抑制蛋白;肿瘤抑制基因 SOCS 基因启动子 CpG 岛甲基化、表达水平降低,与多种肿瘤的发生相关,已成为肿瘤治疗的新靶标。肝癌细胞增殖与 SOCS1 基因启动子及外显子 1 的 CpG 岛的甲基化水平、SOCS1 表达水平等负相关;高水平表达 SOCS1,可抑制肝癌细胞增殖。尽管某些肝癌没有发现 SOCS1 基因启动子 CpG 岛高甲基化,但可有 SOCS1 基因启动子组蛋白 H3K9、H3K27、H4K20 基因启动子高甲基化,在 SOCS1 基因沉默所致的肝癌发生中发挥重要作用。肝癌发生中 SOCS1 基因启动子的甲基化,是一个动态的过程:在肝癌发生的早期,甲基化主要发生在该基因启动子的组蛋白水平;高水平 SOCS1 能抑制 STAT3 通路活化,阻止肝脏干细胞转化;而在肝癌晚期,甲基化蔓延至该基因启动子的 CpG 岛,65% 可被高甲基化,由于 SOCS1 基因的表观遗传学改变异常、基因沉默,可导致癌蛋白 STAT3 的活化、肝癌的发生。使用与 SOCS1 作用相似的 AG490,能特异性抑制 JAK2,能在 SOCS1 功能失活的肝癌细胞中,抑制 JAK/STAT3 的持续磷酸化活化,抑制肝癌细胞增殖、转移。表观遗传学改变的可逆性提示,可采用特异性恢复肿瘤抑制基因表观遗传学异常改变的策略,进行肿瘤治疗。如给予 5-氮杂胞苷（5-AZAC）、维持 DNA 甲基转移酶与靶基嘧啶的氮原子共价结合,能引发 SOCS1 基因启动子去甲基化,恢复 SOCS1 的表达,抑制肝癌细胞增殖、诱导凋亡;恢复 SOCS3 的表达,也可抑制肝癌细胞增殖、诱导凋亡。

4. 蛋白酪氨酸磷酸酶(PTP)

蛋白酪氨酸磷酸酶 PTP 主要通过使 STAT 的 Tyr 残基去磷酸化,而导致 JAK/STAT 信号通路失活。

(1)细胞膜 PTP-CD45:CD45 能直接使 JAK1 的 $Tyr^{1022/1023}$ 去磷酸化、抑制 JAKs,对多种细胞因子受体/JAK/STAT 通路负调节。

(2)细胞质 SHP1/2:能通过其两个 SH2 域,与红细胞生成素受体的磷酸化 Tyr^{429} 结合,可使 JAK2/STAT 去磷酸化失活。蛋白酪氨酸磷酸酶 SHP2 表达较广泛,能抑制干扰素 γ 诱导的 JAK/STAT 通路活化等。

(3)核内 PTP:可参与 STAT1 的去磷酸化失活,使 STAT1 快速由核排出。

5. PIAS

PIAS 家族包括 PIAS1/3/xα/xβ/y5 等,有 SUMO-E3 连接酶活性,能下调 60 多种蛋白的水平,其中大多是转录因子如 c-Jun、NF-κB、s65、c-Myb、STAT3、Smad3/4、p53、雄激素/孕激素受体等。

    PIAS 成员间有 40％的同源性；分子内有 SAP 域、RLD 锌指域、酸性域、丝氨酸/苏氨酸域等。N 端的 SAP 域有 16bp DNA 结合位点，可结合富含 A/T 的 DNA 序列；其 L-X-X-L-L 氨基酸残基基序，能促使细胞因子受体/STAT、干扰素 γ 受体、雄激素/孕激素受体、炎症因子受体/NF-κBp65 被小泛素化（SUMO 化）、蛋白酶体降解。RLD 锌指域有 SUMO-E3 连接酶活性。PIAS 的 P-I-N-I-T 氨基酸残基基序，能使 PIAS 在核内贮留。C 端的酸性域的 S-I-M 氨基酸残基基序，能与 SUMO1、STAT 结合。生理水平的小泛素化酶 PIAS，能阻断转录因子的 DNA 结合活性、募集转录抑制因子、促进靶蛋白 SUMO 化降解，可抑制细胞因子/JAK/STAT 通路，PIAS 1/3 能增强表达 p53、p73，使细胞周期停滞于 G1 期，促细胞凋亡。PIAS1/3 可通过 C 端结合 STAT1/3，抑制后者与靶基因启动子结合。PIAS 能募集转录辅抑制因子，如组蛋白脱乙酰基酶，使染色质去乙酰化、靶基因表达受抑。PIAS 可促进转录因子小泛素化、被蛋白酶体降解，从而抑制靶基因表达，抑制孕激素受体、STAT1、NF-κBp65、干扰素 γ 受体等的通路；PIASy 能抑制 STAT1/3，再抑制淋巴增强子结合因子 LEF1 的表达。

    PIAS 家族成员都能抑制 STATs 通路。PIAS1/3/y/xα/xβ 能抑制 STAT1/3/4 与 DNA 结合（如 PIASy 抑制 STAT1/3），各有特异性，又有相似性；PIAS 结合 STAT 二聚体的能力，有细胞因子受体依赖性。

    PIAS1/3 表达水平下调时，能促进 p53、p73 发生 SUMO 化而被蛋白酶体降解，活化 STAT1 信号通路，可抑制胱冬蛋白酶 1、死亡受体 Fas/死亡配体 FasL 通路，活化抗凋亡因子 Bcl-xL、Bcl-2、p21；可上调促增殖因子如髓系白血病蛋白 Mcl-1、周期素 D1、癌蛋白 c-Myc/c-Jun、血管内皮生长因子 VEGF 等，抗凋亡，参与脑、乳腺、肾、肺、前列腺、皮肤、肝脏、食管、胃和结直肠的肿瘤的发生发展。（表 3-2，表 3-3）

表 3-2 一些活化 JAK 及 STAT 的细胞因子

细胞因子	活化的 JAK	活化的 STATs
Ⅰ型细胞因子		
细胞因子：		
IL-2,IL-7,IL-9,IL-15	JAK1,JAK3	STAT5a,STAT5b,STAT3
IL-4	JAK1,JAK3	STAT6
IL-13	JAK1,JAK2,Tyk2	STAT6
TSLP	None	STAT5a,STAT5b
IL-21	JAK1	STAT5a,STAT5b
细胞因子：		
IL-3,IL-5,GM-CSF	JAK2	STAT5a,STAT5b
细胞因子（经 gp130）：		
IL-6,IL-11,OSM,CNTF,LIF,CT-1	JAK1,JAK2,Tyk2	STAT3
其他Ⅰ型细胞因子：		
IL-12	JAK2,Tyk2	STAT4
生长激素	JAK2	STAT5a,STAT5b,STAT3
Prolactin,EPO,TPO	JAK2	STAT5a,STAT5b
Ⅱ型细胞因子		
IFN-α/β	JAK1,Tyk2	STAT51,STAT52,STAT4
IFN-γ	JAK1,JAK2	STAT1
IL-10	JAK1,Tyk2	STAT3

表 3-3　JAK 的主要特点

JAK	染色体定位	被活化的 Tyr 残基	活化物	基因敲除的后果
TYK2	19p13.2	Y1054/Y1055	IFN-α/β, gp130-家族, (IL-10, IL-12, IL-13, TPO)	易发病
JAK1	1p31.3	Y1038/Y1039	IFN-α/β, IFN-γ, gp130 家族 G-CSF, IL-10, γC 分泌酶	出生后早死
JAK2	9p24	Y1007/Y1008	IFN-γ, gp130-家族, G-CSF, leptin, IL-3, IL-12, EPO, GH, PRL, TPO), AT Ⅱ, 胰岛素	胎死
JAK3	19p13.1	Y980/Y981	γ 分泌酶 c	SCID-like

IFN, 干扰素; TPO, 血小板生成素; G-CSF, 粒细胞克隆刺激因子; EPO, 红细胞生成素; GH, 生长激素; PRL, 催乳素; AT, 血管紧张素; SCID, 严重的联合免疫缺陷

三、JAK/STAT 信号通路抑制剂

JAK/STAT 信号通路是近年来发现的一条与细胞因子密切相关的细胞内信号转导通路, 参与细胞的增殖、分化、凋亡、免疫调节等。JAK 是非受体酪氨酸蛋白激酶, 有 JAK1/2/3、TYK2, JAK1/2、TYK2 广泛存在于各种组织细胞中, JAK3 仅存在于骨髓和淋巴系统。JAK 抑制剂主要用于治疗血液系统疾病、肿瘤、类风湿性关节炎、银屑病等剂。

目前研究阶段的 JAK 抑制剂包括:

(1) Ruxolitinib, 抑制 JAK1/2, 目前正研究治疗特发性骨髓纤维化、红细胞增多症、胰腺癌、白血病、血小板增多、银屑病、骨髓增生异常综合征等。

(2) Tasocitinib, 抑制 JAK3, 目前正在研究治疗银屑病、类风湿性关节炎、强直性脊柱炎、银屑病关节炎、移植排斥、炎性肠病、克罗恩病、眼球干燥症、溃疡性结肠炎等。

(3) Lestaurtinib, 抑制 FLT3/TrkA/JAK2, 目前正在研究治疗急性髓细胞性白血病、胰腺癌、银屑病、红细胞增多症、血小板增多症等。

(4) AT29283, 能抑制 Aurora/FLT3/JAK/Src2/Bcr-Abl, 目前正在研究治疗骨髓瘤、白血病、骨髓增生异常等。

(5) INCB228050, 能抑制 JAK1/2, 目前正研究治疗类风湿性关节炎等。

(6) GLPG20634, 能抑制 JAK1/2, 目前正研究治疗类风湿性关节炎等。

(7) SAR2302503, 能抑制 JAK2/FLT3, 目前正在研究治疗血小板减少症、红细胞增多症、特发性骨髓纤维化等。

(8) NS2018, 能抑制 JAK2, 目前正在研究治疗特发性骨髓纤维化等。

(9) TG2101348, 能抑制 JAK2/FLT3/RET, 目前正在研究治疗红细胞增多症、血小板减少症、特发性骨髓纤维化等。

(10) VX2509, 能抑制 JAK3, 目前正在研究治疗类风湿性关节炎等。

(11) AZD21480, 能抑制 JAK2, 目前正在研究治疗特发性骨髓纤维化、红细胞增多症、血小板增多症、肝癌、实体癌等。

(12) SB21518, 能抑制 Flt2、3/JAK2, 目前正在研究治疗非霍奇金淋巴瘤、白血病、特发性骨髓纤维化、霍奇金淋巴瘤、骨髓增生异常综合征、B 细胞淋巴瘤等。

(13) CYT2387, 能抑制 JAK1/2, 目前正在研究治疗特发性骨髓纤维化、红细胞增多症、肺动脉

高压等。

（14）SB21317，能抑制 CDK/JAK2/FLT3，目前正在研究治疗白血病、骨髓增生异常综合征等。

（15）LY22784544，能抑制 JAK2，目前正在研究治疗红细胞增多症、血小板增多症、癌症等。

（16）XL2019，能抑制 JAK2，目前正在研究治疗特发性骨髓纤维化、红细胞增多症等。

（17）AC2430，能抑制 JAK2，目前正在研究治疗类风湿性关节炎、淋巴瘤等。

（18）R2348，能抑制 JAK3，目前正在研究治疗类风湿性关节炎、银屑病移植排斥、休格林氏症等。

（19）AG490(tyrphosin, AG490)：是合成的苯亚甲基腈的脂类衍生物，可阻断 JAK/STAT 信号通路活化引起的炎症，能用于治疗肿瘤、心肌缺血性损伤、血管增殖性疾病、类风湿关节炎等。Ley/H 抗原在类风湿关节炎患者水平明显升高，可激活 JAK2、ERK1/2、STAT3、PI3K，并促使细胞间黏附分子 1 合成增加。AG490 可下调 ERK1/2、ICAM1、STAT3、PI3K、Bcl-xL 的活性水平，可抑制滑膜组织过度增殖而治疗类风湿关节炎。

（20）4-(4′-羟苯基)-氨基-6,7-二甲氧基喹唑啉（WHI-P131）：在类风湿关节炎损伤阶段，JAK3/STAT1 水平明显升高，因此可用 JAK3 抑制剂 WHI-P131，结合、抑制 JAK3/STAT1，下调基质金属蛋白酶 MMP1/3/13 的破坏软骨作用，抑制类风湿关节炎的发展。

对一些临床研究进行总结发现，JAK 抑制剂用于特发性骨髓纤维化、类风湿性关节炎、银屑病等疾病显示出良好的有效性、安全性和耐受性，Ruxolitinib 已经于 2011 年 6 月向 FDA 递交了新药申请，有望成为首个上市的 JAK 抑制剂。针对性阻断 JAK/STAT 通路，将能调节某些细胞活动，改善病理过程。因为 STAT 不具有酶活性，所以针对 STAT 的治疗药物，主要通过阻断 STAT 的表达、二聚体的形成、与 DNA 的结合而发挥作用。

四、JAK2/STAT3 通路在胃癌发病机制中的作用

有人以重组人白介素 2(IL-2)作用于胃癌细胞系 AGS，观察其对胃癌细胞生长增殖的影响；利用蛋白质酪氨酸激酶 2(JAK2)特异性抑制剂 AG490 阻断 JAK2/STAT3 的异常激活，结果发现，重组人 IL-2、AG490 可呈浓度依赖性抑制 AGS 细胞增殖，可抑制 JAK2、STAT3、pSTAT3 蛋白表达。JAK2/STAT3 信号通路可能参与早期胃癌的生物学行为。

STAT3 是信号传导子和转录激活子家族（STAT）的重要成员，JAK/STAT 3 信号通路是调控细胞增殖、分化、凋亡的重要信号通路，与人类恶性肿瘤的发生及发展相关，STAT 3 等被定义为癌蛋白。近年研究发现，JAK2/STAT3 信号通路持续激活，可导致细胞异常增殖和恶性转化，参与恶性肿瘤的发生发展。在血液系统肿瘤、乳腺癌、前列腺癌中，JAK2/STAT3 信号通路异常激活，故阻断该通路成为肿瘤治疗的新靶点，AG490 是该通路的特异性阻断剂。研究发现，恶性肿瘤中 STAT3 表现为持续酪氨酸磷酸化的过度活化状态，能使下游靶基因表达失调，使细胞生长失控，抑制肿瘤细胞的凋亡，促进肿瘤细胞的增殖，诱导肿瘤血管生成，参与肿瘤免疫逃逸，抑制免疫功能，最终导致恶性肿瘤的发生和发展。在乳腺癌、蕈样肉芽肿、淋巴瘤、前列腺癌、肺癌、头颈癌、白血病、胶质瘤、胰腺癌、多发性骨髓瘤、卵巢癌、胃癌等中，STAT3 通路均出现明显的持续性活化，促进肿瘤血管生成，能促进表达血管内皮生长因子（VEGF）。STAT3 还可依赖于 p53 调节缺氧诱导因子-1(HIF-1)活性，进而在多个水平促进肿瘤细胞表达血管内皮生长因子，促进血管内皮细胞迁移、血管形成。STAT3 的激活是多种癌蛋白诱导细胞恶变的基础。研究发现，将不同浓度的 AG490 加入胃癌细胞株 AGS 细胞培养液后，AG490 呈浓度依赖性抑制 AGS 细胞增殖，JAK2、STAT3、p-STAT3 蛋白表达较对照组显著降低。推测 JAK 可促进胃癌细胞的增殖，其作用途径与激活 STAT3 有关，而且作用的关键可能在于其磷酸化加强，从而使胃癌细胞生长失控，凋亡受到抑制，最终导致异常增殖。

五、槲皮素对人胃癌细胞的影响

有人研究槲皮素（Que）对人胃癌 MGC-803 细胞中瘦素（Leptin）、瘦素受体、JAK/STAT 通路的影响，分为胃癌细胞组（只加入 MGC-803 细胞）、槲皮素处理组（40 μmol/L 槲皮素）和阳性对照组（40 μmol/L AG490，AG490 为 JAK2 激酶抑制剂），检测槲皮素对胃腺癌 MGC-803 细胞中 Leptin、Leptin 受体、pSTAT3 蛋白阳性表达率的影响，应用 RT-PCR 方法，检测槲皮素对 Leptin、Leptin 受体 mRNA 表达水平的抑制作用，采用流式细胞术测定槲皮素对 MGC-803 细胞的周期阻滞。应用 AnnecxinV 标记检测细胞凋亡率，结果发现，槲皮素处理 MGC-803 细胞后 Leptin、Leptin 受体、pSTAT3 蛋白减少，Leptin、Leptin 受体 nmRNA 减少，与对照组相比差异均有统计学意义，瘦素、瘦素受体和 pSTAT3 蛋白水平之间也呈直线相关关系；细胞周期阻滞于 G2/M 期，随着槲皮素浓度升高，凋亡细胞和坏死细胞比例增加。槲皮素可能通过 JAK/STAT 通路，下调胃癌中瘦素、瘦素受体、pSTAT3 表达水平，抑制细胞增殖和诱导细胞凋亡。瘦素和瘦素受体在肿瘤细胞增殖过程中起着重要作用，在调节肿瘤的发生和发展过程中，主要通过调节 JAK/STAT 通路发挥作用。槲皮素是一种具有广泛生理作用的天然的黄酮类化合物，有广泛的药理活性，研究发现，槲皮素能抑制多种恶性肿瘤细胞增殖，如人胃 MGC-803。

肥胖基因（OB）编码 Leptin 即瘦素，相应受体是 OB-R，是一种单跨膜的细胞表面 I 类细胞因子受体，由细胞外的配体结合区、跨膜区、胞内区组成。有 5 种 OB-R 异构体，其中 OB-Rb 上存在 JAK 的结合位点，可结合、激活酪氨酸激酶 JAK，同时 Ob-Rb 也可磷酸化活化 STAT，结果可激活 JAK/STAT 信号通路。瘦素主要通过 JAK/STAT 信号通路来发挥其生物学效应。瘦素蛋白在胃癌组中阳性表达率较高（70.0%），而在正常胃黏膜中瘦素蛋白阳性表达率较低（20.0%）。瘦素表达水平与肿瘤的发生与转移有关。

槲皮素对胃癌作主要作用是诱导细胞周期发生阻滞，从而诱导细胞凋亡。随着槲皮素浓度的增加，各浓度槲皮素处理组与胃癌细胞组相比，G0/G1 期细胞比例逐渐下降；G2/M 期细胞比例明显上升；说明槲皮素可以使 MGC-803 细胞周期阻滞于 G2/M 期，使细胞凋亡明显增加。瘦素可通过自分泌、旁分泌方式，直接促进胃癌细胞增殖；或与胃癌细胞上相应的瘦素受体结合，使瘦素受体产生自身磷酸化，再活化 STAT3 蛋白，磷酸化后 STAT3 蛋白与受体脱离后进入细胞核内，促进靶基因表达瘦素，促进胃癌细胞的生长、增殖。槲皮素作用于人胃癌 MGC-803 细胞后，通过下调瘦素、瘦素受体的表达，减少瘦素与瘦素受体复合物的产生，抑制 JAK/STAT 信号通路，使瘦素不能发挥促细胞增殖的作用。槲皮素很可能通过下调 pSTAT3 蛋白的表达水平，而导致瘦素、瘦素受体的蛋白表达下调，进而抑制了胃癌细胞的增殖。

综上所述，免疫组化、West blot 和 RT-PCR 结果显示，槲皮素能明显下调瘦素、瘦素受体和 p-STAT3 蛋白的表达；也明显下调瘦素、瘦素体 mRNA 的表达。而流式细胞术检测结果显示细胞阻滞于 G2/M 期，细胞凋亡增加，且随着槲皮素浓度升高，凋亡细胞和坏死细胞比例增加，表现出抗肿瘤效应。相信随着研究的不断深入，会使槲皮素诱导胃癌细胞凋亡的机制得到更清晰的阐述，为胃癌的治疗提供新的思路和方法。

（徐彬　韩文秀　陈瑾）

进一步的参考文献

［1］ GAMBIN A. Computational models of the JAK1/2-STAT1 signaling[J]. Mol Biol,2013,2(3):112-124.

［2］ SHAPOSHNIKOV AV. Molecular components of JAK/STAT signaling pathway and its connection with transcription machinery[J]. Mol Biol (Mosk),2013,47(3):388-397.

［3］ VAINCHENKER W,CONSTANTINESCU SN. JAK/STAT signaling in hematological malignancies[J]. Oncogene,2013,32(21):2601-2613.

第四章　胰岛素样生长因子受体信号通路与胃癌

一、概述

1956 年有人在血清中发现一种能促进成骨的物质,被称为胰岛素样生长因子(insulin-like growth factor,IGFs),能促进细胞增殖、分化、抑制凋亡。IGFs 是胰岛素家族成员(与胰岛素有一定的同源性,但胰岛素主要调节代谢,IGFs 主要调节细胞增殖、分化),已发现 IGF-1/2(分子量都大约为 7.7kD)、IGF-1R/2R、胰岛素样生长因子结合蛋白(IGFBP1～6,能结合、抑制 IGF)等,广泛分布于各种细胞中,主要由肝脏合成。在血液中,胰岛素样生长因子须与 IGFBP1/2 结合,才能被输送到靶组织。胰岛素样生长因子 1 含有 70 个氨基酸残基,分子量 7.7 kD,是重要的促有丝分裂原,与胰岛素有 50% 同源性,能与胰岛素竞争胰岛素受体。胰岛素样生长因子 1 无细胞内储存形式,可通过自分泌、旁分泌在组织局部发挥作用,可促进有丝分裂、细胞增殖、分化及转化,抑制细胞凋亡,又称生长介素。

胰岛素样生长因子受体有 IGF-1R、IGF-2R(是果糖 6 磷酸受体,没有酪氨酸激酶活性,是单链蛋白,主要在细胞膜内吞 IGF-2、降低血 IGF-2 水平,抑制 IGF-2 激活 IGF-1R)、IGF-1/胰岛素的杂合受体(四聚体,能结合 IGF-1 而活化,但很少结合胰岛素)、胰岛素受体。

IGF-1R 为 $\alpha_2\beta_2$ 亚单位的四聚体,各亚单位通过二硫键连接;α 亚单位在质膜外,其富含 Cys 残基域可结合配体胰岛素样生长因子;β 亚单位在质膜上,与胰岛素受体有 60% 同源性,有受体蛋白酪氨酸激酶活性。IGFs/IGFRs 通路激活,与肿瘤、心肌肥大、肺纤维化、阿尔茨海默症、肝脏疾病等密切相关。配体与胰岛素受体的亲和力大小的顺序是:胰岛素＞IGF-1＞IGF-2;配体与 IGF-1R 的亲和力大小的顺序是:IGF-1＞IGF-2＞胰岛素;配体与 IGF-2R 的亲和力大小的顺序是:IGF-2＞IGF-1,胰岛素不结合 IGF-2R。

二、IGF-1R 信号通路

胰岛素样生长因子 1 可结合、激活 IGF-1R,使其 α、β 亚单位的构型改变,使 β 亚单位的胞内区酪氨酸激酶域的 Lys^{1003}(ATP 结合位点)、Tyr^{950} 残基磷酸化而活化,再使胰岛素受体底物 IRS-1/2/3/4/5/6、甲胎蛋白 Grb2/Shc/Crk/14-3-3 等蛋白的 Tyr 残基磷酸化,可激活 Shc/Ras/Raf/蛋白激酶 MAPK 通路,促进胞内蛋白磷酸化,入核上调靶基因表达,明显促进细胞生长、增殖;也可激活胰岛素受体底物 IRS-1/14-3-3/蛋白激酶 PI3K/Akt 通路,可使促凋亡因子 Bad/Fox O1/Fox3a/Fox4 磷酸化失活,能上调超氧化物歧化酶 SOD/H_2O_2 酶/热休克蛋白 HSP 抗氧化应激,抑制细胞凋亡,促进 DNA 合成、细胞增殖;还可使甲胎蛋白 Shc 的 Tyr^{150} 残基磷酸化而活化,后者可和胰岛素受体底物 IRS-1 结合,使 IRS-1 多个 Tyr 残基磷酸化,并与细胞内蛋白激酶 PI3K/Akt 等高亲和力结合,促进细胞增殖。多数组织中的胰岛素样生长因子 IGF-1/2,都能通过 IGF-1R 发挥作用。(图 4-1)

胰岛素样生长因子受体 IGF-1R 过度激活时,也可与其他生长因子、激素及癌蛋白的信号通路相互作用,如血小板源性生长因子 PDGF 信号通路及表皮生长因子 EGF 信号通路,共同促进细胞增殖,抗凋亡;还可直接磷酸化蛋白激酶 JAK1/2,再磷酸化转录因子 STAT3,能促进细胞转化。IGF-1R 的激酶结构域 $Tyr^{1131、1135、1136、1251}$ 残基的磷酸化,可促有丝分裂、细胞转化、抗凋亡,其 C 端

Ser$^{1280\sim1283}$刺激磷酸化,也可促有丝分裂、细胞转化。

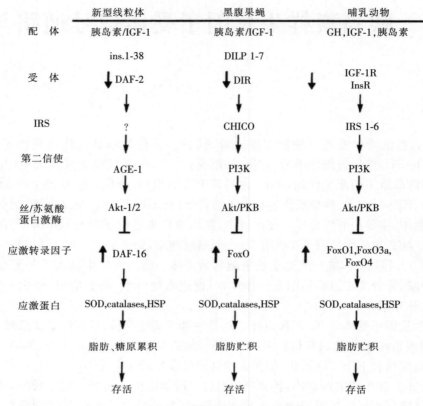

	新型线粒体	黑腹果蝇	哺乳动物
配 体	胰岛素/IGF-1 ins.1-38	胰岛素/IGF-1 DILP 1-7	GH,IGF-1,胰岛素
受 体	↓DAF-2	↓DIR	↓ IGF-1R InsR
IRS	?	CHICO	IRS 1-6
第二信使	AGE-1	PI3K	PI3K
丝/苏氨酸 蛋白激酶	Akt-1/2	Akt/PKB	Akt/PKB
应激转录因子	↑DAF-16	↑FoxO	↑ FoxO1,FoxO3a, FoxO4
应激蛋白	SOD,catalases,HSP	SOD,catalases,HSP	SOD,catalases,HSP
	脂肪、糖原累积	脂肪贮积	脂肪贮积
	存活	存活	存活

图 4-1　胰岛素/IGF-1 受体信号通路

三、IGF-1 的作用

胰岛素样生长因子 IGF-1 有类似胰岛素的代谢调节作用,降血糖作用是胰岛素的 1/10,可促进骨形成、蛋白合成、肌肉摄取葡萄糖、神经髓鞘形成,IGF-1 能逆转负氮平衡,阻止肌肉蛋白分解,促进细胞分裂、卵泡发育、胎盘形成及胎儿生长,因此 IGF-1 被用于治疗生长激素不敏感综合征(Laron 型侏儒症)、骨质疏松症、各种分解代谢状态、神经肌肉疾病等;IGF-1 还有类神经营养因子作用,在神经组织的生长、分化、修复、再生、防护损伤中有重要作用,能维护神经细胞的生存,促进神经纤维的修复和神经胶质细胞增生;糖尿病并发神经病变时,神经组织 IGF-1 含量降低,且降低早于神经病变,给予 IGF-1 可改善神经病变;另外,IGF-1 在肌萎缩侧索硬化症的治疗中有一定作用,能延缓该病的进展。在肝脏中,IGF-1 参与生长激素 GH/IGF 轴,促进摄取葡萄糖、合成蛋白,能对抗肝硬化,促进肝脏再生。IGF-1 可促血管内皮增生,但过高水平时,则可使糖尿病患者出现视网膜血管增生病变,也能引发主动脉平滑肌增生,导致主动脉狭窄,刺激肾小球系膜细胞增生,引起糖尿病肾病的发展,也可促肿瘤增殖。

四、IGF-2/IGF-2R

胰岛素样生长因子 IGF-2 含 67 个氨基酸残基,分子量 7kD,是促有丝分裂原;基因在 11p15,有 4 种启动子,可产生 6 种 mRNA。IGF-2 是胚胎期主要的生长因子,也可促使成人卵泡发育、青春期发育,皮肤、结肠、子宫生长。IGF-2 的生物学作用主要是通过 IGF-2 受体介导的,IGF-1R 信号通路活化后可促分化,促进细胞增殖作用;这些不同的作用,由 IGF-1R 下游信号分子的活化情况不同而决定,当信号转导主要由磷酸化胰岛素受体相关底物 1(IRS-1)介导时,主要表现为促进增殖和转化;当缺少 IRS-1 时,由 Src 同源序列胶原蛋白(Shc)介导时,则主要表现为促分化作用。

IGF-2 的受体主要有两种:IGF-1R、IGF-2R。胰岛素样生长因子受体 IGF-2R 是由 A、B 亚单位组成的杂合四聚体(A2B2),大部分 IGF-2 生物活性是由 IGF-2R 介导,有时由 IGF-1R 介导。IGF-2 结合、活化 IGF-2R 后,后者能再与视黄酸 X 受体(RXR)、尿激酶型纤溶酶原激活物受体等形成杂二聚体,能激活 G 蛋白,活化腺苷环化酶,产生细胞内第二信使 cAMP、甘油二酯等,再激活蛋白激酶 C 发挥其生物学效应,也能促进表达转化生长因子 β,抑制肿瘤细胞增殖。IGF-2 主要功能包括:①参与新合成的溶酶体酶的分泌、转运,介导肝细胞、Kupffer 细胞清除血中的陈旧的溶酶体酶;②介导含 M6P 域蛋白的激活,如转化生长因子 TGF-β1、肾素原;③血 IGF-2 水平过高时,其能通过促进细胞内吞 IGF-2 和降解之,清除循环中的 IGF-2;④IGF-2 与 IGF-2R 结合,还可引发一些其他反应,如引发细胞膜钠离子/氢离子交换;⑤生理浓度的 IGF-2/IGF-2R 是肿瘤抑制因子,可促进细胞内吞、降解有丝分裂原 IGF-2,激活肿瘤抑制分子转化生长因子 TGF-β1,减少对胞外基质的降解,抑制肿瘤的转移,从而对肿瘤发挥抑制作用。IGF-2R 基因突变,能引起 IGF-2R 过度激活,可引起胚胎过度生长、内脏巨大、心脏异常,进而造成围产期死亡等。胰岛素样生长因子受体 IGF-2R 为一单链跨膜糖蛋白,有 2 451 个氨基酸残基,分子量 240kD,无蛋白酪氨酸激酶活性。胞外区由 15 个结构单元组成,每个结构单元都有 8 个结构相似的半胱氨酸域,只有 IGF-2R 的第 11 个结构单元能识别、结合 IGF-2,而对 IGF-1 亲和力只有对 IGF-2 的 1%,胰岛素样生长因子受体 IGF-2R 与胰岛素受体无同源性,对胰岛素则无亲和力。视黄酸也是 IGF-2R 的配体。

五、胰岛素样生长因子结合蛋白

目前已分离出高亲和力的胰岛素样生长因子结合蛋白(IGFBP)1～6 和低亲和力的胰岛素样生长因子结合蛋白相关蛋白(IGFBP-Rp1～9),主要由肝脏合成。胰岛素样生长因子结合蛋白,分子内有 N 端富含半胱氨酸残基域、中间可变域(有蛋白水解酶活性,可结合或水解 IGF)、C 端域。

绝大部分内分泌源性 IGF,能以二硫键结合另一个 IGFBP(尤其是 53kD 的胰岛素样生长因子结合蛋白 IGFBP3),抑制 IGF 与 IGF-1R 结合,拮抗 IGF 的促分裂、促生长、抗凋亡效应。高水平生长抑制蛋白如转化生长因子 TGF-β、肿瘤坏死因子 TNF-α、促凋亡因子 p53、促分化蛋白视黄酸等,可促进 IGFBP3 表达,下调 IGF 与 IGF-1R 结合。IGFBP 的生物活性主要有:

(1)通过与 IGF 形成复合物,下调游离 IGF 的水平。

(2)与 IGF-1/2/3/5 结合后(IGFBP3 能结合 75% 的 IGF-1/2,IGFBP 6 能结合、抑制 IGF-2),可将 IGF-1/3/5 缓慢释放给 IGF-1R,防止过高浓度 IGF-1/3/5 导致 IGF-1R 促使细胞膜内吞、降解,诱导低血糖。

(3)IGFBP1/2/4 能结合、延长 IGFs 的血清除半衰期。

(4)IGFBP1/3/5 与质膜结合后,可被蛋白水解酶如激肽释放酶、组织蛋白酶、基质金属蛋白酶等水解,产生 IGFBP 片段并与 IGF 低亲和力结合,形成 IGF 的库,缓慢释放游离 IGF,并促进通过受体发挥作用;这在 IGF 浓集于创伤部位、促进创伤愈合中有重要作用。IGF 和 IGFBP 反过来又可调节组织 IGFBP 相关蛋白水解酶的分泌、构成了 IGF 系统的调节环路。

(5)IGFBP1/2/3/5 有细胞核定位序列,可与视黄酸 X 受体(RXR)结合成 IGFBP-3/RXR 复合物进入细胞核,诱导生长抑制蛋白、促凋亡因子的表达,发挥不依赖 IGF 的抑制细胞增殖、促凋亡的作用,这与转化生长因子受体 TGF-βR 通路参与有关。

(6)骨组织中主要存在 IGFBP3/4,骨组织 IGFBP3 能上调 IGF-1 的活性,IGFBP4 作用相反。胰岛素样生长因子结合蛋白相关蛋白(IGFBP-rP1～9)是富含 Cys 残基的蛋白,与 IGFBP 的 N 端高度同源，其中一些也能与 IGF 结合；IGFBP-rP1（Mac 25）有抑癌性，在正常细胞中高水平表达，在脑脊膜瘤、乳腺癌和前列腺癌中表达水平下调。

在肝癌中，血清组织蛋白酶 D1 水平升高，降解 IGFBPs（肝癌组织中 IGFBP3 基因启动子甲基化，表达水平明显降低），使游离的 IGFs 增加，能通过 IGF-1R 促进肝癌细胞增殖；能减少 p53 的表达，抗凋亡。曲古抑菌素 A（TSA）能抑制组蛋白乙酰化酶（HDAC1），能促进表达 IGFBP3，能促进肝癌细胞凋亡。

六、胰岛素样生长因子与一般临床的关系

（1）与肝脏关系：肝脏内，生长激素 GH 上调合成 IGF-1、生长激素结合蛋白（GHBP）和 IGFBP，构成生长激素-胰岛素样生长因子轴（GH/IGF axis）。在肝脏静息时，生长激素与 IGF-1 的分泌水平是平行的；肝生长激素抵抗时，生长激素/IGF 轴功能异常，IGF-1 水平不随生长激素水平升高而升高，GHBP、IGFBP 表达障碍，IGF-1 水平下调，能抑制葡萄糖摄取、蛋白合成、肝脏再生。在肝脏疾病、肝脏手术、营养不良、乙型/丙型肝炎时，肝细胞生长激素受体、IGF-1 表达下调，造成严重的生长激素抵抗；随着肝硬化逐渐加重，肝细胞合成生长激素受体、IGF-1 和 IGFBP 逐渐减少；但 IGFBP 在成纤维细胞和炎症细胞中表达水平升高，可抑制成纤维细胞等增殖。在肝脏疾病治疗中，上调 IGF 可增强肝细胞再生；还可通过参与抗氧化，保护肝细胞，使硬化的肝内部的肝铁、铜、髓过氧化物酶 MPO 水平降低。肝硬化时对肝部分切除术后，给予重组生长激素＋肠外营养（PN）有助于上调肝 IGF，促进肝细胞再生，减轻胆汁淤积。肝移植术后缺血损伤导致生长激素受体和 IGF-1R 减少时，应用外源性生长激素可促进生长激素受体、IGF-1R 水平恢复。

（2）与肿瘤的关系：在促癌条件下，高水平 IGF-1R 是促癌因子，在神经系统恶性肿瘤、肝细胞癌、胸腺癌、肾上腺皮质肿瘤、Wilms 瘤、成胶质细胞瘤、宫颈癌、卵巢癌、子宫内膜癌、前列腺癌、肺癌中都表达水平上调；肿瘤细胞通过自分泌、旁分泌 IGF-1，促进 IGF-1R 过度表达及 IGFBPs 表达水平下调，促进细胞增殖、抑制细胞凋亡，与其他生长因子相互作用，促肿瘤生长及转移，并可对促肿瘤凋亡药物产生抗性。在正常情况下，IGF-2 基因印迹起作用，使组织中仅表达父系 IGF-2 等位基因，而母系 IGF-2 等位基因通过启动子特异性甲基化被沉默；在一些肿瘤中，母系 IGF-2 等位基因印迹可被去甲基化修饰，使母系等位基因激活，因此母系 IGF-2 双等位基因都表达 IGF-2，可引起 IGF-2 表达过度，可促进乳腺癌、前列腺癌、结/直肠癌、肺癌、卵巢上皮癌、肝癌、胃癌、宫颈癌的进展，促增殖，抗凋亡。目前阻断 IGF-1R 作用有多种方法，包括 IGF-1R 单克隆抗体（Mab）、反义寡核苷酸、小分子酪氨酸激酶抑制剂、小干扰 RNA 等。IGF-1R 单克隆抗体主要有 IMC-A12、Mab391、EM164 等，可静脉给药，半衰期较长；IGF-1R 单克隆抗体作用为：①直接与 IGF-1R 结合，阻断 IGF-1R 信号通路；②结合并激活补体，启动补体介导的 T 细胞毒作用，激活免疫应答，可抑制前列腺癌、乳腺癌、结肠癌细胞等的生长，导致 IGF-1R 信号通路活性下调，诱导 IGF-1R 促进把 IGF-1 内吞、降解，从而阻断 IGF-1R 信号通路，且无明显的毒性，目前已进入临床试验。

针对一些肿瘤中母系 IGF-2 等位基因沉默印迹去甲基化，IGF-2 表达上调，可使用 IGF-2 特异性反义寡核苷酸治疗，能抑制 IGF-2 的表达及肿瘤生长，延长存活期。IGF-2 特异性反义寡核苷酸可通过质粒、腺病毒或脂质体转染到肿瘤细胞中，与靶 mRNA 的互补序列结合形成双链 RNA，激活 RNase H 降解靶 mRNA，阻止靶 mRNA 表达。IGF-1R 中与 ATP 结合的 Tyr^{1003} 残基突变后，可导致 IGF-1R 受体酪氨酸激酶激活；应用小分子酪氨酸激酶抑制剂等阻断 IGF-1R 酪氨酸激酶酶与 ATP、靶向底物结合，可抑制 IGF-1R 酪氨酸激酶活性。

（3）胰岛素及其类似物与肿瘤相关性：研究发现，在多种肿瘤患者中均伴有血浆胰岛素水平的升高，而体内高水平的胰岛素尤其是有胰岛素抵抗的患者，患各种肿瘤的危险性明显增高。高水平的血浆胰岛素可通过胰岛素受体信号通路放大胰岛素的促生长、增殖作用，同时也可改变胰岛

素样生长因子受体信号通路的作用,产生协同促细胞增殖及抗细胞凋亡作用,从而诱导肿瘤的形成。长期接受人胰岛素、胰岛素类似物治疗,肿瘤形成的风险均增高,可导致肿瘤细胞的增殖、分化、转移,因此为临床使用胰岛素量效和时机带来困惑和忧虑。

流行病学研究显示,血中的C肽/胰岛素水平与多种肿瘤的发生发展正相关。在男性人群中,高血水平的C肽/胰岛素水平可增加结肠癌、直肠癌、乳腺癌发生的危险性,胰腺癌的发生率可增高2~4倍。高胰岛素血症通过胰岛素受体、胰岛素样生长因子1受体、两者的杂合受体,激活一系列的以蛋白激酶、磷酸化酶为基础的级联反应,实现其生物效应,能促增殖。高胰岛素血症可激活G蛋白,在细胞增殖的信号通路中起重要作用,如活化p21Ras/蛋白激酶MAPK。胰岛素抵抗者代偿性产生高血水平胰岛素,促使细胞膜胰岛素受体的数量上调,对胰岛素敏感性增加,能进一步刺激此处的细胞增殖。在肿瘤细胞中,胰岛素受体的数量可增加2~6倍。肿瘤细胞失去下调胰岛素受体的能力,而胰岛素受体增加的细胞,在相同水平的胰岛素作用下,能较正常细胞产生癌蛋白Ras增加6倍。胰岛素直接作用IGF-1R后,形成胰岛素受体底物1、生长因子结合蛋白2、鸟苷酸交换因子,能激活蛋白激酶MAPK、Akt,启动细胞有丝分裂,促进细胞生长、增殖。与胰岛素的促增殖作用比较,IGF-1与IGF-1R结合后产生的促细胞增殖信号更强。研究显示,在癌细胞中IGF-1可作为一种有效的生长因子,促使肿瘤形成;促使IGF-1水平下调,有抑制肿瘤生长的作用。

由于IGF-IR与胰岛素受体具有同源性,因此胰岛素可直接作用、激活IGF-IR。高水平胰岛素可上调肝细胞膜的生长激素受体水平,促进生长激素使肝细胞合成、释放IGF-1,可间接上调IGF-1水平,介导IGF-1R通路的促生长作用。一般IGF-2不受生长激素水平的影响。在高胰岛素血症的患者中,血浆IGFBP1活性受到抑制(IGFBP2活性未受显著影响),能有效增加游离IGF-1。大部分IGF-1与IGFBP3结合后,由于后者分子较小,容易经过毛细血管渗透、排出,代谢较快。高胰岛素血症、IGFBP1水平降低、游离IGF-1水平升高,与大肠癌、乳腺癌、前列腺癌、胰腺癌有密切关系。胰岛素受体及IGF-IR的过度表达,可产生两者的异源二聚化受体,在多数乳腺癌组织中异源二聚化受体>75%,其含量高于IGF-1R。高胰岛素血症时,胰岛素通过作用于胰岛素受体IR、IGF-1R、异源二化受体,上调IGF-1及血管内皮生长因子VEGF表达水平,抑制IGFBP1及IGFBP2产生,从而诱导细胞增殖,促进肿瘤疾病的发生与发展。而炎症及肥胖可加重高胰岛素血症。甘精胰岛素与肿瘤发生是否存在相关性,现阶段缺乏足够的证据,不具结论性,建议患者停止甘精胰岛素治疗前先咨询医师,防止血糖控制不佳导致的短期和长期严重不良反应。

(4)IGF-2与肿瘤:IGF-2,按其结构分为两类:胚胎型、成年型,但蛋白成分是相似的,糖的含量不同。成熟IGF-2有67个氨基酸残基,含有3个二硫键,分子量为74kD。正常成人血清、脑组织/脑脊液中IGF-2占全部IGF-2的10%~20%,但在11~14岁的儿童、肢端肥大症患者、许多肿瘤患者血中大量存在IGF-2。

多种肿瘤如乳腺癌、肝癌、大肠癌、肺癌、胰腺癌、前列腺癌等,常存在IGF-2过度表达。IGF-2促进肿瘤发生的机制:IGF-2能促肿瘤干细胞增殖;IGF-2作为G1/S周期转换所必需的细胞因子,通过自分泌和旁分泌机制,能促进肿瘤细胞增殖、转移。检测肿瘤患者血IGF-2水平,对其诊断可能有重要意义;应用抗IGF-2、IGF-2R单抗、反义RNA靶向治疗肿瘤,已取得较可喜的成果。

血管生成是受各种具有促进或抑制血管生成的功能蛋白调节的高度协调有序的过程。促血管形成因子包括血管内皮细胞生长因子、成纤维细胞生长因子、血小板衍生生长因子、胰岛素样生长因子、转化生长因子、血管生成素和一些趋化因子;抗血管生成因子包括血小板反应蛋白-1、血管抑素、内皮抑素等。血管生成因子如胰岛素样生长因子分泌增加,可导致血管生成调控紊乱,血管形态、功能异常。

七、胰岛素样生长因子 1 及其结合蛋白 3 与胃癌诊断

有人研究血清胰岛素样生长因子 1(IGF-1)及胰岛素样生长因子结合蛋白 3(IGFBP3)对胃癌及胃癌前病变的临床诊断价值。采用化学发光法、酶联免疫吸附试验和电化学发光法对胃癌患者、胃良性疾病患者、健康体检者血清 IGF1、IGFBP3、癌胚抗原(CEA)、糖类抗原 199(CA199)水平进行检测。结果发现,胃癌组血清 IGF-1 水平明显高于胃良性疾病组和健康对照组,血清 IGFBP3 水平明显低于胃良性疾病组和健康对照组;胃癌早期(Ⅰ～Ⅱ期)组血清 IGF-1 水平明显低于胃癌晚期(Ⅲ～Ⅳ期)组,但高于健康对照组;血清 IGFBP3 水平虽高于胃癌晚期组,但也低于健康对照组。血清 IGF-1 水平与血清 IGFBP3 水平呈明显负相关。以健康对照组为对照,绘制受试者工作特征(ROC)曲线,IGF-1 的 ROC 曲线下面积(AUC)明显高于 CEA、CA199 的 ROC 曲线下面积,诊断胃癌的敏感性亦高于 CEA、CA199。IGF-1 对胃癌的诊断价值可能优于 CEA、CA199,且有助于胃癌分期的评估。

胃癌是常见的恶性肿瘤之一,2003～2007 年全国肿瘤登记地区胃癌发病率为 33.14/10 万,死亡率为 24.34/10 万,均明显高于世界人口标化率。胃癌的确诊主要依赖内镜和组织学检查,但我国内镜检查普及率偏低,致使多数胃癌患者贻误早期诊断时机。胃癌的血清学诊断,目前尚缺乏特异性的肿瘤标志物。研究表明,胃黏膜癌变的过程,可能与细胞凋亡的调控异常有关。IGF-1 是促细胞有丝分裂和分化的生长因子,在肿瘤生长中起重要作用。胃癌的无限制生长,也与 IGF-1 水平升高有关。IGFBP3 在血中与 90% 的 IGF-1 结合,抑制 IGF-1 与 IGF-1 受体结合,抑制 PI3K/Akt 通路,促进细胞凋亡。研究表明,胃癌组织中高水平表达 IGF-1,组织中游离的 IGF-1 增多,与 IGFBP3 表达减少相关。胃癌患者血清 IGF-1 水平与 IGFBP3 水平呈负相关,与肺癌患者血清 IGF-1 水平与 IGFBP3 水平呈负相关一致。国外报道,在胃良性疾病(增生性息肉、胃上皮内瘤变)组织中 IGF-1 的表达水平明显升高。虽然由慢性炎症-萎缩-肠化生至异型增生-胃癌的发展过程,已被大多数人认同,但国际上对界定胃癌前病变仍有分歧。最新的维也纳诊断标准,已经胃癌前病变阶段视为最早期胃癌,筛选这类患者较困难。胃癌早期组血清 IGF-1、IGFBP3 水平,与胃良性疾病组无明显差异;以胃良性疾病组为对照组,血清 IGF-1 水平的诊断特异性不高,且低于以健康对照组为对照的血清 IGF-1 水平的诊断特异性。但检测血清 IGF-1、IGFBP3 的水平用于筛选胃癌早期阶段患者,可能有一定意义。IGF-1、IGFBP3 是独立因子,IGF-1 常在肿瘤进展期呈高水平表达,而同时 IGFBP3 则表达水平降低。IGF-1、IGFBP3 是相互依存的 2 个指标。国外对 163 例癌症患者进行的研究也表明,血清 IGF-1 水平适用于癌症的诊断,但尚需进一步研究。

八、胃癌的靶向治疗

近年来研究证实,手术范围无限扩大,并不能对胃癌疗效进一步提高。进一步提高疗效,有赖于以手术为主的综合治疗。分子靶向治疗是近年来肿瘤治疗的研究热点,有高效、低毒特点,目前在胃癌治疗中的研究主要包括:①靶向于 ErbB 通路的靶向治疗;②靶向于血管内皮生长因子及其受体的靶向治疗;③细胞周期调节剂与细胞凋亡促进剂;④靶向于上皮细胞黏附分子、胰岛素样生长因子 1 受体的靶向治疗。

1. ErbB 通道的靶向治疗

(1)表皮生长因子受体单克隆抗体:表皮生长因子受体 ErbB 家族又称 HER(人类 EGF 相关受体)或 EGFR(表皮生长因子受体)家族,包括 HER1(即 EGFR1)、HER2、HER3、HER4,其中 EGFR1 及 HER2 是胃癌靶向治疗的研究热点。EGFR 通路活化可促进肿瘤细胞增殖、血管生成、浸润、转移,能抑制细胞凋亡。研究阐明,86% 胃与食管胃交界处肿瘤的标本与 59.5% 的胃癌标本

EGFR1 高水平表达,与胃癌进展、患者生存时间相关。西妥昔单抗与帕尼单抗是 FDA 批准的 EGFR1 的单抗,帕尼单抗是完全人源化的单抗,能竞争性抑制 EGF 与 EGFR 结合,阻断 EGFR 磷酸化、受体相关激酶激活,抑制细胞增殖、诱导凋亡,减少产生基质金属蛋白酶、血管上皮生长因子,还与 NK 细胞介导的 ADCC 作用有关。有人采用西妥昔单抗联合 FOLF IR I 方案治疗进展期胃癌,客观有效率(OR)为 44.0%,中位进展时间(TTP)为 8 个月,中位随访 11 个月时存活率为 55.3%,预期中位生存期(MST)为 16 个月,治疗进展期胃癌及胃食管连接部癌有一定疗效。西妥昔单抗对胃癌患者的疗效,与 EGFR1 的表达水平无明显相关。因此如何选择合适的患者及预测疗效,是尚待解决的问题。皮疹是西妥昔单抗等较常见的不良反应,但与对西妥昔单抗的反应及中位生存期相关。皮肤出现不良反应,可预测西妥昔单抗有一定疗效。

(2)HER2 单克隆抗体:曲妥单抗是被美国批准上市的重组人源化单抗,用于治疗 HER2 过度表达的恶性肿瘤,能取得疗效,可阻断信号通路,下调 HER2 水平,促进肿瘤细胞凋亡。2009 年报道了对 HER2 阳性胃癌患者化疗联合曲妥单抗治疗的Ⅲ期试验的成功报道,将 HER2 阳性胃癌患者随机分为两组,一组只接受卡培他滨/顺铂治疗,另一组则同时加入曲妥单抗。结果显示,单纯化疗组中位 OS 为 11.1 个月,而联合治疗组中位 OS 为 13.8 个月,差异有统计学意义。在胃癌患者中 HER2 阳性者的比例较低(肠癌中约占 30%,胃癌中仅 6%),这一成果还是为 HER2 阳性胃癌的治疗开辟了前景。

(3)酪氨酸激酶抑制剂(TKIs)厄罗替尼、吉非替尼:能抑制 EGFR 胞内区酪氨酸激酶磷酸化,而阻断信号转导,抑制肿瘤细胞增殖,促进其凋亡,抑制肿瘤血管生成。有人报道,将患者分为胃癌组与胃食管交界癌组,均口服厄罗替尼,150 mg/d,4 周为一个疗程。结果显示,胃食管交界癌组完全缓解(CR)1 例,部分缓解(PR)3 例,总体有效率为 9%,而胃癌组无一例缓解,中位生存期分别是 6.7 个月和 3.5 个月。拉帕替尼是直接作用于 HER2 和 EGFR 胞内区的小分子酪氨酸激酶抑制剂,联合 5-FU、顺铂、奥沙利铂、紫杉醇用于胃癌细胞株的治疗时,常显示出累加或协同效应,但未观察有明显作用,因此还需进一步观察。

2. 抑制肿瘤血管生成

血管内皮细胞生长因子(VEGF)在进展期胃癌组织中的表达水平明显升高,与胃癌浸润、转移、预后相关。可给予针对 VEGF 或其受体的单抗、酪氨酸激酶抑制剂。目前 8 个国家进行胃癌血管生成的靶向治疗的Ⅲ期临床试验,单抗有贝伐单抗、西妥昔单抗,TKIs 有索拉非尼、舒尼替尼。贝伐单抗是人源化的 VEGF 单抗,有人在Ⅱ期试验中,以贝伐单抗+伊立替康+顺铂治疗胃癌,总缓解率达 75%,6% 发生胃穿孔及 25% 发生静脉血栓,但结果依然令人鼓舞。舒尼替尼已被批准用于胃肠道间质瘤的二线治疗,从已有的研究结果看,其抗肿瘤效应亦较为确切。

3. 细胞周期调节剂与细胞凋亡促进剂

抑制周期素、周期素依赖激酶(CDKs)、周期素依赖激酶抑制蛋白(CDKIs),使肿瘤细胞生长停滞在 G1、G2 期,从而抑制肿瘤生长,是肿瘤治疗的又一思路。favopirido l 是半合成黄酮类 CDKs,可抑制周期素 D1、CDK1~9,抑制肿瘤细胞增殖,还可抑制表达 EGFR,抑制肿瘤血管生成。在一项Ⅰ期临床研究中,1 例远处器官转移的胃癌患者获得 CR,无病生存时间>4 年。

促进肿瘤细胞凋亡一直是抗肿瘤治疗的重点,由于 NF-κB 通路的活化可促进细胞抗凋亡,用蛋白酶体抑制剂硼替佐米,可阻断 NF-κB 通路,促进肿瘤细胞凋亡。目前硼替佐米主要用于治疗多发性骨髓瘤,但已证实,部分胃癌中 NF-κB 呈高水平表达,硼替佐米有一定疗效。

4. 其他

EpCAM 在胃癌中高水平表达,抗 EpCAM 的依决可单抗已被批准用于乳腺癌和结直肠癌的临床治疗,但其对胃癌的作用尚待进一步证实。胃癌中 IGF-1R 高水平表达,与预后相关,封闭 IGF-1R 能增强放化疗的疗效,但尚需进一步研究。

胃癌的靶向治疗已经显示出初步的临床价值,但另一方面,胃癌的发生是多环节调控、多因素交叉的,单独针对某个靶点进行调控难以得到显著疗效,因此胃癌的靶向治疗仍然任重而道远。

九、胃腺癌 IGFBP4 的表达与预后

有人探讨胃腺癌中胰岛素样生长因子结合蛋白 4(IGFBP4)的表达情况及预后意义。应用免疫组织化学技术,检测 401 例胃腺癌术后标本中 IGFBP4 的表达,并探讨 IGFBP4 表达与临床病理参数及预后相关性。结果显示,401 例患者中 51.9%IGFBP4 表达水平下调,且在低分化胃腺癌、T4 a/b、Ⅲ/Ⅳ 期胃癌患者中表达下调明显。生存分析显示 IGFBP4 表达水平下调,与较差的预后相关。多因素分析显示 IGFBP4 可作为一个独立预后风险因素,IGFBP4 表达下调时提示预后不良。IGFBP4 过度表达,可抑制细胞增殖。而近期报道,卵巢癌、结肠癌、前列腺癌、脑肿瘤等中,血清 IGFBP4 水平升高,与患者预后相关。在肿瘤细胞中,转录因子 Gli1 与 IGFBP4 结合后,可抑制 IGFBP4 与 IGFs 结合,导致肿瘤细胞增殖。免疫组化分析证实,IGFBP4 在胃腺癌组织中可能起抑癌蛋白的作用。IGFBP4 在低分化胃腺癌表达水平降低。IGFBP4 表达水平,患者预后较差,多因素分析显现,IGFBP4 表达水平为胃腺癌患者的独立预后因素。

十、抗胰岛素样生长因子 2 单抗对胃癌细胞的抑制作用

有人探讨抗胰岛素样生长因子 2 单抗对 BGC-823 胃癌细胞株的抑制作用,用噻唑蓝法检测细胞生长抑制情况;在镜下观察细胞形态和超微结构,流式细胞术检测细胞凋亡率。结果发现,IGF2 单抗对胃癌细胞株 BGC-823 有抑制作用,可引发细胞凋亡,且呈一定的剂量、时间依赖性。

IGF2 是刺激肿瘤细胞的生长因子,能与 IGF-1R、IGF-2R 结合,通过信号转导,可促进 DNA、蛋白质、多糖合成,是强促有丝分裂剂,有抗凋亡作用,能促进肿瘤发生、发展,促进表达血管内皮生长因子,促发肿瘤血管新生,导致肿瘤转移。肿瘤组织中 IGF2 水平可持续升高 20～30 倍。胃癌 LIM-1893 细胞无血清培养基中加入 IGF1 后,加入 IGF2 后,细胞生长增快 1.8 倍;但抗 IGF2 单抗可阻断 IGFs 外对胃癌细胞的促增殖作用,且随其浓度增高,抑制作用逐渐增大,呈一定浓度依赖性;随抗 IGF2 单抗作用时间延长,抑制作用逐渐增大,表现出时间依赖性,能抑制 IGF2 与 IGF1R 结合,抑制表达 N-Myc、Ras、c-Fos 等癌蛋白表达,抑制肿瘤细胞生长、增殖;抑制生长因子网络功能。研究显示,抗 IGF-2 单抗作用 24 小时后,显微镜下可见胃癌 BGC-823 细胞体积变小、变圆,部分细胞脱落,并随作用时间延长、浓度增大,漂浮细胞数量增多。电镜观察发现,抗 IGF-2 单抗作用后,部分细胞体积缩小,细胞表面微绒毛减少甚至消失,胞质内细胞器结构密度增大,内质网和线粒体等细胞器数量减少,胞核固缩,核内染色质浓集呈块状,凋亡小体形成,可促进胃癌 BGC-823 细胞凋亡,作用 24～48 h 细胞凋亡率明显升高。

(王勇　徐阿曼　李建平)

进一步的参考文献

[1] HEWISH M,CHAU I,CUNNINGHAM D. Insulin-like growth factor 1 receptor targeted therapeutics: novel compounds and novel treatment strategies for cancer medicine[J]. Recent Pat Anticancer Drug Discov,2009,4(1):54-72.

[2] ADACHI Y. A candidate targeting molecule of insulin-like growth factor-I receptor for gastrointestinal cancers[J]. World J Gastroenterol,2010,16(46):5779-5789.

第五章　微小 RNA 与胃癌

一、RNA 干扰与基因沉默

RNA 干扰技术(RNAi),应用小干扰 RNA(siRNA)、微小 RNA(miRNA)等可用于癌基因异常表达的恶性肿瘤治疗,如利用小干扰 RNA、微小 RNA,可阻断 K-Ras 癌基因表达而抑制肺癌的发生发展,或利用小干扰 RNA、微小 RNA 阻断 Bcr/蛋白激酶 Abl 融合基因表达,而杀死表达 Bcr/Abl 的白血病细胞,增加其对化疗药物的敏感性。小干扰 RNA、微小 RNA 等能阻断病毒入侵,可抑制转座子活动,能抑制病毒基因表达,它们可应用于基因功能分析、药物靶蛋白的发现、肿瘤的治疗;小干扰 RNA、微小 RNA 等使靶基因沉默的作用,是反义 RNA、核酶的数十到数千倍。

小干扰 RNA、微小 RNA 所用的双链 RNA 中的反义链 RNA 和正义链 RNA,都可抑制靶 miRNA 表达;小干扰 RNA、微小 RNA 转入靶细胞后,能诱导靶 miRNA 的降解,可引发转录后水平、转录水平靶基因沉默。小干扰 RNA 伴随 RNAi 现象被发现,它源于双链 RNA(dsRNA)。

研究发现,微小 RNA 形成的具体机制为:Drosha 是核糖核酸酶Ⅲ家族的一员,在胞质中能加工 miRNA 初级转录产物 pri-miRNA 成茎环结构的 pre-miRNA(miRNA 前体双链 RNA)。较长的 pre-miRNA 由两个 3′端开始,被 Dicer 内切核酸酶切成 21～23bp 的小干扰 RNA,每一个小干扰 RNA 片段 3′端都有 2 个碱基突出;小干扰 RNA 在解旋酶作用下分解为两条单链,由其反义链与核酸内切酶、外切酶、解旋酶、核蛋白体、靶 mRNA 等结合形成 RNA 诱导沉默复合体(RISC)。小干扰 RNA 可指导 RNA 酶,降解 RISC 中与小干扰 RNA 的某一条链互补的靶 mRNA,从而抑制靶 RNA 表达蛋白质,产生 RNA 干扰作用;在与小干扰 RNA 的某一条链互补配对时,可能需要解旋酶辅助。研究发现,小干扰 RNA 可从胞质进入胞核,靶向作用于靶基因启动子,并促进其甲基化,进而调控靶基因表达;提示小干扰 RNA 亦可在转录水平调节基因表达。

dsRNA 常源自外来病毒、转座子、自身基因组,故基于小干扰 RNA 的 RNAi,是生物自身及外来遗传物质参与基因表达调控的共同途径。RNAi 的过程并非绝对特异,存在多种微小 RNA、小干扰 RNA 抑制同种 mRNA,或同种微小 RNA、小干扰 RNA 抑制不同 mRNA 的可能。

微小 RNA 与小干扰 RNA 的区别包括:

(1)微小 RNA 是内源性的;小干扰 RNA 是外源性或内源性的,但肿瘤研究中,小干扰 RNA 以人工合成后转入细胞为主(外源性)。

(2)微小 RNA 合成起始于胞核,再被转运至胞质;小干扰 RNA 一般不在胞核合成。

(3)成熟微小 RNA 为单链;成熟小干扰 RNA 为双链。

(4)微小 RNA 参与正常机体生长发育调节;而小干扰 RNA 常不参与。

(5)微小 RNA 广泛存在于真核细胞中;而脊椎动物中较少存在内源性小干扰 RNA。

(6)微小 RNA 常为科研对象;小干扰 RNA 常为科研工具。

有的小干扰 RNA(都大于 26 bp 的双链 RNA),作用于一些 26 bp 的双链 RNA 时,常能激活蛋白激酶 R,再磷酸化蛋白质翻译启动因子 EIF2a 使其失活,导致大量蛋白质的合成不能起始;也常能活化 2′,5′寡腺苷酸合成酶,再催化合成寡腺苷酸;又常能活化 RNA 酶 L,再降解所有的 mRNA。目前未发现内源性小干扰 RNA。(图 5-1,图 5-2,图 5-3)

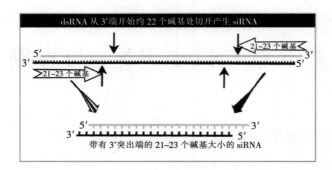

图 5-1　将 dsRNA 切割为短小的 siRNA

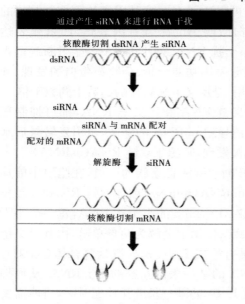

图 5-2　siRNA 结合靶 mRNA
再被 RNase 切割

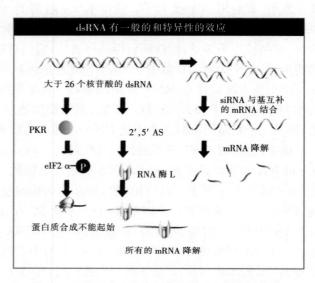

图 5-3　siRNA 可阻遏全部的或特异的靶蛋白合成

　　用 RNA 干扰及基因表达分析,可研究靶基因表达被抑制后的效应。小干扰 RNA 最常见的来源,是病毒感染后的细胞,复制的病毒双链 RNA,可产生大量小干扰 RNA,可促使细胞内某些 mRNA 的表达沉默,促进细胞凋亡;病毒 RNA 聚合酶,也能以小干扰 RNA 为模板,来合成更多的小干扰 RNA,能促使细胞内更多的 mRNA 被全部表达抑制,可抑制细胞生存。

二、RNA 干扰技术可用于基因治疗

　　RNA 干扰技术也为基因治疗提供了一个新的重要技术。小干扰 RNA 的发现,突破了在细胞中用较长双链 RNA 抑制基因表达时常遇到的障碍,即长于 30bp 的双链 RNA,常易激活 RNA 酶 R,再磷酸化蛋白质翻译启动因子 EIF2a 使其失活,而诱发对蛋白质合成的非特异性的全面抑制。实验表明,长度为 21 个 bp、3′末端有 2 个碱基突出的小干扰 RNA,RNA 干扰活性较高。适合长度的小干扰 RNA,一般不会激活蛋白激酶 R,不会诱发这种非特异性的对细胞内 mRNA 的全面抑制。

　　小干扰 RNA 的对靶 mRNA 特异性抑制,有高度的序列专一性,在小干扰 RNA 上一个错配的碱基,即可使其失去原有的抑制靶 mRNA 表达的活性;换言之,一般含有小干扰 RNA 完全互补序列的 mRNA,才会在人细胞内被降解;这使在将 RNA 干扰技术用于治疗疾病时,可不抑制不相关 mRNA 的表达,能减少不良反应。

三、小干扰 RNA 与胃癌

RNA 干扰(RNAi)指部分特殊 RNA 诱导同源基因 mRNA 降解或抑制其翻译,甚至改变 DNA 甲基化谱,从而调节基因表达的现象。RNA 干扰属表观遗传学范畴,是转录后或转录水平的遗传信息调控,也是生物体内重要的基因表达调节机制。因 RNA 干扰具有普遍、高效、特异、简单等优点,已被广泛用于基因功能及其作用机制、肿瘤诊断、治疗等研究中。目前认为参与 RNA 干扰的特殊 RNA 包括微小 RNA 和小干扰 RNA(siRNA)。一些小干扰 RNA 与胃癌相关。

小干扰 RNA 与胃癌的研究:目前小干扰 RNA 常作为肿瘤研究中靶向抑制目标基因的工具,对肿瘤基因功能及作用机制研究作用巨大。表 1 列举了基于小干扰 RNA 的 RNAi 技术在胃癌中的部分研究资料。从表看出,小干扰 RNA 除用于研究胃癌相关基因功能外,还可望成为胃癌乃至所有肿瘤基因治疗的武器。有人发现,部分微小 RNA 基因可编码内源性小干扰 RNA,为 miR-derived 小干扰 RNA,可直接诱导靶基因甲基化,从而抑制靶基因表达;但在胃癌乃至其他肿瘤中类似研究尚少,需进一步探索。(表 5-1)

表 5-1 利用 siRNA 研究胃癌的部分资料

研究目标	目标背景	研究方式	研究结果	研究结论
CAR	在胃癌中低表达;与胃癌分化、浸润、转移、预后相关	构建 CAR-siRNA 转染胃癌细胞	CAR 表达下降;胃癌细胞增殖、侵袭、转移能力增强	CAR 为胃癌抑制基因;基于 siRNA 的 RNAi 技术可实现基因抑制
KITENIN	通过激活 AP-1 促进胃癌进展;过表达与胃癌 TNM 分级正相关	构建 KITENIN-siRNA 转染胃癌细胞	KITENIN 被敲除;AP-1 活性减弱;胃癌细胞受抑制	siRNA 成功抑制靶基因,可能用于肿瘤基因治疗
DNMT1	为 DNA 甲基转移酶,异常激活导致抑癌基因甲基化而失活,进而引起肿瘤	构建 DNMT1-siRNA 转染胃癌细胞	DNMT1 被抑制;多种抑癌基因重新去甲基化而激活;胃癌受抑	DNMT1-siRNA 重新激活抑癌基因;可望用于胃癌基因治疗
Kv4.1	在胃癌细胞株 MKN-45 及 SNU-638 中高表达,并与其增殖相关	构建 Kv4.1-siRNA 转染两胃癌细胞株	Kv4.1 表达下降;胃癌细胞增殖受抑制	Kv4.1 可能促进胃癌增殖;可望成为胃癌基因治疗标靶
Stathmin1	为微管调节蛋白,作用于有丝分裂纺锤体,促进胃癌增殖及转移	构建 Stathmin1-siRNA 转染胃癌细胞	Stathmin1 被抑制;胃癌细胞增殖、浸润转移均受抑制	Stathmin1 可望成为胃癌基因诊治标靶
NF-κB	通过抑制 β-catenin 发挥抗细胞凋亡作用	NF-κB-siRNA 被构建并转染胃癌细胞	NF-κB 被抑制;EB 病毒阳性的胃癌细胞生长停滞	NF-κB 可能成为 EB 病毒阳性胃癌治疗靶点
EZH2	作用于细胞周期调控,在胃癌中高表达并促进其增殖和转移	构建 EZH2-siRNA 转染胃癌细胞	EZH2 被抑制;p53 及 HDAC1 表达增强、cyclin D1 与 cyclin E 表达下降	EZH2 促进胃癌增殖、转移,可能与 Ki-67 及 p53 相关

合理应用 RNAi 技术也可实现各种基因表达的人工调节。就肿瘤研究方面,以下几点是未来 RNAi 探索方向:

(1)建立各类肿瘤特异性 miRNA 表达谱,为肿瘤早期诊断及预后判断提供方法。

(2)开发高速、高通量、高灵敏且经济的微小 RNA 检测方法,为临床服务做好准备。

(3)建立小干扰 RNA 稳定转染并持续作用的方法,为肿瘤基因治疗提供途径。

（4）研究小干扰 RNA 及微小 RNA 与肿瘤基因甲基化的相互联系,完善复制后遗传信息调控理论。

（5）因 RNAi 机制复杂,且其靶向性并非绝对特异,故人工 RNAi 技术对细胞的毒副作用尚待进一步探索。

四、微小 RNA

微小 RNA(microRNA,miRNA)是长度约为 22 个核苷酸(nt)的内源性单链小 RNA 家族,是非编码 RNA,在正常细胞中能调控细胞生长、增殖、发育、分化、凋亡等,与肿瘤的发生发展等相关。随着生物信息学的进步、对微小 RNA 预测方法的改进,预测的微小 RNA 数量已达数千种。目前认为,微小 RNA 自身表达的调控主要在转录水平,可能也在转录后水平被调节。

微小 RNA 是内源性小 RNA 的主要部分,微小 RNA 生物合成分别在细胞核和细胞质中进行,过程包括微小 RNA 基因转录、核加工、核输出、胞质加工、argonaute 蛋白的装配等。目前微小 RNA 的命名都以 miR 为前缀,已知的微小 RNA,能下调全部基因 35% 的表达。

微小 RNA 的生物合成起源于细胞核内,在核内编码微小 RNA 的基因首先在 RNA 聚合酶 II 作用下,转录成长段的原始双链 miRNA(pri-miRNA),细胞核中激活的 1 000bp 的双链 pri-miRNA,被 Drosha 核酸内切酶(一种 RNA 酶 III,微处理器)和 RNA 结合蛋白 DGCR8 作用,剪切为长度 70~100bp 的茎环发夹状双链双链(pre-miRNA);pre-miRNA 在核质/胞质转运蛋白 Exportin5-Ran 二聚体的作用下,由 GTP 供应能量,从细胞核运输到细胞质;premiRNA 再进一步被 Dicer 内切酶(另一种 RNA 酶 III)切为长度约 22bp(21bp~25bp)的成熟的双链微小 RNA;再在解旋酶作用下使双链微小 RNA 解旋,一条单链被降解,另一条单链与 argonaute 蛋白结合,与靶 mRNA 形成 RNA 诱导的基因沉默核糖核蛋白复合(RISC),活化的 RISC 在微小 RNA 引导下,互补结合 mRNA 中的互补链,能在 argonaute 蛋白影响下,促使 mRNA 的不互补链降解,产生翻译抑制、沉默。微小 RNA 一般能在翻译水平对靶 mRNA 表达负调控。

微小 RNA 是继短小干扰 RNA 后的又一研究热点,都是小 RNA,在分子特征、生物合成、作用机制等方面相似。在自然界,微小 RNA 一般用 2 种作用模式控制靶 mRNA 表达:①在微小 RNA 与靶基因 mRNA 的 3'UTR 或编码区完全匹配时,完全互补结合,微小 RNA 能通过类似小干扰 RNA 作用的机制,使靶基因 mRNA 被 RNA 酶降解;②在微小 RNA 与靶基因 mRNA 的 3'UTR 不完全匹配时,能不完全互补结合,微小 RNA 能结合、抑制靶基因 mRNA 的翻译,而不影响 mRNA 的稳定性。在哺乳动物中,微小 RNA 与靶 mRNA 常不完全配对,主要抑制靶基因的翻译。研究表明,在某些条件下,微小 RNA 也可对靶基因的表达发挥正调控作用。

研究发现,微小 RNA 与靶 mRNA 识别过程中,miRNA5' 端的 4~8 个碱基在与靶微小 RNA 的结合中,比 miRNA3' 序列更为重要,被称为种子序列(seed sequence),它在微小 RNA 和靶 mRNA 配对中起关键作用。微小 RNA 的功能与小干扰 RNA 不同,微小 RNA 参与调节细胞生长、增殖、发育、分化、凋亡,参与调节造血、早期发育、器官形成等,参与生命过程一系列的重要进程及肿瘤发生发展等。

目前已知,每个细胞内有 1 000~60 000 种 mRNA。到 2011 年 4 月,已发现至少 1 424 种微小 RNA,每个微小 RNA 平均能控制 200 种 mRNA 的表达,1 424 种微小 RNA 能控制细胞内 1/3 的蛋白编码基因的 mRNA 的表达。微小 RNA 的基因常位于内含子、基因间区域、ETS 序列等内,由 RNA 聚合酶转录。微小 RNA 不编码蛋白质,其结合靶 mRNA3'UTR 区时,能引发降解靶 mRNA,可负向调控靶基因的表达。

微小 RNA 与肿瘤的发生、复发及预后等密切相关,微小 RNA 是与肿瘤相关的多种基因的上游调控分子。应用芯片技术检测微小 RNA 在肿瘤组织中特异的表达谱,将有利于鉴别诊断良恶性肿瘤、个体化治疗。肝癌、乳腺癌、卵巢癌、胃癌、肺癌等肿瘤组织、患者血中,均有微小 RNA 异常表达。

肿瘤中异常表达的微小 RNA 可分两类:一类为促癌性微小 RNA,在正常组织低水平表达、而在肿瘤组织高水平表达,如 miR-10b、miR-16、miR-17、miR-17-5p、miR-18、miR-21、miR-23a、miR-92、miR-106a、miR-106b、miR-146a、miR-155、miR-194、miR-221、miR-222、pre-miR-199a、pre-miR-195/-125a/-200a 等。

另一类为抑癌性微小 RNA,在正常组织高水平表达、在肿瘤组织低水平表达,如 miR-7、miR-9、miR-26a、miR-29、miR-30d、miR-34 a/b/c、let-7、miR-101、miR-126、miR-129-2、miR-145、miR-181c、miR-192、miR-195、miRNA-199a、miR-200、miR-212、miR-215、miR-218、miR-375、miR-433、miR-451、miR-486、miR-499、miR-34 b/c、miR-9-3、miR-has-let-7g、miR-331-3p 等。微小 RNA 参与调节肿瘤细胞的生长、凋亡、增殖、分化、发育、转移、新陈代谢等。有人报道,let-7 表达水平低的非小细胞肺癌、乳腺癌患者,生存期明显缩短,提示 let-7 的低水平和预后较差相关,随着 miR-145、miR-9-3 的表达水平下调,乳腺癌的增殖指数、肿瘤的分期升高、血管侵袭和淋巴结转移增加。说明微小 RNA 表达水平在判断肿瘤预后方面有一定应用前景。

五、微小 RNA 与胃癌

有人发现在 470 名胃癌患者中,有 39 种微小 RNA 表达水平异常,以 miR-375 水平升高最显著,miR-375 能通过依赖促凋亡因子-胱冬蛋白酶通路,影响胃癌细胞凋亡。有人发现,高水平 miR-21 通过抑制表达双磷酸酶 PTEN,使胃癌细胞质 IP3 水平升高,能激活蛋白激酶 PI3K/Akt、受体酪氨酸激酶 RTK 等通路,进而促进胃癌细胞增殖。

微小 RNA 是非编码 RNA,有基因表达转录后调节功能,对胃癌细胞的增殖、凋亡、分化起重要作用。研究表明,微小 RNA 在肿瘤如胃癌中,可起癌基因或抑癌基因的作用,它的表达缺陷可能导致胃癌的发生发展。有人发现,胃癌细胞至少有 39 种 miRNA 水平异常;研究发现 19％微小 RNA 的基因定位在肿瘤中易发生缺失、扩增、转位的基因区。

胃癌的发生有多种因素,约 80％胃癌有幽门螺旋杆菌(HP)相关的胃黏膜感染,研究表明,幽门螺旋杆菌能诱导胃黏膜基因修饰,促进 miRNA-21 在胃癌组织中表达等。近来发现,美国 75 例胃癌组织中,64％检出 EBV DNA,在中美洲国家为 100％。全世界 6％～16％的胃癌主要由 EB 病毒(EBV)感染引发,研究发现,一些微小 RNA 可在 EBV 感染的胃癌细胞中表达。EBV 编码的 LMP1 过度表达时,能通过 NF-κB、p38 MAPK 通路诱导表达 miR-155、miR-146a。试验表明,在胃癌组织中,一些微小 RNA 表达水平上调,一些微小 RNA 表达水平下调,与胃癌发生发展明显相关。对于任何一种癌,低水平的 Dicer、Drosha 酶活性常代表预后不好,能使微小 RNA 表达不正常。EGCG 是绿茶中的一种成分,能在肝癌中促进表达 miR-16,再结合、抑制 Bcl-2,促进肿瘤细胞凋亡;高水平 miR-16 与胃癌发生发展有关,故 EGCG 可能是治疗胃癌的潜在因子。

1. 促胃癌的微小 RNA(onco-miRs)

研究发现,90％胃癌组织、胃癌细胞 AGS 中高水平活化蛋白 AP-1、癌蛋白 Ras 促进胃癌高水平表达 miR-21,再抑制表达原肌球蛋白 TPM1、凋亡蛋白 PDCD4、抑癌蛋白 RECK,可促进胃癌细胞增殖、浸润,高水平 miR-21 是胃癌重要的基因诊断标志物;但研究发现,胃癌患者的预后与 miR-21 的表达可能无关。胃癌患者外周血浆微小 RNA,常能反映胃癌组织微小 RNA 表达水平;miR-17-5p、miR-21、miR-106a、miR-106b 在胃癌根治术前的血浆及癌组织中的水平均升高,而手术后水平显著降低,血浆这些微小 RNA 的水平与胃癌进展正相关,可望成为胃癌临床早期诊断、疗效观察、预后判断的新方法。胃癌中高水平表达 miR-106a,可作为胃癌诊断的标志物,miR-106a 有促癌功能,与胃癌的增大、发展、淋巴转移、浸润相关。高水平 miR-106b-25 能抑制表达抑癌蛋白

Rb1、促进表达转录因子 E2F1,可防止胃癌细胞凋亡、促进胃癌细胞增殖,miR-106b-25 可作为胃癌发生发展的标志物。hsa-miR-27a 基因的单核苷酸多态性(在 rs895819 位点)能影响胃癌中 miR-27a 的表达水平;该基因的多态性(AG+GG)型相对于 AA 型,能促进表达 miR-27a,再抑制表达锌指与 BTB 域蛋白(ZBTB10),有增加胃癌发生、转移的风险。提示(AG+GG)型 miR-27a 有促癌作用。胃癌细胞中 miR-196b 启动子去甲基化、表达水平显著升高,可促进胃癌增殖。有人发现,miR-27a 在胃腺癌中表达水平上调,能促进胃癌细胞增殖。miR-27a 基因多态性,可能是促进胃黏膜萎缩的重要因素,与促进淋巴结转移有关,患者存活率较低。miR-10a 能促进表达 PRL-3,能促进胃癌腹膜转移、侵袭。胃癌中高水平表达 miR-106a,可作为胃癌诊断的标志物,miR-106a 有促癌功能,与胃癌的增大、发展、淋巴转移、浸润相关。高水平 miR-106b-25 能抑制表达抑癌蛋白 Rb1、促进表达转录因子 E2F1,可防止胃癌细胞凋亡、促进胃癌细胞增殖,miR-106b-25 可作为胃癌发生发展的标志物。

2. 抑胃癌的微小 RNA(tumour-suppressor-miRs)

miR-126 可抑制胃癌细胞增殖、浸润、转移,并使癌细胞停留在 G0/G1 期,可抑制表达接头蛋白 Crk、抑制胃癌生长。研究发现,miR-126 在胃癌组织中表达水平显著降低,并与肿瘤大小、浸润深度、淋巴结转移、TNM 分期等临床病理特征呈负相关,可望用于胃癌基因诊治。有人研究 EB 病毒相关胃癌,发现 miR-200 在胃癌组织中水平显著降低,使抑癌蛋白 E-钙黏蛋白表达水平降低,提示 EBV 通过抑制表达 miR-200 而促进胃癌细胞增殖,这是 EBV 相关胃癌发生的机制之一。胃癌组织中 miR-375 水平明显降低著,能结合 JAK2mRNA 的 3′端非编码区、抑制 JAK2 活性。有人发现,8 种胃癌细胞株及 11 例胃癌组织的 miR-212 水平显著降低,使甲基化 CpG 序列结合蛋白(MeCP2)基因甲基化,进而在胃癌中不能发挥抑癌基因样作用,能促进胃癌细胞增殖。有人研究 13 种胃癌细胞株及 118 例胃癌组织,发现胃癌 miR-34 b/c 表达水平显著降低,使其靶抑癌基因异常高甲基化,进而在胃癌中不能发挥抑癌基因样作用,可促进胃癌细胞增殖;可用于胃癌诊治。有人研究 21 例胃癌组织,发现 miR-451 在胃癌中水平显著下降,可促进表达巨噬细胞游走抑制因子、P 糖蛋白,而促进胃癌细胞增殖、减少其对放疗的敏感性。胃癌组织中 let-7a 表达水平明显降低,与胃癌发生发展相关。在胃肠胰(GEP)神经内分泌(NET)肿瘤中,高水平 Lin-28、Lin-28B RNA 结合蛋白、HMGA1/2,能抑制合成 let-7,与 GEP NET 肿瘤的发生、胃癌的浸润转移等相关,患者预后较差,存活率较低。miR-34 能活化 p53,可抑制肿瘤细胞增殖,能减少 Bcl-2、Notch、HMGA2 的表达,可再诱导表达 miR-34a、miR-192、miR-194、miR-215,miR-192、miR-215,能诱导肿瘤细胞周期转换阻滞。

胃癌存在复杂的微小 RNA 变化(甚至涉及 Dicer、Drosha),且微小 RNA 的基因调节机制和靶向性也较复杂;但检查胃癌相对特异性微小 RNA 的表达谱,能对早期胃癌进行基因诊断、预后及疗效判断;特别是外周血中微小 RNA 检测,更具临床应用价值和前景。至于微小 RNA 在肿瘤中异常变化的原因可能与微小 RNA 基因异常甲基化或微小 RNA 基因突变有关,也可能与病毒或细菌感染相关。由于微小 RNA 常发挥癌基因或抑癌基因样作用,故又可望用于胃癌基因治疗。

六、miRNA 在胃癌转化医学中的应用

1. 转化医学

转化医学(translational medicine)是近年来提出的、关于基础研究与临床密切结合的新概念,强调实现基础研究成果真正转化为临床实践,为疾病的诊断和治疗,提供先进而有效的方法。胃癌的早期诊断与治疗,是转化医学研究的重点之一。微小 RNA 的发现揭示了一种新的基因表达调控方式,与胃癌的发生、发展、治疗、预后相关,为胃癌早期诊治的研究开辟了新路径。由于基础研究与临床应用之间的脱节逐渐加深,1992 年美国《科学》杂志提出,要强调从实验室到病床旁

(bench to bedside)和从病床到实验室(bedside to bench)的双向转化通道(two sideway)。转化医学是建立在基因组遗传学、组学芯片等系统生物学技术基础上的现代医学,是医学研究的一个分支,随着它在医学研究中的地位不断提升,其内容也在不断丰富。1996 年,著名医学杂志《柳叶刀》第一次提出转化医学一词,促进了此后转化医学的研究迅速进展。在美国耶鲁、哈佛、杜克等 38 所大学已建立了转化医学研究中心。2006 年后中国已开始进行转化医学研究,目前仍处于起步阶段。

目前微小 RNA 在肿瘤中的研究较活跃,人类基因组研究已确认,至少有 200 多种微小 RNA 与肿瘤密切相关,而将 miRNA 的功能研究与转化医学相结合并发挥其诊断及治疗作用,也成为研究的热点。

2. 微小 RNA 在胃癌中表达异常

微小 RNA 在肿瘤中表达分为两种情况,高水平表达的一些微小 PNA,一般被认为有癌基因作用;低水平表达的一些微小 RNA,常有抑癌基因作用,在胃癌中亦如此。

胃癌中表达水平上调的微小 RNA 有:miR-421、miR-21、miR-23a、miR-150、miR-199a、miR-221/222、miR-372、miR-650、miR-25、miR-93、miR-106b 等,胃癌中表达水平下调的微小 RNA 有:miR-375、miR-9、miR-15b/16、miR-181b、miR-101、miR-512-5p、miR-126、miR-181c、miR-218、miR-331-3p 等。并且上述微小 RNA 所作用的靶基因已被证实,同一微小 RNA 可靶向作用于 200 多种基因,而同一基因亦可能同时受多种微小 RNA 调控。

3. 微小 RNA 与胃癌细胞周期的关系

肿瘤细胞的一个重要特征是增殖加快、生长失控。细胞周期的完成需由细胞周期蛋白依赖激酶(cyclin-dependent kinases,CDKs)协助完成。研究证实,微小 RNA 可作为癌基因或抑癌基因,参与调控细胞生长周期。如当 CDKs 抑制物被微小 RNA 下调表达水平时,CDKs 表达水平升高,细胞增殖加快,促进肿瘤生长。在胃癌中 miRNA-106b 和 miRNA-93 表达水平升高,靶向抑制 CDK 激酶抑制物之一 p21 的表达,降低转化生长因子 β 的抑癌功能。在胃癌中,高水平 miR-29a 可抑制表达 cdc42,进而使细胞停滞在 G1 期,抑制胃癌细胞增殖,为胃癌的靶向治疗提供了一个新的思路。

4. 微小 RNA 与胃癌的发生

胃癌的发病是多因素、多步骤的过程。研究发现,胃癌组织中埃兹蛋白(ezrin)表达水平升高与癌基因 Ras 激活,与胃癌恶化相关;胃癌 miRNA-204 表达水平下调,促进表达 ezrin、促进活化 Ras、促进细胞增殖。胃癌组织中 let-7a 表达水平降低,使 RAB40C(Ras 癌基因家族成员)表达水平升高,能促进胃癌细胞跨越 G1 期增殖、致瘤。幽门螺杆菌感染是胃癌发生的重要诱因,使 miRNA-21 在幽门螺杆菌感染的胃黏膜、胃癌组织中高水平表达。miRNA-200 家族导致 E-钙黏蛋白表达减少,是与 EB 病毒相关胃癌发生的重要步骤。抑癌的 miR-375 在 90% 胃癌患者中表达水平明显下降,可促进酪氨酸激酶 JAK2 活化、胃癌细胞增殖。胃癌组织中 miR-9、miR-433 表达水平下调,使 RAB34(Ras 家族成员)、生长因子结合蛋白 GRB2 表达水平升高,可促进胃癌细胞增殖。miR-23a 在胃癌中表达水平上调,能促进表达白细胞介素-6 受体,促进胃癌细胞增殖。miR-331-3p 在胃癌细胞中表达水平下调,使转录因子 E2F1 水平升高,促进胃癌细胞增殖。(表 5 - 2)

表 5 - 2　胃癌中相关 miRNA 及其作用靶点

miRNA	作用靶点
表达上调:	
miR-23a	IL-6R
miR-21	RECK
miR-221,222	PTEN

续表

miRNA	作用靶点
表达下调：	
miR-126	CRK
miR-9	RAB34、NF-kB1、GRB2
miR-433	GRB2
miR-331-3p	E2F1
miR-218	Robo1
miR-7	HMGA2
miR-29	cdc42
miR-129-2	Sox4
miR-375	JAK2、PDK1、14-3-3z
miR-451	MIF
miR-181c	Notch4、K-Ras
miR-212	MECP

　　在胃癌中已发现一些微小 RNA 基因的高甲基化或低甲基化,可能导致其相应微小 RNA 的表达下调或上调,进而作用于微小 RNA 的靶基因表达,参与胃癌的发生发展。研究发现,miR-181c 基因在胃癌中甲基化、表达水平降低,应用甲基化抑制剂使 miR-181c 在胃癌组织表达水平升高,能促进表达 Notch4、K-Ras,促进胃癌细胞增殖。胃癌组织中 miR-196b 基因多异常低甲基化,可导致高水平表达 miR-196b。胃癌细胞中 miR-101 基因甲基化、表达减少,导致 EZH2 高水平表达、胃癌细胞增殖。cdc42 分子量 42.3kD,有 389 个氨基酸残基,促进肿瘤细胞增殖,在胃癌组织中表达水平上调。在胃癌组织中,miRNA-29a 高水平表达,可下调 cdc42 表达水平。在胃癌组织中,miRNA-650、miRNA-214 可作为癌基因,抑制表达 ING4、PTEN,而促进胃癌细胞增殖。研究发现,在胃癌中,miRNA-191 可抑制表达去乙酰化/硫酸转移酶 1(NDST1),促进胃癌细胞增殖。miRNA-429、miRNA-148a 在胃癌组织中表达,能抑制表达 c-Myc,而抑制胃癌细胞增殖。

　　微小 RNA 亦可通过对靶基因的作用,来调节肿瘤细胞凋亡。在胃癌组织中 miR-130b 可通过抑制其靶基因 RUNX3 的表达,从而抑制 TGF-β 介导的细胞凋亡。在胃癌组织中,高水平 miR-129-2 可下调 Sox4 的表达,能促进胃癌细胞凋亡。胃癌组织高水平表达 miR-375,可下调 PDK1 及 14-3-3z 的表达水平,进而激活 caspase,可促进胃癌细胞凋亡。胃癌组织中 miR-146a 高水平,能抑制表达 Smad4,抑制胃癌细胞增殖、促进胃癌细胞凋亡。胃癌中高水平表达 miR-129-2,可下调 Sox4 的表达,并促进胃癌细胞凋亡。

5. miRNA 和胃癌侵袭、转移相关

　　肿瘤细胞间的黏附力仅为正常细胞间的 1/5～1/3,易脱落和侵入血液、淋巴组织、体腔继续生长。研究表明,微小 RNA 也参与胃癌侵袭和转移。其中,在胃癌中一些作为促癌基因的 miRNA 表达水平升高,可促进胃癌的侵袭及转移,如 miR-21 高水平表达,可靶向作用于抑癌基因 RECK,从而降低 RECK 对 MMP9、MMP2、MMP14 的表达的抑制作用,促进胃癌侵袭、增殖。胃癌组织中 miR-196a 的表达水平升高,将导致膜联蛋白 A1 表达减少,可促进胃癌细胞的淋巴结转移。miR-218 在胃癌组织中表达水平降低,促进表达轴突导向因子 Slit 受体 Robo1,激活 Slit 信号通路,从而促进胃癌转移。miR-126 在胃癌组织中低水平表达,促进表达癌蛋白 Crk,与胃癌大小、局部侵袭、淋巴结转移和临床分期等相关。研究还发现,胃癌组织中 miRNA-146a 低水平表达,促进胃癌淋巴结转移及静脉侵袭。胃癌组织中 miRNA-622、miRNA-223 高水平表达,促进胃癌的淋巴转移。

　　微小 RNA 在胃癌与正常组织有不同的表达谱,故能作为胃癌的诊断及判断预后的标志物。有人发现,miR-17、miR-17-5p、miR-21、miR-106a、miR-106b 在胃癌患者血清中均高水平表达,而 let-7a 则表达水平显著降低。如果微小 RNA 在转化医学中取得突破,在临床诊断中将其与传统的肿瘤标记物相结合,可提高胃癌早期血清诊断的特异性和灵敏性,提高胃癌患者的生存期及生存质量。let-7f 通过靶向肿瘤转移相关基因-肌球蛋白重链 9(MYH9)抑制胃癌细胞的侵袭和转移,提示 let-7f 可作为胃癌治疗的新候选标志物。有人发现 miR-516a-3p 可能是一种抗转移候选标志物,对胃癌细胞增殖有抑制效应,miR-125a-5p 与曲妥珠单抗联合,可增加抑制效应,可成为胃癌治疗的新方法。miR-15b 和 miR-16 表达水平降低,与胃癌多药耐药相关。抑制 miR-221、miR-222 后,通过诱导 PTEN 的表达,可使胃癌细胞的恶性表型逆转,并抑制细胞的生长和侵袭,还能增加该细胞的放疗敏感性。在胃癌中表达水平异常增高、促进胃癌转移、降低其化放疗敏感性的微小 RNA,可应用抗微小 RNA 的反义核苷酸抑制剂(AMO)技术使其表达水平降低,达到治疗的目的。一个基因可以是多个微小 RNA 的靶基因,沉默单一微小 RNA 的方法可能作用较差。为了提高疗效,可同时干扰多个微小 RNA 的表达,但相应一一转染入多个 AMO 又过于繁琐。因此有学者把多个反义核苷酸序列整合到同一条核苷酸片序列中,并把其命名为多靶点抗微小 RNA 反义核苷酸抑制剂(MT-AMO)。如 miR-21、miR-155、miR-17-5p 均可促进肿瘤的发生,如把它们的反义核苷酸整合为一个 MT-AMO,能较有效地抗肿瘤。MT-AMO 如可转化为临床给药,它将比单个 AMO 作用有效,且使用更方便。

　　6. miRNA 与胃癌的放射、化学治疗

　　目前发现胃癌中某些微小 RNA 也与肿瘤细胞对放射、化学治疗的敏感性也有关。在胃癌细胞中,miR-221 和 miR-222 的表达水平上调,能降低胃癌细胞对放射、化学治疗的敏感性,两者的作用靶点可能均是 PTEN 基因。miR-451 在胃癌中的高水平表达,使 MIF 蛋白水平下调,可抑制胃癌细胞增殖并增加对放射、化学治疗的敏感性。转染 miR-15b 或 miR-16b,能增加胃癌细胞对抗肿瘤药物 VCR、ADR、VP-16、CDDP 的敏感性。这些能为增加胃癌患者对放射、化学治疗的敏感性提供新的思路。

　　7. 微小 RNA 与胃癌的预后

　　有人发现 miR-10b、miR-21、miR-223、miR-338、let-7a、miR-126、miR-30a-5p 与患者预后密切相关,miRNA-10b、miRNA-21、miRNA-223、miRNA-338 高水平表达和 let-7a、miRNA-126、miRNA-30a-5p 低水平表达的患者预后较差。miRNA-181b、miRNA-21 在胃癌组织中高水平表达,miRNA-181b、miRNA-21 低水平表达,与使用化疗药 S-1 和奥沙利铂患者好的预后相关。

七、微小 RNA 与抗肿瘤药物

　　微小 RNA 在肿瘤的发生发展中可能起癌基因、抑癌基因的作用,可通过调控靶基因表达,参与胃癌等的发生、增殖、分化、凋亡,可能有治疗价值。微小 RNA 调控超过 30% 蛋白质的编码基因。研究报道,顺铂治疗能引起 miR-34A-C、miR-17-5p、miR-125 的表达水平升高,而其相关对应的癌基因(Bcl-2、E2F1、E2F3)在顺铂治疗后表达水平下调;miR-106、miR-150 表达水平下调,而其对应的抑癌基因(RB1、p53)在顺铂治疗后表达水平上调。化疗药物可使 miR-197、miR-191、miR-92A、miR-93、miR-222、miR-1826 表达水平显著升高。研究药物诱导微小 RNA 的改变,可发现新治疗药物。miR-326 可能为防止肿瘤细胞多药耐药的重要标志物。miR-497、miR-181b 等在胃癌多药耐药细胞中呈低水平表达,直接促进 Bcl-2 高水平表达,抗凋亡;恢复 miR-181b 的表达水平,可改善胃癌细胞对化疗药物 VCR、5-FU、ADM、顺铂、CDDP、VP-16、ADR 的敏感性。干扰素可通过调控细胞内微小 RNA 水平而抗病毒,说明药物作用的靶点不仅包括编码蛋白的基因,亦包括非编码微小 RNA 的基因,微小 RNA 为癌症治疗提供了新的标靶。

目前大多数微小 RNA 的功能尚不清楚,目前主要采用反义技术使微小 RNA 失活后观察其功能的变化,来阐明微小 RNA 在肿瘤中的作用。根据计算机预测,每一种微小 RNA 可以调控数以百计的靶基因,要在肿瘤研究中识别出微小 RNA 的精确靶点,仍然是一项艰难的挑战。

微小 RNA 靶基因的预测:

多细胞动物微小 RNA 的靶点预测工具目前包括:TargetScan(http://targetscan. org),EMBL(http://russell. embl-heidelberg. de),PicTar(http://pictar. mdc-berlin. de),EIMMo(http://www. mirz. unibas. ch/ElMMo2),Miranda(http://www. microrna. org),mirWIP(http://146. 189. 76. 171/query),miRBase Targets(http://microrna. Sanger. ac. uk),PITA Top(http://genie. weizmann. ac. il/pubs/mir07/mir07 _data. html)。

八、微小 RNA-222 与胃癌

miR-222 促癌,在多种肿瘤高水平表达,包括甲状腺癌、肝细胞癌、黑色素瘤等;其基因位于染色体 Xp11. 3。研究表明,通过微小 RNA 靶基因预测软件可预测到 miR-222 能抑制抑癌基因 PTEN 表达,使 RECK 表达增加,能促进胃癌细胞增殖、转移。在胃癌组织中,PTEN 基因的第 5/7/8 外显子等均可发生突变;PTEN 阴性表达率为 20%~52%,推测在胃癌的发生、发展、侵袭、转移中,PTEN 功能缺失起着重要作用。RECK 基因(9p12~p13)是肿瘤抑制基因,RECK 是膜锚定蛋白质,能抑制表达 MMPs,抑制肿瘤的浸润、转移、血管生成。

转移主要包括黏附、水解细胞外基质(ECM)及迁移等。肿瘤细胞首先自身黏附性降低,脱离原发部位,其表面受体与基底膜及 ECM 某些成分发生特异性结合。然后肿瘤细胞分泌降解酶类 MMPs,水解 ECM 中的蛋白成分,最后肿瘤细胞从原位点扩散,沿着被降解的 ECM 缺损区,向周围侵袭或进入淋巴管、血管,向远处转移。ECM 的破坏是肿瘤细胞侵袭和转移的关键过程。研究表明,通过抑制 MMPs 和肿瘤血管生成,能阻断肿瘤的侵袭和转移。恶性肿瘤的特性是侵袭性生长与远处转移,该过程与肿瘤新生血管的大量形成、基质/血管基底膜的降解有关。研究表明,RECK 能使靶基因启动子 CpG 岛甲基化沉默,可抑制 MMP-2、MMP-9、MMP-14,抑制肿瘤侵袭、转移、血管新生。MMP-2、MMP-9 是肿瘤浸润、转移过程中涉及的主要蛋白水解酶。研究表明,胃癌、肝癌、胰腺癌、乳腺癌、肺癌组织中 RECK 基因表达水平与肿瘤的侵袭力呈负相关,RECK 高水平表达的患者预后较好。MMPs 基因甲基化可作为早期诊断、判断胃癌预后的生物标志物。在胃癌中 RECK 基因 CpG 岛可甲基化沉默,可促进淋巴结转移。

九、微小 RNA-200c 与胃癌

有人研究 miR-200c 在胃癌和癌旁组织中的差异表达情况,探讨 miR-200c 与胃癌临床病理参数之间的相关性以及 miR-200c 在胃癌中可能调控的靶基因,结果发现,miR-200c 在胃癌组织中的表达显著低于癌旁正常组织,miR-200c 表达水平降低,与组织学分级呈显著相关,生物信息学预测,Rho E 可能是 miR-200c 的靶基因。

miR-200c 是微小 RNA-200 家族的成员之一,在多种肿瘤组织中存在异常表达,是近年来人们研究的热点分子。胃癌中存在多种微小 RNA 的异常表达,它们通过调节肿瘤相关靶基因的表达来发挥抑癌基因或癌基因的作用,贯穿于胃癌的发生、发展及其复发转移中,并在转录和翻译水平上形成一系列复杂的分子网络,调控着胃癌最终的发展和转归。

miR-200c 通过调控某些靶点和通路,发挥促进或抑制肿瘤发生发展的作用,能上调 E-钙黏蛋白的表达水平而抑制肿瘤上皮细胞-间质细胞转化(EMT)。miR-200c 在某些肿瘤中表达水平降

低,如恶性黑色素瘤、肾细胞癌、胃癌。

十、微小 RNA-375 与胃癌

有人探讨胃癌组织中 miR-375 基因表达与基因甲基化调控的相关性,把 90 例胃癌组织活检标本,分为胃癌组 54 例,非癌对照组 36 例,应用实时荧光定量反转录 PCR 检测 miR-375 表达水平,应用甲基化特异性 PCR 检测 miR-375 基因启动子区 CpG 岛甲基化。结果发现胃癌组 miR-375 基因表达下调,与非癌对照组相比差异,有统计学意义;而胃癌组和非癌对照组的 miR-375 基因启动子区高甲基化阳性率分别为 62.96%、22.22%,差异有统计学意义。中/高分化胃癌组织中 miR-375 基因表达水平高于低分化组,差异有统计学意义;miR-375 基因启动子区甲基化阳性率中,高分化组与低分化组分别为 44.44%、72.22%,差异有统计学意义。

胃癌组织中存在 miR-375 基因高甲基化,可抑制 miR-375 基因表达,在胃癌发生发展中发挥重要作用。研究显示,正常情况下 miR-375 抑制其靶基因 PDK1 的表达,进而抑制 Akt 磷酸化过程,活化 casepase 依赖的凋亡通路,抑制胃癌细胞生存;miR-375 同样抑制抗凋亡基因 14-3-3z 表达,发挥促细胞凋亡作用;miR-375 异常低表达,参与胃癌细胞的过度增殖。miR-375 与 JAK2 的 mRNA 结合后,能抑制 JAK2 表达。胃癌中 miR-375 对 JAK2 的抑制作用下降,而 JAK2 的高水平表达,可促进胃癌细胞增殖。

DNA 甲基化修饰是指在靶基因启动子区 CpG 中胞嘧啶环的第五位碳原子上加上甲基的共价修饰过程,肿瘤组织中普遍存在特定的抑癌基因高甲基化失活、癌基因低甲基化高活化。微小 RNA 基因启动子区 CpG 岛的甲基化状态,决定细胞中特定的微小 RNA 的表达或沉默。

胃癌细胞给予 DNA 甲基化抑制剂、组蛋白乙酰化抑制剂,可恢复 miR-375 的表达,抑制胃癌细胞增殖,提示表观遗传学机制,可能参与 miR-375 抑癌机制的异常,且对甲基化状态的干预可能作为胃癌的一种潜在的治疗靶点。

有人对胃癌进行 miR-375、miR-142-5p 联合检测,可预示胃癌术后的复发风险。研究发现,miR-375 在幽门螺杆菌感染阳性的胃黏膜组织中表达显著降低,与胃癌组织学类型相关。

十一、微小 RNA-29 与胃癌

有人观察 miR-29 对胃癌细胞体外侵袭力的影响,研究探讨 miR-29 通过 ITGB1 调节胃癌侵袭和转移的具体机制。通过基因芯片筛选胃癌与癌旁组织中差异性表达的 miRNA;采用生物信息学预测 ITGB1 调控相关 miRNA,通过比对上述 2 个结果,筛选出 miR-29;进一步以 miR-29 慢病毒等过表达 miR-29 后,用 West blot 检测胃癌细胞中 ITGB1 的表达变化;采用双荧光素酶实验分析 miR-29 与 ITGB1 的作用机制;采用 ranswell 侵袭实验及划痕实验检测 miR-29 慢病毒感染后细胞体外侵袭能力的变化;采用定量 PCR 检测 60 例胃癌患者癌组织和癌旁组织中 miR-29 的表达差异,并分析 miR-29 的表达与胃癌患者临床病理之间的关系。

基因芯片检测发现,miR-29 在胃癌组织高水平表达,可调控 ITGB1;双荧光素酶实验证实 miR-29 可结合在 ITGB1 mRNA,miR-29 慢病毒过表达 miR-29,能在蛋白水平下调 ITGB1;定量 PCR 结果显示,miR-29 家族在胃癌组织中的含量低于癌旁组织,与淋巴结转移有关。

miR-29 可在转录后水平抑制 ITGB1 的表达,从而抑制胃癌细胞的侵袭和转移。最近文献报道,miR-124 可结合 ITGB1 mRNA 抑制口腔鳞状细胞癌的侵袭;miR-183 通过抑制 ITGB1 的表达,能抑制 HeLa 细胞的侵袭、转移。

miR-29 水平降低后,促进表达 ITGB1。ITGB1 是细胞黏附分子家族成员,是介导细胞和 ECM 相互作用的主要受体,它在恶性肿瘤的发生、发展中异常表达,可介导肿瘤细胞与 ECM 或基底膜的粘附,并促进基质金属蛋白酶(MMPs)的分泌和活化,促进降解 ECM,使癌细胞实现远处转移。

实验发现,ITGB1 阳性表达率在胃癌组织中明显高于胃炎组织,ITGB1 的表达水平与胃癌的分化程度、浸润深度、淋巴结转移、临床分期相关。miR-29 可抑制纤维蛋白酶原的表达,抑制肿瘤细胞的侵袭、转移。miR-29 在胃癌中可能是一种抑癌基因。miR-29a 的表达水平降低,与淋巴结转移有关。c-Myc 可以通过作用于 miR-29 的基因启动子区,调控 miR-29 的表达。miR-29 可能在 ITGB1 与癌基因 c-Myc、hTERT 的联系网络中起重要作用。

十二、微小 RNA-21 与胃癌

有人探讨 miR-21 在胃癌中的表达及其与临床病理特征的关系。采用荧光定量聚合酶链式反应(PCR)检测胃癌组织和配对的正常胃黏膜组织中 miR-21 的表达,并分析 miR-21 表达水平与淋巴结转移及胃癌临床分期(TNM)之间的关系。结果发现,胃癌组织标本中 82.35％miR-21 高水平表达,高于正常组织的 19.11％,差异有统计学意义。

在淋巴结转移阳性的胃癌组织中,miR-21 高水平表达(高于正常对照 2 倍)的发生率明显大于淋巴结转移阴性的胃癌组织,且 T3~T4 期 miR-21 高水平表达的发生率明显高于 T1~T2 期,差异有统计学意义。miR-21 在胃癌组织表达增高,与淋巴结转移及 TNM 分期有关,可能是胃癌诊断及治疗的分子靶标。

miR-21 既能结合其靶基因 mRNA 的 3′非编码区,又能结合编码区,而降解 mRNA 或在转录后抑制蛋白翻译。miR-21 在多种肿瘤细胞中表达异常,参与多基因的表达调控,既可以通过转录后抑制抑癌基因的表达而发挥促癌的作用,又可以通过转录后抑制癌基因的表达发挥抑癌的作用,从而在肿瘤的发生和发展中发挥着重要的作用。

miR-21 在结肠癌、肺癌、胰腺癌、前列腺癌中均表达水平上调。miR-21 在胃癌组织中表达水平明显高于正常对照组织,而且在淋巴结转移阳性的胃癌组织中表达明显增高;其表达与 TNM 分期有关,TNM 分期越晚,miR-21 表达水平增高越多。miR-21 可抑制程序性细胞死亡因子 4、PTEN 等靶基因表达,从而抑制细胞凋亡,促进细胞增殖、侵袭和转移,可能在胃癌的发生发展过程中发挥一定的生物学功能,不仅对胃癌的诊断具有重要意义,而且对预测转移同样具有重要作用。

十三、微小 RNA-204 与胃癌

有人采用微小 RNA 芯片,对胃远端(体、窦)腺癌组织及配对正常组织进行检测,筛选胃远端腺癌差异表达的微小 RNAs,并观察其与临床病理因素的关系;运用 TargetScan 等生物信息学方法,预测特定微小 RNA 可能的靶基因。

结果发现,47 种微小 RNAs 在胃远端腺癌组织和配对正常组织中表达差异显著;实时荧光定量 PCR 发现 miR-204 的表达水平在肿瘤组织中下调;生物信息学分析显示 Bcl-2、NR3C1、SOCS6 等可能为 miR-204 的靶基因。

用微小 RNA 芯片分析胃远端腺癌患者肿瘤组织和配对正常胃黏膜组织中微小 RNA 表达谱并进行聚类分析,结果表明,胃远端腺癌患者具有其特异的微小 RNA 表达谱,共有 24 种微小 RNAs 在胃腺癌组织中表达水平上调,23 种微小 RNAs 在胃腺癌组织中表达水平下调,通过分析微小 RNA 表达谱,可将胃远端腺癌组织和正常组织区分开。

miR-204 的基因位于染色体 9q21.12,其作用涉及多个方面。miR-204 与 Runx2(调控间充质干细胞向成骨方向分化的特异性转录因子)的 mRNA 结合,抑制骨髓间质母细胞和骨髓基质细胞

的分化。在不同的肿瘤,miR-204 同样有其特定的表达水平和调控机制。

有人报道,miR-204 在子宫内膜样腺癌中显著下调,可促进 Bcl-2 的作用,不利于化疗药物促进胃癌细胞凋亡。头颈部鳞癌高水平表达 miR-204,能通过抑制肿瘤生长相关靶基因的表达,抑制肿瘤的黏附、迁移、侵袭、转移,发挥抑癌基因的作用。胃体窦腺癌患者样本中,miR-204 的表达水平明显下调,结果 Bcl-2 表达水平升高,能抑凋亡,促增殖。

十四、微小 RNA-449 与胃癌

研究表明,与胃癌相关的 miR-449,能直接与间接调控某些胃癌相关基因的表达,影响胃癌细胞的增殖、分化、凋亡等。

有人发现,在进行性肌营养不良症(DMD)缺血的肌肉组织中,miR-449 的表达水平降低,而修复期肌肉细胞中 miR-449 的表达水平升高;研究发现,原发色素性结节性肾上腺病患者组织内 miR-449 的表达水平升高,还发现抑制 miR-449 的表达,能上调乳腺癌基因 2 的表达;miR-449 和 miR-34 通过调节 E2F-p53 能诱导肿瘤细胞凋亡,miR-449 还能抑制 Notch 信号通路,确保正常细胞功能,抑制癌细胞增殖。

有人利用微小 RNA 微阵列芯片研究,发现 miR-449 在 HP 感染胃组织中表达水平降低;miR-449 高水平表达的胃癌细胞增殖率比对照组(miR-449 正常表达组)降低 60%。研究表明,miR-449 能上调 p53 的表达水平,间接激活 p21,在 CASP3 和 PPAR 等与细胞凋亡有关的蛋白的参与下,最终能诱导细胞凋亡;miR-449 通过直接与靶基因 mRNA 的 3′UTR 结合,能沉默 GMNN、MET、CCNE2、SIRT1、CGK6 基因的表达。miR-449 能下调 pRb-E2F1 的表达,同时靶向沉默 CDK6 与 CDK25A,最终导致癌细胞 pRb 脱磷酸化和停留在 G1 期。

十五、微小 RNA-340 与胃癌

有人观察胃癌组织中微小 RNA-340 的表达变化,并探讨其临床意义,采用实时荧光定量 PCR 法检测胃癌患者的癌组织及癌旁正常胃黏膜组织中的 miR-340。结果发现,胃癌组织中 miR-340 的表达水平,比癌旁正常胃黏膜组织中明显降低;胃癌组织中 miR-340 的表达水平,与肿瘤大小、分化程度、大体类型、浸润深度、TNM 分期有关。

胃癌、乳腺癌组织中 miR-340 的表达水平下调,可能与胃癌等的恶性表型有关。研究发现,miR-340 与 MIFT 的 mRNA 结合后,能下调 MIFT 的表达水平,并抑制其活性,从而抑制肿瘤形成;miR-340 通过降低肝细胞生长因子受体和基质金属蛋白酶-2、9 的表达,能抑制肿瘤细胞的侵袭和浸润。miR-340 在胃癌组织中表达水平降低,检测胃癌组织 miR-340,将有助于对胃癌恶性程度的评估。

十六、微小 RNA-191 与胃癌

有人分析胃癌组织中 miR-191 的表达及预测其靶基因,选取胃癌及配对癌旁正常组织标本,应用实时荧光定量 PCR 检测 miR-191 的表达情况,用生物信息软件对 miR-191 进行靶基因预测。结果发现,miR-191 在胃癌组织中的表达水平显著高于癌旁正常组织,miR-191 可能有 PLCD1、Sox4、NDST1 等 9 个靶基因。miR-191 在胃癌组织中高水平表达,可能在胃癌的发病中起重要作用。

研究发现,利用基因芯片技术对 400 多个实体癌标本(乳腺癌、结肠癌、肺癌、胰腺癌、前列腺癌、胃癌、急性粒细胞白血病、恶性黑色素瘤、卵巢癌)及 200 多个正常组织标本进行分析,其中

miR-191 在 5 种实体癌中呈高水平表达。

有人用基因芯片技术对 353 个胃癌标本进行分析,发现 miR-191 呈高水平表达。miR-191 活化 ERK、TGF-β、JNK 信号通路,靶向调控 IL-1A、NDST1、TMC7、TIMP3、Riock3、Mxil、PLCD1 的表达,参与胃癌的发病机制,与胃癌的发生发展有关。

生物信息学软件对微小 RNA 靶基因的预测,是功能研究的初步步骤。由于微小 RNA 与靶序列可以不完全配对结合,一个微小 RNA 可以有多个靶基因,所以取 3 个软件均预测到的基因作为靶基因可降低假阳性率,能避免在功能实验中对靶基因选择的盲目性。

十七、let-7i 与胃癌

有人探讨微小 RNA let-7i 在胃癌中的表达及其与临床病理特征的关系。用茎环 RT-PCR 的方法检测胃癌患者的肿瘤组织及癌旁正常组织中 let-7i 的表达水平,并分析其与胃癌临床病理指标及化疗敏感性的关系。结果发现,胃癌中 let-7i 的表达明显低于癌旁正常组织,且表达水平降低与肿瘤的局部侵袭、淋巴结转移、分化程度、化疗抵抗显著相关。微小 RNA let-7i 可能是一个潜在的生物标志物和分子靶标,可在胃癌的早期诊断和基因治疗中发挥作用。

let-7i 的低表达,已经在一系列肿瘤中被证实,包括子宫平滑肌瘤、胆管细胞癌、肺癌、卵巢上皮癌、乳腺癌及结肠癌等;随着 let-7i 表达水平的降低,肿瘤有增大的趋势,常预示较晚的肿瘤分期及较短的术后生存时间。由此可见,let-7i 不仅与肿瘤的发生相关,可能还在肿瘤进展中发挥重要作用。胃癌中 let-7i 的表达水平降低与化疗耐药相关。上调 let-7i 的表达水平,可增加肿瘤细胞对顺铂的敏感性。化疗敏感组的胃癌组织中 let-7i 的表达水平,明显高于化疗耐受组。

let-7i 可能是一个潜在的预测化疗敏感性的生物标志物,及肿瘤基因治疗的分子靶标。众多癌基因,包括 Ras、c-Myc、IMP1、HMGA2、NF2、E2F2、CDC25A、CDK6、CCND2,是 let-7i 家族的靶基因。然而微小 RNA 与其靶点之间并不是一对一的关系。一个微小 RNA 可以有＞100 个的靶基因;另一方面,多个微小 RNA 又可以对某一个靶基因进行共同调控。因此 let-7i 与其靶点之间的复杂的分子网络结构还有待进一步探索。

十八、微小 RNA-152 与胃癌

有人探讨 miR-152 在胃癌中的表达及其与临床病理特征间关系。采用实时荧光定量 PCR 法检测胃癌组织及其相应癌旁正常组织中 miR-152 的表达水平,分析其与患者临床病理指标间关系。结果发现,82.9% 胃癌组织 miR-152 表达水平下调,低于癌旁正常组织;miR-152 在胃癌组织中表达水平明显下调,可促进胃癌发生、发展,可能成为胃癌诊断与治疗的重要生物学标志物。

微小 RNA 在胃癌组织中有其特异性表达谱,有一些微小 RNA 胃癌中低水平表达,可抑制胃癌细胞增殖,发挥抑癌基因功能;另一些微小 RNA 在胃癌中高水平表达,可促进胃癌细胞增殖,发挥癌基因功能。

有人报道,胃癌组织中有 miR-21、miR30b 等 23 种微小 RNA 表示水平上调,及 miR-429、miR-200、miR-148、miR-101(靶为 Cox2)、miR-223(靶为 EPB41L3)等 31 种微小 RNA 表示水平下调。血清中微小 RNA 作为肿瘤诊断标志物,具有检测损伤小、灵敏度高等优点,可用于肿瘤的早期检测,有望成为胃癌诊断和预后的生物学标志物。miR-152 表达水平降低,与卵巢癌、子宫内膜癌、肝细胞癌等相关。

(徐彬　余元勋　何光远)

进一步的参考文献

［1］ XU X. miRNA：The nemesis of gastric cancer（Review）［J］. Oncol Lett，2013，6（3）：631-641.

［2］ WANG F. MicroRNAs as promising biomarkers for gastric cancer［J］. Cancer Biomark，2012，11（6）：259-267.

［3］ PAN HW，LISC，TSAI KW. MicroRNA disregulation in gastric cancer［J］. Curr Pharm Des，2013，19（7）：1273-1284.

第六章　活性氧信号通路与胃癌

一、活性氧的产生

活性氧(reactive oxygen species,ROS)是 O_2 带电子后的产物,包括氧的一电子产物氧负离子 O_2^- ·、二电子产物过氧化氢(H_2O_2)、三电子产物羟基自由基(·OH^-)、一氧化氮等,其半衰期较短,脂溶性,易进入细胞。体内活性氧主要是在线粒体电子传递链由状态Ⅲ向状态Ⅳ转换中产生,线粒体高水平 O_2 的环境,使高还原态的呼吸链,可有电子由呼吸链底物端和氧端漏出,并交给 O_2 而生成 O_2^- ·。正常时,约 2% 的氧参与活性氧的产生;生理条件下,适量的活性氧可促进免疫、修复、存活、生长等。消除活性氧的抗氧化体系分为酶系和非酶系,酶系有超氧化物歧化酶(SOD)、过氧化氢酶(CAT)、谷胱甘肽过氧化物酶(GPx)、H_2O_2 酶(CAT)等,非酶系主要是还原型谷胱甘肽(GSH)、维生素 C/E 等。细胞内高水平抗氧化体系、环孢素、抗凋亡因子 Bcl-2 等,可下调活性氧的产生水平。

线粒体中活性氧的产生:体内 90% 以上的 O_2 在线粒体中被消耗。O_2 一方面作为呼吸链的终端电子受体参与产生 ATP 的氧化磷酸化反应,维持能量代谢;另一方面,O_2 通过一系列化学反应,有时可生成活性氧、活性氮(RNS)、脂类(RH)过氧化物等,脂类过氧化物有烷氧基(RO-)/烷过氧基(ROO-)/氢过氧化物(ROOH)等。线粒体产生活性氧的速率,与线粒体内膜跨膜电位 $\triangle \psi m$ 复相关。线粒体呼吸链复合物Ⅰ的异咯嗪半醌(FAD)、泛醌、复合物Ⅲ的细胞色素 b566、辅酶 Q 等氧化时漏电子,可产生活性氧;线粒体 NADPH 氧化酶和黄嘌呤氧化酶可催化生成 O_2^- ·,线粒体的髓过氧化物酶 MPO 可催化生成·OH^-,线粒体蛋白激酶 C 可催化生成 H_2O_2。线粒体受外界因素刺激时,包括射线、高压氧、香烟烟雾、空气污染、铅、铬、钒、抗癌药、抗生素、杀虫剂、麻醉药、高血糖、炎症因子、肿瘤坏死因子 α、高血脂、缺血、乙醛、缺氧等,活性氧产生明显增加。血小板源性生长因子受体(PDGFR)、转化生长因子 β 受体(TβR)、胰岛素样生长因子受体(IGFR)、胰岛素受体(InSR)、血管紧张素受体(AT1R)、瘦素受体通路等高度活化时,也可使活性氧产生明显增加。

二、活性氧的测定方法

在生物系统中,游离活性氧水平很低,因此测定时需要灵敏的方法如脉冲射解、电子自旋共振等技术,但仪器较昂贵。由线粒体产生的 H_2O_2,存在时间较长,能使荧光探针的荧光物被氧化成二氯荧光素双乙酸盐,再被酯酶裂解成二氯荧光素,以二氯荧光素为基础的荧光法,可检测 H_2O_2、O_2^- ·和·OH^-;这种方法较简单,但特异性较低。以亚铁血红素过氧化物酶/辣根过氧化物酶催化 H_2O_2 氧化荧光物、产生荧光素为基础的荧光法,特异性和灵敏度较高。通过测定活性氧损伤的产物,如脂质过氧化物(oxLDL)和 DNA 损伤产物(8-羟基鸟嘌呤)等,可间接反映活性氧产量。不成对电子使 H_2O_2 等带有顺磁共振特性,可应用电子顺磁共振分光法测量,但需要特殊的设备。使用氧化还原反应中分子间能量转移使发光氨还原后,可与 O_2^- ·反应产生产物并发光,这种方法非常灵敏,已用于测定完整细胞、单独线粒体、线粒体亚颗粒中的 O_2^- ·含量。

三、活性氧与线粒体凋亡通路

线粒体是过量的活性氧主要的促凋亡靶,可诱导线粒体双层膜通透孔(PT 孔)开放,释放钙离子(使钙离子通路活化)、细胞色素 C(能活化促凋亡因子 AIF 等),引起胱冬蛋白酶 9 激活胱冬蛋白酶 3/6/7;可使线粒体电子传递链解耦联,下调 ATP 产生水平,上调促凋亡蛋白 Bax 的水平,最后使线粒体肿胀、外膜破裂,导致细胞凋亡。线粒体双层膜通透孔有 2 个氧化敏感位点:一个位点有吡啶核苷酸结合基序,可结合 NAD/NADH 和 NADP⁺/NADPH;另一个位点有谷胱甘肽结合基序,可结合谷胱甘肽;结果可保护线粒体,关闭线粒体双层膜通透孔。活性氧能使线粒体双层膜通透孔结合的 NADH、NADPH、谷胱甘肽氧化,促使线粒体双层膜通透孔开放,促进凋亡。细胞内活性氧增加,既是线粒体双层膜通透孔开放的原因,也是其结果。高水平肿瘤坏死因子 α 可上调活性氧的产生水平。高水平活性氧也可刺激死亡受体 Fas 通路,引起细胞凋亡;高水平活性氧也可诱导线粒体外膜孔开放,释放钙离子、细胞色素 C、凋亡诱导因子 AIF,引起细胞凋亡。

四、活性氧作用的靶标

过量的活性氧可与线粒体电子传递链多种硫氧还蛋白中心的 Fe-S 簇的 Cys 反应,形成蛋白的 S-谷胱甘肽化的加合物。过量的活性氧,可损伤生长因子、转录因子、蛋白质、核酸、糖类、脂类等。

(1)生长因子等

适量的活性氧可通过活化表皮生长因子受体,激活磷脂酶 A2/D,分解膜磷脂产生甘油二酯(DG)、三磷酸肌醇(IP₃),活化蛋白激酶 C,使 DNA 依赖的蛋白激酶和 DNA 断端结合蛋白的复合物增加,促进 DNA 双链断裂的修复,促进细胞存活。活性氧过度产生时,可促使磷酸酶 PTP1B、PTEN、细胞周期相关蛋白 cdc25 失活,促进蛋白酪氨酸激酶 PTK 过度磷酸化活化,可促进 NADPH 氧化酶产生大量活性氧,促进钙离子进入细胞,引发细胞质钙超载,过度活化钙离子/钙调蛋白激酶 CaMK 通路,引起生长抑制蛋白 p21、p27 水平上调,使生长因子、转录因子 AP-1/Sp-1/Egr-1、癌蛋白 c-Myb 等降解,使细胞骨架形成障碍、细胞周期停滞、生长受抑,促进细胞凋亡。

(2)蛋白酪氨酸激酶、转录因子等

适量的活性氧可激活非受体酪氨酸激酶 Src 等,再通过其下游信号蛋白,激活激酶 Ras/蛋白激酶 MAPK,使转录因子磷酸化活化,与靶基因启动子结合、促进靶基因表达。但活性氧过度产生时,使 Src/Ras/蛋白激酶 p38MAPK 和蛋白激酶 JNK 过度激活,氧化损伤转录因子 c-Myb、Sp-1、Egr-1、缺氧诱导因子 HIF-1、c-Fos、c-Jun、AP-1 等的半胱氨酸-SH 基,使它们丧失与靶基因启动子的结合力,抑制靶基因转录,促进细胞凋亡。

(3)蛋白激酶 C

适量的活性氧可激活蛋白激酶 C,引发一系列蛋白质磷酸化,促进细胞生存;高水平活性氧能使蛋白激酶 C 过度活化,可使胱冬蛋白酶依赖的凋亡通路活化,促进细胞凋亡。

(4)蛋白激酶 PI3K

适量的活性氧可激活蛋白激酶 PI3K 信号通路,抗辐射、抗凋亡。活性氧过度产生时,能过度上调蛋白激酶 PI3K/Akt 通路的活性水平,可促进放射线照射后的细胞凋亡。活性氧过度产生时,也可与 Fe²⁺ 进行自由基反应,产生毒性·OH,可造成 DNA 突变、断裂,促进细胞凋亡。

(5)Ca²⁺/钙调蛋白、LDL

活性氧过度产生时,能氧化钙调蛋白(CaM)的 Met 残基,使钙调蛋白持续活化,可过度激活钙调蛋白激酶 CaMK 信号通路,促进细胞凋亡。活性氧过度产生时,能氧化产生氧化型低密度脂蛋白(oxLDL),并通过清道夫受体 LOX-1,上调促凋亡因子 p53、Bax 的表达水平;能使抗氧化酶如 SOD、CAT、GPx 的 Cys 残基形成二硫键而失活,降低细胞抗氧化力;也可使端粒酶活性下降,抑制细胞增殖;也能上调凋亡诱导因子 AIF 活性,使 PGC1α/锌结合蛋白 KEAP1/核受体因子 NRF2/钙离子/钙调蛋白激酶/叉头盒蛋白 FoxO 通路持续活化,促进细胞凋亡。

(6)胶原合成

活性氧过度产生时，还可经转录因子 Smad2/3、蛋白激酶 ERK1/2、黏附斑激酶 FAK、蛋白激酶 PI3K/Akt、蛋白激酶 p38MAPK、蛋白激酶 Cδ、核因子 NF-κB 等，促进胶原合成，促进纤维化。

（7）还原物

与细胞外环境相比，细胞质通常处在还原状态，这由细胞内的巯基化合物的还原能力来维持，主要有谷胱甘肽 GSH、VitC、VitE、硫氧还蛋白（TRX），可下调 H_2O_2 和脂质过氧化物的水平，抑制细胞的氧化应激。活性氧过度产生时，可引起还原物谷胱甘肽 GSH、Vit C/E、硫氧还蛋白 TRX 的耗竭，增加细胞对活性氧的敏感度。

（8）蛋白质、DNA

活性氧过度产生时，可诱导大分子发生氧化反应，氧化蛋白质的 Ser 和 Cys 上的功能基团，引起蛋白质构型、信号作用改变；可使核因子 NF-κB、蛋白激酶 C 的功能结构域的 Cys 形成二硫键，上调 NF-κB、蛋白激酶 C 的活性水平，催化产生 H_2O_2。活性氧过度产生时，也可直接氧化、活化缺氧诱导因子 HIF-1 中的 Cys，促进炎症及凋亡；也能氧化某些酶中的 $[4Fe^{2+}-4S]$ 中心，导致 Fe^{2+} 的释放，Fe^{2+} 可经 Fenton 反应产生大量活性氧；Fe^{2+} 的释放也可引起某些金属蛋白质失活。活性氧过度产生时，也可氧化损伤信号分子、细胞因子、蛋白质、核酸、糖类、脂类等。

（9）ROS 与 Ca^{2+}

活性氧过度产生时，能过度上调蛋白激酶 PI3K，促进产生三磷酸肌醇 IP_3，使细胞内的内质网膜三磷酸肌醇受体-钙离子通道开放，内质网钙库释放钙离子，钙离子/钙调蛋白激酶 CaMK 可使细胞膜 L 型电压门控钙离子通道开放，胞外钙离子流入，结果引发细胞质钙离子超载，可诱发线粒体双层膜通透孔开放，使线粒体肿胀、破裂，线粒体膜间隙释放钙离子、促凋亡因子。（图 6-1）

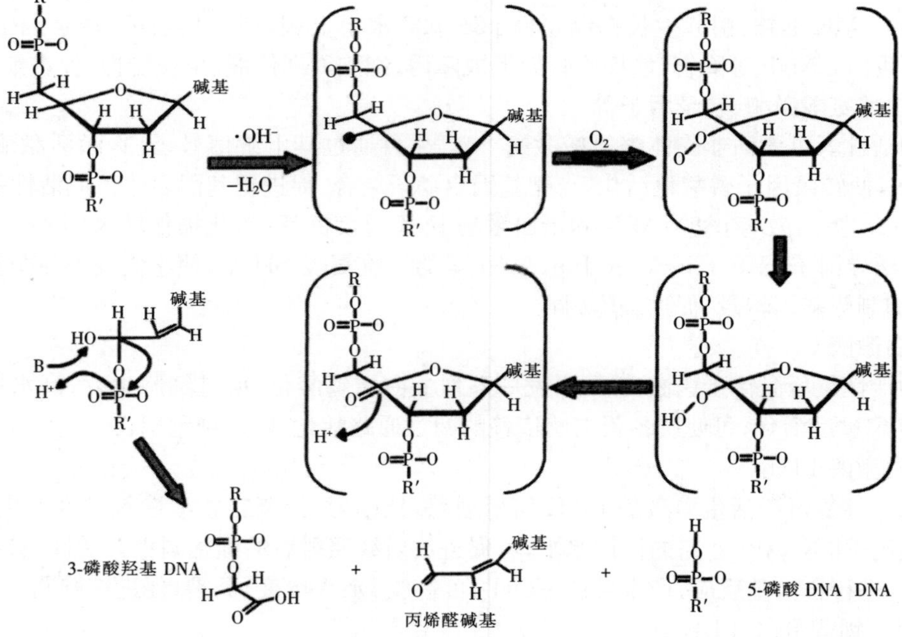

图 6-1 活性氧使 DNA 双螺旋断开

细胞质高水平钙离子可活化蛋白激酶 JNK/促凋亡因子 FoxO 及巨噬细胞刺激因子 MST1/FoxO 信号通路，促细胞凋亡；可使锌结合蛋白 KEAP1 的 Cys[151,273,288] 残基被氧化、活化，可释放 Zn^{2+} 并抑制核受体因子 NRF2，并经 Ⅱ 相异生化酶、缺氧/UV 辐射相关蛋白等，阻断 DNA 修复，促进细胞凋亡。近年发现，活性氧的信号通路可被氧化磷酸化的解耦联剂 FCCP 阻断，并减少细胞质钙离子。（图 6-2）

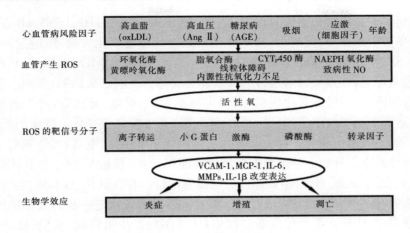

图 6-2 ROS 的作用机制

五、活性氧与临床的关系

（1）活性氧与免疫应答调节

在免疫系统中，吞噬细胞是活性氧的主要来源，淋巴细胞也能经线粒体 NADPH 氧化酶活化，生成活性氧，参与固有免疫的抗感染防御，参与适应性免疫，包括抗原提呈、淋巴细胞活化/增殖/分化/凋亡等。活性氧的具体效应，与其种类、位置、产量相关。H_2O_2 产生后能存在较久，可作为第二信使，活化细胞内活性氧信号通路。

适量活性氧能活化树突细胞、T 细胞，可促进 T 细胞膜形成脂筏，促进接头蛋白 LAT、磷脂酶 PLCγ 进入脂筏，诱导树突细胞成熟。在提呈抗原的树突细胞中，适量的活性氧微环境，能启动抗原提呈，促进免疫应答。APC 细胞产生适量的活性氧，能促进 T 细胞活化。在生理条件下，淋巴细胞内的活性氧（H_2O_2），常使一些蛋白酪氨酸磷酸酶如 CD45、SHP-1 的半胱氨酸的-SH 被氧化，从而解除蛋白酪氨酸磷酸酶对蛋白酪氨酸激酶（PTK）的抑制作用，使激酶 PTK 可促进胞内蛋白激酶 MAPK 的磷酸化，启动 T 细胞活化、增殖、分化。不同的淋巴细胞对相同水平 H_2O_2 的敏感性不同：如 100 μmol/L 的 H_2O_2 可诱导 B 细胞凋亡，但却可通过激活核因子 NF-κB 促进 T 细胞增殖。适量的活性氧可作用于淋巴细胞的转录因子如核因子 NF-κB p50、转录因子 c-Fos/c-Jun 等，活化核因子 NF-κB、蛋白激酶 MARK 信号通路；也可在免疫应答后期，由高水平的活性氧，使约 90% 的活化 T 细胞凋亡、被清除，其机制一是促进 T 细胞产生活性氧，激活 T 细胞活化核因子 NF-AT、核因子 NF-κB，促进 T 淋巴细胞表达死亡配体 FasL，诱导 T 淋巴细胞凋亡；二是活化 T 细胞产生的活性氧，能减少抑凋亡因子 FLIP 的表达，可增强 T 淋巴细胞死亡受体凋亡通路活性；三是活化 T 细胞产生的活性氧，能抑制表达抗凋亡因子 Bcl-2，可促进 T 细胞凋亡；四是高水平活性氧能直接损伤线粒体膜，促进线粒体双层膜通透孔开放、细胞凋亡。

（2）活性氧与肿瘤细胞凋亡

许多化疗药物（柔红霉素、长春新碱、三氧化二砷、顺铂）、生物制剂、放疗，能促进肿瘤细胞内产生大量活性氧，而肿瘤细胞内抗氧化酶水平常较低，结果可损伤 DNA、蛋白质、脂类，可诱导线粒体双层膜通透孔开放，使线粒体跨内膜电位差下降、线粒体膜活性降低、完整性破坏、释放促凋亡因子如细胞色素 C 等，可活化胱冬蛋白酶 3/6/8/9、野生型 p53，诱导肿瘤细胞凋亡。

（3）活性氧损伤与肿瘤细胞行为

近十多年来研究活性氧调控蛋白质氧化修饰、小泛素化修饰与肿瘤的关系发现：一是肿瘤细胞对三氧化二砷、顺铂、柔红霉素、长春新碱等促凋亡药物的易感性，与细胞活性氧水平正相关，用大黄素等促进表达 NADPH 氧化酶等，能提高细胞内活性氧水平，造成氧化应激，可促进白血病细胞、实体瘤细胞对柔红霉素等药物促凋亡的易感性,能抑制 RhoA、HIF-1、NF-κB 等抗凋亡因子信号通路,激活胱冬蛋白酶 9 等,促凋亡;二是肿瘤细胞中的轻度氧化应激,能通过诱导氧化感应蛋白-小泛素化酶(SENP3)、促进核蛋白底物(如 p300、PML、p53)SUMO 化、降解,抗凋亡,介导肿瘤细胞适应氧化应激环境,并强化其增殖、存活、血管生成等。人们已认识到,细胞应答应激的后果,可以因氧化应激程度而异:轻度氧化应激,常促进细胞存活、增殖、分化等,产生适应性变化;重度氧化应激,则常造成细胞增殖阻滞、衰老、凋亡、坏死等,产生损伤性变化。肿瘤的发生和发展与细胞氧化应激应答的不同密切相关。环境致癌因素包括化学致癌物、电离、紫外辐射、病毒、细菌,都能使细胞内的活性氧水平升高。肿瘤细胞内氧化代谢率升高、癌基因活化、生长活跃、微环境中炎症反应增强、低氧、反复缺血-再灌注,都能使肿瘤细胞内持续存在氧化应激,能促进肿瘤细胞存活、增殖、侵袭、转移等,而一些化疗药物、放疗、光动力疗法,常都依赖进一步升高细胞内活性氧水平,而促使肿瘤细胞凋亡、坏死。在氧化应激过程中,肿瘤细胞发生蛋白质、脂质、核酸、细胞因子、酶的氧化修饰,一些信号通路活性改变,靶基因表达调整,这些可能是比活性氧损伤 DNA 更重要的机制,决定着活性氧对肿瘤细胞命运的影响。

　　活性氧水平与肿瘤细胞凋亡敏感性:肿瘤细胞对促凋亡化疗药物三氧化二砷、顺铂、柔红霉素等的易感性,与白血病、宫颈癌、食管癌、胃癌、前列腺癌等细胞内活性氧水平相关,细胞内活性氧水平较低,则肿瘤细胞易感性较低。早幼粒细胞白血病细胞的 PML-RARa 融合蛋白,可导致 cAMP-PKA 通路异常活化,能促进高水平表达 NADPH 氧化酶、产生大量活性氧。实体细胞中,常存在若干活性氧敏感的信号通路,包括 RhoA、NF-kB、HIF-1 等相关通路,一般能引发肿瘤细胞抗凋亡。但过高水平的活性氧,能增强白血病和实体瘤细胞对三氧化二砷、顺铂、柔红霉素等药物促凋亡的易感性。

　　天然蒽醌类物质大黄素,为促活性氧生成剂,大黄素能增强化疗药物三氧化二砷、顺铂、柔红霉素等的作用,通过升高肿瘤细胞内活性氧,能促进肿瘤细胞凋亡,称为活性氧加活性氧促凋亡作用;能氧化胱冬蛋白酶 9 等,促进其与 Apaf-1 的结合而被激活,能直接氧化一些蛋白质,抑制 RhoA、核因子 NF-κB、缺氧诱导因子 HIF-1 等抗凋亡因子信号通路活性。用进活性氧生成剂诱导肿瘤细胞凋亡,能拓宽治疗谱、克服耐药。

　　在静息细胞内,SENP3 被 CHIP 介导的泛素-蛋白酶体系统降解而维持于低水平,而在轻度氧化应激细胞内,SENP3 的第 243 位和第 274 位的半胱氨酸残基,发生氧化修饰,能招募、结合热休克蛋白 Hsp90,阻断 CHIP 介导泛素-蛋白酶体系统降解 SENP3 的作用,使肿瘤细胞内 SENP3 明显增加。在 SENPs 家族成员中,SENP3 是唯一能快速应答轻度氧化应激的。在轻度氧化应激下,SENP3 被诱导累积,是由于其第 243 位和第 C274 位的半胱氨酸残基发生氧化修饰、降解减少;SENP3 能对底物小泛素化,可抑制 p53,促进肿瘤细胞抗凋亡、恶性表型增强,可活化缺氧诱导因子 HIF-1α,促进肿瘤血管新生等。活性氧水平对特定蛋白质,可产生促进活性或抑制活性的双向效应,这在不同程度氧化应激状态下很常见。在明显氧化应激下,尽管一些位点的氧化造成 SENP3 的累积依然发生,但由于 SENP3 的第 532 位半胱氨酸残基被氧化,阻止底物结合,SENP3 酶活性已丧失,能促凋亡。

六、环氧化酶抑制剂与肿瘤防治

　　研究显示,在许多肿瘤中环氧化酶 COX-2 及其产物持续高水平,能提高细胞内前列腺素 E_2 水平,与多种肿瘤形成有关,能刺激肿瘤细胞生长,抑制肿瘤细胞凋亡,促进肿瘤血管形成,可促进肿瘤侵袭、转移,与肿瘤的转移水平正相关。流行病学调查显示,非甾体类抗炎药(NSAIDs)可抑制环氧化酶 2 的活性,能降低某些肿瘤的发病率、死亡率,尤其是胃肠道肿瘤。

　　环氧化酶(COX)又被称为前列腺素合酶、前列腺素环化酶,能催化花生四烯酸合成前列腺素和血栓素,有 COX-1/2,结构和酶活性相似,两者由不同基因编码。COX-1 基因位于 9q32～q33.3,持续表达,基因启动子没有 TATA 盒,一般不被诱导改变其较恒定的表达水平,主要参与合成正常细胞活动所需的前列腺素,扩张外周血管,保护胃黏膜,维持肾血流量,调节血小板聚集。COX-2 基因位于 1q25.2～q25.3,可诱导表达,为早期即刻反应基因,在大多数正常组织检测不到表达,细菌脂多糖、炎症因子、生长因子等,都可诱导其高水平表达。有人认为环氧合酶 COX-3,是 COX-1 剪接体,在大脑皮层表达,在其他组织中含量很少。

——环氧化酶抑制剂的种类:不同的非甾体类抗炎药,常对 COX-1、COX-2 的抑制程度不同,以 COX-1 IC50：COX-2 IC50 比值的大小,来判断非甾体类抗炎药的选择性,比值越大,说明对 COX-1 的选择性越大,比值越小,提示对 COX-2 的选择性越大。一些非甾体类抗炎药对 COX-1 抑制作用较强,如痛力克、氟比洛芬、优洛芬、炎痛喜康等。一些非甾体类抗炎药可同时抑制 COX-1、COX-2,如吲哚美辛、阿司匹林、甲氧萘丙酸、布洛芬等。一些 NIAIDs 对 COX-2 抑制作用较强,如舒林酸、尼美舒利、美洛昔康。最新研制的一些非甾体类抗炎药,对 COX-2 有高度选择性,如塞来昔布、罗非考昔、伐地考昔、艾托考昔等。尽管不同的 COX 抑制剂的作用机制相似,但它们的化学结构、药代动力学、代谢常不同。

——环氧化酶与肿瘤形成:一般认为 HBV(HBxAg)和 HCV 感染均能提高 COX-2 的表达水平。高活性水平的 COX-1,与皮肤肿瘤和胃肠道肿瘤的形成有关。慢性炎症是致肿瘤的危险因素,炎症因子在肿瘤微环境,能促进肿瘤细胞增殖、生存、转移。肿瘤细胞本身也分泌各种促炎症因子,能加重炎症,形成恶性循环。炎症细胞产生的促炎症因子,可损伤 DNA,激活癌基因,抑制抑癌基因,促进肿瘤的发生和发展。

——环氧化酶抑制剂降低肿瘤转移能力:研究发现,阿司匹林和选择性 COX-2 抑制剂 NS-398、塞来昔布,能抑制 ERK1/2 通路,再抑制肝细胞生长因子诱导的肿瘤细胞侵袭、转移,减少表达多药耐药蛋白-p-糖蛋白,减少肿瘤细胞耐药,能诱导耐药细胞凋亡。

——环氧化酶抑制剂增强某些药物的抗肿瘤作用:有人发现,小剂量的阿霉素和选择性 COX-2 抑制剂联用,能增强抑制肿瘤细胞增殖、促进肿瘤细胞凋亡,减少产生 VEGF。野甘菊提取物-小白菊内酯,可抑制肿瘤细胞内 NF-κB；联合小白菊内酯和选择性 COX-2 抑制剂 NS-398(活化 TRAIL 及 TRAIL 受体通路,增强干扰素对肿瘤细胞增殖的抑制作用),可促进肿瘤细胞凋亡。

七、硫氧还蛋白系统与肿瘤

硫氧还蛋白系统是广泛分布的 NADPH 依赖性二硫化物还原酶系统,促进细胞抵御氧化应激,维持氧化-还原平衡,其活性异常在肿瘤发生发展中有重要作用。

硫氧还蛋白结构特点:硫氧还蛋白(Trx)是氧化还原蛋白,有 Trx1、2,Trx1 位于细胞质和细胞核中,而 Trx2 仅位于线粒体中。Trx1 有 105 个氨基酸残基,分子量 12kD,分子内有可逆性调节氧化还原的二硫键/巯基域,有基序 Trp-Cys-Gly-Pro-Cys,能发生氧化还原反应,形成半胱氨酸二硫化物,并将氢转移给另一个二硫化物底物。氧化型 Trx(TrxS2)含二硫键。还原型 Trx(TrxSH2)含巯基,能提供电子还原其他蛋白,同时它本身即被氧化成氧化型 Trx,再被 NADPH 依赖的黄素蛋白 Trx 还原酶,还原回原来的 Trx1-Cys 形式。Trx2 有 166 个氨基酸残基,分子量 18kD,有 Trx 催化域、N 端延伸域,后者是结合线粒体的引导序列。

硫氧还蛋白还原酶(TrxR)是含硒的吡啶核苷酸-二硫化物氧化还原酶的黄素蛋白家族成员,是二聚体,能还原 TrxS2,分子量 55～60kD,有广泛的底物,分为 TrxR1、2、3。TrxR1 主要在细胞浆,分子量 56kD,N 端有氧化还原位点(Cys-Val-Asn-Val-Gly-Cys)并位于 FAD 结构域中,C 端有 Gly-Cys-Secys(硒半胱氨酸)-Gly,故 TrxR1 为硒蛋白；N 端和 C 端的两个位点对 TrxR1 的氧化还原活性极其重要。TrxR1、3 都有 C 端的 Secys,都能依赖 NADPH 提供电子,能还原氧化型 Trx。

TrxR2 主要在线粒体中,分子量 56.2kD,N 端有一个延伸部分,富含碱性氨基酸残基,是结合线粒体的引导序列。TrxR3 分子量 57kD,N 端延伸部分较短,富含精氨酸残基,与 TrxR1、TrxR2 有52％、53％同源性。TrxR1、2 在许多组织表达,尤其在肝脏中表达水平较高,而 TrxR3 仅在睾丸中高水平表达。

　　硫氧还蛋白结合蛋白 2(TBP2)又称硫氧还蛋白相互作用蛋白、维生素 D₃ 上调蛋白 1,能结合还原型 Trx 的催化活性中心作用,从而抑制其还原活性,是还原型 Trx 的内源性抑制物。

　　——硫氧还蛋白系统的生物学活性:Trx 普遍存在,为核糖核苷酸还原酶的受氢体,是一些酶和受体的调节因子,为一种生长因子,可由多种细胞产生,也可被淋巴细胞、肝细胞、成纤维细胞、许多肿瘤细胞分泌,能抗氧化、清除过量的活性氧,能还原维持细胞功能的酶,如过氧化物酶、谷胱甘肽过氧化物酶等,使细胞免受氧化应激,维持细胞正常生理活性;为核糖核苷酸还原酶的电子运载体,参与核酸代谢、DNA 合成;可促进表达 NF-κB、AP-1 等转录因子;还原型 Trx 通过抑制凋亡信号调节激酶 1(ASK1),能抑制细胞凋亡。TrxR 依靠 NADPH 提供电子,能还原各种来源的 TrxS2,TrxR 和还原型 Trx 形成有效的蛋白还原系统,能防御氧化损伤,维持氧化-还原平衡。TrxR 是重要的抗氧化酶,能催化 TrxS2 还原,可催化一些非二硫化物底物的还原,如氢过氧化物、维生素 C、亚硒酸盐、四氧嘧啶、2-硝基苯甲酸、辅酶 Q10 等。还原性辅酶 Q10 能抗脂质、蛋白质过氧化。Trx 还原,只能通过 TrxR 来完成。TrxR 还参与抗坏血酸循环、抗电离辐射、防御氮氧化应激、减少产生活性氮。

　　——硫氧还蛋白系统与肿瘤:Trx 广泛分布,正常人血清水平为 10～80 ng/ml,但在许多恶性肿瘤,如肺癌、乳腺癌、肝癌、胰腺癌、结肠癌、胃癌、淋巴瘤、白血病等患者,血清 Trx 水平为正常人的 2 倍以上,肿瘤细胞中 Trx 高水平表达,为诊断和治疗某些肿瘤的潜在分子标志物。Trx 在肿瘤细胞中的功能,随肿瘤发展阶段的不同而不同。在肿瘤早期,Trx 可抵抗由多种致癌物引起的氧化应激,在一定程度上阻止肿瘤发展。而一旦细胞发生恶变,高水平的 Trx 则抗凋亡,加速肿瘤细胞增殖。在肿瘤发生的后期,Trx 能促进肿瘤血管形成、转移;这时 Trx 的抗凋亡活性,可通过凋亡信号调节激酶 ASK1、磷酸酶 PTEN、TXNIP、核因子 NF-κB、转录因子 AP-1、促凋亡因子 p53、胱冬蛋白酶 3 等来实现。高水平 Trx 与抗肿瘤药物如顺铂、阿霉素、丝裂霉素、多西他塞、表鬼白毒等的耐药性正相关;高水平 Trx 可激活生长因子,促进 DNA 合成,减少血管细胞黏附分子 1,促进表达白介素 2、成纤维细胞生长因子、缺氧诱导因子 1、诱导型一氧化氮合酶、血管内皮生长因子,抑制蛋白激酶 JNK/p38MAPK,促进肿瘤血管新生;能抑制金属蛋白酶组织抑制因子,促进基质金属蛋白酶 2 活化,促进肿瘤浸润与转移。Trx 不是促有丝分裂素,可抑制顺铂诱导肿瘤细胞凋亡,为肿瘤发展的促进因子。Trx 在一些肿瘤中高水平表达,可提示淋巴结转移、远处转移、肿瘤耐药等不良预后。

　　——硫氧还蛋白还原酶与肿瘤:研究表明,乳腺癌、甲状腺癌、结直肠癌、前列腺癌、肺腺癌、恶性黑色素瘤细胞中,TrxR 水平常显著升高;病理分化程度低的组织、直径较大的组织、有淋巴结转移的组织中,TrxR 表达水平升高,与肿瘤细胞的恶性程度、增殖力、转移力、耐药性相关。有报道,对顺铂耐药的卵巢癌患者使用 TrxR 抑制剂金诺芬,发现可促进肿瘤细胞线粒体双层膜通透孔开放、释放促凋亡因子、诱导 TrxR 阳性表达肿瘤细胞的凋亡。TrxR 可作为克服肿瘤细胞耐药及抗肿瘤治疗的一个潜在研究位点。莫特沙芬扎可间接抑制 Trx 活性,从而抑制肿瘤细胞增殖。应用三氧化二砷作用于肝癌细胞,可使 Trx1 活化位点由氨基酸残基 Cys 32/35,转换到 Ser 32/35,能抑制肿瘤细胞线粒体双层膜通透孔开放、抑制释放细胞色素 C/胱冬蛋白酶,从而抑制癌细胞增殖、诱导其凋亡。

八、活性氧与胃癌

1. 抗氧化物在胃癌化学预防中的应用

给予幽门螺杆菌(Hp)治疗除菌、环氧化酶 2 抑制剂、抗氧化物,是主要的胃癌化学预防方法。胃癌发病与氧自由基损害有关,部分具有生物活性功能的抗氧化物,如维生素 C、维生素 E、叶酸、大蒜素、儿茶素等,可能抑制胃癌发生。抗氧化物的研究,是胃癌化学预防的重要方向之一。《中国慢性胃炎共识意见》和《亚太胃癌预防共识》也先后肯定了具有生物活性的营养素对胃癌的预防作用。近年来,许多抗氧化物胃癌预防的流行病学和实验研究也取得新进展。

(1)维生素 C/E 和胡萝卜素

2010 年,欧洲癌症与营养多中心前瞻研究,报告了 10 个国家 23 个研究中心,包括 519 978 参与者的研究结果:血浆高水平维生素 C、类胡萝卜素、视黄醇、维生素 E、谷类纤维摄入,地中海类饮食,均可降低胃癌的发病风险,并且维生素 C/E 和胡萝卜素的保护性作用,在幽门螺杆菌感染的个体中表现更为显著。《中国慢性胃炎共识意见》指出:维生素 C 可能纠正幽门螺杆菌感染引起的高亚硝胺环境,从而预防胃癌的发生。有人在胃癌细胞系中发现:高水平的维生素 C 可抑制过氧化氢上调转铁蛋白受体表达,能抑制经过 p38 MAPK,诱导胃癌细胞凋亡。维生素 E 可能通过保护 DNA 免受氧化损害,预防潜在基因突变,而发挥抗癌作用。

研究发现:在 α-生育酚丁二酸介导的胃癌细胞的线粒体凋亡通路中,Bid 基因为关键的整合因子。天然维生素 A 和合成的类似物,具有潜在的抑制肿瘤发生的作用,许多类维生素 A 被单独或结合用于多种肿瘤的治疗。但是维生素 E、β-胡萝卜素是否有胃癌预防作用仍存在争议。有人对哥伦比亚安第斯山区 1 219 人进行了为期 6 年的胃癌预防随机对照研究:胃黏膜萎缩和/或肠上皮化生患者分别给予三联抗 Hp 菌治疗、口服补充维生素 C、胡萝卜素或安慰剂;72 个月后再次行胃镜活检,分析得出结论:在胃癌罹患的高危人群中,有效的抗 Hp 菌感染与抗氧化微量营养素补充治疗,都可逆转癌前病变,可有效预防胃癌的发生。中国林县的胃癌干预研究,研究对象包括 29 584 人,分别补充四种组合营养成分:一是视黄醇、锌;二是核黄素和烟酸;三是维生素 C 和钼;四是 β-胡萝卜素、维生素 E、硒。5 年后,胡萝卜素、生育酚、硒补充组,全胃癌死亡率降低约 21%,在视黄醇/锌补充组非贲门部胃癌症死亡人数减少约 41%。每天给予硒 50 mg,维生素 E 30 mg、β-胡萝卜素 15 mg,5 年后,在停止补充这些抗氧化物后的 10 年内,胃癌的死亡率仍明显降低,显示出营养干预的持续效应,对胃癌预防有累积效益。并且受试者开始干预的年龄越小,持续的效应就越强。同时在该研究中还发现抗氧化物干预实验无任何毒副作用出现。

山东临朐县胃癌高发区采用随机双盲方法进行了大规模的胃癌干预研究。将胃癌高发区 3 365 名 35～64 岁成人随机分配为三组:阿莫西林＋奥美拉唑 2 周;维生素 C＋维生素 E＋硒 7.3 年;大蒜提取物或和大蒜油 7.3 年,结果表明,清除 Hp 感染能有效降低慢性萎缩性胃炎、肠上皮化生、异型性增生等癌前病变和胃癌发生,而大蒜或维生素补充对胃癌和癌前病变发生未见到有益影响。委内瑞拉对胃癌高危人群进行了随机双盲的化学预防研究:治疗组接受较高剂量(是普通推荐摄取量的 6～40 倍)维生素 C、维生素 E 和胡萝卜素,每年通过胃镜活检评估胃黏膜变化,干预 3 年后,发现营养干预对胃癌癌前病变的进展无显著影响;在该研究中注意到:研究对象人群在研究起始时,其血浆中胡萝卜素、维生素 E、维生素 C 的水平已经分别超过美国居民中位水平的 18%～56%。因此首先需考虑干预人群血液中抗氧化物的基线水平。补充抗氧化物对抗氧化物缺乏人群常有效,但对于抗氧化物高摄入人群常无效。补充剂量的确定也是影响结果的重要因素,生理需要量和治疗用的药理学剂量可能会产生不同的作用。干预效果和受试人群的胃黏膜状态密切相关,如已发生癌前病变如胃黏膜萎缩,肠上皮化生,抗氧化物的干预不能逆转已经发生的病变,但对无癌前病变的个体,可能有预防作用。

（2）叶酸

叶酸为 B 族水溶性维生素，是染色体的主要构成物质，与 DNA 的合成、稳定及维持甲基化水平密切相关。摄入一定量叶酸，能维持正常 DNA 甲基化水平，使原癌基因失活，从而控制癌症的发生。有人报道了一项随机对照干预研究的结果，发现对萎缩性胃炎患者给予两年的叶酸干预后，其胃癌的发生率显著低于安慰剂对照组，同时发现，叶酸能阻止萎缩性胃炎的进展并且可以逆转肠上皮化生。并且本研究中叶酸干预组中无任何毒副反应发生。

（3）半胱氨酸

半胱氨酸具有免疫调节，抗氧化及抗癌作用，目前为止，仅有少量研究探讨了半胱氨酸与上消化道癌症的关系。有人报道：血清半胱氨酸水平与食管癌和胃贲门癌发生危险呈显著负相关，该研究纳入 498 例食管鳞癌、255 例胃贲门腺癌患者和 947 名健康对照者，结果显示：血清高水平半胱氨酸与食管鳞癌及胃贲门癌发生危险降低显著相关。与血清半胱氨酸水平位于最低四分位者相比，位于最高四分位者，发生食管鳞癌及胃贲门癌的危险性分别降低 30％、41％，而且半胱氨酸对胃贲门癌预防作用呈剂量-效应关系。其抗癌作用考虑和下列机制相关：半胱氨酸是谷胱甘肽合成酶的限速酶；半胱氨酸具有解毒乙醛的作用；半胱氨酸促进 p53 表达。这些研究结果都提示了半胱氨酸在消化道肿瘤化学预防中的应用前景。

（4）植物多酚类

植物多酚是广泛存在于植物体内的次生代谢物，具有多个羟基酚结构。由于植物多酚的酚羟基中的邻位酚羟基极易被氧化，且对活性氧等自由基有较强的捕捉能力，使植物多酚具有极强的抗氧化性和清除自由基的能力。因此儿茶素等植物多酚已成为胃癌化学预防的研究热点。儿茶素的绿茶及其主要成分茶多酚，对肿瘤形成各个阶段的预防和抑制作用已被体外实验和动物实验证实，其主要成分为表没食子儿茶素没食子酸酯（EGCG），能抑制细胞增殖，促进细胞凋亡，抑制细胞侵袭、血管生成、转移。日本研究了 219 080 人绿茶消费和胃癌发病的关联性，结果显示：消费量大于或等于 5 杯/天的女性，患胃癌的风险降低 21％，患远端胃癌的危险度降低 30％。EGCG 抗肝癌的研究发现：EGCG 通过抑制羰基还原酶 1 的活性，增强了柔红霉素对肝癌细胞杀伤力。EGCG 可直接与肝脏内的酶结合，降低柔红霉素对肝脏的毒性，还能增加癌细胞内柔红霉素的蓄积，达到杀伤肿瘤细胞的作用。研究结果表明，EGCG 和柔红霉素的联合使用，可能代表肝细胞癌治疗或化学预防的一种新方法，揭示出 EGCG 肿瘤化学预防机制。

（5）菜子多酚

菜子多酚主要存在于粗制菜子油中，是一种新型抗氧化物（4-乙烯基-2,6 二甲氧基酚）。体外实验证实：菜子多酚能清除内源性致突变物，具有抗氧化，抗脂质过氧化，清除活性氧，抗突变和抗肿瘤形成等作用。菜子多酚的抗突变作用明显强于黄酮类化合物和维生素 E。在过氧化条件下，菜子多酚可以降低肿瘤细胞内氧化应激和细胞凋亡，还有很强的抗炎作用，能抑制产生致病性一氧化氮、炎症细胞因子（白介素 1β、肿瘤坏死因子）、COX-2，可抑制 Hp 感染性胃炎，血清中 DNA 氧化损伤的生物性标记 8-羟基脱氧鸟苷，抗 Hp IgG 抗体、胃泌素的水平也显著降低，胃癌的发生率明显降低。菜子多酚并未改变幽门胃黏膜内 Hp 菌计数，说明菜子多酚并无直接除灭 Hp 的作用。实验证明，菜子多酚具有较强的抗氧化能力，菜子多酚可以抑制 Hp 感染诱导产生炎症因子、COX-2，抑制胃癌发病。菜子油在许多国家是一种传统食用油，菜子多酚在粗制菜子油中的浓度为 $(220 \sim 1\,200) \times 10^{-6}$，但在精制菜子油中菜子多酚浓度几乎为零。另外菜子多酚对肿瘤细胞具有选择性的抑制作用，而对正常细胞几乎没有毒性作用。以上结果均表明菜子多酚具有作为食品抗氧化剂使用的前景。此外还有咖啡酸苯乙酯、去甲二氢愈创木酸、姜黄素等植物多酚类均可发挥抗癌细胞体外和体内的化学预防作用。

对胃癌高危人群的化学预防是经济、现实可行的肿瘤预防途径。在动物实验和临床研究中，初步证实了抗氧化剂预防胃癌的效果。抗氧化物质拓宽了胃癌化学预防的途径。目前，高效低毒甚至无毒的天然活性物质研究倍受关注。继续寻找和开发新型有效治疗 Hp 感染慢性胃炎及促进肠化生逆转的新抗氧化物，并对其作用机制进行深入研究，将是胃癌化学预防的研究重点之一。

2. 联合应用活性氧抑制剂可降低胃癌顺铂耐药性

有人探讨活性氧抑制剂 N-乙酰半胱氨酸(NAC)通过蛋白激酶 Akt 有关的信号通路在胃癌细胞中对顺铂化疗敏感性的影响。方法应用化疗药物顺铂以一系列梯度浓度，处理对数期生长的胃癌 BGC-823 细胞，通过 MIT 法检测顺铂对 BGC-823 细胞增殖抑制率的影响，应用顺铂和活性氧抑制剂 NAC 单独及联合应用处理胃癌 BGC 细胞后测定细胞的活性氧水平以及 Akt 及磷酸化 Akt 的表达水平。结果发现，顺铂对胃癌细胞有明显的抑制作用，呈浓度依赖性。单用顺铂组活性氧水平高于联合用药组；顺铂联合应用活性氧抑制剂 NAC 组与单用顺铂或活性氧抑制剂组比，前组磷酸化 Akt 的表达下调。活性氧抑制剂 NAC 可能通过阻断 P13K/Akt 信号通路或其他有关 Akt 的信号通路，以提高癌细胞对顺铂化疗的敏感性。研究表明，肿瘤细胞内活性氧水平较高，可经活性氧信号通路促进细胞增殖，促进细胞 S 期的 DNA 复制和 M 期的细胞分裂，促进诱导肿瘤产生；应用抗氧化剂则可抑制肿瘤细胞的增殖。蛋白激酶 P13K/Akt 信号通路活化，能促进肿瘤细胞增殖、血管新生、肿瘤转移、肿瘤对放化疗拮抗。有人指出，在乳腺癌中，化疗药物等能显著激活 P13K/Akt 信号通路，易对化疗药物耐药。放化疗能诱导肿瘤细胞中的 Ras 癌基因表达增加，其激活 Akt 信号通路，提高磷酸化 Akt 水平。肿瘤化疗药物耐药与细胞内活性氧的水平升高相关。联合运用顺铂和活性氧抑制剂 NAC 处理胃癌细胞，细胞内活性氧水平、Akt 活性水平下调，能增加肿瘤细胞对化疗药物的敏感性，但是其具体机制仍不明确，还需进一步研究。

（余元勋　徐彬）

进一步的参考文献

［1］ HANDA O, NAITO Y, YOSHIKAWA T. Helicobacter pylori: a ROS-inducing bacterial species in the stomach[J]. Inflamm Res,2010,59(12):997-1003.

［2］ HANDA O, NAITO Y, YOSHIKAWA T. Redox biology and gastric carcinogenesis: the role of Helicobacter pylori[J]. Redox Rep,2011,16(1):1-7.

第七章　PI3K/Akt 信号通路与胃癌

一、PI3K/Akt/mTOR 信号通路

磷酸肌醇信号通路很复杂,磷脂酶 PLC_β/三磷酸肌醇 IP_3/蛋白激酶 PI3K/Akt 通路是最基本的,另外还有磷脂酶 $PLC\gamma$/蛋白酪氨酸激酶 PTK 通路等。按催化亚单位,蛋白激酶 PI3K 可分为 3 类,PI3KI 有 $p110\alpha/\beta/\delta/\gamma$;$p110\alpha/\beta/\gamma$ 的调节亚单位是 $p85\ \alpha/\beta/\gamma$。p85 与 p110 通过特异性结合域以非共价键相互结合。

1. PLC_β/IP_3、DG 信号通路

胞外信号被膜受体接受后,通过 Gαq 激活磷脂酶 PLC_β,将二磷酸肌醇 PIP_2 分解为三磷酸肌醇 IP_3 和甘油二酯 DG,然后分别激活三磷酸肌醇 IP_3/蛋白激酶 PI3K/Akt、甘油二酯 DG/蛋白激酶 C 信号通路。三磷酸肌醇 IP_3 通过开放内质网膜的三磷酸肌醇受体-钙离子通道,使内质网钙库的钙离子释放,引起胞质钙离子水平增加,启动钙离子信号通路,上调钙离子/钙调蛋白/钙调蛋白激酶等的活性。此外质膜上也有三磷酸肌醇敏感的三磷酸肌醇受体-钙离子通道,三磷酸肌醇与其三磷酸肌醇受体结合后,可使胞外的钙离子内流,同样产生胞质内钙离子水平增加的效应。甘油二酯则通过激活蛋白激酶 C,对许多蛋白质和酶类进行磷酸化修饰。两条通路相辅相成,又互相制约,还可根据原始信号的不同特征,调节两条通路信号的强弱,使细胞对外界信号做出不同的反应。

(1)PLC_β/IP_3/Ca^{2+} 信号通路

三磷酸肌醇 IP_3 生成后,从质膜扩散至胞质,与内质网、肌浆网膜、质膜上的三磷酸肌醇受体-钙离子通道结合,使通道开放,促进细胞质中的钙离子水平迅速升高。三磷酸肌醇 IP_3 与三磷酸肌醇受体-钙离子通道的结合有选择性和可饱和性,并受细胞质中钙离子及 pH 影响。细胞质中钙离子水平升高,可降低三磷酸肌醇 IP_3 与其受体的亲和力;pH 增高则可提高三磷酸肌醇 IP_3 与其受体的亲和力,加强胞内钙库的钙离子动员。三磷酸肌醇 IP_3 可依赖于钙离子/钙调蛋白激酶,使 IP_3 磷酸化为 IP_4。IP_3 一旦完成其信号作用,胞内升高的钙离子水平可通过质膜上的 Ca^{2+} 泵(Ca^{2+}-ATP 酶),将钙离子泵出胞外,或通过内质网膜的 Ca^{2+} 泵,将 Ca^{2+} 泵回内质网,降低胞质内钙离子浓度。

内质网钙库动员出钙离子的特点是常在几秒内达到峰值,很快就降到基值;在许多情况下,在这种瞬时变化后常紧跟着一个胞内钙离子升高的慢反应。慢反应是胞外钙离子经 L 型电压门控钙离子通道内流所致,IP_4/质膜 IP_4 受体可能参与这一过程,除了协同完成某些生理反应外,还可补充钙离子释放造成的内质网钙库钙离子的消耗。IP_3 的生理功能,主要是作为由外界刺激而产生的胞内信使,引起胞内钙离子信号,钙离子的靶分子是钙调蛋白 CaM/钙调蛋白激酶 CaMK,最后导致分泌、收缩等。

(2)PLC_β/DG/PKC 信号通路

在正常情况下,质膜上一般不存在 DG,后者是细胞在受刺激时磷酸肌醇水解的瞬时产物。实验证明,只有具有 1,2-Sn 构型的甘油二酯 DG(即脂肪酸结合在甘油的 C1/2 位上)才具有激活蛋白激酶 C 的作用,且甘油二酯的 C1/2 位上的脂肪酸至少应有一种是不饱和脂肪酸;这时质膜上刺激蛋白激酶 C 的磷脂,以磷脂酰丝氨酸(PS)对蛋白激酶 C 的激活最有效。蛋白激酶 C 与甘油二酯等的结合具有特异性,蛋白激酶 C 可与质膜上磷脂酰丝氨酸、甘油二酯、钙离子结合成活化复合物:蛋白激酶 C/磷脂酰丝氨酸/甘油二酯/钙离子,甘油二酯/钙离子的靶分子是蛋白激酶 C,激活

的蛋白激酶C可对其底物蛋白进行磷酸化,从而引发生理效应。当胞外刺激信号消失后,甘油二酯首先从复合物上解离,使蛋白激酶C失活并可进入细胞质。(图7-1)

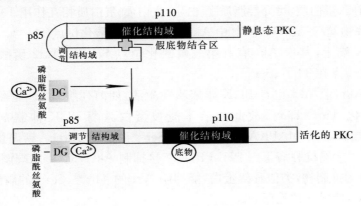

图7-1　DG激活PKC机制

(3)IP$_3$/PI3K/Akt 信号通路

蛋白激酶PI3K的催化反应产物PIP$_2$和IP$_3$可作为第二信使,IP$_3$能活化蛋白激酶Akt,还可激活蛋白激酶mTOR、癌蛋白Rac、钙离子信号通路,引发生物学功能。(图7-2)

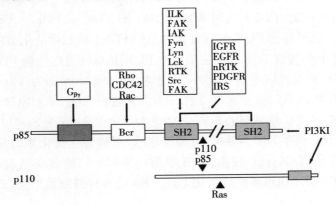

图7-2　一些蛋白可和PI3K调节亚基p85的结构域相互作用

蛋白激酶PI3K被激活还有几种方式:

——一些生长因子(如血小板源性生长因子、胰岛素样生长因子、表皮生长因子等)可依赖于受体酪氨酸蛋白激酶(RTK)、血小板源性生长因子受体、胰岛素样生长因子受体、表皮生长因子受体、胰岛素受体底物IRS、GPCR(如CXCR4),能与蛋白激酶PI3K p85亚单位的SH2域相互作用,再使PI3K p110亚单位把PIP2转化为IP$_3$,又结合、转移Akt到细胞膜,PI3K依赖性蛋白激酶PDK1能使Akt磷酸化活化,可直接活化蛋白激酶mTOR,或经抑制结节硬化蛋白TSC2使Rheb结合GTP,再活化蛋白激酶mTOR。胰岛素样生长因子受体活化后,再磷酸化活化胰岛素受体底物1,能与蛋白激酶PI3K p85亚单位相互作用,促使PI3K p110亚单位活化。磷酸酶PTEN能降解IP$_3$,可抑制PI3K通路。

——一些刺激导致非受体酪氨酸蛋白激酶(nRTK),如Src、Lck、Lyn、IAK、黏附斑激酶FAK、Fyn和整合素连接激酶ILK可与p85的SH2域相互作用,再使PI3K活化。

——某些情况下,受体相关的接头蛋白Shc、Grb2、Gab1被招募到活化的蛋白酪氨酸激酶RTK,再活化H-Ras、Rho、cdc42、Rac等并作用于p85的Bcr域,能使蛋白激酶PI3K p110亚单位活化。

——促有丝分裂原、白介素8、氧化型低密度脂蛋白等,通过G蛋白耦联受体的Gβγ亚单位,可使蛋白激酶 PI3K 活化。

蛋白激酶 Akt 有 1/2/3 型，含 480 个氨基酸残基，N 端 aa$^{1\sim147}$ 肽段是调节区，含 AH 域、PH 域，PH 域能结合脂质、蛋白质，可介导脂质-蛋白质、蛋白质-蛋白质相互作用。中部 aa$^{41\sim148}$ 肽段是激酶区，可磷酸化底物丝/苏氨酸残基，其中 Akt1 有其第一磷酸化位点 Thr^{308}。C 端 aa$^{412\sim480}$ 肽段，未活化时覆盖在 N 端上，其中 Akt 有其第二磷酸化位点 Ser^{473}。Akt2 磷酸化位点在 Thr^{309}、Ser^{474}，Akt3 磷酸化位点在 Th^{305}、Ser^{472}。

PI3K 能激活 Akt，但 Akt 也有 PI3K 非依赖性激活，如前列腺素 E$_2$ 能经蛋白激酶 A 激活 Akt1，这时仅磷酸化 Thr^{308} 即可，故此激活不能被蛋白激酶 PI3K 抑制剂阻断。蛋白激酶 p38MAPK 等可经接头蛋白 MAPKAPK2，磷酸化 Ser^{473} 而活化 Akt1。钙调蛋白激酶能磷酸化 Thr^{308} 而活化 Akt1。天然抗肿瘤蛋白 PHLPP，可直接抑制 Akt1/3。C 末端调节蛋白（CTMP）是结合 Akt 的 C 末端的抑制物，类似骨架蛋白，能抑制 Akt 的 Thr^{308}、Ser^{473} 的磷酸化。热休克蛋白 27 能结合、活化 Akt，能保护细胞存活。

①PI3K/Akt 信号通路的激活：PI3K/Akt 信号通路的激活可分为 3 步：第一步是活化的 PI3K 催化细胞膜上 PIP$_2$ 肌醇环 D3 上的羟基磷酸化，生成 IP$_3$。第二步是 IP$_3$ 通过与 Akt 的 AH 域（属 PH 域类似结构）结合，使之从细胞质移至细胞膜，引起 Akt 构象持久改变。PI3K 依赖性蛋白激酶 PDK1（63kD，N 端有催化域，C 端有 PH 域）也可借助自身的 PH 域与 IP$_3$ 结合，导致已发生构象改变的 Akt 与 PDK1 相互接近，PDK1 仅可磷酸化 Akt 的 Thr^{308}。PDK1/Akt 可使 PI3Kp110 的 Ser^{1101} 磷酸化活化。IP$_3$ 也可催化 PI3K 依赖性蛋白激酶 PDK1 磷酸化活化蛋白激酶 C α/β、蛋白激酶 A 的 Thr^{197}、蛋白激酶样蛋白 SGK。第三步是在 PI3K 依赖性蛋白激酶 PDK1 的直接或间接催化下，Akt 的 α 亚单位激酶活性区中的 Thr^{308}（Aktβ 为 Thr^{308}、Aktγ 则为 Thr^{305}）发生磷酸化，然后在 PI3K 依赖性蛋白激酶 PDK2、整合素连接激酶（ILK）、蛋白激酶 mTORC2、Rictor 等的作用下，使蛋白激酶 Akt 的 α 亚单位 C 端尾部的 Ser^{473}（Aktβ 为 Ser^{472}、Aktγ 为 Ser^{474}），也发生磷酸化，Akt 即成为有活性的激酶。Akt 的 Thr^{308}/Ser^{473} 等磷酸化后，可磷酸化活化蛋白激酶 A、蛋白激酶 G、蛋白激酶 C、蛋白激酶 p70S6K、p90 核糖体 S6 激酶（p90RSK）、糖皮质激素诱导的激酶（GSK），PI3K 依赖性蛋白激酶 PDK1 也可磷酸化活化上述激酶，进而促进细胞增殖、迁移、分化、血管新生及抗凋亡等。

研究发现，蛋白激酶 Akt 的活化可分为 PI3K 依赖和 PI3K 不依赖两种。PI3K 依赖型的激活通常要依赖 PI3K 上游各种细胞因子、生长因子的活化、物理刺激等，再磷酸化激活 PI3K/Akt。但 PI3K 不是激活 Akt 的唯一分子，Akt 也并不是一定要转移到质膜上才能被磷酸化激活。如胰岛素增加胞质内钙离子水平时，通过激活钙离子/CaM/CaMK，也可磷酸化激活蛋白激酶 Akt。热休克蛋白 HSP27 与 Akt 结合也可上调 Akt 活性。

②PI3K/Akt 信号通路的抑制：PI3K/Akt 信号通路被磷酸酶 PTEN 和 SHIP 负调节，它们分别从 IP$_3$ 肌醇环的第 3 位、第 5 位去除磷酸基团，将 IP$_3$ 转变成 PI-4,5-P$_2$ 或 PI-3,4-P$_2$ 并再降解。还发现一种 C 端调节蛋白（CTMP），可通过作用于 Akt 的 C 端，抑制 Akt 的磷酸化，阻断下游信号的转导。

③PI3K/Akt 的下游效应物：在 PI3K/Akt 信号通路中，蛋白激酶 PI3K 的激活，可使 PIP$_2$ 在质膜的内表面，转变为第二信使 IP$_3$，并和含 PH 域的蛋白结合（PH 域存在于大多数的蛋白中），导致蛋白激酶 Akt 磷酸化活化。活化的 Akt 下调促凋亡因子 Bad、叉头盒蛋白 forkhead、糖原合成酶激酶 GSK3β、p53 结合蛋白同源蛋白 Mdm2、生长抑制蛋白 p21，可直接磷酸化活化胱冬蛋白酶 9、凋亡信号调节激酶 ASK1 而使它们失活，抗凋亡；蛋白激酶 Akt 可磷酸化核促凋亡因子 FoxO 1/3/4/6，并转到胞质被 14-3-3 结合而失去核转录活性，可抗凋亡；蛋白激酶 Akt 活化核因子 NF-κB 后，可上调促生存因子 Bcl-2，抗凋亡。Akt 上调磷酸果糖激酶 PFK2、内皮细胞型 NO 合成酶、蛋

白激酶 mTOR、蛋白激酶 C、蛋白激酶 p70S6K、周期素 D1、周期素依赖性激酶 CDK4 等,下调生长抑制蛋白 p21,引起促生长、促存活、抗凋亡。Akt 可磷酸化 cAMP 反应元件结合蛋白 CREB 的 Ser^{133},结合 CREB 结合蛋白 CBP,上调抗凋亡因子 Bcl-2/Bcl-xL、髓系白血病细胞蛋白 Mcl-1、蛋白激酶 Akt、癌蛋白 c-Myb,抗凋亡。Akt 上调蛋白激酶 mTOR,再促进表达蛋白激酶 p70S6K、促进细胞迁移,Akt 可促进表达基质金属蛋白酶 2,促转移,Akt 可促进表达缺氧诱导因子 1,诱导产生血管内皮生长因子,促进肿瘤血管新生。

(4)PI3K/Akt/mTOR 信号通路

哺乳动物雷帕霉素靶蛋白(mTOR)是 PI3K/Akt 通路的下游信号分子,促细胞生长和增殖;正常情况下,生长因子(如胰岛素、胰岛素样生长因子、表皮生长因子等)经其受体,诱导蛋白激酶 PI3K/Akt/mTOR 活化。Akt 对蛋白激酶 mTOR 的激活主要通过磷酸化激活 mTOR 和磷酸化抑制 TSC2 及 TSC1/TSC2 二聚体。mTOR 分子量289kD,由2549个氨基酸残基组成,是一种丝/苏氨酸蛋白激酶,属于 PI3K 家族,分子中含:H-E-A-T 氨基酸残基基序区,有 20 个重复串联;FAT 区,即 FARP/ATM/TRRAP 区;FRB 区,是 FK506 结合蛋白(FKBP12)/雷帕霉素结合区,能与 FKBP12/雷帕霉素复合物结合;CD 区,是激酶活化区;RD 区,为自抑制结构区;FATC 区,能接受 FATC 对 mTOR 催化活性的调节;C 端 PIKK 激酶区具有丝/苏氨酸蛋白激酶活性,PIKK 激酶家族可与 PIKK 区结合,调控细胞生长、细胞周期转换。mTOR 被胰岛素、生长因子、营养物质信号通路激活后,可结合、磷酸化激活核糖体 p70S6K,再激活核糖体 40S 亚单位 S6 蛋白,上调核糖体蛋白、蛋白质翻译延伸因子 eIF3、poly-A 结合蛋白等的表达水平,可启动蛋白质翻译信号,提高蛋白质翻译效率,能增强含有 5′-帽区末端寡嘧啶反应元件(TOP)的 mRNA 的翻译,也可由磷酸化蛋白质翻译启动因子结合蛋白 EIF4E-BP1,并使 EIF4E-BP1 与真核细胞蛋白质翻译启动因子 4E(EIF4E)分离,从而形成激活的 EIF4E 复合体,后者是依赖 5′-帽区的 mRNA 翻译所必需的;能促进蛋白合成,使生长周期进展相关蛋白表达水平上调,使细胞由 G0/G1 期进入 S 期,促进细胞增殖,维持端粒长度等。缺氧、低氨基酸水平、低 ATP 水平或细胞内 AMP 增多,通过 PI3K/Akt 通路或 AMPK 通路可抑制 mTOR。

——mTOR 结合的蛋白及作用:mTOR 在细胞内至少存在两种不同的复合体:mTORC 1/2,均可被生长因子、有丝分裂原激活。mTORC1 还受营养、能量信号的控制,且对雷帕霉素敏感;营养/能量不足(如氨基酸过少)及雷帕霉素,可抑制 mTORC1 活性。

mTORC1 由 mTOR、GβL、mTOR 调节相关蛋白(Raptor)、mLST8 组成,承担 mTOR 的主要功能,能磷酸化活化下游信号分子,如 mTOR 信号基序(TOS)蛋白、蛋白激酶 p70S6K1、EIF4E 结合蛋白 1。GβL 连接于 mTOR 的 PIKK 激酶区,稳定 Raptor-mTOR,增强 mTOR 活性。接头蛋白 Raptor 是连接蛋白激酶 mTOR 与蛋白激酶 p70S6K1/EIF4E-BP1 的骨架蛋白。雷帕霉素(rapamycin)/FKBP12 短时间作用,可先解除 mTOR 与 Raptor 的连接,再促使 TSC2 活性上调,并磷酸化 Akt 的 Ser^{473} 及上调、恢复 TSC1 活性。但雷帕霉素长时间作用,可使 PI3K 依赖性激酶 PDK1 活化蛋白激酶 p70S6K1,再磷酸化蛋白激酶 mTOR 的 Thr^{2446}/Ser^{2448},长时间抑制 TSC1 活性。Raptor 的 TOS 基序,可与蛋白激酶 p70S6K1/eIF4E-BP1 结合,Raptor 的 RAIP 域,可促进蛋白激酶 p70S6K1/EIF4E-BP1 磷酸化;Raptor 结合 EIF4E-BP1 后,能使真核细胞翻译启动因子 EIF4E 从 EIF4E-BP1 解离,EIF4E/EIF-3 可结合依赖 5′-帽区的 mRNA,促进蛋白的翻译。TSC2 有激酶催化活性,其 C 端类似 Rap1GAP,可通过 Rheb 负调节 TSC1,抑增殖。细胞中存在 PI3K/mTOR、MAPK/mTOR 信号通路,存在 mTOR-Raptor、mTOR-Rictor,相互保持平衡。

Akt 和 mTOR 通路之间可经反馈和负反馈调节彼此连接,Akt 可正反馈作用于 Raptor/蛋白激酶 mTOR,而过度活化的蛋白激酶 mTOR 会负反馈作用于胰岛素受体底物 IRS-1/蛋白激酶 Akt;这种机制制约了它们的过度激活,可遏制不受控制的细胞增殖。

mTOR 信号通路与其他通路的交流:高活化水平的 mTOR 信号通路常构成网络系统,可与其他各通路间相互交流信号。高水平生长因子如胰岛素、胰岛素样生长因子 IGF 等,可通过蛋白激酶 PI3K/Akt、Ras/蛋白激酶 ERK 两条平行的通路,激活蛋白激酶 mTOR。mTOR 信号通路可对细胞内的氨基酸、能量的水平变化做出反应;明显的低营养状态(缺乏能量)通过蛋白激酶 AMPK-TSC2 抑制蛋白激酶 mTOR。EIF4E-BP1 可接受蛋白激酶 PI3K、蛋白激酶 mTOR 和蛋白激酶 ERK 的作用而表达水平下调;蛋白激酶 p70S6K 也可接受 mTORC1、PI3K 依赖性激酶 PDK1、蛋白激酶 ERK 和蛋白激酶 C 的作用而表达水平上调。某些胞内外信号,可通过钙离子/钙调蛋白激酶的介导而激活 mTOR 信号通路。综上所述,多种信号分子都可以激发 mTOR 信号通路的活性,mTOR 汇聚和整合了这些信号。(表 8-1)

表 8-1　PI3K/Akt 通路作用于下游靶蛋白*

蛋　白	作用的分子	效　应
活化 mTOR	活化 S6K1,EIF4E-BP1	促转录
抑制 Bad	活化 Bcl-2,Bcl-xL	抗凋亡
活化 IKK	活化 NF-κB	抗凋亡
抑制 FoxO	活化 14-3-3,TRAIL	促细胞周期转换
抑制 p27	活化 CDK2	促细胞周期转换
活化 Mdm2	抑制 p53	阻断凋亡,修复 DNA
抑制 GSK3β	活化 β-catenin	促存活

* EIF4E-BP1,蛋白质翻译延长因子 4E 结合蛋白;FoxO,叉头盒蛋白 O;TRAIL,核因子相关凋亡诱导配体

二、PI3K/Akt/mTOR 与肿瘤

Akt 是癌蛋白,一些生长因子、激素、细胞因子、磷酸酶 PTEN 失活、Ras 激活、蛋白激酶 PI3K 高水平表达、蛋白激酶 Akt 基因扩增、表皮生长因子受体酪氨酸激酶活化等,都能激活 Akt,可促进细胞增殖,抑制细胞凋亡,促进肿瘤细胞转移,促进肿瘤血管新生,抗化疗/放疗,增强肿瘤细胞对低氧、营养缺乏、活性氧的耐受能力,促进肿瘤生长增殖。此外,PI3K 通路的负性调节蛋白-PTEN 缺失,抑制 PI3K 通路的有效性降低,从而能使 PTEN 抑瘤作用受到抑制。

研究表明,乳腺癌、白血病、黑色素瘤、淋巴瘤、前列腺癌、乳腺癌、胃肠道间质细胞肿瘤、肝癌、肺癌、肾癌、血管瘤、脂肪瘤等,一般均存在蛋白激酶 PI3K/Akt/mTOR 信号通路的持续、过度激活,尤其在蛋白激酶 Akt 和蛋白激酶 p70S6K1 的过度激活及 TSC1/2、磷酸酶 PTEN 基因突变失活时。肿瘤细胞的 PI3K 基因常广泛突变,突变的 PI3K 易活化;高度活化的 PI3K/Akt/mTOR 通路还可与蛋白激酶 MAPK、核因子 NF-κB、磷脂酶 PLCγ、转录因子 AP-1、促凋亡因子 p53 的通路,构成细胞信号通路网络,进一步促增殖,抗凋亡。针对癌细胞株,应用蛋白激酶 ERK 抑制剂 U126 和 PD98059,可使癌细胞株对紫杉醇的敏感性升高 20 倍;PI3K 抑制剂 LY294002,可使癌细胞株对紫杉醇敏感性增加 10 倍。两条通路的抑制剂联用,可使抗癌的疗效提高,能抑制缺氧诱导因子 HIF-1 及血管内皮生长因子的表达,减少血管新生、肿瘤转移。I$_A$ 型 PI3K 激活的 Akt,可激活蛋白激酶 C ε/λ,能使核因子 NF-κB、转录因子 AP-1 活化;也可激活蛋白激酶 C α/β/γ,使激酶 Raf1 磷酸化活化,再激活蛋白激酶 ERK、转录因子、其他蛋白激酶等,促进细胞增殖。I$_B$ 型 PI3K 可激活蛋白激酶 MAPK 等,促进细胞增殖。

在肿瘤发生发展中,Akt 能磷酸化促凋亡因子糖原合成酶激酶 3β(GSK3β)的 Ser^9,而使之易被细胞的泛素蛋白酶体降解,减少糖原合成酶激酶 3β 使周期素 D1 的磷酸化降解,能增强线粒体葡萄糖激酶的活性,使葡萄糖激酶能通过促进葡萄糖代谢和 ATP 合成,维持肿瘤细胞线粒体的功能;能促进葡萄糖转运蛋白 1/4 转位到细胞膜,帮助肿瘤细胞摄入葡萄糖并继续增殖;可减少糖原合成酶激酶 3β 对 β-连环蛋白的磷酸化及其降解,未被降解的 β-连环蛋白能活化 Wnt 信号通路,β-

连环蛋白能进入核内,可结合转录因子 LEF/周期素 D1,能促细胞增殖。

当肿瘤 PI3K/Akt 信号通路被血管生成素、血管内皮生长因子激活后,能使肿瘤新生血管的内皮细胞抗凋亡;Akt 能磷酸化活化内皮细胞型 NO 合成酶,产生生理性 NO,促进血管新生,促进表达血管内皮生长因子,促进诱导内皮细胞迁移,促进肿瘤细胞耐受缺氧/缺营养/活性氧。蛋白激酶 Akt 能直接或通过激酶 Raf-1 来磷酸化灭活促凋亡因子 Bad,使 Bad 与抗凋亡因子 Bcl-2/Bcl-xL 解离,游离的灭活的 Bad/FoxO 与细胞质中的 14-3-3 蛋白结合,从而终止 Bad/FoxO 在线粒体外膜孔上对抗凋亡因子 Bcl-2/Bcl-xL 的拮抗作用,使得被释放后的游离的 Bcl-2/Bcl-xL 能恢复其抗凋亡功能,能稳定、关闭线粒体外膜孔、稳定线粒体内膜电位,阻断线粒体内膜间隙细胞色素 C 的释放,阻断胱冬蛋白酶活化,从而阻断肿瘤细胞凋亡。蛋白激酶 Akt 也能使胱冬蛋白酶 9 前体被磷酸化后失活,能阻断胱冬蛋白酶 9/2 的活化,从而阻断肿瘤细胞凋亡。Bcl-2 或 Bcl-xL 恢复其抗凋亡功能后,可抑制促凋亡因子死亡配体 FasL 的表达,从而阻断肿瘤细胞凋亡。Akt 磷酸化灭活 p53 后,结果也能抗凋亡。血管内皮生长因子 2 经血管内皮生长因子受体 2/整合素 αVβ3 复合物,能活化 PI3K/Akt 信号通路;肝细胞生长因子经其受体也能活化 PI3K/Akt 信号通路;结果可促进缺氧诱导因子 1α/血管内皮生长因子/内皮细胞 NO 合成酶/核因子 NF-kB 的表达,再促进血管新生、促进肿瘤转移。

Akt/mTOR 磷酸化活化、PI3K 基因突变与扩增、磷酸酶 PTEN 降解 IP₃ 减少、蛋白激酶 Akt 基因 E17K 突变激活、LKB1(丝/苏氨酸蛋白激酶 11)基因突变等,可促进癌蛋白 K-Ras 活化,能下调黏附分子、转化生长因子 β1、CC 趋化因子 5,可活化 αVβ3 整合素信号通路,促进肿瘤细胞转移、侵袭。

生理条件下,蛋白激酶 PI3K/Akt/mTOR 信号通路活化后,能维持细胞增殖、存活;在 PI3K/Akt/mTOR 信号通路异常激活后,可促进肿瘤细胞恶变。研究发现,急性早幼粒细胞白血病,占急性髓系白血病的 10%,95% 急性早幼粒细胞白血病患者,有 t(15;17)(q22;q21)易位,能形成 PML-RARα 融合蛋白,能明显活化 PI3K/Akt/mTOR 信号通路。

三、以磷酸肌醇 3 激酶通路为靶点的抗肿瘤药物

1. 抑制 PI3K p110 催化亚单位

渥曼青霉素和 LY294002 是第一代 PI3K 抑制剂,这两种不可逆抑制剂,一般水平时抑制 PI3Kγ,高水平时对 PI3K 同工酶的抑制没有选择性,毒性较大。目前许多靶向 PI3K 的化合物已进入临床,其中大部分是 PI3K、mTOR 双重抑制剂,如 PI-103 等。BEZ235 是咪唑喹唑啉衍生物,可通过与 ATP 结合,抑制多种 1 类 PI3K 和 mTOR,目前已进入临床试验,用于治疗实体瘤。

其他进入临床试验的有 BGT226、脱甲绿胶霉素(作用与渥曼青霉素相似)、BKM120、XL765、XL147、GDC0941、GSK1059615、SF1126(广谱抑制 PI3K)、PX-866(作用与渥曼青霉素相似,肝代谢较低)、PI-103、PIK-124、BEZ235、ZSTK474(ATP 竞争抑制剂)等。

BGT226 是作用较广泛的 PI3K/mTOR 抑制剂;BKM120 选择性地抑制 1 类 PI3K,对 mTOR 无抑制活性。XL765/XL147 也是 1 类 PI3K 抑制剂,能抑制多种 1 类 PI3K 和 mTOR,已用于治疗实体瘤。GDC0941 可在纳摩尔水平抑制所有 1 类 PI3K;GSK1059615 靶向 PI3K,已用于治疗实体瘤或淋巴瘤。SF1126 是 PI3K-mTOR 抑制剂,已用于治疗实体瘤。

目前研究已发现一些 PI3K 特异性亚型抑制剂:①PI3Kα 抑制剂,有 Liphagal、PIK-75、PIK-15e、PIK-2a 等;②PI3Kδ 抑制剂,有 IC87114、PIK-39、PIK-239、PIK-294、TG100-115、TG100-713、TG101-110 等。

2. 抑制 Akt

Akt 是 RTK-PI3K 复合物下游最关键的点,也为一种有前景的治疗靶标。目前已开发的多种

Akt 抑制剂包括：磷脂酰肌醇类似物、ATP 竞争性抑制剂、变构抑制剂。

哌立福新可通过靶向 Akt 的 PH 域，阻止 Akt 与 IP$_3$ 结合发生膜转位，已进入临床试验治疗各种癌症。多数 ATP 竞争性小分子 Akt 抑制剂，能非选择性地靶向 3 型 Akt 异构体；GSK690693 是其中之一，可在纳摩尔水平起作用，还可抑制 AGC 激酶。已发现大量变构 Akt 抑制剂，有一定的选择性；Akt-i1/2 是 Akt1 和 Akt2 双重变构抑制剂，有抗肿瘤活性，其类似物为 MK2206，已用于治疗局部性或转移性实体瘤。XL418 是可双重抑制 Akt 和 S6K 的小分子化合物，已进入 1 期临床用于治疗实体瘤。VQD-002 是水溶性三环核苷酸，已用于治疗实体瘤和血液恶性肿瘤。

3. 抑制 mTOR

mTOR 是该通路中第一个用于临床靶向治疗的靶点。西罗莫司（雷帕霉素）是典型的 mTOR 抑制剂，是来自细菌的天然产物，最初用于抗真菌治疗，后来发现它有免疫抑制作用和抗肿瘤活性。西罗莫司与其细胞内受体 FK506 结合蛋白 12（FKBP12）结合后，直接与 mTORC1 结合，抑制 mTOR 介导的下游 S6K 和 EIF-4EBP1 磷酸化。

西罗莫司类似物如 CC1-779 和 RAD001，已被开发为抗肿瘤药物。ATP 竞争性 mTOR 抑制剂 torkinibs 和 torin1，同时抑制 Mtorc1/2，可有效阻断 PI3K 通路，与西罗莫司相比，抑制细胞生长和增殖活性更好。

ATP 竞争性 mTOR 抑制剂 OSI-027 和 AZD8055 也已进入临床试验，用于治疗实体瘤和淋巴瘤。在 PI3K 通路中有多个抑制 HSP90 的化合物如格尔德霉素及其类似物，至少部分是通过抑制 PI3K 通路来达到治疗效果。

4. 抑制 PI3K 异构体

p110A 和 p110B 是广泛表达的两个一类 PI3K 异构体，都必须先与 p85 形成复合物，才可与 RTK 结合，它们有共同底物并产生相同的脂产物，具有广泛的生理功能。

去除 p110A 以后，由各种生长因子（包括胰岛素、表皮生长因子、胰岛素样生长因子）刺激引起的 Akt 磷酸化将大为减少。p110B 组织分布广泛，可能对一些组织和细胞中 GPCR 与 PI3K 的信号通路的活化起关键性作用；研究发现，p110B 还参与整合素介导的血小板黏附和动脉血栓形成。

靶向 PI3K 单一异构体或通路中其他成员，可有效阻止肿瘤发生发展，因此可以设计 PI3K 单一异构体选择性抑制剂，用于靶向抗肿瘤治疗，同时可减少副作用。鉴于野生型 p110A 在多数肿瘤细胞增殖中的重要作用，已推出野生型 p110A 异构体的多种选择性抑制剂。PTEN 表达缺失的肿瘤，对 p110B 的被抑制较敏感；抑制剂如 TGX-115、TGX-286、TGX221 一般选择性地抑制 p110B。

研发特异性针对肿瘤 p110A 突变体的抑制剂，对肿瘤治疗有重要意义。p110A 突变体的抑制剂，可减少由于抑制野生型 p110A 引起的副作用，面临的挑战是，如何发现仅靶向 p110A 突变体的选择性小分子抑制剂。

PI3K 抑制剂可能对含有 p110A 基因突变或 PTEN 基因缺失的肿瘤较有效，Akt 抑制剂可能对含有 Akt 基因突变的肿瘤较有效。PI3K 和 Akt 抑制剂，可有效地治疗以活化 RIK 或 Ras 为特征的肿瘤。mTOR 和通路下游激酶的抑制剂，可能也对以 PI3K 活化为特征的肿瘤有效。

反映 PI3K 通路抑制剂疗效的生物标记物可分为 2 类：一类标志物指示 PI3K 通路抑制剂作用 PI3K 通路；另一类标志物预测 PI3K 通路抑制剂对哪些患者有效。临床研究显示，可通过血液中胰岛素水平升高，评价对 PI3K 和 Akt 的抑制效应。

5. PI3K 靶向治疗的敏感性和耐药性

靶向治疗重点在于针对不同患者选择合适的治疗方法。许多肿瘤的基因改变较杂，很可能是由于一些基因的改变，而能使肿瘤细胞对 PI3K 靶向治疗耐药，如 PI3K 下游通路酪氨酸激酶基因突变、p110A 基因突变、PTEN 表达缺失。肿瘤对 PI3K 靶向治疗耐药的机制，可能与其他增殖信号通路的活化相关，如肝细胞生长因子受体基因扩增或突变、HER2 基因表达活化。临床上蛋白激酶抑制剂的耐药性,通常是由蛋白激酶基因发生第二个位点的突变引起,同时靶向蛋白激酶的两种突变,可大大减少耐药性产生。

6. PI3K 通路抑制剂与靶向其他通路的药物联合应用

单纯靶向 PI3K 常不足以使肿瘤消退,PI3K 抑制剂与其他靶向药物联合应用,可达到较佳的临床疗效。BEZ235 与蛋白激酶 MEK1(MAPK 激酶 1)和蛋白激酶 MEK2 的抑制剂联用,可同时抑制蛋白激酶 PI3K 和激酶 Raf 通路,可有效诱导肿瘤消退。Ras 通路下游蛋白激酶 MEK 效应器的激活,可能是含癌蛋白 Ras 突变基因肿瘤细胞对 PI3K 抑制剂耐药的原因,联合应用蛋白激酶 MEK 抑制剂和蛋白激酶 PI3K 抑制剂,可同步阻断这类的肿瘤细胞生长、增殖。

7. 血管新生作为 PI3K 通路中特异性靶目标

抑制 PI3K 通路可通过两个不同机制来抑制肿瘤:一是直接阻止肿瘤细胞增殖;二是抑制肿瘤血管新生,因为 PI3K 通路对与血管生成相关的血管内皮细胞生长因子和其受体的产生起重要作用。西罗莫司及其类似物,已被作为抗血管新生试剂用于临床,其具有抗血管新生活性,可减少血管内皮细胞生长因子表达,能消除血管内皮细胞对血管内皮细胞生长因子刺激的反应,可抑制肿瘤细胞增殖。研究表明,抑制蛋白激酶 PI3K 或 Akt,同样可通过抑制血管新生,而抑制肿瘤生长。1A 类 PI3K 缺乏,可使肿瘤血管完整性受损。因此蛋白激酶 PI3K 或 Akt 抑制剂,在血管高度增生肿瘤的治疗中与西罗莫司一样,可能有较好的疗效。靶向通路中两种激酶、联合用药、靶向血管新生,可能是未来 PI3K 抑制剂的发展方向。

8. 组蛋白去乙酰化酶抑制剂

给予苯甲酰胺类的组蛋白去乙酰化酶抑制剂,能明显抑制 PI3K/Akt/mTOR 基因启动子的组蛋白去乙酰化,能减少 PI3K/Akt/mTOR 的表达,下调 PI3K/Akt/mTOR 信号通路的活性。给予雷帕霉素、雷帕霉素类似物 RAD001、三氧化二砷、PI3K 抑制剂 LY294002,也可明显抑制 PI3K/Akt/mTOR 信号通路的活性,能增加对全反应维甲酸诱导分化的敏感性。

9. 全反式维甲酸、三氧化二砷

应用全反式维甲酸、三氧化二砷治疗急性早幼粒细胞白血病已获得很好的效果,完全缓解效率达 85%,但有 25% 患者会复发,复发原因是原发性耐药、继发性耐药。磷酸酶 PTEN 突变失活(PTEN 能降解 IP_3,抑制 PI3K/Akt/mTOR 信号通路)、PI3K/Akt/mTOR 信号通路明显活化后,可引发耐药。

四、PI3K/Akt 信号通路与胃癌

细胞内 PI3K/Akt 信号通路,与胃癌的发生、生长、增殖、转化、凋亡、化疗耐药相关,也与乳腺癌、卵巢癌、非小细胞肺癌、成神经管细胞瘤等多种肿瘤的发生发展相关。

1. PI3K/Akt 信号通路与胃癌

胃癌的形成是一个十分复杂的过程,是细胞生长与增殖的调控发生严重紊乱的结果。在胃腺癌中,Akt1 基因可扩增 20 倍,Akt 激酶活性水平常明显升高。给人胃腺癌细胞系,应用质粒转染 PI3K 调节亚单位 N 末端 24 个氨基酸的相关基因片段,能抑制胃癌细胞增殖。PI3K/Akt 信号通路活化可抑制凋亡,给予 PI3K 抑制剂 LY294002,能抑制促凋亡分子 Bad 的磷酸化,与抗 Fas 抗体 CH-11 合用,可使胃癌细胞凋亡。研究发现,蛋白激酶 Akt 上游 HGF(肝细胞生长因子)及其受体 c-Met 在胃癌中高水平表达,c-Met 小分子量抑制剂 PHA-665752 可抑制蛋白激酶 Akt,使胃癌细胞增殖减少。我国发现,芹菜素以时间依赖方式,能抑制蛋白激酶 Akt,可诱导胃癌细胞凋亡。

近年发现,PI3K/Akt 信号通路和 HIF-1/VEGF 的启动相关。PI3K/Akt 可通过激活 HIF-1 来诱导表达 VEGF,促进肿瘤血管新生。有人在 57% 胃腺癌组织中,能检测到 pAkt 表达水平升高,给予 PI3K 抑制剂 LY294002 后,pAkt 水平下降、VEGF 分泌减少。

2008 年 NCCN《中国胃癌治疗指南》建议,对初治身体条件允许者,T2 期或更晚期(淋巴结转移阳性)肿瘤患者进行围手术期化疗。而对于晚期或转移性胃癌,化疗有姑息性治疗效果,与最佳支持治疗相比,联合化疗可提高晚期胃癌患者的生活质量和总体生存率。

但胃癌细胞对化疗药物的耐药也是令人棘手的问题。研究表明,蛋白激酶 PI3K/Akt、蛋白激酶 ERK 信号通路活化,参与胃癌化疗耐药的机制,能抑制 p53 表达、促进表达 c-Myc,由此下调胃癌细胞的化疗敏感性,这可能是胃癌对 5-FU、长春新碱、阿霉素耐药的分子机制之一。

研究表明,分化程度低的胃癌细胞株,其 Akt 基础活性水平较高。柔红霉素可诱导低分化胃癌细胞的 Akt 活化,抗凋亡;而对于高分化的胃癌细胞,柔红霉素霉素的这一作用并不明显。研究证实,对低分化的胃癌细胞,抑制其蛋白激酶 Akt 活性,能有效增强其对柔红霉素的敏感性。

研究发现,单用足叶乙苷、柔红霉素抑制胃癌细胞,于 24 小时后即可出现细胞耐药,而联用 Wortmannin 处理后,未见肿瘤细胞耐药,提示单用足叶乙苷、柔红霉素,可能异常激活蛋白激酶 PI3K/Akt 通道,直接下调 p27 表达水平,失去了对肿瘤细胞周期的负性调节和诱导凋亡的能力,使胃癌细胞对化疗药物产生耐药。在胃癌临床治疗过程中,应充分考虑联用 PI3K/Akt 信号通路拮抗剂的化疗,对治疗胃癌较好。

2. PI3K/Akt 信号通路与胃癌的放疗

放疗对胃癌的价值,主要体现在肿瘤无法切除的或全身状况差的局灶性胃癌及辅助治疗中。放射所致的细胞生物效应,主要是通过使肿瘤中癌基因和抑癌基因改变,导致细胞内、外信号通路的变化,从而决定肿瘤细胞在照射后凋亡,而放射导致细胞相关基因(如 Bad、p21、p27、毛细血管扩张性共济失调突变基因 ATM、p53 等基因)表达水平的改变,大多直接或间接地与抑制 PI3K/Akt 信号通路活性相关。新近发现,抑制 PI3Kp110B,可有效抑制细胞恶性增生,能对胃癌的放疗产生协同作用。

五、PI3K/Akt2 在胃癌组织的表达

有人探讨 PI3K、Akt2 在胃癌、癌旁组织中的表达,分析其表达水平与临床病理特征和预后的关系。结果发现,胃癌、癌旁组织、正常胃黏膜的蛋白激酶 PI3K 阳性表达率分别是 76.7%、25.9%、25.0%。而蛋白激酶 Akt2 阳性表达率分别是 75.7%、27.8%、37.5%。胃癌组织 PI3K 表达水平,与有无淋巴结转移、浸润深度、分化程度、Lauren 分型有关。Akt2 表达水平,与肿瘤大小、有无淋巴结转移、浸润深度、分化程度、Lauren 分型有关。单因素生存分析显示,PI3K、Akt2 阳性组对胃癌患者生存期的影响有统计学意义,Cox 多元回归分析显示,Akt2 的异常表达,可以作为影响胃癌预后的独立因素。PI3K/Akt2 信号通路参与胃癌的发生、发展、浸润转移,常参与胃癌发生的晚期事件。在恶性肿瘤中常存在 PI3K/Akt 通路激活。

Akt 有 Akt1(PKB α)、Akt2(PKB β)、Akt3(PKB γ)三型,其中 Akt2 在多种肿瘤中高水平表达。研究显示,PI3K、Akt2 在胃癌组织表达水平显著上调,随着分化程度高→中→低变化,不同来源肠型→弥漫型改变,PI3K、Akt2 阳性表达率明显升高;PI3K 和 Akt2 表达水平之间呈正相关;提示 PI3K/Akt2 信号通路活化参与胃癌的发生,能通过磷酸化抑制 Bcl-2 家族成员 Bad 和抑制蛋白水解酶 caspase-9,而阻止胃癌细胞凋亡;可通过直接磷酸化抑制 GSK3β 活性从而阻止 cyclinD1 的降解,促进细胞周期 G1/S 的转换;可直接磷酸化 mTOR,解除 4EBP1 对翻译起始的抑制,也可介导细胞周期 G1 的进展;上述机制促进肿瘤细胞增殖。癌旁组织和正常胃黏膜中 PI3K、Akt2 的表达水平差异无统计学意义,表明 PI3K、Akt2 活化在胃癌的发生中,可能是一个晚期分子事件。而 PI3K/Akt1 通路活化,可能是肿瘤的早期事件。

有研究显示,Akt 在肿瘤的不同时期和不同亚型作用不同。Akt 靶向治疗时选择针对 Akt1、2 两种蛋白的药物治疗效果会更好。研究发现,随着胃癌浸润深度的增加,淋巴结转移灶的出现,

PI3K、Akt2 阳性表达有明显差异,胃癌直径增大,Akt2 表达明显增加。

PI3K/Akt2 信号通路参与胃癌的浸润转移,活化后能激活与转移有关的基因:一是上调 MMP-2、MMP-9 表达,降解细胞外基质,突破基底膜,促进侵袭浸润;二是减弱细胞黏附能力。Akt 磷酸化 GSK3β,拮抗 β-连环蛋白的降解,使其水平升高,从而下调 E-钙黏素表达;三是促进血管生成。在 VEGF 的作用下,通过 VEGF/PI3K/Akt/NO/ICAM-1 通路,能促进肿瘤血管新生。抑制 PI3K/Akt2 活性可有效减少下游基因激活,能抑制胃癌进展。

六、胃癌中 MFAP3L 与 PI3K/Akt2

有人研究微纤维关联样蛋白-3(MFAP3L)基因在胃癌组织中的表达情况,并分析其与蛋白激酶 PI3K/Akt2 信号通路相关基因间的关系,采用半定量 RT-PCR 和组织微阵列免疫组化的方法,分别检测 MFAP3L、磷脂酰肌醇-3-激酶催化亚单位的 PIK3CA 基因,及蛋白激酶 Akt2、β-半乳糖凝集素 Glaectin-3 基因在胃癌组织中表达情况,并通过生物信息学方法预测分析 MFAP3L 蛋白结构特点。结果发现,在同一组胃癌组织中,MFAP3L、Glaectin-3、PI3K 催化亚单位表达阳性率均上调(70.8%,64.0%,56.0%);并且 MFAP3L、Glaectin-3、PI3K 催化亚单位间,存在共表达。MFAP3L 含多个磷酸化位点,且在胞内聚集成簇,并具有与 PI3K 的 SH3 域高度同源的蛋白模序;它在胃癌组织中的表达水平变化,可能与胃癌的发生发展相关,并可通过参与 PI3K/Akt2 通路来促进肿瘤侵袭、转移。

MFAP3L 基因又名 NYD-SP9,定位于染色体 4q32.3,MFAP3L 分子量 45.379kD,含 409 个氨基酸残基。目前虽对 MFAP3L 研究很少,但最近有人报道,在发生肝转移的结肠癌细胞中,MFAP3L 表达水平明显上调,同时 PI3K/Akt2 通路及相关蛋白如 mTOR、凝溶胶蛋白样加帽蛋白(CapG)、α-辅肌动蛋白 4、β-半乳糖凝集素 3、组织蛋白酶 B、HSP70 等表达水平也明显上调。有报道,PI3K 催化亚单位在非小细胞肺癌、前列腺腺癌、肠癌等表达水平增高。卵巢癌中 PI3K 催化亚单位、K-i 67 表达水平增高,是肿瘤患者早期死亡的不良预后因子。

Akt2 基因是癌基因,与细胞增殖有关,在多种人类肿瘤中发现该基因高水平表达,如卵巢癌、胰腺癌、乳腺癌、神经胶质瘤、胃癌等。PI3K 催化亚单位表达水平增高,可以增强 Akt2 的活性,再导致由其下游靶基因的表达增强,能激活多条抗凋亡通路,可使得葡萄糖转运酶在细胞表面的表达增强,从而增加糖酵解的速度,使葡萄糖氧化生成的 ATP 水平提高,从而促进细胞增殖。

Galectin-3 位于 PI3K/Akt2 信号通路下游,能与细胞内糖蛋白、细胞表面分子、细胞外基质蛋白相互作用,能调节细胞黏附和侵袭转移。已有报道,Galectin-3 在胃癌、结肠癌、甲状腺癌等表达水平上调。

MFAP3L 在胃癌中表达水平明显上调,胃癌组织中 MFAP3L 表达阳性的标本,大多 Glaectin-3 和 PI3K 催化亚单位也共表达。MFAP3L 有跨膜结构域,属膜蛋白,有多个磷酸化位点,且在胞内能聚集,并具有 1 个与 PI3K 的 SH3 域高度同源的蛋白模序,推测其参与 PI3K 催化亚单位、Akt2、MFAP3L、Galectin-3 信号通路,促进肿瘤细胞的侵袭和转移的发生,但这种假设还需要进一步的实验证实。

七、EGFR 和 PI3K 与进展期胃癌

有人探讨进展期胃癌组织中 EGFR 和 PI3K 表达,与临床病理参数的相关性及其临床意义。结果发现,进展期胃癌组织标本中,EGFR 和 PI3K 的阳性表达率分别为 58.82% 和 76.47%,正常胃黏膜中均未见它们阳性表达。

EGFR 阳性表达与淋巴结转移、远处转移、临床 TNM 分期有关;PI3K 阳性表达与肿瘤浸润深

度、淋巴结转移、远处转移及临床 TNM 分期有关。联合检测 EGFR 和 PI3K 表达,有助于阐释进展期胃癌发生发展、浸润转移的机制,并可作为评估胃癌恶性生物学行为及预后的参考指标。

近年来,多篇文献报道,EGFR 在胃癌组织的过度表达率为 40%～65%,而对照组正常胃黏膜组织中 EGFR 无阳性表达。据此可确定,在正常胃组织中 EGFR 的表达水平很低,而在胃癌组织中存在着过度表达。EGFR 过度表达可作为判断胃癌预后不良的独立的重要指标。PI3K 的高水平表达,与胃癌的形成有关。EGFR 和 PI3K 的表达,均与胃癌淋巴结转移、远处转移、临床 TNM 分期有关,而淋巴结转移、远处转移、临床 TNM 分期是胃癌侵袭转移因素,是反映胃癌进展和患者生存预后的相关指标,因此胃癌组织中 EGFR 和 PI3K 的高水平表达,与胃癌高侵袭转移性有关,可作为判断胃癌进展和预后的指标。

(余元勋　李建平)

进一步的参考文献

[1] CHEN J. Roles of the PI3K/Akt pathway in Epstein-Barr virus-induced cancers and therapeutic implications [J]. World J Virol,2012,1(6):154-161.

[2] PAL I,MANDAL M. PI3K and Akt as molecular targets for cancer therapy:current clinical outcomes[J]. Acta Pharmacol Sin. 2012,33(12):1441-1458.

第八章 ERK 信号通路与胃癌

一、概述

蛋白激酶/蛋白磷酸酶是信号通路中的主要开关。信号转导分子大部分是蛋白质,包括酶分子、调节蛋白、转录因子等,它们构成信号转导通路上的各种开关、接头。蛋白质被蛋白激酶的磷酸化,与被蛋白磷酸酶的去磷酸化,可修饰改变蛋白质的功能,是控制信号转导分子活性的主要方式。

蛋白激酶多有催化结构域、调节结构域、底物结合结构域及其他一些功能结构域,蛋白激酶催化 ATP/GTP 的 γ-磷酸基,转移至靶蛋白的特定氨基酸残基上,主要引起信号的启动、转导、放大及正/负效应。磷酸化修饰可提高或降低酶活性、抗原活性,这取决于后两者构型发生的变化,是否有利于酶或抗原的作用。已发现至少 1 000 种蛋白激酶。蛋白磷酸酶使蛋白质去磷酸化,主要引起信号的终止和失活。(表 8-1)

表 8-1 蛋白激酶/蛋白磷酸酶的分类

蛋白激酶	例子	受体磷酸化的位点	蛋白磷酸酶
蛋白丝氨酸/苏氨酸激酶	CDK、CMGC 组蛋白激酶*如 CK2 及 PDK(CDK)、GSK3、某些 MAPK、CDK 样激酶(CLK)DNAPK、PKB、PKA、PKG、PKC、CaMK、P70S6K、ILK	丝氨酸/苏氨酸羟基	蛋白丝氨酸/苏氨酸磷酸酶(PSTP):如 PP1/2A/2B、PPM(PP2C)、CaN
蛋白酪氨酸激酶	Src、Syk、CSK、Abl、Wee、Tec、JAK、FAK、PDGFR、FGFR EGFR、InsR	酪氨酸的酚羟基	蛋白酪氨酸磷酸酶(PTP):如 SHP-1、PTPμ、PTPκ
蛋白组氨酸/赖氨酸/精氨酸激酶、蛋白组氨酸/酪氨酸蛋白激酶	BCKDHK、PDHK、组蛋白 H₄ 组氨酸激酶、G 蛋白组氨酸激酶、双组分组氨酸激酶	咪唑环、/胍基/ε 氨基	蛋白组氨酸磷酸酶
蛋白半胱氨酸/蛋氨酸激酶		半胱氨酸/蛋氨酸巯基	
蛋白天冬氨酸/谷氨酸激酶		天冬氨酸/谷氨酸酰基	
蛋白酪氨酸/丝氨酸/苏氨酸激酶	MAPK、MEK	酪氨酸/丝/苏氨酸羟基	双重底物磷酸酶(如 PTEN、MKP)

*CMGC 组蛋白激酶,包括脯氨酸激酶(PDK,PDK 有 CDK,GSK3,CLK)及酪氨酸激酶 II (CK2)。

细胞的代谢、物质转运、黏附、生长、发育、凋亡、肌肉收缩、免疫细胞激活、神经活动、应激、肿瘤发生等都涉及蛋白激酶/蛋白磷酸酶相关的磷酸化/去磷酸化,细胞中约 30% 的蛋白质受蛋白激酶/蛋白磷酸酶调节活性。

MAPK 级联激活是多种信号通路的重要中心环节。在未受刺激的细胞内,丝裂原活化蛋白激酶(MAPK)处于静止状态。细胞受到生长因子或其他因素刺激后,MAPK 接受上游的分子 MAPKKKK/MAPKKK/MAPKK 的活化信号而激活,表现为逐级对下一级磷酸化。

MAPK 家族成员如 ERK1/2、p38MAPK、JNK、BMK1/ERK5 等的活化,需要分子中 Thr-X-Tyr 基序的 Tyr 和 Thr 残基同时由 MAPKK 磷酸化(双信号激酶功能),再激活转录因子等底物。ERK 能被多种生长因子、细胞因子及促有丝分裂剂激活的受体活化,主要促进细胞增殖和分化,而 p38MAPK、JNK、BMK1/ERK5 能被炎症、应激、损伤激活,主要诱导保护性蛋白,抗应激,并能在增殖活化过度时介导凋亡。MAPK 被激活后转移到细胞核内,使转录因子 Ets、AP-1 等发生磷酸化,促进靶基因表达;也可使其他酶/蛋白发生磷酸化,参与多种细胞功能的调控,是多种信号转导通路的共同作用点及信号汇聚点。(图 8-1)

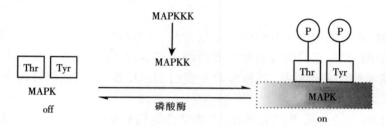

图 8-1 MAPK 的磷酸化与去磷酸化

激活受体 PTK/MAPK 的信号是多样化的,包括:①促有丝分裂原:如生长因子、细胞因子、血管紧张素Ⅱ、PMA、Rho、CDC42 等,可经 Ras/Raf-1/ERK 促进细胞增殖;②应激原:如物理因素(高渗、高热、放射线、紫外线)、化学因素(活性氧、抗癌剂、蛋白质和 RNA 的合成抑制剂、重金属、培养细胞时去血清)、生物因素(细菌、病毒及其毒素)、机械因素(肌肉牵拉)及促炎因子(TNF)等,细胞接受以上这些刺激后,经 p38MAPK、JNK 可导致产生应激保护蛋白等进行防御;应激过强时,可导致凋亡。

蛋白酪氨酸激酶转导细胞增殖与分化信号。蛋白酪氨酸激酶(PTK)催化蛋白质分子中的酪氨酸残基磷酸化,正向调节细胞生长、分化,可促进正常细胞/恶性肿瘤细胞增殖。PTK 抑制剂可阻断上述细胞反应。许多生长因子的受体有 PTK 活性,这些受体多为单次跨膜蛋白,其胞外部分有配体结合域,中间部分有跨膜域,胞内部分有 PTK 的催化结构域;称为受体型 PTK(RPTK)。配体结合受体后,受体型 PTK 形成二聚体,酶活性增高,使受体胞内部分的酪氨酸磷酸化增强,磷酸化的受体 PTK 酶活性进一步增强,可以募集、磷酸化下游 SH2 域蛋白,从而下转信号及进行信号转导。

细胞质内有多种非受体型 PTK(nRPTK),主要作为受体和效应分子间的信号转导分子;或与受体结合,再结合其他信号转导分子而发挥信号转导作用,如 CSK、Src、JAK、Fyn、Lck、ZAP70、Syk、Blk、Yes、Abl、Wee、Lyn 等。Fyn 和 Lck 主要存在于 T 细胞,Fyn 与 TCR/CD3 结合存在,进行信号转导;Lck 与 TCR/CD4/CD8 结合存在,进行信号转导;当 T 细胞抗原受体接受抗原刺激活化时,Fyn 和 Lck 均可发生酪氨酸磷酸化而活化。

蛋白磷酸酶衰减蛋白激酶信号。蛋白磷酸酶催化磷酸化的蛋白分子的去磷酸化。无论蛋白激酶对于其下游分子的作用是正/负调节放大,蛋白磷酸酶都下调蛋白激酶的作用。蛋白磷酸酶的分类是根据它作用的氨基酸残基所决定的。蛋白磷酸酶主要包括蛋白丝氨酸/苏氨酸磷酸酶(PSTP)、蛋白酪氨酸磷酸酶(PTP)、双重底物(酪氨酸和丝/苏氨酸)磷酸酶如 PTEN/丝裂原活化蛋白激酶磷酸酶 MKPs、蛋白组氨酸磷酸酶等。某种蛋白激酶、蛋白磷酸酶,仅作用于有限的底物,它们的催化作用/分布的特异性,决定了信号转导通路的精确性。

蛋白激酶主要以下列 4 种分子参与细胞信号转导:

(1)有激酶活性的受体:多数细胞生长因子受体本身就是蛋白激酶(PK),在与配体结合后,能直接激活细胞信号转导,如:Grb2/SOS/Ras/MAPK 通路、PI3K/Akt 通路、Ras/CDK 通路、PLCγ/IP$_3$通路、DG/Ca^{2+}/CaMK/PKC 通路及其 JAK/STAT 通路等。

（2）有近质膜域的激酶：一些有近质膜域的激酶如 Src 和 JAK，通过与质膜没有 PTK 活性的受体及质膜信号蛋白结合，可使受体 PTK 酪氨酸磷酸化而激活及可转导信号。

（3）细胞内信号分子：另外一些细胞内蛋白激酶作为信号分子被激活后，通过对下游蛋白的磷酸化反应，控制信号转导通路中其他酶类或蛋白质的活性，介导信号的转导和放大，并最终引起细胞对胞外信号的反应。

（4）多聚体形成：整合素、某些生长因子受体 PTK 等可与辅因子、接头蛋白等形成多聚体，可在无配体的情况下自磷酸化，并导致向下游转导信号。蛋白激酶间可通过磷酸化相互调节活性，同种酶间的磷酸化较常见，如受体型 PTK 二聚体间相互可磷酸化；异种激酶间的磷酸化是信号转导中酶促级联反应及信号通路间交流所需的。

蛋白激酶的结构：从已发现的蛋白激酶看，它们有共同的结构特征：都有保守的催化结构域/亚单位、调节结构域/亚单位和其他一些功能结构域。对于单亚单位的酶，催化结构域和调节结构域存在于同一个分子的不同部位；而对于多亚单位的酶，催化结构域和调节结构域分布于催化亚单位和调节亚单位。

蛋白激酶的生理功能：细胞内大部分的生命过程，如代谢、物质转运、黏附、生长、发育、凋亡、肌肉收缩、免疫细胞激活、神经活动、应激和肿瘤的发生等，都涉及蛋白磷酸化，蛋白磷酸化是多种信号转导通路中的重要环节。

1989 年发现了丝裂原活化蛋白激酶（MAPK）家族，包括有 MAPKKKs、MAPKKs、MAPKs 三大类。MAPKs 家族的蛋白催化核心中，均存在某种磷酸化三肽基序（TEY、TPY、TGY 等），其中的 T、Y 同时磷酸化，可引起 MAPKs 家族激活。（表 8-2）

表 8-2 MAPKs 的组成

MAPKKK	MAPKK	MAPK
Raf(1/A/B)	MEK1(MKK1)	ERK1～2
MEKK(2～3)	MKK4、MKK6	JNK1/2/3、p38 MAPKδ
TAK1、Mos、MUK	MEK2(MKK2)	p38 MAPK(α/β1)
MST、SPRK、MEKK1	MEK5	p38 MAPK(γ、β2)
MEKK4、Tp1,2、ASK	MEK7、PAK1～3、SEK1	ERK3～5

MAPK 通路是细胞增殖、应激、炎症、分化、功能同步化、转化、凋亡等信号转导通路的共同交汇通路之一，把胞外信号经受体、G 蛋白/小 G、蛋白激酶、转录因子等组成的信号网络，传递到胞内，参与细胞增殖、分化、癌变、转移、凋亡等，不同的生长刺激、应激刺激，在不同的细胞，经不同细胞骨架局限的不同信号通路，可产生多种效应。MAPK 的激活是细胞内磷酸化级联反应的最终步骤，经典的 MAPK 级联反应包括 MAPKKKK（如 Ras、Rho）→MAPKK 激酶（MAPKKK）→将 MAPKK 丝氨酸/苏氨酸磷酸化→激活的 MAPKK 将 MAPK 的苏氨酸/酪氨酸双重磷酸化，激活 MAPK。MAPK 信号转导通路中存在的增强因子，可与 MAPKKKs、MAPKKs 和 MAPKs 结合，增强上游激酶对它们的激活能力。不同的 MAPKs 分子结构相似，但能中介不同的生物学反应；在磷酸化级联反应中，存在着信号逐渐放大的现象；MAPKs 也能识别出正性输入信号与负性输入信号。MAPKs 被磷酸化后可发生核转位，并磷酸化激活转录因子、酶类、骨架蛋白等；不同的胞外刺激物，可激活不同的 MAPK 通路，最后可作用于不同细胞中的不同底物，可改变基因表达状况和细胞生理功能。

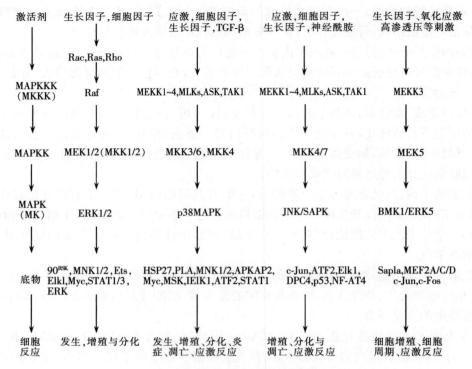

图 8 - 2　哺乳动物 MAPKs 主要的级联反应

二、ERK

细胞外调节蛋白激酶 ERK1~8 的特点见表 8-3。

表 8 - 3　ERK 的组成成员

ERKs	别 名	描 述	ERK 磷酸化位点基序
ERK1	p44 MAPK	与 ERK2 的同源性>80%,在核内丰度高,普遍存在	TEY
ERK2	p42 MAPK	在核内丰度高,普遍存在	TEY
ERK3α	p63	在核内丰度高,存在于多种细胞中,不被 MEK 活化	SEG
ERK3β	ERKβ	与 ERK3α 的同源性>75%,不被 MEK 活化	SEG
ERK4	ERK1B	为 ERK1 的拼接片段	TEY
ERK5	BMK1	参与细胞增殖、转化、控制细胞周期	TEY
ERK7		可能与细胞增殖有关	TEY
ERK8		可能与细胞增殖有关	TEY

ERK1/2 的激活是磷酸化级联反应的结果,一般由 Raf(MAPKKK)/MEK1/2(MAPKK)使 ERK1/2(MAPK)激活,有以下几种激活通路:

1. Ras/Raf/MEK/ERK 经典激活通路

Ras/Raf/蛋白激酶 MEK/ERK 经典激活通路的激活因素,有生长因子(如表皮生长因子、转化生长因子 β、血小板源性生长因子)、有丝分裂原、细胞因子(血栓烷)、血管紧张素Ⅱ、生长因子受体、神经营养因子受体、脂多糖、高渗应激、黏附反应、干细胞因子受体 c-Kit、Flt3 激酶等。

Ras/Raf/蛋白激酶 MEK/ERK 经典通路的激活,是由激活因素作用于受体蛋白酪氨酸激酶,经结合、激活接头蛋白 Shc,再结合接头蛋白 Grb2(含 SH2 域、SH3 域)/SOS,可激活 Ras/Raf,再经骨架蛋白 p14/MP1,结合、活化蛋白激酶 MEK1/2、蛋白激酶 ERK1/2,使 ERK1/2 再转至细胞核,结合转录因子T细胞因子(TCF)、蛋白激酶等,调控靶基因表达。研究发现,Raf磷酸化蛋白激酶MEK1/2的两个丝氨酸残基(Ser^{217,221}),使MEK激活,后者可进一步磷酸化蛋白激酶ERK的酪氨酸和苏氨酸残基,使ERK活化。

细胞静息时,蛋白激酶ERK的C端的底物结合域,被N端假底物域的Arg^{192}残基遮盖;ERK磷酸化后构型改变,Arg^{192}残基转离原来位置,暴露底物结合域后,可与底物结合。G蛋白耦联受体/G蛋白/Ras活化后,可经骨架蛋白KSR结合Raf,再活化蛋白激酶MEK/ERK1、2;G蛋白耦联受体/G蛋白活化后,也可经骨架蛋白MORG1/p14/MP1结合Raf,再活化蛋白激酶MEK/ERK。一些受体酪氨酸激酶,能经骨架蛋白-桩蛋白/Raf,活化蛋白激酶MEK/ERK/黏附斑激酶,能促进肿瘤细胞等增殖。

2.其他激活方式

许多其他信号通路明显活化时,可活化蛋白激酶ERK信号通路,ERK明显活化时,也可活化其他信号通路。高水平钙离子、活化的钙调蛋白激酶Ⅱ,可激活Ras、蛋白激酶ERK1/2,机制如下:

(1)细胞膜L型电压门控钙离子通道开放后,能使钙离子流入细胞内,高水平钙离子,能活化钙调蛋白/钙调蛋白依赖性激酶Ⅱ、非受体蛋白酪氨酸激酶Src,可导致表皮生长因子受体酪氨酸磷酸化,再经Shc/Grb2/SOS,磷酸化激活Ras、蛋白激酶ERK1/2,能促进肿瘤细胞等增殖。

(2)通过高水平钙离子,活化钙调蛋白/钙调蛋白依赖性激酶Ⅱ后,可活化Ras鸟苷酸释放因子(RasGRF),诱导激酶Ras结合GTP而激活,并再磷酸化活化蛋白激酶ERK1/2,能促进肿瘤细胞等增殖。

(3)高水平钙离子,活化钙调蛋白/钙调蛋白依赖性激酶Ⅱ后,也能通过磷酸化激活蛋白酪氨酸激酶2(PTK2)/Grb2/SOS复合物,然后再激活蛋白激酶ERK1/2,也能促进肿瘤细胞等增殖。在一些细胞中,高表达的蛋白激酶C、激酶Raf-1、蛋白激酶MEK1/2,可激活蛋白激酶ERK1/2;一些细胞因子受体高水平表达后,经蛋白激酶JAK/Shc可激活蛋白激酶ERK1/2;一些激素和细胞因子可上调磷脂酶C/蛋白激酶A/蛋白激酶G的活性水平,再激活蛋白激酶ERK1/2;激酶Rho高度活化后,能经激酶Raf、蛋白激酶MEK1/2,可使蛋白激酶ERK1/2激活。ERK1/2的酪氨酸-谷氨酸-苏氨酸磷酸化位点,可被酪/苏氨酸的双重磷酸化后而激活。

一般情况下,蛋白激酶ERK1/2的激活效应主要是使信号放大(可使靶蛋白的合成水平上调约1000倍),激酶Ras经蛋白激酶ERK1/2的效应,常表现为使肿瘤细胞等生长、增殖、转化、转移。Ras基因突变而激活时,可明显激活蛋白激酶ERK1/2,促使干细胞癌变。Ras/Raf/蛋白激酶MEK/ERK的信号网络如图8-3。ERK1/2可被蛋白激酶MAPKK激活,也可被选择性的磷酸酶(MKP)灭活。

三、ERK1/2的下游底物

1.蛋白激酶ERK1/2能调节细胞核的转录因子,如可使Elk1/T细胞因子经血清反应因子(SRF),作用于靶基因启动子的血清反应元件(SRE),促进生存基因表达及肿瘤细胞等生长、增殖;也可使早期即刻反应蛋白c-Fos表达水平上调,c-Fos与c-Jun可形成异源二聚体的转录相关的活化蛋白(AP-1),再结合靶基因启动子的TPA反应元件(TRE),促进生存基因表达,促进肿瘤细胞等生长、增殖;也能使转录因子c-Myc/ETS/STAT/活化转录因子ATF2、白介素6、蛋白激酶Akt、核因子NF-κB、T细胞活化核因子NF-AT、类固醇受体辅刺激因子(SRC-1)、花生四烯酸、前列腺素、转化生长因子β、周期素D1等水平上调,能促进生存基因表达周期素、周期素依赖性激酶(CDK);能促进肿瘤细胞生长、增殖。

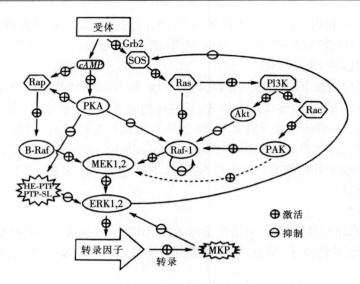

图 8 - 3　Ras/Raf/MEK/ERK 信号网络

2. 蛋白激酶

ERK1/2 可激活蛋白激酶 RSK1/2/3,再经 cAMP 反应元件结合蛋白 CREB/CREB 结合蛋白 CBP(转录辅激活因子)/早期即刻反应蛋白 c-Fos、血清反应因子(SRF)等,然后激活靶基因表达;也可激活蛋白激酶 MNK1/2、蛋白质翻译启动因子 4E(EeIF4E),再激活靶基因表达;还可激活蛋白激酶 p70S6K、周期素 D1、蛋白激酶 MAPKK2、抗凋亡因子 Bcl-2/Bcl-xL、蛋白激酶 p90RSK1 等;ERK1/2 可通蛋白激酶 RSK 抑制细胞周期转换抑制酶 MYT1;结果能促进肿瘤细胞的生长、增殖。

3. 细胞质蛋白质

活化的蛋白激酶 ERKs,可磷酸化活化一些细胞质蛋白质,如氨基甲酰磷酸合成酶Ⅱ,促进 DNA 的合成,结果能促进肿瘤细胞生长、增殖。

4. 受体蛋白质

高度活化的蛋白激酶 ERK1/2,可激活其上游的信号分子如表皮生长因子受体、神经生长因子受体等,使这些受体信号通路活化,结果能促进肿瘤病细胞生长、增殖。

四、ERK1/2 底物中的对接位点

蛋白激酶 ERK1/2 的底物分子中常有对接位点,可选择性地与 ERK1/2 的底物结合域的 D-E-F 氨基酸残基基序结合。

五、Raf

Raf 家族属于 MAPKKK,是丝氨酸/苏氨酸蛋白激酶,可被激酶 Ras 激活。Raf 家族成员包括 Raf-A/B(为主)和 Raf-1(Raf-C)三种异构体,都有三个结构域-CR1/2/3 域,CR1/2 域位于 N 端,有调节催化位点;CR3 域有激酶活性位点。激酶 Raf-1 普遍存在,Raf-A 常在泌尿生殖道组织存在,可活化蛋白激酶 MEK2;Raf-B 常在神经组织和睾丸组织存在,可活化蛋白激酶 MEK1/2。Raf/蛋白激酶 MEK/ERK 信号通路在细胞内很重要。

对 Raf-1 的调节较为复杂,涉及下游蛋白的酪/苏/丝氨酸残基的磷酸化及蛋白-蛋白的相互作用;调节方式多元化可使 Raf-1 的活性常具有波动性。Raf-1 常与 Raf-B、热休克蛋白 90、p50 蛋

白、14-3-3 蛋白等组成多蛋白复合物。14-3-3 蛋白可结合磷酸化的 Raf-1,也可将 Raf-1 结合到多蛋白复合物,能调节 Raf-1 信号转导。这种信号复合物包括 Ras 信号接头蛋白(KSR,是蛋白激酶)、MEK 伴侣蛋白(MP1)、MAPK 组织蛋白(MORG1)、β-连环蛋白、黏附斑激酶(FAK)、桩蛋白等,可结合细胞骨架蛋白,使激酶 Raf-1、蛋白激酶 ERK 的作用在细胞内局限化。Raf-1 可被激酶 H/K/N-Ras 激活,Raf-B 可被激酶 Ras 和 Rap1a 激活。Raf-1 的磷酸化状态,可受到许多蛋白激酶的影响,如酪氨酸激酶 Src/Lck/Fyn、蛋白激酶 C、生长抑制蛋白 p21、激酶 Rac、蛋白激酶 A、蛋白激酶 Akt。

活化的激酶 Raf-1 可双重(对酪/苏氨酸残基)磷酸化活化蛋白激酶 MEK1/2、ERK1/2,使 MEK1/2 活性可增强 7 000 倍,ERK1/2 活性可增强 1 000 倍。激酶 Raf-B 可激活蛋白激酶 MEK1/2,而激酶 Raf-A 仅选择性激活蛋白激酶 MEK2。一些蛋白激酶 MEK1 的酪/苏氨酸残基一旦突变,即丧失了与 Ras/Raf-1 复合物结合及被活化的能力,提示蛋白激酶 MEK1 的这些氨基酸残基的磷酸化,调控着 MEK1 与激酶 Ras/Raf-1 复合物结合的能力,从而可对 MEK 起调节作用,也会使激酶 Raf 影响下游相关蛋白的活性。(表 8-4,图 8-4)

表 8-4　Raf 相关蛋白

与 Raf 发生相互作用的蛋白	可能的功能
G-蛋白:	
H/K/N-Ras	激活 Raf-A/B、Raf-1
Rap1/Krev	激活 Raf-B,过表达时抑制 Raf-1
TC21/R-Ras-2	激活 Raf-1 和 Raf-B,但不与 Raf-A 相互作用
G 蛋白 β/γ	激活少数蛋白
接头蛋白:	
SUR-B	增强 Ras/Raf 的相互作用,激活 Raf
CNK	增强 Raf 信号作用
KSR	Raf/MEK/ERK 的支架蛋白
Grb10	在线粒体与 Raf-1 作用,还与 MEK1 作用
14-3-3	促进 Raf 的激活
细胞骨架:	
波形蛋白	Raf-1 的直接靶点
微管蛋白	Raf-1 的直接靶点
分子伴侣	
热休克蛋白 90	为 Raf 信号转导所需要
热休克蛋白 50/cdc327	增强 Raf 的激活
热休克蛋白 65	与 Raf-B 无相互作用
Bag-1	激活 Raf
磷脂酶:	
磷脂酶 A$_2$	促进 Raf 的激活
cdc25	Raf 的底物,参与 14-3-3 中介的分子相互作用
蛋白激酶:	
MEK1/2	Raf 的底物
CK2α	Raf-1 耦联的 IkB 激酶

续表

与 Raf 发生相互作用的蛋白	可能的功能
CK2β	选择性耦联 Raf-A
Tp1/2、Cot	激活 MEK/SEK1/MKK4
Akt	Raf 信号的调节者
蛋白激酶 Cε	可能激活 Raf-1
蛋白激酶 C$_3$	对 Raf/MEK/ERK 无作用，通过 14-3-3 连接，激活 Raf-1
Bcr	通过 14-3-3 耦联 Raf
ERK5	在细胞转化过程中协同 Raf 作用
Lck	激活 Raf
Fyn/Src	激活 Raf
JAK	激活 Raf
各种蛋白质：	
A20	通过 14-3-3 耦联 Raf
Bcl-2	将 Raf 转移至线粒体
Rb（视网膜母细胞瘤蛋白）	Raf 的底物
RKIP（Raf 激酶抑制蛋白）	阻断 Raf 与 MEK 的相互作用
STAT1	通过 γ 干扰素和制瘤素 M 激活 Raf
PA28α	泛素蛋白酶体的组分，选择性与 Raf-B 相互作用
受体：	
白介素 2 受体 β 链	与白介素 2 结合后释放 Raf
表皮生长因子受体	短暂耦联，呈表皮生长因子依赖性
血小板源性生长因子受体	耦联血小板源性生长因子

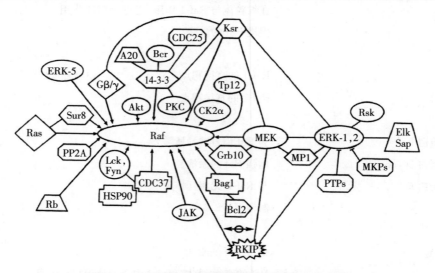

图 8-4 Raf 及其相关蛋白形成多蛋白信号复合物

Raf 激酶抑制蛋白（RKIP），属于磷脂酰乙醇胺结合蛋白（PEBP）家族，广泛存在，参与对细胞内多种信号转导通路的调节。在没有信号刺激的状态下，Raf 激酶抑制蛋白 RKIP 可与 Raf-1 结合，从而抑制蛋白激酶 MAPK 信号通路，并下调 G 蛋白耦联受体信号通路和核因子 NF-κB 信号通路的活性。Raf 激酶抑制蛋白 RKIP 在膜的生物合成、细胞凋亡等生理过程中发挥重要作用,是肿瘤细胞转移抑制因子,可抑制白血病、前列腺癌、乳腺癌、黑色素瘤等细胞的转移。(图 8－5)

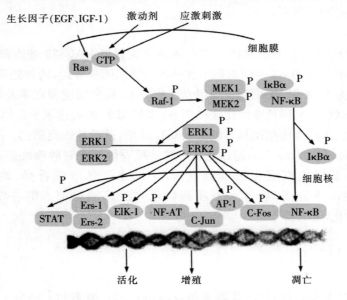

图 8－5　ERK1/2 的生物学效应

六、ERK 信号通路抑制剂

法尼基转移酶抑制剂(FTI)可给予 tipifanib(R115777)、lonafanib(SCH66336)BMS-214662 等。

Raf 抑制剂主要包括:①反义寡核苷酸,如 ISIS5132;②索拉非尼等;③Raf 激酶抑制剂,如脲类化合物、脲类化合物生物电子等排体、双苯基咪唑类化合物、苯甲酰胺类化合物、吲哚酮类化合物等。

MEK 抑制剂主要是 ATP 非竞争性抑制剂,如 U0126、CI1040(PD184352)AZD6244(ARRY-142886)等。

七、STAT3 和 p38MAPK 与胃癌

有人探讨 STAT3 和 p38MAPK 在胃癌中的表达及临床意义。采用免疫组化法检测胃癌组织及癌旁组织中 STAT3 和 p38MAPK 的表达水平;发现胃癌组织中 STAT3 的阳性表达率为72.5%,明显高于癌旁组织的 17.5%;STAT3 的表达水平与胃癌分化程度、淋巴结转移、TNM 分期、远处转移相关。在胃癌组织中 p38MAPK 的阳性表达率为 71.3%,明显高于癌旁组织的12.5%;p38MAPK 的表达水平与胃癌分化程度、浸润深度、TNM 分期、远处转移相关。胃癌中STAT3 和 p38MAPK 的表达水平呈正相关,均过度表达,可能与胃癌的发生发展、预后相关。

正常细胞质中,p38MAPK 和 STAT3 表达水平很低。研究发现,胃癌组织中 p38MAPK 和STAT3 表达于细胞质、细胞核,p38MAPK 和 STAT3 能到细胞核发挥转录因子作用,这有待于进一步的研究。

研究发现,p38MAPK 能磷酸化 STAT3 的 C 末端丝氨酸残基 Ser^{727},STAT3 可能是p38MAPK 的作用底物之一。在某些刺激作用下,MAPK、STAT3 都激活,存在相关性,给予p38MAPK 抑制剂 SB203580 时,STAT3 磷酸化水平降低,提示 p38MAPK 可能处于这两条通路

的关键位置。

八、β-榄香烯与胃癌

有人探讨 p38MAPK 信号通路在 β-榄香烯诱导人胃癌 BAC823 细胞凋亡中的作用。人胃癌 BAC823 细胞体外传代培养,按空白对照组和药物处理组随机分组,药物处理组依药物水平的不同再分组,作用时间为 24 小时,采用流式细胞光度分析术,检测细胞凋亡率及细胞周期时相分布,同时进行细胞形态学观察;采用免疫组化法检测 p-p38MAPK 的表达水平。结果发现,β-榄香烯可激活 p38MAPK 通路、阻滞胃癌细胞从 S 期进入 G2/M 期,并诱导细胞凋亡。β-榄香烯诱导肿瘤细胞凋亡的水平在 0.04～0.08 mg/ml,超过此水平的 β-榄香烯主要对肿瘤细胞直接杀伤,使细胞坏死增多,凋亡较少。采用免疫组化法检测发现,不同水平的 β-榄香烯,均能使胃癌细胞内 p-p38MAPK 的活性水平升高,后者水平随药物水平升高而升高。但 β-榄香烯诱导肿瘤细胞 p38MAPK 通路活化,还有待于进一步研究。

九、Cyr61 与胃癌

胃癌的发生、侵袭和转移,常涉及多条信号通路及信号通路的上游分子。富含半胱氨酸蛋白 61(Cyr61)是即刻早期 CCN(Cyr61/CTGF/NOV)基因的表达产物。人 Cyr61 基因定位于染色体 1p22.3。Cyr61 含 10% 半胱氨酸残基,有 381 个氨基酸残基,分子量 42kD,是分泌性肝素连接蛋白,可与肝素、整合素连接,参与多种生理、病理过程,可调控内皮细胞、成纤维细胞的黏附、迁移、增殖、分化,能调节细胞分泌基质、诱导血管生成。

高水平 Cyr61 可促进胃癌血管生成,提高胃癌细胞致瘤性,可通过 NF-κB、PI3K、mTOR、p38MAPK 信号通路,促进胃癌细胞的侵袭,能通过 ERK 信号通路促进胃癌的腹腔种植转移,可通过整合素 αvβ3/Src/PI3K 信号通路,促进胃癌细胞趋化、跨血管内皮迁移。Cyr61 的表达水平,与胃癌分期、淋巴结/腹腔转移、组织学分型相关;60% 胃癌高水平表达 Cyr61,可作为进展期胃癌的预后指标。

（余元勋　程景林　李从圣　冯俊

陈森　郭增　杨春　孔德华）

进一步的参考文献

[1] SHIBATA W. NF-kappaB and MAPK-signaling pathways contribute to the gene expression and host response induced by helicobacter pylori infection [J]. Nihon Rinsho,2005,11:132-137.

第九章　GTP 结合蛋白(G 蛋白)与胃癌

　　GTP 结合蛋白(G 蛋白)常是激活的受体酪氨酸激酶或非受体酪氨酸激酶的靶分子。$\alpha\beta\gamma$ 三聚体的大 G 蛋白,可结合含 7 次跨膜区的 G 蛋白耦联受体,后者与配体结合后,可激活大 G 蛋白,活化的大 G 蛋白的 α 亚单位,主要作用于产生第二信使的酶,如腺苷酸环化酶、鸟苷酸环化酶、磷脂酶 C 等,改变它们的活性,从而改变细胞内第二信使的水平,引发第二信使信号通路活性改变。由于 G 蛋白的多样性,G 蛋白耦联受体耦联不同的 G 蛋白,故可利用不同的信号通路来转导信号,能调节作为效应器的酶或离子通道等的活性,可通过影响离子通道的开放或产生第二信使如 cAMP、cGMP,激活相关蛋白激酶,导致多种生物效应。

　　小 G 蛋白可分成六个家族,即 Ras(Ras、Pap、Ral)、Rho(Rho、Rac、cdc42、G25K、TC10、TTF)、Rab(有 Rab5 等 60 多个成员)、Arf(Arf1～6、Afl1～7、Sar)、Ran、Rad。

　　小 G 蛋白的活性,受控于鸟苷酸交换因子(GEF,活化物)和 GTP 酶激活蛋白(GAP,抑制物),鸟苷酸交换因子是正性调控因子(促进小 G 蛋白结合 GTP),GTP 酶激活蛋白是负性调控因子(分解小 G 蛋白结合的 GTP)。小 G 蛋白被激活后,其中的激酶 Ras 家族通过激活蛋白激酶 MAPK 通路调节细胞增殖、分化;激酶 Rho 家族通过调节细胞黏附和细骨架维持细胞形态,促进细胞变形、运动、转移;激酶 Rab 家族参与细胞膜的内吞小泡运输;Arf 调控细胞形成、融合、膜内交流;Ran 调控微管结构等。

一、小分子量 G 蛋白信号通路

　　小分子量 G 蛋白是由一条肽链组成的单体蛋白,分子量为 20～26kD,有 1 000 多种,细胞静息时内在的 GTP 酶活性较低。在小 G 蛋白依赖的 G 蛋白耦联受体信号通路中,活化的小 G 蛋白-GTP,能通过催化其下游的一系列效应物,来调控细胞移动、增殖、转移、凋亡,调节细胞因子水平、核-质交流。

　　目前已知与肿瘤关系密切的为激酶 Ras 和激酶 Rho 家族。小 G 蛋白受控于 GTP 酶激活蛋白、鸟苷酸交换因子。鸟苷酸交换因子可被 G 蛋白耦联受体结合的 G 蛋白活化,促进小 G 蛋白结合 GTP;如 SOS 是一种 Ras-鸟苷酸交换因子,可使 GTP 替代 Ras 结合的 GDP 而使 Ras 激活。GTP 酶激活蛋白可活化小 G 蛋白的 GTP 酶的活性,分解 GTP,使小 G 蛋白结合 GDP,负调节小 G 蛋白构型、活性。

　　小 G 蛋白根据结合 GTP/GDP 的不同,可控制细胞功能的开/关。小 G 蛋白的基因发生突变,是肿瘤发生和发展的重要原因之一,见于 30% 的人类肿瘤中;约 20% 的人类肿瘤中可检出 Ras 的基因突变、激活。新合成的小 G 蛋白是游离于细胞质中的蛋白质,小 G 蛋白只有通过法尼基化或棕榈酰基化等修饰后,才具有与细胞膜内侧表面结合的能力,并产生正确的细胞膜定位与功能。

二、Ras

　　Ras 家族是一种单体蛋白,包括 H/K/M/N/R-Ras、Rap1/2、Tcl、RalA/B 等。激酶 H/K/N-Ras 相互间有 80% 同源性,在体内广泛表达,有 189 个氨基酸残基,C 末端有 C-A-A-X 氨基酸残基基序(C 为半胱氨酸残基,A 为脂肪类氨基酸残基,X 为蛋氨酸残基、丙氨酸残基或谷氨酸残基),该氨基酸残基基序在 H-Ras 为 C-V-L-S,N-Ras 为 C-V-V-M,K-Ras 为 C-I-I-M。

在法尼基转移酶(即异戊二烯基转移酶)作用下,可在激酶 Ras 的 C-A-A-X 氨基酸残基基序的半胱氨酸残基(C)上,加上异戊二烯基(即法尼基),使 Ras 可通过法尼基与细胞膜相连。法尼基化的激酶 Ras,可在蛋白酶 RCE1 的作用下,切去 C 末端最后的 3 个氨基酸残基(A-A-X),新的 C 末端的半胱氨酸残基(C)能被甲基转移酶催化发生甲基化;当被运送至细胞膜时,K-Ras/N-Ras 也可在棕榈酰转移酶的催化下发生棕榈酰基化,使棕榈酰的长链脂肪酸基团与 K/N-Ras 蛋白 C 末端的半胱氨酸残基相连,从而使 K-Ras/N-Ras 与细胞膜的结合更稳定。H-Ras 不发生棕榈酰基化,但其 C 末端的 Lys 残基,能与细胞膜上带负电荷的脂肪酸基团结合,也能促使 H-Ras 结合至细胞膜上。

激酶 Ras 家族 N 端,有 GTP 酶结构域及 GTP 酶活性,可结合、分解 GTP,可调节细胞增殖、分化、形态变化、凋亡。激酶 Ras 的 $aa^{5\sim22}$ 肽段及 $aa^{109\sim120}$ 肽段是 GTP/GDP 结合域,该结合域的亮氨酸残基 $Leu^9/Leu^7/Leu^2/Leu^1$ 组成一个结合 GTP 的口袋;$aa^{30\sim40}$ 肽段是作用效应域,可结合下游效应物,向下游转导信号。激酶 Ras 的 C 端域的 C-A-A-X 氨基酸残基基序等可被翻译后修饰,可与一些调节因子、细胞膜、包涵体、高尔基体等相互结合。Ras 的共同锚定域参与识别底物。

三、Rho

Rho 家族是真核细胞功能的重要分子开关,控制着许多信号通路。Rho 包括包括 Rho A/B/C/D/G、Rif、Rnd 1/2/3、RhoE、RhoH/TTE、Rac 1/2/3、cdc42、TC10、TCL、Wrch1、Chp、RhoBTB1/2 等,相互有 50%~90% 同源性,分子量 20~30kD。Rho 蛋白和其他的小 G 蛋白一样,具有保守的 GTP 酶结构域、GTP/GDP 结合域、效应物结合域、可被翻译后修饰的 C 端域。Rho 家族主要调节细胞骨架及肌动蛋白重构,从而调节细胞形态变化、细胞运动、平滑肌细胞的收缩、靶基因转录、活性氧产生、细胞周期转换、细胞膜内囊小泡运输等。

Rho、Rac 亚家族各成员间有 20%~55% 的同源性。Ras 和 Rho 与细胞膜磷脂的结合,是发挥其生物活性的前提。Rho 蛋白的 C 末端也含 C-A-A-X 氨基酸残基基序,翻译后修饰的作用模式与 Ras 蛋白相似;不同的是,Ras 蛋白 C-A-A-X 氨基酸残基基序主要是被法尼基转移酶法尼基化,而 Rho 蛋白的 C-A-A-X 氨基酸残基基序,主要被 I 型棕榈酰转移酶棕榈酰基化。

四、小 G 蛋白控制信号通路开关

小 G 蛋白在细胞的信号转导通路中,对细胞功能有信号开关的作用。小 G 蛋白活化状态,取决于与小 G 蛋白结合的是 GTP 还是 GDP;和所有的 G 蛋白一样,小 G 蛋白必须与 GTP 结合后才具有生物活性,并通过对 GTP 的水解,而回复到与 GDP 结合的灭活状态。小 G 蛋白本身具有 GTP 酶活性,能水解 GTP,但细胞静息时 GTP 酶的活性较低。GTP 的水解过程受调节因子 GTP 酶激活蛋白调控,GTP 酶激活蛋白为负性调节因子,能加速 GTP 的水解而使小 G 蛋白失活。

小 G 蛋白与 GDP 的结合很难分离,常需要特殊的调节物-鸟苷酸交换因子的催化,鸟苷酸交换因子是正性调节因子,它首先与小 G 蛋白-GDP 复合物结合,使小 G 蛋白与 GDP 的亲和力下降并相互解离。一旦 GDP 被解离,因为细胞内 GTP 的水平远远高于 GDP,G 蛋白很快就会与 GTP 结合而激活,进而调控其下游的一系列信号通路。因此,细胞内小 G 蛋白的活化水平,是由鸟苷酸交换因子和 GTP 酶激活蛋白这两组调控因子的相互制约所决定的。

(1)Ras 蛋白的活性调控:在激酶 Ras 对活性的开/关调控中,鸟苷酸交换因子是 Ras 活性的正性调节因子,目前已鉴定出与 Ras 相关的鸟苷酸交换因子是 Grb2、SOS、cdc25、C3G、Vαv、p140RasGRF、SmgSDS 等激活物及受钙离子水平调节的 RASAL、CAPR。

GTP 酶激活蛋白为 Ras 活性的负性调节因子,目前已鉴定出的 GTP 酶激活蛋白是 pRO-GTP

酶激活蛋白、GTP 酶激活蛋白 1ᵐ、p120Ras-GTP 酶激活蛋白、NF-1/2、受钙离子水平调节的 RasGRF 等;这些细胞因子常含多种蛋白结合域,如 PH 域/C2 域/SH2 域/SH3 域等,具有联络其他信号蛋白的功能。

(2)Rho 蛋白的活性调控:在激酶 Rho 对活性状态开/关调控时,受正性调节因子 Rho-鸟苷酸交换因子、负性调节因子 Rho GTP 酶激活蛋白调控。正性调节因子 Rho-鸟苷酸交换因子的有 Tiaml、Smg GDS。抑制 RhoGTP 酶激活蛋白的负性调节因子有 p190 等,可与失活状态的 Rho-GDP 结合,能使 Rho 稳定在失活状态,不被 Rho 鸟苷酸交换因子活化。

五、Ras 信号通路

小 G 蛋白 Ras 是激酶 MAPKKKK,它的激活及引起蛋白激酶 MAPKKK、MAPKK、MAPK 级联信号通路反应,有明显的丝裂原激活蛋白激酶信号通路的特点,主要通过 Raf/蛋白激酶 MEK/ERK 信号通路作用。Ras 耦联受体的酪氨酸激酶的磷酸化活化位点不止一个,每个活化位点可引起不同的信号通路的活化效果。Ras/Gαg/α11 也可经钙离子/蛋白激酶 C/Raf-1,使蛋白激酶 ERK1/2 活化。突变型 Ras 可引起细胞转化。(图 9-1)

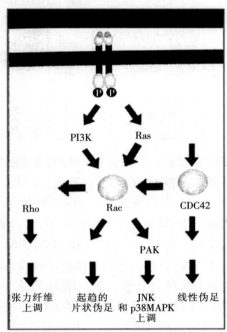

图 9-1　细胞的生长或转化中的一些变化是由单体 G 蛋白介导的

Ras 蛋白的上游信号:绝大多数生长因子,如表皮生长因子、成纤维细胞生长因子、肝细胞生长因子、胰岛素样生长因子、血小板源性生长因子、其他许多细胞因子、趋化因子、整合素等,能通过与它们在细胞膜上的酪氨酸激酶受体结合,促使受体形成二聚体,并激活受体膜内区的酪氨酸激酶域,使得酪氨酸残基发生自身磷酸化,然后与接头蛋白 Grb2 的 SH2 域结合。Grb2 又通过其 SH3 域与鸟苷酸交换因子(如 SOS)结合定位于细胞膜上。因法尼基化的 Ras 也定位于细胞膜上,SOS 接近 Ras,可促使 Ras 与 GDP 解离,转而变成与 GTP 结合的 Ras 活化状态。其他与 Ras 活化有关的蛋白包括接头蛋白 Shc,其作用是介导 Grb2 与受体相互作用;许多非受体蛋白酪氨酸激酶如 Src 发生酪氨酸残基磷酸化后,也能作为 Grb2 的锚定位点,并可通过与上述通路类似的通路激活 Ras。

此外细胞质钙离子水平的升高,能使钙离子/钙调蛋白激酶Ⅱ激活钙离子依赖性 Ras-鸟苷酸交换因子如 RASAL 和 CAPR,促进激酶 Ras 的活化。表皮生长因子受体、GrbB2、BRAF 等活化后,也可上调激酶 Ras 的活性。

　　RasGTP 酶激活蛋白能催化与 Ras 结合的 GTP 的水解,可提高水解速度 1 000 倍以上,能保证激活的 Ras 能被迅速灭活,以防止 Ras 蛋白的过度活化。某些静止的细胞内含有很高的 Ras GTP 酶激活蛋白活性,外源刺激物可抑制其活性,来提高 Ras 的活化水平。

　　Ras 的下游效应物:磷酸化活化的 Ras 能结合和激活一系列下游效应物,如 Raf/蛋白激酶 MAPK、AF-6、蛋白激酶 PI3K、Ral GDS、cdc42、TLC 等,主要包括以下几个家族。(图 9 - 3)

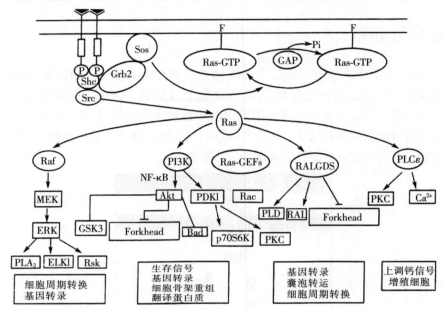

图 9 - 3　Ras 蛋白的上游和下游信号生理通路

　　(1)Raf 蛋白激酶家族:Raf 是丝氨酸/苏氨酸蛋白激酶,有 Raf-A/B 及 Raf-1 三种亚型,Ras-GTP 可直接结合并激活 Raf,使 Raf/蛋白激酶 MEK 定位于细胞膜,引起蛋白激酶 ERK 的活化及蛋白激酶 MAPK 信号通路的级联放大;在细胞质和细胞核中,蛋白激酶 ERK 作用于底物,如磷脂酶 A_2、蛋白激酶 RSK、转录因子 Ets/Elk1 等,可加快细胞周期转换,抗凋亡,促血管新生,促基质金属蛋白酶 9 表达。Raf 的活化也可被 G 蛋白耦联受体的酪氨酸激酶及高水平钙离子而促进。

　　(2)PI3K 家族:活化的 Ras 能直接结合并激活蛋白激酶 PI3K 的 p110 催化亚单位,蛋白激酶 PI3K 活化后,能将二磷酸肌醇转而生成第二信使三磷酸肌醇,然后通过开放细胞质内质网膜三磷酸肌醇受体-钙离子通道,释放内质网钙库的钙离子,升高细胞质钙离子水平等,活化细胞质钙离子通路,促进细胞骨架运动;三磷酸肌醇也可通过依赖于 PI3K 的蛋白激酶 PDK,激活生存信号蛋白激酶 Akt 等靶蛋白,来维护细胞生存。

　　(3)RalGDS 蛋白:Ral-鸟苷酸解离刺激因子(RalGDS)是 Ras 相关蛋白 Ral 的鸟苷酸交换因子,其下游的靶标包括转录因子叉头蛋白 FoxO 等,后者通常位于细胞核内,可上调促凋亡蛋白如死亡配体 Fas、胰岛素样生长因子结合蛋白 3 等的表达水平,能促进细胞凋亡。Ral-鸟苷酸解离刺激因子和蛋白激酶 Akt 都能抑制叉头蛋白 FoxO 等的活性,从而下调促凋亡蛋白和周期素抑制物(如 p21、p27)的水平,使肝癌细胞免于凋亡。

　　在肝癌细胞中,Ral-鸟苷酸解离刺激因子持续高水平活化,能使叉头蛋白 FoxO 家族失活,从而加速细胞周期转换和细胞生长、增殖。而正常细胞在接受生长因子刺激后,有一种负反馈调节机制,能使 Ral-鸟苷酸解离刺激因子回复到低水平,进而能抑制细胞过度生长。

　　(4)磷脂酶 C:Ras 可活化磷脂酶 C。磷脂酶 C 可催化二磷酸肌醇形成甘油二酯、导致蛋白激酶 C 的活化;磷脂酶 C 也可催化二磷酸肌醇形成三磷酸肌醇,从而通过开放细胞质内质网膜三磷酸肌醇受体-钙离子通道,释放内质网钙库钙离子,升高细胞质钙离子水平等,活化细胞质钙离子通路,促进细胞骨架运动,能促进肿瘤细胞增殖。

六、Ras 通路对细胞生存、凋亡和细胞周期的调控

(1)激酶 Ras 对细胞生存、凋亡的调控:在静息细胞中,激酶 Ras 活化后可通过蛋白激酶 ERK、p38MAPK、JNK 信号通路,促进细胞生存和增殖。激酶 Ras 刺激细胞增殖过度时,能通过直接活化 Raf/p53,引起保护性的促凋亡反应(这主要由细胞的类型和背景决定),从而防止细胞在接受异常生长信号时发生癌变,使肿瘤细胞免于出现。凋亡过度时,Ras 也可通过 Raf 激活 p53 结合同源蛋白 Mdm2,再结合、降解 p53 并抗凋亡;Raf 也可直接上调抗凋亡因子 Bcl-2 家族蛋白的表达和活性,抗凋亡。Ras/Raf/RAL-鸟苷酸解离刺激因子/蛋白激酶 MAPK 可根据具体情况对细胞增殖/凋亡调节。

在肿瘤细胞中,活化的 Ras 主要促进细胞生存、增殖。任何影响抗凋亡和促凋亡信号之间平衡的因素如细胞类型、所处的环境、细胞同时接受的其他信号等,都能干预 Ras 对肿瘤细胞生存和凋亡的调控。目前认为,在肿瘤细胞中,Ras 维持肿瘤细胞生存、增殖和抗凋亡的作用,主要由蛋白激酶 PI3K/Akt 信号通路及 Rac/核因子 NF-κB 信号通路介导。依赖于 PI3K 的蛋白激酶 PDK1/Akt,可使促凋亡因子 Bad 磷酸化失活,抗凋亡。蛋白激酶 PI3K/Rac 可使肌动蛋白细胞骨架重构、核因子 NF-κB 活化,可上调 Bcl-2,抗凋亡。RasSF1 是一种肿瘤抑制蛋白,由于其基因启动子的过度甲基化,该蛋白在许多肿瘤中缺失表达,可促进肿瘤细胞抗凋亡。

(2)Ras 对细胞周期的驱动:Ras 蛋白对细胞周期的驱动主要是通过 Ras/Raf/蛋白激酶 MAPK 信号通路实现。活化的 Raf/蛋白激酶 MEK/ERK 可导致转录因子 Elk/c-Fos/转录相关活化蛋白 AP-1/周期素 D1 表达水平上调,使细胞加速通过 G1 期,启动细胞的有丝分裂、增殖。Ras/Raf 也可上调蛋白激酶 PI3K/Akt 信号通路活性,来加快细胞周期转换、促进增殖。RelA/B 能调控内囊小泡运动、细胞形态、转录、增殖。

七、Ras 信号通路紊乱与肿瘤

如上所述,在肿瘤中高水平激酶 Ras 能通过促进细胞周期转换,来加速肿瘤细胞增殖;能通过降低肿瘤细胞对凋亡信号的敏感性,来延长肿瘤细胞寿命及诱导肿瘤细胞发生恶变等;还可通过蛋白激酶 ERK 等来上调血管生长因子的表达水平,促进血管新生,或通过蛋白激酶 ERK 介导的基质金属蛋白酶的表达及 Rac 介导的细胞骨架运动等,来增加肿瘤的侵袭性。Ras 信号通路的紊乱,与人类肿瘤的发生发展密切相关,肿瘤中 Ras 信号通路的异常主要有以下形式:

(1)Ras 基因突变:Ras 基因的突变是 Ras 信号通路紊乱中最常见的,约 20% 肿瘤中存在 Ras 基因突变。这些突变最常发生于 K-Ras 基因(占总突变数的 85%),其次为 N-Ras 基因(约占 15%),而 H-Ras 基因突变较少见,仅为 1%。有 70%~90% 的胰腺癌、50% 的结肠癌、30% 的肺癌中存在 K-Ras 基因的突变。在肿瘤中几乎所有的 Ras 基因点突变都发生于第 12、13、61 位密码子,这些基因突变降低 Ras 自身的 GTP 酶活性,阻止 Ras 结合的 GTP 被 GTP 酶激活蛋白的催化水解,使 Ras 持续处于与 GTP 结合的活化状态,激酶 Ras 过度活化,能促使肿瘤细胞形成、增殖。

(2)Ras-GTP 酶激活蛋白缺失:抑癌蛋白-神经纤维瘤蛋白 1(NF-1),是一种 Ras-GTP 酶激活蛋白,其 1 个等位基因的缺失,能使 NF-1 的 Ras-GTP 酶激活蛋白活性降低,Ras 结合 GTP 增加、明显活化,可引发神经纤维瘤;而其两个等位基因的缺失,可导致 Ras-GTP 酶激活蛋白的缺失,可使激酶 Ras 蛋白过度活化,而促使肿瘤细胞形成、增殖。

(3)生长因子受体活化:表皮生长因子受体(EGFR、ErbB2)过度表达和它们的酪氨酸激酶过度活化,常由肿瘤细胞自身分泌的生长因子如转化生长因子α等刺激而引发,这在乳腺癌、卵巢癌、胃癌等上皮细胞来源的肿瘤中都有发现。表皮生长因子受体基因突变,可产生缺失胞外区的截短形式的表皮生长因子受体,后者在细胞内易过度活化,在胶质细胞瘤等中都存在。

Ras通路效应蛋白的相关基因突变、基因异常扩增,也能引发肿瘤的发生。如约70%的黑色素瘤和15%的结肠癌中,有Raf-B基因突变引起的Ras信号通路过度活化,Raf-B基因突变常发生在激酶催化域内的几个氨基酸残基的相关部分,可导致Raf-B激酶的活化。在30%~40%肿瘤中,常发现有抑癌蛋白-磷酸酶PTEN基因的突变、表达缺失,其发生率仅次于抑癌基因p53的突变;PTEN磷酸酶可催化三磷酸肌醇降解、抑制PI3K通路;当磷酸酶PTEN基因表达缺失时,可导致第二信使三磷酸肌醇的积累,而使蛋白激酶PI3K/Akt通路异常活化,抗凋亡。Ras通路异常与部分肿瘤的关系如表9-1。

表 9 - 1   Ras 通路异常与肿瘤发生的关系

基因缺陷或突变	肿瘤类型	发生率(%)(K/H/N-Ras)
Ras 突变	胰腺癌	90(K)
	非小细胞肺癌	35(K)
	结直肠癌	45(K)
	甲状腺癌(囊泡性)	55(H,K,N)
	甲状腺癌(乳头状)	60(H,K,N)
	精原细胞瘤	45(K,N)
	恶性黑色素瘤	15(N)
	膀胱癌	10(H)
	肝癌	30(N)
	肾脏癌	10(H)
	脊髓发育不良综合征肿瘤	40(N,K)
	急性髓系白血病	30(N)
Raf-B 突变	黑色素瘤	66
	结直肠癌	12
EGFR 过度表达	大部分癌症	＞50
ErbB2 基因扩增	乳腺癌	30
PTEN 缺失	多样性胶质胚细胞瘤	20~30
	前列腺癌	20
PI3K 基因扩增	胰腺癌	10
	卵巢癌	40

八、以 Ras 信号通路为靶标的抗肿瘤治疗

目前针对激酶 Ras 信号通路的抗肿瘤治疗主要有以下几个方面:法尼基转移酶抑制剂、反义寡核苷酸疗法、Ras 信号通路效应物抑制剂、Ras 信号通路蛋白激酶抑制剂等。

(1)法尼基转移酶抑制剂:与法尼基共价结合,是 H-Ras、K-Ras、N-Ras 的 C 端翻译后修饰过程的第一步,Ras 的 C 端通过法尼基化后,才能定位于细胞膜内表面侧,这对发挥其正常生理功能及诱导肿瘤的发生是必需的。研究发现,抑制法尼基转移酶的活性,可阻断 Ras 蛋白在细胞膜上

定位,以达到抗肿瘤的作用。

目前法尼基转移酶抑制剂主要包括三类:

①法尼基焦磷酸竞争性法尼基转移酶抑制剂。法尼基焦磷酸为法尼基转移酶的作用底物,这类药物可与法尼基焦磷酸竞争法尼基转移酶对底物的作用位点,从而抑制法尼基转移酶的活性。

②C-A-A-X 氨基酸残基基序竞争性法尼基转移酶抑制剂。法尼基转移酶催化法尼基反应的部位,是在 Ras 蛋白 C 末端的 C-A-A-X 氨基酸残基基序,因此基于 C-A-A-X 氨基酸残基基序的结构特征和在细胞膜的构象,设计合成出 C-A-A-X 氨基酸残基基序的肽模拟物,竞争性结合之。

③具有同时对法尼基焦磷酸和 C-A-A-X 氨基酸残基基序作用的竞争性法尼基转移酶抑制剂。即用法尼基化反应过程的中间产物,作为双重类似物。实验表明,法尼基转移酶抑制剂通过抑制细胞 Ras 等的法尼基化,可抑制 Ras 转化细胞的生长、增殖,并使其逆转成为正常形态的细胞。手霉素(manumycin)及其衍生物(是竞争结合法尼基焦磷酸的法尼基转移酶抑制剂),能对多种肿瘤细胞,包括对化疗不够敏感的肝癌细胞株起作用,可抑制其生长并诱导凋亡。

法尼基转移酶抑制剂主要是能使 H-Ras 活性上调的肿瘤迅速缩小;对 H-Ras 基因突变而引起的癌症具明显治疗效果,且连续用药 6 周没有明显毒性。但单用法尼基转移酶抑制剂在临床上对非 H-Ras 活性上调的肿瘤并未获得大的成功,其原因可能是:虽然 H-Ras 只能发生法尼基化,但 K-Ras、N-Ras 却还能发生棕榈酰基化而能在细胞膜上定位,经棕榈酰基转移酶修饰后的 K-Ras 和 N-Ras 仍具有 Ras 的活性,而法尼基转移酶抑制剂只能抑制 H-Ras 的法尼基化却不能抑制棕榈酰基转移酶引起的 K-Ras 和 N-Ras 的棕榈酰基化。在人类肿瘤的 Ras 基因突变中,K-Ras 基因突变率最高(85%),H-Ras 的基因突变率最小(1%);上述法尼基转移酶抑制剂,并不能治疗由 K-Ras 和 N-Ras 的基因突变引起的肿瘤。虽然法尼基转移酶抑制剂与棕榈酰基转移酶抑制剂(GGTI)联合使用时,可阻止 K-Ras 和 N-Ras 的翻译后修饰及其活性,但这两者合用时毒性太大,应注意改进。某些 C-A-A-X 肽摸拟物(如 BMS-214662)可抑制肿瘤生长,又不具有细胞毒性,因此可以作为抗肿瘤治疗较好的辅助用药,能与其他抗癌药物联合应用。

(2)Ras 和 Raf 的反义寡核苷酸疗法:这类抑制物主要是针对 Ras 和 Raf 的 mRNA 的反义寡核苷酸。这些反义寡核苷酸可结合 Ras 和 Raf 的 mRNA,通过促进 RNA 酶 H 对 Ras/Raf mRNA 的降解,来抑制 H-Ras、Raf-1 等的表达,可抑制 Ras 转化的癌细胞的生长、增殖。目前反义寡核苷酸如抑制 H-Ras 表达的药物 ISIS2503 和减少 Raf-1 表达的 ISIS5132 等,现都已经进入 Ⅱ 期试验阶段。K-Ras 的反义寡核苷酸 ISIS6957 有抑癌作用,目前正进入临床实验。由于 Raf-1 作为 Ras 诱导蛋白激酶 ERK/MAPK 活化中介物的作用不如 Ras-B 重要,因此针对 Ras-B 的反义寡核苷酸治疗效果比较好。

(3)Ras 通路效应物的抑制剂:由于 30% 的人类肿瘤都出现了 Raf、蛋白激酶 MEK、蛋白激酶 MAPK 信号通路异常活化,如蛋白激酶 ERK1/2 的异常磷酸化,针对 ERK1/2 的抑制剂,如 PD98059 和 U0126,在一定条件下可抑制肿瘤细胞的增殖。蛋白激酶 MEK 抑制剂也可有效抑制肿瘤细胞的生长、增殖,目前对 PD184352 及其口服剂 CI-1040 治疗结肠癌的效果已进行了大量研究,Ⅰ 期临床实验表明,患者对 CI-1040 引起蛋白激酶 ERK 活性抑制的剂量,具有良好的耐受性,可能会对多种肿瘤具治疗效果。BAY43-9006 通过作用于 Raf-1 和 Raf-B 分子内的 ATP 结合位点,可抑制 Raf-1 和 Raf-B 的活性,能逆转由 Ras 和 Raf-B 的基因突变所致的蛋白激酶 ERK 活化,同时患者对 BAY43-9006 也有很好的耐受性。因此可望在不久的将来,开发出以 Ras 信号通路效应酶为靶标的新型抗肿瘤药物。

(4)Ras 上游通路中的激酶抑制剂:在没有 Ras 基因突变的肿瘤中,Ras 信号通路可由上游信号的异常活化而激活。例如:对表皮生长因子受体(ErbB2)基因突变所引起的肿瘤,以表皮生长因子受体为靶标,可抑制野生型 Ras 及其下游通路的过度活化,来达到治疗的效果。由于 Ras 基因突变所致的肿瘤细胞,可产生大量的表皮生长因子家族类的生长因子,能激活 Raf/蛋白激酶 ERK

信号通路而引起肿瘤的发生,因此针对表皮生长因子受体(EGFR 和 ErbB2)的靶向疗法,对由 Ras 基因突变所产生的肿瘤也具有疗效。

目前针对表皮生长因子受体(ErbB2)家族为靶标的疗法主要集中在两个方面:一方面是小分子量的表皮生长因子受体酪氨酸激酶抑制剂;另一方面是针对表皮生长因子受体胞外区的单克隆抗体。目前至少已有 6 种小分子量表皮生长因子受体酪氨酸激酶抑制物,进入临床试验阶段,它们都能抑制表皮生长因子受体酪氨酸激酶活性,也能在一定程度上抑制表皮生长因子受体家族其他成员的活性;这是由于表皮生长因子受体家族成员的酪氨酸激酶结构域相互有同源性;而有些 ErbB 的受体与细胞表面表皮生长因子受体 EGFR 能异二聚化,故抑制物可抑制蛋白激酶 EGFR/ErbB 异二聚体的活性。目前研究的药物主要有 ZD1839 和 OSI-774。ZD1839 能治疗进展期的非小细胞肺癌、头颈癌、前列腺癌等。单独使用 OSI-774 可治疗非小细胞肺癌、卵巢癌、前列腺癌等。目前已进入临床试验的表皮生长因子受体(EGFR)的酪氨酸激酶抑制剂,还有 PKI116、GW2016、EKB-569、CI1033 等。总的来说,从现有的研究结果看,Ras 上游通路中的激酶抑制剂对肿瘤治疗显示了很好潜力,特别是对肺癌的治疗。

另一种直接针对表皮生长因子受体(ErbB)的疗法是单克隆抗体,能与表皮生长因子受体的胞外区结合,导致受体被细胞膜内吞入细胞质,能下调细胞膜表面的受体水平;也可通过单克隆中和抗体来阻止表皮生长因子受体与配体结合;同时该单克隆中和抗体与肿瘤细胞结合后,还可对细胞产生抗体依赖性细胞毒性反应。IMC-C225 是针对表皮生长因子受体(ErbB)的单克隆抗体,易被患者接受,对结肠癌有一定疗效。还有一种重要的针对表皮生长因子受体(ErbB)的药物是 herceptin 单克隆抗体,可用于治疗因 ErbB2 过度表达而引起的乳腺癌,该类乳腺癌占转移性乳腺癌的 20%~30%。

(5)针对 Ras 信号通路抗肿瘤药物研究的新趋势:理想的肿瘤治疗药物应该是只消灭肿瘤细胞而不损伤正常细胞,从而达到高效低毒的目的,但上面介绍的各种疗法,对正常细胞仍具有不同程度的毒性作用。

人们希望以特异性突变的 Ras 蛋白为抗原,来诱导直接针对该突变蛋白的免疫应答,特异性清除肿瘤细胞,但目前尚在研究之中。有人认为,针对 Ras 翻译后修饰过程,可开发出新的疗法,如蛋白外切酶 RCE1,可移去 C 末端 C-A-A-X 末端的 A-A-X 氨基酸残基;甲基转移酶 ICMT,可甲基化新的 C 末端;这些酶都是 Ras 发挥正常生理功能所必需的,因此可作为新型抗肿瘤药物的靶标。但现有的蛋白外切酶 RCE1 抑制剂,对转化细胞的生长抑制效果一般。法尼基硫代水杨酸可阻断 Ras 在细胞膜上的定位,并从细胞膜上除去已发生正常修饰的蛋白 Ras,从而使表达活化 Ras 的转化细胞发生逆转化;因此也有望成为抗肿瘤治疗药物。对于 Ras 相关的 Raf-1、蛋白激酶 PI3K、RalGDS,人们设计药物,以阻止这些蛋白-蛋白间的相互作用。RNA aptamer 可有效阻止 Ras 和 Raf 间的相互作用,但它对临床肿瘤的治疗效果尚有待进一步研究。另一种设想是开发出 GTP 的类似物,它可被突变的 Ras 的 GTP 酶有效水解成 GDP,如 3,4-二氨基二苯甲酮 phosphoamidate-GTP,可使突变的 Ras 的 GTP 酶快速水解该 GTP 类似物成 GDP,使突变 Ras 结合 GDP 而失活。也在研究某些药物,能与突变 Ras 的某些氨基酸残基结合,从而使突变 Ras 蛋白发挥 GTP 酶活性而使 Ras-GTP 减少,而不影响其他的细胞功能,这种药物可使突变 Ras 蛋白变成正常分子,若能成功,将很有应用价值。

九、Rho 信号通路

激酶 Rho(Ras homologue)属于 Ras 家族,包括由 21 种基因表达的至少 23 种小 G 蛋白,分为 Rho、Rac、cdc42、Rnd、RhoBTB 亚家族。

Rho 家族蛋白的活化,能促使细胞外基质降解、破坏内皮结构、加速细胞周期转换与增殖、抑制细胞凋亡、促进细胞转化与恶变,在肿瘤的发生、发展、侵袭、转移中起关键作用。但是目前在肿瘤中,一般并没有发现可导致 Rho GTP 酶基因缺陷的点突变;Rho 活化或失活(即与 GTP 或 GDP 结合)失控,是诱导细胞转化、侵袭、转移的主要因素之一,也与 Rho 蛋白所调控的 F 肌动蛋白和细胞骨架的重构、细胞运动等异常有关。

Rho 蛋白和其他的小 G 蛋白一样,具有保守的 GTP 酶结构域、GTP/GDP 结合域、效应物结合域、可被翻译后修饰的 C 端域。Rho 蛋白在 GTP 酶结构域、GTP/GDP 结合域的参与下,与 GTP/GDP 相互作用,可水解 GTP;通过效应物结合域能与下游效应物相互作用,向下游转导信号。C 端域可与一些调节因子、细胞膜、包涵体、高尔基体等相互作用。Rho 蛋白和 Ras 蛋白间有 30% 的同源性,Rho 蛋白和 Ras 蛋白相比,Rho 蛋白多肽链中多 1 个插入区。

1. Rho 蛋白的活性调控

Rho 蛋白在细胞内与 GTP 和 GDP 有一定亲和力,并有较低的 GTP 酶活性;Rho 蛋白与 GTP 或 GDP 结合状态间的平衡,主要受 3 类细胞因子的调节:

(1)Rho-鸟苷酸交换因子(RhoGEF),可促进 GTP 取代 GDP,使 Rho 蛋白激活;Rho-鸟苷酸交换因子已发现 30 多种,大多含有 DH 结构域(主要作用是催化 GTP/GDP 的交换及调节 Rho 活性)及 PH 结构域(主要通过与脂质结合,调节 Rho-鸟苷酸交换因子活性)。

(2)Rho-GTP 酶激活蛋白(RhoGAP),可提高 Rho-GTP 酶的内在酶活性,加速 GTP 的水解,使形成 Rho-GDP 结合的失活状态;Rho-GTP 酶激活蛋白至少有 30 种,分子内有一个精氨酸指状结构域,可插入 Rho GTP 酶活性中心提高酶活性,并可使 Rho 与 GDP 结合而失活。

(3)Rho-GDP 解离抑制因子(RhoGDI)。Rho-GDP 解离抑制因子有双重功能,当 Rho-GDP 解离抑制因子以溶解状态存在于细胞质中时,可与 Rho-GDP 形成复合物,阻遏 Rho-GDP 转为 Rho-GTP;当 Rho-GDP 解离抑制因子位于细胞膜上时,它可与 Rho-GTP 相互作用,促进 GTP 的水解。

Rnd 亚家族的 RhoE/Rnd3 高水平表达,促进胃癌发生、发展、耐药。Rnd 是 1 类膜结合 Rho 蛋白,不受上述 3 类调节因子的调节,一般是持续活化的,受合成和降解之间的平衡调节。

近年来还发现,Gα12/13 耦联的 G 蛋白耦联受体可活化 RhoA,再活化下游的效应蛋白;参与活化 RhoA 的有:①凝血酶、血栓烷、鞘氨醇-1-磷酸(S1P)、内皮素 1、血管紧张素 Ⅱ、加压素,可经 G 蛋白耦联受体活化 RhoA,上调血管舒缩功能;②溶血卵磷脂,可经 G 蛋白耦联受体/Gα12、Gα13 活化 RhoA,介导回缩细胞突起;③凝血酶、溶血卵磷脂,可经 G 蛋白耦联受体/Gα12、Gα13 活化 RhoA,介导细胞增殖及转移。

2. Rho 蛋白底物

目前已鉴定出许多 Rho 的蛋白底物(效应物):

(1)激酶家族,包括 Ser/Thr 蛋白激酶、脂类激酶(PKN)、蛋白激酶 JNK、citron 激酶、蛋白激酶 JAK 等;Ser/Thr 蛋白激酶中有 Rho 相关蜷曲螺旋形成蛋白激酶(ROCK),可辅助 Rho 蛋白,诱导应力纤维的组装及黏着斑的形成,使细胞骨架重构、细胞迁移、细胞转移。

(2)骨架蛋白,能同时结合两个或多个功能相关的蛋白质,从而保证信号转导的特异性和高效性,如细胞骨架 Dia、N-WASP 及与 NADPH 氧化酶复合物形成有关的 p67phox、Arp2/3、Tiam1、rhophilin、rhotekin、CIP4 等;这些蛋白有多个结构域,有的调节与 Rho 蛋白结合,有的调节与信号通路中其它蛋白相互作用,例如 Arp2/3 能通过自身的 p21Arc 亚单位,与 Tiam1(Rac 鸟苷酸交换因子的一种)的 N 端 PH 域等相互作用,使 Tiam1 定位于细胞内肌动蛋白、细胞骨架,由此介导 Tiam1 对 Rac 蛋白活性的上调。

大多数效应蛋白可结合 Rho-鸟苷酸交换因子的 Switch1/2 域,Rho-鸟苷酸交换因子能激活 p21 活化激酶(PAK)、脂类激酶(PKN)、活化 cdc42 连接的激酶(ACK)、MBS、PI4K 激酶、PI5K 激酶、磷脂酶 D、N-WASP、LIMK、透光蛋白 1、rhophilin、rhotekin 等。

大多数 Rho 效应蛋白有多个结构域,其中 1 个为自抑制结构域,效应蛋白自抑制结构域结合、抑制效应蛋白功能域时,效应蛋白处于失活态;当 Rho 蛋白与效应蛋白结合时,该自抑制结构域的抑制作用被消除,暴露出效应蛋白功能域,使效应蛋白活化。效应蛋白的活化,主要通过与 Rho 蛋白结合后的磷酸化实现,该磷酸化过程或由自身磷酸化完成,或由蛋白激酶磷酸化后完成。效应蛋白的磷酸化,能减弱效应蛋白与 Rho 的结合力,导致 Rho 从效应蛋白分子上脱离下来,但此时的效应蛋白由于已被磷酸化仍具有活性;而效应蛋白去磷酸化后才失活。

3. Rho 信号通路

Rho 信号通路的激活因素有:表皮生长因子/表皮生长因子受体、整合素、肝细胞生长因子、溶血磷脂酸、血小板源性生长因子、转化生长因子、胞外基质、Ras、蛋白激酶 PI3K 等;黏附接触、机械应力跨膜转导、某些激素等也可激活 Rho。Rho 信号通路,包括:

(1)Rho 依赖的 G 蛋白耦联受体调节的细胞骨架通路:

①G 蛋白耦联受体/Rho/激酶 ROCK 信号通路:可使肌动蛋白及肌球蛋白聚合。G 蛋白耦联受体/Rho/ROCK/p140mDia 可使肌动蛋白单体聚合为肌动蛋白。

②G 蛋白耦联受体/Rac/p65PAK/蛋白激酶 JNK 信号通路:可使肌球蛋白的轻链磷酸化、肌肉收缩、促进细胞突起形成及黏附。G 蛋白耦联受体/Rac/Par6/非典型蛋白激酶 C/核因子 NF-κB/Rac 可活化蛋白激酶 PI3K。

③G 蛋白耦联受体/Rac、cdc42 信号通路:能激活 N-WASP 并与肌动蛋白单体结合蛋白、G-肌动蛋白、Arp2/3 形成复合物,使肌动蛋白多聚化及细胞产生伪足、突起、迁移;G 蛋白耦联受体/Rac、cdc42 信号通路,也能激活 IQ-GAP,它可与肌动蛋白纤维直接作用,参与细胞质分裂、细胞增殖。G 蛋白耦联受体/Rac、cdc42 信号通路,还能激活 RhoA/脂类激酶 PKN /蛋白激酶 MKK3,6/蛋白激酶 p38MAPKγ 信号通路,是一条放大激酶活性的通路,可促进细胞突起形成,能活化糖原合成酶激酶 3/蛋白酪氨酸激酶 Pyk2,糖原合成酶激酶 3 等活化后,可磷酸化微管蛋白。

④G 蛋白耦联受体/Rho/激酶 ROCK 信号通路:能使肌动蛋白磷酸酶发生磷酸化而失活,使肌动蛋白磷酸酶不能将肌球蛋白轻链去磷酸化,使细胞质内磷酸化的肌球蛋白轻链水平提升高,导致肌动蛋白-肌球蛋白交联增加,从而促进肌动蛋白微丝及细胞骨架聚合、细胞收缩、黏附、增殖、凋亡、迁移等。

(2)Rho 依赖的 G 蛋白耦联受体调节的增殖信号通路

溶血磷脂酸、内皮素 1 活化 G 蛋白耦联受体/Rho 后,可经转录因子 c-Fos/c-Jun 促进细胞增殖,促进肿瘤细胞转移;凝血酶可活化 G 蛋白耦联受体/RhoA,能上调 RhoA 依赖的 Cyr61 蛋白的活性水平,再经整合素促细胞增殖。突变型 Gα12/α13/αi/αo 活化 G 蛋白耦联受体/Rho 后,也可促生长、增殖、转化。

4. Rho 家族的主要作用

Rho 能调节细胞骨架的活动,维持细胞形态,促进细胞变形、运动、黏附转移,能促进细胞内应力纤维的形成,调控粘附斑、黏附连接的形成,参与细胞膜边缘的起皱、形成伪足、轴突生长等。Rho-GTP,特别是 RhoA-GTP/Rac1-GTP/cdc42-GTP 在调节细胞骨架肌动蛋白中起重要作用。

Rho 活化后能激活激酶 ROCK,后者将肌球蛋白磷酸酶磷酸化而使之失活,而不能将肌球蛋白轻链去磷酸化,细胞质磷酸化的肌球蛋白轻链水平上升,使肌球蛋白沿着纤维状的肌动蛋白排列,并与其他辅助蛋白一起形成应力纤维,产生肌动蛋白微丝的收缩、移动,从而发生细胞收缩、迁移。激酶 ROCK 还可磷酸化 Crmp2,后者在溶血磷脂酸介导的生长锥塌陷过程中发挥一定的作用。

Rac、cdc42/核因子 NF-κB,可激活丝氨酸/苏氨酸激酶 p65PAK,再激活蛋白激酶 JNK/p38MAPK、Scar/p21 并结合到 Arp2/3 复合体,刺激肌动蛋白细丝聚合。cdc42 也可通过其靶蛋白 Wiskott-Aldrich 综合征相关蛋白,作用于 Arp2/3 复合体,从而刺激产生新的肌动蛋白丝。Rho 活化后,能促进分解生长抑制蛋白 p27,上调周期素依赖性激酶 CDK2 的表达水平,促进细胞周期

G1/S 转换、细胞增殖。Rho 参与对细胞应激反应的调控,高水平的 Rho 通过活化蛋白激酶 C、核因子 NF-κB,能促进活性氧的产生,促进细胞的应激反应。

十、Rho 与临床的关系

1. 与细胞周期转换的关系

Rho 家族蛋白功能的失调与肿瘤细胞中细胞周期失控是密切相关的,Rho 通过上调周期素 D1 和下调周期素依赖性激酶 CDK 的抑制剂的表达,促进细胞生长、增殖。当癌蛋白基因突变时,如突变的 Ras,可刺激 Rho 族的 Rac/cdc42 通过蛋白激酶 PAK、MLK、MEKK、POSH 等,活化蛋白激酶 JNK、p38MAPK、Raf/蛋白激酶 MEK/ERK1/2,再激活 ETS、转录相关活化蛋白 AP-1、核因子 NF-κB,上调周期素 D1 的表达水平。

RhoA 可激活肌细胞增强因子(MEF2C)和血清反应因子(SRF),增加转录相关活化蛋白 AP-1 的表达,并上调周期素 D1 的表达水平。Rac1 可通过激活蛋白激酶 IKK(IkB 激酶的抑制物),导致 IkB(NF-κB 抑制物)的磷酸化降解、与核因子 NF-κB 分离。被释放后的核因子 NF-κB 随后转到核内并诱导周期素 D1 的表达,能促进细胞增殖,抗凋亡。Rac/cdc42 和它们的效应底物,如 PAK、Par6、非典型蛋白激酶 C 等,也能活化核因子 NF-κB,抗凋亡。Rho 的过度活化,能引起 SP-1 转录因子的磷酸化,下调周期素依赖性激酶的抑制物如 p21、p27 的水平,促进细胞周期转换加快。

2. 与凋亡的关系

在大多数肿瘤中,活化的 Rho 抗凋亡;Rac1 的高水平表达,可通过增加细胞内活性氧的产生,来活化核因子 NF-κB,促进产生生存信号如周期素 D1,使细胞免于凋亡;Rac1 的高水平表达,能引起促凋亡因子 Bad 的磷酸化并与细胞质中的 14-3-3 蛋白结合,从而终止 Bad 结合、拮抗 Bcl-2 或 Bcl-xL,使得被释放后的 Bcl-2 或 Bcl-xL 能恢复它们的抗线粒体凋亡信号通路的功能。Rho 蛋白能阻止 p53 的促凋亡功能,能通过 Rac2 活化生存激酶 Akt 信号通路,抗凋亡。在 DNA 损伤剂或法尼基转移酶抑制物作用下,可经高水平 RhoB 介导,引起细胞凋亡;过高水平 Rac 可诱导死亡受体凋亡信号通路活化。

3. 与肿瘤的关系

Rho 信号通路异常与肿瘤形成相关。RhoA、RhoG、Rho1、Tc10、cdc42 的活化,能促使 Ras 引起细胞转化,可激活 RhoA 结合激酶(ROCK),使肌球蛋白轻链磷酸化,肌球蛋白与肌动蛋白结合、收缩,可调控细胞形态和肌动蛋白/细胞骨架,启动靶基因表达,促进肿瘤细胞增殖。虽然在许多肿瘤中均存在 Rho 信号通路活化的现象,但较少发现可导致 Rho 持续活化(有自身 GTP 酶缺陷)的基因外显子突变。在肿瘤中,最常见的 Rho 信号通路紊乱,是 Rho 的过度表达和 Rho-鸟苷酸交换因子功能异常增强。如在多发性骨髓瘤等中,可发生 RhoH 基因重排及基因易位,RhoH 的表达水平异常升高,引发肿瘤。在 B 淋巴细胞瘤中,RhoH 基因启动子区的点突变,可上调 RhoH 的表达水平,促使肿瘤发生。在乳腺癌和睾丸精细胞癌中,RhoA 表达水平与肿瘤的进展呈正相关。在胰腺管癌和炎症性乳腺癌中,都存在 RhoC 的过度表达现象,而且与炎症性乳腺癌的发生有因果关系。Rac1 由于存在不同剪接方式,某些剪接产物的高水平表达时,可引发乳腺癌和直肠癌,是判断肿瘤预后的重要指标。

Rho-鸟苷酸交换因子功能的异常,也对肿瘤的发生起重要作用,这与染色体易位引起的白血病有关,发病中产生 MLL-LARG 融合蛋白,所含的 LARG 截短片段具有 Rho-鸟苷酸交换因子活性,并可使 Raf 活化,能引起细胞转化。肿瘤组织中的许多生长因子,如高水平表皮生长因子、肝细胞生长因子、溶血磷脂酸、血小板源性生长因子、转化生长因子 β 和细胞外基质等,均可活化 Rho 蛋白,可使 Wnt/β-连环蛋白信号通路活化,促进细胞转化、增殖。

4. Rho 信号通路与肿瘤的侵润和转移

Rho 与细胞的形态和运动相关,该过程以肌动蛋白的重组为基础,如 Rho 经 Rac/cdc42 对富含肌动蛋白的丝状伪足和片状伪足的定向运动具有重要作用,RhoA 与细胞的收缩能力及胞体运动相关,Rac/cdc42/RhoA 这三种蛋白都参与整合素-细胞外基质接触的形成。因此 Rho 蛋白上调,与肿瘤的侵润和转移密切相关;RhoA、Rac-1 活化后,能上调骨架蛋白-ERM 蛋白即埃兹蛋白(E)-根蛋白(R)-膜实蛋白(M),并通过胞外基质受体 CD44,将肌动蛋白、细胞骨架、细胞膜连接起来,以增加细胞的运动性;RhoA 可通过激酶 ROCK 而磷酸化埃兹蛋白,Rac1 有磷酸化活化埃兹蛋白、抑制埃兹蛋白拮抗物-神经纤维蛋白 2 的功能,可引起细胞运动性增加、转移。RhoA 和 Rac1 还可上调基质金属蛋白酶 9、下调组织基质金属蛋白酶抑制物,最终引起胞外基质的降解和重塑,促进肿瘤细胞转移。Rho 和 ROCK 活性水平上调,是肿瘤细胞穿过血管内皮必需的,可促使肿瘤细胞逸出血管,能增加促血管生成因子的产生,从而促使新生血管的形成,增加肿瘤细胞进入血流。

5. Rho 蛋白可作为抗肿瘤药物的靶

由于 Rho 蛋白在肿瘤的发生、侵袭、转移过程中起关键作用。Rho 蛋白信号通路也可作为抗肿瘤药物的靶标,目前主要从以下几方面去设计抗肿瘤药物:

(1)阻止 Rho 蛋白的翻译后修饰及正确膜定位:法尼基转移酶抑制剂和棕榈酰基转移酶抑制剂,可阻止 Rho 蛋白的法尼基修饰等,从而阻断 Rho 蛋白的细胞膜定位。

(2)法尼基转移酶抑制剂、棕榈酰基转移酶抑制剂:能抑制肿瘤细胞生长、增殖。

(3)抑制 Rho-鸟苷酸交换因子的活性:采用能将 Rac-1 结合蛋白封闭在无功能复合物状态的小片段多肽,可抑制 Rac1 的功能;如真菌毒素 brefeldin A,能通过结合 ARF1/Rho-鸟苷酸交换因子复合物,使小分子 G 蛋白 ARF1 与 Rho-鸟苷酸交换因子受抑。

(4)设计的某些 Rho 蛋白的突变体:能使 Rho-鸟苷酸交换因子更牢地结合 GDP,使 Rho-鸟苷酸交换因子不能发挥其功能,从而减少内源性的 Rho 蛋白活性。

(5)破坏 Rho 效应物复合物的形成:Rho 与效应物的结合域的模拟多肽也可作为药物,后者与 Rho 效应物结合,可阻断 Rho 蛋白与效应物相结合。

(6)抑制 Rho 蛋白效应物的活性:如抑制激酶 PAK 和激酶 ROCK 的活性等,可阻断癌细胞的扩散,降低癌细胞恶性化程序,抑制肿瘤细胞增殖。

6. 与细胞骨架的关系

Rho 作为细胞信号转导的分子开关之一,在细胞骨架动态变化中发挥重要作用。Rho 对细胞骨架动态变化的调节有两条途径,可通过调控靶基因表达,也可通过调控效应物活性。

调节细胞骨架蛋白基因表达,是 Rho 调节细胞骨架的间接方式,在细胞中 RhoA 通过 MAL/SRF 转录因子复合体,能促进表达细胞骨架蛋白,其中 MAL 作为球形肌动蛋白感受体,直接与球形肌动蛋白结合,能诱导血清反应因子介导表达几种细胞骨架蛋白,包括肌动蛋白、纽蛋白。Rho 蛋白可直接调节细胞骨架,使 Rho 蛋白效应物-RhoA 结合激酶(ROCK)引发 Rho 激活后,可再活化骨架蛋白-ERM 蛋白、磷酸化肌球蛋白轻链/肌球蛋白磷脂酶/LIM(是 Lin、Isl、Mlc 三种同源异型蛋白的统称)激酶。其中 ERM 蛋白是细胞骨架的关键调节因子,高水平 Rho 能经 PI3K,上调 ERM 蛋白的活化型的水平,后者的 N 端可与跨膜蛋白相互作用,这样 ERM 蛋白可作为骨架蛋白,使肌动蛋白细丝锚定于细胞膜上;肌球蛋白轻链磷酸化后,能促进肌动蛋白-肌球蛋白的装配和收缩;肌球蛋白磷脂酶磷酸化后,可抑制肌球蛋白轻链去磷酸化,从而促进肌动蛋白-肌球蛋白的装配和收缩。LIM 蛋白磷酸化后可促进骨架蛋白表达,促肿瘤细胞转移。

深入探究胃癌的致癌分子机制是今后的研究方向,目前较重要的有:①Ras 通路的激活。生长因子受体等促使 Ras 通路活化后,能促进细胞增值和存活,磷酸化活化的 ERK 能促进表达转录因子。Ras 结合蛋白 RASSF1A、NORE1A 是肿瘤抑制蛋白,能通过 MST1 激酶促进细胞凋亡。在胃癌等中,RSSF1A、NORE1A 基因启动子常甲基化沉默;②一些 G 蛋白耦联受体,能抑制血管形成;③微小 RNA,和胃癌发生风险相关。

十一、胃癌与幽门螺杆菌感染及 p53、Ras 基因突变

有人探讨幽门螺杆菌(Hp)感染和 p53、Ras 基因突变在胃癌发生中的作用。采用聚合酶链反应-单链构象多态性分析法(PCR-SSCP)进行 p53(外显子 7)及 Ras(第 12 密码子)基因突变分析,并应用快速尿素酶试验(RUT)法和 HE 染色法检测 Hp 感染。结果发现,胃癌组织中 p53 基因与 Ras 基因突变阳性率分别为 67.47%、63.86%,有远处转移时两者阳性率更高,而对照组中均无 p53 与 Ras 基因突变。胃癌组织中 Hp 感染率为 71.08%,与对照组比较差异具有统计学意义,且 Hp 阳性感染组织中 p53 和 Ras 基因的突变率明显高于 Hp 阴性组织,差异均具有统计学意义。Hp 感染和 p53、Ras 基因突变可能是胃癌的发生机制之一,Hp 感染可能会导致多基因联合突变。用 PCR-SSCP 法联合检测胃黏膜组织中 p53、Ras 基因的突变,将有助于胃癌诊断和预测胃癌远处转移。

Hp 感染在世界范围内流行,目前已有半数人群感染幽门螺杆菌,能引起癌基因、抑癌基因的突变而致癌。感染 Hp 可导致慢性胃炎、消化性溃疡、胃癌,WHO 已将 Hp 感染列为 I 类致癌因子。p53 是一种抑癌基因,在控制细胞周期、促进细胞凋亡中发挥重要作用。

Ras 基因是一种癌基因,其产物为一种小 G 蛋白,能通过活化其信号通路中的蛋白激酶 MAPK,促进细胞增殖。Ras 基因含有 3 个成员,都编码 21kD 的结构相近的蛋白 p21Ras。Ras 基因在肿瘤细胞中常发生突变。胃癌组织中 p53 基因和 Ras 基因的突变率很高,是胃癌形成中的重要分子事件。研究发现,在正常胃黏膜上皮无 p53 表达,在胃黏膜癌变的早期阶段可表达突变 p53,表达率随胃癌病变加重而增高,贯穿于整个癌变过程。有人应用免疫组化技术分析 357 例胃癌预后与 p53 基因突变的关系,结果显示,突变 p53 表达阳性的患者,预后明显差于阴性者,这表明突变型 p53 表达对肿瘤细胞抑制增殖的作用减弱,促进肿瘤细胞浸润、转移、复发。在发生远处转移的胃癌组织中,p53 基因和 Ras 基因的突变率较高。

十二、胃癌组织中突变 p53 及 p21Ras 的表达

有人联合检测突变 p53 及 p21Ras 在正常胃组织及胃癌组织中的表达,探讨两者与胃癌分化程度及 5 年生存率间的关系。应用流式细胞术对正常胃组织及胃癌组织的细胞,进行突变型 p53 及 p21Ras 定量检测。结果发现,突变型 p53 在正常胃组织的表达为阴性,85.2% 胃癌组织突变型 p53 表达阳性;突变型 p53 表达量和突变 p53 阳性表达率,与胃癌组织分化程度及 5 年生存率相关。p21Ras 在正常胃组织中表达为阴性,71.45% 胃癌组织 p21Ras 表达阳性;胃癌组织 p21Ras 表达量和 p21Ras 阳性表达率,与胃癌组织分化程度及 5 年生存率相关。突变型 p53 表达水平与 p21Ras 表达水平呈正相关。突变型 p53、p21Ras 过表达与胃癌组织分化程度及预后相关;突变型 p53 及 p21Ras 高水平表达,与胃癌的发生、发展相关。联合检测突变型 p53 及 p21Ras 可作为判断胃癌恶性程度及预后的有效指标。

p53 蛋白基因位于染色体 17p13.1,有 11 个外显子和 10 个内含子及两侧序列。野生型 p53 参与细胞周期调节,抑制 DNA 合成和复制,抑制细胞增殖;而突变型 p53 蛋白对 DNA 亲和力下降,抑制细胞增殖的能力减弱,失去抗肿瘤活性。研究表明,突变型 p53 主要在肿瘤细胞表达,与肿瘤细胞的分化程度相关,恶性程度越高的肿瘤,突变 p53 表达水平越高,肿瘤细胞增殖活性越强,分化越差,恶性度越高,侵袭性越强,淋巴结转移率越高,生存期越短。突变型 p53 在正常结直肠黏膜组织中不表达,在癌旁组织、结直肠癌组织表达阳性率分别是 2%、62%。突变型 p53 在正常结

直肠黏膜组织、癌旁组织、癌组织的表达水平呈递增趋势。

　　癌组织分化程度越低、浸润深度越深、病理分级越高,突变型 p53 阳性表达率越高。突变型 p53 的激活与胃癌的形成关系密切,对突变型 p53 水平的检测,可作为判断胃癌恶性程度的指标。

　　有人报道,突变型 p53 表达阴性胃癌 5 年生存率为 50%,阳性者为 17.4%,表达阳性者的 5 年生存率显著低于其表达阴性者,从而进一步证实突变型 p53 基因突变患者有较差的预后。

　　p53 基因分为野生型和突变型。野生型 p53 为抑癌基因,通过其编码的相对分子量 53 kD 的磷酸核蛋白,调节正常细胞的生长和凋亡,能抑制 G0 或 G1 期细胞进入 S 期,抑制细胞增殖;该基因发生突变后,成为癌基因,由于其编码的突变型 p53 蛋白丧失对 DNA 损伤、突变的监控作用,致使 DNA 发生损伤、突变的细胞不能被及时清除,从而进入细胞周期,并进一步增殖、转化。由于野生型 p53 蛋白半衰期短,故免疫组化所测到的肿瘤中的 p53 蛋白一般均属于突变型。研究发现,突变型 p53 作用于胃癌进展阶段,与胃癌浸润、转移及预后有关,一般不参与胃癌发生的早期事件。多数研究认为突变型 p53 蛋白高水平表达,与胃癌患者预后差相关。

　　Ras 癌基因家族在多种肿瘤中常突变、高水平表达。Ras 癌基因编码分子量 21kD 的磷蛋白,即 p21Ras。正常组织中,存在少量激活状态的 p21Ras 蛋白,以维持细胞的正常生长。Ras 基因突变能导致 p21Ras 过量表达。Ras 的表达水平随肿瘤的恶性程度增高而增强。

　　有人用免疫组织化学方法检测 122 例膀胱肿瘤组织中 p21Ras 蛋白的表达水平,发现在膀胱癌、乳头状瘤组的阳性表达率分别为 72.8%、50.0%,阳性表达率随组织分化程度的降低而升高。p21 在正常大肠黏膜、大肠腺瘤、大肠癌的阳性表达率分别为 15.00%、18.00%、44.93%。大肠癌中 p21Ras 蛋白表达阳性率,显著高于大肠腺瘤和正常大肠黏膜。在正常胃组织中 p21Ras 不表达,而在胃癌组织中,其表达水平随胃癌分化程度的降低,表达量明显增高。研究发现,在发生淋巴结转移的大肠癌组织 p21Ras 阳性表达率为 70.83%,高于无转移的大肠癌组织中 p21Ras31.11% 的阳性表达率,差异具有显著性。用免疫组织化学方法检测肿瘤组织中 p21Ras 的表达水平,发现低分化及有淋巴结转移患者的阳性率,明显高于高分化和无淋巴结转移患者。肿瘤组织中 p21Ras 表达阳性的患者 5 年生存率显著低于表达阴性的患者。

　　Ras 基因是最早被确定的由点突变方式激活而致细胞癌变的基因,Ras 癌基因突变时,一方面 p21Ras 蛋白表达量增多,另一方面 GTP 蛋白水解酶活性下降,使 p21Ras 蛋白一直处于激活状态,如果 Ras 基因持续激活,就能启动和加速细胞的生长、繁殖,最终导致细胞的恶性转化。因此 Ras 基因被认为是肿瘤发生的启动基因。通过检测 p21Ras 蛋白的表达情况,可以了解细胞的异常增殖、分化状态,与胃癌浸润深度、转移程度、临床分期呈正相关,p21Ras 阳性表达者预后较差。

　　联合检测 p53、p21Ras 的意义:有人发现,p21Ras 和突变型 p53 在肿瘤的表达水平正相关,如子宫内膜癌、胃癌;其机理可能是:当 DNA 突变时,突变 p53 被活化,继而 p21Ras 的表达量增加,从而防止细胞进入 S 期;当 p53 突变时,缺乏正常功能性 p53 表达,能诱导 p21Ras 表达,使带有突变的 DNA 的细胞进入 S 期得以复制,从而提高染色体畸变率和遗传的不稳定性而癌变。

　　肿瘤的发生是一个多因素、多基因变异所致的病变过程,单一指标检测预测的灵敏性与特异性均不尽如人意,联合检测突变 p53 及 p21Ras 水平,有助于揭示肿瘤的发生机理,在肿瘤恶性程度及预后的判断中具有重要的价值。

十三、Rac1 在胃癌组织的差异表达及意义

　　有人研究 Ras 相关产物 C3 肉毒素底物 1(Rac1)在胃癌组织中的差异表达,探讨其与胃癌生物学行为的关系。以 Rac1mRNA 为标志,用实时定量 PCR 法检测胃癌组织、癌旁组织、胃腺瘤、正常胃组织中 Rac1mRNA 表达水平。结果发现,Rac1mRNA 在胃癌组织和癌旁组织中表达阳性,在胃腺瘤中表达弱阳性,而在正常胃组织中表达阴性;胃癌中的表达水平比在癌旁组织中表达的

上调 17 倍,两者比较差异有显著性。Rac1 的表达水平与胃肿瘤性质、胃癌分化程度相关,为胃癌的基因治疗提供了新靶点。

Rac1 基因位于人染色体 7p22,长约 29 kb,有 7 个外显子;Rac1 分子量 20～25 kD,是 GTP 结合蛋白,有 GTP 酶活性,是小 G 蛋白 Rho(Ras homologue)家族重要成员。Rac1 基因的转录产物有长约 1.2kb 和长约 2.5kb 两种,均在特异性组织高水平表达。在转录过程中,通过选择性剪接突变,长约 2.5kb 的 Rac1mRNA 中可增加一个 3b 外显子(57 个核苷酸),含 3b 外显子的 Rac1 基因的表达产物被称为 Rac1b,是持续有活性的突变体。

Rac1 在细胞的信号通路中为信号转换器、分子开关,主要作用于细胞骨架或其靶蛋白而产生多种生物效应。Rac1 在正常组织中低水平表达,而在乳腺癌、肺癌、结肠癌、卵巢癌、胃癌等多高水平表达,能促进肿瘤细胞增殖、转移、侵袭。肿瘤分化程度越低、越恶性,Rac1 表达水平越高。高水平 Rac1 能增强转录因子活性,促进细胞周期转换、细胞黏着,调节细胞形成片层伪足(与细胞运动能力有关)和细胞膜皱褶,提示 Rac1 与肿瘤侵袭、转移有关。

Rac1 能通过蛋白激酶促进表达转录相关激活蛋白 AP-1、NF-kB、周期素 D1,能通过上调 Skp2 的表达水平,促进血管平滑肌细胞增殖,促进肿瘤血管新生、肿瘤转移、侵袭,在肿瘤的发生发展中起重要作用。研究提示,Rac1 是判断胃肿瘤性质和评价胃癌恶性程度的有价值指标,或许可作为反映胃癌生物学行为的一个新型标志物,并有助于预测胃癌的浸润情况及患者的预后。Rac1 的表达是否是影响胃癌发生发展及患者预后的独立因素,尚需进一步深入研究。

十四、胃癌患者预后与癌基因

近年来,胃癌的诊断、治疗进展较快,但其转移、复发仍是影响胃癌患者预后的重要因素。胃癌相关癌基因在癌组织中的异常表达,可以影响胃癌患者的预后。与胃癌转移、复发呈正相关的癌基因有 p53、PCNA、Ets、Bmi1、CD44V6 等,这些基因高水平表达的胃癌患者预后较差;而与胃癌转移、复发相关的抑癌基因有 nm23、p16、PTEN、KAI 1 等,这些基因高水平表达的胃癌患者,一般预后较好。

与胃癌转移、复发呈正相关的癌蛋白包括:

1. PCNA

增殖细胞核抗原(PCNA)是一种存在于细胞核内、分子量 36 kD 的非组蛋白,是 DNA 聚合酶 D 的辅助蛋白,主要功能是调节细胞周期,是 p53 下游靶,PCNA 作用于细胞周期调节的最终环节,直接与细胞周期的调控有关;其在增生细胞中的水平变化有明显的周期性,在 G0 期基本无表达,G1 晚期开始增加,至 S 中期达到高峰,G2-M 期迅速降低,因此它能准确反映细胞的生长速度和状态。在整个胃癌演化过程中,PCNA 表达水平一直逐步上升,PCNA LI(PCNA 标志指数,即计数 1 000 个肿瘤细胞中 PCNA 阳性细胞所占的百分比)也逐渐增加。PCNA LI 与胃癌患者的预后明显相关,较高的 PCNA LI 预示胃癌患者预后较差。

2. Bmi1

Bmi1 基因属于多梳基因家族(PcG)成员,基因定位于 10p13 区,其 cDNA 长 3 202bp,编码含 326 个氨基酸残基的蛋白质。在胚胎期,Bmi1 对骨骼、造血、神经发育有重要作用,在肿瘤的发生发展中,常见肿瘤细胞高水平表达 Bmi1。Bmi1 是一种转录因子,一旦高水平表达于肿瘤细胞中,其核蛋白产物能结合靶基因启动子 INK4a-ARF 位点多梳反应元件,能介导靶基因 p16 基因等表达沉默,促进肿瘤细胞增殖,抗凋亡。

INK4a 基因表达 p16,是细胞增殖周期中一种周期素依赖性蛋白激酶抑制剂,能激活 Rb 活性,促进凋亡;ARF 基因表达 p14(小鼠中为 p19),激活 p53 活性,促进凋亡。p16 和 p14 直接受 Bmi1 的负调控。胃癌中 Bmi1 高水平表达,能抑制表达 p16 和 p14,延长细胞增殖周期,阻止细胞凋亡。Bmi1 也可诱导胃癌细胞端粒酶活化,促进肿瘤浸润转移。Bmi1 能协同 c-Myc,促进细胞中心体扩增,导致染色体异常分裂,使遗传稳定性改变,干扰细胞正常活动而发生癌变。Bmi1 高水平表达的胃癌患者预后不良。

3. CD44V6

CD44 基因定位于染色体 11p13,有 20 个外显子。根据其基因外显子表达方式的不同,表达两种不同类型的蛋白,即标准型的 CD44S 和变异型的 CD44V。在不同的细胞,由于 CD44 结构的差异,而可介导不同的功能。CD44S 在生理状态下,主要参与细胞与细胞、细胞与间质的连接,介导淋巴细胞的归巢及细胞的迁移。CD44V 则主要参与病理过程,特别是肿瘤的发生发展过程,高水平 CD44V 能改变肿瘤细胞表达的黏附分子的结构、功能,促进肿瘤细胞侵袭、转移。已发现 10 余种 CD44V,而 CD44V6 与肿瘤转移的关系最为密切,它是 CD44 的一种拼接变异体,其高水平表达可改变肿瘤细胞黏附功能,在肿瘤细胞侵袭和转移过程中起促进作用。肠化区胃黏膜、管状腺癌 CD44V5、CD44V6 常表达阳性,而正常胃黏膜则表达阴性,而在低分化和有淋巴结转移的胃癌中,CD44V5 阳性表达率升高,部分标本 CD44V6 阳性表达率升高。从而证实 CD44V5、CD44V6 与胃癌的发生、分化程度、侵袭转移相关。CD44V6 高水平表达开始于胃癌早期,且贯穿于胃癌整个浸润过程,其阳性表达率与淋巴结转移、胃癌病期进展呈正相关,阳性表达者预后较差。

4. 与胃癌侵袭、转移成负相关的蛋白

(1)nm23

nm23 基因是人类基因组织中存在的一类肿瘤转移抑制基因,其表达产物是分子量 17 kD 的二磷酸核苷激酶(NDPK)。研究发现,nm23 基因有 3 个亚型,肿瘤转移抑制主要与 nm23-H1 有关。

nm23 基因作用可能通过以下几种方式:

①nm23 基因通过其蛋白产物(NDP)激酶,参与高能磷酸键的转移,调节体内 NDP 池的大小,促进细胞分裂,参与 G 蛋白介导的 NDPK 活化,可引起由微管过度聚合,使纺锤体形成异常,导致非整倍体形成,从而促进肿瘤的发展;可通过影响细胞骨架等信号反应,引起细胞运动、浸润、转移。

②nm23 基因表达产物,类似 awd 基因表达产物,参与 GTP 激活蛋白(GAP)的作用。

③nm23 以分泌蛋白的方式作用于细胞,以调节细胞分化。

④nm23 通过其亮氨酸拉链,调节蛋白间的二聚体形成,进而影响转录过程。研究显示,nm23 基因表达缺失的胃癌,具有更强的侵袭能力,易发生淋巴结转移,预后较差。

(2)p16

p16 是肿瘤抑制基因,位于人染色体 9p21,其产物为 156 个氨基酸残基组成的分子量 16kD 的 p16 蛋白。p16 基因是参与细胞周期调控的抑癌基因,其抑制细胞周期的作用主要体现在:

①p16 能与 cyclin D 竞争性结合 CDK4/6,抑制 CDK4/6 活性,阻止细胞进入 S 期和 DNA 合成的启动。

②影响 pRb 在肿瘤细胞周期调节中的作用,能通过抑制 CDK4/6 激酶的活性,而使 pRb 不能磷酸化,使未磷酸化的 pRb 增多,而抑制细胞增殖;同时高磷酸化的 pRb 可诱导 p16 表达增加,又可通过其与 CDK4/6 结合,抑制 CDK4/6 活性,而最终使 pRb 的磷酸化程度减弱。p16 在 cyclinD-CDK4/6-pRb-E2F 细胞周期调节通路中,起负反馈作用。p16 基因突变、其蛋白失活,会导致 cyclinD-CDK4/6-pRb-E2F 调节通路失活,而使细胞过度增殖,导致肿瘤发生。

p16 的表达水平降低一般是由于 p16 基因启动子 CpG 岛甲基化沉默所致,结果表达减少的 p16 不能与 CDK4/6-cyclinD 形成足够的复合物,因而不能有效地阻止异常的细胞分裂,在细胞的恶性转化中起重要作用。研究显示,p16 的表达水平与胃癌组织分化程度呈正相关,与浸润深度、淋巴结转移呈负相关,p16 阳性表达者预后较好。

（3）PTEN

PTEN 是 1997 年发现的具有双重特异性磷酸酶活性的一种新型抑癌基因，是继 p53 之后在人类肿瘤中缺失和突变最高的抑癌基因。该基因位于染色体 10q23.3，其编码的蛋白与细胞骨架蛋白和张力蛋白高度同源，并具有磷酸酰肌醇 3,4,5-三磷酸(IP_3)-磷酸酶活性，能使 IP_3 去磷酸化而抑制 IP_3/Akt 信号通路。

PTEN 抑癌机制由如下几条途径协同完成：

①通过使 IP_3 去磷酸化，负调控 PIP3/Akt 通路，促进细胞凋亡。

②通过对局灶黏附激酶（FAK）的去磷酸化，抑制细胞转移及侵袭。

③通过抑制促细胞分裂素激活的蛋白激酶（MAPK）通路，抑制细胞的生长、分化。PTEN 突变或缺失，可使 IP_3/Akt 通路活化，促进血管内皮生长因子（VEGF）介导的肿瘤血管新生，提高肿瘤细胞侵袭转移能力。胃癌组织中，PTEN 蛋白表达降低，能促进肿瘤细胞恶性程度提高、侵袭性增强。进展期胃癌中野生型 PTEN 阳性表达患者，生存率较高。

（4）KAI1

KAI1 是近年来发现的肿瘤转移抑制基因，最初在人前列腺癌中分离并鉴定。它位于人染色体 11p11.2，编码的 KAI1 蛋白含 267 个氨基酸残基，分子量 29kD，与 CD82 结构相同，属于 4 跨膜蛋白超家族（TM4SF）即 TST 成员，是一种高度糖基化的细胞膜蛋白，参与调控细胞黏附、迁移、增殖、分化，能抑制肿瘤转移。KAI1 在多数肿瘤组织中表达水平降低。研究证实，KAI1/CD82 蛋白表达水平降低，可使细胞-细胞外基质的黏附力改变，使细胞间相互作用降低，促进转移。胃癌中 KAI1 表达水平降低，促进胃癌浸润和淋巴结转移，是胃癌发生、发展、预后不佳的重要因素。

（徐彬　余元勋）

进一步的参考文献

[1] FEIGIN ME. Harnessing the genome for characterization of G-protein coupled receptors in cancer pathogenesis[J]. FEBS J,2013,280(19):4729-4738.

[2] AUDIGIER Y. G Protein-coupled receptors in cancer:biochemical interactions and drug design[J]. Prog Mol Biol Transl Sci,2013,115:143-173.

第十章　凋亡信号通路与胃癌

一、细胞凋亡信号通路

细胞的死亡有坏死、程序性死亡(如凋亡、自噬)等。细胞外部促凋亡信号分子、理化因素等，可引起线粒体、内质网、溶酶体等的损坏，及释放胱冬蛋白酶(caspases)、核酸内切酶(如 endoG)等，导致细胞内的蛋白质、核酸、酶、细胞因子、脂质、糖类的降解，使细胞凋亡。

1. 细胞凋亡发生发展阶段

细胞凋亡是多细胞有机体维持体内平衡的重要机制，其发生和发展可分为 3 个阶段：

(1)起始期，细胞通过内外源性凋亡信号通路，接收多种凋亡信号；

(2)整合期，多种促凋亡信号在此时整合，细胞作出生存或凋亡的决定；

(3)执行期，一旦做出凋亡决定，即将进入一个不可逆的生理过程[如线粒体膜通透孔开放，胱冬蛋白酶(caspases)、核酸酶等释放]，胱冬蛋白酶、核酸酶在细胞凋亡的执行期发挥关键作用，并与凋亡的形态学改变相关。

2. 凋亡执行期线粒体变化

凋亡执行期线粒体可发生一系列变化：

(1)线粒体氧化磷酸化呼吸链受损，能量代谢产生 ATP 受到破坏，导致细胞凋亡。

(2)线粒体外膜孔开放，使线粒体膜间隙的细胞色素 C、钙离子等释放，再激活凋亡所需的胱冬蛋白酶、核酸酶。细胞凋亡的始动及发生、发展，主要通过多种蛋白酶控制，蛋白酶级联活化、切割大分子，可能是凋亡关键的过程。促进凋亡的蛋白酶有多种，如胱冬蛋白酶、颗粒酶、分裂素、钙调蛋白酶等。

(3)线粒体氧化磷酸化呼吸链漏出大量自由电子，结合 O_2 后可形成大量活性氧，能氧化损伤蛋白质、酶、细胞因子、核酸、多糖、脂质等，促细胞凋亡。

(4)线粒体跨双层膜通透转运孔开放(是凋亡执行期的决定性变化)，使线粒体腔的大量细胞色素 C、钙离子、胱冬蛋白酶、核酸酶等释放，降解蛋白质、酶、细胞因子、核酸、多糖、脂质等，导致细胞凋亡。

目前认为，程序性细胞死亡(PCD)，不等于由胱冬蛋白酶、核酸酶介导的细胞经典凋亡；后者只是程序性细胞死亡的一种，程序性细胞死亡还有自噬、凋亡样程序性死亡、坏死样程序性死亡、类凋亡、丝裂灾变、衰老等。研究发现，自噬也可参与肿瘤的发生发展。

细胞坏死是指细胞受到强烈的物理刺激、化学刺激、病理刺激后，引起的细胞损伤和死亡。经典凋亡是一种主动的、由相关基因表达物决定的细胞自杀过程，细胞凋亡时，细胞缩小而不与周围细胞接触，染色质固缩在核膜附近，细胞骨架崩解，核膜消失，DNA 断裂成片段，细胞膜发泡，细胞膜内折并包裹断裂的染色质片段、细胞器等，最终使细胞分解为许多由细胞膜包裹的凋亡小体，并被周围的细胞吞噬。整个凋亡过程中，细胞膜的整合性保持良好，凋亡细胞的内容物不会逸散到细胞外环境中，因此并不引发炎症反应。

3. 促凋亡因子、抗凋亡因子

细胞凋亡的发生由促凋亡因子、抗凋亡因子来调节。

(1)促凋亡因子：如肿瘤坏死因子 α、死亡配体 FasL、转化生长因子 β、兴奋性神经递质谷氨酸/多巴胺/N-甲基-D-天门冬氨酸、高水平钙离子、糖皮质激素、高热、病毒感染、细菌毒素、转录因子

c-Myc、抗凋亡因子 Bad/Bim、Rel 癌蛋白、腺病毒蛋白 E1A、野生型 p53、细胞毒性 T 淋巴细胞分泌因子、颗粒酶、氧化剂、活性氧、缺血、缺氧、化疗、放疗、大剂量生物治疗、过多的药物治疗、细胞毒性物质、乙醇、氧化砷、β-淀粉样肽等。它们常可使细胞内质网钙库释放钙离子，能使细胞外钙离子内流，使细胞质内钙离子水平持续升高，细胞质钙离子超载后，可引发 NADPH 氧化酶等产生大量活性氧，能氧化蛋白质、酶、细胞因子、核酸、多糖、脂质等，导致细胞凋亡；活性氧也能损伤线粒体并释放大量酶，然后再降解大量蛋白质、核酸等，能导致细胞凋亡。大量活性氧是细胞凋亡信号之一，能使细胞凋亡信号通路活化并触发凋亡。细胞凋亡时，细胞质内的 pH 值升高、细胞质碱化，与细胞凋亡的启动有关，也是细胞凋亡的必然结果。能诱导细胞凋亡的细胞因子很多，不同细胞因子对不同组织细胞诱导凋亡的结果也可不同。

（2）抗凋亡因子：如 Bcl-2、表皮生长因子、胰岛素样生长因子 1、血小板源性生长因子、一些中性氨基酸、锌离子、雌激素、雄激素、腺病毒蛋白 E1B、牛痘病毒蛋白 CrmA、EB 病毒蛋白 LMP-1、单纯疱疹病毒蛋白、杆状病毒蛋白、胱冬蛋白酶的抑制剂、FLIP、凋亡抑制蛋白 IAP、突变型 p53、钙蛋白酶抑制因子、促癌剂如佛波酯等，凋亡抑制蛋白 FLIP 没有催化胱冬蛋白酶前体活化的基序，结合胱冬蛋白酶前体后，能抑制后者活化；凋亡抑制蛋白 IAP 有 BIR2 域，可结合、抑制胱冬蛋白酶8/9，抑制胱冬蛋白酶酶级联反应。线粒体通透孔释出的促凋亡因子 Smac/DIABLO，能与凋亡抑制蛋白 IAP 的 BIR2 域结合从而抑制凋亡抑制蛋白 IAP。

4. 胱冬蛋白酶

外源性及内源性凋亡信号通路中的胱冬蛋白酶，可按原域的长度、酶在凋亡通路中的位置，分为两类：一是起始组胱冬蛋白酶；二是效应组胱冬蛋白酶。

起始组胱冬蛋白酶如胱冬蛋白酶 2/8/9/10，位于胱冬蛋白酶的酶促级联反应链的上游，分子内有较长的原域，有和接头蛋白如 Fas 相关蛋白等结合的功能域，由接头蛋白介导这些胱冬蛋白酶，从细胞质被募到细胞膜，胱冬蛋白酶 8 前体等聚集在一起后，提高了胱冬蛋白酶自我水解活化的能力；胱冬蛋白酶 9 等前体能与促凋亡因子 Apaf1 等结合，而加快自我水解活化。活化的胱冬蛋白酶 2/8/9/10 再经水解效应组胱冬蛋白酶前体，产生胱冬蛋白酶 3/6/7，促凋亡。

效应组胱冬蛋白酶 3/6/7，它们分子内有较短的原域，位于胱冬蛋白酶的酶促级联活化反应链的下游，其前体被起始组胱冬蛋白酶切割而活化，能水解底物蛋白，如核纤层蛋白、多聚（ADP-核糖）聚合酶、DNA 依赖的蛋白激酶、核内不均一 RNA 结合蛋白（hnRNP），能阻止 DNA 修复，诱导细胞凋亡；能降解细胞的蛋白质、酶、细胞因子、生长因子、多糖、脂质，促进细胞凋亡；能水解活化核酸酶，降解 DNA、RNA，促进细胞凋亡。

根据胱冬蛋白酶的原域的长度，胱冬蛋白酶级联反应链上游的胱冬蛋白酶可分为长原域组和短原域组。长原域组包括细胞因子处理组（胱冬蛋白酶 1/4/5/11/12/13/14）和凋亡起始组（胱冬蛋白酶 2/8/9/10）；它们含有死亡效应域、胱冬蛋白酶募集域（可募集胱冬蛋白酶）。短原域组主要是凋亡效应组，包括胱冬蛋白酶 3/6/7。

根据胱冬蛋白酶的功能可分为两个亚家族。一是胱冬蛋白酶 1 亚家族如胱冬蛋白酶 1/4/5/11/12/13/14（细胞因子处理组），该亚家族成员主要参与炎症反应引发的凋亡；二是胱冬蛋白酶 3 亚家族（凋亡起始组及短原域组）包括胱冬蛋白酶 2/3、6～10 等，它们介导细胞凋亡。研究发现，各胱冬蛋白酶的切割靶位点不同，胱冬蛋白酶 3 的切割靶位点氨基酸残基序是 Y-V-A-D，胱冬蛋白酶 1 的切割靶位点氨基酸残基序是 D-E-V-D。

5. 死亡受体 Fas、死亡配体 FasL

死亡受体 Fas 的死亡配体 FasL，是细胞膜表面的 I 型单肽链跨膜蛋白，有 281 个氨基酸残基（aa），N 端的 $aa^{17\sim21}$ 肽段有周期素依赖性激酶抑制剂样作用域；$aa^{31\sim70}$ 肽段有富含脯氨酸残基域，能与 SH3 域蛋白结合；$aa^{81\sim102}$ 肽段有跨膜域，能结合细胞膜；$aa^{103\sim125}$ 肽段有三聚化域位点，能使死亡配体 FasL 形成三聚体活化物；$aa^{109\sim115}$ 肽段及 $aa^{126\sim130}$ 肽段有基质金属蛋白酶裂解域；

aa$^{137\sim183}$肽段是有 SA 域。从 aa^{126}处可切下可溶性死亡配体 FasL(能存在于血中,可结合、阻断死亡受体信号通路)。aa^{275}可结合抑癌蛋白-视网膜母细胞瘤蛋白 Rb,促凋亡。生理条件下,表达死亡配体 FasL 的细胞种类较少。

死亡受体 Fas 分布于细胞膜表面,是一种分子量 48kD 的 I 型单肽链跨膜受体蛋白,广泛表达,常在活化的淋巴细胞中高表达。死亡受体的分子内有:一是 N 端的胞外区,含三个富含半胱氨酸域,可结合配体;二是 C 端胞质区,能募集 FADD 等凋亡效应物。

三聚体 FasL 使三聚体死亡受体的胞内段被激活后,死亡受体的 DD 域能结合、募集接头蛋白 FADD,死亡配体 FasL/死亡受体 Fas/FADD 蛋白能形成凋亡诱导复合物,再结合、募集胱冬蛋白酶前体(procaspase 8),procaspase 8 聚集在一起后可引起自身激活,形成活化的胱冬蛋白酶 8,再活化胱冬蛋白酶 3/6/7,导致细胞凋亡。

6. 肿瘤坏死因子

肿瘤坏死因子属于三聚体细胞因子和细胞表面蛋白家族,家族成员与凋亡有关的主要有肿瘤坏死因子 α、FasL、黏附分子 CD40L、肿瘤坏死因子相关凋亡诱导配体(TRAIL),它们显示出 25% 的同源性,肿瘤坏死因子 α、TRAIL、死亡配体 FasL 主要诱导凋亡;CD40L 则主要诱导淋巴细胞炎症反应。

肿瘤坏死因 α 通过肿瘤坏死因子受体 1/2 行使其功能;肿瘤坏死因子受体 1 是 I 型膜蛋白,分子内包括:①N 端,有富含半胱氨酸残基的胞外域,可结合配体;②中间胞质区,能经肿瘤坏死因子受体 1 介导细胞凋亡;③C 端区,有三聚体域,能使肿瘤坏死因子 α 形成三聚体而活化。肿瘤坏死因子受体 2 没有 DD 域,不引发凋亡信号通路活化,主要介导炎性增殖。

肿瘤坏死因子相关凋亡诱导配体的受体(TRAILR)是肿瘤坏死因子受体家族成员(已发现 5 种),肿瘤坏死因子受体家族中的 DR4/5 可水解并活化胱冬蛋白酶前体(procaspase 8),活化的胱冬蛋白酶 8 可激活下游的胱冬蛋白酶 3/6/7,导致细胞凋亡。

7. Bcl-2 家族

抗凋亡因子 Bcl-2 家族成员至少有 30 种,是有约 180 个氨基酸残基的蛋白质,都有能介导成员间相互作用的 BH 域(BH1 域~BH4 域)。根据功能、BH 域种类和数量,可将 Bcl-2 家族分为三类:

(1)抗凋亡组:有 BH1 域~BH4 域,C 端有膜锚定域,能插入细胞膜、核膜、线粒体外膜和内质网膜;Bcl-2/Bcl-xL 的 BH1 域~BH2 域参与组成线粒体外膜孔并能阻断该孔开放,能抑制线粒体双膜间隙的胱冬蛋白酶等释放到细胞质,抗细胞凋亡;BH3 域有疏水性口袋,能结合、抑制促凋亡因子 Bax 等。

(2)促凋亡组:如 Bax、Bak,缺少 BH4 域,有 BH1 域~BH2 域,BH3 域上有疏水性口袋,可结合配体如促凋亡因子 Bad,可促进细胞凋亡。

(3)也是促凋亡组:如 Bad,分子中只有 BH3 域,可结合 Bax 等,可促进细胞凋亡。

8. 凋亡信号通路

目前研究发现的凋亡信号通路至少有 5 种:

(1)由细胞外死亡配体-肿瘤坏死因子家族的 FasL(在 I 类细胞如胸腺细胞,它主要经死亡受体 Fas/胱冬蛋白酶 8 作用引发凋亡,在 II 类细胞,它主要经死亡受体 Fas/tBid 开放线粒体外膜孔而释放胱冬蛋白酶引发凋亡)、肿瘤坏死因子 α(在肿瘤细胞合成代谢等被化疗药物阻断时,肿瘤坏死因子 α 可经肿瘤坏死因子受体 1/胱冬蛋白酶 8/3/6/7 促进肿瘤细胞凋亡)、CD40L、肿瘤坏死因子相关凋亡诱导配体 TRAIL(经受体 DR4/5、胱冬蛋白酶 8)等,活化外源性激活的凋亡信号通路,能抑制核因子 NF-κB、Bcl-2 的抗凋亡作用,可促进细胞凋亡。

(2)由细胞内应激信号激活线粒体凋亡信号通路,由线粒体通透孔释放细胞色素 C、Apaf-1、核酸内切酶 G、AIF,导致胱冬蛋白酶 9/3/6/7 等活化,为内源性激活的凋亡信号通路,促凋亡。

（3）内质网介导的胱冬蛋白酶 12 依赖的内源性激活凋亡通路。

（4）由细胞毒 T 淋巴细胞，在靶细胞膜上打洞，由颗粒向靶细胞释放丝氨酸蛋白酶（颗粒酶 B）和其他裂解成分（如执行蛋白），可激活胱冬蛋白酶等降解酶，使 DNA 片段化，引起细胞凋亡。

（5）由炎症及活化的细胞因子，经胱冬蛋白酶 1/4/5 及胱冬蛋白酶 11～14，促进细胞凋亡。

9. 抗凋亡因子 FLIP、XIAP、livin、存活素等

抗凋亡因子 XIAP、TsIAP、cIAP2/1 及 livin 的 C 端，都含有一个 RING 环指域，后者能引发泛素连接酶作用，能使泛素蛋白酶体水解胱冬蛋白酶前体 3/7/9、胱冬蛋白酶 3/7/9，使细胞抗凋亡。抗凋亡因子 FLIP、XIAP、livin、存活素可直接抑制胱冬蛋白酶 3/7/8/9，抑制细胞凋亡（但它们不能抑制胱冬蛋白酶 1/6/10）。

XIAP 可抑制胱冬蛋白酶 8/9 前体的活化，能阻断促凋亡因子 Bad 的作用。XIAP 还可经活化蛋白激酶 PI3K/Akt，而使细胞抗凋亡。

Livin 能结合 TAK1（转化生长因子 β 活化激酶），再激活、上调转化生长因子 β、核因子 NF-κB，使细胞抗凋亡。Livin 属凋亡抑制蛋白（IAP）家族，广泛分布，生理条件下表达水平很低；在一些肿瘤细胞中，抗凋亡因子 livin 表达水平显著上调，能防止肿瘤细胞的凋亡，机制为：

（1）livin 有抗死亡受体的作用，livin 可依赖其 BIR 域抑制死亡受体 Fas、肿瘤坏死因子受体（TNFR1）、促凋亡受体 DR4/DR5，阻断死亡配体 FasL、肿瘤坏死因子 α、肿瘤坏死因子相关凋亡诱导配体 TRAIL、Bax 诱导细胞凋亡的信号通路。

（2）有抗线粒体损伤介导的促凋亡作用。

（3）有抗化疗药物（致 DNA 损伤）介导的细胞凋亡作用，可抗柔红霉素、依托泊苷等诱导的细胞凋亡。

（4）livin 可结合、抑制胱冬蛋白酶 3/7/9。

（5）livin 可通过转化生长因子 β，活化激酶 TAK1 辅激活因子/TAK1 信号通路，激活蛋白激酶 JNK1/2，核因子 NF-κB，对抗肿瘤坏死因子 α 介导的细胞凋亡作用。线粒体蛋白 Smac 可与 livin 结合，抑制 livin 与胱冬蛋白酶的结合，对 livin 抗凋亡作用负性调节。

存活素可加强其他凋亡抑制蛋白（IAP）家族成员的抗凋亡功能，可结合、解除线粒体蛋白 Smac 对凋亡抑制蛋白 IAP 的抑制作用，从而恢复凋亡抑制蛋白 IAP 的抗凋亡功能；存活素还能促进细胞 G_2/M 期转换，C 端能促进微管、细胞骨架重构，使细胞抗凋亡。存活素由 142 个氨基酸残基组成，分子量 16.2kD，与其他的凋亡抑制蛋白 IAPs 不同，存活素仅含 1 个 BIR 域，C 端有双螺旋域，代替其他 IAPs 的环指域锌指结构；存活素的 BIR 域可结合、抑制胱冬蛋白酶 3/7，抑制细胞凋亡。存活素的 mRNA 前体经不同的剪切，可产生存活素/存活素 2B/存活素 3B/存活素 2α 等。存活素/存活素 3B 具备完整的 BIR 域，抗凋亡作用较强，能促进细胞增殖，其抗凋亡作用比凋亡诱导蛋白 IAP 家族其他成员大；存活素 2α 的 BIR 域被截短，而存活素 2B 的 BIR 域被断裂，它们的抗凋亡功能显著下降；高水平的存活素 2B 还会诱导肿瘤细胞凋亡，可拮抗存活素。正常细胞线粒体中，不含存活素池；但肿瘤细胞的线粒体中，大多存在高水平的存活素池，储存大量存活素；在一些刺激作用下，线粒体内存活素能被释放入胞质，再以同源二聚体的形式结合、抑制胱冬蛋白酶 9/3/7 介导的细胞凋亡；存活素能上调细胞增殖蛋白 Ki-67 的表达水平，再通过与纺锤体的微管蛋白结合，加快形成纺锤体，促进细胞周期转换，促进有丝分裂、细胞增殖。

二、细胞凋亡与胃癌

1. 胃癌发生中胃黏膜增殖与细胞凋亡的相关性

研究结果显示,胃癌是在各种致癌因素作用下,组织细胞异型增殖而形成的新生物,不受正常机体调控,与正常机体组织生长不协调,细胞恶性增殖是其典型生物学特性。

然而近来更注重研究胃癌细胞凋亡抑制在胃癌发生发展中的作用。有人认为,胃癌既是细胞增殖和分化异常疾病,也是细胞凋亡异常疾病。免疫组织化学技术中细胞凋亡指数和增殖指数,是研究和评价凋亡中最常用指标。有人对胃黏膜活检标本,采用免疫组织化学技术(LSAB 法)检测增殖细胞核抗原,采用原位末端标记法(TUNEL)检测细胞凋亡;结果显示,正常胃黏膜、萎缩性胃炎、肠上皮化生、不典型增生、胃癌的增殖指数分别为 72%、16%、186%、332%、525%;凋亡指数分别为 55%、141%、206%、154%、97%。提示胃黏膜癌变过程中,前 3 个阶段增殖指数与凋亡指数同步上升,但从不典型增生期增殖指数继续上升,而凋亡指数逐步下降,细胞增殖与凋亡平衡失调在胃癌发生过程中可能起重要作用。有人研究细胞凋亡和细胞增殖在胃癌发生发展中的作用,结果显示,随正常胃黏膜、胃黏膜异型增生、胃癌的梯度,细胞凋亡指数逐渐降低,细胞增殖指数逐渐升高,差异有统计学意义,提示胃黏膜异型增生已存在细胞凋亡和细胞增殖异常,使增殖/凋亡比值加大,是胃黏膜异型增生向胃癌发展的重要机制之一。

有人研究细胞凋亡和增殖及 Bcl-2、突变型 p53 蛋白在浅表性胃炎、萎缩性胃炎、肠上皮化生、不典型增生、早期胃癌、进展期胃癌的表达水平演化规律和作用,采用原位末端标记法检测细胞凋亡,采用免疫组织化学检测其增殖细胞核抗原、Bcl-2、突变型 p53 蛋白表达。结果显示,浅表性胃炎、萎缩性胃炎、肠上皮化生、不典型增生、早期胃癌和晚期胃癌的细胞凋亡指数分别为 16.4 %、14.1%、23.3%、17.4 %、11.3%、6.3%;增殖指数分别为 11.3%、18.9 %、20.3%、40.0%、53.1%、72.4 %;Bcl-2 蛋白表达阳性率分别为 10.0%、23.3%、40.0%、56.7%、85.7%、46.7%;突变型 p53 蛋白表达阳性率分别为 0、0、0、4.3%、14.3%、53.3%。认为在胃癌演化序列中,起初 3 个阶段凋亡指数和增殖指数同时上升;自不典型增生期开始,增殖指数继续上升,凋亡指数逐渐下降。在胃癌中 Bcl-2 蛋白表达与突变型 p53 蛋白表达呈反向关系,前者可能是胃癌早期行为,后者可能是胃癌中晚期行为。

由此可见,从正常胃黏膜、轻度不典型增生、重度不典型增生、癌前病变、早期胃癌到进展期胃癌的发展过程中,细胞凋亡逐渐受抑制,细胞恶性增殖逐渐显现,胃黏膜病变细胞凋亡减少,生存期延长,细胞大量堆积。细胞增殖指数逐渐增大,凋亡指数逐渐减小,增殖指数/凋亡指数比值增大,是衡量胃癌发生、浸润及转移的可靠指标。同时也显现出抑制凋亡的基因表达增加,促进凋亡的基因表达受到抑制。

2. 凋亡相关基因与胃癌发生

在各种复杂内外环境作用下,细胞内某些基因 DNA 分子受到损伤,发生核苷酸突变或缺失,可导致肿瘤发生发展,它是一个多因素、多阶断、多基因发展过程。细胞内有癌基因和抑癌基因。癌基因主要促进细胞增殖,抑癌基因主要抑制细胞增殖。在正常情况下,这 2 种基因功能处于平衡状态。癌基因由于扩增或突变导致其高水平表达,或抑癌基因由于缺失或突变失活导致其表达水平低下,细胞会无节制地增殖,最终形成肿瘤。

正常细胞中外还存在细胞增殖与细胞凋亡间的动态平衡。如细胞增殖过度或细胞凋亡受到抑制,这种平衡破坏,造成细胞异常堆积,导致肿瘤形成。

与胃癌发生关系较密切的癌基因是 c-Met 癌基因。在进行性胃癌,特别是在硬癌中,经常见到 c-Met 基因扩增。胃癌相关转录产物 6.0kb c-Met mRNA,常表达于胃癌组织或胃癌细胞系,而不表达于正常胃黏膜组织。研究发现,c-Met 6.0kb mRNA 表达水平,与胃癌淋巴结转移相关。

　　p53 基因是胃癌中研究较多的抑癌基因,野生型 p53 蛋白的功能与 Rb 蛋白类似,能同某些生长因子和转录因子结合,对细胞增殖起抑制作用。p53 蛋白还是关卡蛋白,能在细胞周期的 G1/S 交界处起监测作用,以防止过多细胞或 DNA 有损伤的细胞进入 S 期。p53 基因一旦发生突变,突变型 p53 蛋白不仅丧失上述功能,且能结合、抑制野生型 p53 蛋白。

　　p53 基因突变在胃黏膜病变由肠上皮化生、异型增生、胃癌的发展过程中呈现渐进性增加趋势,提示突变型 p53 常在胃癌中晚期起主要作用;但有人报道,在癌前病变中也可发现 p53 基因点突变,提示其也可能参与胃黏膜细胞癌变的早期事件。

　　胃癌发生凋亡还可由 Fas/FasL 相结合而介导,患者肿瘤细胞表面可表达 FasL,其与靶细胞表面 Fas 结合,产生的效应可破坏 DNA 完整性,干扰细胞周期正常运行,破坏细胞结构,最终导致细胞凋亡。研究显示,胃癌 p53 基因和细胞凋亡,参与调节胃癌细胞的生存与死亡,与胃癌分期有关。研究显示,胃癌组织中细胞凋亡指数为 $1.8\%\sim19.4\%$,突变 p53 蛋白异常表达率为 63.3%;突变型 p53 蛋白阳性组细胞凋亡指数为 $1.8\%\sim7.9\%$,而突变型 p53 蛋白阴性组细胞凋亡指数为 $7.4\%\sim19.4\%$,2 组差异有统计学意义。提示胃癌中存在较高频率的 p53 基因突变、细胞凋亡减少。

　　胃癌组织中 Fas 表达阳性率为 52.5%,Fas 表达阳性组的胃癌细胞凋亡指数,明显高于 Fas 表达阴性组,细胞凋亡调控异常在胃癌发病中可能起重要作用。

　　研究显示,胃腺癌组织均表达 FasL 蛋白阳性率为 100%,明显高于正常胃黏膜的 45%,胃腺癌组织 78% 中强表达 FasL 蛋白,正常胃黏膜均为弱表达。但随着胃腺癌细胞 FasL 表达水平的增加,胃腺癌细胞凋亡水平下调,可能是胃癌免疫逃逸、耐药机制之一。上述研究充分显现,同一种凋亡相关基因,在不同情况下,可显现出抑制或促进胃癌细胞凋亡的不同特性,在从正常胃黏膜到胃癌形成过程中,各种凋亡相关基因从 DNA 源头起重要作用,正在进一步深入研究中。

3. 胃癌临床辅助治疗与细胞凋亡

　　目前根治胃癌主要手段仍是手术治疗,但手术治疗尤其是中、晚期胃癌存在不能切除或切除不彻底问题,患者预后不能有效改善,手术前、后有效的辅助治疗同样占重要地位。

　　常见辅助治疗方式有化疗、放疗、中医中药治疗、靶向治疗等,各种治疗手段除直接杀伤肿瘤细胞外,诱导肿瘤细胞凋亡也是重要作用机制。有人对胃癌患者和淋巴结转移者(部分化疗,部分未化疗)进行凋亡指数和增殖指数测定,结果显示,化疗组凋亡指数比非化疗组高,非化疗组增殖指数比化疗组高,差异有统计学意义;提示胃癌术前局部动脉化疗,主要通过阻止细胞增殖、诱导细胞凋亡以达到对胃癌生长的抑制,同时也能改善患者预后。

　　有人对胃癌患者术前静脉注射 5-氟尿嘧啶,术中取胃癌组织标本,检测细胞凋亡率并与非化疗组比较,结果显示,化疗组凋亡率比非化疗组高,且 5-氟尿嘧啶诱导胃癌凋亡有剂量依赖性,提示胃癌术前采用 5-氟尿嘧啶辅助化疗,对诱导进展期胃癌凋亡有一定临床价值。柔红霉素能使胃癌细胞凋亡。在体外,阿司匹林对胃癌细胞有细胞毒作用,与阿司匹林的浓度和作用时间相关,能抑制 DNA 合成、细胞增殖,可能与诱导细胞凋亡和阻止细胞周期进展有关。

　　用不同浓度三氧化二砷作用于培养的胃癌细胞株 MGC-803 细胞,结果显示,胃癌细胞株有明显凋亡形态学特征。三氧化二砷能有效抑制胃癌细胞生长、增殖,并具有时效和量效关系。

　　有人发现,刺五加叶皂苷作用的胃癌细胞,DNA 出现典型梯状改变;高水平维甲酸作用胃癌细胞,DNA 有模糊梯状改变;提示促进凋亡,可见胃癌细胞异染色体边集,线粒体肿胀等凋亡改变。刺五加叶皂苷促进体外培养胃癌细胞凋亡的作用,明显强于维甲酸,且随着时间增加和剂量加大,能诱发凋亡程度增高。

　　细胞凋亡几乎贯穿于胃癌全过程,其与胃癌发生发展、诊断治疗均有明显关系,但其确切机制还有待于进一步研究,目前的研究在攻克胃癌方面提供了新思路,开辟了新领域,胃癌发生发展时,可能不仅细胞增殖增强,也可能细胞凋亡减少,或两者兼有,对细胞凋亡深入研究可望为临床促凋亡治疗应用提供理论基础。

三、Hp感染与胃癌前病变端粒酶

有人分析胃癌前病变中端粒酶RNA(hTR)、端粒酶逆转录酶(hTERT)、c-Myc、增殖细胞核抗原(PCNA)的表达及相互关系,并探讨Hp感染致胃癌前病变的可能机制;结果发现,Hp感染阳性胃癌前病变组hTR、hTERT、c-Myc阳性率均显著高于Hp感染阴性胃癌前病变组(63.2%：28.6%,68.4%：21.4%,47.4%：7.1%);增殖指数及凋亡指数在Hp感染阳性组分别为17.5、17.7,Hp感染阴性组分别为8.3、9.2,两组相比均有显著性差异。胃癌前病变中hTERT与hTR、hTERT与c-Myc表达,均呈显著正相关性。

Hp感染可诱导胃癌前病变中端粒酶相关基因及c-Myc过度表达,促进细胞增殖,引起胃黏膜上皮细胞动力学紊乱。

端粒酶是一种核糖核蛋白复合物,由RNA和蛋白质组成,具有逆转录酶活性,能以自身RNA为模板合成端粒重复序列并加至染色体末端,以弥补细胞分裂时端粒DNA的丢失,维持端粒的长度。

目前多数学者认为肠型胃癌的发生遵循从慢性浅表性胃炎→慢性萎缩性胃炎(CAG)→肠上皮化生(IM)→异型增生(dysplasia)→胃癌这一过程,幽门螺杆菌(Hp)感染作用于这个过程的起始阶段,其可促进慢性萎缩性胃炎、肠上皮化生、异型增生的形成,但Hp感染致病的确切机制尚不明确。

端粒酶激活是肿瘤细胞无限增殖的重要分子基础,端粒酶RNA(hTR)、端粒酶催化亚单位端粒酶逆转录酶(hTERT)是端粒酶的两个重要组分,hTR是端粒酶延长端粒的模板,hTERT是端粒酶活性的必需成分,其表达水平与组织细胞中端粒酶活性水平一致。研究表明,Hp感染与端粒酶活性具有相关性,推测Hp感染可能是端粒酶激活的一个启动因子。而细胞增殖与凋亡失衡,也是肿瘤发生的重要病理学基础。

Hp感染与胃癌的发生相关,1994年世界卫生组织将其列为Ⅰ类(即肯定的)致癌因子。近年研究显示Hp感染与端粒酶激活有关;Hp感染阳性的胃黏膜上皮化生组织中端粒酶活性,显著高于Hp感染阴性对照组,慢性Hp感染可能导致胃黏膜肠上皮化生组织中端粒酶激活。研究表明,Hp定植密度与胃黏膜肠上皮化生的级别、hTR表达水平、端粒酶阳性率,呈明显正相关,推断Hp感染可能是肠上皮化生组织中hTR过度表达的强启动因子。研究表明,hTERT和hTR的表达产物同时存在,才可形成端粒酶活性,两者之一突变,均可导致端粒酶活性的丧失。

Hp的毒性产物,可引起慢性炎症,诱导胃癌前病变组织中的hTR、hTERT高水平表达,结果使端粒酶激活,导致细胞增殖过度,使胃黏膜癌变。化学致癌剂及Hp培养产物作用于胃干细胞,5天后发现端粒酶活性、hTR、hTERT、Bcl-2表达水平明显上调,且随着作用时间延长而呈递增。c-Myc癌蛋白能促进细胞增殖,c-Myc可被促有丝分裂原或生长因子刺激物激活并过度表达,能促进细胞从G1期转换到S期,导致细胞恶变。在慢性萎缩性胃炎并重度肠上皮化生病变中,Hp感染阳性组端粒酶活性、c-Myc表达水平,显著高于Hp感染阴性组,且c-Myc表达水平在Hp感染阳性胃癌病变中,亦显著高于Hp感染阴性胃癌。

Hp感染阳性胃癌前病变组c-Myc表达阳性率显著高于Hp感染阴性胃癌前病变组。研究发现,在肿瘤细胞中c-Myc表达与hTERT水平相平行,且hTERT基因启动子中有c-Myc蛋白的结合位点,c-Myc可激活hTERT的表达,使端粒酶活性增加。

Hp感染导致的胃癌前病变中c-Myc过度表达,可引起hTERT基因表达水平上调,使端粒酶激活,从而促进细胞恶性转化,导致胃黏膜癌变。藤黄素作用胃癌细胞株后,c-Myc、hTERT表达水平下调,端粒酶活性降低。研究显示,胃黏膜上皮细胞凋亡水平,与胃炎、胃窦部炎症活动度及

Hp 定植密度有关。

研究显示,PCNA 在慢性胃炎、肠上皮化生、胃腺癌中的表达水平,明显高于正常胃黏膜组织,可诱导细胞凋亡,促进细胞增殖,引起胃黏膜上皮细胞动力学紊乱;使 hTERT 表达阳性细胞多处于高增殖状态,使胃黏膜出现永生化、高增殖性细胞,同时通过诱导细胞凋亡方式,淘汰非永生化细胞、增殖性相对较低的细胞,继而形成稳定的永生化、高增殖性细胞群体,使细胞积聚速度明显增加,肿瘤生长加快并表现出恶性行为。

四、FasL/Fas 与 EBV 相关胃癌

约 10％胃癌组织 EB 病毒阳性,但 EBV 在胃癌发生发展中的作用尚在研究中。有人研究检测 Fas、FasL 在 EBV 相关胃癌(EBVaGC)中的表达,及其与肿瘤细胞和肿瘤浸润淋巴细胞(TIL)凋亡的关系。结果发现,正常胃黏膜和胃癌组织的 Fas 表达阳性率分别为 91.7％和 76.8％,FasL 表达阳性率分别为 16.7％和 58.0％,差异明显;Fas 在 EBV 相关胃癌和 EBV 不相关胃癌的组织中的表达阳性率分别为 71.4％和 90.0％。FasL 在这 2 种组织中的表达阳性率分别为 63.2％和 45.0％,差异明显,且在弥漫型中的表达水平高于肠型;EBV 相关胃癌的肿瘤细胞凋亡指数 AI,显著低于 EBV 不相关胃癌;EBV 相关胃癌中肿瘤浸润淋巴细胞凋亡指数的水平,均较 EBV 不相关胃癌高,且与肿瘤细胞 FasL 表达水平呈正相关。EBV 相关胃癌中 FasL 蛋白表达水平的上调及肿瘤浸润淋巴细胞凋亡的增加,有利于肿瘤细胞逃避机体免疫监视,能为肿瘤的发生发展创造条件。

Fas 属于肿瘤坏死因子/神经生长因子受体家族成员,广泛分布于活化的 T、B 淋巴细胞及 EBV 转化的淋巴细胞。FasL 是 Fas 在人体内的天然配体,Fas 和 FasL 结合后,Fas 将凋亡信号传递到其胞质区,使 Fas 的死亡结构域活化,介导表达 Fas 的细胞的凋亡。

在肿瘤组织中抵抗 Fas 介导的 T 细胞凋亡,是肿瘤细胞免疫逃逸的重要机制之一。近年发现,多种肿瘤细胞高水平表达 FasL,再通过 FasL/Fas 通路介导 T 细胞凋亡。将人肿瘤细胞株与 T 淋巴细胞共培养时发现,T 淋巴细胞细胞 Fas 表达水平增高,表达 FasL 的肿瘤细胞,可对 T 淋巴细胞产生反杀伤作用,使 T 细胞生长抑制、凋亡,这就是所谓的反攻模式。

五、Caspase 9 和 Bax 与胃癌

有人探讨 Caspase 9 和 Bax 在胃癌发展中的作用及两者的表达与细胞凋亡的关系。应用免疫组织化学法检测 Caspase 9 和 Bax 在例胃癌及非癌胃黏膜组织的表达,用原位末端标记法检测相应胃组织细胞凋亡。结果发现,Caspase 9 在胃癌组织中阳性表达率为 40.35％,较非癌胃黏膜组织的阳性表达率 70.83％明显降低;Bax 蛋白在胃癌组织中阳性表达率为 35.09％,明显低于非癌胃黏膜组织的 72.92％。Caspase 9 阳性表达胃癌及非癌胃黏膜组织细胞凋亡指数(AI)值 11.20％与 Caspase 9 阴性表达者凋亡指数值 6.22％比较差异有显著性;Bax 阳性表达者凋亡指数值 12.54％,与 Bax 阴性者凋亡指数值 7.18 ％比较差异有显著性。在不同类型胃癌组织中,高中分化腺癌、低分化腺癌、黏液癌的凋亡指数值分别为 5.72％、2.54％、3.28％,其中高中分化腺癌和后二者之间有统计学差异。Caspase 9 和 Bax 可能与胃癌的发生或发展相关;推测 Bax 激活 Caspase 9 的线粒体凋亡通路受抑,可能参与胃癌的发生。

Bax 是 Bcl-2 家族中的一员,既可形成同聚体促进凋亡,又可与 Bcl-2 形成杂二聚体抑制后者的抗凋亡效应。Bax 蛋白与 Bcl-2 蛋白有 21％的同源性,分子量 21kD,含 192 个氨基酸残基。Bax 促进细胞凋亡,主要是通过加速线粒体中的细胞色素 C 释放和增加 caspase 的活性。Caspase 9 在胃癌组织中的阳性表达率,明显低于非癌胃黏膜组织,caspase 9 表达水平与胃癌组织凋亡指数相

关,caspase 9 表达水平愈低,胃癌组织细胞凋亡指数愈小;其低水平表达时,其激活下游 caspase 的能力降低,细胞凋亡受抑制,可能参与胃癌的形成。Bax 在胃癌组织中的阳性表达率明显低于非癌胃黏膜组织;结果都与文献报道一致。

高水平 Bax 在非癌胃黏膜组织中,能发挥促进细胞凋亡作用,使之能保持一定的凋亡率;而在胃癌组织中 Bax 低水平表达时,胃癌细胞凋亡可能减少,导致一些 DNA 受损的胃黏膜细胞逃避机体细胞正常凋亡机制而成为快速增殖的细胞,进而可能发展成胃癌细胞。

Caspase 9 和 Bax 在胃癌组织中表达有显著相关性,均呈现低表达。Bax 主要通过线粒体凋亡通路激活 caspase 9,继而产生细胞凋亡。Bax 高水平表达可增强化疗药丝裂霉素、柔红霉素、顺铂的诱导凋亡作用,而 Bax 表达阴性已成为对化疗不敏感、生存期缩短的指标,因此可通过增加促凋亡基因的表达,为肿瘤治疗提供新靶点。

六、EphA2 与胃癌

有人探讨 EphA2 在胃癌组织中表达的生物学意义及与细胞凋亡的关系。利用免疫组化法检测胃癌手术切除标本的癌组织、癌旁组织、正常胃黏膜 EphA2 的表达水平,采用逆转录聚合酶链反应及 West blot 印迹技术对其中随机选取的标本进行 EphA2 mRNA 及其蛋白的定量检测,分析其表达与临床病理参数的关系。采用流式细胞术检测胃癌组织中细胞凋亡率及增殖指数,分析 EphA2 表达与细胞凋亡、增殖的关系。结果发现,EphA2 在癌组织中的表达水平,显著高于癌旁组织及正常胃黏膜,且随胃癌分化程度降低、浸润深度增加、淋巴结转移增加而升高,West blot 印迹与免疫组化结果一致,EphA2 在癌组织中异常高水平表达。

流式细胞术结果显示,EphA2 高水平表达组,细胞凋亡率显著低于低水平表达组,而其增殖指数显著高于低水平表达组。EphA2 在胃癌组织中表达水平明显上调,可抑制细胞凋亡,促进细胞增殖,在胃癌的发生发展中发挥重要作用,其机制与 EphA2 翻译水平上调或蛋白质稳定性增高有关。

受体酪氨酸激酶(RTKs)是细胞信号转导通路中的关键分子组成,调节细胞增殖、分化。Eph 家族是 RTKs 家族成员,至少有 16 个成员,EphA2 的过表达,与许多恶性肿瘤细胞的增殖、恶性程度、转移侵袭相关,在肿瘤早期诊断、治疗、预后判断中可能有潜在价值。目前研究胃癌中 EphA2 表达的报道较少。

具有酪氨酸激酶活性的 EphA2,广泛表达于皮肤表皮、肠道上皮、肺、卵巢组织。研究表明,EphA2 具有双重作用,正常低水平表达时,EphA2 可通与其配体 EphrinA1 结合,形成受体-配体复合物,EphA2 是 p53 家族的靶,可诱导细胞凋亡,抑制细胞增生,维持细胞间良好的黏附性,调节正常细胞的生长、迁移。

当 EphA2 高水平表达和功能异常时,无法发挥正常的信号转导作用,反而促进细胞的恶性转化,促进癌组织的浸润和转移。目前发现,EphA2 可高水平表达于乳腺癌、膀胱癌、卵巢癌等,尤其高水平表达于高侵袭性的肿瘤细胞,与肿瘤的恶性程度、侵袭转移、恶性度的增大密切相关。推测 EphA2 在胃癌组织中翻译水平上调或蛋白质稳定性增高。高水平 EphA2 可促进骨肉瘤细胞的增殖,抑制其凋亡。EphA2 有望成为一个胃癌临床诊治的新靶点,对其结构、功能的深入研究将具有重要意义,但其信号转导机制尚需进一步研究阐明。

(李建平　余元勋)

进一步的参考文献

[1] FREJLICH E. Caspases and their role in gastric cancer[J]. Adv Clin Exp Med,2013,22(4):593-602.

第十一章 p53 信号通路与胃癌

一、p53 信号通路

p53 基因是一种抑癌基因,可抑制肿瘤细胞的产生及增殖,保持基因组稳定。人类肿瘤 50% 以上有该基因突变,主要是获得新功能的突变、杂合性缺失等。野生型 p53 是分子量 53kD 的与细胞周期转换相关的核磷酸蛋白,在正常有核细胞、非转化细胞表达水平很低;当 DNA 损伤时,野生型 p53 水平升高并活化,能结合靶基因启动子,促进靶基因表达 p21(作为中介物)等,p21 可结合、灭活 cyclinA/CDK2 复合物,将细胞阻滞在 G1/G0 期,不能进入 S 期,直到 DNA 损伤得到修复,能抑制细胞分化、增殖。如果 DNA 损伤不能被修复,野生型 p53 水平持续增高,可引起细胞凋亡,避免细胞演变成癌细胞。当 p53 基因发生突变,或野生型 p53 蛋白被抑制时,DNA 受损细胞存活,并进入 S 期,对致癌因子、促生长因子敏感,可成为生长失控的癌细胞。因此,野生型 p53 是 DNA 损伤的一种分子感受器、"分子警察",能监视细胞 DNA 状态,是细胞的一种防护分子。缺氧、化疗药物、放射线等,引起细胞 DNA 损伤时,能刺激野生型 p53 激活转录一些蛋白,可维持细胞基因组的完整性、修复 DNA 损伤,使细胞周期正常运转。当 p53 基因缺失或异常时,失去对 DNA 受损的监视作用,细胞基因组遗传物质不稳定,可产生基因突变和染色体畸变。野生型 p53 是一种转录因子,可与其上、下游功能相关蛋白,组成复杂的基因调控网络,在这个网络中野生型 p53 起关键作用;野生型 p53 过多时,可通过野生型 p53-Mdm2 的结合,由 Mdm2 等泛素蛋白酶体系降解野生型 p53。野生型 p53 家族还有 p63、p73,p63、p73 都不是抑癌蛋白,它们和野生型 p53 是同一基因的不同剪接产物。

1. 野生型 p53 的结构域

人单体野生型 p53 蛋白由 393 个氨基酸残基组成,单体野生型 p53 依靠 N 端的反向回文重复序列组成四聚体后,可表现促转录活性,正常人半衰期为 20~30 分钟,转化细胞中半衰期延长。

野生型 p53 的 N 端转录激活域(TA 域,包括 $aa^{1\sim56}$ 肽段)为激活靶基因启动子、激活表达所必需,起促转录因子的作用。其中 $aa^{1\sim42}$ 肽段、$aa^{43\sim56}$ 肽段各是独立的转录激活域肽段,能和 TFIID(TBP)及 TFUU H/31/70 等转录因子结合。$Aa^{60\sim94}$ 肽段是信号域。

野生型 p53 的 DNA 结合域(DBD 域)在中间部位($aa^{98\sim292}$ 肽段),该域结合靶基因、调控其表达;中间部位还有富含 Pro 域(PXXP 域)。

野生型 p53 的 C 端侧有四聚体化域($aa^{323\sim325}$ 肽段)、核输出域(NES 域)、核定位域(NLS 域)、调控域(能非特异地结合 DNA,$aa^{370\sim393}$ 肽段)、OD 域、SAM 域、PS 域。野生型 p53 抑制肿瘤的另一个通路,是结合增殖相关基因的 TATA 盒结合蛋白(TBP),使 TBP 不能与靶基因启动子 TATA 盒结合,抑制靶基因表达。野生型 p53 还能作用于核苷酸切除修复(NER)相关的 TF2H 的亚单位 XPB、XPD、CSB、BPA、PCNA,促进修复 DNA,维持遗传的稳定性。野生型 p53 能抑制表达抗凋亡因子 Bcl-2,促进表达促凋亡因子 Bax,促进表达胰岛素样生长因子结合蛋白(IGFBP3),后者能结合、抑制胰岛素样生长因子(IGF),抑制有丝分裂。

MDM2 等可与野生型 p53 调控域结合,MDM2 的 E3 泛素连接酶活性可使野生型 p53 的 $Lys^{370,372,373}$ 被泛素化并被泛素蛋白酶体降解。p14ARF 能结合、抑制 MDM2 降解野生型 p53。Aurora 激酶磷酸化野生型 p53 后,能促进 MDM2 等降解野生型 p53。

野生型 p53 基因突变已发现 1 000 多种,有纯合性基因突变、杂合性基因突变(如杂合性缺失),80%以上的实变点位于外显子 5~8,多为错义突变。突变型 p53 蛋白,一般有 280 个以上的氨基酸残基,丧失野生型 p53 抑癌功能,能抑制野生型 p53 功能,也可获得某些癌蛋白的功能,有时能使 c-Myc/Ras 转化细胞,形成癌细胞。(图 11-1)

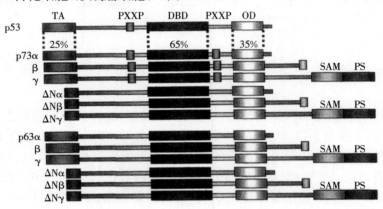

图 11-1　野生型 p53 蛋白家族的功能域

2. 野生型 p53 基因上游激活信号

正常情况下,细胞中野生型 p53 蛋白的含量较低,野生型 p53 及其下游信号因子组成的调控网络,处于关闭状态。当细胞处于应激、受损、DNA 损伤、缺氧、原癌基因激活、细胞内营养耗竭、有丝分裂中纺锤体损伤、致病性 NO 上调、染色体超倍体、细胞锚定功能丧失、端粒缩短、c-Myc 下调、化疗、放疗、促凋亡因子上调等时,能激活野生型 p53 的表达。

不同原因导致的 DNA 损伤,激活野生型 p53 的通路大不相同,可通过对野生型 p53 蛋白不同位置的氨基酸残基修饰(如被蛋白激酶磷酸化、被 E3 泛素连接酶泛素化、被组蛋白乙酰基转移酶乙酰化),来应答不同的刺激信号;如 γ-辐射造成 DNA 损伤后,毛细血管共济失调蛋白(ATM)识别受损伤的 DNA,再上调 Chk2 蛋白激酶,可磷酸化激活野生型 p53。Axin 蛋白,可通过 HIPK2 激活野生型 p53。SUMO-11 连接酶、PML 复合体、HMG1 蛋白等,可共价修饰、激活野生型 p53。

3. 细胞内野生型 p53 蛋白水平的调节

野生型 p53 蛋白,在细胞内的半衰期通常小于 20 分钟,在此期间野生型 p53 蛋白被多种因素调节以维持其质和量,维持转录水平、翻译水平、翻译后水平、细胞内亚细胞定位水平等的稳定,其间又存在着复杂的相互作用与负反馈调节机制。野生型 p53 蛋白在细胞内的水平,主要取决于其降解速度。野生型 p53 水平上调时,可激活 MDM2 的表达,后者的 E3 泛素连接酶活性及其相应的蛋白酶体,可降解野生型 p53,使胞内野生型 p53 在生理条件下,保持低水平;E2 泛素结合酶等,也参与降解野生型 p53。而泛素特异性蛋白酶 HAUSP,可使野生型 p53 去泛素化而稳定化。p14ARF 肿瘤抑制蛋白,能与 MDM2 结合,阻碍 MDM2 介导的野生型 p53 降解,恢复野生型 p53 转录激活活性,(图 11-2,11-3)。DNA 损伤后,DNA-PK、ATM、Chk2 等蛋白激酶,能催化野生型 p53 蛋白磷酸化,磷酸化的野生型 p53 蛋白积累后可改变下游基因的表达。

4. 野生型 p53 作用的下游靶基因

野生型 p53 为转录因子,主要通过 DNA 结合域,与靶基因启动子中的 p53 反应元件结合,激活或抑制其下游基因的表达。p53 反应元件,包含 2 个 10 碱基重复序列,为 2 个 5′-PuPuPu-C(A/T)(T/A)GPyPyPy-3′,其中 Pu 为碱基 A 或 G,Py 为碱基 C 或 T,2 个 10 碱基重复序列间有 0~13 个碱基。野生型 p53 的靶基因主要包括 p21、Fas、p53AIP1、Pag608、GADD45、Mdm2、Bax、Bcl-2、Igf-Bp3、Pig3、cyclinG、PUMA、TBP 等,可直接实现野生型 p53 的众多生物学功能。

5. 野生型 p53 的功能

野生型 p53 蛋白主要功能,包括诱导细胞周期阻滞、DNA 修复、促进细胞凋亡、避免受损 DNA

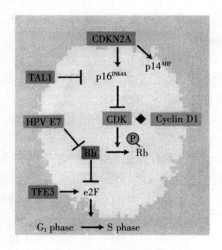

图 11-2　pRb 信号通路

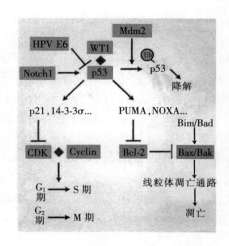

图 11-3　野生型 p53 的信号通路

及突变细胞堆积、维持基因组稳定、调节细胞的分化与衰老、抑制肿瘤及其血管增生等。

（1）野生型 p53 介导细胞周期阻滞

野生型 p53 蛋白是细胞 DNA 损伤的"监控器"，在细胞 DNA 损伤时，野生型 p53 蛋白首先诱导细胞发生 G1 期阻滞，以便有足够的时间修复损伤。其作用机制包括：野生型 p53 通过 N 端的转录激活域，与 c-Myc、c-Fos、IL-6、PCNA 等细胞增殖相关基因的 TBP（TATA 结合蛋白）相结合，阻止 TBP 与细胞增殖相关基因启动子的 TATA 基序结合，从而抑制靶基因转录的起始；野生型 p53 可与病毒 SV40 大 T 抗原结合，使其丧失作为解旋酶启动 DNA 复制的功能，对细胞进入 S 期进行负调控；野生型 p53 可与细胞周期蛋白 p34cdc2 结合，抑制有丝分裂；野生型 p53 可激活下游靶基因 p21 的表达，p21 能抑制 CDK、cyclinD1/CDK4、cyclinE/CDK2、cyclinA/CDK2 等，导致 Rb 不能磷酸化后与蛋白质翻译因子 E2F 分离，使 E2F 不能活化，蛋白质合成广泛受抑，最终引起 G1 期阻滞。野生型 p53 可通过抑制下游基因 cyclin B 等的表达，参与 G2/M 期阻滞；还可通过激活 GADD，阻滞细胞于 G2 期/M 期。

（2）野生型 p53 参与 DNA 损伤的修复

野生型 p53 介导的 DNA 损伤修复机制主要包括：核苷酸切除修复（NER）、碱基切除修复（BER）、非同源性末端加入（NHEJ）及同源性重组（HR）。

（3）野生型 p53 促进细胞凋亡

当 DNA 损伤过重无法修复时，野生型 p53 诱导细胞发生凋亡，以清除受损伤细胞。野生型 p53 促进凋亡的具体机制主要包括活化 Fas 通路、TRAIL 通路、线粒体通路、内质网应激通路。这些不同的通路有共同的下游靶即 caspase3/6/7，后者也可直接被野生型 p53 激活。

野生型 p53 在线粒体，可结合、灭活 Bcl-2、Bcl-xL，能引起线粒体 PT 孔释放细胞色素 C 等。野生型 p53 可上调 PUMA/Noxa，与 Bax/p53/Bcl-xL 复合物中的 Bcl-xL 结合，释放、活化 Bax，促进细胞凋亡。野生型 p53 也可上调 Peg3/Pw1，再使 Bax 转到线粒体，促凋亡。野生型 p53 的 Ser^{46} 也能被 p53AIP1 活化，可下调线粒体内膜电位差，引起线粒体 PT 孔开放，促进细胞凋亡。野生型 p53 可作用于 p53DINP1/Apaf1，并形成凋亡复合物，促使线粒体 PT 孔释放细胞色素 C，活化 caspase 9/3，促进细胞凋亡。野生型 p53 也能上调 Fas、DR4、DR5、PERP、PIDD、FDXR、PIG3、TNFR、PTEN、SF6 的表达水平，可下调 PI3K/Akt、存活素、IGF-1/IGF-1R 的表达水平，促进产生 ROS，促进细胞凋亡。野生型 p53 基因作为基因治疗药物已经面世，在肿瘤的治疗中有一定的疗效。

6. 野生型 p53 的翻译后修饰与调节

野生型 p53 的翻译后修饰涉及约 30 个氨基酸残基，可被磷酸化、乙酰化、泛素化、小泛素化（sumoylation）、甲基化、NEDD 化、糖基化等，涉及多条信号通路，可改变野生型 p53 的稳定性、胞内定位、DNA 结合能力、转录活性、蛋白-蛋白相互作用等。修饰点主要分别集中在 N 端及 C 端。

在辐射、UV 作用下，野生型 p53 的 Ser^{15} 可被 ATM/ATR 磷酸化，可减少野生型 p53 结合 TF ⅡD、p300/CBP，减少野生型 p53 的 $Lys^{370、372、373、381、382}$ 被乙酰化活化，抑制野生型 p53 的转录活性。在辐射、UV 作用下，野生型 p53 的 $Ser^{33、46}$ 可被 p38MAPK 磷酸化，野生型 p53 的 Ser^{149}、$Thr^{150、155}$ 可被 COP9 磷酸化，使野生型 p53 易降解。

DNA 损伤时，野生型 p53 的 $Ser^{15、18、20、315}$ 被 CDK2 等磷酸化，野生型 p53 的 $Ser^{378、366}$ 被 Chk1/2 磷酸化，能结合 DNA 促转录。Mdm2 的 $Ser^{394、395、407}$ 可被 ATM/PI3K 磷酸化，可促进野生型 p53 的降解。野生型 p53 的 Ser^{37}、Thr^{55} 被 p38MAPK 磷酸化，能上调野生型 p53 转录活性；野生型 p53 的 Thr^{81} 被 JNK 磷酸化，可促进野生型 p53 稳定促凋亡。野生型 p53 的 Ser^{392} 被 CKⅡ磷酸化，可促进野生型 p53 的转录活性。

总的来看，野生型 p53 的 $Ser^{15、18、20、33、46、149、315、366、371、378、392、394、395、407}$、$Thr^{55、81、150、155、378}$ 可被磷酸化，$Lys^{305、320、370、372、373、381、382}$ 可被乙酰化，$Lys^{320、372}$ 可被甲基化，Lys^{386} 可被小泛素化，$Lys^{370、372、373}$ 可被 NEDD 化，$Lys^{320、370、372、373、381、382、386}$ 可被泛素化。野生型 p53 是依赖序列的转录调节蛋白，可整合多种通路的修饰效应，调节多种基因的表达，而且效应依赖刺激细胞、辅因子的不同而不同。

7. 不同条件下野生型 p53 对靶基因的作用

(1)抑制细胞周期转换时，野生型 p53 的靶基因是 p21、CDC25C、14-3-3、GADD45、reprimo、c-Myc、miR-34a/b/c，再下调上百个基因的表达，包括 CDK4/6、cyclinE2、E2F、Bcl-2、Mdm2、COP1、cyclinG、p53 等。

(2)使 DNA 修复时，野生型 p53 的靶基因是 p21、PCNA、GADD445、p53R2、p48XP。

(3)作用胞外基质 ECM 时，野生型 p53 的靶基因是 MMP2、TSP1、BAI1、EPHA2、Mospin。

(4)促凋亡时，野生型 p53 的靶基因是 PUMA、Noxa、Bax、Apaf1、Peg3/Pw1、IAP1、DINP1、survivin、Fas、APO1、DcR4、DcR5、FasL、TNFR、SF6、FDXR、PERP、PIG3、PIDD、VEGF、bFGF、COX-2、PTEN、IGF-BP3、IGF-1R、溶酶体膜 DRAM 等。

(5)影响能量代谢时，野生型 p53 的靶基因是 TIGAR、sestrins、ALDH4、GPx1、SCO2、PGM、NQO1 等。

8. 野生型 p53 和细胞周期

野生型 p53 参加所有细胞周期检查关卡的活动，当有 DNA 损伤、应激、复制形成障碍、DNA 复制不完善、纺锤体不能正确形成时，野生型 p53 活化。这时野生型 p53 的表达在 G1 期达到峰值水平，在 S 期下调一些，在 G2 期累积。

(1)G1/S 检查点关卡：DNA 损伤时，野生型 p53 在 G1 期高表达，诱导 p21 抑制 c-Myc、CDK2，也可诱导 cdc25A/ATM-chk2，使 cycline/CDK 磷酸化降解，中止 G1/S 期转换。

(2)S 期检查点关卡：DNA 损伤时，野生型 p53 在 S 期，诱导 p21 抑制 cdc7，使 DNA 复制、修复受阻，S 期延长，中止 G1/S 期转换，可促凋亡。

(3)G2/M 检查关卡：DNA 损伤时，野生型 p53 在 G2/M 期，可上调 CAK/cdc25 磷酸酶，可去磷酸化抑制 cyclinB、A/cdc2，并结合上调的 14-3-3 转到胞质，可诱导 p21 抑制 cyclinB/cdc2 转入中心粒，中止 G2/M 期转换。p53 也可诱导 GADD45 结合、抑制 cyclinB/cdc2 活性。

(4)纺锤体检查关卡：在细胞损伤后，野生型 p53 在 M 期，可使 APC 蛋白活化，降解有丝分裂相关的蛋白，使细胞成为 4 倍 DNA 体又不能有丝分裂，且可退回 G1 期。

二、抑癌基因 p53 与胃癌

胃癌是我国最常见的恶性肿瘤之一，其病死率居于恶性肿瘤首位。p53 基因是目前研究最广泛和最深入的抑癌基因之一,其突变或缺失与人类多种恶性肿瘤的发生、发展、浸润和转移密切相关。抑癌基因 p53 在胃癌的发生、发展过程中起重要作用,其中 p53 基因突变和突变型 p53 蛋白过表达已被大量实验所证实。p53 基因的多态性与胃癌的易感性有关,可能成为指导胃癌综合治疗、判断预后的有效指标。

胃癌和其他肿瘤一样是遗传和环境等诸多因素相互作用所致,是一个多因素、多基因、多步骤的癌变过程,涉及大量相关基因结构和表达调控的改变,尤其是癌基因的活化和抑癌基因的失活起着重要作用。因此从分子生物学角度研究胃癌发生发展已日益受到重视。在已发现的抑癌基因中,p53 基因是与人类肿瘤相关性最高的基因。

p53 是 1979 年在 SV40 转染细胞研究中首先发现的。人类 p53 含 393 个氨基酸残基,分子量为 53kD,故称 p53。p53 分为野生型和突变型。野生型 p53 调节细胞周期转换、老化、分化、凋亡,DNA 结合蛋白,对 G1 期 DNA 损伤检测点作用,如果 DNA 遭受损伤,则 p53 蛋白就会累积,使复制停止于 G1 期,以便有足够时间使 DNA 修复。如果修复失败,则野生型 p53 通过调节下游的 Waf1 基因表达,抑制细胞周期的进程或引导细胞凋亡,阻止具有恶变倾向的细胞产生。野生型 p53 依赖型细胞凋亡,可不需要通过 Fas 的介导,野生型 p53 可直接激活胱冬蛋白酶、引起细胞凋亡。

p53 基因突变是多种人类肿瘤最常发生的基因改变。正常胃黏膜、慢性胃炎、肠上皮化生中无突变型 p53 表达,一旦癌变,其表达率明显增高。研究表明,突变型 p53 异常表达与胃癌细胞凋亡存在负相关,进展期胃癌表达明显高于早期胃癌,肠型胃癌明显高于弥漫型胃癌。说明突变型 p53 的作用主要表现在胃癌中晚期阶段。

突变型 p53 基因丧失了野生型 p53 基因的正常功能,能促进细胞增殖、转化,导致异常的细胞周期恶性循环,细胞生长失控,形成恶性肿瘤。野生型 p53 基因在正常胃黏膜表达局限于少量增生上皮细胞的黏液颈部;胃癌中的 p53 基因突变率达 36%,促进肿瘤的发展。当 p53 基因突变时,其球形构象发生改变,失去与细胞结合的特异位点,细胞即失去自身监视作用,因此突变型 p53 可抑制细胞凋亡的发生。

p53 基因突变最多的是 DBD 区域,可导致 DNA 的结合的受阻。在 DBD 区域 102～296 位密码子都可以发生突变(除了第 123 位密码子)。但有些密码子比其他的更容易发生突变,6 个密码子的突变占了总突变的 30%,分别是第 175、245、248、249、273、282 位密码子。

野生型 p53 一个主要的靶基因是 Mdm2,编码泛素连接酶,MDM2、可以结合野生型 p53 蛋白的 N-末端,引起野生型 p53 失活、出核转运、降解。野生型 p53 也是一种细胞老化主要的调节器,实际上端粒的缩短引起细胞的复制,可引发野生型 p53 活化、封闭细胞周期,有利于细胞进入老化、凋亡。野生型 p53 基因可使用不同的启动子由内部转录产生许多 N-末端缩短的亚型,包括 p53A、p53B、p53C、p133p53、p133p53B、p133p53C、p40p53、p40p53B、p40p53C。这些新发现的异构体不但参与了对野生型 p53 抑癌活性的调节,而且其表达失调还可能加速了肿瘤的发生发展。

野生型 p53 是应激性蛋白,细胞受到刺激后,能引起细胞核内野生型 p53 表达水平升高。一般把激活野生型 p53 表达的信号分为三类:

——基因毒应激引起的野生型 p53 表达活化。由紫外线、致癌物、细胞毒及药物等所引起 DNA 损伤,导致各种蛋白激酶被激活。

——癌蛋白激活引起野生型 p53 的表达活化。如 Ras、c-Myc 等,能诱导阅读框基因(ARF)表达增加,通过 ARF 与 M2 蛋白的结合下调 MDM2 蛋白,引起 p53 表达水平升高。

——非基因毒应激引起的野生型 p53 表达活化,如应激、缺氧、核苷酸耗竭等信号,激活各种应激激酶,促使野生型 p53 第 81 位苏氨酸残基发生磷酸化,增强野生型 p53 稳定性。

p53 基因突变主要是错义突变,常常发生在特定编码区,这些位点对野生型 p53 的抑癌功能非常重要。因此这些位点发生突变,导致野生型 p53 的 DNA 结合区域改变,而失去转录下游因子发挥肿瘤抑制功能,从而导致肿瘤的发生。

1. p53 基因突变与胃癌

突变是肿瘤抑制基因失活的主要机制之一,p53 基因在胃癌组织中的突变主要发生于外显子 5～8 中,以错义突变为主。突变型 p53 与 50％的人类癌症的有关,在胃癌中 p53 基因突变频率达到 32％。采用银染聚合酶链反应单链构象多态法,检测新鲜胃癌手术标本中的 p53 基因外显子 5～8 的突变,发现 p53 基因突变检出率为 46.7％,p53 基因外显子 5～8 的突变率分别为 10％、16.7％、23.3％、16.7％;p53 基因突变率与胃癌临床分期、淋巴结转移相关,进展期胃癌 p53 基因突变率高于早期胃癌,有淋巴结转移的胃癌组织中 p53 基因突变率高于无淋巴结转移胃癌组织。

p53 基因突变可能参与了向进展期胃癌的发生发展过程,并可能是胃癌发生淋巴结转移的机制之一。p53 基因突变也见于萎缩性胃炎和肠化生。体外实验证明,把突变型的 p53 基因转染到胃癌细胞系,没有发现抑制集落形成,而把野生型 p53 基因转染到胃癌细胞系可抑制集落形成。采用聚合酶链反应单链构象多态法检测 40 岁以下胃癌患者 p53 基因突变,发现 p53 基因突变率为 8％,表明 40 岁以下的胃癌患者与 p53 基因突变关联不大,而与胃贲门癌有关联,说明胃癌可能是胃癌发展中的一个晚期事件。

用免疫组化的方法检测萎缩性胃炎、肠化生等癌前病变的 p53 蛋白、细胞周期蛋白 D1、细胞周期蛋白 D3、p27 蛋白的表达情况,结果显示,突变型 p53 蛋白阳性表达率只有 15％,而 p27 蛋白阳性表达率为 85％,进一步说明 p53 基因突变是胃癌发展中的一个晚期事件,而 p21 蛋白的减少可能是胃癌发展中的一个早期事件。

p53 基因的突变与幽门螺杆菌(HP)感染关系密切,用免疫组化的方法检测 HP 阳性和 HP 阴性的慢性胃炎患者,发现 HP 阴性的患者无突变型 p53 蛋白的表达,而 HP 阳性患者根除 HP 后,突变型 p53 的蛋白表达率从 66.7％降到 14.3％,表明 HP 阳性患者可以表达突变型 p53 蛋白,而 HP 得根除,可以减少突变型 p53 的蛋白表达。

检测胃癌 HP 相关的细胞毒素相关基因(cagA)活化时,发现常伴随 p53 基因的突变,p53 基因突变在胃癌形成有着重要的作用。p53 基因突变还可以在血浆白细胞中检测得到。有人采用高效液相色谱法,检测胃癌患者 p53 基因 5～8 外显子的突变情况,发现在胃癌组织中和血浆白细胞中 p53 的突变率为 19.9％和 5.2％,说明 p53 基因突变可以在血浆和组织中检测的到,可以用于疾病的筛选和监督。

有人应用酶联免疫法检测 111 例胃癌患者和 64 例正常对照组的血浆中抗 p53 抗体表达情况,显示胃癌组和对照组的血浆抗 p53 抗体表达阳性率分别为 15.3％和 0％,在胃癌组织中 p53 突变阳性率为 72.2％,说明抗 p53 抗体与胃癌组织高频率 p53 突变密切相关,并且抗 p53 抗体阳性患者的存活时间比抗 p53 抗体阴性患者长,4 年存活率分别为 41.2％和 14.9％。因此监测胃癌患者血浆中抗 p53 抗体有助于获得较好的预后。

2. p53 蛋白表达与胃癌

野生型 p53 蛋白的半衰期很短,因此用免疫组织化学方法,常检测不到野生型 p53 蛋白;而突变型 p53 蛋白降解缓慢,代谢半衰期较长,常积聚在核内易于检测到。应用免疫组化检测的 p53 常为突变型,可作为多种肿瘤的标志物。采用免疫组化法检测了来自胃癌高危人群普查的 178 例胃黏膜标本和 63 例胃癌组织临床活检标本突变 p53 蛋白的表达情况,发现在 178 例胃黏膜组织,突型 p53 蛋白在慢性浅表性胃炎、慢性萎缩性胃炎、伴肠化生、伴非典型增生、胃癌的中表达率分别为 4.9％、25.0％、40.0％、55.5％、60.3％;突变型 p53 蛋白在高分化腺癌中阳性表达率为 35.0％,中分化腺癌中阳性表达率为 60.0％,

低分化腺癌中的阳性表达率为 86.9％,说明胃癌高危人群胃黏膜组织中突变型 p53 蛋白的阳性表达率,随着慢性浅表性胃炎、慢性萎缩性胃炎、肠化生、异型增生、胃癌病变的进一步发展,突变型 p53 蛋白表达的阳性率逐渐增强,而且突变型 p53 蛋白与胃癌进展有关。并且随分化程度的降低,突变型 p53 蛋白阳性表达率也增高。

有人采用免疫组化的方法检测胃腺癌组织、慢性胃炎、肠化生胃黏膜组织,结果发现,突变型 p53 蛋白表达的阳性率分别为 59%、20%、29%。说明突变型 p53 蛋白表达在胃癌的发展是属于比较晚的一个事件。

有人用免疫组化和聚合酶链反应单链构象多态的方法检测 103 例胃癌组织突变型 p53 蛋白的表达情况,发现突变型 p53 蛋白过表达和 p53 基因突变的频率为 31.54% 和 18.44%,表明突变型 p53 蛋白过表达与 p53 基因的突变有 75% 的一致性;但是 25% 的不一致性,说明突变型 p53 蛋白过表达,不总是与一个基因的突变有关,可能有其他的机制引起突变型 p53 蛋白的积累。

有人检测胃贲门腺癌患者和胃窦腺癌突变型 p53 蛋白表达情况,发现在胃贲门腺癌中,突变型 p53 蛋白阳性表达率为 56%,而胃窦腺癌阳性表达率为 31.3%,说明突变型 p53 蛋白表达与胃癌的部位相关。突变型 p53 蛋白表达阳性率为 25.2% 以上时,与静脉侵袭和淋巴结转移有关,也与胃癌的总体生存率及肠型胃癌的生存率有关,表明突变型 p53 蛋白表达,与胃癌的侵袭性生物行为相关。

3. p53 基因多态性与胃癌的易感性

p53 基因的多态性常见于第 4 号外显子的第 72 位密码子,而 4 号外显子附近这个区域编码接近中央疏水区域的氨基,决定蛋白的构象和 DNA 特异性结合;p53 基因的多态性由第 72 位密码子相关的精氨酸或脯氨酸单个碱基对的改变组成,产生了 3 种基因型:纯合的精氨酸(Arg/Arg)、纯合的脯氨酸(Pro/Pro)、杂合子(Pro/Arg)。这些多态性转录的蛋白通过电泳检测和体外功能分析,p53(Pro/Pro)基因型蛋白是一个很强的转录诱导物,在诱导凋亡方面比 Arg 基因型强。

p53 基因第 72 位密码子的多态性与肺癌、食管癌、宫颈癌关系密切,但是与胃癌的易感性的报道不多。有人综合定量分析 1 665 例胃癌患者和 2 358 例对照,发现在亚洲晚期胃贲门癌比早期胃贲门癌的 p53(Arg/Arg)的发生率高,表明在亚洲 p53 基因第 72 位密码子多态性,可能与胃癌发生密切相关,基因型分布的不同可能与胃癌的位置、阶段、组织分化差异有关。

有人对 120 例胃贲门癌患者和 277 例非癌患者作对照,使用 Logistic 回归分析法显示,p53 基因第 72 位密码子纯合子 Arg/Arg 基因型患者,比纯合子 Pro/Pro 基因型和杂合子 Arg/Pro 基因型患者的胃贲门癌的发生率高。但有人对 117 例胃癌患者和 116 例 HP 感染慢性胃炎患者对照人群作了分析,结果发现,Pro/Pro 等位基因患者比 Arg/Arg 等位基因患者引起的胃癌的发生率高。

有人应用聚合酶链式反应限制性内切酶多型性法对 324 例中国人胃癌患者和 317 例非癌症对照组人群作了 p53 基因第 72 位密码子多态性分析,经过 Logistic 回归分析显示,与 Pro 纯合子个体相比,p53Arg 等位基因(Arg/Arg 和 Pro/Arg)与胃癌有关联,且饮酒能显著提高 Arg 等位基因个体患胃癌的风险,表明 p53 基因第 72 位密码子多态性与胃癌的易感性有关。但也有相反的报道,认为韩国人胃癌发病与 p53 基因 72 位密码子多态性无关,而与遗传易感性和环境因素有关。

综上所述,p53 基因突变是胃癌发生的一个重要因素之一,可能是胃癌发展中的一个中晚期事件。p53 基因第 72 位密码子的多态性与胃癌的易感性有关,但在不同的研究对象得出的结果有较大差异,结论甚至相反,表明 p53 基因第 72 位密码子多态性,可能对胃癌的发展起协同作用。相信通过对 p53 基因的深入研究,p53 在胃癌中的作用途径和失活机制将更加明了,可为胃癌诊断和治疗提供一种理想的标志物和有效的治疗靶点。

据统计,肿瘤中 p53 蛋白 393 个氨基酸残基中有 280 个以上可发生突变,包括转换、颠换、插入、缺失,大多数属于点突变,少数无义突变能导致翻译终止。高水平野生型 p53 蛋白能促进表达 Mdm2。Mdm2 蛋白分子中存在 p53 蛋白结合部位,当两蛋白形成复合物时,p53 蛋白被灭活。故野生型 p53 和 Mdm2 之间,形成了一个负反馈调节环,维持野生型 p53 的正常生理功能。

肿瘤组织中 Mdm2 主要表现为基因扩增和过表达,从而导致野生型 p53 的抑癌活性丧失。国内的研究证实,Mdm2 基因扩增是胃癌发生的重要原因,并且与肿瘤的分化程度密切相关。野生型 p53 则能通过诱导产生血小板反应素-1(TSP-1)，下调 VEGF 表达水平。野生型 p53 可抑制多重耐药基因(MDR)的表达。

突变型 p53 能抑制肿瘤细胞分化、促进转移/肿瘤血管生成。突变型 p53 阳性表达的胃癌组织中，其 VEGF 的表达阳性率为 66.7%，突变型 p53 可上调 VEGF 的表达水平，促进肿瘤微血管新生。突变 p53 能促进 MDR 表达高水平的 P-糖蛋白，从而使肿瘤细胞获得耐药表型，最终导致肿瘤细胞对化疗药物的耐药性显著增强。

三、Livin 与 caspase-9、p53 与胃癌

Livin 是凋亡蛋白抑制物(IAPs)家族成员，能结合、抑制 caspase 介导细胞凋亡，与肿瘤的发生、发展、预后、耐药相关，是肿瘤早期诊断、基因治疗、细胞治疗的新靶点。研究发现，胃癌组织中 livin 表达水平与 caspase 9 表达水平呈负相关，而与突变型 p53 表达水平呈正相关，突变 p53 和 caspases 9 介导细胞凋亡，抑制 Livin 的抗凋亡，可能在胃癌发生发展中起重要作用。

1. Livin 的生物学特性

Livin 基因位于染色体 20q13，因剪接方式的不同，有两种转录的 mRNA，分别为 1351 和 1297 碱基，分别编码含 298 个(α)和 280 个(β)氨基酸残基的蛋白质，它们的蛋白质在 BIR 锌指结构域和 RING 锌指结构域间相差 18 个氨基酸残基。

Livin 是只含有 1 个 BIR 锌指结构域和 RING 锌指结构域的凋亡抑制蛋白(IAP)，此 BIR 结构域与 XIAP 的第 2 个 BIR 结构域(BIR2)氨基酸序列相似；可在正常人胎盘、淋巴结、胎脑、肾脏的细胞质、细胞核表达，C 末端的 RING 锌指结构域介导 livin 的亚细胞定位，并发挥其凋亡作用。Livin 在肿瘤表达有组织特异性。livin 抗细胞凋亡的作用机制包括：

(1)抑制 caspase 9、3、6、7、8、10 前体活化，能抑制 RIP3 介导的细胞凋亡。在 Fas/caspase8 诱导的凋亡通路中，livin 不直接结合抑制 caspase8 而是直接抑制 caspase3 而抑制凋亡。在细胞色素 C/Apof-1 作用的线粒体凋亡通路中，livin 直接结合、抑制 caspase9 前体激活，再抑制 caspase3 活化，同时阻断 caspase3 对 caspase9 的反馈激活，抑制细胞凋亡。研究表明，细胞应激、DNA 损伤都能使线粒体释放细胞色素 C 和 Smac，Smac 可与 livin 的 BIR 结构域结合，抑制 livin 与 caspase 结合，促进细胞凋亡，Smac 又称为 DIABLO，也能直接与 CIAP1/2、XIAP、survivin 相互作用，可抑制肿瘤的过度增殖。

(2)激活 TAK1/JNK 信号通路：livin 可激活蛋白激酶 JNK1/2，主要激活 JNK1，能对抗 TNFα 和 ICE 介导的细胞凋亡。JNK 可直接由 MKK4/MKK7 激活，但 livin 激活 JNK1 不依赖于 MKK4/MKK7，而是依赖于 TAK1/TAB1。TAK1 是一上游 MAP3 激酶，在转化生长因子 β1 的刺激下，可激活 JNK1。TAB1 是 TAK1 的共反应子，TAB1 本身对于 JNK1 无激活作用，但可促进 TAK1 激活 JNK1。Livin 可与 TAB1 结合，并进一步激活 TAK1。

2. Livin 与胃癌的关系

胃癌常存在细胞凋亡受抑现象，livin 在多数肿瘤中高水平表达，如黑色素瘤、乳腺癌、宫颈癌、结肠癌、膀胱癌、胃癌、前列腺癌、白血病、非小细胞肺癌、淋巴瘤等。有人对胃癌组织、癌旁胃组织活检，然后用 RT-PCR 检测胃癌组织中 livin α、livin β、survivin 的 mRNA 水平，并用 west blot 分析 livin 和 survivin 蛋白的表达水平，结果显示，胃癌组织中 livin 表达阳性率为 47.15%、survivin 为 60.10%，而正常和癌旁组未检出阳性结果；livin 的表达水平与胃癌组织分化和淋巴结转移相关，组织分化较差、有淋巴结转移者，livin 表达率较高；胃癌组织 survivin 常阳性表达；认为 livin 在胃癌组织中表达水平增高，可作为胃癌的标志物、治疗的新靶点，livin 表达水平与淋巴结转移、组织分化程度相关，组织分化程度较差组 livin 阳性率明显高于分化较高组。

细胞核纤层是附着于核膜内面的网络状纤维层，由头尾相连的 LaminA 蛋白组成，具有保持核

轮廓并可将染色质固定在核膜内面特定部位的功能,完整的核纤层使核内染色质按一定次序分布。激活的 caspase-3、7 可剪切 LaminA,导致核纤层塌陷、破坏,产生染色质聚集浓缩、细胞结构破坏,使细胞凋亡。

3. Livin、caspase9、p53 与肿瘤治疗

Livin 在一些肿瘤中表达,可成为抗肿瘤治疗的潜在靶点。由于 livin 的 BIR 结构域内含有一个丝/苏氨酸磷酸化位点,细胞内可能存在特异性丝/苏氨酸激酶调节者,寻找能抑制 livin 活性的化合物为抗肿瘤候选药物,应是考虑的策略之一,但尚未见到此方面的研究报道。

目前以 livin mRNA 为靶的反义策略,可能成为较易实现的手段。有人用 livin 反义 RNA,与 livin mRNA 结合,能减少 livin 的表达,能使 Hela 和 G361 细胞的存活率减少 80%～90%,细胞凋亡增加 50%,细胞 DNA 片段化,能增强化疗药物的抗癌作用,提示靶向 livin mRNA 的反义药物,可能是肿瘤治疗的新手段。

在 CC 趋化因子配体 25(CCL25)和肿瘤坏死因子 α 作用下,livin 在白血病细胞的表达水平显著增高,CCL25 能通过受体 CCR9 刺激 livin 的凋亡抑制作用,特别是抑制由肿瘤坏死因子 α 调控或诱导的凋亡。

Livin 基因被认为是抗肿瘤靶向治疗的一个良好靶位,已有研究设计出 siRNA 及反义核酸,转染至肿瘤细胞,可以阻断 livin 表达,促进肿瘤凋亡、减少转移、延缓复发。随着细胞凋亡的研究深入,已发现肿瘤的发生是细胞增殖、细胞凋亡所致,活性不高的肿瘤细胞凋亡,能促使活性高的肿瘤细胞增殖、存活,易逃脱免疫监视,所以对凋亡信号通路的靶向治疗,是提高治疗效果的重要途径。Livin 选择性表达于恶性肿瘤、在正常组织仅少量表达,故可能成为肿瘤治疗的靶点。

四、胃癌突变型 p53 与多重耐药基因

有人研究胃癌中突变型 p53 与 MDR1 的相互关系,探讨 p53 通路对防治胃癌耐药的意义。取胃癌组织切片,用免疫组化方法检测 p53 和 MDR1 基因表达物 P-糖蛋白,结果发现,80 例胃癌组织中突变型 p53 蛋白表达阳性率为 60.9%,P-蛋白表达阳性率为 73.9%。在突变型 p53 蛋白阳性表达切片中,82.1% 有 P-糖蛋白表达阳性;在突变型 p53 蛋白阴性表达切片中,50.0% 有 P-糖蛋白表达阳性。p53 和突变型 P-糖蛋白水平间有相关性。导入突变型 p53 细胞组的 MDR1mRNA 表达水平比对照组增高。突变型 p53 可能促进肿瘤细胞 MDR1 基因表达,使肿瘤细胞更易产生耐药。

人类 MDR 基因位于第 7 号染色体长臂上,编码的 P-糖蛋白含 1 280 个氨基酸残基,经糖基化后,分子量为 170kD,能将亲脂性药物泵出细胞外,保持细胞内药物的低水平,使细胞免受药物损害、能产生多重耐药。

突变型 p53 使细胞 DNA 损伤不能修复,细胞的遗传不稳定,且可向恶性转化,促进肿瘤细胞 MDR1 基因表达 P-糖蛋白。研究显示,突变型 p53 在胃癌组织中的积聚,与 P-糖蛋白表达增强相关,提示突变型 p53 高水平表达,可在胃癌细胞中促进 MDR1 基因表达 P-糖蛋白,使肿瘤细胞获得耐药表型,导致肿瘤细胞对化疗药物的耐药性显著增强。

有人用 SV40 大 T 抗原(SV40Tag)结合、封闭、抑制突变型 p53,结果显示,MDR1 基因表达 P-糖蛋白减少;提示突变型 p53 可能促进 MDR1 表达增加,使肿瘤细胞易产生耐药;目前正在进一步研究中。

（余元勋　陈多学　李从圣　冯俊　陈森　郭增　程景林　杨春　孔德华）

进一步的参考文献

[1]　BELLINI MF. Alterations of the TP53 gene in gastric and esophageal carcinogenesis[J]. J Biomed

Biotechnol,2012,33:121-132.

[2] LIU KJ. An updated meta-analysis of the p53 codon 72 polymorphism and gastric cancer risk[J]. Mol Biol Rep,2012,39(8):8265-8275.

第十二章　NF-κB 信号通路与胃癌

细胞因子(cytokine)是由各种细胞分泌的、具有介导和调节免疫、炎症和造血过程等的小分子蛋白质。在天然免疫反应及获得性免疫应答过程中,细胞因子是在细胞间转导激活或抑制信号通路的生物分子。细胞因子具有抗细菌、抗病毒、调节免疫应答、刺激造血等多种生物学活性。

细胞因子有多种其他名称:如由单核吞噬细胞产生的细胞因子,称为单核因子(monokine);由淋巴细胞产生的细胞因子,称为淋巴因子(lymphokine);具有趋化作用的细胞因子,称为趋化性细胞因子(chemokine);可刺激骨髓干细胞或祖细胞分化成熟的细胞因子,称为集落刺激因子(colony stimulating factor,CSF);主要由白细胞产生又作用于白细胞的细胞因子,称为白细胞介素(interleukin,IL)。此外干扰素、肿瘤坏死因子和生长因子,也都是细胞因子。

细胞因子种类多,但有一些共同特点:一是为分泌到细胞外的小分子蛋白;二是在接受抗原和丝裂原等刺激后合成、释放;三是生物半衰期和发挥作用的时间均较短;四是多在细胞间发生短距离作用;五是很低水平就表现生物学活性;六是通过结合细胞表面的相应受体发挥生物学作用。

细胞因子由抗原、丝裂原、其他刺激物激活细胞分泌,通过旁分泌(paracrine)、自分泌(autocrine)或内分泌(endocrine)的方式发挥作用。众多细胞因子在机体内相互促进或相互抑制,形成十分复杂的细胞因子调节网络。

细胞因子可被分为白细胞介素、干扰素、肿瘤坏死因子、集落刺激因子、趋化性细胞因子、生长因子6类。

细胞因子受体有Ⅰ型细胞因子受体、Ⅱ型细胞因子受体、肿瘤坏死因子受体、趋化性细胞因子受体4个蛋白家族。许多细胞因子的受体有游离的形式,即可溶性细胞因子受体。一些细胞因子的受体,存在天然拮抗剂。采用现代生物技术,研制开发的重组细胞因子、细胞因子抗体、细胞因子受体拮抗蛋白,已获得了广泛的临床应用。

细胞因子通过结合细胞表面相应的细胞因子受体(cytokine receptors)后,启动复杂的细胞内信号分子间的相互作用,最终引起靶细胞基因转录的变化。已知的细胞因子受体绝大多数是跨膜蛋白,由胞外区、跨膜区、胞质区组成。胞外区为识别结合细胞因子的部位,胞质区介导受体激活后的信号转导。

Ⅰ型细胞因子受体家族的多数成员,属多亚单位受体,其中一种亚单位是细胞因子结合亚单位,另一种是信号转导亚单位。多种Ⅰ型细胞因子受体,有共用的信号转导亚单位;它也称造血因子家族受体,其胞外区有保守的半胱氨酸残基和 Trp-Ser-X-Trp-Ser 基序,包括 IL-2/3/4/5/7/9/13/15、GM-CSF、促红细胞生成素等的受体。IL-3/5 和 GM-CSF 的受体,均由 α/β 亚单位组成,其中 α 亚单位是细胞因子结合亚单位,结构各异;β 亚单位是这三种细胞因子受体共用的信号转导亚单位;因此,IL-3/5 和 GM-CSF 在功能上有很大的重叠性,如 GM-CSF 和 IL-3 均可作用于造血干细胞,IL-3/5 和 GM-CSF 均可刺激嗜酸性粒细胞增殖、嗜碱性粒细胞脱颗粒。IL-2/4/7/9/15 受体都有相同的信号转导亚单位(γ 链),γ 链基因缺陷是 X 连锁联合免疫缺陷病(X-SCID)的一种病因,这类患者由于 IL-2/4/7/9/15 受体介导的细胞信号转导发生严重障碍,造成细胞免疫和体液免疫的严重缺陷。IL-2 受体蛋白是由 α/β/γ 链组成的三聚体,其中 β/γ 链为 IL-2/15 的共用链。静息的 T 细胞表面,组成性表达 IL-2 受体的 β/γ 链,此时的受体对 IL-2 亲和力较低。T 细胞活化后,IL-2 受体 α 链快速表达,与 β/γ 链共同形成完整的复合物,这种受体具有对 IL-2 的高亲和力。在抗原的刺激下,活化的 T 细胞分泌 IL-2,作用于自身的 IL-2 受体,通过自分泌作用,促进活化的 T 细胞的增殖。

Ⅱ型细胞因子受体家族,也称干扰素家族受体,包括 IFN-α/β/γ、IL-10 的受体,此类受体的胞外区,有保守的半胱氨酸,但无 Trp-Ser-X-Trp-Ser 基序。

肿瘤坏死因子受体家族(TNFR)成员,有四个细胞外功能区,TNFR 家族包括 TNFR、神经生长因子受体、CD40(为激活 B 细胞和巨噬细胞的重要膜分子)、Fas(介导细胞凋亡)。淋巴细胞的肿瘤坏死因子受体家族的 CD40 和 Fas 蛋白,具有重要的免疫调节功能。CD40 表达在 B 细胞和巨噬细胞的表面。效应性 T 细胞表达 CD40L 和 FasL,效应 T 细胞表面的 CD40L 结合 B 细胞的 CD40,可刺激 B 细胞增殖,并发生免疫球蛋白的类别转换;效应 T 细胞 CD40L 结合巨噬细胞 CD40 后,可刺激巨噬细胞分泌 TNF-α。FasL 和 Fas 蛋白结合后,启动表达 Fas 的细胞凋亡,表达 FasL 的淋巴细胞可清除表达 Fas 的淋巴细胞。趋化性细胞因子受体家族是 G 蛋白耦联受体,为 7 次跨膜的蛋白,和相应的配体结合后,经耦联的 G 蛋白发挥生物学效应;CCR5/4、IL-8、MIP-1、RANTES 的受体,均属此类受体。CCR5/4 是 HIV 在巨噬细胞和 T 淋巴细胞上的辅助受体,HIV 借助它进入细胞,造成原发性感染。CCR5 的小分子拮抗剂,可抑制 HIV 感染巨噬细胞。某些个体的 CCR5 基因,缺失碱基而发生移码突变,仅表达无功能的 CCR5,这种个体,可在一定程度上抵抗 HIV 的感染。

许多细胞因子如 IL-1/2/4/5/6/7/8、G-CSF、GM-CSF、IFN-γ、TNF-α 的受体,有游离的形式,即可溶性细胞因子受体,可作为相应细胞因子的运载体,也可与相应的膜型受体竞争配体,而起抑制作用。检测某些可溶性细胞因子的水平,有助于某些疾病的诊断及病程发展和转归的监测。

一些细胞因子的受体存在天然拮抗剂,如 IL-1 受体拮抗剂,是一种单核巨噬细胞产生的 170kD 的多肽,它可结合 IL-1 受体,从而抑制 IL-1α/β 的生物学活性。有些病毒产生的细胞因子结合蛋白,是细胞因子的拮抗剂,如痘病毒产生的 TNF-α 和 IL-1 的结合蛋白,可抑制或消除 TNF-α 和 IL-1 的致炎症作用。

许多细胞因子和生长因子信号通路,最后可作用于一些转录因子,如 AP-1、CREB、NF-AT、NF-κB、IκB、GATA、Smad、STAT 等。AP-1(转录相关激活蛋白 1),是一类由即刻早期反应基因编码的核转录因子,可促进靶基因转录,由 c-Jun、c-Fos 组成。CREB 属 CREB/ATF 亚家族,主要可结合靶基因启动子 cAMP 反应元件(CRE)。NF-AT(活化 T 细胞核因子)在许多免疫细胞中表达,直接影响 IL-2/3/4、IFN-γ、TNF-α 的表达。GATA 转录因子家族,属于锌指结构因子家族,能结合靶基因启动子 T/A(GATA)A/G 基序。Smad 家族,是 TGF-β 家族信号通路中的胞质递质。STATs 是 JAK 的底物,另外还有 NF-κB 在核内起作用。不少细胞因子和生长因子调控靶基因表达。

真核生物的转录,由顺式作用元件和反式作用因子所控制。顺式作用元件,是指位于特定基因 5′ 侧、具有专一性转录调控作用的 DNA 基序(DNA motif),主要包括启动子和增强子。启动子分为核心启动子、上游调节区。核心启动子指 TATA 盒、起始子、帽子化位点等,具有将 DNA 聚合酶,引导到正确转录起始位点、保护 mRNA 的作用;上游调节区包括几种反应元件,可将转录频率放大或缩小;增强子能提高转录频率。

组成启动子和增强子的反应元件,可被反式作用因子识别。反式作用因子是指能与顺式作用元件结合的、具有转录调控作用的蛋白,研究发现,这些蛋白有 3 类结构域:DNA 识别和多聚化结构域;转录活化结构域;蛋白-蛋白相互作用结构域。

DNA 识别和多聚化结构域是有锌指结构、螺旋-转折-螺旋基序、亮氨酸拉链、螺旋-环-螺旋基序等的结构域。转录活化结构域有富含脯氨酸、谷氨酸、半胱氨酸、其他酸性氨基酸残基的位点,它们与结合 TATA box 的转录因子、TFⅡD、RNA 聚合酶、参与转录的蛋白等相互作用。蛋白-蛋白相互作用结构域有:SH1、SH2、SH3、PH、PZD 域等。

根据 DNA 结合位点和受外界信号调节的差异,转录因子又可分为转录起始因子和转录调节因子,转录起始因子包括 TFⅡ-DA/DB/E/F/H/J 等,能特异地启动转录;转录调节因子为 Sp-1、c-

Fos、AP-1、c-Jun、一些核受体增强因子结合蛋白等，能接受外界特定的刺激信号而活化，调节转录的起始效率。

细胞因子和生长因子等外界信号，通过调控靶基因表达，调节细胞增殖、生长、分化、凋亡等。信号通路异常，最终可导致肿瘤等的发生与发展。研究表明，细胞因子等信号分子与质膜上受体结合，常导致促靶基因转录的蛋白被磷酸化活化，这类蛋白多是即刻早期反应基因（通常为原癌基因）编码的转录因子。有些活化的转录因子进入核，与特定的靶基因结合，可诱导晚期反应基因表达，促使细胞产生各种生物学效应，如细胞增殖、分化、凋亡等；其中最关键的步骤是激活转录因子。

磷酸化和去磷酸化是调节转录因子活性的重要方式。许多转录因子上有磷酸化位点，磷酸化使转录因子表面电荷或构型改变，影响转录因子与DNA靶序列及转录因子-信号因子间的相互作用，能快速调节转录因子活性及磷酸化状态，也可被磷酸酶去磷酸化所逆转；能快速有效整合不同信号通路的信号。同一种激酶对不同转录因子的影响不同、被修饰的氨基酸不同、对转录因子活性的影响不同。

磷酸化级联反应主要以三个层次调控转录因子的活性：

①磷酸化作用调控转录因子从细胞质到胞核的转运：在静息状态下，许多转录因子储存在胞质；当外界信号刺激时，活化的转录因子转运至核内，一是对核转录调控物修饰，促进或抑制转录；二是与胞质内锚定蛋白的结合发生改变；如NF-κB脱离IκBα、活化后可核转位。NF-κB的Rel同源区（RHD）存在DNA结合域、二聚化域、核定位域等，在核内，NF-κB可由p50、p65两个亚单位组成异二聚体，具有转录激活作用，可结合于靶基因的κB反应元件，能促进表达IL-1β/2/6/8、TNF-α、GM-CSF、IL-2R、ICAM1、MCP-1、E-选择素等。转录因子STATs也存在核转位调控。在静息细胞中，STATs以单体形式存在于胞质；细胞因子与细胞因子受体结合后，受体二聚化，引发磷酸化级联反应，磷酸化活化非受体蛋白酪氨酸激酶JAKs，再促使STATs磷酸化，后者通过其SH2域磷酸化的Tyr残基结合形成二聚体，并转入核内，与IFN α/β刺激应答元件（ISRE）或IFNγ活化元件（GAS）等结合，激活靶基因表达。

②磷酸化状态影响转录因子结合DNA靶序列：磷酸化对转录因子DNA结合活性，有重要的调控作用。翻译后磷酸化修饰，是调节AP-1活性的重要途径。在许多静息细胞中，存在大量无活性的c-Jun，该蛋白的DNA结合区的N端，有3个磷酸化位点，如被糖原合成酶激酶3（GSK3）磷酸化，不能与c-Fos形成AP-1，不能与靶基因启动子AP-1反应元件结合。细胞受到生长因子等刺激时，GSK3等激酶被生长因子受体（PTK）等磷酸化灭活，阻止c-Jun磷酸化，可形成AP-1；同时生长因子的刺激，引起细胞内PKC活化，激活磷酸酶，促使c-Jun去磷酸化，使其转录激活活性升高。

③磷酸化过程调控转录因子的转录激活功能：转录因子，一般含有与其他蛋白相互作用的转录激活区。转录因子的转录激活区可有两种活化状态：一是在任何条件下都具有转录激活活性，为组成性转录活化状态；二是在一定条件下才有具有转录激活作用，表现为可调节性；对这类转录因子，可通过对其转录激活区磷酸化等而激活之。人c-Jun转录激活区N端，有磷酸化位点Ser^{63}，炎性细胞因子等引发的胞内蛋白激酶JNK，可使c-Jun的Ser^{63}磷酸化，促使c-Jun活化。AP-1分子的另一组分c-Fos蛋白，在静息细胞中几乎不表达，炎性细胞因子等经其受体，可快速诱导c-Fos的表达，因而可作为一种分子开关，来调控AP-1的转录活性，控制下游基因表达。c-Fos转录激活功能，也受到磷酸化的影响，c-Fos的磷酸化位点位于Thr^{232}，如被Fos蛋白激酶（FRK）等磷酸化，则促使其转录活性增高。

磷酸化能激活或抑制许多转录因子的转录激活功能。未磷酸化的转录因子CREB以二聚体形式，结合在cAMP反应元件（CRE）上，但无转录激活作用，磷酸化是其活化、产生转录激活功能的必要条件。胞内cAMP水平的升高可促使PKA活化，并促使PKA的催化亚单位与调节亚单位解离,催化亚单位入核后,可磷酸化 CREB 的 Ser[133],这时磷酸化的 CREB,可与转录辅助因子 CBP 等结合,后者直接与 TFⅡB 结合,而诱导靶基因转录。

④磷酸化对转录因子的蛋白质构型调节:磷酸化作用可通过调节蛋白构型的变化,而调控转录因子的活性。在 TGF-β 信号通路中,活化的 TGF-βR,可磷酸化下游 Smad 1/2/3/5 的 SSXS 基序中 Ser 残基,从而导致 Samds 的构型改变,使其 N 端的 MH1 域与 C 端 MH2 域分离,促使 Samd 1/2 等成员能与 Samd4 结合成二聚体转入核内,而上调靶基因表达。此外,磷酸化的作用,还可通过对转录活化因子、转录抑制因子、组蛋白、RNA 聚合酶Ⅱ的调节等,影响翻译起始因子、延伸因子、核糖体蛋白的表达。

一、NF-κB 信号通路

1. 概述

核因子-κB(nuclear factor-κB,NF-κB),是细胞内重要的核转录因子,它参与机体的炎症反应、免疫应答、细胞凋亡、应激反应等。NF-κB 信号通路过度激活,与许多疾病如类风湿性关节炎、肿瘤发生发展、移植排斥反应等相关,因此通过药物来抑制 NF-κB 信号通路,可能会成为治疗某些疾病的重要手段。

NF-κB 家族已发现 5 个成员,包括 NF-κB1(p50)、NF-κB2(p52)、RelA(p65)、RelB、c-Rel;p50 和 p65 在很多细胞中广泛存在,RelB 仅在胸腺、淋巴结中表达,而 c-Rel 只在造血细胞、淋巴细胞中表达。NF-κB 可分为两组:p50/p52 组,分别由 p110、p105 前体裂解产生,正常时能与 NF-κB 其他成员形成二聚体并存留于胞质。其余三者一组,没有前体。

NF-κB 分子的 N 端,含约 300 个氨基酸残基组成的 Rel 同源域(RHD 域),与二聚体化、结合靶基因 DNA、与 IκB 结合相关;还有核输出域(NES 域)、核定位域、转位活性域等;C 端有反式转录激活域。

NF-κB 信号通路的作用主要由 p65/p50 二聚体等引发,两个 NF-κB 单体的 RHD 域相互作用后可二聚化。p50/p65 NF-κB 二聚体,能与靶基因增强子免疫球蛋白 κ 轻链基序(GGGACTTTCC)结合;RelA/c-Rel 二聚体,能与靶基因增强子的 HGGARNYYAAkB 基序结合。

IκB 是一种 NF-κB 的阻遏蛋白、强抑制物,分子量 36kD,可结合非活化的 NF-κB 并存留于胞质中。IκB 家族包括 IκB α/β/γ/δ/ε/g、Bcl-3、cactus、NF-κB1(p105)和 NF-κB2(p100)的羧基末端区域等 8 种成员,分子内有 C 端区(42aa,含 PEST 氨基酸残基基序,与泛素蛋白酶体降解相关),除 Bcl-3 外,一般 C 端都含有 3～8 个锚蛋白重复区域,可与 NF-κB 的 N 端 RHD 域结合,遮盖 NF-κB 的核定位信号,使 NF-κB 滞留于胞质。IκB 还有 N 端区(70aa,有 5～7 个锚蛋白重复域,能结合 Rel A/NF-κB 的 RHD 域)、中部域(205 个氨基酸残基)。Bcl-3 比较特殊,不仅定位于核中,特异地与 p50 或 p52 同源二聚体结合,而且与 NF-κB 分子结合后,能导致靶基因表达。

NF-κB 由胞浆进入胞核必需首先与 IκB 解离,IκB 解离、降解过程的启动是 NF-κB 信号通路的关键步骤。细胞未受刺激时,IκBα 结合 RelA/NF-κB 的 RHD 域后,能屏蔽 RelA/NF-κB 的核定位域,阻止 Rel A/NF-κB 形成二聚体及入胞核,结果常在胞质组成 RelA/NF-κB/IκBα 的复合物。IκBβ 可屏蔽 NF-κB1 的核输出域,抑制 NF-κB 的活性。当细胞受刺激后,各种信号如 TNF-α、PMA、LPS、IL-2、H_2O_2 等,可激活 NF-κB 诱导的丝裂原蛋白激酶(NIK)/IκB 激酶(IKK),将 IκBα 的 Ser[32]、Ser[36] 及 IκBβ 的 Ser[19] 和 Ser[23] 磷酸化,使 IκB α/β 被泛素蛋白酶体降解,可使细胞质 RelA/NF-κB 水平上调。

2. NF-κB 信号通路

研究发现,NF-κB 的信号通路主要有:

——经典的通路(由 NF-κB1、RelA、c-Rel 激活),T 细胞受体交联物、肿瘤坏死因子 α、白介素 1、脂多糖等,都能引起 IKK 的激活 NF-κB 的信号通路。

——旁路通路(由 NF-κB2、RelB 激活),由配体 CD-40L、淋巴毒素等激活 NIK、NF-κB。

——不依赖于 IKK 的非典型通路;RelA 翻译后修饰后,也能调节 NF-κB 通路活性。

(1)NF-κB 经典通路

当炎性因子 TNF-α/IL-1/PMA/LPS 等与相应受体结合后,引起受体构型改变,进而激活 TRAF2/MEKK1,再激活 IκB 激酶(IKK α/β/γ),经 PKG/PKC 也可活化 IKK。活化的 IKK 进一步使 NF-κB1/RelA/IκBα 三聚体中的 IκBα 亚单位的 Ser^{32}、Ser^{36} 磷酸化,再在泛素连接酶 SCF 家族的 E3RSIκB/βTrCP 的作用下泛素化,即在 IκBα 的 N 端的 Lys^{21} 和 Lys^{22} 处,结合上泛素发生构型改变,可被 ATP 依赖的 26S 蛋白酶体识别并降解,使受 IκBα 结合、抑制的 NF-κB/RelA 等,从胞质 NF-κB1/RelA/IκBα 复合物中释放出来,并活化、暴露核定位域,形成 NF-κB1/RelA 二聚体,迅速发生核转位,通过 NF-κB1 的 RHD 域与靶基因增强子的 κB 反应元件结合,从而启动靶基因转录,表达如 TNF-α 和 IL-1 等。

经典通路的特点为:一是反应十分迅速,5 分钟左右即可使 NF-κB 信号通路的活性达到峰值;二是存在较为广泛,如可见于肝脏等中。如果 IκBα 水平上调,NF-κB 经典通路活性可下降。淋巴细胞毒素 β 受体(LT-βR)也可通过经典通路使 IκBα 磷酸化,再释放出 NF-κB1 等,并使 RelA 的 Ser^{276} 磷酸化/乙酰化,可促进 IL-6 表达水平上调及引发凋亡。

(2)NF-κB 旁路通路

近年来发现,在 B 细胞中,淋巴细胞毒素-β/TNF 家族成员 TALL-1 受体、B 细胞肿瘤坏死因子激活因子(BAFF)/BAFF-R、CD40L/CD40、淋巴细胞毒 β/淋巴细胞毒素-βR,可诱导 NF-κB 旁路通路活化;结果一般使 TRAF 接头蛋白招募 NF-κB 诱导激酶(NIK),再使 IKKα 磷酸化,并使 NF-κB p100 被磷酸化降解成 NF-κB p52/RelB 异源二聚体,使 NF-κB p105 被磷酸化降解成 NF-κB p50/RelB 异源二聚体,都进入细胞核调节靶基因转录。BAFF/BAFF-R 只使 NF-κB p100 被磷酸化降解成 NF-κB p52,再与 RelB 形成异源二聚体;CD40L/CD40、淋巴细胞毒素-β/淋巴细胞毒素-βR 还可活化 NF-κB 经典通路。

(3)NF-κB 非典型通路

这是指除了上述两种通路以外的其他通路的总称。该信号通路的特点,一是反应较慢,一般 2~4 小时后 NF-κB 活化才达峰值;二是具有细胞特异性,只在少数敏感性细胞中存在该通路。但过高浓度的活性氧,可氧化 NF-κB 的-SH 基团,抑制 NF-κB 的促靶基因表达作用。

GSK3β、T2K 可磷酸化 RelA 的 $Ser^{276,311,486,536}$,也可促进 p65 结合靶基因启动子,促进靶基因表达。血管紧张素 II 可通过 AT-1R/活性氧信号通路及 Src/PI3K 信号通路,激活 NF-κB,促进表达 IL-6、细胞间黏附分子 1 等;可使 $RelASer^{536}$ 磷酸化活化,能促炎症。TNFR 可通过 TRAF2/5/6 的 N 端的 RING 环指结构,激活 NF-κB;也可经 p38MAPK/NIK/IKK,再磷酸化活化 NF-κB,促炎症。EGF 可经 EGFR/PI3K/PDK1/Akt/PKC/IKK/IκBα,活化 NF-κB。

适当水平的活性氧,能损伤 DNA,DNA 损伤诱导的 NF-κB 活化,不依赖 IKK,而能活化蛋白酪氨酸激酶(PTK),再依次磷酸化活化 Raf1(即 MAPKKK)、MAPKK、MAPK,使 p90S6k(有 IKK 样活性)被激活,可使 IκBα 的 Tyr^{42} 磷酸化而被泛素蛋白酶体降解,NF-κB 得以释放,继而促进靶基因表达。

细胞受到 doxorubicin 刺激、UV 辐射时,能依赖 p38MAPK/IKK 活化 NF-κB。PKA、MSK1、TLR、ERS 也可激活 NF-κB 通路。p300/CBP、p300/CBP 相关因子、HDAC3 等可使活化的 NF-κB p50 乙酰化、增加与靶基因的结合力。

NF-κB 作用的靶基因有 200 多种,大致可分为 6 类,主要参与免疫应答、炎症反应、细胞增殖、促/抗凋亡、血管发生、细胞侵袭等。(图 12-1)

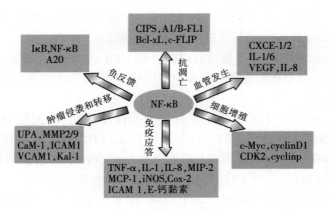

图 12-1　NF-κB 的靶基因

IκB 蛋白激酶复合物(IKKs),能使 IκBα 磷酸化后被泛素蛋白酶体降解;IKK 含有催化亚单位 IKK α/β、调节亚单位 IKK γ/NEMO、IKKAP(IKK complex-associated protein)等成分。IKKs 包含 α/β/γ 亚单位;α/β 亚单位具有丝/苏氨酸蛋白激酶活性,可使 IκBα 磷酸化,为催化亚单位;γ 亚单位可通过改变 α 和 β 亚单位构型,来调节它们的激酶活性,为调节亚单位。IKKs 复合体,包括 IKKα/IKKα、IKK1/IKKα、IKK2/IKKβ、IKKβ/IKKγ(IKKγ 即 NF-κB 必要调节蛋白 NEMO)。其上游一些蛋白激酶包括蛋白激酶 C、蛋白激酶 B、NIK、MEKK1/2/3、TAK1 等表达水平上调时,会引起 IKKs 活化。热休克蛋白水平上调,可诱导 IκB 合成;热休克蛋白也可直接结合核因子 NF-κB,能阻断 NF-κB 核转移,抑制 NF-κB 活性,中止 NF-κB 通路。

二、NF-κB 信号通路的阻断策略

1. 通过抑制 IKK 而抑制 NF-κB 的抗凋亡活性

将 IKKβ 显性负突变体导入细胞中,可特异性阻断 NF-κB 的活化;针对 IKKγ 的抗炎多肽(含有 IKKβ 结合 IKKγ 处的序列),可与 IKKγ 结合,从而阻止 IKKγ 与 IKKβ 的结合,可抑制急性炎症反应。小分子 ATP 竞争性抑制物,可抑制 IKKβ 活性,进而抑制 NF-κB 的抗炎症细胞凋亡活性,使炎症细胞减少,这为炎症反应的治疗提供了新方法。

2. 通过 IκBα 抑制 NF-κB 的抗凋亡活性

目前这方面研究热点,是 IκBα 突变体、IκBα 抑制剂。IκBα 的 $Ser^{32,36}$ 是 IκBα 磷酸化后被降解所必需的,因此 IκBα 蛋白 $Ser^{32,36}$ 的突变体,可抑制 IκBα 磷酸化及降解,高水平 IκBα 可下调 NF-κB 的活性水平,促进肿瘤细胞凋亡,增加肿瘤细胞对 TNF-α 及放疗和化疗的敏感性。也可用 HSV 病毒蛋白 VP22 与 IκBα 形成融合蛋白,利用 VP22 具有进入靶细胞的能力,将 IκBα 导入靶细胞内,抑制 NF-κB 的抗凋亡活性。核膜穿透阻碍蛋白 IκBα-(ΔN)-MTS,进入细胞后结合、定位 NF-κB 于胞质,抑制 NF-κB 的核转位,可导致 NF-κB 失去抗凋亡活性。

3. 通过抑制泛素蛋白酶体的活性抑制 NF-κB 的抗凋亡活性

IκBα 可被泛素蛋白酶体降解。泛素蛋白酶体抑制药 ps341,对来源结于肠、脑、前列腺、肺、乳腺、肾脏等 60 种肿瘤细胞的增殖,有抑制作用,并且可抑制移植瘤,增加化疗药物的抗肿瘤作用。广谱泛素蛋白酶体抑制药 MG-132,可选择性抑制大多数肿瘤细胞 NF-κB 的抗凋亡活性,增强肿瘤细胞对肿瘤放疗的敏感性。泛素蛋白酶体抑制药如硼替佐米,能高度激活某些肿瘤 IkBα 的活性,而诱导肿瘤细胞凋亡,值得进一步研究。

4. 通过对 NF-κB 的调控抑制 NF-κB 的抗凋亡活性

对 NF-κB 的调控主要通过 3 个方面,即抑制其磷酸化、阻断其核定位、阻断其与 NF-κB 靶基因的结合,而抑制其靶基因的表达。免疫抑制剂 PG490 是从雷公藤提取的二萜环氧化物,能结合、

抑制 NF-κB p65。芍药苷可抑制 NF-κB 的表达,从而可减轻血流不足引起的脑损坏、炎症反应。合成的与靶基因启动子 NF-κB 反应元件相似的寡脱氧核糖核苷酸,将其转导入细胞核与 NF-κB 竞争,能阻断 NF-κB 与靶基因启动子的结合,抑制靶基因的转录、减轻炎症,已成功用于治疗外周动脉狭窄性疾病、心肌梗死、恶液质、移植排斥反应等。

5. 其他抑制 NF-κB 活性的策略

免疫和炎症反应常伴有局部活性氧的产生。由于 IKK 对活性氧非常敏感,因此活性氧能上调 IKK、NF-κB 的表达水平,在促进炎症反应中发挥重要作用。应用抗氧化剂,如 N-乙酰多巴胺二聚体,可抑制免疫和炎症反应中 NF-κB 的活性。目前探索具有靶细胞特异性和对不同 NF-κB 成员具有选择性的 NF-κB 活性阻断剂,可能为临床治疗开辟新的途径。

三、组蛋白 SUMO 化与肿瘤

随着对肿瘤研究的不断深入,人们逐渐认识到几乎所有人类肿瘤都有表观遗传学异常与基因突变,它们共同引起肿瘤并促进其演变。表观遗传学是指不涉及 DNA 序列改变,但可通过细胞分裂进行传递的基因组及组蛋白的修饰作用,主要包括 DNA 甲基化程度的改变和组蛋白(H1、H2A、H2A、H2B、H3、H4)修饰,后者与许多基因表达失调有关,在肿瘤的发生发展中起重要作用。在组蛋白各种修饰类型中,组蛋白甲基化和乙酰化修饰在基因转录调控中的作用及其与肿瘤的关系,已经较清楚。对组蛋白小泛素化(SUMO)修饰在基因表达调控和肿瘤形成中的作用,尚在进一步研究中。

DNA 和组蛋白及其他蛋白组合在一起,反复折叠缠绕,形成了浓集的染色体。其中组蛋白作为表观遗传信息的主要载体,其末端氨基酸的共价修饰,在控制染色体结构和调控靶基因转录中发挥重要作用,是决定靶基因表达与否的控制开关。

2000 年有人提出组蛋白密码假说,认为组蛋白乙酰化、甲基化、泛素化等修饰类型在肿瘤发生发展中的作用,应成为研究热点。组蛋白的小泛素能共价结合于组蛋白的赖氨酸残基上,可对靶基因转录起调控作用,从而影响到肿瘤的发生和发展。

1. 组蛋白修饰及组蛋白密码

真核细胞基因组 DNA 在细胞核中,有以核小体为基本单位的染色质结构。在核小体中,DNA 双链在 4 对核心组蛋白(H2A、H2B、H3、H4)所组成的八聚体核心外绕 2 周,核小体还含有连接区的一分子 H1 组蛋白。一般核小体中 DNA 的长度约为 210bp。

核心组蛋白的 C 端富含疏水性氨基酸残基,而 N 端富含碱性氨基酸残基,并伸出八聚体表面,与临近核小体相互作用。组蛋白并非只是一种包装蛋白,它在 DNA 和其他细胞组分之间,构筑了一个动态的功能界面;在翻译完成后,其 N 端尾区会发生多种共价修饰,包括磷酸化、乙酰化、甲基化、泛素化、糖基化、羰基化等,这些修饰可通过两种机理影响染色体的结构与功能。首先,这些修饰几乎都能改变组蛋白的电荷,因而可改变组蛋白与 DNA 结合的特性。其次,这些修饰能产生与特定蛋白质结合的蛋白质识别模块(protein recognition module),因此能募集特定蛋白质复合物到它们的表面起作用。所以有人称这些能被专一识别的修饰信息为组蛋白密码。这些组蛋白密码能被一系列特定的蛋白质所识别,从而将这种密码翻译成一种特定的染色质状态,以实现对特定基因的调节。

2. 组蛋白密码假说

组蛋白密码假说认为,组蛋白 N 端尾区的各种修饰具有位点特异性且相对独立,它们间的信号交流,能诱导出染色质的特定组成水平,可决定组蛋白密码的特异性、多样性。组蛋白修饰作为一种重要的表观遗传标志,与某些非组蛋白相互关联,构成了一个调节靶基因转录的复杂网络。各种组蛋白密码之间的组合变化非常多,因此组蛋白共价修饰,是一种非常精细复杂的基因表达调控方式。

3. 蛋白质 SUMO 化及其生物学功能

SUMO 是一类广泛存在于真核生物中且高度保守的蛋白质家族,在哺乳动物中有 SUMO-1、-2、-3、-4 四个成员。SUMO 化修饰是指小泛素共价结合于靶蛋白的赖氨酸残基上,这个过程类似但又不同于泛素化。小泛素通常是以非活性的前体形式存在,需要在酶的作用下水解切除几个氨基酸、暴露出 C 端的双甘氨酸残基后,才成为成熟的 SUMO。在 ATP 存在的情况下,小泛素经 SUMO 活化酶 E1、SUMO 结合酶 E2、SUMO 连接酶 E3 的作用,最终与靶蛋白底物耦联。

已经鉴定出靶蛋白结合小泛素的共有序列为 YKXE(Y 代表一个大的疏水性氨基酸,K 代表赖氨酸,是 SUMO 化位点,X 代表任何氨基酸,E 代表谷氨酸)。

4. SUMO 化修饰是一个动态可逆的过程

将小泛素从靶蛋白上去除,称之为去 SUMO 化,由岗哨蛋白特异蛋白酶(SENP)来完成。在哺乳动物中,SENP 主要有 6 种,其中 SENP1 是核蛋白酶,能对多种 SUMO 化修饰的蛋白质进行去 SUMO 化。SENP2 与核膜相连,与 SENP1 具有相似的活性。SENP3 和 SENP5 存在于核仁中,同源程度较高,而且它们的底物特异性也相似,倾向于把它们归为一个单独的 SUMO 特异性蛋白酶亚家族。SENP6 主要在胞质中,对它还知之甚少。

不同的酶对不同的 SUMO 化可能有一定的特异性或倾向性,如 SENP3 和 SENP5 倾向作用于小泛素 2/3 修饰的靶蛋白。SENP7 具有更严格的底物作用特异性,能特异作用于小泛素 2/小泛素 3 修饰的靶蛋白,而对小泛素 1 修饰的靶蛋白不起作用。SENP 的去 SUMO 化功能已经得到了很好的验证,但每种 SENP 的特异性以及它们所起到的精确生物学效应还有待于进一步研究。

与泛素化的蛋白质被蛋白酶体降解不同,SUMO 化修饰的蛋白质不仅更加稳定,而且参与许多细胞事件,在调节蛋白质间的相互作用、蛋白质在核质间的转运、定位,调节蛋白质的转录活性/细胞周期、拮抗泛素蛋白酶体降解等方面均发挥重要作用。SUMO 化修饰的功能广泛性主要体现在其修饰的底物上,随着新的更多 SUMO 化作用底物的发现,其生物学功能将会有新的拓展。

5. 组蛋白 SUMO 化与转录抑制

文献报道,构成核小体的四种核心组蛋白只有组蛋白 H4 可以被小泛素 1/3 有效 SUMO 化,而组蛋白 H2A、H2B 和 H3 的 SUMO 化程度都非常低。组蛋白 SUMO 化的具体机制如下:在 ATP 提供能量情况下,SUMO 活化酶(E1)使小泛素的 C 端 Gly 被腺苷化,小泛素与 E1 亚单位形成硫酯键释放出 AMP 后结合于 E2 结合酶 Ubc9 上,SUMO E3 连接酶催化小泛素从 E2 到底物的转移,使组蛋白发生 SUMO 化。

组蛋白 SUMO 化酶和去 SUMO 化酶的发现,深化了对组蛋白 SUMO 化过程的理解。催化组蛋白修饰的酶,对催化位点的识别具有特异性,因此可将其所携带的信息传递给组蛋白密码,从而对靶基因表达产生一种类似 DNA 密码的影响。证据表明,组蛋白质 SUMO 化与其他组蛋白修饰一起,组成了组蛋白密码,能调控染色质调节因子的募集。目前认为,组蛋白 SUMO 化影响转录可能的机制是,组蛋白 H4 的 SUMO 化,可能通过引起组蛋白去乙酰化酶(HDAC)和异染色质相关蛋白 1(HP1)的异常招募,来发挥靶基因转录抑制作用。

6. 组蛋白 SUMO 化与肿瘤的关系

实验验证,组蛋白 H4 的 SUMO 化与转录抑制有关,同时发现组蛋白 H4 发生 SUMO 化修饰后发挥的转录抑制作用,主要是通过异常招募 HDACs 与 HP1 来实现。研究表明,染色质重塑在基因转录调控中有重要作用。组蛋白乙酰化、去乙酰化修饰,是影响染色质重塑的重要因素,它们之间存在着一种受到严格控制的平衡。这种平衡的变动对基因表达具有重要影响,且与肿瘤密切相关,如平衡偏向去乙酰化,一些抑癌基因表达水平可能降低,可能是许多肿瘤产生的原因之一。组蛋白的 SUMO 化和去 SUMO 化平衡,可能也涉及肿瘤的发生发展。(表 12-1)

表 12 - 1　SUMO 化修饰的靶分子及 SUMO 化功能*

SUMO 化靶分子	SUMO 化功能
RanGAP	靶向定位于 NPC,与 RanBP2 相互作用
NEMO/IKKg	介导基因毒性损伤诱导的核定位
PML	定位于核 PML 小体,并参与形成核 PML 小体/ND10S MAD4 定位,调节 SMAD4 的稳定性
p63a	标记 p63a,介导其蛋白酶解
p53	增强转录活性
GATA4	导致 GATA4 转录活性增强,SUMO 化修饰可能还调节 GATA4 的核定位
SP3	抑制 SP3 的活性
组蛋白 H4	通过募集 HDAC 和异染色质蛋白而抑制靶基因转录
Elk-1	募集 HDAC,抑制 Elk-1 靶基因转录
p300	SUMO 化的 p300 结合到 HDAC6,使 p300 的转录活化潜能受到抑制
孕酮受体(PR)	SUMO-1 过表达将增强 PR 介导的转录
雄激素受体(AR)	抑制 AR 的转录活化能力
STAT1	抑制 IFN 诱导的转录活化能力
HSF2	调控 DNA 结合活性
HIFα	增强 HIFa 的泛素化修饰,导致 HIFa 降解
RanGAP	Ran GTP 酶活性活化蛋白(Ran GTPase activating protein)

　　* NPC,核孔复合体;NEMO,NF-κB 必须调节蛋白;PML,早幼粒细胞白血病;Smad4,Sma 和 Mad 相关蛋白质 4;HDAC,组蛋白去乙酰化酶;Elk-1:类 Ets 蛋白 1;PR,孕激素受体;AR,雄激素受体;STAT1,信号转导和转录激活蛋白 1;HSF2,热激蛋白 2;HIFα,低氧诱导因子 α。

四、NF-κB 与临床的关系

1. 与动脉粥样硬化关系

　　已发现,血管紧张素Ⅱ可通过使 RelA 蛋白的 Ser[536] 磷酸化活化,促进慢性炎症、血管平滑肌细胞增殖。TNF-α、IL-1β/6/8/18、ICAM-1、P-选择素、血管细胞黏附分子、Bax、p53、c-Myc、趋化因子、生长因子、COX-2、iNOS 的基因启动子中,均含有 κB 反应元件,结合 NF-κB 后可促进基因表达,引起单核细胞黏附内皮细胞、单核细胞向内皮下迁移、吞噬脂质的单核/巨噬细胞侵入内皮、平滑肌细胞迁移入内皮、形成斑块,上调 Bcl-2 水平,引起内皮细胞增殖、存活,也可使单核细胞从收缩表型向合成表型的肌性成纤维细胞转变、增殖,能破坏血管的完整性,与动脉粥样硬化的发生发展相关。

　　研究发现,活化的 NF-κB 存在于动脉粥样硬化斑块的平滑肌细胞、巨噬细胞、内皮细胞等中,使致动脉粥样硬化因子 MCP-1、ox-LDL 水平升高,抗动脉粥样硬化因子 IL-10 水平降低,促进 LPS 刺激产生清道夫受体,摄入脂质、使动脉粥样硬化斑块扩大。动脉粥样硬化是血管壁的慢性炎症性疾病,NF-κB 等作为重要炎症介质的细胞因子,能通过 NF-κB、JNK、JAK/STAT、Smad、Toll 样受体/髓性分化因子 88 等信号通路发挥作用。

　　调控 NF-κB 通路能治疗动脉粥样硬化。抗氧化剂维生素 E 和维生素 C,能抑制 NF-κB 活性,可使冠状动脉内膜 NF-κB 的活性水平降低。血管紧张素转化酶抑制剂、血管紧张素受体拮抗剂,可抑制 NF-κB 活性,阻止动脉粥样硬化的进展。螺内酯通过抑制平滑肌细胞 NF-κB、趋化因子的表达,可减轻炎症,延缓动脉粥样硬化进展。应用超声转染 NF-κB 反义寡核苷酸,可阻断 NF-κB

过度活化,减少内皮增殖反应及相应细胞因子表达。用 $I\kappa B\alpha$ 可部分抑制动脉粥样硬化病变处内皮细胞产生 NF-κB、IL-6、TNF-α 等。NF-κB 功能区的 Ser[32、36] 或赖氨酸残基 Lys[21、22] 的突变体,可抑制 NF-κB 的活化。NF-κB 使免疫细胞抗凋亡,抑制 NF-κB 后会不会造成人体免疫力下降,还需更多的观察。

2. 与中药的关系

近年来,关于中药调节 NF-κB 信号通路的研究,备受关注。以 NF-κB 为治疗靶点的中药,已发现不少。

(1)具有抗炎及调节免疫功能的中药

中药复方 PC-SPES,能抑制 LPS 诱导的 NF-κB 活化,可抗感染。抗风湿药汉防己甲素,能抑制 T 细胞表达细胞因子,可抑制 $I\kappa B\alpha$ 的降解,阻止 NF-κB p65 的核移位,抑制 p38MAPK、JNK、ERK、AP-1。千层纸黄素,可抑制 NF-κB,减少产生致病性 NO 及 COX-2。黄芩苷、汉黄芩素,可抑制 $I\kappa B\alpha$ 降解,抑制 NF-κB p65 核移位。雷公藤多苷,可抑制 CD40/NF-κB 通路,抑制免疫反应。雷公藤甲素,可抑制 NF-κB 与靶基因启动子结合,抑制淋巴细胞生长及表达 IL-2。三七总苷能抑制中性粒细胞的 NF-κB,能促进减少表达细胞间黏附分子,抑制中性粒细胞浸润,保护心肌细胞;能在一定的浓度范围内呈剂量依赖地抑制 NF-κB,再抑制表达 TNF-α,减轻心肌炎症。夹竹桃麻素,可抑制 NF-κB,减少单核细胞表达 COX-2,减轻炎症。人参提取物能增强巨噬细胞内 NF-κB 活性、促进表达内皮型 NOS,可增强免疫力。

(2)具有抗肿瘤活性的中药

雷公藤内酯,可抑制蛋白激酶 JNK、抑制胃癌细胞的生长,可诱导其凋亡,能抑制 NF-κB 与 AP-1 的转录活激活作用,可活化野生型 p53,抑制细胞增殖,诱导肿瘤细胞凋亡,有抗肿瘤、抗炎症活性。姜黄素的抗肿瘤活性,是通过抑制 NF-κB、AP-1、COX-2 实现的,可抑制 ERK 活性(ERK 为 NF-κB 信号通路的上游激酶)、抑制 $I\kappa B\alpha$ 的降解、抑制 NF-κB p65 的核转位。大蒜素、大黄素、紫杉醇、羽扇豆醇的抗肿瘤活性,与抑制 NF-κB 通路也有关。

3. 与免疫的关系

细胞因子信号转导抑制因子(SOCS),对细胞因子具有负反馈调节作用,能抑制胞内多种信号通路。脂多糖是革兰阴性细菌细胞壁外层的主要成分,可促进单核细胞、巨噬细胞、上皮细胞等合成和分泌炎性介质,诱导 IKKβ 激活、$I\kappa B\alpha$ 降解、NF-κB 活化,使机体产生多种病变。SOCS 可抑制 STAT1 丝氨酸残基、酪氨酸残基的磷酸化,能抑制 NF-κB 活性,可阻断脂多糖的炎症信号通路,能降低机体对脂多糖的敏感性,增加对脂多糖的耐受性。

CCK8 的抗炎作用,是使 cAMP/PKA 信号通路活化,抑制 LPS 诱导的 NF-κB 活性水平升高,抑制 $I\kappa B\alpha$ 水平降低。终末糖基化产物受体(RAGE)结合配体 AGEs、S100、β 淀粉样肽等后,可活化 NF-κB 信号通路,参与糖尿病慢性并发症的发生、发展,还与炎症反应、肿瘤的侵袭和转移、Alzheimer 病相关;RAGE 抗体或可溶性的 sRAGE 可阻断 RAGE 的效应,具有治疗意义。(表 12-2,表 12-3,图 12-2)

表 12-2 NF-κB 的主要靶基因

基因	功能
促凋亡的基因:	
Bax	促凋亡
Caspase11	促凋亡
CD95(Fas)	促凋亡
FasL	促凋亡

续表

基　　因	功　　能
GADD45β	DNA 修复,促进 DNA 损伤诱导的凋亡
c-Myc	促生长,促增殖
p53	抑制肿瘤生长,促进 DNA 损伤诱导的凋亡
TNF-α	经 TRADD/FADD 促凋亡
TNFR1	TNF 的受体
TRAIL	TNF 相关的凋亡诱导配体
抑凋亡的基因:	
Bcl-2	促存活,抑制肿瘤生长
Bcl-xL	促存活,Bcl-2 同源物
Bfl/A1	促存活,Bcl-2 同源物
c-FLIP	抑制 procaspase-8
IAPs	抗凋亡,caspase 的抑制物
IL-1β	活化 NF-κB,抗凋亡
TNF-α	活化 NF-κB,抗凋亡
TNFR1	TNF 受体
TRAF1	TNFR 相关因子,为 TNFR 介导 NF-κB 活化
TRAF2	TNFR 相关因子,为 TNFR 介导 NF-κB 活化
TRAF6	为 IL-1R 介导 NF-κB 活化
Bf 1,IEX,	活化 NF-κB
控制细胞周期的基因:	
c-Myc,Rel,IRF-4	调控生长、增殖
p21CIP1	抑制细胞周期转换
CyclinD1	促 G1/S 转换
CyclinD2	促细胞周期转换
CyclinD3	在 G1 期起作用,调节细胞周期转换
EphrinA1	调节细胞周期转换
GADD45β	促进 DNA 修复,调节细胞周期转换
生长相关基因:	
IL1/2/6/8/9/11/12/15,	细胞因子
IL/2R,RANTEs,GM-CSF	生长因子
黏附相关基因:	
ICAM-1,VCAM-1,E-selectin	黏附
urokinase plasminogen activator	转移
血管新生相关基因:	
VEGF	血管新生

表 12 - 3　NF-κB 诱导的受体

受　　体	主要功能
抗原受体:	
BCR	促进 B 细胞增殖及活化
TCR	促进 T 细胞增殖及活化

受　　体	主要功能
模式识别受体：	
TLR1～TLR11	活化巨噬细胞、中性粒细胞、DC 细胞、B 细胞
NOD1	促进细胞间识别
清道夫受体	活化巨噬细胞
TNFR 超家族：	
TNFR1/2	促凋亡
4-1BB	参与 T 细胞共活化
Baff-R	参与 B 细胞成熟
CD27	参与 T 细胞共活化
CD30	参与 T 细胞活化，促凋亡
CD40	参与 B 细胞分化，促进 DC 细胞成熟
Fas	促凋亡
DR4/5	促进凋亡
EDAR	促进细胞分化
XEDAR	促进骨骼肌存活
LTβR	促进淋巴细胞发育
OX-40	促进 T 细胞活化
RANK	促进成骨细胞、DC 细胞成熟
RELT	参与 T 细胞共活化
含 TIR 域的细胞因子受体：	
IL-1R	促进防卫、细胞存活
IL-18R	促进 Th1 细胞发育、成熟
细胞黏附分子：	
α5β1 整合素	促进细胞黏附、血管新生
α5β3 整合素	促进内皮细胞存活
α6β4 整合素	促进内皮细胞存活
β2 整合素	活化中性白细胞、单核细胞
G 蛋白耦联受体：	
KSHV	促进 VSMC 细胞增殖
C3a,C5a 受体	介导单核细胞促炎症
CXCR1/2/6	促进趋化、炎症
缓激肽受体(B2)	促炎症
蛋白酶活化受体	促炎症
溶血磷脂酸受体	促成纤维细胞、内皮细胞生长
生长因子受体：	
GM-CSFR	促进造血细胞增殖
NGF-R(p75,TrkA)	促进神经元存活
PDGFR	促进间质细胞增殖、迁移
EGFR	促进细胞增殖

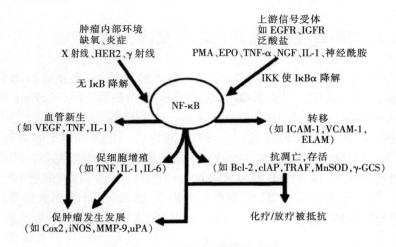

图 12-2 NF-κB 致肿瘤的信号通路

五、NF-κB 信号通路的研究进展

NF-κB 是一个由多肽亚单位组成的蛋白家族,是细胞内重要的核转录因子之一,能调控靶基因的表达,在免疫、炎症、代谢、遗传、肿瘤的发生、发展、侵袭、转移等方面有重要作用。

多种刺激物可以激活 NF-κB,如细胞因子、生长因子、免疫受体、介质、应激、出血、细菌及产物、病毒及其产物、生物源性物质,环境危害等。一些特殊的功能蛋白也可以激活 NF-κB,如 TMEM9B 能促进胞质 NF-κB 的抑制分子 IκBα 的降解,并促使 NF-κB 由胞质向胞核转移,可以明显激活 NF-κB 信号通路。骨架蛋白 TRAF6 能促进 CD154 诱导 NF-κB 活化。

SHARPIN 蛋白是线性泛素连接酶复合物 LUBAC 的组成部分,能降解 NF-κB,在免疫性疾病和炎症中发挥作用。SHARPIN 突变失活后,NF-κB 表达水平升高,可运用 NF-κB 抑制剂硼替佐米治疗。

细胞因子与其特异性跨膜受体结合后,受体构象改变,进而激活 NF-κB 诱导性激酶(NIK),NIK 激活 IKK,IKK 进一步使 IκB N 端特异性位点 Ser 发生磷酸化,IκB 三维结构发生改变,原本隐藏的基序得以暴露,被泛素连接酶所识别,并在其作用下进一步泛素化,磷酸化并泛素化的 IκB 发生构象改变,被 ATP 依赖性 26S 蛋白酶体识别并降解。NF-κB 亚单位 p50 能调节树突细胞功能、诱导 T 细胞反应。

特定的 NF-κB 相关的激活分子,如 TNF 超家族的 B 细胞活化因子、淋巴毒素 β、病毒蛋白 Tax 等,可激活 NIK 和 IKKα,能使 p100 磷酸化后被泛素蛋白酶体降解,形成 p52,与 RelB 形成异源二聚体,进入细胞核,从而促进靶基因的转录。

缺氧、活性氧、紫外线等,能导致 Raf-1、MEK、MAPK 磷酸化,能使胞内核糖体 S6 激酶(有 IKK 样活性)被激活,能使 IκBα 的酪氨酸位点 Tyr^{42} 磷酸化或其使 C 末端发生丝/苏氨酸磷酸化,导致 IκBα 泛素化并最终被蛋白酶体降解,引起 NF-κB 活化。

此外还有前体蛋白 p105 参与的 NF-κB 活化机制、PTK/PLC/NF-κB 活化机制、TNFR1/TRADD/RIP 活化机制、IL1/IL-1R 活化机制、MyD88/IRAK2/TRAF6 活化机制、PI3K/Akt 活化机制、巨噬细胞的 LPS/Toll 样受体/NF-κB 活化机制、CD40/TRAFs 活化机制等陆续被发现。先天的免疫受体如 TLR4/My88 也能活化 NF-κB。

六、Notch 与 NF-κB 信号通路的信号交流

在正常生命活动及癌变过程中,Notch 与 NF-κB 的经典通路、旁路通路能信号交流。一般 Notch 受体信号通路可与其他信号通路整合,包括 Ras/蛋白激酶 MAPK、Wnt、蛋白激酶 PI3K/Akt、骨形态发生蛋白 BMP、转化生长因子 TGF-β、NF-κB 通路等。

Notch 能促进、调节 NF-κB 的表达,NF-κB 也能促进、调节 Notch 的表达。一般低浓度 Notch1 促使 NF-κB 表达激活;而高浓度 Notch1,主要集中在核内,并抑制 NF-κB 表达。T 细胞受体活化后,常伴随着 Notch1 对 NF-κB 的激活;Notch1 与 IκBa 结合后,能促进 NF-κB 移向细胞核引发靶基因表达。Notch 与 NF-κB 均为重要的治疗靶点,如果作用于这两大信号通路靶点的结合点,可能提高疾病治疗效果。

七、NF-κB 在肿瘤中的表达

NF-κB 是一种转录因子,其主要功能是参与炎症反应、天然免疫应答,持久炎症能活化 NF-κB、导致 NF-κB 靶基因异常表达,与肿瘤的发生、转移、浸润、抗凋亡等相关。抑制 NF-κB 活性,已成为肿瘤防治的研究热点。

1. 持久炎症与肿瘤发生

持久炎症时会释放较多的细胞因子,经活化 NF-κB 易促进表达炎症因子如 TNF-α、uPA、VCAM-1、IL-1/6/8、活性氧、生长因子、CXCR4、ICAM-1、COX-2、TGF、MMPs 等,活性氧等能使细胞 DNA 受损,诱导抑癌基因突变失活、癌基因突变活化,使细胞恶性转化;活性氧等还能激活 cyclin D1 等,促进肿瘤细胞增殖、抗凋亡、迁移、血管新生;持久炎症反应与癌症关系密切。幽门螺杆菌在胃和十二指肠黏膜生长,可产生多种酶和细胞毒素,使黏膜损伤、炎症等,可激活 NF-κB、促进表达各种炎症因子,易使胃细胞恶性转化。持久性溃疡性结肠炎、节段性结肠炎时,巨噬细胞等的 NF-κB 被持续激活,可使周围细胞发生恶变。

2. NF-κB 的促肿瘤发生机制

NF-κB 的 Rel 亚家族,是癌蛋白,有高度致癌性。EB 病毒的晚期膜蛋白(LMP1),能模仿活化的细胞膜 TNFR,通过 TRAF 1/2/5 激活 IKK、使 NF-κB 转入核内、促进靶基因表达;也可通过 TRADD 使 IκB 磷酸化后被泛素蛋白酶体降解,使 NF-κB 促进靶基因表达各种炎症因子,易使胃细胞恶性转化。在胰腺癌、乳腺癌、结肠癌、淋巴癌等中,常有突变的 Ras,能激活 NF-κB,再促进表达 cyclinD1、CDK2、p21Ras、c-Myc 等,能促进肿瘤细胞增殖。

导致肿瘤细胞中 NF-κB 持续激活的原因,主要有 IKK 突变后激活、IκBα 突变后失活、26S 蛋白酶体活性增强能降解 IκBα、NF-κB 基因移位到强启动子下游、NF-κB 持续自分泌和旁分泌等,结果使 NF-κB 的表达、活性长时期保持在一个较高水平,可上调抑凋亡因子如 Bcl-2/Bcl-xL,能抑制 Smac/DIABLO、细胞色素 C 使线粒体 PT 孔开放,抑制 TNF-α 或化疗药物诱导的细胞凋亡,能诱导发生化疗耐药;可上调细胞抑凋亡蛋白 1/2、TRAF 1/2、c-FLIP、锌指蛋白 A20、X 连锁凋亡抑制蛋白(XIAP),抑制 procaspase 9、caspase 7/3、GADD45β(DNA 修复蛋白 45β),抑制肿瘤细胞凋亡。在某些情况下,用柔红霉素处理肿瘤细胞,可使 IκB 降解,释放的某种 NF-κB 进入细胞核,可促进表达各种炎症因子,易使胃细胞恶性转化。

NF-κB 抗凋亡、促细胞增殖,是导致正常细胞恶变的潜在因素。研究发现,NF-κB 在多种肿瘤疾病中持续激活,约 20% 肿瘤由炎症引发,乳腺癌、子宫颈鳞癌、卵巢癌、甲状腺癌、小细胞肺癌、恶性黑色素瘤等组织中,常有高水平 NF-κB,促炎症,炎症中能产生大量活性氧、活性氮、损伤 DNA、蛋白质、酶,影响基因组稳定性,可引发基因突变、细胞增殖、抗凋亡。

在肝癌组织中,NF-κB高水平表达率超过 70%,与正常肝组织的差异有统计学意义,提示肝癌细胞 NF-κB 在细胞核高水平聚集,使 NF-κB 信号通路明显活化,能促进高水平表达周期素 D1,抑制产生促凋亡因子-肿瘤坏死因子,促进表达抗凋亡因子 Bcl-2,促进表达血管内皮生长因子/血小板源性生长因子,促进肝癌血管新生,促进肝癌细胞增殖、转移。

乙肝、丙肝等慢性炎症,酒精产生的乙醛的氧化损伤,都促进肝癌的发生发展;高水平炎症因子常促进高水平表达 NF-κB。乙肝病毒 HBxAg 能促进表达 NF-κB p65,活化 NF-κB 通路,促进表达甲胎蛋白;可促进表达 miR-34a。IκB 的高水平表达可降低 miR-34a 的表达水平。

3. NF-κB 与肿瘤发生、发展、浸润和转移的关系

目前认为 NF-κB 促进至少 60 多种靶基因的转录,参与细胞黏附、免疫刺激、细胞凋亡、炎性细胞趋化、细胞分化、细胞外基质的降解等。NF-κB 的持续活化可作为包括乳腺癌、卵巢癌、结肠癌、胰腺癌、前列腺癌、恶性黑色素瘤、霍奇金病、细胞淋巴瘤、多发性骨髓瘤、肺癌、胸腺瘤、膀胱癌、胰腺癌等多种实体肿瘤的标志。

NF-κB 活化可诱导炎症反应,与恶性肿瘤的发生与发展密切相关。高水平 TNF-α 能活化 NF-κB,再抑制 c-FLI P(快速反应死亡域 IL-β 转换酶抑制蛋白)的表达,从而抑制了 TNF-α 的诱导凋亡作用,造成肿瘤细胞抗凋亡,能逃逸抗癌药物的杀伤,引起肿瘤细胞耐药。NF-κB 可促进表达 E-选择素、细胞间黏附分子 1、血管细胞间黏附分子 1 等,介导肿瘤细胞间、肿瘤细胞与细胞外基质胶原间的黏附反应,参与癌细胞的浸润与转移。

4. NF-κB 与细胞外基质的降解

基底膜是阻止肿瘤转移的重要屏障。细胞外基质(ECM)的降解,在肿瘤浸润与转移中发挥重要作用。能分解 ECM 的酶,主要有金属蛋白酶、丝氨酸蛋白酶。ECM 的主要成分是 Ⅳ 型胶原蛋白,Ⅳ 型胶原蛋白酶(MMP-9/2 等)能分解 Ⅳ 型胶原蛋白,导致细胞外 Ⅳ 型胶原不连续和蛋白多糖的缺失,破坏了基底膜的完整性,从而提高肿瘤细胞的侵袭能力。阻断肿瘤细胞中的 NF-κB 活性后,可抑制表达 MMP-9/2、尿激酶型纤溶酶原激活物(uPA)、胶原酶等,抑制肿瘤细胞降解基底膜及细胞外基质,导致肿瘤细胞浸润、转移减少。

5. NF-κB 与血管新生

血管新生能促进实体肿瘤恶变、生长、转移,NF-κB 通过调控许多血管生成相关因子,促进肿瘤血管新生,能促进表达与血管新生有关的因子如 TGF-β、白介素 1α、白介素 8、碱性成纤维细胞生长因子、血管内皮生长因子(VEGF),可诱导血管生成。

6. NF-κB 与凋亡

各类肿瘤中,NF-κB 的活性水平常升高,能使肿瘤细胞对药物引起的细胞凋亡不敏感,能促进肿瘤细胞侵袭转移、生长自给自足、逃避凋亡、对生长抑制信号的不敏感、无限增殖、血管新生,促进表达周期素 D1、细胞周期依赖性激酶、c-Myc 及抗凋亡因子如 TNF 受体相关因子(TRAF1/2)/XIAP/cIAP/Bcl-2、细胞型 c-FLIP、生长抑制与 DNA 损伤蛋白 45β(GADD45β)、转铁蛋白重链(FHC)等。实体肿瘤的事件可导致 NF-κB 的组成性活化,这些事件包括 IκB α 活性缺陷、IKK 的组成性活化、泛素蛋白酶体活性的增强等。有时用柔红霉素和多柔比星处理不同的肿瘤细胞系,能导致 IκB 的降解,NF-κB 向细胞核核转运,可促进抗凋亡基因表达,促进耐药。

但在一定条件下,高水平 NF-κB 能启动表达死亡相关受体 DR4、DR5 和 Fas 等,促进细胞凋亡。研究表明,一些 NF-κB 的活化信号,能产生促进凋亡型的 NF-κB,这时 RelA 不能被磷酸化活化,正在研究中。

7. NF-κB 联系炎症和肿瘤

NF-κB 作为炎症反应中一个主要的活化因子,建立了一个能导致细胞恶性转化的调控网络。如幽门螺杆菌能激活 NF-κB,诱导 IL-1、IL-6、IL-8、TNF-α 和一些生长因子的表达,可启动细胞增殖;幽门螺杆菌能依赖 NF-κB 通路促进表达环氧化酶 2、活性氧、诱导型一氧化氮合酶,导致 DNA

损伤,增加肝细胞等恶变的风险。

巨噬细胞暴露于细菌可引起 NF-κB 活化,从而促使巨噬细胞产生和分泌一系列促炎症细胞因子,增加了肿瘤发生的概率。研究证实,肝癌细胞的出现,常源于肝细胞周围的炎症细胞持续分泌 TNF,引起肝细胞中依赖 TNF 的 NF-κB 通路活化,继而上调 GADD45 β 和 BFL1 等抗凋亡因子的表达水平,从而提高异常增生的肝癌细胞的存活率。肿瘤抑制蛋白 p53 和 ADP2 核糖基化因子,能抑制 RelA,抑制 NF-κB 抗凋亡通路的活性。p53 能使 p53/Bcl-3 激活性复合物,转变为 p53/组蛋白乙酰化酶(HDAC)抑制性复合物,导致细胞周期素 D1 启动子的抑制、表达减少。

近年来,大量的基础研究和临床观察都证实,NF-κB 与肿瘤的关联。然而这个观点目前正受到一些质疑,至少在皮肤癌的一些例子里,有一些学者提出,NF-κB 的活化能拮抗皮肤癌生成。目前而言,高水平 NF-κB 可引起炎症性细胞因子表达增加,能促进一些肿瘤细胞的发生、增殖、转移,减少凋亡;对 NF-κB 的抑制,一般将抑制这些肿瘤细胞的增殖。

NF-κB 在体内的激活也受到正、负精细的调控,其中负调控常是主要的调控方式。一方面细胞外的 TNF-α、IL-1β 诱导 NF-κB 的表达活化,且 NF-κB 的活化能增强 TNF-α 和 IL-1β 的表达,形成正反馈;另一方面,细胞内 TNF-α 和 IL-1β 能互相激活。NF-κB 明显活化后,能上调 IκB 的表达水平,此为细胞内负调控的主要机制。正负反馈调节同时进行,共同调节生理与病理过程。

8. NF-κB 的靶向治疗

研究发现,NF-κB 在多发性骨髓瘤、霍奇金病、非霍奇金性淋巴瘤、乳腺癌、恶性胶质瘤、消化道肿瘤等中持续活化,与肿瘤的发生发展密切相关。用非固醇类抗炎药阿司匹林抑制 IKK/NF-κB 信号通路,下调 COX-2、活性氧对 DNA、蛋白、脂类的损伤,长期服用能降低结肠癌等的发病率。利用 siRNA 和反义 RNA 抑制 NF-κB 基因的表达,也是靶向治疗的一种手段。

八、NF-κB 表达与胃癌

研究发现,NF-κB 在胃癌组织中的表达水平升高,明显高于邻近正常上皮细胞,NF-κB 的 DNA 结合活性与核转位的活性均增加,与淋巴结转移、浸润深度、腹膜转移、远处转移、肿瘤大小、患者存活时间等相关。在低分化、进展期、有淋巴结转移及浸润至浆膜的胃癌组织中,癌蛋白 RelA 水平增高尤其显著。NF-κB 能通过促进 COX-2 的表达,来促进胃癌细胞的增殖。而 JTE-522 则可以通过抑制 IκB 的降解,进而抑制 NF-κB 的激活,从而可以诱导胃癌细胞凋亡。大部分化疗药物如柔红霉素、长春新碱、顺铂、喜树碱等都能激活 NF-κB,其他如 X 射线也能激活 NF-κB,并且 NF-κB 的活化能拮抗化疗药物及射线对肿瘤细胞的致凋亡作用,使肿瘤细胞产生耐受性,降低疗效。

九、白藜芦醇抗癌机制

白藜芦醇能抗氧化、抗心血管疾病、抗癌、抗菌、抗血小板聚集、抗菌、抗衰老等,可阻断凋亡、NF-κB、PI3K/Akt、MAPK 等通路而抗肿瘤,是植物抗毒素、抗肿瘤增效敏化剂,存在于白藜芦、虎杖、葡萄、花生、松树、桑葚等中,在肿瘤的启动、发生、扩散中都能起预防、治疗作用,能促进表达凋亡抑制蛋白(IAPs)、肿瘤坏死因子相关凋亡诱导配体(TRAIL),引发降解生存素、下调抗凋亡蛋白 Bcl-xL、Mcl-1、ERK1/2、热休克蛋白 70 的水平,增加表达促凋亡蛋白 Bax、Bak、Bid、Bad、sirtuin1(活化 FoxO,p53),诱导肿瘤细胞凋亡。白藜芦醇抑制 TNF-α 诱导 IκB,抑制 NF-κB 磷酸化活化,活化组蛋白去乙酰基酶,能抗炎、抗增殖、抗癌。白藜芦醇能抑制 NF-κB 的诱导物如:佛波酯、脂多糖、神经酰胺、IL-1β,抑制 COX-2 产生活性氧,能抑制 PI3K/Akt、ERK1/2 通路,促进合成 p53、Rb、FoxO、TRAIL、DR4、DR5、p21、p27 而介导细胞凋亡,减少合成 E2F、周期素、CDK、AP-1、

Egr1、EGF 而抑制细胞增殖。

十、泛素-蛋白酶体与肿瘤靶向治疗

细胞内蛋白质降解,包括溶酶体系统、特殊细胞器内水解酶系统、细胞膜表面水解酶系统、泛素蛋白酶体系统等。溶酶体系统,主要降解进入溶酶体的蛋白质,在应急状态下,也可降解细胞质内蛋白质,但特异性较低。

研究发现,泛素蛋白酶体系统介导的蛋白质降解,是机体清除过多蛋白质的一个重要机制,包括泛素、泛素化启动酶系统、蛋白酶体系统。泛素化启动酶系统(E1 泛素激活酶、E2 泛素结合酶、E3 泛素连接酶)负责活化泛素及将泛素结合到待降解的蛋白质分子上,并形成多聚泛素链,使待降解的蛋白质分子泛素化。蛋白酶体系统,可以识别泛素化的蛋白质分子,并将其降解。

——泛素蛋白酶体信号通路,涉及许多细胞的生理过程,是细胞质与细胞核内的一种依赖ATP 的对过多蛋白质分子的降解信号通路,常能高效、高选择性降解一些半衰期较短的调节蛋白质分子、一些结构异常或受损伤的蛋白质分子,使靶蛋白质以共价键联结泛素链即泛素化,然后再输送到 26S 蛋白酶体被降解,可调节细胞周期、信号转导、基因表达、DNA 损伤修复、异常蛋白代谢、抗原递呈、细胞受体功能等;肿瘤抑制蛋白等被泛素蛋白酶体降解时,可促使肿瘤的发生发展。

内质网可监控蛋白质代谢,能在易位子-内质网降解增强子(EDEM)等协助下,选出内质网中结构/功能异常的蛋白质、错误折叠的蛋白质,经内质网蛋白降解通路(ERAD),转运到细胞质,再被泛素蛋白酶体降解;正确折叠的蛋白,将由分子伴侣钙网蛋白等,送到靶部位。

——泛素有 76 个氨基酸残基,为球形热稳定蛋白,是热休克蛋白 70 家族成员,能游离存在,也能和其他蛋白形成复合物。泛素利用其末端的甘氨酸残基,与靶蛋白赖氨酸残基 Lys 结合,使靶蛋白接上一个泛素,再接上一个个泛素,使蛋白质泛素化。

在 ATP 参与下,游离的泛素被 E1 泛素激活酶激活,先使泛素分子 C 端甘氨酸残基,形成甘氨酸残基-腺苷酸中间物,再使 E1 泛素激活酶的半胱氨酸残基,与泛素的 C 端甘氨酸残基,以高能硫脂键相连;然后 E1 泛素激活酶将活化的经高能硫脂键相连的泛素,转移到 E2 泛素结合酶的活性半胱氨酸残基上,形成以高能硫脂键相连的泛素-E2 泛素结合酶。接着 E2 泛素结合酶,再将泛素传递给相应的 E3 泛素连接酶。E3 泛素连接酶可直接或间接地促进泛素转移到靶蛋白上,使泛素的 C 端羧酸基与靶蛋白赖氨酸的 ε-氨基,形成酰胺异构肽键;或使泛素转移到已与靶蛋白相连的泛素的 Lys[48] 残基的 ε-氨基上,并进一步不断再被泛素化,最终形成带泛素链的蛋白,被 26S 蛋白酶体降解,少数可被溶酶体降解。由泛素 C 端水解酶 UCH 切下的泛素,可供再利用。

——研究发现,E3 泛素连接酶,能通过结合靶蛋白的降解决定子的氨基酸残基基序,促进某一靶蛋白发生泛素化降解。根据识别的靶蛋白降解决定子的氨基酸残基基序的不同,E3 泛素连接酶又可分为两类:一是 HECT 型 E3 泛素连接酶,有 H-E-C-T 氨基酸残基基序结构域,其半胱氨酸残基(C),与泛素连接形成泛素-E3 泛素连接酶复合物,再将泛素转移到靶蛋白上。二是环指域型 E3泛素连接酶,包括 Cb1、干细胞因子等,在泛素转运过程中都不直接与泛素形成复合物,但它们包含环指域,可与泛素-E2 泛素结合酶形成复合体,随后直接将泛素转移到靶蛋白上。

26S 蛋白酶体分子量 2400kD,位于细胞核和细胞质内,由 2 个 19S 调节亚单位和 1 个 20S 催化亚单位组成。19S 调节亚单位,由 6 个有 ATP 酶活性的碱性亚复合体和 8 个无 ATP 酶活性的亚复合体组成,识别泛素化的靶蛋白,并在靶蛋白进入 20S 亚单位前,对其进行去泛素化,将泛素降解释放。20S 催化亚单位有 4 个圆筒状结构,其中两个由 α1～α7 亚单位组成,两个由 β1～β7 亚单位组成,圆筒状结构的中央形成一个狭窄的孔道。α 亚单位促使底物进入孔道的水解中心,并使20S 催化亚单位和 19S 调节亚单位作用,使水解中心发生构象改变、活化。不同的 β 亚单位有不同的蛋白酶活性,如胰蛋白酶样、糜蛋白酶样、半胱氨酸蛋白酶样的活性,分别能裂解蛋白 C 端的碱性、疏水性、芳香性、酸性的氨基酸残基旁的肽键,从而降解靶蛋白。

　　研究证实,细胞内 80%～90%的变性、结构异常的蛋白质,通过泛素蛋白酶体通路降解。泛素的靶蛋白包括:细胞周期调节因子(如周期素,周期素依赖性激酶)、肿瘤生长因子(如 Ras、转录因子 c-Myc、表皮生长因子、血管内皮生长因子等)、肿瘤抑制因子、转录激活因子、转录抑制因子、细胞表面受体、突变蛋白、受损蛋白等,通过以上对靶蛋白的泛素化并经蛋白酶体降解后,可影响或调节多种细胞活动,如改变细胞周期转换速度等。但蛋白泛素化是一个可逆的过程,细胞内同时还存在一些特异的去泛素化蛋白酶,可进行负向调节。

　　研究发现,蛋白质 N 末端的氨基酸残基(N 端降解决定子,N-degron),是一种选择性降解信号,决定蛋白的半衰期(N-末端规则);N 端降解决定子的氨基酸残基,可分为去稳定、易降解型氨基酸残基(如是天冬氨酸残基,能使蛋白的半衰期为 3 分钟)及稳定、不易降解型氨基酸残基(如是丝氨酸残基,能使蛋白的半衰期为 20 小时)。有 PEST 氨基酸残基基序(Pro-Glu-Ser-Thr,为选择性易降解信号)的蛋白,易于被很快降解,半衰期约为 5 分钟。一些蛋白以天然状态存在时,选择性易降解信号,常隐藏在疏水核心内被掩盖,使蛋白不易被降解;但蛋白变性、构型变化、部分解链时,选择性降解信号会暴露,可被泛素蛋白酶体系统发现并降解之;这就是变性的蛋白易被降解的原因。

　　此外,细胞内还有另一类去泛素化的蛋白酶,形成反向调节。特异性的去泛素化酶,主要有两大类,都能水解泛素分子与蛋白多肽链的连接,进行去泛素化。去泛素化的蛋白包括:一是泛素 C 端水解酶,属于半胱氨酸蛋白酶,包括 UCH-1/2/3,可裂解泛素 C 端 Gly^{76} 残基与相邻残基间的肽键,能将泛素分子从蛋白释放出来。二是泛素特异性修饰酶,包括上游结合蛋白(UBP-M/4/41)、疱疹病毒相关泛素特异性蛋白酶等,能特异性结合 p53 结合的泛素链,使 p53 去泛素化、降解减少,稳定性增强,能促进肿瘤细胞凋亡,已成为治疗肿瘤的一个重要策略(p53 的泛素化过度降解,与肿瘤的发生发展相关)。抗肿瘤药硼佐替米,是泛素蛋白酶体抑制剂,能抑制 p53 的泛素化过度降解,现已被美国批准用于治疗肾髓瘤等。

　　泛素-蛋白酶体通路,是细胞内环境稳定的关键因素,细胞的许多重要蛋白,都在此通路的调控之下。在肿瘤细胞中,NF-κB 的抑制因子 IκB,被 IKK 磷酸化后,可被泛素化并被蛋白酶体降解,从而使 NF-κB 解离、活性增加,能促使肿瘤细胞抗凋亡。肿瘤中野生型 p53 蛋白的半衰期很短,易被过度活化的 Mdm2(一种 E3 泛素连接酶)作用而降解,抗凋亡。细胞周期依赖性激酶的抑制因子 p27,可阻止细胞从 G_1 期进入 S 期,肿瘤发展时,p27 常由泛素蛋白酶体介导降解,这与肿瘤侵袭性增强、恶性度增高、预后不佳相关。肿瘤中的 S 期激酶相关蛋白(Skp2)水平明显升高,可促进 p27 被泛素蛋白酶体降解。高水平乳腺癌耐药蛋白(BRCA1)未被泛素蛋白酶体降解,与肿瘤耐药的发生有关。

(余元勋　王勇)

进一步的参考文献

[1] FAN Y,MAO R,YANG J. NF-κB and STAT3 signaling pathways collaboratively link inflammation to cancer[J]. Protein Cell,2013,4(3):176-185.

[2] SUGANUMA M. Human gastric cancer development with TNF-α inducing protein secreted from Helicobacter pylori[J]. Cancer Lett,2012,322(2):133-138.

[3] MAEDA S,OMATA M. Inflammation and cancer:role of nuclear factor-kappaB activation[J]. Cancer Sci,2008,99(5):836-842.

第十三章　表皮生长因子受体通路与胃癌

根据分子靶向治疗药物作用的靶分子的性质,可将分子靶向治疗药物分为:①小分子表皮生长因子受体(EGFR)酪氨酸激酶抑制剂,如吉非替尼、厄罗替尼;②抗表皮生长因子受体的单抗,如西妥昔单抗;③抗表皮生长因子受体2(HER2)的单抗,如赫赛汀;④融合蛋白 Bcr-Abl 酪氨酸激酶抑制剂,如伊马替尼;⑤血管内皮生长因子受体抑制剂,如贝伐单抗,能抑制新生的肿瘤细胞群获得血管供血;⑥黏附分子 CD20 的单抗,如利妥昔单抗;⑦胰岛素样生长因子1受体酪氨酸激酶抑制剂,如 NVP-AEW541;⑧mTOR 蛋白激酶抑制剂,如 CCI-779;⑨泛素-蛋白酶体抑制剂,如硼替唑米;⑩间变性淋巴瘤激酶(ALK)抑制剂,如克唑替尼;⑪其他,如 Aurora 激酶抑制剂、组蛋白去乙酰化酶(HDACs)抑制剂等;还有免疫治疗、基因治疗药物。其中表皮生长因子受体信号通路,是肿瘤靶向治疗的重要的靶。

一、表皮生长因子及其受体 EGFR

1. 表皮生长因子

自分泌的表皮生长因子(EGF)对细胞的存活、增殖有重要意义。表皮生长因子是单链多肽,分子量 6 045D,含 53 个氨基酸残基,能结合、作用于表皮生长因子受体,可经后者的信号通路产生作用。表皮生长因子的作用特点包括:

——表皮生长因子为广谱促分裂剂,能促进肿瘤细胞 DNA、RNA、蛋白质的合成,表皮生长因子过度表达时,可促进细胞很快增殖。

——表皮生长因子也是促血管生成因子和趋化因子,过度表达时可促进组织血管新生、促进肿瘤细胞转移。

——表皮生长因子能调节钾离子转运和钠离子/氢离子交换,促进肿瘤细胞的糖酵解,促进肿瘤细胞增殖。

——表皮生长因子过度表达时,可促进细胞转化、恶变而形成肿瘤细胞。研究发现,肿瘤细胞常过度自分泌表皮生长因子,还有转化生长因子(TGF-α)、血管内皮生长因子(VEGF)等。

2. 表皮生长因子受体

表皮生长因子受体分子内一般有:

①细胞外配体结合区,可结合表皮生长因子、转化生长因子 α 等;②跨膜区;③细胞内酪氨酸激酶区,能激活表皮生长因子受体信号通路的下游分子。一旦配体与表皮生长因子受体细胞膜外配体结合区结合,即可引起跨膜区的构象变化、酪氨酸激酶区磷酸化活化,然后通过 Ras/Raf/蛋白激酶 MEK/MAPK 信号通路、STAT 3/5 信号通路、蛋白激酶 PI3K/Akt 信号通路等,促进表达调周期素依赖的蛋白激酶(CDK)、血管内皮生长因子(VEGF)、基质金属蛋白酶(MMP)、存活素(survivin)等,促进肿瘤细胞增殖、迁移及血管新生。而表皮生长因子受体抑制剂,可抑制表皮生长因子受体的酪氨酸激酶活性、阻止表皮生长因子受体信号通路活化和作用。

表皮生长因子受体属于 I 型酪氨酸激酶受体,在静息细胞表面以单体形式存在,包括:EGFR(ErbBl/HER1)、ErbB2(Neu/HER2)、ErbB3(HER3)、erbB4(HER4)。研究发现,表皮生长因子受体 EGFR 常以较高水平在上皮细胞表达;表皮生长因子受体 ErbB2 常在体腔上皮、腺上皮、胚胎弱表达;表皮生长因子受体 ErbB3 常在除造血系统外的多数组织表达;表皮生长因子受体 ErbB4 常在除肾小球及周围神经外的成年组织表达。

(1)表皮生长因子受体 EGFR

表皮生长因子受体 EGFR 前体去除信号肽后,成为成熟的表皮生长因子受体 EGFR,是跨细胞膜的糖蛋白,有 621 个氨基酸残基,分子量 170kD;每个细胞常有 5 000~10 000 个表皮生长因子受体分子。

研究发现,在表皮生长因子受体 EGFR 分子内,N 端胞外配体结合区中,可分出 L1、CR1、L2、CR2 等结构域,L1 结构域可结合转化生长因子 α,L2 结构域可结合表皮生长因子(EGF);CR1/CR2 结构域富含半胱氨酸残基,能维持表皮生长因子受体的蛋白质构象;还有 12 个糖基化位点,与表皮生长因子受体二聚化相关。表皮生长因子受体跨膜区又称为 TM 区。表皮生长因子受体胞内区中有近膜域(N 端部分参与同/异二聚化,还有蛋白激酶 C 对表皮生长因子受体活性的负调控作用位点)、酪氨酸激酶域(TK 域,该域 N 端部分有 ATP 结合位点 Cys^{773} 残基等;该域 C 端部分催化袢有 D-F-G 氨基酸残基的催化基序、活化袢有酪氨酸激酶的活性中心,ATP 结合活化袢与催化袢间的 $aa^{719\sim724}$ 肽段和 $aa^{739\sim749}$ 肽段后,能使酪氨酸激酶活化)、C 端尾部域(有许多自身磷酸化位点如 $Tyr^{1068、1148、1173、992、1086}$ 残基,与信号转导相关)。

在表皮生长因子等不存在时,表皮生长因子受体 EGFR 分子内 CR1 结构域结合自身分子内的 CR2 结构域,使 C 端尾部域的 Tyr 残基不能自身磷酸化,使表皮生长因子受体信号通路没有活性;这时 $aa^{719\sim724}$ 肽段和 $aa^{739\sim749}$ 肽段不能与 ATP 结合,酪氨酸激酶域处于自抑制状态。

当表皮生长因子受体 EGFR 结合表皮生长因子等后,ATP 结合在 $aa^{719\sim724}$ 肽段和 $aa^{739\sim749}$ 肽段,通过使跨膜区的旋转,再使 CR1 结构域/CR2 结构域的结合断开,解除分子内自抑制,可使 C 末端尾部结构域的 Tyr^{1086} 残基等被自身磷酸化而二聚化,从而使酪氨酸激酶活化;激活状态的表皮生长因子受体 EGFR 的磷酸化 Tyr 残基中,不同的磷酸化 Tyr 残基可被信号通路下游不同的 SH2 域信号蛋白等结合,完成细胞信号转导过程,使表皮生长因子受体 EGFR 信号通路活化。

表皮生长因子受体 EGFR 可进行二次二聚化,即先是表皮生长因子使表皮生长因子受体 EGFR 自身磷酸化并二聚化,再使二聚体中的每个单体都完全磷酸化,然后完全磷酸化的二聚体分开,再分别与未磷酸化的单体结合并完成新二聚体的完全磷酸化。完全二聚化是表皮生长因子受体 EGFR 激活信号通路的关键。

表皮生长因子受体家族有 10 余种不同的配体-多肽型生长因子,常与表皮生长因子受体有两个结合位点:一是高亲和力、特异性较高的结合位点,位于表皮生长因子受体分子 N 端;另一个是低亲和力、特异性较低的结合位点,位于表皮生长因子受体分子 C 端。这些配体可分为:

——第 1 组配体,是表皮生长因子受体 EGFR 的配体,主要能与表皮生长因子受体 EGFR 结合,包括表皮生长因子、转化生长因子 α、二性调节素(AR)。

——第 2 组配体,能与表皮生长因子受体 EGFR 和 ErbB4 结合,如 β-细胞素(BTC)、表皮调节素(EPR)、肝素结合型 EGF(HB-EGF);

——第 3 组配体,为神经调节素(NRG)家族,其中神经调节素 1 和神经调节素 2 能与 ErbB3 及 ErbB4 结合,而神经调节素 3 和神经调节素 4 能与 ErbB4 特异性结合。最重要的配体是表皮生长因子、转化生长因子 α。这种复杂的系统,构成了表皮生长因子受体家族生物学功能的多样性。(表 13-1)

表 13-1 表皮生长因子受体家族及其特异性配体

受 体	配 体
EGFR,HER1/ErbB1	表皮生长因子,转化生长因子 α,二性调节素,表皮调节素,β-细胞素,肝素结合型 EGF
HER2/ErbB2	尚未发现
HER3/ErbB3	神经调节素(NRG1/2)
HER4/ErbB4	神经调节素 1/2/3/4,肝素结合型 EGF,β-细胞素,表皮调节素

（2）表皮生长因子受体 2

表皮生长因子受体 2（HER2，ErbB2）缺乏胞外配体结合区，目前表皮生长因子受体 2 的配体正在研究中；研究发现，表皮生长因子受体 2 主要与其他表皮生长因子受体如 EGFR 等结合为异二聚体，在其他表皮生长因子受体结合配体后，能促使该异二聚体活化。

高水平的异二聚体如表皮生长因子受体 2/3，比其同二聚体更能促进肺癌细胞转移。在非小细胞肺癌中，表皮生长因子受体 2 基因的突变率为 2%；在非小细胞肺癌中，表皮生长因子受体 2 的高水平表达率为 22.8%～26.6%；表皮生长因子受体 2 在腺癌、腺鳞癌、细支气管肺泡癌的高水平表达率为 30%～60%，表皮生长因子受体 2 在鳞癌和小细胞肺癌高水平表达率较低；表皮生长因子受体 2 高水平表达表示预后不良。表皮生长因子受体 2 高水平表达的原因主要是表皮生长因子受体 2 基因扩增（95%）或转录增多（5%）。

目前没有发现表皮生长因子受体 2 的酪氨酸激酶抑制剂（TKI），其单抗有曲妥珠单抗，曲妥珠单抗可抑制突变的表皮生长因子受体 2，抑制高水平表达表皮生长因子受体 2 的肿瘤细胞的增殖，能抑制表皮生长因子受体 2 的表达。

（3）表皮生长因子受体 3

表皮生长因子受体 3（HER3，ErbB3）缺乏酪氨酸激酶域，常与其他表皮生长因子受体形成异二聚体，再进行信号转导。（表 13-2）

表 13-2　表皮生长因子受体家族在常见恶性肿瘤中的表达

肿瘤类型	阳性表达率（%）			
	EGFR	ErbB2	ErbB3	ErbB4
肺癌	48～80	18～60	25～85	未研究
乳腺癌	14～91	9～39	22～90	82
肝癌	47～68	0～29	84	未研究
胃癌	33～74	8～40	35～100	未研究
结肠癌	25～77	11～20	65～89	未研究
食管癌	43～89	7～64	64	未研究
胰腺癌	30～50	19～45	57～63	81
头颈部鳞癌	36～100	17～53	81	28～69
肾癌	50～90	0～40	0	未研究
膀胱癌	35～86	9～50	30～56	30
前列腺癌	40～80	40～80	22～96	未研究
卵巢癌	35～70	8～32	85	93

二、表皮生长因子受体 EGFR 的活化与信号转导

细胞静息时，表皮生长因子受体 EGFR 在缺乏特异性配体时，以单体形式存在（非活化状态）；但与配体结合后，表皮生长因子受体 EGFR 形成二聚体，改变了表皮生长因子受体 EGFR 蛋白质构象，可激活其酪氨酸激酶活性，能结合一个 ATP 分子使自身酪氨酸残基发生磷酸化，随即可启动下游的三条经典信号通路等，最终引起一系列相关靶基因表达，导致肿瘤细胞持续增殖。表皮生长因子受体 EGFR 的经典信号通路如下：

1. STAT 信号通路

表皮生长因子受体 EGFR 能活化信号转导和转录活化因子（STAT），信号转导和转录活化因子 STAT 家族有 STAT1/2/3/4/5a/5b/6，在肿瘤中它们常高水平表达、活化。（表 13-3）

表 13－3　恶性肿瘤中 STAT 活化情况

肿瘤类型	活化的 STAT 蛋白
血液系肿瘤	
多发性骨髓瘤	STAT1,STAT3
白血病	
红系白血病	STAT1,STAT5
急性淋巴细胞白血病	STAT1,STAT5
慢性淋巴细胞白血病	STAT1,STAT5
急性髓系白血病	STAT1,STAT3,STAT3
慢性髓系白血病	STAT5
巨核细胞白血病	STAT5
大颗粒淋巴细胞白血病	STAT3
淋巴瘤	
Burkitt 淋巴瘤	STAT3
皮肤 T 细胞淋巴瘤	STAT3
霍奇金病	STAT3
实体肿瘤	
乳腺癌	STAT1,STAT3
头颈部鳞癌	STAT1,STAT3
肾癌	STAT3
黑色素瘤	STAT3
卵巢癌	STAT3
肺癌	STAT3
前列腺癌	STAT3
胰腺癌	STAT3
胃癌	STAT3

在肿瘤中,活化的表皮生长因子受体 EGFR 的 C 末端 Tyr^{974} 残基相关肽段,常结合 STAT3,同时 EGFR 活化的酪氨酸激酶活性,能使蛋白激酶 c-Src/JAK 的酪氨酸激酶磷酸化活化,再使 STAT3 蛋白磷酸化后聚合为二聚体,随之转位到细胞核内,促进一些靶基因表达:

——STAT3 蛋白二聚体能使周期素 D 和细胞因子 c-Myc 高水平表达,能促进肿瘤细胞的细胞周期很快转换、细胞很快有丝分裂、增殖。

——STAT3 蛋白二聚体能使抗凋亡蛋白如 Bcl-xL 和 Mcl-1 高水平表达,能使肿瘤细胞抗凋亡,促进细胞增殖。

——STAT3 蛋白二聚体能使促血管生成因子如血管内皮生长因子、血小板源性生长因子高水平表达,能促进转录组织形成新生血管;结果能促使肿瘤细胞增殖、抑制凋亡、诱导癌血管生成。

2. Akt 信号通路

Akt(蛋白激酶 B)有 Akt 1/2/3。Akt 是磷酸肌醇激酶(PI3K)下游的靶分子,能使许多种蛋白磷酸化并促进肿瘤细胞存活、增殖。配体激活表皮生长因子受体 EGFR 后,使信号通路接头蛋白 Grb1 磷酸化,再招募磷酸肌醇激酶 PI3K 并使 PI3K 激活,可产生三磷酸肌醇(IP_3),三磷酸肌醇结合 Akt 并使 Akt 转到细胞膜上,使 Akt 的 Tyr^{308} 残基和 Ser^{473} 残基被丙酮酸脱氢酶激酶(PDK1/2)磷酸化。磷酸化的 Akt 可使下游许多底物蛋白磷酸化而发挥其生物学效应,能上调抗凋亡因子 Bad、蛋白激酶 IKK、核因子 NF-κB 等,可抗凋亡、促进肿瘤细胞生长、增殖。

3. MAPK 信号通路

丝裂原活化的蛋白激酶(MAPK)信号通路,是表皮生长因子受体 EGFR 活化后经小 G 蛋白 Ras 和 Raf 的信号通路:配体→表皮生长因子受体→接头蛋白 Grb2 等→SOS(Ras 的鸟苷酸交换子)→Ras 蛋白结合 GTP 而活化→Raf(蛋白激酶 MAPKKK)→MEK(蛋白激酶 MAPKK)→蛋白激酶 MAPK 活化而产生作用,最后经上调转录因子 c-Jun/c-Fos 的水平并转移到核内,激活核内转录相关激活蛋白 1(AP-1),促进肿瘤细胞生长、增殖。

表皮生长因子受体 EGFR 信号灭活,主要有细胞膜表皮生长因子受体被细胞内吞与降解。过度激活的表皮生长因子受体 EGFR 的胞内区的磷酸化 Tyr 残基,经过度激活蛋白激酶 ERK 后,可反过来促使表皮生长因子受体 EGFR 被细胞内吞,并在细胞内由 Cb1(逆转录病毒类转化蛋白,一种 E3 泛素连接酶)作用而泛素化,可使泛素化的表皮生长因子受体 EGFR 被 26S 泛素蛋白酶体降解。部分内吞的表皮生长因子受体 EGFR 可转移到线粒体、内质网、细胞核,再去磷酸化后返回细胞膜、复活,或转移到晚期溶酶体被降解。

三、表皮生长因子受体 EGFR 基因的遗传突变

1. 表皮生长因子受体 EGFR 的突变

表皮生长因子受体 EGFR 基因位于第 7 号染色体短臂(7p12～p14),有 28 个外显子,可转录形成 5.6kb 的 mRNA,编码分子量 170kD(由 1 210 个氨基酸残基组成)的表皮生长因子受体 EGFR 的前体(然后再成熟化)。在非小细胞肺癌细胞等中,表皮生长因子受体 EGFR 的突变体已被发现的有:

(1)剪接缺失突变体,如表皮生长因子受体剪接缺失突变体 Ⅵ/Ⅶ/Ⅷ、TDM2～7(表皮生长因子受体的一部分)、TDM18～25(表皮生长因子受体的一部分,高水平时可引发对吉非替尼等耐药)。表皮生长因子受体 Ⅴ 常有外显子 19 相关的 $aa^{746～750}$ 肽段(为 E-L-R-E-A 氨基酸残基序列)缺失,该缺失肽段邻近酪氨酸激酶 TK 域的 ATP 结合部位,可改变酪氨酸激酶 TK 域 ATP 结合部位的空间结构,可引起表皮生长因子受体酪氨酸激酶持续结合 ATP、活化,再持续活化蛋白激酶 Akt 和 STAT3,可使肿瘤细胞抗凋亡能力增强;对吉非替尼等较敏感。缺失突变占表皮生长因子受体 EGFR 突变总数的 45%～50%。

(2)点突变体(占表皮生长因子受体 EGFR 突变总数的 90%),表皮生长因子受体 EGFR 点突变热点主要位于第 18～21 外显子相关的酪氨酸激酶域,其中:

——外显子 18 的 G719S 点突变,占表皮生长因子受体 EGFR 突变总数的 8%;

——外显子 19 的 D761Y、L747S 点突变,占表皮生长因子受体 EGFR 突变总数的 5%;

——外显子 20 的 R776C 点突变,占表皮生长因子受体 EGFR 突变总数的 5%,对 CL-387785 敏感;

——外显子 20 的 T790M 点突变(可导致对 EGFR 酪氨酸激酶抑制剂的获得性耐药)占表皮生长因子受体 EGFR 突变总数的 6%;

——外显子 21 的 L858R 点突变(能使活化袢稳定,该突变邻近酪氨酸激酶域 ATP 结合部位,可使肿瘤细胞对 EGFR 酪氨酸激酶抑制剂敏感)占表皮生长因子受体 EGFR 酪氨酸激酶域突变总数的 35%～45%;

——外显子 19 的缺失/外显子 21 的 L858R 点突变,占表皮生长因子受体 EGFR 的酪氨酸激酶域突变总数的 55%,对吉非替尼敏感;

——表皮生长因子受体 EGFR 还有 V689M、L703F(在近膜域)、G719X、G721S、L747S、D761Y、L861Q 等点突变,常使突变的表皮生长因子受体 EGFR,对该受体的酪氨酸激酶抑制剂较敏感。吉非替尼、厄洛替尼对 EGFR 敏感性突变的治疗有效率为 50%～80%。

在表皮生长因子受体 EGFR 的点突变的肿瘤细胞内,常不能通过 Cb1(E3 泛素连接酶)、26S 泛素蛋白酶体而降解表皮生长因子受体 EGFR 突变体。表皮生长因子受体 EGFR 突变肺癌患者外周血单个核细胞的表皮生长因子受体 EGFR 突变阳性率为 92%,可应用于临床检测。在小细胞肺癌中,表皮生长因子受体 EGFR 的酪氨酸激酶域常不突变。

(3)插入突变体,如在表皮生长因子受体 EGFR 基因外显子 20 的 $aa^{770\sim775}$ 肽段的相关核苷酸中的插入突变,已发现 8 种插入方式,可插入 3~9 个核苷酸,占表皮生长因子受体 EGFR 突变总数的 5%。

(4)基因扩增突变体,表皮生长因子受体 EGFR 基因常扩增,能使表皮生长因子受体 EGFR 表达水平上调。研究发现,在非小细胞肺癌细胞中,表皮生长因子受体 EGFR 基因扩增(基因拷贝数≥3)占患者的 33%,EGFR 表达水平上调的比例为患者的 40%~80%,过度表达的阳性率为患者的 45%~70%。吉非替尼、厄洛替尼对表皮生长因子受体 EGFR 基因拷贝数增加的患者的客观缓解率(16%~21%)及中位生存期(8.3 个月)较好,比化疗的疗效高 2 倍。

四、小分子表皮生长因子受体 EGFR 酪氨酸激酶抑制剂

肿瘤分子靶向治疗常用的靶点有:细胞受体信号通路、细胞因子等,其中表皮生长因子受体 EGFR 是目前最为主要的靶点。目前已被批准用于临床治疗的表皮生长因子受体 EGFR 特异性靶向药物主要包括:①小分子表皮生长因子受体 EGFR 酪氨酸激酶抑制剂(EGFR-TKI),如吉非替尼、厄洛替尼,对敏感性突变的表皮生长因子受体 EGFR 有明显的抑制作用;②单克隆抗体,如表皮生长因子受体 EGFR 的特异性单抗爱必妥、表皮生长因子受体 ErbB2 的特异性单抗赫赛汀等,对表皮生长因子受体 EGFR 有明显的抑制作用。

小分子表皮生长因子受体 EGFR 酪氨酸激酶抑制剂治疗的分子机制,与单抗明显不同,也有别于传统的细胞毒性药物;EGFR 酪氨酸激酶抑制剂,能扩散入肿瘤细胞内,可与 ATP 竞争结合 EGFR 胞内区的酪氨酸激酶域的 ATP 结合位点,阻断 ATP 结合表 EGFR 酪氨酸激酶域,抑制酪氨酸激酶域磷酸化活化,阻断 EGFR 下游蛋白激酶 Akt/MAPK 等的信号转导,阻滞肿瘤细胞在 G1 期,能抑制肿瘤细胞有丝分裂、生长、增殖、侵袭、血管新生,实现靶向治疗。

目前的小分子表皮生长因子受体酪氨酸激酶抑制剂,根据其靶向性分为:①特异性抑制 EGFR 的抑制剂;②双重抑制 EGFR 和 ErbB2 的抑制剂;③广泛抑制全部表皮生长因子受体家族的抑制剂。肿瘤细胞常表达 1 种以上的表皮生长因子受体家族成员,因此双重抑制或广泛抑制全部表皮生长因子受体的抑制剂,能增加其作用的肿瘤细胞数量,可能更加有效。

还可根据表皮生长因子受体酪氨酸激酶抑制剂的抑制作用是否可逆来区分,如 EKB-569 和 CI-1033,可通过与 EGFR 的 ATP 结合位点的靶半胱氨酸残基共价结合,能产生不可逆性抑制,可延长 EGFR 信号通路被抑制的时间,减少用药剂量和给药次数,提高患者对药物的耐受性。(表 13-4,图 13-1)

表 13-4　表皮生长因子受体酪氨酸激酶抑制剂

抑制剂类型	可逆性	不可逆性
ErbB1(EGFR)酪氨酸激酶抑制剂	ZD1839/gefitinib	EKB-569
	OSI-774/erlotinib	PD169414
	PD153035	
双重 EGFR/ErbB2 酪氨酸激酶抑制剂	PKI-166	PD168393
	GW572016	HKI-272
广泛抑制全部 ErbB 酪氨酸激酶抑制剂	PK158780	CI-1033

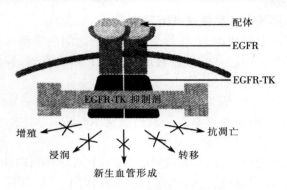

图 13 - 1　分子靶向作用机制图

五、多条信号通路在肿瘤发生及靶向治疗中的作用

近年来,随着分子生物学的深入研究和发展,对肿瘤的发病机制和参与调控肿瘤细胞增殖、分化、血管形成、侵袭、转移的信号通路有了更进一步的认识。细胞内信号通路失调,最终导致细胞增殖与凋亡异常是细胞癌变的主要机制之一,靶向作用于这些重要的信号通路可以逆转、延迟、阻止致癌过程,为肿瘤的分子靶向治疗奠定了理论基础和提供了新的途径。

多条信号通路如 Ras/Raf/MEK/ERK、PI3K/Akt/mTOR、HGF/c-Met、血管内皮生长因子受体、血小板源性生长因子受体、成纤维细胞生长因子受体、胰岛素样生长因子受体、表皮生长因子受体等信号通路在肿瘤中存在异常活化,且在肿瘤的发生、发展过程中发挥重要作用,因而是肿瘤治疗的潜在分子靶点。

1. MAPK 信号通路(Ras/Raf/MEK/ERK)

MAPK 通路是 EGFR、PDGFR 和 VEGFR 下游的共同通路,在多种肿瘤中均异常激活,与细胞的增殖、血管新生、肿瘤发生、不良预后有关。研究显示,肿瘤中 Raf-1 及其下游的 MEK、ERK 的表达水平均上调,Raf-1 信号通路的异常激活在肿瘤发生发展中起重要作用,Ras/Raf-1/MEK/ERK 通路已成为肿瘤靶向治疗研究的热点。

野生型 Raf-1 在多种肿瘤中高度活化,索拉非尼的靶点之一就是 Raf 激酶。研究显示,30% 肿瘤组织中有 Ras 基因突变。目前尚无直接以 Ras 为靶点的药物,但针对 Ras 突变的菌苗疗法正在实体瘤中开展研究。MEK 家族有 MEK1/2,可磷酸化下游 ERK1/2。研究显示,在很多肿瘤中 MEK1/2 和 ERK1/2 的过表达率、ERK1/2 磷酸化率很高。肿瘤细胞株经 MEK1/2 抑制剂作用后,可抑制细胞增殖、促进凋亡。MEK 抑制剂 CI-1040、PD0325901、AZD6244、RDEA119、BAY869766 在治疗多种肿瘤中已开展实验。

2. PI3K/Akt/mTOR 信号通路

PI3K/Akt/mTOR 信号通路,在细胞生长、代谢、细胞周期调控、抗凋亡、血管形成等方面发挥重要功能。研究提示,PTEN 表达缺失和 p-Akt/p-mTOR 的高水平表达,与肿瘤分级、肝内转移、血管侵犯、TNM 分期、Ki-67 标记指数、基质金属蛋白酶 2/9 水平上调等相关。

肿瘤组织 PTEN 表达水平较非肿瘤组织下降;研究发现,PTEN 表达水平下降、MMP-2/9 表达水平上调,与肿瘤的分期、转移相关,且 PTEN 和 MMP-2/9 的表达水平呈负相关。

研究发现,肿瘤患者中,常存在 IGF 受体通路激活、EGF 水平上调、PTEN 失活、mTOR 活化,用依维莫司抑制 mTOR 活性,可有效的延长肿瘤患者的生存时间,减少术后复发。目前以 PI3K/Akt/mTOR 信号通路为靶点的药物,如 PI3K 抑制剂 RG7321、Akt 抑制剂哌立福辛、mTOR 抑制剂西罗莫司、CCI-779 等均已在肿瘤患者中开展了临床试验,如索拉非尼联合依维莫司对照单独使用索拉非尼的临床试验正在开展。

3. 血管形成相关生长因子和其酪氨酸激酶受体

正常血管形成由促进血管形成因子、抗血管形成因子之间的平衡来维持。在肿瘤中,这种平衡被打破,内皮细胞、周细胞分泌过多的促血管形成因子。研究发现,肿瘤组织 VEGF-A、血管生成素 2、PDGF 等促血管形成因子表达水平上均上调。

主要的促血管形成因子包括 VEGFs、PDGFs、PLGFs、TGF-α/β、b-FGF、EGF、HGF、血管生成素、IL-4、IL-8 等,这些生长因子和细胞因子通过激活 Ras/Raf/MEK/ERK、PI3k/Akt/mTOR、JAK/STAT 等信号通路,来诱导肿瘤血管新生。

VEGF 与其酪氨酸激酶受体结合后,通过激活 Raf/MEK/ERK、PI3K/Akt 等信号通路而诱导内皮细胞生长,对肿瘤血管新生、肿瘤生长和转移起重要作用。以 VEGR/VEGFR 为靶点治疗肿瘤是研究的热点,如贝伐单抗作用靶点就是 VEGF。VEGF 的高水平表达,与肿瘤分级、术后复发、DFS、OS 等因素相关。Meta 分析显示,VEGF 的表达水平是肿瘤患者的一个预后因素。贝伐单抗中和 VEGF,能抑制肿瘤的生长和降低血管微血管密度。

索拉非尼是一种多靶点、多激酶抑制剂,可靶向作用于肿瘤细胞及肿瘤血管上的丝/苏氨酸激酶及受体酪氨酸激酶,包括 Raf 激酶、VEGFR-2/3、PDGFR-β、c-Kit、FLT3、RET,能阻断肿瘤细胞增殖,抗血管新生。目前欧盟、美国、我国等,相继批准索拉非尼用于治疗肝癌等。索拉非尼可联合贝伐单抗治疗肿瘤。厄洛替尼是一种小分子 EGFR 酪氨酸激酶抑制剂,可联合贝伐单抗治疗肿瘤。

贝伐单抗是一种以 VEGFR 和 FGFR 为靶点的选择性双重小分子酪氨酸激酶抑制剂。研究显示,贝伐单抗可减少 VEGFR-2 受体酪氨酸激酶磷酸化,抑制肿瘤细胞增殖,促进细胞凋亡,降低微血管密度,对肝细癌的生长有抑制作用。

舒尼替尼也是一种多激酶抑制剂,可抑制 VEGFR-1/2/3、PDGFR-α/β、c-Kit 等酪氨酸激酶受体,已被批准用于治疗晚期肾细胞癌。拉帕替尼是针对 EGFR 和 HER-2 的双重抑制剂,通过下调 MAPK、Akt、p70S6K 等激酶来抑制肿瘤的生长。

多种以 VEGFR 为靶点的药物正在开展治疗肿瘤的临床试验,例如 TSU-68(作用靶点为 VEGFR、PDGFR、FGFR)、linifanib(ABT-869,作用靶点为 VEGFR、PDGFR)、cediranib(AZD2171,作用靶点为 VEGFR)、阿西替尼(axitinib,作用靶点为 VEGFR-1,2,3,已被批准用于治疗肾癌)等,希望在不久的将来能给肿瘤的治疗带来更多的选择。

4. EGFR 信号通路

EGFR 主要配体为 EGF 和 TGF,EGFR 在多种肿瘤中过度表达,作为 EGFR 配体的 TGF-α 常在癌前病变中高水平表达,提示 EGFR 信号通路可能在早期肿瘤中起一定作用。以 EGFR 为靶点的药物包括抗 EGFR 抗体(如西妥昔单抗、帕尼单抗)和小分子 EGFR 酪氨酸激酶抑制剂(如吉非替尼),这些药物在结直肠癌、肺癌、肝癌等已应用。西妥昔单抗是一种重组的人鼠嵌合体抗人 EGFR 单克隆 IgG 抗体,能抑制 EGF 和 TGF-α 等内源性配体与 EGFR 结合。

5. HGF/c-Met 信号通路

研究发现,HGF/c-Met 过表达、c-Met 基因突变,存在于多种肿瘤中,这种异常导致 HGF/c-Met 信号通路异常活化,并激活下游信号通路的级联反应,从而增加肿瘤细胞的增殖、迁移、侵袭能力。靶向 HGF/c-Met 的药物正在研究,目前研究较多的药物是 ARQ-197,它是一种选择性、非 ATP 竞争性 c-Met 受体酪氨酸激酶抑制剂,ARQ-197 可治疗不可切除的晚期肿瘤,临床试验正在进行中。

6. IGF 信号通路

多种肿瘤中,均检测到 IGF 和 IGF-1R 的高水平表达,这与肿瘤的分期、转移、生存预后相关。以 IGF 为靶点的药物正处于研发阶段,主要是抗 IGF-1R 抗体,例如 BIIB022、AVE1642、Cixutumumab(IMC-A12)等。索拉非尼联合 BIIB022、AVE1642 联合索拉非尼或厄洛替尼,治疗肿瘤的临床试验正在开展中。

六、表皮生长因子受体酪氨酸激酶抑制剂的耐药机制及其治疗策略

表皮生长因子受体酪氨酸激酶抑制剂在治疗非小细胞肺癌中取得了较好的疗效,但仍会出现耐药导致的肿瘤进展。目前的研究发现,其中涉及的耐药机制较多样。EGFR-TKIs 耐药机制包括如下。

1. EGFR-TKIs 的原发 TKIs 耐药

EGFR-TKIs 一般治疗后能观察到 20%～30%患者对 EGFR-TKIs 治疗无效,说明可能是 TKIs 的原发性耐药。原发性耐药通常是与 EGFR 基因敏感突变同时发生的 EGFR 基因其他突变所导致。

（1）K-Ras 基因突变

K-Ras 基因突变在 EGFR 信号通路活化中起关键作用,K-Ras 通过活化 Raf 激酶,激活 MAPK 信号通路,促进细胞增殖。K-Ras 的 GTP 水解酶结构域的第 12 号和第 13 号密码子的突变,可导致 K-Ras 的持续激活,有该突变的 NSCLC 患者对 TKIs 治疗不敏感、原发耐药。一般 NSCLC 患者中较少会同时出现 EGFR 敏感突变和 K-Ras 基因突变。K-Ras 基因突变发生率为 15%～20%,腺癌及吸烟者发生率较高。K-Ras 基因突变患者接受 EGFR-TKIs 治疗的有效率约为 3%,而野生型 K-Ras 则为 26%。已明确验证,K-Ras 基因突变的 NSCLC 患者对 EGFR-TKIs 有原发耐药性。但 K-Ras 基因突变检测还没有被广泛应用于 NSCLC 患者的治疗中。

（2）形成融合基因 EML4-ALK

间变淋巴瘤激酶（ALK）,是胰岛素受体酪氨酸激酶超家族成员,其基因与棘皮微管结合蛋白 4（EML4）基因,可形成融合基因（EML4-ALK）,编码融合蛋白,导致 ALK 酪氨酸激酶区域组成性活化,促进细胞转化。NSCLC 患者中有 3%～5%存在 EML4-ALK 融合基因,多见于 K-Ras/EGFR/BRAF 基因不突变和不吸烟的腺癌年轻患者。EML4-ALK 阳性患者,EGFR-TKIs 治疗时不能获益,这可能是 EGFR-TKIs 原发耐药的另一个机制,对此部分患者可尝试针对 ALK 基因的靶向治疗。

2. EGFR-TIKs 的获得性耐药

虽然 80%有 EGFR 基因敏感突变的 NSCLC 患者接受 EGFR-TKIs 治疗可获得疾病缓解,但中位 PFS 也仅为 9～12 个月,大多数患者均会发生获得性耐药。

（1）形成 EGFR 基因不敏感突变

T790M 错义突变是第 1 个被普遍认可的 TKIs 治疗后获得性耐药机制,能导致编码产物中的第 790 位苏氨酸换为甲硫氨酸。肺癌中 EGFR 基因突变主要集中在外显子第 18～21。第 19 外显子的缺失突变（del E746～A750）发生率约为 45%;第 21 外显子点突变（L858R）发生率为 40%～45%;第 18 外显子点突变（G719X）发生率约为 5%;第 20 外显子插入突变发生率约 5%。其中与 EGFR 酪氨酸激酶抑制剂敏感性相关的主要是位于外显子 18 和 21 的点突变和外显子 19 的缺失突变。NCCN 指南推荐存在 EGFR 敏感突变的 NSCLC 患者一线可行 EGFR-TKIs 治疗。

43%～50%的对吉非替尼、厄洛替尼耐药的 NSCLC 患者 T790M 突变阳性,导致 TKIs 无法与吉非替尼、厄洛替尼结合。推断 T790M 突变在未经 EGFR-TKIs 治疗的 NSCLC 患者中即有微克隆存在,持续的 TKIs 治疗使这些克隆被选择性富集,最终导致治疗耐药。尽管发生 T790M 突变会增加酪氨酸激酶活性,增强致瘤性,但此类获得性耐药的患者仍显示出疾病进程减慢的态势,即刻停药后有疾病爆发的可能,而中断治疗后仍有再次对靶向治疗有效的报道,其中原因可能与耐药肿瘤细胞中仍存在一定比例的细胞对 EGFR-TKIs 敏感有关,但具体机制还不明确。

（2）c-Met 基因异常

c-Met 基因扩增时，表达肝细胞生长因子受体增加，也可有 c-Met 基因突变和过度表达。c-Met 与肝细胞生长因子结合后，可激活 c-Met 受体酪氨酸激酶，促肿瘤细胞增殖、诱导上皮细胞迁移、诱发血管新生。20％的 NSCLC 患者出现 TKIs 耐药与 c-Met 基因扩增相关，其发生与 T790M 突变的存在无相关性。在 EGFR-TKIs 存在下，c-Met 基因扩增能激活 ErbB3/PI3K 信号通路，直接激活 EGFR 下游信号通路，导致 NSCLC 对 EGFR-TKIs 产生耐药。已有研究表明，c-Met 可能是 TKIs 获得性耐药后的治疗靶点。

（3）PTEN 表达缺失

PTEN 表达缺失，可在对吉非替尼耐药的细胞中发现，细胞中 PTEN 表达水平降低、pAkt 表达水平明显升高，使肿瘤细胞能找到不依赖于 EGFR 活化而通过 IP_3 有效激活 PI3K 通路、促进肿瘤细胞增殖的方式，结果能对治疗的 EGFR-TKIs 耐药。在 93 例接受吉非替尼治疗的 NSCLC 患者中有 20.4％PTEN 表达缺失，导致对 EGFR-TKIs 耐药。

（4）IGF-1R 过度表达

胰岛素样生长因子 1 受体（IGF-1R）是一跨膜酪氨酸激酶受体，在许多肿瘤中过度表达，促进肿瘤细胞增殖，可活化 Ras/Raf/MAPK 和 PI3K 两条信号通路。IGF-1R 通过持续激活 PI3K/Akt 通路，导致对 EGFR-TKIs 耐药。整体研究发现，抑制 IGF-1R 介导的 EGFR 下游通路的激活，可阻止 NSCLC 患者接受吉非替尼治疗后耐药的出现。

（5）B-Raf 基因突变

B-Raf 是 Raf 的异构体，位于 EGFR 信号通路下游，通过与 Ras 相互作用后，再激活 MAPK，促进细胞增殖。NSCLC 患者中有约 3％存在 B-Raf 基因突变，最常见的突变是 V600E。B-Raf 基因突变，是 EGFR 单克隆抗体治疗结直肠癌的耐药机制之一，但在 NSCLC 中尚无相关报道。

（6）上皮细胞-间质细胞转化

高水平上皮细胞-间质细胞转化（EMT）与 EGFR-TKIs 的耐药有关。EMT 可以通过下调 E-钙黏蛋白的表达水平，促进肿瘤细胞的转移，减少耐药肿瘤细胞对 EGFR 信号通路的依赖。

（7）其他

也有报道，mTOR 与 EGFR 耐药有关，阻断 mTOR 通路可以抑制肿瘤生长。另外，EGFR-TKIs 获得性耐药也与血管内皮生长因子水平升高有关，VEGFR/EGFR 双通路抑制剂被证明在 EGFR-TKIs 耐药的患者中有良好的疗效。

（8）治疗策略

包括：①针对原发耐药机制的治疗策略；②针对获得性耐药的治疗策略；③针对 c-Met 基因扩增治疗；④针对 EGFR 信号通路下游信号分子治疗；⑤对再次 EGFR-TKIs 的治疗；⑥多靶点药物治疗。但目前大部分多靶点药物仍处在临床试验阶段，仍需进一步研究。

七、HER2、EGFR 信号通路与胃癌的靶向治疗

酪氨酸激酶受体 HER 家族中的表皮生长因子受体 2（HER2）和 EGFR 在许多肿瘤中的过表达和突变，与许多肿瘤发生发展及预后密切相关，而以 HER2 和 EGFR 为靶向的胃癌治疗备受关注。

1. HER2 在肿瘤发生和发展中的作用

HER2 基因又称 ErbB2 基因，定位于人染色体 17q21，编码分子量 185 kD 的跨膜蛋白，结构与表皮生长因子受体 EGFR 相似，其胞质区具有酪氨酸蛋白激酶活性。HER2 在细胞正常情况下处于非激活状态，当受到体内外某些因素作用后，其结构突变、表达调控失常从而被激活，具有肿瘤转化活性。

研究显示,HER2 与 EGFR 的酶解肽段几乎相似,有约 50% 的同源性,即使在无配体存在的情况下,HER2 也可持续激活 EGFR 的酪氨酸激酶活性,使细胞增殖失控,导致肿瘤发生。

研究发现,在多种肿瘤中存在 HER2 基因异常扩增及 p185 HER2 的过度表达,并且与其预后不良有关。已证实 20%~40% 乳腺癌中存在 HER2 基因扩增及过度表达,认为 HER2 基因表达是乳腺癌独立的预后因素。HER2 基因在卵巢癌、结直肠癌、肺癌、胃癌等中也均有不同程度的表达。

HER2 也称为 neu,是 HER/ErbB 家族的四个成员之一。有人通过对 123 例胃癌组织的研究认为 20% HER2 基因扩增或过度表达,与胃癌患者的预后明显相关,特别是有 HER2 基因扩增的患者,其术后死亡率较高、生存期较短、预后较差。大多数学者报道,胃癌 HER2 基因扩增或过度表达,常伴有胃淋巴结癌转移率增高,但亦有相反的报道。

(2)以 HER2 为靶点的胃癌分子靶向治疗

HER2 与 EGFR 具有约 50% 的同源性,主要参与细胞增殖的调节。有人运用原位杂交技术检测 131 例胃癌组织标本和 100 例贲门癌组织标本,结果发现,12.2% 胃癌组织和 24% 贲门癌组织 HER2 过度表达。另一项研究报告表明,HER-2 过度表达的胃癌患者,5 年生存率低于对照组(21.4%∶63.0%)。大多数研究认为,HER2 的过度表达,预示肿瘤细胞对化疗尤其对 CMF 方案抵抗。体内外试验证明,抗 HER2 单克隆抗体能有效抑制 HER2 阳性胃癌细胞裸鼠荷瘤的生长。因此采用抗 HER2 单克隆抗体封闭 HER2 信号通路,可能是治疗 HER2 表达阳性胃癌的新途径。

曲妥珠单抗为乳腺癌治疗的第一个分子靶向性药物,能否把曲妥珠单抗其应用于 HER2 过表达的晚期胃癌,值得努力探索。有人比较研究发现,胃癌和乳腺癌对曲妥珠单抗的敏感性相同,因此曲妥珠单抗临床治疗 HER2 高水平表达的胃癌理应有效。曲妥珠单抗能增强乳腺癌常规化疗药的疗效,与铂类、紫杉醇、塞替哌、长春瑞滨、柔红霉素、环磷酰胺、氨甲蝶呤等均有协同或相加作用。抗 HER2 单抗代表药物为曲妥珠单抗、帕妥珠单抗。

曲妥珠单抗是 1998 年美国批准上市的第一种单抗,通过与 HER2 受体特异性结合,能阻断表皮生长因子信号通路,可抑制血管内皮生长因子、其他血管生长因子活性,2002 年进入我国市场。2009 年美国临床肿瘤学会年会上,曲妥珠单抗治疗 HER2 阳性胃癌的研究结果引人瞩目;在 3 807 例晚期胃癌组织中,HER2 阳性表达率为 22.1%,曲妥珠单抗与化疗联合的疗效优于单纯化疗,中位 OS 期分别是 13.8 个月和 11.1 个月,客观缓解率(RR)分别为 47.3% 和 34.5%($P=0.0017$),两组毒性差异无显著性;第一次证实曲妥珠单抗联合化疗,可改善 HER2 阳性晚期胃癌患者的生存,并使患者的中位 OS 超过 1 年,达到 13.8 个月,而通常晚期胃癌的平均生存时间仅 10~12 个月;同时使客观缓解率提高至 47.3%,而通常胃癌化疗的 RR 在 30% 左右,因此是胃癌治疗的一项里程碑,其研究结果确立了曲妥珠单抗在胃癌中的治疗地位,使其成为 HER2 阳性患者的重要治疗药物。而帕妥珠单抗为第二代重组人源化抗 HER2 单克隆抗体,与 HER2 受体胞外 Ⅱ 结合域结合,阻止与其他 HER2 受体之间的二聚化。

(3)EGFR 酪氨酸激酶抑制剂治疗胃癌

针对 EGFR 靶向治疗,可以阻断信号传导通路的活化,从而达到治疗目的。其靶向治疗在非小细胞肺癌、乳腺癌等肿瘤中已取得良好疗效,但针对胃癌的靶向治疗实验尚处于起始阶段,还没有大规模的临床试验,疗效未获肯定。

EGFR 靶向药物依作用机理的不同,可分为 5 类:

① 针对 EGFR 胞外域部分、封闭配体分子的单克隆抗体,如:西妥昔单抗、马妥珠单抗和帕尼单抗。

② 针对 EGFR 酪氨酸激酶功能区的小分子抑制剂,如:吉非替尼、埃罗替尼等。

③利用 RNAi 作用机理,特异性降解 EGFR 的 mRNA。

④能识别 EGFR 的细胞毒素、细胞杀伤因子、放射性粒子等,可选择性杀死富含 EGFR 的肿瘤细胞。

⑤阻碍 EGFR 的二聚化/寡聚化,进而抑制 EGFR 的激活。

目前 EGFR 靶向药物多用于晚期转移性胃癌的解救治疗,靶向药物价格较昂贵。表皮生长因子受体酪氨酸激酶抑制剂(EGFR-TKI)的代表药物有吉非替尼、埃罗替尼、拉帕替尼等。

吉非替尼是第一个被美国批准的 EGFR 酪氨酸激酶抑制剂,2005 年在我国上市。在一项 75 例晚期胃癌患者的解救治疗研究中,吉非替尼每天 250 mg 或 500 mg 口服治疗,患者的病情得到控制,其中有一例患者达到了 PR,最常见的药物相关不良反应为腹泻、皮疹和厌食。另一项研究报道了使用吉非替尼每天口服 250 mg 治疗贲门癌的 Ⅱ 期临床研究报告,患者中位缓解期为 4.6 个月,临床总有效率达 30%;该试验中 32 例患者进行了病灶的连续活检,发现使用吉非替尼后 EGFR 的磷酸化状态显著下降,可能对增殖的抑制更多依赖于下游的 Akt 磷酸化水平降低;表明吉非替尼的耐药性,可能是通过信号通路下游的 PI3K/Akt 通路明显活化而介导。虽然吉非替尼单药一线治疗晚期胃癌疾病控制率达 18.3%,但研究显示,吉非替尼联合细胞毒性药物能够抑制该药物触发的 EGFR 信号传导通路。

伊马替尼单药在体外抗胃癌效果欠佳,但可提高化疗敏感性,相关临床研究正在进行中;索拉非尼联合化疗对晚期胃癌或食管胃结合部癌有效(RR38.6%);舒尼替尼单药用于晚期胃癌患者二线治疗取得了初步疗效,但不良反应较重。因此 TKI 类药物单药前景仍不明,有待更多研究证据支持。目前在全球开展的多项 Ⅲ 期胃癌靶向治疗临床研究中,多采用靶向联合化疗的模式。

(4)抗 EGFR 单抗治疗胃癌

代表药物如西妥昔单抗、EMD72000 单抗等。西妥昔单抗是 IgG1 嵌合单抗,对 EGFR 具有高度的亲和力和特异性,能阻止 EGFR 与其天然配体结合,可阻断细胞自分泌 EGF 性无限增殖的恶性循环,抑制肿瘤细胞增殖,诱导细胞凋亡,2006 年在我国上市。

2006 年 ASCO 年会报告,采用西妥昔单抗治疗胃癌的 Ⅰ 期临床研究。约 20 例患者入组,第 1 周 400 mg/m²,以后每周 250 mg/m²,连用 5 周,每周联合紫杉醇 50 mg/m²,卡铂(AUC 为 6)连续 6 周,同时给予 50.4 Gy 放疗。完成临床试验者中 67% 达临床完全缓解,43% 达病理完全缓解,主要副作用包括脱发、食管炎、皮疹。初步显示,化疗联合抗 EGFR 靶向治疗对胃癌有较好的抗肿瘤活性。

2009 年 ASCO 年会报告多项西妥昔单抗联合化疗治疗胃癌的 Ⅱ 期临床研究,涉及新辅助治疗、一线治疗、二线治疗。在新辅助治疗方面,西妥昔单抗＋伊立替康＋顺铂联用于可切除胃癌的术前新辅助治疗,患者耐受性尚可,尚须进一步评估 K-Ras 基因突变与患者预后的关系。在一线治疗方面,西妥昔单抗与联合化疗方案(顺铂＋大剂量 5-FU＋大剂量 LV)或顺铂＋FL 或伊立替康＋FL 或奥沙利铂＋伊立替康或多西他赛＋顺铂,用于晚期胃癌一线治疗,有一定的疗效及安全性。在二线治疗方面,西妥昔单抗联合伊立替康治疗铂类耐药的胃癌,有可行性,患者耐受性尚可。K-Ras 或 B-Raf 基因突变可能与患者对西妥昔单抗的耐药相关,但 K-Ras 或 B-Raf 在晚期胃癌患者中的突变率较低,分别为 11.4% 和 2.3%,与西妥昔单抗对胃癌的疗效可能相关性不大。

八、IGF-1R、EGFR、VEGF、HER2 与胃癌

有人探讨胰岛素样生长因子受体 IGF-1R、表皮生长因子受体 EGFR、血管内皮生长因子 VEGF、人表皮生长因子受体 HER2 在 108 例胃癌组织中表达及与胃癌预后的关系,发现胃癌组织中 IGF-1R 阳性表达 62%,EGFR 阳性表达 51%,VEGF 阳性表达 44%,HER2 阳性表达 20%。

在胃癌组织中 IGF-1R 与 EGFR、VEGF、HER2 表达两两呈正相关性,其中 IGF-1R 与 HER2 的相关性最强。提示四者在胃癌发生发展过程中存在协同作用。

研究发现,IGF-1R、PTNM 分期及 Borrmann 分型为胃癌预后独立因素,按其影响程度排序为:PTNM、IGF-1R、Borrmann 型胃癌。IGF-1R、EGFR、VEGF、HER2 联合表达阳性的患者生存期均较阴性表达者短,而且随联合因素增加,预后越差,尤其是 IGF-1R、EGFR、VEGF、HER2 均为阳性的患者,生存时间仅为 5 个月,常是研究中最短的生存时间,说明联合表达可能为预后的判断指标,但需进一步研究。

日本报道,IGF-1R 与 EGFR 共同表达率为 55%,IGF-1R 与 HER2 共同表达率为 18%,EGFR 与 HER2 共同表达率为 15%。有的研究采用双评分半定量法,即以阳性细胞百分比计分和染色强度计分之和所得总分,进行结果判定,结果更加客观、准确。

胃癌组织中的 IGF-1R 与 EGFR、VEGF、HER2 表达水平相互呈正相关性,提示对抗 EGFR、VEGF、HER2 分子靶向药物产生耐药的胃癌晚期患者,抗 IGF-1R 靶向药物可能具有一定的疗效。四种因子三者及四者均呈阳性表达的胃癌,患者预后较差。

九、EGFR 通路相关信号分子与胃癌的抗 EGFR 治疗

有人检测 EGFR、HER2、ANXA1、pmTOR、Grb2、mTOR、p53、VEGF、PCNA 等 9 个基因在胃癌组织样本中的表达,并探讨其表达组合方式与胃癌患者 5 年生存率的关系。结果显示,EGFR、HER2、ANXA1、pmTOR、Grb2、mTOR、p53、VEGF、PCNA 在胃癌中的阳性表达率分别为 19.0%、28.6%、35.5%、46.5%、48.0%、50.8%、55.1%、59.4%、89.3%。

Cox 多因素回归分析显示,p-mTOR、VEGF、ANXA1 均为影响胃癌患者预后的独立因素。pmTOR、VEGF、ANXA1 基因表达以+/+/-和-/-/+组合方式占样本中的多数,且这两种组合患者的预后存在显著差异。据 pmTOR、VEGF、ANXA1 组合方式,能较准确地判断胃癌患者的预后。

西妥昔单抗是针对 EGFR 细胞外结构域的人-鼠嵌合型 IgG1 单克隆抗体,在晚期胃癌治疗方面,目前已有多项 II 期临床试验证实西妥昔单抗有效。一项研究,评估奥沙利铂+伊立替康+西妥昔单抗,在晚期胃癌应用的安全性及疗效,共入组 35 例,其中 CR 1 例,PR 21 例,SD 7 例,PD 6 例;中位疾病进展时间 24.8 周,中位总体生存期 38.1 周;所有患者 K-Ras 为野生型。有人研究西妥昔单抗+XELOX 方案治疗转移和复发晚期胃癌,结果显示,总体反应率为 52.3%,中位无进展生存时间为 6.5 个月,中位总体生存期为 11.8 个月,治疗有效。

目前如何预测西妥昔单抗的疗效及选择合适的患者是尚待解决的问题。在结肠癌中,K-Ras 野生型患者使用西妥昔单抗可获得较好的疗效。但胃癌的 K-Ras 基因突变率<10%,对西妥昔单抗治疗胃癌的疗效影响可能较小。

在国内进行了西妥昔单抗+卡培他滨+顺铂一线治疗晚期胃癌的 II 期临床研究,并对与方案疗效相关的生物标志物进行研究,发现 EGFR 表达水平与西妥昔单抗治疗胃癌临床获益无关;而 EGFR 基因拷贝数、血清 EGF/TGF-α 水平,可能是预测本方案治疗获益的标志物,但需进一步研究;还要研究西妥昔单抗治疗时 K-Ras/B-Raf 基因突变、EGFR 基因扩张等的预测作用。

帕尼单抗是第 1 个完全人源化的 IgG2 单克隆抗体,与西妥昔单抗相比,与 EGFR 具有更高亲和性。目前帕尼单抗联合表柔比星、顺铂、卡培他滨治疗围手术期胃癌的 III 期临床试验仍在进行中,中期数据尚未公布。

部分研究报道,吉非替尼和厄罗替尼治疗胃癌疗效欠佳。因此多靶点药物可能是治疗进展期胃癌的新选择,临床试验也相继开展。拉帕替尼是一种直接作用 EGFR1 和 HER2 双靶点的小分子酪氨酸激酶抑制剂,能透过血脑屏障,已被美国批准用于晚期乳腺癌的二线治疗。有人应用拉帕替尼一线治疗晚期/转移性胃癌,共入组 47 例患者,4 例 PR,1 例 PR,10 例 SD,中位治疗失败时间为 1.9 个月,OS 为 4.8 个月。生物标志物的探索性分析显示,HER2 基因表达、IL-8 基因表达

及其基因多态性、VEGF 基因表达与 OS 相关。提示拉帕替尼作为单药治疗晚期/转移性胃癌耐受性良好,潜在的相关分子标志物需进一步验证。卡培他滨＋奥沙利铂＋拉帕替尼一线治疗晚期胃癌的Ⅲ期临床研究也在进行之中。

十、进展期胃癌组织中 EGFR 和 PI3K 的表达及相关性

有人采用免疫组织化学法检测 68 例进展期胃癌组织 EGFR 和 PI3K 的表达情况,并分析其与胃癌临床病理的关系。结果发现,EGFR 表达阳性率为 58.82%,与淋巴结转移、远处转移、临床 TNM 分期相关;PI3K 表达阳性率为 76.47%,与肿瘤浸润深度、淋巴结转移、远处转移、临床 TNM 分期相关。EGFR 和 PI3K 共表达率为 47.22%。EGFR 和 PI3K 在进展期胃癌组织中高表达,PI3K、EGFR 的表达相互显著相关。

十一、胃癌嗜铬蛋白 A 与表皮生长因子受体表达的关系及意义

有人探讨 103 例手术切除的标本中胃癌组织及癌旁正常组织胃癌嗜铬蛋白 A(CGA)与表皮生长因子受体(EGFR)表达的关系及意义,结果发现,胃癌组织中 CGA 及 EGFR 表达率分别为 39.8% 和 41.7%,均明显高于癌旁正常组织的 2.9% 和 0($P<0.01$)。

CGA 与 EGFR 表达水平,均与肿瘤组织学类型、浸润深度、TNM 分期、分化程度、有无淋巴结转移及远处转移等相关。胃癌组织中,CGA 阳性组 EGFR 的表达率明显高于 CGA 阴性组(65.9%：25.8%)。CGA 与 EGFR 表达呈正相关,且与胃癌的侵袭、转移相关。

嗜铬蛋白 CGA 是一种由 439 个氨基酸组成的酸性可溶性蛋白,广泛存在于人肾上腺髓质、神经内分泌细胞中。在细胞内 CGA 首先在移行高尔基网区聚集,然后将肽类激素、神经递质靶定到调节通路的分泌颗粒中;在细胞外,CGA 经蛋白水解过程形成的肽类物质,能调节一些激素的分泌和细胞活动。在一些内分泌肿瘤如嗜铬细胞瘤、甲状腺癌中,常存在 CGA 高水平表达。然而近年来研究发现,除上述一些内分泌肿瘤外,CGA 在肝癌、胆管癌、前列腺癌、结直肠癌中也存在高水平表达;有人发现,CGA 表达阳性,与临床分级、分期、生存率下降、淋巴结转移等呈正相关;CGA 阳性者预后较差。

研究表明,CGA 蛋白含有钙离子结合位点、多聚谷氨酸、碱性氨基酸残基,可形成一些具有生物活性的肽类物质,再通过自分泌或旁分泌的方式作用于自身的细胞和相邻细胞,促使细胞增殖。

（王勇　何光远　徐阿曼）

进一步的参考文献

[1] ROBINSON KW, SANDLER AB. EGFR tyrosine kinase inhibitors: difference in efficacy and resistance[J]. Curr Oncol Rep,2013,44:346-359.

[2] SEIKE M, GEMMA A. Therapeutic biomarkers of EGFR-TKI[J]. Gan To Kagaho Ryoho, 2012,39: 1613-1617.

[3] HERTER SGS. Activating mutations in ERBB2 and their impact on diagnostics and treatment[J]. Front Oncol,2013,3:86-99.

第十四章　血管新生信号通路与胃癌

一、血管生长因子受体信号通路

生理状态下大多数血管处于静息状态，但在某些病理状态下，其血管呈持续新生状态，因此研究血管新生十分重要。血管新生(angiogenesis)是从已存的血管出芽形成新的毛细血管的过程，可被促血管生成因子、抑血管生成因子调控；血管新生与血管内皮干细胞(EPC)迁移到某处而从头开始的血管形成(vasculigenesis)不同。

1. 概述

（1）血管新生

血管新生在胚胎发育、生殖、创伤修复、女性生理周期等正常生理过程中发挥重要作用，它同时也是肿瘤、糖尿病性视网膜病、风湿性关节炎、动脉粥样硬化、慢性炎症等的重要病理特征之一。

血管的新生过程包括以下步骤：内皮细胞在生长因子的刺激下激活；内皮细胞分泌蛋白酶降解基底膜；内皮细胞的迁移和增殖；新生毛细血管管腔结构的形成；募集周细胞，以稳定新形成的毛细血管网络，最终形成成熟的毛细血管。内皮细胞及巨噬细胞分泌 VEGF、有丝分裂原，促进内皮细胞迁移，增殖的顶层细胞形成 filoplia 结构于血管外壁，增殖中层细胞后，形成血管壁；再由 solely 细胞形成内皮、分泌 PDGF，招募周细胞，形成成熟毛细血管及网状结构。

体内血管新生过程是在一系列内源性血管生成调节因子调控下进行的。内源性血管生长调节因子分两类：促血管生长因子、抑血管生长因子，共同控制血管生成的"开关"。在正常状态下（除女性生理周期外），抑血管生长因子处于主导地位，血管生成机制关闭，血管处于静息状态。在病理状态下，促血管生长因子表达水平上调，而抑血管生长因子表达水平下调，打破了两者的动态平衡，开始血管新生。

血管生长因子按照作用方式不同可分为三类：特异性作用因子、非特异性作用因子、MMP 家族，它们分别作用于内皮细胞及胞外基质(ECM)，促进血管生成。

VEGF-A 基因的剪接可产生不同的异构体，外显子 1/5/6/8 相关序列拼成 VEGF-A121，外显 5/7/8 相关序列拼成 VEGF-A165，外显子 1/5/6/7/8 相关序列拼成 VEGF-A189/206。VEGF-A121 无肝素结合活性，是酸性可溶性蛋白；VEGF-A189/206 主要与肝素结合，是碱性蛋白。VEGF-A165 为中性蛋白，分子量 45kD，它的肝素结合度为 50%，是主要的 VEGF 活性物，以同二聚体存在时，能与 VEGFR-1/2 反应，VEGF-A165 可结合 ECM，诱导合成 plasmin、MMP 等蛋白酶释放、溶解基质，可增强血管通透性、促进单核细胞游走、促进产生凝血因子和组织因子、提高细胞质 Ca^{2+} 水平等；还能动员骨髓中表达 VEGFR-1/2 的细胞到肿瘤产生细胞因子、蛋白酶，促进血管生长，促进骨髓中内皮祖细胞形成肿瘤血管内皮细胞。（表 14-1）

表 14-1　血管生长调节因子

特异性作用因子	VEGF-A 家族(VEGF-A~F 和血小板生长因子 PLGF)血管生成素(Ang)
非特异性作用因子	FGF 家族、neuropillin 1/2(NRP1/2)
	HGF、PDGF、EGF、IL-8、低水平的 TNF-α 与 TGF-β
	癌蛋白(V-Ras、K-Ras、V-Raf、c-Src、c-Fos、v-Yes)、HIF-1
基质金属蛋白酶	MMP2、MMP9、MMP14

（2）VEGF

VEGF 家族在血管的发生、淋巴管的形成、血管的生成等过程中,都有重要作用,研究表明,VEGF 家族主要包括 A、B、C、D、E 和胎盘生长因子(PLGF)1/2,而且在 VEGF-A、B、PIGF 中,由于其 mRNA 的剪切不同,可形成多种异构体;VEGF 家族是血管内皮细胞特异性有丝分裂原,是对血管生长的强刺激因子,活性形式为单体通过二硫键连接而成的二聚体,分子量 34～42kD;一般血管内皮细胞有 VEGFR。

VEGFs 结合 VEGFRs 的情况见下图。（图 14-1）

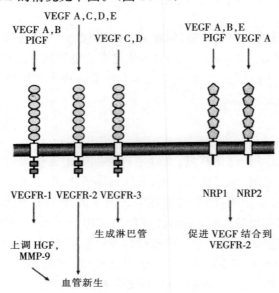

图 14-1　VEGFR-1/2/3 及 NRP1/2 的作用

VEGF-A 由不同的剪切方式,可形成 5 种同源性单体,即 VEGF 121、145、165、189、206,其中 VEGF 165 是 VEGF-A 最重要的单体,有肝素结合位点,既可分泌到细胞外,也可结合到细胞表面、细胞外基质,同时含量也最多,有丝分裂原性最强。VEGF-A 是主要的血管生长因子,常结合 EGFR-2。VEGFR-1 与 VEGF-A 亲和力较高,但促进血管生长作用较小。

VEGF-B 有两种异构体即 VEGF 167、VEGF 186。VEGF 186 是分泌型的,而 VEGF 167 含量较多,与硫酸类肝素多糖蛋白结合,在体内不能自由扩散;VEGF-B 能结合 VEGFR-1,但目前功能不明确。

VEGF-C 前体蛋白含有 1 个 N 端信号肽、VEGF-A 同源区、1 个 C 端前肽。VEGFC 前体蛋白与 VEGFR3 结合,成熟蛋白可与 VEGFR2/3 结合,VEGF-C 在胚胎的发育过程中有促进淋巴管形成作用,在成体中有维护淋巴管的作用。

VEGF-D 与 VEGF-C 结构相似,在结肠癌、肺癌、卵巢癌中 VEGF-D 的高水平表达,与淋巴结转移相关。VEGF-C/D 能结合 VEGFR-3,促进肿瘤淋巴管生长。

VEGF-E 由感染病毒表达,促进病毒引发的肿瘤血管生长,能刺激内皮细胞的增殖、迁移、发芽,能增强血管通透性。

PIGF 表达于胎盘、胃癌,能结合 VEGFR-1,促进血管生长。PIGF 前体经不同的剪切方式,可形成 4 个单体,即 PIGF-131、152、203、224,主要分布在胎盘。

神经纤毛蛋白 1/2(NRP-1/2)是受体辅活化因子,NRP/VEGF-A 可结合 VEGFR-1/2/3,促进信号通路活化;它主要分布在神经轴突、血管内皮细胞,可促进 VEGFR2 与 VEGF-A165 结合,促进胚胎血管生成;可促进 VEGFR2 与 Sema3A 结合,促进胚胎神经细胞分化。（图 14-2,表 14-2）

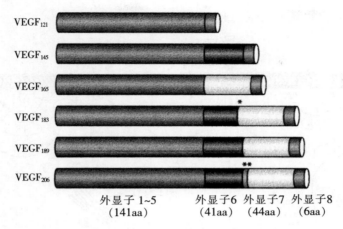

图 14－2　VEGF 6 种分子的 aa 长度及结构

表 14－2　VEGF 家族成员

VEGF 家族成员	基因位置	异构体	分布
VEGF-A	6p	VEGF-A121、145、165、189、206（VEGF-A165 是主要的分泌蛋白）	激活的内皮细胞、大部分肿瘤细胞
VEGF-B	11q	VEGF-B167、186（能和 VEGF-A 形成杂二聚体）	胚胎/成人肌肉、大部分肿瘤细胞
VEGF-C	4q	在体内存在生物降解产物	淋巴管内皮细胞
VEGF-D	Xp22	在体内存在生物降解产物	多种肿瘤细胞
PLGF	2p	PLGF-1/2/3/4	某些正常组织、某些肿瘤细胞

缺氧时，缺氧诱导因子（HIF）分子内的 Asp 残基未被羟化，可诱导 VEGF-A 基因表达，产生的 VEGF-A 可导致血管新生，运氧到局部。因此 VEGF 的生成依赖缺氧感受器-HIF 对缺氧的感受，HIF 能使组织缺氧时产生血管新生。

（3）VEGFR

VEGFR 受体主要有 5 个，包括三个有酪氨酸激酶活性的 VEGFR 1、2、3 和两个没有酪氨酸激酶活性的受体（神经纤毛蛋白 NRP 1/2，没有细胞内信号域）。VEGFR-1/2 可引发血管新生，而 VEGFR-2/3 可引发淋巴管内皮细胞增殖。

已发现的 VEGFR 为酪氨酸激酶受体 VEGFR-1/2/3，分子内一般包括胞外的 7 个免疫球蛋白样结构域（含配体结合位点）、跨膜域、胞内的酪氨激酶活性域。VEGF 家族成员与细胞表面的 VEGFR 结合后，使 VEGFR 发生二聚化及自身磷酸化而激活，从而引发 VEGFR 信号通路活化，可引发血管、淋巴管的内皮细胞自分泌、旁分泌 VEGF，可诱导内皮细胞增殖，增加血管通透性。VEGFR 的活化还需要一些辅活化因子存在如 HSP/HRPG 等。

VEGFR-1 分子量 180kD，含 1 338 个氨基酸残基，是 VEGF-A/B 及 PLGF 的高亲和力受体，存在于内皮细胞、造血干细胞、巨噬细胞、单核细胞的表面。VEGFR-1mRNA 因不同剪切方式，会产生可溶性的 sVEGFR-1（缺失跨膜区和胞内区），能在胎盘中高表达；生理条件下，sVEGFR-1 结合 VEGF-A，使 VEGF-A 不能与其他 VEGFR 结合，故可抑制血管内皮细胞生长。但在胎盘的 PLGF 缺失的病理状况下，sVEGFR-1 高水平表达，能促血内皮细胞增殖，抗凋亡。

全长型 VEGFR-1 表达水平上调时，可诱导单核细胞刺激血管生成及分泌 VEGF。

VEGFR-2 分子量 200～230kD，含 1 356 个氨基酸残基，是 VEGF-A/C/D/E 的高亲和力受体，有酪氨酸激酶活性，存在于血管内皮细胞、淋巴管内皮细胞、巨核细胞、造血干细胞的表面，生理条件下能促使细胞肌动蛋白重构，引起细胞变形、皱缩、趋化、分裂、迁移。肿瘤中 VEGFR-2 在内皮

细胞过度表达,可介导血管新生。(图 14 - 3)

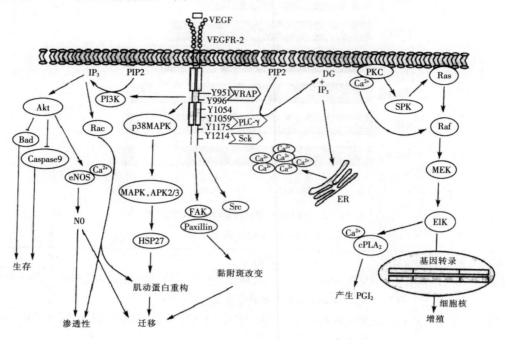

图 14 - 3 VEGF 介导的信号转导通路

VEGFR-3,含 1 298 个氨基酸残基,可与 VEGF-C/D 结合,维持血管、淋巴管的内皮细胞存活、增殖、迁移及胚胎血管发育;它诱导形成的新生淋巴管具有特殊的结构,与毛细血管生理特性显著不同,新生淋巴管由一层极薄的没有基底膜的内皮细胞排列而成,通透性明显提高。在一些肿瘤中,VEGFR-3 在淋巴管内皮细胞中高水平表达,可介导病理性的淋巴管生成,使肿瘤细胞易于侵入淋巴管,形成远处淋巴结转移。

2. VEGFR 信号通路

(1)VEGFR-1 信号通路

VEGF-A/B、PLGF 作用 VEGFR-1 时,可使 VEGFR-1 二聚化及其 $Tyr^{1169、1213、1242、1327、1333}$ 被自身磷酸化。磷酸化的 p-Try^{1169} 结合 PLCγ 后,经 MAPK/ERK 可促细胞增殖,也可经 PI3K 促细胞存活。

(2)VEGFR-2 信号通路

VEGF-A/C/D/E 及 NRP1 结合 VEGFR-2 后,可使 VEGFR-2 二聚化并自动磷酸化 $Tyr^{951、1054、1059、1175、1214}$,也可磷酸化 $Tyr^{1305、1309、1319}$,使 VEGFR-2 活化;磷酸化的 p-Tyr$^{1054、1059}$ 可使 PLCγ 活化;磷酸化的 p-Tyr^{1175} 可经 PLCγ/PKC/Raf 再激活 MEK/ERK、p38MAPK、FAK,PLCγ 可使 PIP$_2$ 产生 DG(激活 PKC)及 IP$_3$;IP$_3$ 可经 PI3K/Akt 再抑制 Bad,Akt 可激活 Rac/Rho-GTP、Src,将信号转导到细胞核,可促进内皮细胞表达金属蛋白酶、凝血酶、整合素与纤维蛋白溶解相关因子如 vWF、组织因子,通过抗凋亡机制,促进内皮细胞增殖。磷酸化的 p-Tyr^{1175} 经 PLCγ/DG/Ca^{2+}/eNOS,可释放 NO,增加微血管通透性,加速血浆蛋白外渗,导致新的细胞外基质、新生血管的形成。磷酸化的 p-Tyr^{951} 可活化 Src/Rac/Rho-GTP。而磷酸化的 p-Tyr^{1214} 可结合 Nck,再活化 CDC42/p38MAPK/HSP27,诱导肌动蛋白重构,促内皮迁移、形成新生血管,介导血管内皮细胞 DNA 合成、增殖、迁移及血管通透性增加;还能诱导内皮细胞的整合素、尿激酶型纤溶酶原激活因子、组织型纤溶酶原激活因子、基质胶原酶等多种蛋白酶、因子的表达,促进细胞外基质降解。

VEGFR-2 也是 VEGF 血管新生所必需的,而其他因子如血管生成素(angiopoietin)即是 VEGF/VEGFR-2 的辅活化因子,特别是在血管生成的起始阶段。VEGF/VEGFR-2 可通过增强血管内皮细胞中的囊泡小体(VVO)的功能,增加血管的通透性,促使血浆纤维蛋白渗出形成纤维蛋白网架,利于细胞迁移;VEGFR-2 的 p-Tyr^{1175}还可通过 Sck/PLCγ/DG/PKC、NOS 等,刺激血管内皮细胞的增殖,促使血管出芽形成血管分支,使内皮细胞释放 NO,增加血管内皮细胞的间隙,增加血管通透性,造成纤维蛋白原渗出,为毛细血管网的建立和内皮细胞的生长提供良好的生长基质;VEGFR-2 的 p-Tyr^{1214}可经 Shb/PI3K/Akt/CDC42/p38MAPK/HSP27,促使细胞迁移,促进细胞存活,还有保护神经作用。VEGFR-2 的 p-Tyr^{951}可经 TSAd/Src/FAK,刺激血管内皮细胞的增殖,促使血管出芽形成血管分支。

（3）VEGFR-3 信号通路

VEGF-C/D 与 VEGFR-3 结合后,可使 VEGFR-3 的 Tyr$^{1063、1068、1230、1231、1337}$磷酸化活化,磷酸化的 p-Tyr$^{1230、1231}$主要经 PI3K/Akt、Shc/Grb2/SOS/Ras/Raf、MAPK 通路产生促细胞增殖、迁移的效应;磷酸化的 p-Tyr^{1063}主要经 Crk/MKK4/JNK,活化 c-Jun,促细胞存活,促血管、淋巴管新生。VEGFR 的促血管生成作用,需 NP-1 辅助;VEGFR 促淋巴管发育,需 NP-2 辅助。（图 14-4）

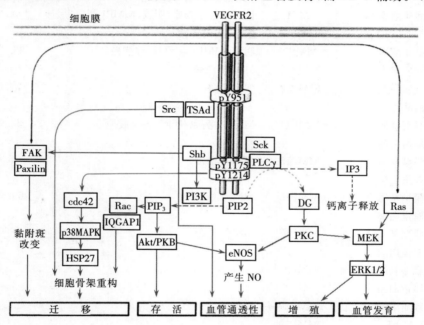

图 14-4 VEGFR2 介导的信号转导通路

3. VEGF/VEGFR 信号通路的调节

（1）VEGF/VEGFR 的激活物

VEGF/VEGFR 的激活物有 VEGF 及一些细胞因子、生长因子如 FGF-4、TNF-α、NO、Ras、TGF-β 等;低氧环境、EGFR、雌二醇、HIF、RNA 结合蛋白 Hur 等,可激活 VEGF-A/VEGFR-1。Src 可使 E-钙黏蛋白的 Tyr 残基磷酸化,Src 也可经 Vav2/Rac/PAC 使 E-钙黏蛋白的 Tyr 残基磷酸化,结果 VEGFR-2 与 E-钙黏蛋白的连接松懈,有利于内皮细胞转移。

IL-10/13、野生型 p53、miR126、Dll-4/Notch、Slit/Robot-4 及抑癌蛋白 VHL 等,则能下调 VEGF/VEGFR-1 的表达水平。磷酸酶可使 E-cadherin 去磷酸化,下调细胞增殖水平。

二、胞外基质及基质金属蛋白酶（MMPs）

胞外基质(ECM)构成组织的支架,包括基底膜(BM)和结缔组织(CT),含有胶原蛋白、蛋白多糖(PG)、弹性蛋白、胞外基质糖蛋白等。胞外基质在调控胚胎发育、细胞迁移、黏附、创伤修复、肿

瘤转移等方面有重要作用。胞外基质的分解与 MMPs 有关。MMPs 已发现 20 多种。（表 14-3）

表 14-3　基质金属蛋白酶家族

类别	基质金属蛋白酶		底　物	分子量
	描述性名称	系列名称		全长/酶原/活化
胶原酶	间质胶原酶	MMP1	Ⅰ/Ⅱ/Ⅲ/Ⅶ/Ⅹ型胶原/明胶	54.0/51.8/42.6
	中性粒细胞胶原酶	MMP8	Ⅰ/Ⅱ/Ⅲ/Ⅶ/Ⅹ型胶原	53.4/51.1/42.2
	胶原酶 3	MMP13	Ⅰ/Ⅱ/Ⅲ/Ⅶ/Ⅹ型胶原	53.8/51.7/42.2
	爪蟾胶原酶	MMP18	Ⅰ/Ⅱ/Ⅲ型胶原	—
明胶酶	明胶酶 A	MMP2	明胶/Ⅰ/Ⅳ/Ⅴ/Ⅹ型胶原/层连蛋白Ⅴ	73.9/71.0/62.1
	明胶酶 B	MMP9	明胶/Ⅰ/Ⅳ/Ⅴ/Ⅹ型胶原	78.4/76.3/66.6
间质溶素	间质溶素-1	MMP3	Ⅲ/Ⅳ/Ⅸ/Ⅹ型胶原明胶/MM P1 酶原/层连蛋白/蛋白多糖	54.0/52.2/42.8
	间质溶素 2	MMP10	Ⅲ/Ⅳ/Ⅸ型胶原/明胶/MMP1 酶原/层连蛋白/蛋白多糖	54.2/52.3/43.0
	基质溶素	MMP7	明胶/MMP1 酶原/纤连蛋白	29.7/27.9/19.1
	间质溶素-3	MMP11	α1 抗蛋白酶	54.6/51.1/44.3
弹性蛋白酶	金属弹性蛋白酶	MMP12	弹性蛋白	54.0/52.3/42.8
膜型基质金属蛋白酶	膜型基质金属蛋白酶 1	MMP14	MMP-2 酶原/明胶/各类胶原	65.9/63.8/53.9
	膜型基质金属蛋白酶 2	MMP15	MMP2 酶原	75.8/71.2/61.2
	膜型基质金属蛋白酶 3	MMP16	MMP2 酶原	69.5/65.8/55.7
	膜型基质金属蛋白酶 4	MMP17	MMP2 酶原	—/61.7/53.7
	膜型基质金属蛋白酶 5	MMP21	—	—
未定类	釉质溶素	MMP20	牙釉蛋白	54.4/52.1/42.6
	RASI-I	MMP19	—	57.4/54.7/46.5
		MMP23		
		MMP24		—

1. 基质金属蛋白酶的组织来源

MMPs 的组织来源非常广泛，某些细胞在生理条件下就有微弱的表达。在某些病理条件下，MMPs 的产生、分泌与活化明显增强。MMP1 可由纤维母细胞、角质细胞、内皮细胞、单核-巨噬细胞、成骨细胞、软骨细胞等表达。MMP8 作用的底物与 MMP1 完全相同，但 MMP8 主要由嗜中性粒细胞产生，所以也叫多形核白细胞胶原酶。MMP13 来源于乳腺癌细胞、骨关节软骨细胞、类风湿病的滑膜、发育中的骨组织、一些鳞状细胞癌细胞。MMP-19 最初是作为类风湿性关节炎滑膜液中的自身抗原成分被分离，MMP-19 表达于正常皮肤、类风湿关节炎关节滑膜、血管平滑肌细胞、子宫韧带平滑肌细胞、急性关节炎关节滑膜的毛细血管内皮细胞等。

MMP2 与 MMP9 同属于明胶酶类。MMP2 为非糖基化酶，主要由纤维母细胞、成骨细胞等合成。而 MMP9 为糖基化酶，主要由嗜中性粒细胞、巨噬细胞、角质细胞、滋养层细胞、造血细胞、内皮细胞等产生。MMP2 与 MMP9 是参与细胞外基质重塑的主要蛋白酶，在许多浸润、转移的肿瘤细胞也高水平表达 MMP2 与 MMP9。

正常情况下,各种膜型基质金属蛋白酶(MT-MMPs)在组织中有很微弱的表达,不同类型MT-MMPs分布的部位有所不同。MT1-MMP主要在肺、肾、胎盘等ECM重塑活跃的部位表达,而在脑组织中表达很少;MT2-MMP主要在胎盘、肺、卵巢中表达较多;MT3-MMP主要在心脏、脑、胎盘中表达较多。在胎盘发育过程中,MT1-MMP在骨化的组织表达水平较高,而此时还有明胶酶的协同表达。MT1-MMP还表达于肿瘤细胞、间质巨噬细胞、纤维母细胞等。

2. 基质金属蛋白酶的结构

MMPs家族成员有一些共同的结构和功能,一般含三个结构域:一是含有半胱氨酸残基的前肽域,在酶原活化过程中将丢失;二是含有金属结合位点的酶活性域,有106～119个氨基酸残基,可降解胞外基质;三是锌离子结合域,约有52～58个氨基酸残基;四是C末端常有的血红素结合蛋白同源序列域,与结合底物的特异性有关,对胶原酶来说,此域被自身蛋白酶水解去除时,留下一个有催化活性的酶活性域,可酶解各种蛋白,但不能再酶解胶原。

明胶酶(MMP2和MMP9)的分子结构相对较复杂,在酶活性域与锌离子结合域间插有明胶结合域,可促进明胶酶与明胶结合。MMP9比MMP2多1个V型胶原样域。膜型金属蛋白酶(MT-MMP14、15、16、17)在C末端还具有一段独特的跨膜域,使其可嵌合于细胞膜,发挥生物学活性。

3. 基质金属蛋白酶的性质

各种MMP有许多共同性质,如其催化作用依赖于结合锌离子的锌离子结合域;多以酶原形式由细胞分泌,后经过蛋白酶水解才变成有降解活性的蛋白酶;酶原活化过程中要失去约10kD的分子结构;MMP酶原能被其他蛋白酶或有机汞激活;各种MMP间有一定的同源性;每种MMP可裂解一种或多种ECM成分,某一种ECM成分可被多种MMP所裂解,只是各种MMP对不同底物的降解活性有所不同,多种MMP的协同,可降解几乎所有ECM成分;MMP的活性可被一些体内组织抑制物或人工合成的抑制物所降低。

4. 基质金属蛋白酶的活化机制

MMPs是以无活性的酶原形式由细胞合成和分泌。在酶原结构中,锌离子结合域的半胱氨酸残基和锌离子通过配位键紧密相连,使酶原保持在一种非活化状态。在体外,一些物理因素或化学试剂如:SDS、促溶剂、N-乙基马来酰亚胺(NEM)、氧化型谷胱甘肽(GSSG)、次氯酸(HOCL)、乙酰胺基苯汞(APMA)等,能和半胱氨酸残基的巯基反应,解除巯基与锌离子之间的联系,暴露巯基,使酶原处于活化的中间状态。在体内胰蛋白酶、血浆纤溶酶、中性弹力酶、激肽释放酶等,能将半胱氨酸残基N端侧的前肽域片段裂解去,从而使酶原处于活化的中间状态;随后可被一些已激活的MMPs选择性裂解、活化;MMP9酶原可通过与黏附分子CD44、整合素β1相互作用,而结合于内皮细胞等表面,进而被丝氨酸蛋白酶或活化的MMP7/13/3/2裂解成两个片段(62kD和45kD)而完成活化。MMP2酶原的活化以膜依赖方式进行,需要MT-MMPs和MMPs组织抑制物2(TIMP2)的参与。

5. 基质金属蛋白酶水平的调控机制

MMPs的产生、分泌、发挥功效,受到多种因素的调控,包括转录水平、酶原激活、活化酶的抑制物3个层次。转录水平的调节包括,某些生理和病理情况可诱导表达MMPs。MMPs基因启动子有各种顺式作用反应元件,如NF-κB、AP-1/2、PEA-3(polyoma enhancer A binding protein 3)、C/EBP、SP-1反应元件等。AP-1是c-Fos和c-Jun的结合产物,许多生长因子可刺激c-Fos和c-Jun表达,这两种蛋白在MMP基因启动子AP-1位点形成杂二聚体AP-1,进而促进MMPs的表达。TNF-α与IFN-β过度活化c-Fos和c-Jun时,抑制MMPs的基因表达。肿瘤细胞内IL-1通过PKC、Ras诱导c-Fos、c-Jun、c-Myc高水平表达时,可导致MMP 1/3及TIMP1表达增加。Ets高水平表达的肿瘤细胞中,Ets结合MMP 1/3/9基因启动子的PEA-3反应元件,可使MMP 1/3/9表达水平升高。各种生长因子、细胞因子、激素、癌蛋白等,都对MMPs的转录水平调节产生巨大影响。(表14-4)

表 14 - 4　MMP 转录水平的调节

	促进因素	抑制因素
作用于细胞表面的化学物质	钙离子、基质中的各型胶原、刀豆蛋白 A、尿酸盐	维甲酸、糖皮质激素、雌激素、孕激素、肝素、TG F-β
化学诱导物	cAMP、秋水仙素、细胞松弛素 B/D、丝裂霉素 C、脂多糖、前列腺素 E₂、己酮可可碱、佛波醇酯、三氟拉嗪	
作用于细胞的物理因素	高热、UV 辐射	
细胞因子和生长因子	IL-1α/β、PDGF、bFGF、IFN-α、EGF、TPA	TNF-α、IFN-β/γ
其他	癌基因产物、自分泌物质	腺病毒 5E1A

6. MMPs 酶原激活的调节

一些刺激物通过干扰锌离子与 MMPs 酶原锌离子结合域的 PRCGVPDV 基序中的半胱氨酸残基的相互作用,来激活 MMPs。MMPs 可被多种物理和化学因素所激活,纤溶酶原激活物-纤溶酶系统在 MMPs 酶原激活中也起重要作用,该系统可启动 MMPs 的级联放大反应;纤溶酶原激活物(PA)与其细胞膜表面受体(PAR)结合后,可将纤溶酶原激活为纤溶酶,纤溶酶水解 MMPs 酶原形成有活性的酶,已激活的 MMPs 又进而活化其他的 MMPs 酶原,形成正反馈环路,逐级放大。当胶原酶的羟基末端被水解后,其活性增加 5～8 倍。

7. MMPs 酶活性的抑制

在体内,MMPs 的分泌和活化并不能使细胞外基质充分降解,这是因为有些宿主细胞或肿瘤细胞产生天然的 MMPs 抑制物,常见的有 α₂-巨球蛋白、纤溶酶原激活抑制物(PAI-1)、MMPs 组织抑制物(TIMPs)。α₂-巨球蛋白是一种由肝脏生成的 750kD 血浆糖蛋白,是一种重要的 MMPs 清除剂,可非特异性地抑制 MMP1/3/9。α₂-巨球蛋白被蛋白酶裂解后导致构象改变而活化。由于 α₂-巨球蛋白为一大分子物质,不易进入组织深层,且代谢较快,因而影响了其抑制效果及治疗价值。PAI-1 可通过抑制 PA,来抑制 MMPs 酶原的激活。

8. TIMPs 家族

TIMPs 家族已发现 4 个成员:

——TIMP1,是由角化细胞、纤维母细胞、平滑肌细胞、内皮细胞合成并分泌的 29kD 糖蛋白,可与活化的间质胶原酶、间质溶素、MMP9 以 1:1 形成复合体,进而抑制水解酶的活性。

——TIMP2,是分子量 22kD 的非糖基化蛋白,有广谱的 MMPs 抑制物作用,可抑制已知的 MMPs 活性;有一定的选择性,可作为 MMP2 酶原及活性形式的高效抑制物,以一种浓度依赖的方式抑制 MMP2 的活化。

——TIMP3,主要存在于细胞外基质,可在发育中的人体骨骼、毛发中大量表达,在皮肤癌、乳腺癌、结肠癌、肠道溃疡中也可检测到,可抑制 MMP1/2/3/9/13 的活性。

——TIMP4,可以选择性地抑制 MMP2/7 的活性。

MMPs 与 TIMPs 的相互作用主要分两步:第一步是 MMP 与 TIMP 形成短暂、快速和可逆的双分子复合物;第二步是缓慢、不可逆的过程,在此过程中 MMPs 与 TIMPs 双分子复合物,经同分异构化形成紧密的复合物,从而对 MMPs 活性最终抑制。

9. 人工合成的 MMPs 抑制物

目前,还存在许多人工合成的 MMPs 抑制物,根据其作用方式的不同,可分为三大类:

——与 MMPs 锌离子结合域的锌离子螯合、而抑制其活性的抑制物;

——阻断 MMPs 酶原活化的抑制物;

——在基因水平阻断 MMPs 表达的抑制物。

其中第一类 MMPs 抑制物,通过与锌离子结合域的锌离子螯合而发挥效应,是目前人工合成的主要 MMPs 抑制物,作用特点为:类似于 MMP 的小分子物质;均具有锌离子结合区;nmol/L 浓度即可发挥作用。该类药物的发展经历了三个阶段:早期为广谱 MMPs 抑制剂,如 batimastat(BB94);随后出现了吸收好、又便于长期使用的 MMPs 口服抑制剂,如 marimastat(BB2516);当前又开发了可选择性抑制 MMPs 特别是 MMP2 及 MMP9 的非肽类抑制物,如 AG3340、CGS27023A、BAY12-9566 等。人工合成的 MMPs 抑制物还包括四环素衍生物 CMT-3、米诺环素、卡托普利等。

10. MMPs 在血管新生过程中的表达及调控

血管新生是一个多种调节因子调控的复杂过程,正、负性调节因子的相互作用决定了血管新生的全过程,最终形成了新生的微血管。电子显微镜观察结果显示,新的毛细血管围成环状,被新合成的细胞外基质成分沉积、铺垫后,毛细血管环状前端就开始 MMPs 所介导的蛋白水解过程,然后内皮细胞迁移,形成一个新的毛细血管芽,随后又经历一系列细胞外蛋白水解酶的活化过程。

毛细血管内皮细胞胞质的分泌小泡中含有活化的 MMP9,在肿瘤浸润的伪足毛细血管分布尤为密集,TIMP1 也在胞质中广泛分布,但不与 MM9 共存于相同的分泌小泡中。当 MMP9 与 TIMP1 被分泌到基质中时,两者结合形成 MMP9-TIMP1 复合体;这种复合体一经 PMA 等的刺激,就立即把 MMP9 释放出来,在血管新生过程中,促进毛细血管环状前端开始蛋白水解、内皮细胞迁移、形成毛细血管芽。

内皮细胞在 TNF-α 刺激下,能促进表达胶原酶、基质溶解素、MMP9,活化 MMP2,还可通过 G 蛋白耦联的凝血酶受体,促进内皮细胞表达 MMP1/3。内皮细胞外环境的变化,可促进表达转录因子 Egr1,再通过与 MT1-MMP 基因启动子结合,上调 MT1-MMP 的表达水平,使内皮细胞迁移,启动血管新生。血管壁的平滑肌细胞在 VEGF 的作用下,也能增加表达 MMP1/3/9,这对于血管新生过程中基底膜的水解及血管成熟过程中平滑肌细胞的移动很有意义。

11. MMPs 在生理性血管新生过程中的表达及调控

成熟女性体内的黄体形成体现了典型的生理性血管新生过程。排卵后,残留于卵巢内的颗粒黄体细胞和卵膜黄体细胞随同血管一起向卵泡腔塌陷,经过一系列的血管新生过程,最终发育成体积较大、富有血管的内分泌细胞团,此即为黄体。MMP2、TIMP1 表达于黄体形成的全过程中,而胶原酶 3 仅表达于黄体退化期。MMP2 主要参与黄体的形成,而胶原酶 3 主要参与黄体的退化,MT1-MMP 和 TIMP1 参与调节 MMPs 活性,使血管新生处于平衡状态。

在创伤愈合过程中,MMP2 在结缔组织纤维母细胞和内皮细胞中表达增加,MMP9 在迁移中的表皮基底层细胞、肉芽组织中表达增加;TIMP1/2/3 的表达也增加,尤其是 TIMP2 还见表达于迁移的表皮细胞尖端及间质组织中。

MMPs 为内皮细胞及其他相关细胞的迁移、基质重塑、组织修复、生理功能维持等发挥重要作用。MMPs 的表达和活化,必须在机体的精确调节下,使这种蛋白水解酶的作用控制在一个适度的范围内,TIMPs 的适时产生及发挥功效即是一种调控机制。

12. MMPs 在肿瘤组织中的表达及调控

——MMPs 在不同肿瘤组织中的表达:资料表明,不同种类肿瘤细胞表达的 MMPs 种类和量不同。乳腺癌的 MMPs(除 MMP7/8/13 外)表达量明显高于正常乳腺组织。子宫内膜癌的 MMP7/8/9 呈高水平表达。在甲状腺癌,只有 MMP2 呈高水平表达,其他 MMPs 的表达量非常低。在口腔癌,除 MMP 7 外其他 MMPs 都呈高水平表达,尤其 MMP1 的表达增加更明显。淋巴结被膜的主要成分是 I 型/III 型胶原,MMP2/7 的表达增加,导致淋巴结被膜的破坏,结果可促进肿瘤细胞向淋巴结外浸润。

——MMPs 激活与肿瘤的浸润和转移:多数肿瘤组织中 MMP2 的激活程度是肿瘤发生转移的重要指标。因此检测肿瘤组织内 MMP2 的活化有重要意义。在甲状腺癌、乳腺癌、胃癌、肺癌等组织中,对 MMP2 有激活作用的是 MT1-MMP;在人胶质瘤组织中,对 MMP2 有激活作用的是

MT1-MMP 和 MT2-MMP,两者具有协同作用;乳腺癌、肺癌、头颈部癌、肺鳞状细胞癌、子宫颈癌、结肠癌、甲状腺癌、胃癌、胶质瘤中,肿瘤细胞和间质细胞包括巨噬细胞、纤维母细胞都表达 MT1-MMP,后者能激活 MMP2,活化的 MMP2 能分解 ECM,最终促进肿瘤细胞的浸润和转移。机体内 ECM 的分解取决于 MMPs 的表达,已在研究合成有效的 MMPs 的抑制物。

5. VEGF 与临床

(1)与抗肿瘤药物的关系

在导致肿瘤血管新生的因素中,VEGF 是重要的因素;如肝癌等内部的缺氧,可上调 HIF1α/VEGF 的表达水平,使血管内皮细胞增殖、迁移、血管新生,可促进肿瘤细胞增殖。目前有几种抑制 VEGFR 信号通路的方法,包括应用反义寡核苷酸、VEGFR 嵌合蛋白等,可抑制 VEGF、VEGFR 的表达;应用 VEGF 抗体/VEGFR 抗体、可溶性 VEGFR 等中和 VEGF、VEGFR 及抑制 VEGFR 的酪氨酸激酶活性,能抑制下游的信号转导等,部分已应用于临床。

(2)抗 VEGF 药物的耐药机制

包括:

①其他血管生成因子高水平表达,如成纤维细胞生长因子、血小板源性生长因子、胎盘生长因子、肿瘤坏死因子 α 等。

②肿瘤干细胞突变,形成 VEGF 基因新的多态性,可使 VEGF 表达水平降低,对抗 VEGF 药物耐药。

③肿瘤内缺氧,也诱导表达缺氧诱导因子,能促进表达成纤维细胞生长因子、基质细胞衍生因子 1α、肝细胞生长因子、Delta 样配体 DLL4 等,能诱导产生高侵袭力的肿瘤细胞,可招募骨髓来源的细胞,促进炎症细胞浸润。

④抗 VEGF 药物能破坏 80% 的肿瘤血管,但血管内皮细胞可增殖,能促进周细胞围绕血管,可防止抗 VEGF 药物对肿瘤血管作用。

⑤肿瘤细胞形成管道,产生无血管内皮的血管(血管拟态)。

⑥p53 基因突变,可促进血管新生。

⑦ATP 结合转运蛋白表达增加,能促进肿瘤细胞排出抗 VEGF 药物。舒尼替尼能抑制 ATP 结合核转运蛋白表达。目前已发现的抗肿瘤血管新生药已有约 30 种。

三、血小板源性生长因子受体信号通路

1. 概述

血小板源性生长因子受体(PDGFR)家族,主要有 PDGFR α/β、CSF1R、c-Kit、Flk 2/3 等成员,能促血管生长、血管收缩、内皮细胞分裂/趋化、稳定血管肌层等。

(1)PDGFR

PDGFR 由 α、β 亚单位构成 αα、αβ、ββ 等三种二聚体。PDGFR α/β 含有:N 端信号区(与 PDGF 结合)、胞外区、单跨膜区、胞内区(含两个酪氨酸激酶域)。胞外区含 10 个 Cys 域及 5 个 Ig 样域(D1~D5 域),能介导受体二聚化。PDGF、CSF1、干细胞因子(SCF)结合 PDGFR α/β 胞外区 D1~D3 域。PDGFRα 能结合 PDGF-A/B,PDGFR β 能结合 PDGF-B。

PDGFR β 产生于成纤维细胞、成骨细胞、软骨细胞、平滑肌细胞、神经胶质细胞、微血管内皮细胞、破骨细胞、肉芽组织、浆细胞、巨噬细胞等,可促使细胞进入 S 生长期;PDGFR β 可被细胞分泌而结合 ECM 的肝素硫酸蛋白多糖,可在新生血管旁累积。

(2)c-Kit

c-Kit 分子包括胞外区、酪氨酸激酶区、C 端区,主要表达于造血系统,在胃肠间质瘤、花斑病、4q12~q21.1 缺失的智力低下患者中,常见 c-Kit 突变后高活化。c-Kit 配体为干细胞因子 SCF,结合 c-Kit 胞外区 D 域,能激活 c-Kit/PI3K 信号通路,对造血细胞、生殖细胞生长、黑色素产生、配子形成等有重要作用。

（3）Flk2/3

Flk2/3 分子量 135~155kD,是膜酪氨酸激酶受体,分子内包括胞外区、酪氨酸激酶区、C 端区,其酪氨酸激酶区与 PDGFR α/β、Kit 等的相关区有同源性。Flk2/3 高表达于原始造血细胞、胸腺、脾脏、淋巴结、肾、胰腺及 CD34 阳性骨髓细胞中,在心、肝、脑、胎盘、骨骼肌中表达少;也表达于急性粒细胞白血病细胞、T/B 细胞急性淋巴细胞白血病细胞;Flk2/3 的表达有细胞选择性。Flk2/3 的配体 FL 表达于大多数细胞中,可上调 Flk2/3 表达;FL 和 SCF、CSF 互相协同,能刺激造血干细胞分化、增殖、生存、运动,刺激粒细胞和淋巴细胞增殖;但不作用于红细胞。

（4）PDGF

PDGF-AA/BB/AB/CC/DD/CD 二聚体是由亚单位 A、B、C 通过二硫键连接而成,亚单位 A 分子量 16kD,亚单位 B 分子量 14kD。PDGF 结合 PDGFR 受体后,可诱导受体形成二聚体。PDGF-AA 诱导产生 PDGFRαα 二聚体,PDGF-BB 诱导产生 PDGFRαα、αβ、ββ 二聚体,PDGF-AB 和 PDGF-CC 可诱导产生 PDGFRαα 和 PDGFRαβ 二聚体,PDGF-DD 可诱导产生 PDGFRββ 和 PDGFRαβ 二聚体。

PDGF 是一种刺激结缔组织增生的碱性蛋白因子,是强有丝分裂原,产生于血小板、巨噬细胞、成纤维细胞、内皮细胞、血管平滑肌细胞、表皮细胞等。正常情况下,平滑肌细胞和 IL-1 刺激的纤维母细胞分泌 PDGF-A 链,内皮细胞、巨噬细胞分泌 PDGF-B 链,PDGF-B 是癌蛋白 v-Sis 的一部分。

2. PDGF 的生物学作用

（1）促细胞分裂效应

PDGF 能刺激有 PDGFR 的多种细胞如血管平滑肌细胞、成纤维细胞、胶原细胞、卵泡细胞的分裂、增生、迁移,刺激胶原合成,增加胞外基质、细胞黏附,促进 DNA 合成;对那些没有 PDGFR 的细胞,PDGF 能与生长因子协同,使细胞周期加快,间接促进增生。

（2）趋化性

PDGF 经 PDGFRβ 介导成纤维细胞、平滑肌细胞、中性粒细胞、单核细胞的趋化反应,可激活 PLCγ,合成前列腺素,这在损伤修复中很重要;PDGF 经 PDGFRα 可抑制趋化反应。

（3）血管收缩效应

PDGF 提高细胞质 Ca^{2+} 水平,PDGF 是一种比血管紧张素 Ⅱ 收缩作用更强的血管活性物质,可使各类血管收缩。

（4）促使细胞骨架重构

PDGF 可致细胞骨架重构,增加 ECM 成分如胶原纤维、整合素、FN、LN、黏多糖等的合成,诱导产生 TIMP,抑制 MMPs 降解基质,参与器官纤维化。

（5）其他

PDGF 参与胚胎生长、中枢神经系统发育,中介 Ca^{2+}、PO_4^{3-} 的代谢,参与组织修复和免疫反应。

3. PDGF 介导的信号转导通路

PDGF(如-BB)被分泌后,与靶细胞膜上相应的 PDGFR(如 β)结合,导致 PDGFR 发生二聚化,受体胞内区酪氨酸激酶区被激活,引发交叉磷酸化,使磷酸化的 Tyr 残基结合、激活 SH2 域/PTB 域信号蛋白如 Src、PLCγ、CaM、GTP 酶激活蛋白(GAP)、Grb2、MAPK、ERK、PI3K、STAT、Nck 等。

PDGFRβ 含有几个特定的 Tyr 残基,被磷酸化后,至少可结合 10 种信号转导蛋白,它们介导的信号通路各不相同,但又相互联系,形成复杂的信号网络,经过一系列磷酸化级联反应,活化信号蛋白丝/苏氨酸残基,使核内多种转录因子磷酸化,促进转录,产生细胞增殖、迁移等生物学效应。

（1）介导 Ras 通路活化

Ras 通路参与细胞生长、发育、增殖、分化等多种生理、病理过程,也是 PDGF 诱导的重要信号通路;接头蛋白 Grb2 与 PDGFR 结合后被磷酸化,通过其 SH3 结构域募集鸟苷酸交换因子(SOS),SOS 将信号转导给 Ras,启动 Raf/MEKK/MEK/ERK 激酶级联反应,激活的 ERK 转位到细胞核中,磷酸化 AP-1、Elk-1、SAP 等促增殖转录因子,上调 Ras 的活化形式 RasGTP,促进细胞增殖,产生胞外基质、胶原等。

（2）介导 Src 通路活化

PDGFR 酪氨酸残基被磷酸化后,可使 Src、Fyn、Yes 等 Src 家族成员的激酶域构象改变,解除对其激酶域活性的内在抑制,从而激活 Src 等,可诱发有丝分裂,促进细胞从 G_1 期进入 S 期。

（3）介导 PI3K 通路活化

PI3K 的激活需要两个步骤,首先是 PI3K 由胞质移位到质膜,通过调节亚单位 p85 的 SH2 域与 PDGFR 磷酸化的酪氨酸残基结合,第二步是 p85 使催化亚单位 p110 构型改变、磷酸化激活,完全激活 PI3K;然后再激活 Ras、PKC、c-Myc、Akt、p70S6K 等,可使核转录因子磷酸化活化,促进 DNA 合成、细胞增殖、迁移、细胞黏附、胶原沉积。有时仅 Ras 通路的激活,不足以刺激 DNA 合成、上调有丝分裂信号、促进肌动蛋白重构及抑制细胞凋亡,这时 PI3K/Akt 通路激活可帮助刺激有丝分裂等。

（4）介导 PLCγ 通路活化

用 PDGF 刺激细胞 1 h 后,可观察到 PLCγ 表达水平增加 2～3 倍,酶活性增加 5 倍,PLCγ 能水解磷酸肌醇 PIP_2 产生 IP_3 和 DG,DG 可激活 PKC,活化 Na^+/H^+ 交换子,降低细胞内 H^+ 浓度,碱性 pH 可诱导 c-Myc 基因表达,使 DNA 合成加快。虽然 PLCγ 和 PI3K 都参与 PDGF 对细胞增殖的调节,但只有 PLCγ 参与 PDGF 对细胞迁移的调节。PDGF 还可诱导磷脂酶 D 激活,后者催化磷脂酰胆碱水解生成的磷脂酸,促进生长因子受体信号转导。

（5）介导 STAT 通路活化

PDGFR 可直接激活胞质中的 JAK/STAT,进而活化核内转录因子,如 c-Fos、c-Jun 等形成 AP-1,促进靶基因转录、细胞生长、分裂增殖。如 PDGF-BB 经 PDGFR/JAK2/STAT3,参与诱导血管平滑肌细胞增殖。

（6）介导 PKA 通路活化

细胞增殖过度时,PDGF 能激活 cAMP/PKA,抑制 JAK/STAT1、PI3K/Akt,抑制细胞生长,抑制细胞从 G_0 期转换到 G_1 期。

（7）介导 MAPK 通路活化

Ras/Raf/MEKK/MEK 可活化 MAPK 通路,PKA、PKB、PKC 等也可活化 MAPK 通路。MAPK 主要分为 3 个亚类:ERK、JNK、p38MAPK。ERK1/2 主要由生长因子活化,可介导 PDGFR 等的有丝分裂信号向胞核转导,促进细胞增殖;而 p38MAPK、JNK 的活化则主要抑制 PDGFR 介导的有丝分裂、增殖;共同调控细胞增殖。

（8）介导 Ca^{2+} 通路活化

PDGFR 也可诱导细胞外 Ca^{2+} 内流,引起胞质 Ca^{2+} 水平增加,启动细胞内 Ca^{2+}/CaM 信号通路,激活 PLCγ 水解磷酸肌醇 PIP_2,产生 IP_3 和 DG,使 PKC 活化 Na^+/H^+ 交换子,降低细胞内 H^+ 浓度,诱导 c-Myc 基因表达,使 DNA 合成加快,促进有丝分裂、细胞增殖。$Ca^{2+}/CaM/CaMK$ 也可促进细胞增殖。

（9）介导其他通路活化

PDGFR 可介导 G 蛋白耦联受体(GPCR)的信号转导;在一些细胞中,PDGFR 也可激活 SIP

受体,并经 Src 激活 ERK1/2 信号通路;PDGF/PDGFR β 也可与整合素结合于黏附斑,可激活 FAK/PI3K/Akt 信号通路,促内皮细胞迁移;内皮细胞又可表达 PDGF-BB 并结合 PDGFRβ,导致平滑肌细胞增殖、内皮与平滑肌细胞肌层良好结合。

4. PDGF 信号通路的组织特异性

研究发现,虽然可结合于 PDGFR 磷酸化 Tyr 残基的信号蛋白很多,但不同信号蛋白结合的 PDGFR 磷酸化 Tyr 残基常不同,如在 PDGFR β 上,Src 结合于 $Tyr^{579,581}$,Grb2 结合于 Tyr^{716},PI3K 结合于 $Tyr^{740,751}$,Nck 结合于 Tyr^{751},GAP 结合于 Tyr^{771},SHP2 结合于 Tyr^{1009},PLCγ 结合于 $Tyr^{1009,1021}$。

在 PDGFRα 上,Crk 结合于 Tyr^{762},PLCγ 结合于 Tyr^{1018},PI3K 结合于 $Tyr^{731,742}$。PDGFRα 的能自身磷酸化的 Tyr 有 $Tyr^{731,754,762,768,988,1018}$。一种信号蛋白刺激 PDGFR 后,平均一个受体只有很少几个 Tyr 残基发生磷酸化,从而只能被一种或几种信号蛋白结合;这就决定了对某一种细胞而言,一种信号蛋白刺激 PDGFR,可能只引起一种或几种信号通路活化。

四、PDGF、VEGF 等与临床的关系

1. PDGF 及其受体与肿瘤的关系

PDGF 及其受体家族的过度表达与肿瘤发生发展相关。如 PDGF-B 与猿肉瘤病毒癌基因(v-Sis)高度同源(92%);PDGFRα/β 则与原癌基因 c-Fms/c-Kit 表达产物相似。

PDGF、PDGFR 过度表达时,细胞转化能力增强,可导致肿瘤发生。在髓单核细胞性白血病中,染色体 t(5;12)易位使 Tel 基因和 PDGFRβ 基因融合,融合蛋白中的 Tel 蛋白的螺旋-环-螺旋域使 PDGFR β 激活。在 86% 恶性胰腺肿瘤中,PDGFR β 高度激活。食管癌细胞激活的中性粒细胞大量释放弹性蛋白酶,后者可诱导食管癌细胞产生 PDGF,促进食管癌生长。肿瘤细胞释放的 PDGF,促进肿瘤血管新生、渗液,可明显提高组织间压,影响组织中抗肿瘤药物的吸收,从而影响药物疗效。在宫颈鳞癌中,PDGF 是重要的血管生成因子,可促进肿瘤细胞增殖、血管新生、转移,与子宫肌瘤、宫颈癌、卵巢癌等的发生相关。

2. 血管内皮生长因子在肿瘤生长转移中的作用机制

血管生成对肿瘤细胞的生长及转移具有重要作用。血管内皮生长因子(VEGF)是病理性血管生成最主要的刺激因子,VEGF 与其受体相互作用,能激活下游信号通路,促进肿瘤血管新生,促进肿瘤细胞的增殖、存活、转移,在多种肿瘤的生长及转移中发挥重要作用。VEGF 还与肿瘤细胞的淋巴管增殖、淋巴结侵袭、远端转移等密切相关。VEGF 还可通过促进肿瘤干细胞的自我更新,最终促进肿瘤的生长和转移。VEGF 已经成为肿瘤治疗研究中的关注热点,由于 VEGF 在血管新生中的重要作用及其在肿瘤基质细胞中的高水平表达,它已成为抗肿瘤血管生成抑制剂主要作用靶点,能抑制血管生成,抑制肿瘤细胞的生长、转移。

(1)VEGF 家族与血管生成

VEGF 与其受体的结合被称作为血管生成开关。激活血管生成开关已被看作是在肿瘤发展过程中重要的事件。VEGF 与其相应受体结合,继而激发下游信号转导通路,促进内皮细胞活化、增殖、生长、存活及转移,加速血管生成,为肿瘤的生长和转移提供必要营养条件。

肿瘤血管生成在肿瘤的形成和转移过程中起重要作用,众多的促血管生成因子和抑血管生成因子,在肿瘤血管新生中起调控作用,而血管内皮生长因子(VEGF)是其中很重要的一类。

1970 年有人提出肿瘤生长依赖血管生成的观点,后又提出血管生成转换的概念,即可将肿瘤的生长分为两期:一是血管生成前期,又称无血管期,肿瘤细胞处于休眠状态;二是血管生成期,肿瘤细胞分裂、生长、转移。在无血管期,由于肿瘤主要依靠周围组织弥散来营养物质和排泄代谢产物,常抑制其生长,肿瘤直径常不超过 1~2 mm;而在血管生成期,肿瘤内出现新生血管,并获得进

一步生长的能力,肿瘤从而迅速生长并可发生转移。

生理性血管生成是一个受各种内源性的促血管生成因子、抑血管生成因子调控的过程,一般生理状态下,成体血管内皮祖细胞处于休眠状态,只在创伤愈合、组织修复、卵巢黄体形成等过程中,才出现新血管的生成。

肿瘤血管生成与生理条件下的血管生成有很大差异,主要为无控性和未成熟性。目前发现肿瘤血管生成有五种方式:①出芽方式,即以出芽的方式从原有的血管上分生新生出血管(血管新生);②在干细胞分化为内皮祖细胞的参与下,由内皮细胞从头一步一步形成新的血管(血管生成);③内填作用,从已有的母血管上分支出小血管,即小血管向一些细胞基质组织渗入;④笼状血管,肿瘤周围由很多肿瘤血管包围;⑤伪造血管。

与肿瘤血管生成相关的因子有很多,bFGF 可独立于 VEGF 而刺激肿瘤血管的生成;CXCL12/SDF1a 也能独立于 VEGF 诱导肿瘤血管的生成,因此要进一步研究 VEGF、bFGF、CXCL12 与肿瘤血管生成的关系。血管生成素、Notch、神经导向分子(ephrins、semaphorin、slits、netrins)等,也与肿瘤血管生成有密切联系。血管生成素 1/2 能与内皮细胞膜其酪氨酸激酶受体 TEK 和 Tie2 结合,调控内皮细胞生存和血管生成。由于 Notch 信号通路活化,能促进表达 VEGF。神经导向分子能促进表达 VEGF,表明血管和神经的形成,有一些相似的细胞因子作用过程。

(2)VEGF 家族与肿瘤生长

研究证实,VEGF/VEGFR 信号通路活化,在多种肿瘤发生发展中有重要作用。表皮生长因子受体(EGFR)可通过 MAPK 和 PI3K 信号通路活化多种转录因子,促进表达 VEGF,如 STAT3、SP-1、低氧诱导因子(HIF)等。在肿瘤内的缺氧环境下,VEGF 主要被缺氧诱导因子调控,它是一类多聚蛋白,由 α、β 亚单位组成。在缺氧环境下,HIF-α 处于稳定表达状态,可招募 p300/CBP 转录共活化物及芳烃受体核转位分子(ARNT),并结合靶基因启动子缺氧反应元件(HRE)上,激发多种靶基因如 VEGF 表达,最终促进血管生成、无氧代谢、细胞生长存活。HIF-1/2 有同源性,都能促进表达 VEGF。细胞膜 EGFR 可通过 Src 和 JAK 激酶,直接激活 STAT3、SP-1,再能促进表达 VEGF。

(3)VEGF 家族与肿瘤转移

肿瘤转移是恶性肿瘤通过血管和淋巴管从原发灶扩散到远端组织的过程,是肿瘤患者死亡的最主要原因,同时也是降低疗效的主要障碍。发现原发肿瘤时,应尽早进行肿瘤转移的预防。原发肿瘤的缺氧、缺血环境,能促进表达 HIF-1,诱导表达 VEGF,可促进血管新生,促进肿瘤细胞的侵袭和转移。缺氧还可诱导肿瘤细胞分泌趋化因子,为树突状细胞的增殖提供信号。当巨噬细胞进入血管后,可协助侵袭和转移的肿瘤细胞分泌 VEGF 等多种生长因子,进而促进介导肿瘤转移的微环境形成。缺氧环境诱导产生 VEGF 后,还可以通过降低细胞相互作用、增加血管的通透性来直接调整血管壁的结构。肿瘤中血管的生长,也能促进肿瘤细胞进入血液循环。在肿瘤基质中快速增加的组织间隙压,同样可以促进肿瘤细胞进入血管。而肿瘤周围组织间压力梯度,可以促进肿瘤细胞向淋巴管转移。因此缺氧及 VEGF 诱导的肿瘤血管系统的改变,可明显促进肿瘤侵袭、转移。

局部淋巴结转移是肿瘤扩散的第一步,是决定肿瘤预后的指标。肿瘤组织中淋巴管大量表达 VEGF-C/D,能促进淋巴管侵袭、淋巴结转移、远处转移。VEGF-C 也能诱导淋巴管新生,导致淋巴液流动性增强,促进大量肿瘤细胞向淋巴结运输,进而增强肿瘤转移;VEGF-C 可刺激淋巴管内皮细胞分泌趋化因子 CCL21,吸引表达其受体 CCR7 的肿瘤细胞迁移至淋巴管。利用 VEGFR3 阻断物、siRNA,抑制 VEGF-C/D 表达,能使淋巴结转移率下降,肿瘤旁淋巴管生成减少,利用抗体阻断 VEGF-C 受体 NRP-2,可减少肿瘤淋巴管生成及淋巴结转移。

(4)VEGF 家族与肿瘤干细胞

肿瘤干细胞(TSC)是指肿瘤组织中为数不多、有自我更新能力、多向分化潜能的细胞,是造成肿瘤生长、复发、转移及预后不良的主要原因。VEGF 常在靠近血管的肿瘤干细胞中高水平表达。阻断 VEGFR2、NRP-1、VEGF-C 等的作用后,可降低肿瘤微血管密度,降低肿瘤内肿瘤干细胞数量,抑制肿瘤干细胞自我更新,抑制肿瘤生长和转移甚至复发;已应用于抑制乳腺癌、结直肠癌、胃癌等的转移。

五、VEGF 与肿瘤血管生成及抗肿瘤药物

1. 阻断 VEGF 信号通路在抗肿瘤血管生成中的应用

(1)抗 VEGF 的抗体

应用抗 VEGF 及其受体的单克隆抗体,可封闭已分泌的 VEGF、VEGFR,从而达到干扰、阻断 VEGF 与其受体作用。贝伐单抗是首个获得美国批准的阻止血管新生的单克隆抗体,目前已经进入临床。HuMV833 是一种人源化的鼠抗 VEGF-A 单克隆抗体,已进入Ⅱ期临床试验。目前进入后期临床试验阶段的 VEGF 抗体主要有贝伐单抗、PTK787、ZK222584、舒尼替尼等。贝伐单抗＋FOLFOX4 标准化疗(奥沙利铂小亚叶酸钙＋5-FV),可提高转移性直肠癌患者的存活率。

(2)针对 VEGF 的抗肿瘤药物

主要分为:①破坏肿瘤血管,从而杀死一部分肿瘤细胞的抗肿瘤药物;②可使肿瘤血管和其血管微环境正常化的抗肿瘤药物;③可减少血液循环中的内皮细胞祖细胞的抗肿瘤药物。但还面临着许多的挑战,如需要找到一些生物标志物,来指导抗 VEGF 疗法。与其他的肿瘤治疗方式相比,抗 VEGF 抗体的副作用较少但却较严重,其作用机制还不很清楚等。

(3)可溶性的 VEGF 受体

研究显示,构建一个由 VEGFR1 的 SH2 结构域、VEGFR2 的 SH3 结构域、人免疫球蛋白的 Fc 结构域的工程蛋白,即 VEGFR1/2-trap,可以与 VEGF、PIGF 结合。而 VEGFR3-trap 是一种嵌合的 VEGFR3-Ig,可以与 VEGF-3 特异结合,能有效地抑制肿瘤淋巴管的生成和肿瘤细胞的转移,已进入临床试验阶段。

(4)VEGF 受体蛋白激酶抑制剂

2006 年美国批准应用舒尼替尼(SU-11248)治疗肾脏肿瘤,可抑制多种受体蛋白激酶的活性,包括 VEGFR2/3、Fms 样激酶(Flt-3)、干细胞因子受体 c-Kit、PDGFR、胶质源神经营养因子受体 Ret、集落刺激因子受体 CSF-1R。其他的一些药物,如 PTK787/ZK222584(后者是 VEGFR1、VEGFR2、VEGFR3、PDGFR、Flt-3、c-Kit 抑制剂)还处于临床试验阶段。

六、VEGF 与肿瘤放疗

肿瘤的新生血管生成与肿瘤的生长、侵袭、远处转移密切相关,肿瘤组织通过调节促进与抑制血管形成的细胞因子之间的含量比,诱导了新生血管形成。其中,VEGF(血管内皮生长因子)是目前已知作用最强的肿瘤血管生成诱导因子。

1. VEGF 与肿瘤的放射治疗

(1)放疗后肿瘤组织 VEGF 表达

已有文献报道,电离辐射激活靶基因转录所需的蛋白激酶 C 信号通路,促进 VEGF 等多种细胞因子表达。研究发现,各种肿瘤组织在放疗后均表现为 VEGF 表达水平上调,如果拮抗 VEGF 表达,可以增强放疗疗效。放疗诱导肿瘤 VEGF 表达增加,是肿瘤细胞为了尽量减少辐射对肿瘤的血管毒性作用,增强生存能力的自我保护手段,从而导致了肿瘤的辐射抗拒性。

肿瘤的氧化状态是决定肿瘤辐射敏感性和预后的重要因素。缺氧、低糖、pH 降低,可刺激肿

瘤血管生成,导致 VEGF 表达增加、肿瘤细胞增殖;而肿瘤细胞持续增殖又加重缺氧、葡萄糖丢失、产生酸性代谢产物,并由此造成恶性循环。缺氧使 VEGF 表达水平上调,是刺激肿瘤血管生成的关键因素。

（2）放疗后正常组织的修复

多项研究表明,正常组织也可以表达少量 VEGF,在放疗期间和放疗后,正常组织的血管分泌VEGF 增加。研究表明,食管癌患者在放射治疗中,正常食管黏膜层中的 VEGF 和 PDGF 表达水平上调,且伴有血管生成增加,这种血管反应与正常血管组织的再增殖有关,发生于常规分割放疗后 2～3 周,可能是受照射后的正常食管黏膜修复的表现。各系统肿瘤的放射治疗后,VEGF 和PDGF 都有表达水平上调,伴有血管生成增加。

2. 抗 VEGF 协同放射治疗提高肿瘤控制率

肿瘤生长依赖于血管生成,为了提高肿瘤控制率,联合抗血管生成治疗已成为抗肿瘤治疗的研究热点。

对抗血管生成的辐射增敏剂的研究方兴未艾,理想抗血管生成辐射增敏剂其治疗应该针对肿瘤,而不是正常组织上皮,在众多的生长因子中,VEGF 专一作用于血管内皮细胞,可作为阻断肿瘤诱导血管生成的靶,并且在正常组织中 VEGF 含量较少,因此给予 VEGF 抗体,可明显增加肿瘤的辐射敏感性,而不会造成正常组织放射性损伤。有人用酪氨酸激酶受体抑制剂阻断 VEGF 表达后发现,肿瘤组织在 1 小时后血流量减少 50%,而对正常组织血流灌注量几乎没有影响。使用少量 VEGF 中和抗体作为辐射增敏剂,在未达抑制肿瘤生长剂量时,就可起到辐射增敏作用。

（1）抗 VEGF 抗体

抗 VEGF 的单克隆中和抗体,是目前治疗作用较为肯定的药物,部分药物已经进入临床试验。有人发现,利用 VEGF165 中和抗体联合放疗,可提高肿瘤局控率,比单用放疗、中和抗体疗效都好。在体外试验中,放疗诱导产生的 VEGF 削减辐射对细胞的杀伤作用,VEGF 抗体治疗提高了细胞凋亡率,降低肿瘤细胞增殖率,抑制 MEK/MAPK 活性。抗 VEGF 抗体有作用于 VEGF-A 的贝伐单抗（能抑制胃癌转移）、作用于 VEGFR 的 IgG 型单抗 IMC-1121B、作用于 VEGF-A/PIGF的可溶性杂交抗体 VEGF-trap 等。贝伐单抗＋伊立替康＋顺铂治疗 47 例晚期胃癌的总体有效率为 65%,没有增加化疗的副作用,中位生存期为 12.3 个月。也正在Ⅲ期临床试验贝伐单抗＋卡培他滨＋顺铂治疗 760 例晚期胃癌。

（2）VEGFR 酪氨酸激酶抑制剂

可抑制 VEGFR 1/2/3、PDGFR、FGFR、EGFR、HER2、c-Kit 等,如索拉菲尼（与卡培他滨＋顺铂联用）、苏尼替尼（与卡培他滨＋顺铂联用）;而噻吩并吡啶类药物,能抑制 c-Met、VEGFR2。研究发现,给予 VEGFR 阻断剂 SU5416＋PDGFR 阻断剂 SU6668,可协同增强放射治疗的疗效,尤其 SU5416,可有效增强放疗对肿瘤细胞的杀伤能力。

（3）VEGF 信号转导阻断剂

VEGF 与受体结合后将产生受体自磷酸化等一系列信号转导,通过阻断信号转导途径,能达到抑制 VEGF 作用的目的。有人给予表皮生长因子受体酪氨酸激酶抑制剂 ZD1837＋放疗,结果发现,肿瘤细胞增殖降低,细胞凋亡率增加,肿瘤细胞生长延迟。

（4）VEGF 与 VEGFR 靶向治疗耐药

VEGF 与 VEGFR 靶向治疗耐药的原因可能为:①肿瘤新生血管较少时,能促进骨髓细胞动员,促进血管新生;②血管的周细胞增加,能保护血管内皮细胞,抗凋亡;③药物剂量不足,可引发耐药;④肿瘤细胞发生新的基因突变。对策是给予足够剂量;或联用 VEGFR 通路分子的靶向治疗药物。

（5）基因治疗

直接以肿瘤组织内皮细胞为靶细胞的抗血管形成的基因治疗,可以避免长期使用肿瘤血管形成抑制因子、促血管形成因子抗体可能诱导肿瘤出现的耐药现象。基因治疗的靶向性明确,对正常组织血管形成的影响较小。由于抗肿瘤血管形成基因治疗不受肿瘤细胞周期的影响,故具有良好的应用价值。某些生长因子如,VEGF基因的反义基因(VEGF-AS)疗法,导入肿瘤细胞后,可与VEGF基因的mRNA或其前体互补结合,抑制VEGF表达,降低血清中的VEGF水平,提高肿瘤对放射治疗的敏感性。RP1-4610是核酶,能结合VEGFR1基因的mRNA,减少VEGFR1及其可溶性形式物。

七、缺氧诱导因子 1 与胃癌的研究进展

从西方国家近30年以来的随访数据可见,外科手术和抗肿瘤治疗的进展亦未能改善胃腺癌的不良预后,5年生存率仅是5%～17%。如何提高胃癌的生存率仍是目前临床上面临的一大挑战。缺氧诱导因子1(HIF-1)目前是肿瘤治疗领域比较关注的靶点之一。

许多研究发现缺氧的肿瘤细胞如胃癌细胞,能产生HIF-1,再明显促进表达VEGF,使肿瘤对于放化疗均不敏感,一些缺氧的实体肿瘤具有侵袭性更强、治疗效果更差的特点。许多研究发现HIF-1的表达不仅可预测肿瘤的预后,而且与肿瘤是否对放化疗敏感密切相关,深入研究缺氧和HIF-1的相关通路在胃癌中发挥的作用,可以帮助发现胃癌治疗的关键环节。

1. HIF-1 的结构和组成

HIF-1是在缺氧条件下,广泛存在于体内的一种转录因子,它是由A和B亚单位组成的异二聚体。HIF-1A基因定位于染色体14q21～q24,而HIF-1B基因定位于染色体1q21。研究发现,A和B亚单位均属于碱性螺旋-环-螺旋/PAS(bHLH-PAS)蛋白家族成员。HIF-1A分子内由N端依次排列着碱性区域、HLH位点、PAS位点,共同构成转录因子DNA结合结构域。HIF-1A的C端有两个相对独立的反式激活结构域(TAD),分别称之为TAD-N域(氨基酸残基[531~575])和TAD-C域(氨基酸残基[813~826]),参与转录活化。两结构域间为抑制结构域,能降低TAD的活性,常氧下能明显抑制HIF-1A活性。HIF-1A分子中部还有氧依赖降解结构域,控制其常氧下的降解。

HIF-1A亚单位是HIF-1所特有的,HIF-1A既是HIF-1的调节亚单位,又是活性亚单位,其蛋白稳定性和活性均受细胞内氧浓度的调节;在常氧条件下HIF-1A表达水平明显降低,很难检测到。

HIF-1B亚单位是许多转录因子所共有的亚单位,为芳羟受体核转位子基因的表达产物,又称芳羟受体核转运蛋白(ARNT),含789或744个氨基酸残基,分子内有一个转录激活区,定位于C末端。HIF-1B在细胞内呈组成性表达,不受氧浓度的调节,可在任何氧浓度下持续表达。只有HIF-1A入核后与HIF-1B形成异二聚体,才能成为有活性的HIF-1。

2. 缺氧和常氧下 HIF-1A 转录活性的调控

HIF-1A的表达和活性的调节,主要是通过细胞内氧浓度的改变来实现的,氧浓度改变诱导的脯氨酰羟化酶(PHD)作用的改变,是调节HIF-1最重要的途径。在氧浓度正常的条件下,脯氨酰羟化酶使HIF-1A的氧依赖降解结构域的脯氨酰[402、564]羟基化,再与肿瘤抑制蛋白pVHL结合,使HIF-1A可被泛素化,再被蛋白酶体降解。脯氨酰羟化酶的羟化作用需要氧、Fe^{2+}、α酮戊二酸等的参与,该过程是氧依赖的。

而在细胞缺氧时,脯氨酸羟化酶不能羟化HIF-1A亚单位,使之不能与p-VHL结合,而使HIF-1A不能被泛素化、蛋白酶体降解,使HIF-1A水平升高。目前认为这种表达量增加的调节并不是在HIF-1A mRNA水平,而是在HIF-1A蛋白翻译后水平,即通过增加HIF-1A蛋白稳定性,抑制其降解来实现的。

3. HIF-1A 在肿瘤中的表达及意义

肿瘤在生长过程中,局部常会出现缺血缺氧状态,肿瘤细胞存在着对缺血缺氧的自身调节,主

要是通过激活 HIF-1A,再特异性结合靶基因的缺氧反应元件(5′-RCGTG-3′),促进葡萄糖转运、糖酵解、肿瘤血管生成,为肿瘤浸润性生长提供必要的条件。因此 HIF-1A 的高水平表达,可能在肿瘤发生发展中发挥着重要的作用。

有人在 179 例肿瘤组织中应用免疫组化方法检测 HIF-1A,发现 19 种肿瘤中,有 13 种肿瘤高水平表达 HIF-1A,包括结肠癌、乳腺癌、肺癌、皮肤癌、卵巢癌、胰腺癌、前列腺癌、肾癌、胃癌。

有研究报道,HIF-1A 在头颈肿瘤、口腔肿瘤、非小细胞肺癌中的表达,与好的预后相关。可见 HIF-1A 既有促肿瘤作用,又有抗肿瘤作用,这可能与其调控的靶基因表达物参与凋亡的双重调节有关,促凋亡相关因子 p53、Bcl-2 的变异常起着决定性的作用。

4. HIF-1A 可能参与胃癌发生发展

幽门螺杆菌(HP)是革兰阴性杆菌,是目前公认的胃癌 I 类致癌原,最近的研究发现,HP 的存在可能是远端肠型胃癌发病的前提条件。尽管目前 HP 致远端肠型胃癌的发病机制还未明确,但涉及凋亡、细胞增殖、活化酪氨酸激酶信号通路的 EGFR、Her2、c-Met,在 HP 启动下活化,参与发病的机制已经阐明。

HP 感染是最重要的始动因素,其致癌机制之一就是可诱导胃上皮细胞产生活性氧(ROS)。ROS 是一类细胞代谢产物,其水平升高反映了氧化应激的存在。氧化应激也参与肿瘤的形成、转移,水平升高的 ROS 可导致 DNA 的损伤,但 ROS 参与胃癌的发病机制尚在研究中。

有学者认为 ROS 可与 HIF-1A 共同作用于胃黏膜,引起胃癌的发生发展。研究发现,在常氧条件下,胃癌细胞中 HIF-1A 也存在高水平表达,这是依赖于内源性 ROS 信号通路活化而产生的,而不是由于 pVHL 基因表达的丧失;这个研究第一次提出了由 HP 刺激胃黏膜上皮产生的内源性 ROS,可在常氧条件下稳定 HIF-1A 蛋白的表达,进而激活其下游有关肿瘤浸润生长的靶基因表达,使 HIF-1A 在增强胃癌侵袭性方面发挥重要作用。

也即是说,当 HP 感染后诱导产生的 ROS,能使 HIF-1A 在不论任何氧条件下,都能持续表达。HP 感染后,不仅能产生 ROS,还能通过诱导型一氧化氮合酶,催化左旋精氨酸与氧分子产生致病性一氧化氮,后者在常氧条件下,可干扰 HIF-1A 被脯氨酸羟化酶,防止 HIF-1A 降解,以致 HIF-1A 在胞核内积聚和活化。HIF-1A 水平升高,又诱导表达诱导型一氧化氮合酶,依次形成正反馈环。

环氧化酶 2 是炎症过程中的重要诱导酶,在炎症和肿瘤组织中,能将花生四烯酸转变成前列腺素。前炎性细胞因子、癌蛋白、生长因子、缺氧,都能诱导表达环氧化酶 2。在许多肿瘤中,包括胃癌,都可见环氧化酶 2 高水平表达,且与肿瘤的进展和转移相关。环氧化酶 2 可使前列腺素合成增加,特别是依前列醇,后者可降解 p-VHL 蛋白,从而升高 HIF-1A 蛋白的水平。

近期的一项研究支持了上述的观点,有人对胃癌细胞系给予外源性依前列醇刺激后,HIF-1A 及血管内皮生长因子(VEGF)均表达增加,这种效应可被依前列醇的拮抗剂所阻断,可见在胃癌血管生成中环氧化酶 2/依前列醇/HIF-1/VEGF 可能是一条重要的通路。

非甾体消炎药发挥抗癌作用,与其抑制环氧化酶 2 的表达有关,已确认应用非甾体消炎药可降低胃癌的发病风险。在一项研究中发现,非选择性及选择性环氧化酶 2 抑制剂可在大鼠胃癌模型中抑制血管生成,暴露于非甾体消炎药的胃癌细胞的 HIF-1A 水平下降,其机制可能是非甾体消炎药增加 p-VHL 肿瘤抑制蛋白的表达,从而导致 HIF-1A 泛素化、被蛋白酶体降解,这可能是非甾体消炎药抑制胃癌作用的又一途径,也体现出 HIF-1A 在胃癌发病机制中的枢纽作用。

5. HIF-1A 与胃癌预后和治疗敏感性的关系

目前已有一些关于 HIF-1A 和胃肠道间质肿瘤预后关系的研究,得出了相同的结论,即 HIF-1A 是评价其预后的有效指标。有人对 53 例胃部间质瘤患者进行 HIF-1A、VEGF、CD31、K-i 67 的免疫组化染色,发现 HIF-1A 的阳性表达率是 32%,且与肿瘤大小、肝转移率、生存预后明显相关。另一项研究在 62 例胃间质肿瘤患者进行,肯定了上述的结论,发现肿瘤中 HIF-1A 高水平表达,与肿瘤的高复发率和远处转移率相关。

有人在 HP 相关胃炎、肠化生、不典型增生和肠型、弥漫型胃腺癌中,应用免疫组化技术检测 HIF-1A 的表达,并比较 HIF-1A 的表达水平与胃癌、贲门癌的预后相关性,发现在正常胃黏膜中 HIF-1A 不表达,而在 HP 相关胃炎到肠型胃癌的演进过程中,可见其表达均增加;表明 HIF-1A 可能参与肠型胃癌的演进,通过多因素分析,发现 HIF-1A 对生存预后的影响较弱。而在另一项研究中发现,HIF-1A 与突变型 p53 协同作用,预示着不良的预后,HIF-1A 是一有效预示胃癌预后的独立因素。然而,也有实验证实 HIF-1A 的高水平表达与预后无关。这些结果的差异可能与研究者采用的计数方法和人种地域不同有关,需要统一标准下不同地区的更大样本的研究来进一步证实。

研究表明,HIF-1A 的表达影响胃癌对放化疗的敏感性。在一项胃癌细胞系的研究中发现,HIF-1A 可上调 Bcl-2 表达水平,下调 Bax 表达水平,并诱导表达 P-糖蛋白、多重耐药蛋白 1,参与缺氧导致的药物抵抗,其作用是通过抑制化疗药物所致的凋亡、减少细胞内药物积聚来实现的。

6. HIF-1A 靶基因与胃癌的关系

HIF-1 诱导的靶蛋白包括碳脱水酶、葡萄糖转运蛋白 1(GLUT-1)、促红细胞生成素、iNOS、VEGF,均与胃癌相关。碳脱水酶是一种跨膜糖蛋白,在缺氧环境下可参与维持细胞内 pH 的稳定,在许多肿瘤中高水平表达,然而在胃癌中,它的表达水平很低,甚至缺失,这与其参与胃酸的生成过程有关。研究发现在正常和增生胃黏膜中碳脱水酶高水平表达,而在不典型增生和胃癌中表达水平降低。

GLUT-1 可保障肿瘤细胞的能量供应。有人对 70 例胃癌患者的随访中发现,GLUT-1 的高水平表达与术后生存率降低相关。有人在 617 例胃癌的研究中发现,GLUT-1 的阳性率达到 30%,且在各组织类型中阳性比例不同,其阳性率随着肿瘤分期的进展而逐渐增加。

促红细胞生成素是红细胞调节因子,其在肿瘤中的表达,与在缺氧环境下刺激血管生成以致于肿瘤细胞赖以存活有关。研究发现,促红细胞生成素受体在胃癌中的表达,与血管生成、肿瘤进展相关,且与胃癌分期相平行。

iNOS 可催化一氧化氮的合成,后者可增加血管通透性、促进肿瘤生长。许多文献均报道,在胃癌组织中常可检测到 iNOS 的高水平表达,且与不良的病理学特征和降低生存率有关,其表达水平与肿瘤进展分期和淋巴结转移数目相平行。

VEGF 在缺氧环境下可促进肿瘤血管生成,能保证肿瘤细胞的局部生长、浸润、转移。文献报道,VEGF 在胃癌中的表达,与增加转移危险性、降低生存率相关。VEGF 是 HIF-1 下游重要的靶基因,在缺氧时 HIF-1 活化,进而激活下游的 VEGF,从而增加氧供、抵抗缺氧。在胃癌的研究中,可见两者呈协同作用,促进肿瘤的进展及浸润。

7. 以 HIF-1A 为靶点治疗胃癌

科学家们一直致力于将 HIF-1A 作为针对肿瘤治疗的靶点,研究已表明,HIF-1A 是衡量肿瘤放化疗敏感性的标志物。阻断 HIF-1A 活性,能使肿瘤细胞失去适应缺氧的能力,从而抑制肿瘤进展。许多针对胃癌的试验,目前正在动物模型上进行。

YC-1 是一种可溶性鸟苷环化酶刺激素,它能抑制血小板聚集、血管收缩,可用于治疗循环系统疾病。有人在体外将胃癌细胞种植到裸鼠皮下,发现 YC-1 能阻断血管生成、抑制肿瘤生长,可减少血管数量,降低 HIF-1A 的表达水平。据此他们提出,YC-1 可能是 HIF-1 有效的抑制剂,能以 HIF-1A 为靶点,发挥抗血管生成和抗肿瘤的作用。近期的研究,应用基因治疗的方法抑制 HIF-1A 的表达,将转录活性结构域阴性的 HIF-1A 与内源性的 HIF-1B 二聚化,使 HIF-1A 的转录活性丧失,能减少 VEGF 的表达、血管生成、肿瘤大小。该结果提示了 HIF-1A 可能是治疗胃癌的一个有效的靶点。

八、胃癌 VEGF-C、VEGFR-3 及 CNTN-1 的表达

有人探讨 VEGF-C 及其受体 VEGFR-3（也称 Flt-4）与神经细胞黏附分子-接触蛋白-1（CNTN-1）在原发性胃癌组织中的表达，并分析其与淋巴转移和其他临床病理参数之间的关系。结果发现，胃癌组织中的 VEGF-C、VEGFR-3、CNTN-1 的阳性表达率分别为 54.05%、72.97%、62.16%。CNTN-1 的表达与 VEGF-C、VEGFR-3 表达相关。VEGF-C 的阳性表达与 TNM 分期、淋巴管浸润、淋巴结转移有关。肿瘤较大、TNM 分期、淋巴管浸润、淋巴结转移率较高者，CNTN-1 表达的阳性率也较高。VEGFR-3 阳性表达与 TNM 分期及有淋巴结转移有关。

淋巴管密度（LVD）计数与 TNM 分期晚、淋巴管浸润、淋巴结转移有关。淋巴管密度计数与 VEGF-C 的表达呈正相关。VEGF-C、VEGFR-3、CNTN-1 在胃癌组织中均存在高水平表达。VEGF-C 的表达与淋巴管密度计数相关，且两者都与淋巴管浸润和淋巴结转移密切相关。VEGF-C 可能是通过 CNTN-1 通路介导淋巴管生成，从而促进胃癌的淋巴管浸润和淋巴结转移。

在胃癌的转移中，淋巴管转移是其最主要的方式。随着对肿瘤研究的不断深入，证据表明，VEGF-C 及其受体 VEGFR-3 在肿瘤的淋巴管生成和淋巴转移过程中起到重要作用。VEGF-C 是 VEGF 家族的一员，其对应的受体主要有 VEGFR-2、NRP2、VEGFR-3。VEGFR-3 与淋巴管生成关系最为密切，参与介导新生淋巴管的形成、肿瘤细胞迁移、浸润及远处播散。

VEGF-C 与许多肿瘤病理因素如血管生成、淋巴管生成、淋巴浸润等相关，也与肿瘤细胞播散、区域淋巴结转移相关。近年发现，VEGF-C 的表达水平越高，胃癌组织中淋巴管密度越高，说明 VEGF-C/VEGFR-3 信号通路活化，在胃癌淋巴管生成和淋巴浸润中具有重要作用。

近年来，有研究通过基因芯片技术，针对一系列具有不同侵袭性的肺癌细胞系，分析其中基因表达的差异性，发现 CNTN-1 是与侵袭相关的基因。对肺癌细胞系行 CNTN-1 基因敲除，可降低肿瘤细胞的活动性、黏着力；抑制 CNTN-1 的表达，能降低肿瘤细胞的侵袭性。

在裸鼠移植瘤上使用 siRNA 干扰 CNTN-1 表达后，实验组动物不仅在移植瘤、肺内转移结节大小上明显小于对照组，并且在生存时间上也优于对照组。

CNTN-1 为 VEGF-C/VEGFR-3 信号通路的下游效应分子，参与肿瘤的浸润和转移。CNTN-1 在胃癌组织中高水平表达，在发生肿瘤细胞淋巴管浸润、淋巴结转移、TNM 分期较晚胃癌患者中，CNTN-1 的表达阳性率都较高。淋巴结转移越多者，CNTN-1 的表达水平越高。相关分析发现，CNTN-1 水平与 VEGF-C、VEGFR-3 的水平均相关。VEGF-C/VEGFR-3 信号通路在胃癌组织淋巴管生成和淋巴转移中有重要作用。

VEGF-C 通过与 VEGFR-3 结合，诱导肿瘤淋巴管新生，促使肿瘤细胞播散和区域淋巴结转移，CNTN-1 可能是 VEGF-C/VEGFR-3 信号通路上的一个重要分子，这一过程的具体机制仍有待于更深层次的后续研究。

九、胃癌淋巴结转移与 VEGF-D、VEGFR-3

有人探讨 59 例胃癌淋巴结转移与血管内皮生长因子 D（VEGF-D）、血管内皮生长因子受体 3（VEGFR-3）、淋巴管密度（LVD）表达间的关系。结果发现，VEGF-D、VEGFR-3 在胃癌组织中表达率分别为 59.32%、67.80%，明显高于癌旁不典型增生组织及正常胃黏膜组织。

癌周组织的淋巴管密度（LVD）明显高于周边正常组织（21.29∶8.21）。VEGF-D 表达阳性组 35 例与阴性组 24 例淋巴管密度分别为（23.15∶7.58）和（11.93∶5.31），其差异具有统计学意义。VEGF-D、淋巴管密度在胃癌组织中的表达，与淋巴结直径、淋巴结分期、浸润深度、TNM 分期、分

化程度相关。VEGF-D 在胃癌组织中高水平表达，并与肿瘤的淋巴管形成、淋巴结转移相关。

有人提出，即使肿瘤内缺乏淋巴管，瘤周增生的功能性淋巴管，因能增加肿瘤细胞与淋巴管接触的面积，足以促进肿瘤淋巴结转移。研究发现，原发胃癌组织中心区未见开放性淋巴管，在癌组织周边区有较多开放状态的功能性微淋巴管，癌周组织的淋巴管密度高于周边正常组织。而且进一步研究发现，胃癌淋巴管性状与正常也不同，光学镜下，胃癌病理性淋巴管形态不规则，部分有扩张或形成窄隙，偶见肿瘤细胞。电镜下，胃癌病理性淋巴管管壁不完整，内皮细胞间连接疏松、多处于开放状态，内皮细胞肿胀，细胞器失去正常形态。这些形态变化可能使肿瘤细胞更容易进入淋巴循环中。

VEGFR-3 与其配体 VEGF-C/D 特异性结合，可诱导内皮细胞的增殖及迁移，调控血管及淋巴管内皮细胞的新生，对胚胎发育及肿瘤的生长和转移起着重要的调节作用。

VEGFR-3 是毛细淋巴管内皮细胞特异性的标志物，根据 VEGFR-3 可区别毛细血管和毛细淋巴管。研究发现，VEGF-D、VEGFR-3 的阳性表达率，依正常胃黏膜组织、癌旁不典型增生组织、癌组织顺序逐渐升高，并且在 VEGF-D 表达阳性的胃癌组织中，其受体 VEGFR-3 也呈高水平表达，其相对应的淋巴管密度及淋巴结转移率都明显高于 VEGF-D 表达阴性患者，证明 VEGF-D 的高水平表达与肿瘤淋巴管生成及淋巴管转移密切相关。

VEGF-D 促进肿瘤细胞转移机制，可能是通过激活淋巴管内皮细胞上的 VEGFR-3 受体，从而诱导淋巴管生成，淋巴管数量的增加，加大了肿瘤细胞与淋巴内皮细胞的接触面积，而且淋巴管缺乏完整的基膜，内皮细胞间的缝隙较血管内皮细胞间的缝隙大，有利于肿瘤细胞进入淋巴管。

VEGF-D 也能增加淋巴管、血管的通透性，使肿瘤组织内压力升高，促进肿瘤细胞进入血管或淋巴管。肿瘤 VEGF-D 高水平表达，也与肿瘤的淋巴结转移相关。研究显示，胃癌组织中的 VEGF-D mRNA 的表达率、淋巴管密度，与肿瘤组织分化程度、浸润深度、淋巴结的直径、淋巴结分期、TNM 分期相关，可以用来反映胃癌恶性程度的高低，并且能够成为估计胃癌预后的一个指标。研究结果提示，VEGF-D 表达于胃癌组织中，可通过激活淋巴管内皮细胞 VEGFR-3 受体，从而导致胃癌组织中淋巴管的增生，使肿瘤细胞更易通过淋巴管扩散到淋巴结，发生淋巴结转移。

十、VEGF-C 及其受体与胃癌淋巴转移

VEGF-C 及其受体与胃癌淋巴管形成及淋巴转移关系密切，VEGF-C 高水平表达，可认为是淋巴结转移的早期事件，并可作为预测发生淋巴结微转移的独立因素。通过抑制胃癌细胞分泌 VEGF-C 或阻断 VEGF-C 与受体 VEGFR-3 结合，可以抑制胃癌新生淋巴管形成、癌细胞浸润、远处播散，从而降低死亡率，改善患者预后。VEGF-C 及其受体能促进了胃癌淋巴管生成及淋巴转移，针对 VEGF-C 及其受体的治疗方法，有望成为胃癌治疗的一个新手段。

复发和转移是胃癌患者的主要死亡原因，其中淋巴转移是影响患者预后的决定性因素之一。识别胃癌淋巴转移机制中的关键分子，有利于发展胃癌的靶向药物治疗。近年来随着对肿瘤研究的不断深入，众多的研究表明，VEGF-C 及其受体 VEGFR-3 在肿瘤的淋巴管生成和淋巴转移过程中起到重要的作用。

1. VEGF-C 及其受体与淋巴管生成

VEGF-C 最初以蛋白前体的形式被分泌出来，在细胞内经前体蛋白转化酶 5/7 加工而激活。VEGF-C 被分泌到胞外时，它立即被血浆纤溶酶及其他蛋白酶，水解成非二硫键相连的小的亚单位。

VEGF-C 的特异性受体有 VEGFR-2、VEGFR-3、NRP-2。VEGFR-2 与细胞有丝分裂、趋化作用相关，在血管生成调节中起重要作用。NRP-2 在淋巴管发育过程中并非必需，起调节作用。

NRP-2 基因突变可导致小淋巴管和毛细血管数量减少;阻断 NRP-2 受体,能减少肿瘤淋巴管新生,抑制肿瘤的淋巴结转移和远处播散,但并不减少淋巴管内皮细胞的增殖,也不影响已经形成的淋巴管。

VEGFR-3 与淋巴管生成关系密切,参与介导肿瘤细胞的迁移、浸润、远处播散。VEGFR-3 在正常淋巴管内皮细胞上表达,还在肿瘤细胞表达,如胃癌、肺癌、结直肠癌、头颈部癌、前列腺癌、卡波西肉瘤等,说明 VEGF-C/VEGFR-3 信号通路在肿瘤的发展、转移过程中有重要作用。

近期的研究提示,VEGF-C 通过诱导淋巴管的生成,促进肿瘤细胞转移。血循环中率先到达淋巴结并外渗的造血干细胞,充当了淋巴组织诱导生成者的角色。这些造血干细胞经诱导后表达的淋巴毒素,能激活间充质细胞的淋巴毒素 B 受体(LTBR),从而刺激其向淋巴基质细胞分化,并分泌 VEGF-C,而淋巴管生成很可能也是依赖这一过程。

动物实验证实,VEGF-C 及 VEGF-D 能促使新生淋巴管及血管形成,而 VEGFR-2 同基因编码异型剪切的可溶性蛋白 sVEGFR-2,能抑制 VEGF-C,从而抑制淋巴管的生长、修复,说明 VEGF-C 在淋巴管形成过程中有重要作用。生理情况下 VEGF-C 可介导内皮细胞有丝分裂、迁移、抗凋亡。

在肿瘤中,VEGF-C 由肿瘤细胞通过自分泌或旁分泌,作用于肿瘤周围组织,能诱导新生淋巴管形成、淋巴管增生或扩张,促进肿瘤的淋巴转移。研究证实,VEGF-C 能引起肿瘤细胞迁移,且它的该作用可能比 VEGF-A 更强。国内也发现,VEGF-C 高水平表达,可作为预测甲状腺乳头状癌、乳腺癌发生淋巴转移的分子生物学指标。

2. VEGF-C 及其受体与胃癌的关系

研究证实,VEGF-C 在胃癌中的表达水平显著高于正常组织。研究发现,VEGF-C 在胃癌组织中的表达阳性率为 54.4%,显著高于正常胃组织;环氧化酶-2 在胃癌组织中也存在高水平表达(阳性率为 67.7%),且与 VEGF-C 表达相关,提示 COX-2 与 VEGF-C 同时在胃癌组织中高水平表达,与 COX-2 促进 VEGF-C 的表达水平上调有关。

有人用免疫组化方法检测 36 例胃癌患者,发现其中 12 例胃癌患者组织中有 VEGF-C 的高水平表达;对胃癌细胞系的 VEGF-C mRNA 和蛋白质分别进行 RT-PCR 和 ELISA 法检测,也得到类似的结果。

3. VEGF-C 与癌周淋巴管

有人利用染色评分方法证实,胃癌病灶周围淋巴管 VEGF-C 表达阳性率高于癌灶内淋巴管。运用 LYVE-1 和 VEGFR-3 对淋巴管进行标记后,发现癌周淋巴管的密度中位数为(14.2:3.7)个/mm²,显著高于癌灶内淋巴管密度中位数(9.9:3.5)个/mm²,说明癌周淋巴管的增殖活力更高。

由此推论,这些增加的淋巴管可能是在 VEGF-C 的刺激作用下新生的,VEGF-C 含量增加可以促使癌周淋巴管增生。有人使用 MKN-45 细胞系(该细胞系来源于胃腺癌组织,同时具有表达 VEGF-C 的能力)接种于免疫缺陷小鼠皮下,分别检测不同时间段小鼠种植瘤周围的淋巴管密度,发现随着时间的推移,癌周围组织淋巴管密度显著增加,而癌灶内并无此变化,说明该肿瘤细胞产生的 VEGF-C 能促使周围组织淋巴管增生。

有人通过对 37 例胃癌患者和 28 例直肠癌患者标本进行检测,对比癌组织周围新生淋巴管和新生毛细血管的数目,发现胃肠道肿瘤旁新生淋巴管数目高于新生血管数目。

4. VEGF-C 与淋巴结微转移

有人利用 CEA mRNA 的 RT-PCR 法对 80 例 PN0(即常规 HE 染色诊断为淋巴结转移阴性)早期胃癌患者的 1828 个 D1、D2 组淋巴结进行检测,发现其中来自于 19 例患者的 43 个淋巴结存在微转移;同时 80 例患者中有 22 例 VEGF-C 高水平表达,且 VEGF-C 高水平表达率,在有淋巴结微转移和无淋巴结微转移的患者标本中的差异,有统计学意义。因而推测,VEGF-C 的表达与淋巴结微转移有直接联系,VEGF-C 高水平表达,可作为预测发生淋巴结微转移的独立因素,并可认为是淋巴结转移的早期事件。

5. VEGF-C 在外周血中的表达

由于在组织原位检测 VEGF-C 有其局限性,即存在着诊断上的主观因素以及治疗上的差异,因此外周血 VEGF-C 的检测,可能成为预测胃癌早期转移的一个重要指标。

有人通过免疫组化方法将早期胃癌分为有淋巴结浸润组和无淋巴结浸润组,分别进行外周血 VEGF-C 检测,结果发现有淋巴结浸润组的 VEGF-C 阳性率(36%)显著高于无淋巴结浸润组的阳性率(14%)。近年来有学者通过对 80 例胃癌患者和 20 例健康自愿者血标本进行对比分析,发现 VEGF-C 在低分化腺癌、有淋巴结转移、远处转移组中水平明显升高。血清中 VEGF-C 浓度与肿瘤组织淋巴管密度、原位 VEGF-C 表达阳性率呈正相关,并且血清 VEGF-C 高浓度、高肿瘤组织淋巴管密度、高原位 VEGF-C 表达阳性率的患者,术后都表现出较低的生存率,提示上述三项可作为判断患者是否发生淋巴转移的预测指标。

6. VEGF-C 与胃癌治疗

VEGF-C 作为影响肿瘤转移进程的关键分子,在未来开发胃癌治疗新方法上有着广阔的应用前景。目前国内外关于这方面的探索已经开展,其中不乏有益的尝试。有人运用纳米碳酸钙作为载体,将 VEGF-C 特异的 siRNA 导入到胃癌细胞系 SGC-7901 中,发现 VEGF-C 表达水平下降,肿瘤新生淋巴管受到明显抑制,并且这种载体无细胞毒性作用。通过对免疫缺陷小鼠进行异种移植,发现 VEGF-C 特异的 siRNA 能显著抑制其新生淋巴管数目,抑制肿瘤的生长和淋巴结转移。

NRP-2 是近年来发现的 VEGF-C 的另一受体,NRP-2 的激活不依赖于 VEGFR-3。有人运用 NRP-2 抗体抑制淋巴管内皮细胞迁移,能减少肿瘤新生淋巴管形成,可减少淋巴结的转移和肿瘤远处播散。

COX-2 与 VEGF-C 间存在着密切的联系,高水平 COX-2 促进 VEGF-C 表达水平上调。有人通过对肿瘤细胞异种皮下移植和腹腔接种的免疫缺陷小鼠,基因 COX-2 抑制剂,抑制 COX-2 的表达,结果使肿瘤淋巴管增生受阻,从而降低了肿瘤的淋巴结转移率。

淋巴管转移是胃癌转移的重要途径,是影响预后的决定性因素。VEGF-C 及其受体在促进肿瘤淋巴管生成中的重要作用,已成为人们关注的焦点。通过抑制胃癌细胞分泌 VEGF-C 或阻断 VEGF-C 与受体 VEGFR-3 结合,可抑制胃癌新生淋巴管形成、癌细胞浸润、远处播散,从而患者降低死亡率,改善患者预后,但这一机制至今尚未完全阐明,针对 VEGF-C 的靶向治疗研究目前已经开展,并且将有望成为胃癌治疗的一个新的突破口,但仍应看到以目前的医疗水平,将其运用于临床实践尚有待更深层次的后续研究。

十一、VEGFR-2 与胃癌

胃癌组织/患者血清中 VEGF、VEGFR 常水平升高,预后意义比 TNM 分期更明确;VEGF-A、PLGF 阳性表达率较高。VEGF-C/D 能引发胃癌淋巴管新生,VEGF-A、C 有协同作用。白介素 1 能促进胃癌组织产生 EGFR,再通过 ERK1/2、PI3K/Akt 促进表达 VEGF。

有人探讨胃癌组织中 VEGFR-2 的表达及其临床意义。发现胃癌组织中 VEGFR-2 的表达水平升高。VEGFR-2 表达水平与淋巴结转移、病理分期、肿瘤分化程度相关。VEGFR-2 在胃癌的发生、发展中起重要作用,这为胃癌的靶向治疗提供了有力依据。

许多研究发现胃癌 VEGF-A 的表达水平升高,并与肿瘤组织血管密度增高、血管侵犯、淋巴结转移、骨髓微转移、其他远处转移、肿瘤分期高等相关;VEGF-A 表达水平与临床特点和病理类型也有一定关系,如在高龄患者和肠型胃癌更常见。

胃癌患者血清 VEGF 水平也有显著增高,这在晚期转移性胃癌和肠型胃癌中更显著。VEGF 和 VEGFR-2 在胃癌的发生、发展过程中发挥重要作用,如以 VEGF 和 VEGFR-2 为靶点设计抗肿瘤药物,通过阻断肿瘤血管新生,可能达到抑制胃癌的生长、转移的目的。

(徐彬　余元勋)

进一步的参考文献

[1] CLARKE JM,HURWITZ HI. Targeted inhibition of VEGF receptor 2:an update on ramucirumab [J]. Expert Opin Biol Ther,2013,13(8):1187-1196.

[2] OSHIMA T,MASUDA M. Molecular targeted agents for gastric and gastroesophageal junction cancer[J]. Surg Today,2012,42(4):313-327.

[3] JANJIGIAN YY,SHAH MA. Molecularly targeted therapies in advanced gastric cancer[J]. Minerva Gastroenterol Dietol,2011,57(1):75-88.

第十五章　基因治疗的原理

一、概述

目前正在研究基因治疗肝癌,其方法为:①重建肿瘤抑制基因功能,如转入 p53 基因;②刺激肿瘤免疫,如转入白介素 12 基因;③转入前药激活酶基因;④转入内皮抑素基因;⑤转入 E2F-1 调控的 PKR 基因,诱导肿瘤细胞凋亡;⑥转入含 p53 基因的溶瘤病毒载体等。

由于在分子水平上对疾病发病机制的逐步认识,并能改变基因的结构和功能,使基因治疗征服肿瘤等将成为可能。有人将正常有功能的基因,置换、增补缺陷基因的治疗方法,称为基因治疗,它是以改变人的遗传物质为基础的生物医学治疗方法。通过基因转移方式,将正常或有治疗作用的外源性目的基因等,导入局部靶细胞,使载体介导的目的基因在靶细胞内表达,从而产生药理学效应,达到防治效果,有关制品称为基因治疗药物。

1. 基因治疗的特点

①其治疗药物是基因+载体,而不是基因表达的蛋白质产物;②无须复杂的蛋白质产物分离纯化工艺,生产成本降低;③具有更大的治疗潜力,已发展出很多基因治疗方法。

现在基因治疗的范围已包括:一类是遗传性疾病;另一类是获得性疾病,如肿瘤、病毒感染、神经退行性变引起的神经疾病、血栓性疾病等。至 2009 年 3 月,全球已注册基因治疗方案 1 405 个(美国占 64.8%),这些方案的临床试验期大多数为Ⅰ期,Ⅲ期者仅 52 个方案。其中癌症治疗居首位(占 64.6%),其次是心血管疾病(8.9%)、多种单基因遗传病(8.1%)、传染性疾病(7.9%,如AIDS)及其他疾病。

单基因遗传病的治疗目前主要采用体细胞基因治疗。一种策略是基因补偿,即把目的基因导入有基因缺陷的患者的细胞中,以便为患者提供所缺少的正常基因表达产物,达到治病的目的;目前采取的主要是基因补偿策略。另一种策略是基因替代,即应用同源重组技术,使外源正常基因定位导入,修复原有基因的缺陷,但目前的同源基因重组率极低,尚不能用于临床基因治疗。

基因补偿常通过间接的体内基因转移途径,从个体供者收集可移植细胞,进行组织培养,以确立原始的基因接受细胞,再把治疗基因转移到这些细胞,然后把转基因的细胞进行选择、富集培养,通过自体移植,把这些转染的细胞转到受试患者的靶器官。

2. 基因治疗的载体系统

基因治疗的成功与否,涉及基因、基因载体、受体细胞。载体系统必须安全,不能引发免疫反应、病理改变,且导入率要高。目前病毒载体是转移基因较有效的载体,但不同病毒载体有其不同的优缺点,至今应用最多的反转录病毒(RV)载体的宿主范围较广,感染力较高,能稳定地以低拷贝目的基因-反转录病毒载体整入宿主细胞;其主要缺点是由于反转录病毒可随机整合入基因组,有激活原癌基因和使功能基因失活的可能,目的基因-反转录病毒载体不能整合入非分裂状态细胞,受体细胞必须处于活跃复制增殖状态。

腺病毒是有希望的载体系统,有感染多种静止细胞的能力,尤其对呼吸道上皮细胞有特殊亲和力。目前已用雾化吸入携带目的基因-腺病毒载体,进行基因治疗实验,可有明显疗效;有复制缺陷的重组腺病毒,不能整合入宿主细胞基因组内,虽减少了插入突变的危险,但导致腺病毒不能在细胞内长期存在,转入的目的基因表达不稳定,故需多次导入腺病毒,有可能引发免疫反应而阻止重复腺病毒载体感染。

目前研究发现,新型的重组腺病毒载体,保留了第一代载体的优点,容量增大,细胞毒性和免疫原性减弱,目的基因表达时间延长,不足之处是辅助病毒产量很高。目前的载体系统还有腺病毒相关病毒(AAV),腺病毒相关病毒生活周期有裂解期和潜伏期,完成裂解期需要腺病毒或疱疹病毒作为辅助病毒。腺病毒相关病毒是一种天然的缺陷病毒,不致病,基因组为单链 DNA,长约4 600bp,能高效整合入一些人类染色体基因。

单纯疱疹病毒(HSV)载体,可作为附加体稳定地存在于静止细胞中,对神经细胞亲和力较高,可装载多个基因。肿瘤的基因治疗常需转入多种基因,应用单纯疱疹病毒载体转入多个基因后,有希望用于肿瘤的治疗。现在已获得可供缺陷单纯疱疹病毒生长复制的细胞株,可构建不带活单纯疱疹病毒的重组体,能大量制备高滴度的单纯疱疹病毒载体。

到目前为止,很多基因治疗是用载体介导、以体外移基因方式进行的,步骤较多,费用较大,较难在临床广泛应用。体内基因转移,是一种将插入目的基因的表达载体稍加处理后,就直接导入体内细胞的方法。皮肤细胞、肌肉细胞、肝细胞、血细胞、肺细胞等,可作为基因转移的靶。

应用脂质体转移基因有几个优点:一是与病毒载体相比,较为安全;二是易于制备;三是携带的目的基因的长度没有限制;四是可导入处于静止状态的细胞。目的基因与脂质体结合后,目的基因可包裹在脂质体的水相部分,也可与脂质体结合成阳离子脂质体。脂质体溶液还要加入辅助脂质,以使脂质体稳定分散和改善对细胞转运目的基因。

3. 基因治疗接受细胞的选择条件

——能使外源基因高效导入及表达;导入率的高低与载体系统的特异性有关,如反转录病毒对分裂旺盛的细胞有较高的转移率,故对造血细胞、成纤维细胞较适宜。

——目的基因在接受细胞内的表达水平,常取决于接受细胞是否适宜于目的基因的表达、目的基因有否足够的序列、目的基因在细胞内的整合状态。

——进行体内的基因治疗时,还应考虑接受细胞易于从体内取出和植回、有增殖优势、生命周期较长。

造血干细胞是造血系统基因治疗的最好的接受细胞,有自我增殖、更新、分化能力,目的基因导入造血干细胞后,如果在造血干细胞能长期表达,患者可终身受益,目的基因表达产物易通过血液循环达到靶器官;造血干细胞从采集、分离纯化、体外培养、移植等技术已日趋成熟,因此造血干细胞介导的基因治疗,是近年来研究十分活跃的领域。用于造血干细胞基因治疗的载体系统主要有:①反转录病毒系统;②腺病毒相关病毒系统;③SV40 系统;④慢病毒系统如 HIV-1 载体系统。

第一例成功的遗传病的基因治疗是一种腺苷脱氨酶(ADA)基因缺陷而导致严重的先天性免疫缺陷综合征患者。美国国立卫生研究院于 1990 年开始对患者进行治疗,他们采用半体内的方法,取出本人的 T 淋巴细胞,培养活化,以带有人正常腺苷脱氨酶基因、选择性标记的反转录病毒感染 T 淋巴细胞,然后输回给患者。经过 10 个月 8 次治疗,患者血腺苷脱氨酶水平从正常水平的2%增至正常水平的 20%,血淋巴细胞从 570/μl 上升至 2 100/μl,免疫功能明显改善。此后又对 5例腺苷脱氨酶基因缺陷患者进行了基因治疗,采取造血干细胞,以带有人正常腺苷脱氨酶基因、选择性标记的反转录病毒感染造血干细胞,结果 10%T 细胞携带有正常腺苷脱氨酶基因。乙型血友病的治疗是我国复旦大学遗传所与长海医院首先开展的,他们将人Ⅸ因子 cDNA-病毒载体系统,转入乙型血友病患者的皮肤成纤维细胞,体外培养扩增后,与胶原混合皮下注射,也初见成效。

由于肿瘤基因治疗基本不涉及社会伦理问题、外源基因终身表达的问题,加之肿瘤发病率高与临床的迫切需要,近年来发展甚快,新方法也层出不穷。表 15-1 列出了一些肿瘤基因治疗的策略。(表 15－1)

表 15－1　肿瘤基因治疗的策略

1. 加强肿瘤的免疫源性,如导入编码外来抗原的基因

2. 增强免疫细胞抗肿瘤的活力,如引入编码细胞因子 IL-2、IL-4、IL-6、肿瘤坏死因子、巨噬细胞-粒细胞集落刺激因子、γ 干扰素等的基因

3. 肿瘤中插入自杀基因或敏感基因,如导入编码单纯疱疹病毒胸苷激酶;自杀基因是编码使细胞产生致死性内毒素蛋白的基因

4. 阻断原癌基因的表达,如导入反义 K-Ras mRNA 基因

5. 插入野生型抑癌基因,如 p53

6. 保护干细胞免于化疗的毒性,如导入 MDR1 基因

7. 阻断肿瘤细胞逃避免疫杀伤的机制,如导入反义 IGF-1mRNA 基因,表达反义 IGF-1RNA,可停止 IGF-1 的产生

8. 插入在肿瘤特异性启动子控制下的毒素基因,如导入编码白喉毒素 A 链基因

虽然基因治疗研究取得了不少进展,但从总体上说仍不够理想,基因治疗遇到的主要困难,是目的基因能转到足够数量的靶细胞并使基因得以表达。基因治疗的安全性问题也应关注。

二、基因治疗的类型

基因治疗按基因操作方式分为两类:

(1)第一类为基因修正和基因置换,将缺陷基因的异常序列进行矫正、精确地原位修复,又不引发基因组其他部分的任何改变。可通过同源重组技术即基因打靶技术,将外源性正常基因在基因组特定的部位进行重组、替代,从而使缺陷基因在原位置特异性被修复;但由于目前基因同源重组方法的效率较低,尚无法应用于临床。

(2)第二类为基因增强、基因失活、基因修饰,是通过导入正常、有治疗作用的基因,从而补偿某些缺陷基因的功能,或特异性抑制某些基因的异常表达。

目前从实际应用于临床治疗的角度来看,基因治疗的作用包括:①给予直接杀伤肿瘤细胞的基因治疗或抑制肿瘤细胞增殖的基因治疗;②增强机体免疫系统的基因治疗,能间接由活化的免疫细胞杀伤肿瘤细胞或抑制肿瘤细胞;③改善肿瘤目前的常规治疗方法,提高疗效。

基因治疗按靶细胞类型,又可分为生殖细胞基因治疗和体细胞基因治疗。广义的生殖细胞基因治疗,以精子、卵子、早期胚胎细胞作为治疗对象。理论上,直接对生殖细胞进行基因治疗,是可行的并能彻底根除遗传病等,但由于当前基因治疗技术尚不成熟,又涉及一系列伦理学问题,生殖细胞基因治疗仍属禁区,生殖细胞作为基因转移的靶细胞,仅在转基因动物中进行,用来生产治疗药物或建立疾病动物模型等。在现有的条件下,基因治疗、基因型的改变只限某一类体细胞,其影响也只限某个体的当代。

三、基因治疗的条件

目前基因治疗是通过把外源性目的基因导入人的靶细胞,再把靶细胞转入体内而治疗疾病。目的基因的准备、靶细胞的选择、基因转移的途径,是基因治疗的必备条件。

1. 目的基因的准备

基因治疗首先必须获得供转移的目的基因,并研究表达调控。根据基因治疗的不同需要,目的基因可以选择互补 DNA,也可以选择基因组 DNA;可以是人体正常的基因,也可以是人体不存在的其他基因。目的基因必须保持结构及功能的完整,以保证在靶细胞中能表达正常产物。目的基因一般不含其启动子等调控序列部分,因此必须将目的基因重组于含有启动子等调控序列的质

粒或病毒的表达载体,再导入靶细胞,在特定调控条件下,使目的基因表达。

2. 靶细胞的选择

根据基因治疗目的,可选择不同的体细胞作为靶细胞。基因治疗的合适的靶细胞,应容易从体内取出和回输,能在体外增殖,并经得起体外基因操作,能高效表达外源目的基因,有较长存活期。目前常用的靶细胞,有骨髓干细胞、肝细胞、成纤维细胞、淋巴细胞、肿瘤细胞、肌肉细胞、内皮细胞等,也可将外源目的基因,直接导入体内靶器官,如脑、肺、肝、骨骼肌等。

3. 基因转移的途径

应按不同疾病和导入基因的不同性质,选择基因转移的途径。一是体外途径:指将含外源目的基因的表达载体,在体外导入人的某种细胞,这种细胞被称为基因工程化细胞,经体外培养使基因工程化细胞扩增后,输回人体,较经典、安全,效果较易控制,但步骤较多、技术较复杂、难度较大,不容易推广。二是体内途径:指将含外源目的基因的表达载体,直接导入体内靶器官。这种载体是病毒性、非病毒性或裸 DNA,方法较简易,有利于规模生产,易应用于临床,但必须安全、有效表达并达到治疗目的,技术难度高于体外途径,目前未成熟,存在疗效持续时间短、免疫排斥、安全性等问题。

四、基因转移的载体

基因治疗应根据不同的靶细胞和细胞基因转移载体系统的特点,来选择不同的基因转移的具体载体。对处于分裂相的肿瘤细胞,可用逆转录病毒载体转移系统(逆转录病毒易侵入分裂相的肿瘤细胞);对肌组织,适用于裸 DNA 直接注射法等(裸 DNA 易侵入肌肉细胞)。

1. 理想的基因治疗载体应的特点

一是必须易于大规模生产;二是载体功能持续稳定,即在一定时期内能持续表达、精确调控;三是载体有免疫惰性,不激活宿主的免疫反应;四是载体有靶向性,能进入特定的细胞类型;五是载体对导入的目的基因的碱基对多少没有明显限制;六是载体带有合适的调控序列如启动子,可有效调节目的基因的表达;七是载体可整合到靶细胞染色体特异位点,在细胞分裂中分到子细胞,可分泌;八是载体可对分裂和未分裂细胞感染。

机体细胞(如神经元、肝细胞、肌细胞)大部分是分裂后期细胞,所以需要能有效转导非分裂细胞的载体。不同类型的载体具有不同特点。目前利用基因转导载体的方法,大体分为非病毒载体方法和病毒载体方法两大类,非病毒载体包括脂质体载体、受体载体,也可把裸 DNA 直接注射;病毒载体包括逆转录病毒载体、腺病毒相关病毒载体、慢病毒载体等整合型载体,和腺病毒载体等非整合型载体。(表 15 - 2)

表 15 - 2 常用基因治疗载体的主要特征

载体类型	可携带 DNA 片段的大小(kb)	感染细胞类型	转移效率	表达	共转移病毒基因元件	炎症反应
逆转录病毒	<8	局限于分裂细胞	低	稳定	是	低
腺病毒	7~8	大多数细胞	中等	瞬时	是	高
腺病毒相关病毒	<5	大多数细胞	低	稳定	是	低
慢病毒	<8	许多非分裂细胞	低	稳定	是	低
脂质体	>10	大多数细胞	低	瞬时	否	低到中等

4. 遗传病基因治疗

遗传病是遗传基因发生变化而引起的疾病,分为单基因病、多基因病、染色体病。现已发现遗传病至少有 8 000 种,绝大多数缺乏有效的治疗手段。基因治疗可设想将具有正常功能的外源基因,导入遗传病患者的细胞内,取代或补充缺陷基因,使其细胞恢复正常功能,而达到治疗遗传病的目的。目前遗传病基因治疗的首选疾病,主要是某些单基因遗传病,迄今已有 12 种遗传性疾病如腺苷脱氨酶缺乏免疫缺陷综合征、家族性高胆固醇血症、囊性纤维化、血友病、地中海贫血等在进行基因治疗临床试验。目前的遗传病基因治疗仍限于体细胞。

5. 恶性肿瘤基因治疗

恶性肿瘤常用的基因治疗策略,主要包括免疫性基因治疗(在肝癌可给予肝癌特异性抗原基因,促进机体对肺癌细胞的免疫反应)、病因性基因治疗(在肝癌可给予野生型 p53 基因,引发凋亡信号通路活化,促进肿瘤细胞凋亡)、溶瘤腺病毒基因治疗、自杀基因治疗(前药治疗法,在肝癌可给予大肠杆菌胞嘧啶脱氨酶基因联用 5-氟胞嘧啶、单纯疱疹病毒胸苷激酶基因联用环核苷丙氧鸟苷)和反义 RNA(在肺癌可给予血管内皮生长因子基因的反义 RNA)、辅助性基因治疗等。

(1)免疫性基因治疗

由于在肿瘤的发生发展过程中,存在着机体免疫系统对肿瘤细胞的免疫耐受状态,而这种状态可能源于肿瘤细胞本身的免疫原性不强(如肿瘤细胞的白细胞抗原 HLA 表达不足),也可源于抗原递呈细胞(树突细胞)功能下调而不能递呈肿瘤抗原,不能促进引发对肿瘤的免疫反应,不能提供足够的辅刺激信号(如 B7 蛋白),或不能提供足够的免疫因子如白介素 2 等。因此可通过免疫性基因治疗,纠正机体肿瘤免疫耐受。

肿瘤免疫性基因治疗,主要是细胞因子(或细胞因子受体)基因治疗,是在肿瘤特异性 T 淋巴细胞中,导入能增强 T 淋巴细胞功能的基因,如肿瘤坏死因子 α 基因、干扰素 α 基因、白介素 2 基因等,可有效提高肿瘤分泌这些细胞因子的水平,能提高对肿瘤的治疗效果,已被批准试用于临床。

可把 HLA I-B7 转染到机体免疫细胞(如抗肝癌的细胞毒 T 细胞)中,以提高免疫细胞对肝癌细胞的识别和免疫反应能力。或者将含 HLA I-B7 的载体、质粒、脂质体,直接注射到肝癌内,以增强肝癌细胞的免疫原性,诱导宿主的抗肝癌免疫反应。也能将编码肝癌特异性抗原如癌胚抗原的基因(肝癌 DNA 瘤苗)直接注入机体,通过其在机体内的表达,可激发机体对表达癌胚抗原的肿瘤细胞的特异性免疫反应。或者给予免疫因子(如白介素 2)基因治疗,因其简单、有效、安全,已成为肿瘤基因治疗最常用的方法。

(2)针对癌基因治疗

通过基因治疗干预,能使肿瘤细胞癌基因的过度表达得到抑制,如反义 RNA 技术可用于:①封闭异常高水平表达的癌基因:反义 RNA 可封闭 K-Ras、c-Myc 等癌基因的表达,有不同程度的抑制作用;②癌基因的易位和重排部位,是反义 RNA 治疗的作用目标。如 Bcr-Abl 融合基因的连接处,正好是反义 RNA 封闭的最佳位置,能抑制 Bcr-Abl 融合蛋白的蛋白激酶活性,可抑制下游的 ERK 信号通路的活性,抑制肿瘤细胞生长、增殖、转移;③抑制肿瘤细胞耐药相关基因的表达,从而减少耐药相关蛋白排出化疗药物,能提高化疗的效果。

(3)针对抑癌基因治疗

替代或恢复野生型抑癌基因的正常功能,包括 p53、Rb、p16(p16 能结合周期素依赖性激酶 4/6,抑制视网膜母细胞瘤蛋白 Rb 磷酸化,使细胞周期阻断在 G1 期)、p27 等,已在研究中,是肿瘤病因性治疗的策略之一。

40%肿瘤患者有 p53 基因突变,重组腺病毒 p53 基因抗癌注射液,已在我国批准使用于肿瘤治疗,不良反应率为 5%;可利用野生型抑癌基因 p53 治疗晚期肿瘤,可使肿瘤细胞大量表达野生型 p53,能使肿瘤细胞凋亡增加也可在放疗的第 1 天、第 18 天、第 32 天,给肿瘤组织注射重组腺病毒 p53 抗癌注射液;不良反应较少,能增加肿瘤细胞对放疗的敏感性。

(4)重组腺病毒 p53 抗癌注射液的作用机制

在人类的各种肿瘤细胞中,50%以上有 p53 基因突变,主要是获得致癌新功能的突变、杂合性缺失等。当 p53 基因发生突变,或野生型 p53 蛋白的表达被明显抑制时,肿瘤细胞 p53 失去对 DNA 受损的监视作用,使肿瘤细胞基因组的遗传物质常不稳定,可产生很多癌基因突变和染色体畸变。这些 DNA 受损、癌基因高表达、抑癌基因低表达的肺癌细胞持续存活并进入 S 期,对致癌因子、促生长因子敏感,可成为生长失控的肿瘤细胞。

p53 基因突变已发现 1000 多种,80% 以上的突变位于外显子 5~8,多为错义突变、杂合性缺失。突变型 p53 蛋白,一般有 280 多个氨基酸残基,不仅丧失野生型 p53 的抑制肿瘤细胞生长的功能,而且可获得某些癌蛋白的功能,反而能促进肿瘤细胞生长、增殖、转移。在各种肿瘤中,p53 基因突变率平均为 50%,在其余 50% 肿瘤中,野生型 p53 常被降解、水平较低,缺少正常抑癌功能。

给予重组腺病毒 p53 抗癌注射液治疗后,表达的高水平野生型 p53 是分子量 53kD 的核受磷蛋白、抑癌蛋白,可促进产生大量促凋亡因子如 Bax、Bad,可抑制肿瘤细胞的生长及增殖,能使基因组不稳定的肺癌细胞凋亡;野生型 p53,能监视细胞 DNA,在发现细胞 DNA 损伤时,可上调 p21 表达水平,再结合、灭活周期素 A/周期素依赖性激酶 2 复合物,将细胞阻滞在 G_1 期,如果同时给予化疗药物,DNA 损伤不能被修复,野生型 p53 水平持续升高,能引起基因组不稳定的肺癌细胞凋亡。

(5)p53 的作用

野生型 p53 是一种转录因子,可与其上、下游功能相关蛋白,组成复杂的基因调控网络,在这个网络中野生型 p53 起关键作用;野生型 p53 过多时,可被 Mdm2 结合,由 Mdm2 等泛素蛋白酶体系统降解野生型 p53。p53 家族还有 p63、p73,它们都不是抑癌蛋白,它们和 p53 是同一基因的不同剪接产物。

人单体野生型 p53 蛋白由 393 个氨基酸残基组成,单体野生型 p53 依靠 N 端序列组成四聚体后,可表现促转录活性。p53 的分子内有:①N 端的转录激活域,为激活靶基因表达所必需;泛素蛋白酶 Mdm2 等可与转录激活域结合,Mdm2 的 E3 泛素连接酶活性可使 p53 的 Lys^{370} 等被泛素化,再被泛素蛋白酶体降解;转录激活域也能和组蛋白乙酰化酶 TFⅡD 等转录因子结合。②中间部位的 DNA 结合域,能结合靶基因启动子的 p53 反应元件、调控靶基因表达;中间部位还有富含脯氨酸域。③C 端侧,有四聚体化域(能使 p53 形成四聚体而活化)、核输出域(能促使 p53 离开核 DNA)、核定位域(能促使 p53 结合核 DNA)、调控域(能非特异地结合 DNA)、OD 域、SAM 域、PS 域。

正常情况下,细胞中野生型 p53 蛋白的含量较低,p53 及其下游信号因子组成的促凋亡调控网络,处于关闭状态。当肿瘤细胞处于应激、缺氧、原癌基因激活、抑癌基因突变失活、细胞内营养耗竭、有丝分裂的纺锤体损伤、致病性 NO 上调、染色体畸变、细胞骨架蛋白功能丧失、端粒改变、化疗、放疗、c-Myc 水平下调、促凋亡因子水平上调等时,可使细胞 DNA 受损,能激活野生型 p53 的表达,活化促凋亡调控网络。

不同原因导致的 DNA 损伤,激活野生型 p53 表达的信号通路大不相同,有时可通过对野生型 p53 蛋白不同序位的氨基酸残基的修饰,使野生型 p53 被蛋白激酶磷酸化活化、被 E3 泛素连接酶泛素化降解、被组蛋白乙酰基转移酶乙酰化活化等,来应答不同的刺激信号;γ-辐射造成 DNA 损伤后,毛细血管共济失调蛋白识别、结合受损伤的 DNA 后,可上调 Chk2 蛋白激酶活性,再磷酸化激活野生型 p53。轴蛋白,可通过同源结构域相互作用蛋白激酶(HIPK2)激活野生型 p53。高水平小泛素蛋白 11 连接酶、早幼粒白血病细胞蛋白、HMG1 蛋白等,可共价修饰、激活野生型 p53。

研究发现,野生型 p53 蛋白,在细胞内的半衰期通常小于 20 分钟,在此期间野生型 p53 蛋白被多种因素调节以维持其质和量,维持其转录水平、翻译水平、翻译后水平、细胞内亚细胞定位水平等,其间又存在着复杂的相互作用与负反馈调节机制。野生型 p53 蛋白在细胞内的水平,主要取决于其被 Mdm2 泛素蛋白酶体的降解速度。野生型 p53 水平明显上调时,可激活 Mdm2 的表达,促使野生型 p53 蛋白被 Mdm2 泛素蛋白酶体降解。高水平 Mdm2 泛素蛋白酶体也可直接抑制野生型 p53 活性;野生型 p53 水平降低,又可抑制 Mdm2 泛素蛋白酶体的表达;结果使细胞内的野生型 p53 可维持在生理水平。其他泛素蛋白酶体系统成员如 E2 泛素结合酶、E3 泛素连接酶 COP1 等、20S 蛋白酶体表达水平升高时，也参与降解野生型 p53。而去泛素化的特异性蛋白酶 HAUSP，可使野生型 p53 去泛素化而稳定化。Mdm2 抑制剂如 nutlins 能结合、抑制 Mdm2，抑制降解野生型 p53，可恢复野生型 p53 的活性。一般 DNA 损伤后，DNA-PK、ATM、Chk2 等蛋白激酶，能催化野生型 p53 蛋白磷酸化活化，并阻止野生型 p53 蛋白被 Mdm2 结合、降解。

磷酸化活化的野生型 p53 蛋白积累后，其作为转录因子，可改变下游基因的表达，能通过其 DNA 结合域，与靶基因启动子中的 p53 反应元件结合，改变靶基因的表达水平，如上调 p21、死亡受体 Fas、p53、Peg3/Pw1、GADD45、PUMA/Noxa、Igf-Bp3、Pig3、DR4、DR5、PERP、PIDD、FDXR、PIG3、肿瘤坏死因子受体、蛋白磷酸酶 PTEN、SF6、Bad、Bid、Bax、Bim 等，其中大部分是促凋亡因子，而促进细胞凋亡，也能下调周期素 G、Bcl-2、Bcl-xL、PI3K/Akt、存活素、IAP、胰岛素样生长因子 1、胰岛素样生长因子 1 受体等，而抑制细胞生长、促进细胞凋亡，可直接实现 p53 的众多生物学功能。

野生型 p53 蛋白能诱导细胞周期转换的阻滞、促进 DNA 修复、促进 DNA 突变细胞凋亡、避免 DNA 受损及 DNA 突变的细胞堆积、维持基因组稳定、抑制肿瘤细胞增殖及肿瘤血管新生等。在细胞 DNA 损伤时，野生型 p53 蛋白首先诱导细胞发生 G_1 期阻滞，以便细胞有足够的时间修复损伤；这时野生型 p53 通过其转录激活域，与 c-Myc、c-Fos、白介素 6、增殖细胞核抗原等结合，阻止后者们与增殖基因启动子的 TATA 盒结合，从而抑制增殖基因表达。

野生型 p53 可与一些病毒抗原结合，使其丧失作为解旋酶启动 DNA 复制的功能，抑制病毒感染细胞进入 S 期增殖。野生型 p53 可与细胞周期相关的 cdc2 结合，抑制细胞有丝分裂。野生型 p53 可激活下游靶基因 p21 的表达，p21 能抑制周期素 D1/周期素依赖性激酶 4、周期素 E/周期素依赖性激酶 2、周期素 A /周期素依赖性激酶 2 等，导致视网膜母细胞瘤蛋白 Rb 不能磷酸化后与翻译因子 E2F 分离，使 E2F 不能活化，使蛋白质合成广泛受抑，最终引起 G_1 期阻滞。野生型 p53 还可通过抑制下游的周期素 B 等的表达，阻滞 G_2/M 细胞周期转换；还可通过激活 GADD，阻滞细胞于 G_2 期/M 期。野生型 p53 可参与 DNA 损伤的修复，野生型 p53 介导的 DNA 损伤修复机制主要包括：核苷酸切除修复、碱基切除修复、非同源性末端加入修复、同源性重组修复等。

野生型 p53 可促进细胞凋亡，当 DNA 损伤过重无法修复时，或已形成 DNA 突变的肿瘤细胞，高水平野生型 p53 能诱导这些细胞发生凋亡，以清除 DNA 损伤细胞、肿瘤细胞。野生型 p53 促进凋亡的具体机制主要包括：活化死亡受体 Fas 凋亡信号通路、TRAIL 凋亡信号通路、线粒体凋亡信号通路、内质网应激凋亡信号通路；这些信号通路有共同的下游靶即胱冬蛋白酶 3/6/7，后者也可直接被野生型 p53 激活。野生型 p53 在线粒体膜，可结合、灭活抗凋亡因子 Bcl-2、Bcl-xL，能促进线粒体外膜孔释放细胞色素 C 等促凋亡因子，促进细胞凋亡。野生型 p53 可上调 PUMA 蛋白等的水平，再与 Bax/p53/Bcl-xL 复合物中的 Bcl-xL 结合，释放、活化的促凋亡因子 Bax，促进细胞凋亡。野生型 p53 也可上调 Peg3 等，再引发促凋亡因子 Bax 转到线粒体外膜，能促进线粒体外膜孔释放细胞色素 C 等促凋亡因子，促进细胞凋亡。野生型 p53 被活化后，可下调线粒体内膜电位，引起线粒体膜通透孔开放，大量释放细胞色素 C、胱冬蛋白酶、钙离子等促凋亡因子，促进细胞凋亡。野生型 p53 可作用、结合 Apaf1 等，并形成促凋亡复合物，促使线粒体膜通透孔开放、大量释放细胞色素 C、胱冬蛋白酶、钙离子等促凋亡因子，再活化胱冬蛋白酶 9/3/6/7，促进细胞凋亡。野生型 p53 也能上调促凋亡受体如 Fas、DR4/5、肿瘤坏死因子受体及蛋白磷酸酶 PTEN 等，可下调 PI3K/Akt 信号通路、存活素信号通路、胰岛素样生长因子 1 受体信号通路等的活性，产生大量活性氧，促进细胞凋亡。

研究发现，野生型 p53 的翻译后修饰涉及自己分子内约 30 个氨基酸残基，可被磷酸化、乙酰化、泛素化、小泛素化、甲基化、NEDD 化、糖基化等，涉及多条信号通路，可改变野生型 p53 的稳定性、胞内定位、DNA 结合能力、转录活性、蛋白-蛋白相互作用等；修饰点分别集中在 N 端及 C 端。

野生型 p53 的翻译后修饰是在对 DNA 的一般性损伤下,野生型 p53 的 Ser[15] 可被毛细血管共济失调蛋白等磷酸化,可减少野生型 p53 结合 p300/CBP 等组蛋白乙酰化酶,能减少野生型 p53 的 Lys[370、372、373、381、382] 被乙酰化活化,抑制野生型 p53 的促凋亡活性,促细胞生存。野生型 p53 的 Ser[33、46] 可被 p38MAPK 过度磷酸化,野生型 p53 的 Ser[149]、Thr[150、155] 可被 COP9 过度磷酸化,结果使 p53 易被泛素蛋白酶体降解。Mdm2 的 Ser[394、395、407] 可被毛细血管共济失调蛋白、PI3K 过度磷酸化,再促进野生型 p53 易被 Mdm2 泛素蛋白酶体降解,促进细胞生存。

此外,当 DNA 长期损伤时,野生型 p53 的 Ser[15、18、20、315] 能被周期素依赖性蛋白激酶 2 等磷酸化活化,野生型 p53 的 Ser[378、366] 能被蛋白激酶 Chk1/2 磷酸化活化,然后能结合靶基因启动子的 p53 反应元件,能促进凋亡基因表达,促进细胞凋亡;野生型 p53 的 Ser[37]、Thr[55] 被蛋白激酶 p38MAPK 磷酸化后,能上调野生型 p53 的表达水平;野生型 p53 的 Thr[81] 被蛋白激酶 JNK 磷酸化后,可促进野生型 p53 稳定;野生型 p53 的 Ser[392] 被酪蛋白激酶 CKⅡ 磷酸化后,可促进野生型 p53 的转录活性;结果可促进细胞凋亡。

总的来看,野生型 p53 的 Ser[15、18、20、33、46、149、315、366、371、378、392、394、395、407]、Thr[55、81、150、155、378] 可被磷酸化,Lys[305、320、370、372、373、381、382] 可被乙酰化,Lys[320、372] 可被甲基化,Lys[386] 可被小泛素化,Lys[370、372、373] 可被 NEDD 化,Lys[320、370、372、373、381、382、386] 可被泛素化。

野生型 p53 是转录调节蛋白,能根据修饰效应,整合多种信号通路的作用,调节多种靶基因的表达,而且效应依赖于对靶基因启动子序列作用的不同、辅因子的不同而不同。在抑制细胞周期转换时,野生型 p53 上调的靶基因是 p21、cdc25C、14-3-3、GADD45、reprimo、c-Myc、miR-34 a/b/c,再下调上百个基因的表达,包括周期素依赖性激酶 4/6、周期素 E/G、蛋白质翻译因子 E2F、抗凋亡因子 Bcl-2、Mdm2、COP1、野生型 p53 等。在使细胞 DNA 修复时,野生型 p53 上调的靶基因是 p21、增殖细胞核抗原(PCNA)、GADD45、p48XP 等。在作用于细胞外基质时,野生型 p53 上调的靶基因是基质金属蛋白酶 2、TSP1、BAI1、EPH 受体 A2、Mospin。在促细胞凋亡时,野生型 p53 上调的靶基因是 PUMA、Noxa、Bax、Bad、Bim、Bid、Apaf1、Peg3/Pw1、IAP1、DINP1、死亡受体 Fas、APO1、DR4、DR5、死亡配体 FasL、肿瘤坏死因子受体、SF6、铁氧还蛋白还原酶(FDXR)、PERP、PIG3、PIDD、环氧化酶 2、蛋白磷酸酶 PTEN、胰岛素样生长因子结合蛋白 3、溶酶体膜损伤调控自噬调制蛋白(DRAM)等。在影响细胞能量代谢时,野生型 p53 作用的靶基因是 TIGAR、sestrins、醛脱氢酶 4A1、谷胱甘肽过氧化物酶 GPx1、SCO2、磷酸葡萄糖变位酶、NQO1 等。

研究发现,野生型 p53 参加所有细胞周期检查关卡的活动,当有 DNA 损伤、应激、DNA 复制障碍、DNA 复制不完善、纺锤体不能正确形成时,野生型 p53 活化。这时 p53 的表达水平在 G_1 期达到峰值,在 S 期下调一些,在 G_2 期可累积大量 p53。在 G_1/S 检查点关卡查出 DNA 损伤时,野生型 p53 在 G_1 期高水平表达,诱导 p21 抑制 c-Myc、周期素依赖性激酶 2 表达,也可诱导蛋白激酶 ATM、Chk2,使周期素/周期素依赖性激酶磷酸化后被泛素蛋白酶体降解,中止 G_1/S 期的转换。在 S 期检查点关卡查出 DNA 损伤时,野生型 p53 在 S 期高水平表达,能诱导产生 p21 而抑制 cdc7,使 DNA 复制、修复受阻,S 期延长,可中止 G_1/S 期转换,促进细胞凋亡。在 G_2/M 检查关卡查出 DNA 损伤时,野生型 p53 在 G_2/M 期,可上调磷酸酶 cdc25,可去磷酸化抑制周期素 B、周期素 A、磷酸酶 cdc2,并结合上调的 14-3-3 转到细胞质,可诱导 p21 抑制周期素 B/磷酸酶 cdc2 转入中心粒,中止 G_2/M 期转换。野生型 p53 也可诱导 GADD45 结合、抑制周期素 B/磷酸酶 cdc2 活性。在纺锤体检查关卡查出细胞损伤后,野生型 p53 在 M 期表达水平上调,可使 APC 蛋白活化,再降解有丝分裂相关的蛋白,使细胞为 DNA 的 4 倍体又不能有丝分裂,可退回 G_1 期。有报道给予非小细胞肺癌直接注入重组腺病毒 p53 型抗癌注射液,在部分患者可发现肺癌细胞凋亡增加、肺癌缩小,已进入临床前试验。

(6)溶瘤腺病毒基因治疗

溶瘤腺病毒的主要特点如下:溶瘤腺病毒颗粒较小,能在肿瘤细胞内复制而产生大量溶瘤腺病毒,可发挥其溶解肿瘤细胞的作用,而在破坏、溶解肿瘤细胞后,也可表达一些病毒蛋白如 E1A,再结合细胞周期调节蛋白如视网膜母细胞瘤蛋白 Rb,使 Rb 释放蛋白质翻译因子 E2F,E2F 激活后可使 p53 表达水平上调、活化并促进肿瘤细胞凋亡。此种腺病毒(如 H101 腺病毒)常已经过改造,已去除致病毒性疾病的部分,腺病毒载体有特定的启动子,能高水平表达病毒蛋白 E1A 等,如再联合化疗给予顺铂、阿霉素、紫杉醇等药物,可导致溶瘤腺病毒在 p53 突变、DNA 损伤的肿瘤细胞内复制,而易于溶解肿瘤细胞。一般在肺癌组织内给予 H101 腺病毒 1.5×10^{12} 个颗粒,联合含铂化疗方案,有一定治疗效果;H101 腺病毒能扩展至邻近肿瘤细胞,作用范围较广;H101 腺病毒可产生溶瘤效应和抗肿瘤的免疫反应,也可作为载体转移外源性基因如自杀基因,再特异性感染肿瘤细胞、杀死肿瘤细胞。

基因治疗的溶瘤腺病毒包括经改造的腺病毒、单纯疱疹病毒-1、牛痘病毒、Advexin(还表达p53)、GVAX(还表达粒细胞-巨噬细胞集落刺激因子)等。但溶瘤腺病毒由于能复制,也就存在不安全因素;近年来研究指出,可选择性地使溶瘤腺病毒在肿瘤细胞中专一复制,主要方法是在转基因载体增加端粒酶反转录酶基因启动子,使腺病毒复制基因 E1A 的表达水平,能随着肿瘤细胞端粒酶反转录酶活性水平的升高而升高,可制备大量溶瘤腺病毒,能较专一地在端粒酶反转录酶高活性水平的肺癌细胞等大量复制;此外,制备复制蛋白基因被剔除的腺病毒,使转基因载体能在 p53 抑癌基因缺陷的肿瘤细胞中复制产生大量溶瘤腺病毒,再产生溶瘤细胞效应和抗肿瘤免疫反应,从而达到裂解肿瘤细胞,同时又不损伤正常细胞的目的。

(7)自杀基因治疗

研究发现,一些病毒或细菌的自杀基因的产物,可在肿瘤细胞内将毒性较低的前药(prodrug)转换成细胞毒产物,可导致肿瘤细胞的死亡,这类基因称作自杀基因(suicide gene),自杀基因治疗可应用于肺癌患者等的治疗中,而且对接受自杀基因的细胞的周围肺癌细胞也有杀灭作用。

目前研究较多的自杀基因,有单纯疱疹病毒的胸苷激酶基因,它表达的胸苷激酶,可将低毒的核苷类似物丙氧鸟苷磷酸化为细胞毒物质。可应用的自杀基因还有大肠杆菌胞嘧啶脱氨酶基因,它编码的胞嘧啶脱氨酶,可将低毒的核苷类似物 5-氟胞嘧啶,转化为细胞毒药物 5-氟尿嘧啶。

目前有四种方法进行自杀基因转移:①利用免疫脂质体、受体介导等技术,携带自杀基因定向转移;②根据肿瘤细胞和正常细胞分裂的显著差异,利用逆转录病毒载体(带有自杀基因)易感染分裂较快的肿瘤细胞的特点,对某些肿瘤进行治疗;③在自杀基因的上游插入能在肿瘤细胞特异性启动自杀基因表达的启动子,使自杀基因主要在肿瘤细胞内特异性表达;④在肿瘤内直接注射自杀基因,而杀灭肿瘤细胞。(表 15-3)

表 15-3　自杀基因治疗中重要酶和前药

基因表达的酶	前　　药	细胞毒产物
Ⅰ型单纯疱疹病毒胸苷激酶	更昔洛韦	三磷酸更昔洛韦
水痘带状疱疹病毒胸苷激酶	6-甲氧基嘌呤阿拉伯核苷	三磷酸阿拉伯核糖腺苷
大肠杆菌胞嘧啶脱氨酶	氟胞嘧啶	5-氟尿嘧啶
大肠杆菌硝基还原酶	GB1945	双功能烷基化合物
大肠杆菌嘌呤核苷酸磷酸化酶	Mep-Dr	6-Mep
黄嘌呤-鸟嘌呤磷酸核糖转移酶	6-巯基黄嘌呤	一磷酸 6-巯基鸟嘌呤
肝细胞细胞色素 p450	环磷酰胺	醛磷酰胺
尿嘧啶磷酸核糖转移酶	氟胞嘧啶	5-氟尿嘧啶

外源性自杀基因转染的肿瘤细胞被杀死后,释放的细胞毒产物,可使与其相邻的未转入自杀基因的肿瘤细胞,也可被细胞毒产物杀死,这种现象被称为旁观者效应,能明显扩大自杀基因的杀伤作用。研究发现,旁观者效应的大小,与自杀基因的种类、肿瘤细胞的类型等有关,胸苷激酶/更昔洛韦系统的旁观者效应比较明显和确定。

　　研究发现,自杀基因治疗的前提,是自杀基因的表达须限于肿瘤细胞内,要能选择性杀伤肿瘤细胞,而不伤及正常细胞,要特异、高效。解决这一问题的方案包括:①利用免疫脂质体、受体介导等方法,进行定向的自杀基因转移,或直接瘤内注射自杀基因;②利用肿瘤细胞和正常细胞分裂水平的差别,给予逆转录病毒转染不停分裂的肿瘤细胞,而正常细胞相对静止、感染逆转录病毒较少;使逆转录病毒中转导其携带的单纯疱疹病毒胸苷激酶基因进入肿瘤细胞,可杀灭肿瘤细胞;③一些肿瘤特异常,高水平表达甲胎蛋白和癌胚抗原等,在自杀基因的上游安插这些蛋白的基因启动子反应元件,则可在肿瘤细胞内,实现自杀基因前的启动子被甲胎蛋白和癌胚抗原作用而大量表达,再将前药转换成细胞毒产物,可导致肿瘤细胞的死亡。

　　(8)提高化疗效果的辅助基因治疗

　　提高化疗效果的辅助基因治疗方法:一是药物增敏基因治疗,即将某些药物的增敏基因,导入肿瘤细胞,可使肿瘤细胞对抗肿瘤药物的敏感性增加,从而达到增强化疗效果的目的。例如,将钙调蛋白(CaM)基因导入肿瘤细胞,结果仅需低剂量的长春新碱,即可明显抑制肿瘤细胞的生长;钙调蛋白基因的表达产物钙调蛋白,能作为肿瘤细胞内钙离子信号通路的重要信号分子,可明显增加对长春新碱的吸收,从而提高肿瘤细胞内长春新碱的水平,易导致肿瘤细胞死亡。二是耐药基因相关治疗,肿瘤细胞耐药性的产生,与多种糖蛋白或酶有关,如大量表达的多药耐药基因产物 P-糖蛋白、多药耐药相关蛋白、其他耐药相关蛋白及细胞内解毒相关酶系统如细胞色素 p450、谷胱甘肽 S-转移酶、谷胱甘肽过氧化物酶等。目前常应用反义 RNA、小分子干扰 RNA、核酶等,在基因水平阻断耐药相关基因的表达,使肿瘤细胞的多药耐药性丧失,从而易于被化疗药物杀死。

　　辅助性基因治疗可应用于骨髓抑制的治疗,骨髓抑制是化疗中的主要毒性反应,对策之一是增强骨髓细胞的耐药性,促进骨髓细胞的造血功能;在促进骨髓细胞、骨髓间充质干细胞利用耐药基因 Mdm1 方面,可设计两种基因治疗的方法:一是可把耐药基因 Mdm1,导入骨髓细胞、骨髓间充质干细胞及其他化疗敏感组织如肝,可保护这些细胞、组织,使之免受化疗药物的毒害,增强骨髓细胞的抗药性,使可应用较大剂量的化疗药物,杀灭肿瘤细胞。二是应用反义 RNA 技术,以抑制异常活化的 Mdm1 基因的表达,从而逆转肿瘤细胞对化疗的耐药。

五、反义 RNA

1. 概述

　　反义 RNA(antisense RNA)的反义,指反向于启动子启动转录的 RNA;反义 RNA 引入细胞内后,反义 RNA 的单链 RNA(常是相当短的寡核苷酸),与野生型 mRNA(正义 RNA)的互补碱基配对后,会阻遏野生型 mRNA 的表达。反义基因技术可将基因反向转录出反义 RNA。反义 RNA 一般只特异地抑制某一基因的野生型 mRNA;同时抑制多个异常基因的野生型 mRNA 的反义 RNA 技术,还有待研究。采用反义 RNA,能抑制癌基因如表皮生长因子受体 2、c-Myc 的过度表达,将有可能使肿瘤癌基因表达水平回复到正常,并使肿瘤细胞重新分化,或诱导肿瘤细胞凋亡。

　　反义 RNA 是人工合成的。适度过量的反义 RNA,易抑制野生型正义靶 RNA(mRNA)的加工、翻译、表达。这种抑制作用,依赖于野生型正义靶 RNA-反义 RNA 双链体在细胞核或细胞质中的形成;一般在细胞核中,形成野生型正义靶 RNA-反义 RNA 双链体后,易被一些核酸内切酶切割、消化,可阻止野生型正义靶 RNA 的加工、转运;在细胞质中,形成野生型正义靶 RNA-反义 RNA 双链体后,也易被一些核酸内切酶切割、消化,可封闭 mRNA 的 5′帽反应,抑制特定基因的 mRNA 的翻译。反义 RNA 技术提供了一种高效的关闭特定基因表达的方法,可通过引入相应的反义 RNA,来研究关闭特定基因表达后的效果。这项技术的一种延伸,是使反义 RNA 的产生,处于可调控的基因启动子的控制下,可通过调控反义 RNA 的产量,来控制靶基因 mRNA 加工、翻译、表达的水平。

　　制备反义 RNA,通常采用两种方法:一种是体外合成反义 RNA,然后直接作用于细胞,细胞吸收反义 RNA 后,抑制靶基因 mRNA 表达。另一种是构建能转录反义 RNA 的重组质粒,将这些质粒转入靶细胞中,转录出反义 RNA,而发挥抑制靶基因 mRNA 表达的作用。由于细胞内有 RNA 酶对 RNA 能快速降解,在靶器官内直接注射反义 RNA 行不通;而转移反义 RNA 表达质粒进入靶细胞后,转录反义 RNA 的量较难控制。因此必须解决两个问题:一是专一性地把反义 RNA 转移到靶细胞,二是抑制反义 RNA 进入靶细胞前的降解;一般可应用受体介导的反义 RNA 转移技术,即利用特定受体;如使脱唾液酸化血清类黏蛋白(ASGP),与多聚赖氨酸(PL)结合为 ASGP-PL,与反义 RNA 形成复合物后,再识别、结合细胞膜表面的脱唾液酸化血清类黏蛋白受体,并吞噬到细胞中。这特定的脱唾液酸化血清类黏蛋白受体,即成为运载反义 RNA 的工具。反义 RNA 入胞后,可被逐渐释放出来,一方面发挥作用,一方面被降解。实验证明,受体介导的反义 RNA 转移十分专一,而且效率较高;被转移的反义 RNA 是被保护的,与周围环境之间存在多聚赖氨酸的保护层,因而可以抵抗环境中的 RNA 酶的降解作用,能提高转移效率。这种方法基本上可以满足反义 RNA 在基因治疗中的要求。在肺癌局部治疗中,目前已利用反义 RNA 抑制血管内皮生长因子受体、血管内皮生长因子的表达水平,有一定效果。

2. 制备反义 RNA 虽有难度但应用前景较好

　　许多组织的特异性受体,已先后被发现,随着受体介导的反义 RNA 转移技术进一步完善,反义 RNA 基因治疗,将成为一个非常重要的技术;受体介导的反义 RNA 基因治疗,有其自身的优点:①反义 RNA 的安全性较高:反义 RNA 只作用于特异的靶 mRNA 分子,并不改变所调节的靶基因的结构。反义 RNA 分子,最终将在细胞内部被降解,即使在反义 RNA 治疗中,出现一些副作用,也可停药来终止副作用。②反义 RNA 设计和制备方便:设计反义 RNA 时,所需的靶序列不大,对阅读框也没有要求,应用覆盖 mRNA5′端的反义 RNA,即可以封闭 mRNA 帽反应,抑制特定基因的表达。③反义 RNA 的制备较简单,一般可将靶基因的一段关键序列,插入表达质粒中,反向接到启动子(如 SP6 启动子、T7 启动子等)下游,在体外进行转录,就可得到大量高纯度的反义 RNA,成本低,制药并不难。④是反义 RNA 具有剂量调节效应:即反义 RNA 量越大,抑制靶基因能力越强,反义 RNA 量越小,抑制靶基因能力越弱。⑤反义 RNA 能直接作用于一些 RNA 病毒:在治疗 RNA 病毒感染性疾病时,受体介导的反义 RNA 基因治疗,有较大的优点,可直接作用于病毒 RNA,阻断 RNA 病毒的繁殖,抑制 RNA 病毒基因的表达,效率可在 50% 以上。

　　目前反义 RNA 技术的发展,已不再局限于反义 RNA 自身的特性,而是可以让反义 RNA 带上其他活性,从而使受体介导的反义 RNA 技术,在基因治疗方面更具优势。如用硫代磷酸核苷酸代替通常的核苷酸,可增强反义 RNA 的抗降解作用。又如制备出具有核酶活性的反义 RNA,不仅可阻断特定 mRNA 的翻译,而且能通过特定 mRNA 带上的核酶来切割 mRNA 分子,促进 mRNA 的降解;可更加有效地阻断 mRNA 的表达。

　　反义 RNA 的靶包括:表皮生长因子受体、c-Myc、蛋白激酶 Cα(产品为 ISIS3521,对 48% 肺癌患者有效)、c-Raf(产品为 ISIS5132,每天 2 mg/kg,对 40% 肺癌患者有效)、Bcl-2(产品为 G3139,每次 150 mg/m², 每 3 周 1 次,对小细胞肺癌患者有效,可与卡铂、依托帕苷联用)、蛋白激酶 A、Mdm2、存活素(能被高水平血管内皮生长因子促进表达,可给予反义 RNA-4003 治疗,能使存活素的表达水平下调 70%,可促进肺癌细胞凋亡,增加肺癌细胞对化疗的敏感性)等。在反义 RNA 治疗中,可联用紫杉醇、5-氟尿嘧啶、顺铂、卡铂、多烯紫杉醇、伊立替康、吉西他滨、阿霉素、喜树碱等,能促进阻断细胞周期、诱导凋亡、诱导免疫反应等。在慢性髓系白血病中,一些反义 RNA 能结合 b3a2 型 Bcr-Abl 的 mRNA 的起始 AUG 翻译密码子,能阻断核糖体进行翻译,对 b3a2 型 Bcr-bl 阳性的慢性髓系白血病细胞的集落形成抑制率为 70%,对 b2a2 型 Bcr-Abl 阳性的慢性髓系白血病细胞的集落形成抑制率为 2.5%,对正常白细胞没有作用。

六、核酶用于基因治疗

1. 核酶切割特定 mRNA 而产生更强的基因干预效应

天然核酶(ribozyme)有特殊催化活性,多为单纯的 RNA 分子,具有自剪切作用。但核酶也可由两个 RNA 分子互补结合,形成锤头状的二级结构(有 3 个螺旋区),含有核酶核心活性序列(有 11 个或 13 个核苷酸);基因治疗核酶技术中应用的,就是这种核酶。这时核酶的两个 RNA 分子,结合靶 mRNA,共同形成锤头状的二级结构,可将靶 mRNA 剪切、破坏,能治疗疾病(如清除病毒 RNA)。反义 RNA 基因治疗中,如果靶 mRNA 的拷贝数太多,反义 RNA 又易被 RNA 酶降解,难以达到完全抑制靶 mRNA 的表达。核酶的出现,为这一问题的解决提供了契机。核酶较稳定,不易受 RNA 酶的攻击,核酶在剪切靶 mRNA 后,又可解脱出来,重新结合和切割其他靶 mRNA。

与反义 RNA 技术比较,核酶技术的优点:①兼有结合、切割作用;②催化效率较高,本身不易被降解、消耗,常可重复使用;③不编码蛋白质,无免疫原性;④有稳定的空间结构,不易被核酸酶降解。目前核酶可干预的基因有:癌基因、生长因子基因、转录因子基因、耐药基因等,如 HIVRNA、白血病癌基因 c-H-Ras 等,采用的核酶大多是锤头状结构,但也有发夹样结构,核酶的抑制效应明显强于反义 RNA。

2. 以基因治疗为目的设计核酶

核酶是 RNA 分子,分子中的保守序列构成酶活性结构域。应用核酶进行基因治疗时,要使靶 mRNA 与核酶共同组成有酶活性的二级结构,因此需要从靶 mRNA 和核酶等方面考虑核酶的设计。

(1)选择合适的靶部位:靶部位,是指靶 mRNA 中能被核酶切割的位点,能与核酶结合并组成有酶活性的二级结构,选择的靶 mRNA 的靶部位,必须不存在于其他 RNA 分子中。

(2)治疗性核酶由三个部分组成:中间是保守的核苷酸序列(能组成酶活性结构域),两端是引导序列,引导序列也能与靶 mRNA 的序列特异性互补识别、结合,可形成酶活性二级结构。

(3)要有方法将核酶导入细胞:目前有外源导入法和内源导入法。外源导入法是在选好合适的靶部位序列后,设计、合成核酶的正链和负链的 DNA 片段,再用 T4 多核苷酸激酶将其正、负链 5′端磷酸化,然后将 DNA 链退火,互补形成 DNA 双链,再将其克隆至合适的表达载体,接到启动子(如 SP6 启动子、T7 启动子)等下游,在体外进行转录,就可以得到大量的高纯度核酶,成本低,可制成药;外源导入细胞时,多采用脂质体法,将核酶通过脂质体包裹后,导入细胞,效率较高,每个细胞可导入 30 万个核酶分子。

内源导入法就是通过真核表达载体,在细胞内表达核酶。根据靶部位序列,设计、合成核酶的正链和负链的 DNA 片段;形成 DNA 双链后,将其克隆至合适的真核表达载体;最后将此载体,用适当的方法转入靶细胞,让其表达出核酶,阻断靶基因表达。常用的载体是逆转录病毒载体,表达的是核酶,再通过带帽和加 polyA 尾稳定化;但是逆转录病毒载体表达的核酶,常可转运至核糖体,解决的办法是在核酶分子两侧的引导序列上,再装入核酶,这样可防止核酶转入核糖体。导入细胞前后需要鉴定核酶活性,能与靶 mRNA 高亲和力结合和进行高效率的剪切。在导入细胞后,还要以导入报告基因的表达载体作为对照,以检测核酶表达载体的能力,区别抑制靶 mRNA 表达作用的是核酶还是反义 RNA。K-Ras 基因突变存在于 30% 的非小细胞肺癌中,常由 1 个点突变引发 K-Ras 明显活化,有此点突变位点的 mRNA 可被核酶结合、切除;该核酶的 DNA 可被装入腺病毒载体,再转染肺癌细胞并表达核酶,能使突变型 K-Ras 的表达水平下调。

七、三链 DNA 技术

研究发现,单链脱氧寡核苷酸(ODN),能与双链靶 DNA 专一性靶序列结合,形成三链 DNA 来阻止靶基因转录,此种单链脱氧寡核苷酸又被称为三链螺旋形成型脱氧寡核苷(TFO),该三链 DNA 技术又称之为反基因 DNA 技术。

1. 三链 DNA

靶 DNA 双螺旋内,常有同聚嘌呤、同聚嘧啶的 H 回文区。合成的三链形成型脱氧寡核苷酸(TFO)内常是合成的同聚嘌呤或同聚嘧啶脱氧寡核苷酸片段,在一定条件下,能结合特定靶 DNA 双螺旋中的同聚嘌呤、同聚嘧啶段,可使局部形成三链 DNA 结构,由氢键所稳定,同时游离出三链形成型脱氧寡核苷酸的 DNA 单链。三链 DNA 结构中的含同聚嘌呤、同聚嘧啶的三碱基体,有 CGC、GGC、TAT、AAT。形成的三链 DNA 结构,必须满足 C/G、T/A 的识别、互补。靶 DNA 的结合位点,长 15~40 碱基对,三链形成型脱氧寡核苷酸通常结合到靶 DNA 双螺旋中含同聚嘌呤(A 和 G)的链上。形成的三链 DNA 结构,不干扰靶 DNA 双螺旋 C/G、T/A 间的氢键。三链形成型脱氧寡核苷酸中每个碱基,与靶 DNA 的双螺旋的含同聚嘌呤、同聚嘧啶段中的碱基,形成新的氢键。三链 DNA 的应用基础,是要求靶 DNA 的结合位点中有一段同聚嘌呤、同聚嘧啶序列。

2. 基因调控区形成三链 DNA 后抑制基因转录

许多基因的启动子内,含有同聚嘌呤、同聚嘧啶序列,合成的含同聚嘌呤或同聚嘧啶的三链形成型脱氧寡核苷酸,可在启动子结合靶 DNA 同聚嘌呤、同聚嘧啶序列,形成三链 DNA 结构,使启动子部位 DNA 构型改变,能产生位阻效应,干扰细胞因子、转录因子、RNA 聚合酶等与启动子 DNA 的结合,抑制靶基因 DNA 的转录。由于反义 RNA 技术和核酶技术对源源不断的 mRNA 难以一一剪切,难以完全抑制表达,因此当基因治疗的目的是完全地抑制靶基因转录时,可给予三链形成型脱氧寡核苷酸。三链形成型脱氧寡核苷酸能被去除,如 DNA 复制时,DNA 解旋酶可去除三链形成型脱氧寡核苷酸,故不会抑制正常细胞 DNA 的复制。因此三链形成型脱氧寡核苷酸是能攻击肿瘤细胞,而不损害健康细胞的新型基因治疗药物。

3. 三链 DNA 技术的关键

三链形成型脱氧寡核苷酸的专一性和稳定性反基因 DNA 技术的关键,在于三链形成型脱氧寡核苷酸的设计与合成,应保证其专一性,通过合成过程中的特定修饰又能提高其稳定性。三链形成型脱氧寡核苷酸设计与合成时:

(1)应保证三链形成型脱氧寡核苷酸序列结合的专一性:三链形成型脱氧寡核苷酸必须具有高度的选择性,能专一性地识别靶 DNA 的特定序列,并与之结合形成三螺旋,这是作为高效、安全药物的基本要求。靶基因的启动子调节区,往往有保护性蛋白覆盖,因此三链形成型脱氧寡核苷酸应能结合靶基因启动子调节区,并阻止转录因子、细胞因子与启动子调节区结合。

(2)应通过化学修饰提高三链形成型脱氧寡核苷酸的稳定性:由于细胞富含降解外源性 DNA 的核酸酶类,因此未修饰的含同聚嘌呤或同聚嘧啶的三链形成型脱氧寡核苷酸,会被立即降解,这使三链形成型脱氧寡核苷酸作为基因药物的应用受到限制。对三链形成型脱氧寡核苷酸常进行化学修饰,如对三链形成型脱氧寡核苷酸核糖-磷酸骨架,用甲基化磷酸、硫化磷酸胺类骨架、多肽骨架代替,如把三链形成型脱氧寡核苷酸的 3' 和 5' 末端,用各种封端物修饰等,这些修饰使三链形成型脱氧寡核苷酸的稳定性增强,在组织细胞内的半衰期延长。在三链形成型脱氧寡核苷酸的 3' 末端,用 4-氨丁酸脱氧胞苷修饰,可明显增加三链形成型脱氧寡核苷酸对 3'→5' 核酸外切酶的抵抗力,而且不干扰其专一性的结合能力。近年来已成功地合成多肽骨架类的多酰胺基寡聚物,称为肽核酸(peptide nucleic acids,PNA),它保留同聚嘌呤或同聚嘧啶三链形成型脱氧寡核苷酸与

DNA 有高度亲和力的特点,能与靶基因形成三链 DNA 结构;同时肽核酸能抗核酸酶和蛋白酶的降解,具有良好的水溶性和稳定性。肽核酸与靶基因结合时,还可有效地抑制 RNA 聚合酶,使转录延伸受阻。

(3)三链形成型脱氧寡核苷酸易于被细胞摄取:作为反基因 DNA 药物,必须被细胞摄取;带电荷的含同聚嘌呤或同聚嘧啶的三链形成型脱氧寡核苷酸,可直接扩散入细胞,也可通过细胞内吞作用进入细胞。

4. 已有三链 DNA 用于治疗

不少基因启动子中存在同聚嘌呤、同聚嘧啶区,能够通过与三链形成型脱氧寡核苷酸形成三链 DNA 结构,而对基因表达负性调节。三链形成型脱氧寡核苷酸与表皮生长因子受体(HER2)原癌基因的启动子靶部位形成能三链 DNA 结构后,可竞争性抑制转录因子与启动子靶部位的结合,可治疗过度表达表皮生长因子受体(HER2)的肿瘤。人类 Mdr1 基因编码的跨膜糖蛋白过度表达,与肿瘤细胞的多药耐药有关;相应的三链形成型脱氧寡核苷酸能与 Mdr1 基因启动子靶部位形成三链 DNA 结构,可对表达负性调节,能使 Mdr1 的 mRNA 水平明显降低,RNA 聚合酶的作用被阻断,可辅助肿瘤化疗。三链形成型脱氧寡核苷酸与 c-Myc 基因启动子靶部位(转录起点上游 – 115bp 处)结合形成三链 DNA 结构后,可抑制肿瘤细胞内 c-Myc mRNA 的转录。孕激素对于某些生殖系统肿瘤的生长有促进作用,这是通过孕激素受体对孕激素反应基因(PRG)的激活而实现的;三链形成型脱氧寡核苷酸与孕激素反应基因基因启动子的孕激素反应元件结合后,可阻止孕激素受体与孕激素反应基因基因启动子结合并抑制孕激素反应基因转录。

但是三链形成型脱氧寡核苷酸可与非专一性位点 DNA 结合,而干扰正常基因转录,还有待进一步研究。现已发现富含 G 的三链形成型脱氧寡核苷酸的作用,会被某些生理水平的单价阳离子如 K^+ 所抑制,这也是三链 DNA 技术在体内运用时需要考虑的因素。

八、基因治疗急需解决的问题

基因治疗是导入外源性目的基因,以达到治疗疾病的新型医学方法。目前,已用于临床试验的治疗基因较少,而对大部分肿瘤的治疗作用还有待进一步研究。一个理想的载体要有高转移效率,而目前已有的载体常属低转移效率的。外源基因能否在体内被准确导入特定的细胞并有效受控地表达,目前仍是基因治疗应用中的关键问题,包括控制治疗基因表达的时间、空间和水平。其中时间受控为:一是控制治疗基因在患者需要时才表达,而平时不需要时则处于关闭状态;二是根据疾病的治疗要求,控制治疗基因持续表达的时间。空间受控是指为了提高基因治疗的专一性和安全性,必须严格限制治疗基因只在靶细胞中表达,而不在非靶细胞中表达,避免治疗基因表达的蛋白质,干扰非靶细胞的正常代谢,产生毒副作用。表达水平受控则指治疗基因能在一个适当的水平表达。因此必须建立完善的基因表达调控体系。

目前的治疗基因调控策略有基因内部调节、基因外部调节、利用病灶微环境调节、治疗基因的诱导表达调节等,包括:

——利用基因内部调节机制使治疗基因受控表达:许多转录因子的基因表达调节,有细胞特异性,利用这一原理可控制治疗基因表达的细胞特异性,可以使用细胞特异性的启动子反应元件,能用于驱动治疗基因在靶细胞特异性表达。如利用黑色素瘤细胞酪氨酸酶基因启动子,可使酪氨酸驱动治疗基因只在黑色素瘤细胞中表达。利用前列腺特异性抗原(PSA)基因启动子,可使前列腺特异性抗原驱动治疗基因,在前列腺特异性抗原阳性的前列腺癌细胞中表达。利用甲胎蛋白(AFP)、癌胚抗原(CEA)基因启动子,在肝癌细胞等由甲胎蛋白、癌胚抗原驱动治疗基因(如自杀基因 HSV-TK)表达,并杀死肝癌细胞等。还有利用血管性血友病因子基因启动子、清蛋白基因增强子、髓鞘碱性蛋白质基因启动子、骨钙蛋白基因启动子、MUC1 基因启动子、HER2 基因启动子、

c-Myc 基因启动子等,用于驱动特异性靶细胞内治疗基因表达。

——利用基因外部调节机制调节治疗基因表达:即通过施加外部刺激,促进治疗基因在特定细胞表达。如采用热休克蛋白靶基因的启动子来启动治疗基因表达时,可通过对病灶局部进行热处理,使热休克蛋白大量产生,能促进治疗基因表达。电离辐射可诱导 Egr1、tPA 表达,能促使其靶基因的启动子启动治疗基因(如肿瘤坏死因子基因)获得暂时性的局部表达,促进放疗杀死肿瘤细胞。

——利用病灶微环境使治疗基因特异性表达:如在肿瘤病灶处,常出现葡萄糖缺乏等情况,葡萄糖调节蛋白 GRP78/Bip 含量也随之增加,当采用这种基因的启动子来控制治疗基因(如自杀基因等)表达时,微环境葡萄糖的缺乏,可使治疗基因在肿瘤细胞中表达,使肿瘤细胞坏死。也可采用含缺氧反应元件(HRE)的启动子来控制治疗基因的表达,即可实现治疗基因只在缺氧的肿瘤组织中表达。

——利用诱导表达系统控制治疗基因的诱导表达:研究人员正在开发可诱导的基因表达系统,这种系统的必要成分有:①转录激活剂,它在诱导剂存在时,能与 DNA 结合;②特异性基因启动子,仅对这种转录激活剂有响应。目前较为理想的可诱导的基因表达系统,有四环素抗性操纵子系统,其原理是:大肠杆菌四环素抗性基因的转录,受到 Tet 阻遏蛋白的调控,在没有四环素存在的条件下,Tet 阻遏蛋白与四环素抗性基因操纵子结合,从而阻断四环素抗性基因的表达;而当四环素存在的时候,四环素作为诱导剂,解除 Tet 阻遏蛋白对四环素抗性基因操纵子的阻遏,从而使下游的靶基因表达。基于上述原理所开发的 Tet-Off/Tet-On 基因表达调控系统,已成为基因治疗基础研究中的一种有效工具。已有将四环素抗性基因操纵子系统,与组织特异性转录基因启动子反应元件结合使用的研究报道,如四环素抗性操纵子系统,利用肌球蛋白基因启动子,将肌球蛋白限制在心肌细胞中表达;也可利用胰岛素基因启动子,将胰岛素限制在胰岛的 β 细胞中表达等。

基因治疗技术当前存在的技术问题包括:①基因调控元件的选择:在基因治疗中,为了使治疗基因导入细胞后,获得高效且受控表达,必须选择合适的启动子反应元件,对治疗基因的表达进行有效调控。启动子、增强子、剪接信号、poly(A)加尾信号及决定 mRNA 半衰期的信号等,应具有组织特异性,从而使治疗基因的表达具有时空特点。不同基因的表达调控机制的独特性,需要深入研究。②安全高效载体的构建和转移技术的选择:要加强安全高效载体构建和转移技术的研究工作。③靶细胞的选择:必须选择合适的细胞作为靶细胞。随着人类基因组计划的完成和功能基因组学的实施,有理由相信,上述安全性问题、理论性问题和技术问题将能得到解决,而基因治疗技术也将真正成为恶性肿瘤和各种疑难杂症的克星。

(韩文秀)

进一步的参考文献

[1] CHO JY. Molecular Diagnosis for Personalized Target Therapy in Gastric Cancer[J]. J Gastric Cancer, 2013,13(3):129-135.

[2] GAO M,YIN H,FEI ZW. Clinical application of microRNA in gastric cancer in Eastern Asian area[J]. World J Gastroenterol,2013,19(13):2019-2027.

[3] CALCAGNO DQ. DNA and histone methylation in gastric carcinogenesis[J]. World J Gastroenterol,2013, 19(8):1182-1192.

[4] KUMAR MS. Gene therapy in oral cancer:a review[J]. J Clin Diagn Res,2013,7:1261-1263.

[5] SEMIZ S. Gene Therapy,A Targeted Treatment for Diabetic Nephropathy[J]. Biochem Med (Zagreb), 2013,23:154-171.

[6] SEMIZ S. Regulated expression systems for gene therapy[J]. Mol Biol (Mosk),2013,47:363-387.

第十六章　胃癌的免疫治疗基础

一、肿瘤免疫治疗概述

肿瘤的免疫治疗提供了替代细胞毒药物治疗的可能,是全身治疗的一部分。研究发现,肿瘤患者体内有对肿瘤的免疫监视;但由于肿瘤细胞相关抗原被树突细胞等提呈给 T 细胞的过程发生障碍,提呈的抗原也发生改变,对肿瘤的细胞免疫反应水平、抗体水平下调等,使患者在有一些免疫能力存在的状态下,也不可阻止肿瘤发生发展。

肿瘤细胞常能发生突变,形成低免疫原性的肿瘤细胞,这些肿瘤细胞为:①不表达人白细胞抗原 HLA Ⅰ/Ⅱ 类分子,使树突细胞等不能加工、提呈肿瘤细胞特异性抗原给予免疫细胞,使免疫细胞不能介导对胃癌细胞的杀伤、清除作用;②表达水平较低的肿瘤细胞抗原,不能使免疫细胞介导对肿瘤细胞的杀伤、清除;③产生大量有免疫抑制作用的细胞因子,能抑制机体的抗肿瘤作用,如产生白介素 1β、前列腺素 E_2、转化生长因子 β、环氧化酶 2,能抑制机体的免疫反应,可促使上皮细胞-间质细胞转化,能破坏宿主抗肿瘤的特异性细胞免疫反应,可在肿瘤组织中上调 $CD4^+CD25^+$ Treg 调节性 T 细胞的数量,并引发免疫抑制、免疫耐受;④患者肿瘤的炎症反应能力常下调,又常有慢性炎症、纤维化,使免疫系统的识别、反应、杀灭水平下调,能使极化型的上皮细胞转为间质细胞,可促进细胞发生上皮细胞-间质细胞转化,能使肿瘤细胞增殖、侵袭、转移、促血管生成、抗凋亡,能促进肿瘤的发生发展。

研究发现,肿瘤中常有大量 $CD4^+CD25^+$ Treg 调节性 T 淋巴细胞浸润,它们是肿瘤内的免疫抑制细胞,能抑制对肿瘤细胞的免疫反应。肿瘤中的大量环氧化酶 2 的代谢产物前列腺素 E_2,能经叉头蛋白 FoxP3 活化 $CD4^+CD25^+$ Treg 调节性 T 细胞,可抑制对肿瘤细胞的免疫反应。故可给予环氧化酶 2 的抑制剂塞来昔布。

二、肿瘤疫苗

肿瘤疫苗直接提供肿瘤特异性抗原,能诱导机体对该特异性抗原的免疫反应,而进行免疫治疗,可引发细胞毒 T 淋巴细胞杀死也表达该特异性抗原的肿瘤细胞,可应用于完全切除术后患者的辅助治疗,能消灭微小病灶,改善免疫功能,提高患者生存质量,有低风险性与合理性。已有一些Ⅱ期临床研究报道,肿瘤疫苗治疗肿瘤有效,包括肽疫苗、蛋白疫苗、核酸疫苗、树突细胞疫苗、基因治疗疫苗等。

1. 肿瘤细胞的特异性抗原

目前的研究发现,肿瘤细胞的特异性抗原包括:①分化抗原,能促进肿瘤干细胞分化为肿瘤细胞;②肿瘤细胞相关抗原;③突变型抗原,主要表达于肿瘤细胞,一般不在正常组织表达;④肿瘤细胞明显高水平表达的抗原;⑤其他生长因子与生长因子受体;高水平的这些肿瘤细胞特异性抗原,能引发高水平抗体,常能有效治疗肿瘤;⑥肿瘤核酸疫苗。

肿瘤细胞的特异性抗原进入树突细胞等抗原提呈细胞(APC)后,能使肝肿瘤特异性抗原被蛋白酶消化为小肽,再提呈到树突细胞等细胞膜的 HLA Ⅰ/Ⅱ 型分子上,促使 HLA Ⅱ型分子刺激 $CD4^+$ Th1 细胞释放白介素 2/干扰素 γ,再刺激 $CD8^+$ Th2 细胞结合树突细胞、APC 细胞膜的抗原;这时树突细胞等细胞膜的 HLA Ⅱ型分子能刺激 Th2 细胞释放白介素 4/10,再促使 B 细胞产生大量特异性抗体。

在肿瘤患者中,一般可发现对肿瘤细胞肿瘤抗原的特异性细胞毒性 T 淋巴细胞(CTL),但肿瘤细胞的肿瘤抗原成分比较复杂,异质性较大,引发的免疫反应可不同。也发现一些肿瘤患者有高水平 Th2 细胞因子、树突细胞老化等,能抑制 Th1 细胞因子引发细胞毒淋巴细胞的抗肿瘤作用;一些肿瘤患者有高水平调节性 CD4$^+$ CD25$^+$ Treg 调节性 T 细胞,常能抑制抗肿瘤的免疫反应;而一些肿瘤患者有低水平 HLA Ⅰ 及 B7.1,也能抑制抗原提呈、抑制 T 淋巴细胞的活化;此外一些肿瘤细胞死亡受体 Fas 表达水平较低,不易在化疗、放疗时凋亡。

2. 治疗性肿瘤疫苗

研究发现,给予治疗性肿瘤疫苗,能引发相应的抗体,常能使肿瘤细胞特异性抗原明显暴露出来,能较好地被树突细胞提呈、促进 T 淋巴细胞活化,可诱导对肿瘤细胞特异性抗原的明显的免疫反应,常可应用于肿瘤切除术后对患者的辅助治疗,风险较低,疗效较好,不良反应较少。

目前正在应用的某些治疗性肿瘤抗原负载疫苗、热休克蛋白负载疫苗、肿瘤杂交瘤细胞疫苗,可产生肿瘤细胞特异性抗原,如生长因子(表皮生长因子、肝细胞生长因子)、生长因子受体(如表皮生长因子受体、血管内皮生长因子受体)、突变的 p53、突变的 K-Ras、热休克蛋白 70 等,可促进特异性免疫治疗,同时应进一步提高肿瘤抗原提呈的效果、非特异性免疫治疗的效果。被动免疫治疗中如 LAK 细胞已应用于肝癌治疗,手术切除的标本内的肿瘤浸润淋巴细胞经体外扩增、基因修饰高表达肿瘤特异性抗原后,可再回输治疗患者。

(1)治疗性肿瘤疫苗的来源

包括:①转基因产生自体肿瘤细胞特异性抗原、肿瘤蛋白、肿瘤多肽的疫苗;②同种异体抗原,如肿瘤细胞株同种异体抗原、提纯的肿瘤蛋白、基因工程抗原、合成的肽疫苗等;③负载肿瘤抗原基因、总 RNA 的树突细胞疫苗,能加工、提呈被表达的肝癌细胞相关抗原;④经修饰的肿瘤细胞疫苗;⑤免疫佐剂疫苗;⑥基因载体疫苗。

(2)目前应解决的问题

问题有:①有合适的特异性肿瘤抗原及免疫佐剂;②有合适的抗肿瘤免疫反应产生的判定方法;③能诱导长期的抗肿瘤免疫记忆;④可防止肿瘤产生免疫抑制作用及免疫逃逸。

较合理的解决方法为:①促使肿瘤患者体内的免疫细胞明显活化,能归巢并在肿瘤组织中积聚;②阻断抑制抗肿瘤免疫反应的调节机制;③促进多种免疫成分对肿瘤细胞一起攻击;④促进肿瘤细胞明显展示抗原。

3. 修饰的肿瘤细胞疫苗

修饰的肿瘤细胞疫苗,有转基因表达巨噬细胞-粒细胞集落刺激因子 GM-CSF 的肿瘤疫苗细胞,能促进免疫记忆,抑制肿瘤复发与转移,可促进树突细胞的增殖、成熟、迁移,增强抗肿瘤免疫,促进免疫细胞浸润,引发迟发型超敏反应,能使肿瘤稳定、使无疾病进展生存期延长。

GVAX 疫苗是巨噬细胞-粒细胞集落刺激因子 GM-CSF 基因导入肿瘤细胞的疫苗,能使肿瘤细胞分泌高水平巨噬细胞-粒细胞集落刺激因子;一般先由手术切除的肿瘤组织分离、培养肿瘤细胞,把巨噬细胞-粒细胞集落刺激因子基因导入肿瘤细胞,并向肿瘤细胞导入能刺激产生抗体的基因,然后肿瘤疫苗细胞经辐射处理,以减少毒性,增加安全性。治疗晚期肿瘤患者时,一般给予 GVAX 疫苗,每周 2～6 次,共 2 周,患者体内常能高水平表达巨噬细胞-粒细胞集落刺激因子,并能刺激免疫系统产生对巨噬细胞-粒细胞集落刺激因子的抗体,抗体高水平的患者占 20%～30%,能杀灭高表达巨噬细胞-粒细胞集落刺激因子的肿瘤细胞,使患者疾病稳定,有一定治疗效果。

在适宜的条件下,使负载肿瘤抗原、肿瘤细胞总 RNA 的树突细胞等抗原提呈细胞,能作为树突细胞疫苗进入体内,再迁移到肿瘤组织的微环境中,能促进肿瘤细胞表达 HLA、黏附分子、B7.1(CD80)、B7.2(CD86)等,可克服肿瘤细胞的抗原提呈阻碍,而易于提呈肿瘤抗原给予 T 细胞,能提供使细胞毒 T 淋巴细胞活化所需要的共刺激分子。

树突细胞是很强的肿瘤抗原提呈细胞,能诱导肿瘤特异性免疫反应,诱导细胞毒 T 淋巴细胞识别、杀灭肿瘤细胞;树突状细胞也能产生干扰素 γ/肿瘤坏死因子 α,抑制肿瘤细胞增殖,抑制肿瘤血管新生,可促进细胞毒 T 淋巴细胞利用穿孔素、死亡配体 FasL、死亡受体 Fas,促进肿瘤细胞裂解。树突状细胞在炎症细胞因子肿瘤坏死因子 α、CD40、白介素 4、巨噬细胞-粒细胞集落刺激因子 GM-CSF 的刺激下,能大量增殖,可上调 T 细胞刺激因子的合成、分泌。

三、肿瘤免疫细胞

1. 树突细胞为基础的肿瘤疫苗

目前应用于治疗的树突细胞来源于骨髓/外周血的 CD34 阳性造血祖细胞、外周血的树突细胞、单核细胞,经与粒细胞-巨噬细胞集落刺激因子、肿瘤坏死因子 α、白介素 4 等共同培养,形成树突细胞。

树突细胞(DC 细胞)是免疫反应的发动者,肿瘤抗原活化、肿瘤抗原基因导入的树突细胞浸润入肿瘤组织,能加工肿瘤抗原,能使很低水平的肿瘤抗原被 HLA Ⅱ 传递,HLA Ⅱ/抗原肽在树突细胞表面,能维持较长时间的免疫激活作用,树突细胞可进入次级淋巴器官激活肿瘤抗原相关的特异性 T 细胞,能引导肿瘤抗原相关的特异性 T 细胞到肿瘤组织,能诱导 T 细胞产生 B 细胞刺激因子,活化 Th2 细胞,促进产生抗体,促进免疫反应,常被应用为免疫佐剂,或应用于以树突细胞为基础的树突细胞疫苗。在研究肿瘤免疫治疗时发现,活化的树突细胞能提呈肿瘤细胞特异性抗原,可启动 CD4$^+$Th 淋巴细胞与 CD8$^+$Tc 淋巴细胞的活化,能活化细胞毒 T 淋巴细胞而很快产生免疫反应。研究发现,可应用表皮生长因子受体 2、存活素等,刺激活化树突细胞,并转入体内,可促进患者体内对肿瘤细胞的 T 细胞反应,再联合细胞因子,可治疗肿瘤患者,能使肿瘤抗原等水平下调。

目前已有转入肿瘤特异性抗原基因的树突细胞疫苗、转入粒细胞集落刺激因子 G-CSF 基因的肿瘤细胞疫苗、转入白介素 4 基因的肿瘤细胞疫苗、转入卡介苗 BCG 基因的肿瘤细胞疫苗、转入表皮生长因子基因的肿瘤细胞疫苗、转入突变型表皮生长因子受体 2 基因的肿瘤细胞疫苗、转入肿瘤抗原基因的肿瘤细胞疫苗等。

2. 过继性细胞免疫治疗

过继性细胞免疫治疗(ACT),一般是通过体外培养、扩增淋巴细胞等,筛选出抗原特异性的高度活化的免疫效应细胞,然后输入体内发挥长期的抗肿瘤作用。临床上常把肿瘤患者的淋巴细胞,经免疫耗竭预处理后,用患者自己的或同种异体供者的有明显抗肿瘤活性的 T 淋巴细胞,在体外扩增后应用于过继性细胞免疫治疗。

(1)过继性免疫治疗的免疫细胞

包括:①淋巴因子激活的杀伤细胞(LAK 细胞);②肿瘤手术切下的肿瘤中的侵润淋巴细胞,分离出来后,经白介素 2 诱导培养而成(67%为特异性侵润淋巴细胞),其杀伤肿瘤细胞的作用,是 LAK 细胞的 50~100 倍;③被细胞因子(干扰素 γ、纤连蛋白)诱导的杀伤性 T 细胞,可表达活化的 T 细胞的标志物 CD3,能促使杀伤性 T 细胞分泌颗粒素、白介素 2 等,抗肿瘤;也能诱导 NK 细胞表达标志物 CD56,能引发非 HLA 限制性抗肝癌作用。

目前细胞因子(干扰素 γ、纤连蛋白)诱导的杀伤 T 细胞(CIK 细胞)的研究有较大进展,诱导的杀伤 T 细胞有强大的增殖活性、强大的细胞毒性,没有 HLA 限制性,能引发非 HLA 限制性抗肿瘤作用,低毒副作用,主要来源于 CD3$^+$CD56$^-$细胞,是激活的 Ⅱ 型 T 细胞,又有 NK 细胞的作用,可由患者外周血分离 CD3$^+$CD56$^-$单核细胞,再加入干扰素 γ(增加毒性作用)、白介素 2(经 STAT3 信号通路促进杀伤 T 细胞增殖)、白介素 1(增加杀伤 T 细胞的细胞毒性作用)、OKT3(抗 CD3 单抗,能刺激杀伤 T 细胞增殖)培养 25 天,可增殖 1 000 倍;可直接杀死杀伤肿瘤细胞。也可给予肿瘤单抗,目前已有 60 多种,但应用的不多,较好的有贝伐单抗,还有抗 AFP 单抗、抗铁蛋白单抗、抗人肿瘤单抗等。

(2)杀伤 T 细胞的作用

包括：①其细胞膜的趋化因子/趋化因子受体，可定向结合、作用于肿瘤细胞，再向肿瘤细胞释放穿孔素、细胞毒颗粒，使肿瘤细胞裂解；②可分泌干扰素 γ、肿瘤坏死因子 α、IL-2/6、巨噬细胞-粒细胞集落刺激因子 GM-CSF 等，可杀伤肿瘤细胞；③下调 c-Myc、Bcl-2，上调死亡受体 Fas 信号通路活性，促进肿瘤细胞凋亡；④可下调耐药相关的 ATP 结合盒转运体 ABCG2/P-糖蛋白，抑制肿瘤细胞耐药；⑤可通过高表达死亡配体 FasL 等，而杀伤耐药的肿瘤细胞。

四、免疫调节药物

肿瘤患者免疫功能降低，可能有淋巴细胞亚群比例失调，其中 NK 细胞减少较明显。免疫调节药物有非特异性免疫刺激作用，可调整淋巴细胞亚群比例失调，促进释放细胞因子，能诱导淋巴细胞聚集到肿瘤组织。

1. 肿瘤生物反应调变剂

肿瘤免疫治疗时，也可给予一些调节患者免疫功能的药物(生物反应调变剂，BRM)，以增强消灭肿瘤细胞的能力，包括：①卡介苗，常与其他细胞因子联用可应用于治疗肝癌，但效果不明显，目前有人建议应用非细胞棒状杆菌 NCPP；②白介素 2、肿瘤坏死因子、干扰素 α(50mU/m² 每周 3 次)、粒细胞-集落刺激因子，给予晚期肿瘤患者后，常反应良好；③转移因子、核酸化合物、左旋咪唑、胸腺素。

2. 抗肿瘤抗体药物

自 1997 年以来，抗体药物用于肿瘤治疗取得突破性的进展。据统计，国内外已有约 17 种抗体药物被批准用于临床肿瘤治疗。除了一直比较成功的裸抗体，抗体药物耦联物(ADC)已成为抗肿瘤抗体药物研发的新热点。抗原靶标及作用机制特点决定了抗肿瘤抗体药物在临床的安全性和疗效。目前主要从肿瘤细胞杀伤机制、抗体靶标的肿瘤抗原、临床应用、ADC 纳米粒等方面研究。

经过近年的发展，基于抗体的肿瘤治疗方法已逐渐形成，并成为目前治疗血液恶性肿瘤和实体瘤最成功和最重要的策略之一。基于抗体的肿瘤治疗最初可以追溯到 20 世纪 60 年代，人们通过血清学技术，发现了肿瘤细胞的抗原表达。与正常组织相比，有许多抗原在肿瘤组织中过度表达、表达突变物、选择性表达，确定哪些抗原适宜用作治疗性抗体药物的靶点，一直是此类药物开发的关键。

3. 抗体药物发挥作用的途径

可通过下列途径发挥作用：①介导抗原或受体功能的改变(如激动剂或拮抗剂功能)；②通过改变 Fc 功能或活化 T 细胞对免疫系统进行调控；③输送与靶向特定抗原的抗体耦联的特定药物。可改变抗体药代动力学、效应功能、分子量、免疫原性等的分子技术的出现，在新型治疗性抗体发展中起关键作用。来自肿瘤患者的抗体临床试验证据表明，用于抗原靶标和抗体优化的迭代筛选方法的重要性，要研究抗体亲和力、如何构建抗体、作用机制(如信号通路阻滞、介导的免疫效应功能、抗体药代动力学、药效学特点)。

(1)抗体杀伤肿瘤细胞的总体机制

抗体的肿瘤细胞杀伤机制可总结为下列几种方式：①直接杀伤肿瘤细胞(通过受体阻滞或激动剂活化、诱导凋亡，或药物/细胞毒药物的输送)；②免疫介导的细胞杀伤机制，包括补体依赖的细胞毒(CDC)、抗体依赖的细胞介导的细胞毒(ADCC)和 T 细胞功能的调控；③抗体对肿瘤血管和基质的特异性作用。所有这些机制都已在临床成功应用。

(2)目前最成功的方法

主要有：肿瘤细胞信号通路阻滞(如西妥昔单抗和曲妥珠单抗)、通过 ADCC 诱导效应功能(如利妥昔单抗)、T 细胞功能的免疫调控(如依匹木单抗)等,一些利用这些机制来发挥作用的抗体获得批准上市。相对于传统手术治疗、化疗、放疗等,抗体药物治疗肿瘤具有以下特点或优势:特异性较好,毒副作用相对较小,可预测依从性好,体内作用时间较长,能利用自体免疫系统发挥疗效等。尽管绝大多数成功用于临床的抗体,为完整的免疫球蛋白(IgG)分子,用于抗体构建和输送耦联细胞毒药物的分子,还是发展了多种形式。这些抗体形式在亲和力、实体瘤穿透性、药代动力学等方面具备各自的优势和特点,很多正处在临床研究中。(表 16-1)

表 16-1　抗体的不同形式及其在肿瘤治疗中的潜在应用*

抗体形式	针对靶标举例	潜在临床应用
scFv(单链抗体)	CC49、ERBB2、LewisY 抗原	显像和细胞靶向
Diabody(双特异抗体)	LewisY 抗原、TAG-72	显像和药物输送
Affibody(亲合体抗体)	ErbB2	显像和药物输送
Minibody(微抗体)	CEA 和 ErbB2	显像和药物输送
Protein-Fc	血管生成素 1、2;VEGFR1、2	显像和治疗
完整 IgG	CD20、CD33、EGFR、ERBB2、VEGF	显像、治疗和药物输送
IgE 和 IgM	GM2	治疗
抗体药物耦联物	CD30、CD33 和 ErbB2	治疗
纳米粒	A33、EGFR 和转铁蛋白	药物输送
双特异性抗体	CD19-CD3、EPCAM-CD3、gp100-CD3	治疗

*CEA,癌胚抗原;EGFR,表皮生长因子受体;EPCAM,上皮细胞黏附分子;gp100,糖蛋白 100;Ig,免疫球蛋白;scFv,单链抗体;TAG-72,肿瘤相关糖蛋白 72;VEGF,血管内皮生长因子;VEGFR,VEGF 受体;GM2,神经节苷酯 2;ErbB2,又称 HER2,人类表皮生长因子受体 2

4. 作为抗体靶标的肿瘤相关抗原

治疗性单抗对肿瘤治疗的安全性和效率,依据靶抗原的特点而不同。理想的靶抗原应该均匀、一致和特异地表达在肿瘤细胞表面,并且表达量丰富、容易接近。分泌的抗原能与血循环中的抗体结合,从而导致与肿瘤结合的抗体减少,因此抗原应尽量为不分泌型。如果所需要的作用机制是 ADCC 或 CDC,那么抗原-抗体复合物不能被迅速内吞,从而使免疫效应细胞或补体蛋白尽可能利用 Fc 区。相比之下,那些需要将毒素输送到肿瘤细胞的抗体或蛋白及主要通过下调细胞表面受体发挥作用的抗体,则需要能较好被内吞。

治疗性单抗所识别的肿瘤相关抗原,分为几种不同的种类。造血分化抗原通常为分化抗原决定簇群相关的糖蛋白,包括 CD20、CD30、CD33 及 CD52。细胞表面分化抗原,为在肿瘤细胞和正常细胞表面均表达的一组不同的糖蛋白等。在生长和分化信号通路中涉及的抗原,常是生长因子和生长因子受体。癌症抗体靶标的生长因子包括:CEA、表皮生长因子受体(EGFR,ErbB1)、ERBB2(HER2)、ErbB3、肝细胞生长因子受体 c-Met、胰岛素样生长因子 1 受体、雌激素受体 A3(EPHA3)、肿瘤坏死因子等相关的凋亡诱导配基受体 1(TRAILR1)、TRAILR2、细胞核因子 NF-κB 受体活化配体(RANKL 又称 TNFSF11)。(表 16-2)

表 16-2　治疗性单抗在肿瘤治疗中针对的肿瘤相关抗原*

抗原种类	针对这些靶标的抗体	表达抗原的肿瘤类型
造血分化抗原:		
CD20	利妥昔单抗、	非霍奇金淋巴瘤
	替伊莫单抗、托西莫单抗	淋巴瘤
CD30	Brentuximab vedotin	霍奇金淋巴瘤

抗原种类	针对这些靶标的抗体	表达抗原的肿瘤类型
CD33	吉姆单抗	急性髓性白血病
CD52	阿仑单抗	慢性淋巴细胞白血病
实体瘤糖蛋白：		
EPCAM	IGN101	上皮肿瘤（乳腺、结肠）
CEA	拉贝珠单抗	乳腺/结肠和肺癌
gpA33	huA33	结直肠癌
黏蛋白	Pemtumomab 和奥戈伏单抗	乳腺/结肠/肺/卵巢癌
TAG-72	CC49（明瑞莫单抗）	肺/乳腺/结肠癌
CAIX	cG250	肾细胞癌
PSMA	J591	前列腺癌
叶酸结合蛋白	Mov18 和 MORAb-003	卵巢肿瘤
糖脂		
神经节苷脂	3F8、ch14.18 和 KW-2871	神经外胚层肿瘤/上皮癌
（GD2/GD3/GM2）		
糖类		
LewisY 抗原	hu3S193 和 IgN311	乳腺/结肠/肺/前列腺癌
抗血管新生		
单抗的靶标：		
VEGF	贝伐单抗	肿瘤血管
VEGFR	IM-2C6 和 CDP791	上皮衍生的实体瘤
整合素 αvβ3	埃达珠单抗	肿瘤血管
整合素 α5β1	伏洛昔单抗	肿瘤血管
生长和分化		
信号通路：		
EGFR	西妥昔单抗、帕尼单抗、尼妥珠单抗和 806	神经胶质/肺/乳腺/结肠/头颈部癌
ErbB2	曲妥珠单抗、帕妥珠单抗	乳腺/结肠/肺/卵巢/前列腺癌
ErbB3	MM-121	乳腺/结肠/肺/卵巢/前列腺癌
c-MET	AMG102、METMAB 和 SCH900105	乳腺/卵巢/肺癌
IGF1R	AVE1642、IMC-A12、MK-0646、R1507 和 CP751871	神经胶质/肺/乳腺癌 头颈部/前列腺/甲状腺癌
EPHA3	KB004 和 Ⅲ A4	肺/肾/结肠癌/血液肿瘤
TRAILR1	马帕木单抗（HGS-ETR1）	结肠/肺/胰腺癌/血液肿瘤
TRAILR2	HGS-ETR2 和 CS-1008	
RANKL	Denosumab	前列腺癌和骨转移
间质和细胞外		
基质抗原：		
FAP	狄诺塞麦和 F19	结肠/乳腺/肺/胰腺/头颈肿瘤
Tenascin	81C6	神经胶质/乳腺/前列腺癌

　＊CAIX,碳酸酐酶Ⅸ;CEA,癌胚抗原;EGFR,表皮生长因子受体;EPCAM,上皮细胞黏附分子;EPHA3,雌激素受体 A3; FAP,成纤维活化蛋白;gpA33,糖蛋白 A33;IGF1R,胰岛素样生长因子 1 受体;mAbs,单克隆抗体;PSMA,前列腺特异性膜抗原; RANKL,核因子 NF-κB 受体活化配体;TAG-72,肿瘤相关糖蛋白 72;TRAILR,肿瘤坏死因子相关凋亡诱导配受体;VEGF,血 管内皮生长因子;VEGFR,VEGF 受体;c-MET,肝细胞生长因子受体

在血管生成中涉及的抗原,通常为帮助新的微血管生成的蛋白或生长因子,包括血管内皮生长因子(VEGF)、VEGF 受体(VEGFR)、整合素 αVβ3 和整合素 α5β1。肿瘤间质和细胞外基质,是肿瘤必需的支撑结构,作为治疗靶点的间质和细胞外基质抗原,包括成纤维细胞活化蛋白(FAP)和肌糖蛋白(tenascin)。

近年来人们一直在致力于寻找适于作为肿瘤抗体治疗的新靶点。血清学、基因组学、蛋白组学和生物信息学数据,常被用来鉴别在肿瘤细胞过度表达或与肿瘤细胞增殖基因突变相关的抗原或受体。用这些方法鉴别的适宜用于抗体治疗的靶标,如 EFGRvⅢ、c-MET、细胞毒 T 淋巴细胞相关的抗原 4(CTLA4)和 FAP 等。

5. 抗体治疗肿瘤的临床疗效

自 1997 年以来,美国已批准 13 种抗体用来治疗不同的实体瘤和血液恶性肿瘤。还有许多其他的治疗性抗体,正处于临床试验阶段。与传统化疗药物相比,多数已被批准的抗体常有较低的毒性。监管机构如常根据它们与标准治疗方法在大型 Ⅲ 期临床试验中的生存率优劣,来决定是否批准这些抗体用于临床。但是,也有一些仅凭某些替代指标就批准授权的,如贝伐单抗被批准用于治疗胶质母细胞瘤和吉姆单抗被批准治疗复发性急性髓性白血病的指标为肿瘤反应率,帕尼单抗被批准用于治疗结肠癌的指标为无进展生存期。如果某种疾病基本无其他药物可选,并且抗体药物在 Ⅱ 期临床试验中表现突出,则偶尔也会根据 Ⅱ 期临床试验结果批准授权,如贝伐单抗被批准用于治疗神经母细胞瘤患者。

治疗实体瘤最成功的单抗药物,是靶向 ErbB 家族(包括 EGFR)和 VEGF 的抗体。最近的研究表明,EGFR 特异性抗体治疗有野生型 K-Ras 基因的结肠癌患者时,反应率、病情控制和存活率均有所改善,因此这些抗体已被批准仅用于 K-Ras 基因没有突变的患者。曲妥珠单抗一直被限制仅用于 ErbB2 高水平表达的患者,因为研究表明,曲妥珠单抗治疗这类患者时疗效最好。由于这些抗体在临床上的成功应用,并且研究表明,用针对不同受体或同一受体不同表位(如曲妥珠单抗和帕妥珠单抗)的抗体进行联用,可提高肿瘤反应并逆转对单一药物的耐药性,目前有一些抗体联合治疗的临床研究正在进行中。还有一些抗体被批准用于治疗血液恶性肿瘤,包括未耦联抗体或耦联同位素/药物/毒素的抗体。

利妥昔单抗在治疗 CD20 阳性的 NHL(非霍奇金淋巴瘤)和慢性淋巴细胞白血病时获得成功。[131]I 标记的和 [90]Y 标记的 CD20 耦联物的放射免疫治疗,能使 NHL 患者的反应率和无进展生存期均有所改善。抗体药物或毒素的耦联物在血液恶性肿瘤治疗中疗效显著,已有两种被美国批准上市。一种是吉姆单抗,用于治疗年龄在 60 岁或 60 岁以上、首次复发且不宜接受其他细胞毒化疗药物治疗、CD33 阳性患者的急性骨髓细胞白血病;该药于 2010 年 6 月退市,因在上市后的 Ⅲ 期临床研究中,与单用化疗药物相比,gemtuzumab ozogamicin 与化疗药物联用后生存率无显著提高。2011 年批准抗体药物耦联物 Adcetris(SGN-35)用于治疗 CD30 阳性的霍奇金淋巴瘤和系统型间变性大细胞淋巴瘤。这些抗体药物耦联物能选择性将药物输送到肿瘤细胞,用抗体药物耦联物曲妥珠单抗-DM1 连接物治疗 ERBB2 阳性的晚期乳腺癌患者,也采用类似的方法,目前已在 Ⅲ 期临床试验阶段。当前处于临床研究阶段的 ADC 还有约 20 种,还有为数众多的 ADC 正处于临床前研究阶段。有证据表明 ADC 单用,即对化疗不敏感的肿瘤患者有较高的客观反应率,因此它将成为一类重要的肿瘤治疗剂。ADC 目前已成为抗体药物研究的一个热点,也是肿瘤治疗抗体药物的一个非常重要的发展方向。国内有人致力于 ADC 研究,制备了多种针对不同靶标(包括明胶酶、EGFR、CD20 等)的抗体与力达霉素的融合蛋白,均有抗肿瘤疗效,有的已进入临床研究。

还有一些其他抗体药物被批准用于肿瘤治疗。如鼠抗 CD3 和 EPCAM(上皮细胞黏附分子)双特异性抗体 catumaxomab,被欧盟批准,用于治疗 EPCAM 阳性肿瘤患者的恶性腹水。我国 SFDA 已批准三种自主研发的抗肿瘤抗体药物。

五、基于纳米粒的抗体药物耦联物

抗体药物耦联物是指将靶向肿瘤相关抗原的抗体或抗体片段作为药物输送的载体,将其通过连接成分与药物、毒素、放射性核素、酶或包含药物的脂质体或纳米粒连接。(表 16 - 3)

表 16 - 3　批准用于临床的抗肿瘤单抗*

商品名	抗体类型	抗原	适应证	作用机制
裸抗体:抗实体瘤				
曲妥珠单抗 (Herceptin)	人源化 IgG	Her-2	乳腺癌	阻断 ErbB 通路
贝伐单抗 (Avastin)	人源化 IgG	VEGF-A	多种实体瘤	阻断 VEGF 通路
西妥昔单抗 (Erbitux)	嵌合 IgG	EGFR	头颈部肿瘤、结肠癌	ADCC 和阻断 EGFR 通路
伊匹单抗 (Yervoy)	人 IgG	CTLA-4	黑色素瘤	ADCC 和阻断 CTLA4 通路
帕尼单抗 (Vectibix)	人 IgG	EGFR	转移性结肠癌	ADCC 和阻断 EGFR 通路
帕妥珠单抗 (Perjeta)	人源化 IgG	Her-2	晚期乳腺癌	阻断 ErbB 通路
Theracim	人源化 IgG	EGFR	晚期头颈部上皮肿瘤	阻断 ErbB 通路
Removab	大/小鼠杂合 IgG	EPCAM/CD3	EPCAM 阳性肿瘤恶性腹水	激活 T/Th 细胞
裸抗体:抗血液恶性肿瘤				
B 细胞单抗 (Rituxan)	嵌合 IgG	CD20	非霍奇金淋巴瘤	ADCC/直接诱导凋亡/CDC
奥法木单抗 (Arzerra)	人 IgG	CD20	慢性淋巴细胞白血病	ADCC 和 CDC
阿米组单抗 (Campath)	人源化 IgG	CD52	B 细胞慢淋白血病	直接诱导凋亡和 CDC
耦联抗体:抗血液恶性肿瘤				
Adcetris	IgG 与 Auristins 嵌合耦联物	CD30	霍奇金淋巴瘤和系统性间变性大细胞淋巴瘤	输送细胞毒药物 auristatin
吉姆单抗 (Mylotarg)	抗生素 calicheamicin 人源化抗体耦联物	CD33	急性髓性白血病	输送细胞毒药物 calicheamici
替伊莫单抗 (Zevalin)	^{90}Y 标记鼠源 IgG	CD20	B 细胞非霍奇金淋巴瘤	输送^{90}Y
托西莫单抗 (Bexxar)	^{131}I 标记鼠源 IgG	CD20	非霍奇金淋巴瘤	输送^{131}I/ADCC/直接诱导凋亡
耦联抗体:抗实体瘤				
唯美生	^{131}I 标记嵌合 IgG	DNA	肺癌	输送^{131}I
利卡汀	^{131}I 标记鼠源 Fab	Hab18G/CD147	肝癌	输送^{131}I/阻断 CD147 通路

新兴的抗体药物耦联物纳米粒,已用于靶向药物输送和肿瘤治疗的研究。纳米粒是直径100nm 之内的材料。纳米粒在靶向药物输送和肿瘤治疗方面的应用目前开始受到重视。ADC 纳米粒研究的目标,是提高肿瘤靶向的效率和发展有效的靶向载体系统。就该目标而言,纳米分子的优势十分明显:由于其高表面积/体积比率,而使药物有更好的膜吸收;由于其较小,易进入细胞

和细胞器并与细胞内蛋白相互作用;能包裹多种不同的药物。但仍需对其进行优化,以避免由肾/网状内皮系统迅速消除、酶的降解;其在循环中的稳定性和有效释放仍需进一步改善。纳米粒的单抗耦联紫杉醇,可增强肿瘤靶向性药物输送。还有纳米粒与抗神经生长因子、血管内皮生长因子、表皮生长因子受体抗体的耦联物。

与低分子量化学药物相比,抗体药物具有高靶向特异性、更低的系统毒性、更长的血清除半衰期,单抗药物的未来增长势头非常强劲。目前正处于临床研究的所有生物制品中,有85%是单抗或以抗体为基础的分子。当前国际上临床前和临床研究的新药中,超过三分之一为抗体药物。2014年世界销售排行前10位的药物中,6种为治疗性抗体或抗体融合蛋白,治疗性抗体药物的总销售额将达到580亿美元。虽然单抗药物取得了持续不断的成功,但仍面临许多挑战。尽管人类基因组计划在十几年前已经完成,发现和确证新的治疗靶点依然是富有挑战性的任务。2009年,已有32家生物医药公司,针对目前研究最多的8个治疗靶点研发抗体药物。为增强抗体疗效而发展新的工程抗体形式,如双特异性抗体(BsAb)和抗体耦联物,将为抗体治疗剂的发展开辟新的靶点选择空间。有些靶点虽然在肿瘤组织过度表达,但不干扰主要的病理生理功能(如CD33),它们以前被认为不能作为抗体治疗靶点,而现在却可作为抗体药物耦联物的适宜靶标。有时单独针对一种靶点(通路)时,疗效并不显著,而当与其他靶点(通路)联合时,则有相加或协同效果。因此这些靶点,是研发双特异性靶点治疗药物的选择。其他关键因素还包括在抗体开发、修饰及生产中提高治疗性单抗的疗效,降低治疗费用。预计在不久的将来,能有更多的肿瘤治疗单抗进入临床研究。

由于肿瘤基因的改变而导致的对抗体药物抗药性的问题、肿瘤相关抗原的不确定性、抗体自身的抗原性、难以穿透实体瘤及制备成本过高等问题,今后肿瘤治疗抗体药物的发展趋势与研究重点,将主要集中在研究与应用新的分子靶点,靶点的选择;抗体的人源化和全人抗体,以降低抗体分子的免疫原性;对抗体分子进行改造,以提高抗体的效应功能,包括通过改变Fc段的氨基酸和寡聚糖来增强ADCC效应、增强CDC效应的改造,提高抗体的抗原亲和结合力改造,改善抗体的药代动力学等。要研究抗体药物分子形式的多样化,除了完整抗体和单价片段(Fab、scFv、单可变区VH和VL结构域),还有二价片段Fab$_2$、diabody、minibody、triabody、tetrabody及双特异性抗体等;要研究抗体药物的高效表达系统,其表达系统包括细菌、酵母、植物、昆虫和哺乳动物细胞及转基因动物等;研究抗体药物的高通量、大规模筛选和制备;研究重组多克隆抗体,它类似于机体产生的天然多抗,集多样性、安全性、可重复性、基因可操作性等优点于一体。随着以上抗体技术的进一步发展,新型抗体药物将在复杂疾病(如感染和癌症)的治疗中体现其巨大的优势和良好的临床应用前景。

六、表皮生长因子受体单抗及耐药

表皮生长因子受体(EGFR)家族广泛存在于体内各种细胞中,其异常活化与多种人类上皮细胞肿瘤的发生、发展相关,已成为肿瘤治疗的重要靶点之一。目前靶向EGFR家族的药物包括小分子酪氨酸激酶抑制剂(TKI)和单克隆抗体类药物,在临床上广泛应用。但临床资料表明,患者对这类药物可表现出原发性耐药或获得性耐药;产生耐药的原因主要包括:受体结构改变、血管生成、多种受体酪氨酸激酶的活化、EGFR的亚细胞定位、EGFR下游分子持续激活、EGFR家族生长因子表达水平上调等。

近10年来,靶向EGFR的药物作为肿瘤治疗的新方案已被广泛研究。TKI主要通过与EGFR酪氨酸激酶区域的ATP结合位点结合,抑制EGFR的自身磷酸化,进而阻断下游信号通路,最终抑制肿瘤细胞的增殖;这类药物已有厄洛替尼、吉非替尼、拉帕替尼等。单抗类药物主要结合EGFR胞外区,阻断其二聚体化,诱导受体内化及水平下调,阻断下游信号通路;如西妥昔单抗、帕尼单抗、曲妥珠单抗。

1. 抗 EGFR 单克隆抗体的临床应用

——西妥昔单抗：它单用、与化放疗联用，都有很好的抗肿瘤活性，特别是治疗转移性结直肠癌和头颈部磷状细胞癌（HNSCC）。2004 年美国批准西妥昔单抗用于治疗对伊立替康耐药的转移性结直肠癌。对 424 例 HNSCC 患者的临床试验证明，西妥昔单抗与放疗联用，比单独运用放疗的患者反应率提高 10%；西妥昔单抗与顺铂、卡铂、长春瑞滨联用，作为一线治疗方案，效果良好；然而有人 2006 年报道，有 K-Ras 基因突变的患者，会对西妥昔单抗的治疗产生耐药。

——曲妥珠单抗：临床试验显示，经过化疗后仍然病情恶化的 HER2（+）转移性乳腺癌患者，用曲妥珠单抗治疗后，总体缓解率为 11%～15%，而将曲妥珠单抗作为一线治疗时，患者总体缓解率为 26%～34%。试验表明，相比于单独使用化疗药物，曲妥珠单抗与化疗药物联用，可增加 HER2（+）转移性乳腺癌患者的总体缓解率（分别为 50% 和 32%）、疾病进展时间（分别为 7.4 和 4.6 个月）、总体存活时间（分别为 25.1 和 20.3 个月），并使死亡危险降低 20%；研究表明，曲妥珠单抗与多种化疗药物（包括紫杉烷、铂类、长春瑞滨、吉西他滨）联用，总体有效率达到 24%～84%。将曲妥珠单抗作为辅助治疗方案，也得到了发展，一项 5 个辅助治疗的荟萃分析证实，与单独化疗相比，曲妥珠单抗辅助化疗使 HER2（+）乳腺癌患者的死亡率、复发率、转移率均明显降低，患者的病理学完全反应率达到 12%～65%，临床完全反应率达到 30%～86%。美国 1998 年批准将曲妥珠单抗用于治疗 HER2（+）乳腺癌；数据显示，曲妥珠单抗的一年辅助治疗，已成为 HER2（+）早期乳腺癌患者的标准治疗方案，对 HER2（+）转移性乳腺癌患者有效率为 35%，并且大部分对曲妥珠单抗初期治疗敏感的患者在治疗后 1～2 年内均出现耐药。（表 16-4）

表 16-4 美国 FDA 批准的靶向 EGFR 家族药物

药品名称	作用靶点	类型	适应证
吉非替尼	EGFR	酪氨酸激酶抑制剂	非小细胞肺癌
厄洛替尼	EGFR	酪氨酸激酶抑制剂	非小细胞肺癌，胰腺癌
拉帕替尼	EGFR/HER2	酪氨酸激酶抑制剂	乳腺癌
西妥昔单抗	EGFR	单克隆抗体	结直肠癌，非小细胞肺癌
帕尼单抗	EGFR	单克隆抗体	转移性结直肠癌
曲妥珠单抗	HER2	单克隆抗体	乳腺癌

2. 抗 EGFR 的单克隆抗体类药物耐药机制

（1）EGFR 家族受体结构改变

EGFR 的点突变可能与西妥昔单抗耐药相关，已发现一种 EGFRvⅢ的突变体，与非突变的 EGFR 相比，前者缺少胞外区的配体结合区域；研究发现，42% 的 HNSCC 肿瘤表达 EGFRvⅢ，可促进肿瘤细胞增殖。将 EGFRvⅢ基因转染到不表达 EGFRvⅢ的肿瘤细胞中，对西妥昔单抗的敏感性相对于不表达 EGFRvⅢ的细胞大大降低。有人得到一种 HER2 的 C 端片段，有激酶活性，却缺少曲妥珠单抗结合位点，因此可使肿瘤细胞逃脱抗体的杀伤。HER2 的胞外区，在一定情况下可发生脱落，成为分子量为 95kD 的截短 p95HER2，有激酶活性；表达 p95HER2 的转移性乳腺癌患者，对曲妥珠单抗的反应率低于不表达 p95HER2 的患者。目前已知，拉帕替尼能抑制 p95HER2 的催化活性，表达 p95HER2 的乳腺癌，可选择拉帕替尼与曲妥珠单抗联用。高水平膜联糖黏蛋白（MUC4）可屏蔽 HER2 的曲妥珠单抗结合位点，从而导致肿瘤对曲妥珠单抗的获得性耐药。有报道，在 HER2 高水平表达的乳腺癌细胞，有缺少外显子 16 相应片段的致癌性亚型（HER2Δ16），会导致持续的二聚体化，进而激活 HER2 受体，增强 Src 活性。表达 HER2Δ16 的细胞，都对曲妥珠单抗耐药，但是这种耐药可以被 Src 抑制剂所逆转。

（2）血管明显新生

研究表明，西妥昔单抗的抗肿瘤效应常通过抑制血管生成来完成。西妥昔单抗的耐药，一定程度上归因于细胞通过另外通路重新激活促血管内皮生长成因子,从而导致血管新生;对 EGFR 抗体耐药的肿瘤细胞中,血管内皮生长因子(VEGF)表达量可升高 2 倍多。将耐药细胞株移植入裸鼠体内,会发现肿瘤血管生成能力增强,对 EGFR 抗体耐药。

(3)多种受体酪氨酸激酶活化

对西妥昔单抗耐药细胞的 EGFR、HER2、HER3 和肝细胞生长因子受体(c-Met)表达水平上调,EGFR 与 HER2、HER3 和 c-Met 的结合能力增强。帕妥珠单抗与西妥昔单抗联用,能下调 HER3 及 Akt 的表达。研究表明,NSCLC 和 HNSCC 的耐药细胞,可通过活化多种 RTK 及其与 EGFR 的异源二聚化,从而绕过西妥昔单抗的阻断。抑制表达 p27,能促进 HER 外其他 RTK 的活化,会导致曲妥珠单抗的耐药,包括胰岛素样生长因子-1 受体(IGF-1R)、Src。将高表水平 IGF-1R 或 IGF-1R/HER2 异源二聚体的基因,转染入曲妥珠单抗敏感的肿瘤细胞,会导致胞内 PI3K、Akt 的激活,能消除曲妥珠单抗的作用。HER2 高水平表达的细胞,在用曲妥珠单抗处理后,会上调 c-Met 的表达,可通过抑制 p27,使 RTK 活化,能导致细胞免受曲妥珠单抗的杀伤。HER2(+)患者中,细胞膜血管生成素受体酪氨酸激酶 A2(EphA2)的高水平表达,常预示较差的治疗效果。用曲妥珠单抗处理耐药细胞,可诱导胞内 Src、EphA2 的磷酸化,进而导致 PI3K/Akt 以及 MAPK 通路的激活,抗凋亡。实验证明,给予 EphA2 的中和抗体,可恢复耐药细胞对曲妥珠单抗的敏感性。研究表明,红细胞生成素受体(EPOR)在 HER2(+)肿瘤细胞中常共表达,可激活胞内 JAK 和 Src,导致蛋白磷酸酶 PTEN 被抑制,进而导致 PI3K/Akt 以及 MAPK 通路的激活,抗凋亡,对曲妥珠单抗耐药。

(4)EGFR 的亚细胞定位改变

EGFR 可定位于细胞内的内凹小泡、线粒体及细胞核中,细胞核内的 EGFR 在脑癌、乳腺癌、膀胱癌、卵巢癌、NSCLC 和 HNSCC 等中已检测到,已被看做是 HNSCC、卵巢癌和乳腺癌的一种预后因素。西妥昔单抗耐药细胞,细胞核内 EGFR 的水平增高,可导致周期素 D1、c-Myb、增殖细胞核抗原(PCNA)Src 家族激酶(SFK)等表达水平升高;用达沙替尼(SFK 抑制剂)处理细胞后,发现细胞核 EGFR 水平下降,同时细胞膜表面 EGFR 水平显著增强,可恢复西妥昔单抗耐药细胞对 EGFR 抗体的敏感性。研究证明,SFK 是 EGFR 定位于细胞核所必需的,可保护肿瘤细胞免受西妥昔单抗的杀伤。研究发现,高水平乳腺源生长因子抑制物(MDGI),可导致 EGFR 在细胞内聚集,从而产生对西妥昔单抗耐药。

(5)上皮细胞-间质细胞转化

它为肿瘤发生、转移的标志物。间质型细胞具有以下特征:缺失连接蛋白(如 E-钙黏蛋白)、增加细胞骨架蛋白(如波形蛋白)、侵袭转移能力增强等。有人研究发现,间质细胞型肝癌细胞都表现对西妥昔单抗、厄洛替尼、吉非替尼的耐药,而上皮细胞型肝癌细胞都表现对上述 EGFR 抑制剂的敏感;间质细胞型肝癌细胞的 Akt、STAT3、整合素连接激酶(ILK)表达水平上调。ILK 是 Akt 激动剂。ILK、Akt 活化,E-钙黏蛋白表达减少,标志上皮细胞向间质细胞转化,细胞对 EGFR 抑制剂不敏感。

(6)EGFR 下游效应分子的持续激活

Akt 的持续激活,会导致 PTEN 被泛素蛋白酶体降解,进而导致 NSCLC 细胞对西妥昔单抗耐药。用泛素蛋白酶体抑制剂 MG-132 处理耐药细胞后,PTEN 活化,能抑制 PI3K、Akt、Src 通路。Akt 抑制剂 LY294002 与西妥昔单抗联用,比单独使用 LY294002 能更好地抑制 Akt 活性;用达沙替尼能抑制 Akt 活性,抑制耐药细胞增殖。临床试验发现,有 K-Ras 基因突变的患者,都表现出对于西妥昔单抗治疗的耐药,K-Ras 基因突变为西妥昔治疗的预测指标。研究发现,联合使用西妥昔单抗和达沙替尼,可明显抑制 K-Ras 基因突变的肿瘤细胞增殖,可使 MAPK、β-连环蛋白通路活性下调。在 K-Ras 基因突变的细胞中,阻断 SFK 的表达,可导致下游信号通路活性下调,进而抑制肿瘤细胞的增殖。

（7）PI3K/Akt 等下游信号通路的异常激活

它会导致细胞对曲妥珠单抗的耐药，这在乳腺癌等中常发生，原因包括 PIK3CA 基因突变、Akt1 基因突变、Akt2 基因扩增、PTEN 基因缺失、肿瘤抑制物磷酸肌醇 4 磷酸酶水平下调。在原发性乳腺癌中，PIK3CA 基因突变，与淋巴结转移和 HER2 高水平表达相关；对乳腺癌患者，PIK3CA 基因突变及低表达水平的 PTEN，预示着较差的曲妥珠单抗治疗效果。

（8）HER 家族表达水平上调

有人发现，西妥昔单抗耐药肿瘤细胞，肝素结合 EGF（HB-EGF）表达水平升高，可促进对西妥昔单抗耐药。减少 HB-EGF 表达，能恢复对西妥昔单抗的敏感性。研究发现，miRNA-212 可降低 HB-EGF 的表达，并能恢复耐药细胞对西妥昔单抗的敏感性。但 miRNA-212 水平在耐药细胞降低至原来的 3.7％。研究发现，在 HNSCC 肿瘤中，HB-EGF、转化生长因子-α（TGF-α）、双向调节蛋白均有表达，但是 HB-EGF 在复发肿瘤患者中表达水平更高，复发患者的血 HB-EGF 水平比初治患者高 5 倍。研究证明，HB-EGF 表达水平上调及相关的特异性微小 RNA-212 表达下调，在西妥昔单抗耐药中有重要作用。高水平自分泌 TGF-α，会通过激活 EGFR-HER2 二聚体，阻断 HER2 的降解，进而导致曲妥珠单抗的获得性耐药。

3. 克服耐药的策略

根据上述耐药机制，进行对应联合用药来逆转耐药，已经取得一定进展。如将 VEGF 抑制剂（DC101）与西妥昔单抗联用，可逆转由于 VEGF 表达水平上调引起的西妥昔单抗耐药；达沙替尼与西妥昔单抗联用，可逆转由于 SFK 表达水平升高而引起的耐药等。

（1）新一代的靶向抗体

一种靶向 HER2 的新单抗，可结合 HER2 的异源二聚体化域，阻断 HER2 与 EGFR 或 HER3 的异源二聚体化，能阻断 HER2 信号通路，可逆转曲妥珠单抗和西妥昔单抗的耐药。帕妥珠单抗已进入Ⅲ期临床试验阶段，结果显示，能延长 HER2（＋）转移性乳腺癌患者的无进展生存期。

（2）抗体与 TKI 联用

研究表明，EGFR 抑制剂吉非替尼与依维莫司联用，能提高对 HER2 高表达乳腺癌的疗效。研究发现，西妥昔单抗介导的抗肿瘤效应较短暂，给予吉非替尼和厄洛替尼，能使西妥昔单抗抗肿瘤作用持续、强度增强。将曲妥珠单抗与其他靶向抑制 IGF-1R、C-MET 受体的药物联用，可逆转曲妥珠单抗的耐药。将靶向 EGFR 家族的抗体与靶向其他 RTK 的药物联用，可增强治疗效果，改善耐药。

（3）抗体与化疗药物联合使用

研究显示，将细胞毒性的化疗药物＋西妥昔单抗联用，抗肿瘤效应明显优于化疗药物或西妥昔单抗单独使用，能提高临床疗效，并且已经成为目前治疗 HER2（＋）乳腺癌的标准治疗方案。

（4）其他

EGFR 家族抗体耐药的出现时，引起胞内核心信号通路及其旁路生长因子受体通路代偿性激活是重要原因。研究表明，肿瘤耐药时常涉及机体相关信号网络系统和多个靶点的多变化。单一基因-单一靶点-特异性药物研发模式，对于肿瘤、心脑血管疾病等复杂疾病，已经受到质疑。当前药物的研究更侧重综合，在基因组学、网络药理学、系统生物学基础上，建立疾病-基因-靶点-药物相互作用网络，通过网络分析，来观察单个抗体或多个药物与抗体合用对病理网络的干预与影响，全方位考察机体内外因素的影响，从而提高研发成功率。因此以 EGFR 家族受体为靶标，通过组学研究得到的大量数据，构建靶向 EGFR 家族抗体耐药蛋白相互作用网络，分析网络中信号通路之间的交互作用，发现网络关联度高的多种基因及蛋白靶标，合理设计与抗体的组合用药，特异性干预这些关键的病理环节，终止或减缓肿瘤耐药的发生和发展，这是抗肿瘤药物研究的新方向。

但是关于耐药细胞微环境方面的研究还较少，考虑到单抗类药物的抗肿瘤作用很大程度上依赖于体内体外大环境，如抗体依赖细胞介导的细胞毒（ADCC）效应，有人认为，未来的研究将会逐渐转向耐药细胞微环境等方面,并结合细胞内信号通路及其他相关基因和蛋白,寻找新的耐药靶点。靶向 EGFR 家族单抗类药物的耐药机制是复杂且多种机制共存的,目前很难针对一个有效的靶点来彻底克服耐药。因此,未来的研究趋势是与生物信息学相结合,并利用系统生物学、网络药理学等方法寻求能真正有效克服耐药的靶点,并合理设计组合用药,进而改善 EGFR 家族相关肿瘤的抗体治疗效果。

七、胃癌的免疫治疗药物

1. 非特异性免疫治疗药物

(1)免疫调节剂

①如 OK-432、云芝多糖 K(PSK)、胸腺素、香菇多糖、高聚金葡素等。细胞因子有 IL-2、干扰素 γ、TNF-α 等;②特异性免疫治疗药物有细胞疫苗,如胃癌细胞疫苗、树突细胞疫苗等。蛋白/多肽疫苗有胃癌相关抗原-胃泌素、CEA、黏蛋白 MUC-1、G17DT(胃蛋白酶片段与白喉毒素的融合物)、HSP 等;③幽门螺旋杆菌疫苗有 Hp 全菌疫苗、Hp 亚单位疫苗等;④过继性细胞免疫治疗有 LAK 细胞、TIL 细胞、细胞毒性 T 细胞、CD3AK、CIK 细胞等。

肿瘤细胞可以通过不产生肿瘤抗原、诱导主要组织相容性复合体(MHC)基因改变,或生成免疫抑制蛋白等一系列免疫逃避途径,使 T 细胞不能识别肿瘤抗原,抑制 T 细胞激活。肿瘤利用免疫调节机制形成免疫抑制微环境,可抑制宿主免疫应答,能形成抗肿瘤免疫治疗的屏障。研究证明,肿瘤组织中免疫细胞的类型、密度及分布与肿瘤患者的预后有关,肿瘤组织中如有 T 淋巴细胞浸润,提示患者将会有更好的预后。免疫功能低下或者存在免疫缺陷疾患的患者,则易患肿瘤或预后较差。肿瘤的免疫治疗可分为特异性主动免疫治疗、特异性被动免疫治疗、非特异性过继免疫治疗及非特异性免疫调节四大类。

肿瘤的特异性主动免疫治疗,利用抗原可诱导和启动免疫应答产生免疫应答产物的特性,在一定条件下,对机体进行免疫,使机体对特异性肿瘤抗原刺激产生特异性免疫应答。应用肿瘤细胞或经各种基因修饰后的肿瘤细胞,在体外制成"肿瘤疫苗",经致死剂量照射后,再重新接种于患者体内,使逃逸免疫监视的肿瘤细胞可以被免疫系统重新识别,从而诱导机体产生针对肿瘤细胞的主动的、特异性的反应。用肿瘤疫苗刺激机体产生针对肿瘤特异性抗原的免疫应答,目的是克服因肿瘤造成的免疫抑制,增强肿瘤相关抗原的免疫原性,以刺激特异性免疫来攻击肿瘤细胞。胃黏膜幽门螺旋杆菌(HP)感染与胃癌有关。HP 疫苗预防胃癌的方法已受到重视。研究证实,口服 HP 全细胞疫苗(HWC 疫苗),具有一定的安全性和免疫原性,并有一定的临床应用前景。但是全细胞疫苗存在特异性差、免疫原性不强、制备复杂等缺点,且抗原成分复杂,疗效并不明显。由于胃癌抗原有明显的异质性,使胃癌疫苗应用陷入困境,目前少有实际应用者,仅停留在研究阶段。

(2)抗独特型抗体疫苗

抗独特型抗体疫苗能有效克服肿瘤的免疫逃避,在不用任何载体蛋白或佐剂协助下就能引发特异性的抗瘤免疫应答。有研究者将针对 17 肽胃泌素的肿瘤蛋白/多肽疫苗 G17DT 用于治疗胃癌,使患者体内产生功能性抗体,阻断胃泌素与其受体的结合,从而抑制肿瘤生长。

(3)肿瘤的特异性被动免疫治疗

它直接向机体输入抗体、效应淋巴细胞等免疫应答产物,使机体立即获得对某种肿瘤的免疫应答。最初的肿瘤特异性被动免疫治疗,用人肿瘤细胞免疫动物(羊、马、牛等),然后用产生的抗肿瘤血清治疗肿瘤患者,但该方法并未被医学界所肯定。抗体导向化疗药物的肿瘤免疫治疗正逐渐兴起,它将化疗药物与肿瘤单抗耦联,将细胞毒性物质靶向性的携带至肿瘤病灶,特异性杀伤肿瘤。某些单克隆抗体,如西妥昔单抗和贝伐单抗分别治疗以表皮生长因子受体(EGFR)和血管内皮生长因子受体(VEGF)为靶点的晚期结直肠癌,得到美国 FDA 批准生产和应用于临床。有人采用[131]I 标记的抗癌胚抗原(CEA)单抗,联合 20Gy 放疗局限性结肠癌转移患者,结果提示此联合方案有一定可行性。用于胃癌治疗研究的抗体,主要针对其癌相关抗原或与细胞生物学行为相关的抗原,如 CEA、EGFR、VEGF、转铁蛋白受体(TFR)等,但胃癌专一特异性抗体尚未被发现;该疗法临床应用并不令人满意。由于肿瘤细胞群在抗原方面有异质性,肿瘤相关抗原可以是特异性的,也可以是多种肿瘤共有的,导致该方法特异性不强,且单抗到达肿瘤组织的药量往往不足等,有时会限制其疗效,因此肿瘤的特异性被动免疫治疗研究仍在探索阶段。

(4)肿瘤的非特异性过继免疫治疗

它是将经过处理的高度特异性肿瘤杀伤的自体或异体的免疫细胞或免疫分子输给患者,以增强患者免疫功能、达到抗肿瘤目的的方法。过继免疫治疗可对胃肠道恶性肿瘤患者,提高免疫功能,在无法手术根治的患者中,可通过效应细胞对肿瘤的直接杀伤作用及免疫调节,来改善病患者生活质量,延长生命。

(5)过继免疫细胞的非特异免疫治疗

它的关键问题是寻找合适的肿瘤杀伤细胞,目前用于胃肠恶性肿瘤的此类免疫活性细胞,主要有树突细胞(DC),细胞因子诱导的杀伤细胞(CIK)及细胞毒 T 淋巴细胞(CTL)等。DC 疫苗是目前研究最多的肿瘤疫苗,DC 是目前所知的唯一能激活初始 T 细胞的专职抗原递呈细胞,是初次免疫应答的始动者。DC 可激活自然杀伤细胞(NK)及自然杀伤 T 细胞(NKT),由 DC 激活的细胞免疫应答在机体抗肿瘤中起着主导作用。DC 的数量和功能与肿瘤的发生发展相关。目前胃肠道恶性肿瘤 DC 过继免疫治疗的临床研究思路主要有两种:一是 DC 疫苗,即在体外以肿瘤抗原冲击DC,然后回输荷瘤机体,以激发机体产生主动性抗肿瘤免疫反应,以 DC 为基础的疫苗在包括胃肠道恶性肿瘤等众多肿瘤的临床试验中,取得了一些结果。文献报道,DC 与胃癌细胞融合,可减慢肿瘤生长速度,抑制肿瘤细胞分裂增殖。单采患者外周血单核细胞体外培育成 DC,用抗原致敏后制成 DC 疫苗,回输患者体内,治疗各类晚期恶性肿瘤,耐受性良好,亦可见临床获益。DC 肿瘤疫苗和 DC 杂交肿瘤疫苗,在体外具有较强的细胞毒性 T 淋巴细胞(CTL)诱导能力,能获得肿瘤特异性保护及治疗性免疫应答,有潜在的临床应用价值。有人报道,应用 DC-胃癌细胞融合疫苗治疗胃癌切除术后肿瘤扩散并发腹水的进展型胃癌患者,疫苗每 2 周皮下注射 1 次,前 2 次均出现低热反应;第 3 次注射后腹腔积液及双下肢水肿明显减轻,血清中的癌胚抗原(CEA)也较治疗前降低;注射第 5 次时诱发了抗自体肿瘤的细胞毒反应。该作者认为,尽管患者在融合疫苗,治疗的 5 个月后病情复发,但是同源 DC 和胃癌细胞融合,可能有肿瘤免疫治疗前景。有人通过将人源性 DC 与胃癌细胞融合,进一步证实,DC 杂交瘤苗能促进产生肿瘤特异性 T 细胞。提取胃癌细胞的 RNA修饰 DC,结果发现,能诱导 IFN 以及特异性肿瘤杀伤细胞的产生较有效。

二是应用相关基因修饰 DC 的基因治疗,即以肿瘤抗原、细胞因子或趋化因子基因在基因转染DC 后回输体内。如肝素酶基因修饰的 DC 疫苗,可以诱发特异性 CTL,对 HLA 相匹配且肝素酶阳性的胃癌细胞有杀伤活性。存活素基因(survivin)转染的 DC,可诱导细胞毒性 T 淋巴细胞,提高 DC 的抗原递呈功能,可增强对胃癌细胞及结肠癌细胞的杀伤力。CEA 基因修饰的 DC 免疫治疗,可诱导有效的特异性免疫反应,可在 CEA 高表达的恶性肿瘤中得到良好的治疗效果。应用自体 CIK 细胞联合化疗治疗进展期胃癌,可提高机体免疫功能,并提高短期治疗效果及生存质量。CTL 过继联合化疗,对进展期胃癌的顽固性腹水疗效,可能优于单纯化疗。过继免疫细胞的免疫治疗方法,目前已应用于多种肿瘤的临床治疗,已取得初步临床效果,但也存在一系列问题。过继免疫治疗在临床应用时以自体为主,在细胞回输时除了要保证足够的细胞数量,还要保证效应细胞具有较强的生物活性,同时应减少意外感染。过继免疫细胞疫苗的最佳注射途径、如何正确评价免疫效应及临床效果等,都还需要更多的研究。

（6）过继免疫因子的非特异免疫治疗

细胞因子类药物是应用最广泛且疗效明确的一类生物反应调节剂,干扰素 IFN、IL-2、肿瘤坏死因子和集落刺激因子(CSF)等,其治疗肿瘤有以下特点:无简单的剂量-反应关系,一般长期低剂量给药效果较好;疗效出现缓慢但持久;副作用小而短暂;细胞因子联合手术治疗、化疗优于单一治疗;局部应用优于全身应用。故有学者将早期发现和根治性切除并随后进行由细胞因子和化疗药物组成的免疫化疗,推荐适用于Ⅲ期胃癌患者。

IL-2 可以促进 T 细胞、CTL 及杀伤肿瘤细胞的 NK 细胞增殖。IL-2 虽然在体外实验中可升高 CD3$^+$ 细胞水平,但在临床应用中效果并不理想,可能与在肿瘤局部达不到有效的浓度有关。有人对不能切除的胃肠肿瘤联合应用动脉灌注和免疫治疗(IFN/IL-2),使化疗药物及免疫制剂在肿瘤局部达到较高浓度,可以提高治疗效果。大剂量 IL-2 的免疫治疗,可提高肿瘤治疗反应率,但总体存活率未得到显著提高,且存在引起严重自身免疫病的风险。IL-2 也促进 B 细胞增殖和分化,合成相应抗体,还能诱导多种细胞因子、细胞因子受体的表达。IL-2 能激活巨噬细胞、刺激 NK 细胞增殖、增加 NK 细胞杀伤功能或诱导新型杀伤细胞的产生。临床上 IL-2 的应用途径广泛,包括静脉、肌肉和皮下注射,及瘤体内、胸腹腔、相应淋巴和动脉内输注;其中腹腔内输注,较多应用于腹腔广泛转移的晚期胃癌患者,而肌肉和皮下注射可用于门诊患者。有人报道,静脉间歇性大剂量应用 IL-2(60 万 IU/kg),可出现严重的毒副反应,甚至导致死亡。目前大多采用小剂量注入 IL-2(10 万~20 万 IU/kg)或与化疗药物联合使用。对接受胃癌根治术及术后辅助化疗的患者,有人所采用的 IL-2 肌肉注射 10 万 IU/kg,患者治疗后细胞免疫指标 CD3$^+$、CD4$^+$ T 细胞和 NK 细胞计数均有提高。小剂量局部应用在取得相似疗效的同时,降低并发症的发生率,提高了患者的生活质量。但对 IL-2 应用的方法和剂量目前并无统一定论,一般认为低剂量、长疗程可降低毒性,并且可维持抗肿瘤活性。

IFN 能抗细胞增殖、诱导细胞分化、上调肿瘤细胞的 MHC 分子表达、降低原癌基因的表达,激活巨噬细胞等。IFN 的用药方式主要为静脉注射、静脉滴注、肌肉和皮下注射、瘤灶内注射和肿瘤周围浸润注射。临床应用时需根据给药途径、疗程长短及患者体质的差异,调整用药剂量。研究表明,长期每日给药可诱导耐受现象,间歇疗法可获得满意效果,长期低剂量给药最为可取。

TNF-α 可促进淋巴因子分泌、组织分解代谢及炎性递质释放,使 NK 细胞活力增加,从而导致肿瘤病灶出血坏死。TNF-α 的毒性反应较严重,临床不主张长期单独应用 TNF,大多与化疗药物联合应用。TNF-α 与卡铂合用具有协同抗癌作用,其治疗胃癌术后癌性腹水的疗效显著,有效率高于单纯静脉或腹腔化疗。

其他细胞因子有 IL-18、IL-12、IL-21、转化生长因子(TGF)等,虽然目前尚处于Ⅰ、Ⅱ期临床试验中,但在动物实验已显示良好的抗肿瘤效应。

（7）过继免疫细胞治疗

是指向肿瘤患者输入具有抗肿瘤活性的免疫细胞,如淋巴因子激活的杀伤细胞(LAK)、肿瘤浸润性淋巴细胞(TIL)、CTL、DC、抗 CD3 单克隆抗体激活的杀伤细胞(CD3AK)、细胞因子激活杀伤细胞(CIK)等,直接杀伤肿瘤细胞,激发机体抗瘤免疫效应。过继免疫治疗,可单独应用于治疗肿瘤患者,但更适合作为手术、放疗和化疗后的辅助治疗,以改善患者生活质量。LAK 细胞是最早应用于临床;NK 细胞暴露在高浓度 IL-2 后,能成为 LAK 细胞,经静脉或腹腔注射治疗,有广谱抗瘤性,杀伤活性不受 MHC 限制,但其杀伤肿瘤的能力需 IL-2 诱导并维持,能预防胃癌术后复发,但大剂量 IL-2 有副作用。TIL 细胞是由肿瘤组织分离出的淋巴细胞,经 IL-2 培养产生,抗肿瘤活性是 LAK 细胞的 50~100 倍,具有更强的肿瘤特异性和肿瘤部位靶向性。IL-2 介导 TIL 分离、培养、扩增后回输治疗晚期胃癌,有一定的临床治疗效果。DC、CD3AK 和 CIK 治疗胃癌的研究也正在进行中。过继免疫治疗的优点是,体外诱导效应细胞,避开了肿瘤宿主自身存在的免疫抑制,易于活化和扩增,活化的杀伤细胞在体内可以产生抗肿瘤效应。然而由于制备繁琐及治疗有效的肿瘤谱不够广泛,限制了过继免疫在临床上的应用。

(8)非特异性免疫增强剂

它能增强肿瘤患者总体免疫功能、增强 T 淋巴细胞/NK 细胞的活性、增加多种细胞因子的释放,来达到治疗目的。肿瘤在体内发生和发展,机体免疫力会下降。肿瘤的各种治疗手段如手术、放化疗会使机体的免疫功能进一步下降。在治疗肿瘤同时,应用各种方法激发宿主的免疫功能,虽无直接肿瘤毒性作用,但能作为消化道肿瘤的辅助治疗,可延长生命,改善生活质量。如胸腺肽 α1 可增加肿瘤相关抗原的表达,并使之更易被免疫系统识别,从而减少肿瘤细胞的免疫监视逃避;其作为一种免疫增强剂,与化疗联合应用,可改善被化疗抑制的免疫功能,加速 T 淋巴细胞的恢复,减少化疗的毒副反应,提高患者对化疗的耐受性。手术联合化疗及胸腺肽 α1 免疫治疗,可提高进展期肿瘤患者的生活质量。

胃癌的免疫调节剂,有卡介苗、OK432、短小棒状杆菌菌苗、左旋咪唑及多糖类的云芝多糖、香菇多糖等,能非特异性提高胃癌患者单核-巨噬细胞活性与细胞因子产生,调动机体免疫系统,促进残存癌细胞清除,减少肿瘤复发和转移,为患者进一步接受放化疗提供耐受条件。

应用 OK-432 和 PSK 作为免疫调节剂,瘤内注射或腹腔内注射联合化疗和手术治疗进展期胃癌,可以提高胃癌患者的生活质量,延长生存期。有人报道,胸腺素 A1 可以提高肿瘤相关抗原的表达,增强 HLA-1 类分子的表达,并可诱导特异性 CD8$^+$ T 细胞,激发其杀伤活性。研究发现,香菇多糖与化疗药物合用后,CD3$^+$ T 细胞、CD4$^+$ T 细胞、CD4$^+$/CD8$^+$ T 细胞比例及 NK 细胞活性与单纯化疗者相比均显著提高。

(9)免疫治疗与肿瘤常规治疗方法的关系

人类免疫系统具有高度特异性,一定数量的免疫活性细胞,可以杀灭一定数量的肿瘤细胞,一般认为,免疫治疗的效果与残存病灶大小成反比。肿瘤晚期和肿瘤负荷大的患者,可因为产生严重的免疫抑制,而无法诱导抗肿瘤免疫治疗的效果。通过手术及放、化疗等措施,降低肿瘤的负荷量,可逆转特异性与非特异性免疫抑制,改变免疫失衡状态,使机体有能力与肿瘤抗衡。免疫治疗应与手术等各种传统治疗方式配合,单项免疫治疗效果并不理想。免疫治疗的适应证,为手术切除后防止术后复发、手术切除不彻底及不能手术的患者;对于晚期肿瘤不能切除或广泛转移者,免疫治疗可改善患者带瘤生存质量,有时可以暂时缓解症状,如消除癌性胸腹水、改善精神状态,但并不会延长生存时间。

肿瘤的治疗是综合治疗,手术是多数肿瘤首选的治疗方案,术后的放化疗对于提高患者生存质量、延长生命十分重要,免疫治疗目前仍处于辅助的地位,在国内外仍作为手术等的辅助疗法,或用于晚期肿瘤患者的姑息性治疗。肿瘤的免疫治疗,基于机体的免疫系统具有监视和杀伤肿瘤细胞的能力,同化疗和放射治疗比,肿瘤免疫治疗具有特异性强、副反应小的特点,理论上,每例肿瘤患者都可以从免疫治疗中获得益处。尽管针对实体肿瘤的免疫治疗,已经历了 30 多年的基础与临床研究,尚未能从根本上延长患者的生存时间。其主要原因是肿瘤的异质性以及对肿瘤的免疫逃逸机制尚未能完全明了,一些特异的免疫治疗方法仍处于萌芽阶段。

(徐阿曼　韩文秀)

进一步的参考文献

[1] TOOMEY PG. Immunotherapy for gastrointestinal malignancies[J]. Cancer Control,2013,20(1):32-42.

[2] ZORZETTO V. Immunotherapy for gastric premalignant lesions and cancer[J]. Immunotherapy,2012,4(6):587-599.

[3] TEWARI M. Dendritic cell therapy in advanced gastric cancer:a promising new hope[J]. Surg Oncol,2012,21(3):164-171.

第十七章　胃癌临床特点概述

一、胃癌的流行病学

全球每年新发胃癌 93 万例,占全部新发癌症患者的 8.6%,居第 4 位,每年死亡 70 万人,占癌症死亡原因的第 2 位;2/3 患者在发展中国家,其中中国占 42%。2008 年中国胃癌发病率为 32.2/10 万,死亡率为 23.9/10 万,占癌症死亡率第 3 位。在一些职业中胃癌发病率较高,如非金属工作、翻砂工作、锻工工作、煤气工作等。

国内有人分析 1 517 例胃癌临床特征,探讨胃癌的临床流行病学特点,结果发现,近 5 年来胃癌总检出率呈逐渐下降的趋势。胃癌检出率的逐年下降,可能与冰箱贮藏食品、水果蔬菜消费增加、生活水平提高、抗生素使用增加(减少幽门螺杆菌感染)及高盐、烟熏、化学贮存的食物减少有关。

1. 胃癌发病年龄

国内报道,胃癌发病率存在年龄、性别、种族差异。一般胃癌发病率在 50~70 岁达高峰,然后快速降低;30 岁以下的患者极为罕见。发病率均随年龄增长而升高,61~70 岁为胃癌第一位高峰发病年龄段,第二位高峰发病年龄段是 51~60 岁,第三位高峰发病年龄段是 71~80 岁;说明老年人仍是胃癌的高发人群,而且老年男性为重点关注对象。

全球 2002 年胃癌发病率比 1985 年降低 15%,虽然胃癌发病率在全球呈下降趋势,但随着社会人口老龄化,老年人口绝对数在增加,而 60~80 岁年龄组胃癌的发病率将会增加;这与日本胃癌的年代变化趋势相似,即发病年龄由中老年向老年过渡。

随着年龄的增长,低分化胃癌所占据的比例呈逐渐下降趋势,年龄小于 40 岁的患者中分化较差、恶性程度较高的低分化胃癌占大多数(72.9%);50 岁以上年龄段患者中,中/高分化的胃癌比例逐渐增高,但总体来说低分化的胃癌仍是胃癌的主要组织类型。胃癌发病年龄越小,胃癌的分化程度就越差。青年患者大多具有一定的抗病能力,加上早期胃癌临床表现无特异性,常类似上消化道病变,易漏诊、误诊。因此,青年人应提高自身防癌、抗癌意识,临床上应给予足够重视,争取做到早发现、早诊断、早治疗。

2. 胃癌发病性别

中国男性胃癌患者数量约为女性的两倍。性别对胃癌发生有一定影响,国内男女性胃癌的发病率在 40 岁之前相差不大,男女性别构成比为 1.18∶1,而在 40 岁后,男性胃癌发病率明显高于女性胃癌发病率,男女性别构成比为 3.93∶1。性别对胃癌发生有一定影响,中老年男性是今后胃癌普查的重点。随年龄的增长,男性胃癌检出率常高于女性,其原因可能与男性患者吸烟、饮酒导致免疫功能下降、抑癌基因随年龄增长而突变失活有关,但具体机制目前还在进一步研究中。

3. 胃癌发病部位

通过分析,表明胃癌发病部位以贲门癌较为常见。非贲门部胃癌男女性别比约 2∶1,贲门部胃癌有更高的男女性别比,在美国白人中这一比例接近 6∶1。1976~1987 年美国贲门部胃癌在白人中每年发病率增加 4%左右。贲门胃底是胃镜检查的重要部位。太行山区有人报道,胃癌发病部位以贲门胃底癌为主(44.96%),胃窦癌次之(25.97%),其他占 10.28%,与国内某些报道不一致的原因,为太行山区患者长期吃较烫流食、较粗糙食物,长期吸烟、饮酒等,导致胃食管交界区上移,最终导致胃癌发生部位在胃体的高位。因此胃镜检查应特别注意齿状线至胃体底交界的部分,注意黏膜的色泽、血管走行、浅表糜烂等细微变化,提高早期癌的诊断率。

4. 胃癌的肉眼分型

有人报道,国内胃癌的肉眼分型以 Borrman Ⅱ 和 Ⅲ 型居多,分别占 44.30% 和 27.36%,提示在胃镜检查过程中,对于良、恶性溃疡应该提高鉴别诊断的能力,规范溃疡病理标本取检操作,多处正确取检,以提高检查阳性率,避免漏诊,即使是愈合的溃疡也应当规范操作,避免假阴性。

5. 胃癌地区分布特征

胃癌呈现明显的地区分布差异,高/低发区发病率相差接近 10 倍。高发地区包括日本、中国、美洲中南部的大部分地区。国际癌症研究中心(IARC)1996 年的一项调查结果显示,男性胃癌的年龄调整发病率在美国白人中最低,约 7.5/10 万,而日本的部分高发区达到了 95.5/10 万。胃癌发病率地区分布的差异绝大部分可归因于贲门部胃癌的发病率差异,而非贲门癌发病率的地区分布可能较一致。如日本大阪的男性胃癌患者中贲门癌仅占 4%,而美国白人男性胃癌患者中贲门癌占 39% 左右。

6. 与胃部疾病的关系

由于 HP 感染是胃、十二指肠溃疡与胃癌的危险因素,早期消化性溃疡自然被认为与胃癌的危险性有关,然而十二指肠溃疡却与胃癌发病危险间存在负相关。有人调查美国退伍军人事务所附属医院 1 069 例贲门癌及 3 078 例胃其他部位癌,以 89 082 例无胃癌史患者为对照,结果既往有胃溃疡而无十二指肠溃疡史者,患胃癌的危险性增高;既往胃溃疡史对贲门癌发生无明显影响,但十二指肠溃疡对其却具有保护作用。

胃病史指使胃癌发病危险性明显增加的疾病,包括慢性萎缩性胃炎、胃溃疡、胃息肉、浅表性胃炎、胃下垂等,胃溃疡、慢性萎缩性胃炎、手术后残胃等,与胃癌的关系较密切。慢性萎缩性胃炎为是胃癌的先兆,炎症进一步发展、广泛肠腺化生、严重异型增生,可导致胃癌的发生。HP 感染可导致萎缩性胃炎,对胃癌的发生有间接作用。HP 感染—慢性胃炎—胃黏膜萎缩—肠腺化生—不典型增生—胃癌这一模式,已被一部分学者赞同。

7. 不良精神心理因素

它是重要的胃癌危险因素,与胃癌发生有关。精神压抑可抑制副交感神经和乙酰胆碱的释放,降低机体免疫力;也可激活交感神经,促进释放肾上腺素,减少 T 细胞、B 细胞,导致免疫力降低,促进胃癌发生。发生机制是:心理因素→内分泌和脑神经介质改变→机体免疫功能下降→癌症发生。

8. 胃部手术史

许多研究均发现,胃部手术可增加胃癌发生的危险,这种危险主要发生于胃部术后 15 年以上时。国内一项胃癌病例对照研究发现,有胃部手术史者,患胃癌的危险度增加,OR=5.46,按性别年龄加权后,男性有胃部手术史者 OR=2.16。

9. 氮亚硝基化合物

自 Correa 首次提出胃癌的 N-亚硝基化合物(NOC)病因假说以来,目前认为,外源性 N-亚硝基化合物及其前体硝酸盐/亚硝酸盐摄入、内源性亚硝胺合成能力、胃黏膜病变,与胃癌相关。研究报道,N-亚硝基化合物有致癌作用,这些化合物可由膳食中的硝酸盐和亚硝酸盐形成。实验表明,N-亚硝基化合物合成的最适 pH 是 2~4,正常人胃液 pH 是 1~4,因此当摄入 N-亚硝基化合物前体物质后,即有可能在胃内化学性合成 N-亚硝基化合物。硝酸盐和亚硝酸盐主要来源于蔬菜和腌肉;饮水也是硝酸盐的来源之一,但其含量甚微。为验证胃癌的亚硝胺病因假说,有人对江苏扬中居民饮水,用气相色谱-热能分析仪测定胃液挥发性亚硝胺含量,并测定胃液 pH 值,发现胃液的 pH 值随胃黏膜病变程度而上升,人群亚硝胺总检出率在胃癌组、萎缩性胃炎组、正常及浅表性胃炎组分别为 99.02%、98.89%、98.63%,其中二甲基亚硝胺、二乙基亚硝胺、甲基卞基亚硝胺、亚硝基吡咯环、亚硝基哌啶的检出率在胃癌组、萎缩性胃炎组,都比正常及浅表性胃炎组有增高趋势,提示亚硝胺可能与胃癌和萎缩性胃炎的发生有一定关系。

亚硝基化合物和高盐饮食:亚硝基化合物包括亚硝胺、亚硝酰胺等,亚硝酸盐在 pH＝1～4 间时,易在胃内形成亚硝胺,对胃黏膜有致癌作用。研究表明,经常食用腌晒食品、盐渍食品等高盐饮食,是胃癌的危险因素;胃癌发生与高盐摄入有关,食盐的高渗透压能直接损害胃黏膜,可使胃黏膜弥漫性充血、水肿、糜烂、溃疡、坏死、出血等,关联性 OR＝1.5～2.2。高盐食物还能使胃酸分泌减少,抑制合成前列腺素 E_1,降低胃黏膜抵抗力、易受攻击,而发生胃部病变。高盐食物还含大量硝酸盐,可在胃内被还原菌转变为亚硝酸盐,然后与食物中的胺结合成亚硝酸胺,有强致癌性。

10. 多环芳烃与杂环胺类污染

杂环胺类化合物,包括氨基咪唑氮杂芳烃和氨基咔啉两类。鱼、肉类食品在煎、炸过程中,会产生杂环胺类物质。实验研究证实,杂环胺有致突变和致癌作用。食物在火上烟熏煎烤时,有机物高温分解和不完全燃烧,可形成多环芳烃类化合物,进入细胞后,经代谢活化而成为高毒性的代谢产物,能不可逆地损伤生物大分子,在体内产生许多毒性效应,包括细胞毒性、遗传毒性、免疫毒性、致畸性、致癌性等。乌拉圭为胃癌高发国家,居民有食用腌熏肉类制品的习惯,在当地开展的一项病例对照研究显示,膳食中含杂环胺 2-氨基-1-甲基-6-苯基咪唑 [4,5-b] 吡啶时,患胃癌的危险增加近 4 倍,若同时暴露于亚硝基二甲胺,则患胃癌的危险性将显著增加,OR 达 12.7。

11. 电离辐射

研究电离辐射在胃癌发生中作用的最佳证据,来源于日本广岛和长崎原子弹爆炸后幸存者前瞻性研究,随访期间 80 000 名遭到核辐射的幸存者中,有 2 600 名患胃癌。1980～1999 年对 38 576 个核爆炸幸存者随访 485 575 人年后,有 1 270 名患胃癌。Poisson 回归分析显示,电离辐射暴露、男性、年龄、吸烟史为胃癌的危险因素。20 世纪 30 年代至 60 年代接受消化性溃疡胃部辐射治疗的患者,胃癌发病率升高亦证实了这种联系。

12. 石棉

国际癌症研究所、美国环保局、世界卫生组织,已公认石棉为人类致癌物,致肺癌和间皮瘤相关已是不争的事实,但能否引起胃肠道肿瘤尚无定论。国内外的一些有关石棉职业性暴露的研究发现,其与胃癌发病危险间存在联系,但有学者怀疑这些研究存在方法学偏歧。在澳大利亚开展的一项重度石棉暴露工人的病例对照研究中,未能发现胃癌死亡率与暴露强度、工龄、暴露开始时间存在统计学联系。应用 Meta 分析法综合 27 个队列研究资料,单纯接触温石棉的工人胃癌死亡危险增高,SMR＝1.27。国内在云南开展的居民青石棉接触者队列研究发现,接触青石棉组与对照组人群患胃癌的危险性差异无统计学意义,但男性接触青石棉患肠癌的危险却高于对照组。

13. 饮用水污染

水与人体健康的关系十分密切,它既是维持人体健康的必需物质,又是传播致病因素的重要介质。我国福建开展的前瞻性研究发现,饮用河水、浅井水、自来水者,胃癌死亡率分别为 86.03/10^5、62.03/10^5、29.78/10^5,若原来饮用河水和浅井水的居民改用自来水,胃癌死亡率分别下降 59% 和 57%。

有人研究认为,饮水中高浓度硝酸盐与胃癌发生有关,但有人在英国的研究却不支持这一结论。自从 20 世纪 70 年代初美国环保局在自来水中首先发现有机化学污染物以后,饮水中有机物与肿瘤的关系日益引起重视。目前,液氯消毒法是普遍采用的自来水消毒方法,因其操作简便、经济实惠、消毒效果可靠等优点,而被世界各地普遍采用。但氯会与水中的有机物反应生成三卤甲烷、卤乙酸等新的、更强的有机污染物,致使自来水致癌、致突变性比天然水更强。综合许多国家的报告表明,全世界自来水中已经发现 2 221 种有机物,其中 765 种存在于饮水中,有 20 种为确认致癌物、23 种为可疑致癌物、18 种为促癌物、56 种为致突变物。自来水中氯化副产物的数量和种类,与源水中有机物、无机物、温度、pH、水处理措施有关。有研究认为,饮用水氯化消毒副产物,可能是消化系统癌和泌尿道癌的致病因素,但不同地区的研究尚不一致。

14. 微囊藻毒素

蓝藻广泛生长在世界各地的水体中,某些种类的蓝藻能产生毒素。根据藻类毒素的作用方式,可将其分为肝毒素(如微囊藻毒素)、神经毒素(如类毒素)、皮肤刺激物、其他毒素。其中肝毒素的危害最大,它是由地表水中普遍存在的蓝藻分泌的。

近年来水体中微囊藻毒素与癌症发生的关系,日益引起重视。江苏太湖流域开展的饮用水中微囊藻毒素,与消化道癌症死亡率关系的流行病学研究发现,源水来自太湖的自来水,均能检出低浓度微囊藻毒素,但来自深井水的末梢水均未检出。饮用水微囊藻毒素暴露等级,与男性胃癌和男性各部位合计恶性肿瘤的标化死亡率呈正相关。

15. 微量元素

人体由几十种元素组成,根据其含量和人体需要量,可分为常量元素和微量元素。微量元素在体内主要通过形成结合蛋白、酶、激素、维生素等而起作用,与免疫功能等有一定关系。如果人体缺乏某些微量元素,可引起免疫功能不全,机体感染概率和癌症发生率升高。硒是动物和人体生长发育、维持健康必需的微量元素,哺乳动物体内不能储存硒,需要定期以食物和饮水来补充硒。

流行病学调查表明,不同地区居民血硒水平与肿瘤发病率和死亡率呈负相关,提示低硒可能是肿瘤的危险因素之一。胃癌高发区江苏扬中市的研究发现,癌症死亡率的不同地理分布,与当地居民血硒水平呈负相关,食管癌、胃癌患者、高癌家庭成员,血硒水平尤为低下。

随后开展的一项加硒食盐干预研究显示,硒盐区恶性肿瘤死亡率下降明显,与对照区相比有显著意义。山东开展的一项包括 2 526 名干预对象和 2 507 名对照的双盲试验中,干预组每日口服 200 mg 大蒜素和 100 μg 硒,每年服用 1 个月,对照组给予安慰剂;干预试验结束后的前 5 年随访发现,服用大剂量大蒜素和微量硒者患胃癌的危险性降低,相对危险度 RR＝0.48,其中男性组 RR＝0.36,女性组则未能观察到保护作用。

16. 吸烟史

吸烟增加胃癌危险性的确切机制尚不清楚,但研究表明,烟草烟雾中含有许多致癌物,包括 N-亚硝基化合物和促进内源性 N-亚硝基化合物形成的一氧化氮。在吸烟的胃癌患者中,与吸烟有关的 DNA 加合物水平,明显高于非吸烟者。国内外许多研究报道,吸烟与胃癌间具有从微弱至中等程度的联系,大部分研究显示,吸烟的相对危险度低于 2,仅有少数研究显示出明显的剂量-反应关系,但也有许多研究却未能得出这种阳性结果。

有人应用 Meta 分析方法,综合定量分析国内近年来有关吸烟与胃癌关系的病例对照研究和队列研究文献,结果提示,吸烟与胃癌间的联系有统计学意义,总合并 RR＝2.14,进一步按研究类型分层分析,病例对照研究合并结果显示,吸烟是胃癌的危险因素;队列研究合并结果显示,吸烟与胃癌之间的联系无统计学意义。按性别分层后,男性吸烟可增加患胃癌的危险(RR＝1.70),女性吸烟与胃癌的联系无统计学意义,提示吸烟与胃癌的关系与性别可能有关。总之,吸烟与胃癌的关系尚存在争议。目前倾向于认为,吸烟在胃癌发生中的作用,与个体遗传因素的效应不可分割。国内外大量研究表明,吸烟为胃癌的危险因素,呈现明显的剂量依赖关系,可能烟草烟雾的 N-亚硝基化合物、促进 N-亚硝基化合物形成的一氧化氮、活性氧,可破坏遗传基因、损伤细胞膜、降低免疫功能,可促使胃黏膜细胞癌变。有人对吸烟与胃癌关系的 Meta 分析发现,关联性 OR＝1.84～2.14;吸烟在胃癌发生中的作用,与个体遗传因素相关。

17. 饮酒史

啤酒和威士忌酒中,可能含有亚硝胺而导致胃癌发生,而酒精本身也可能是胃癌的危险因素之一。法国一项研究发现,每周摄入酒精超过 567 g 的嗜酒者,患胃癌的危险是不饮酒者的 6 倍。综合分析始于 1964～1992 年间的三项人群研究数据,对 15 236 个男性和 13 227 个女性随访 389 051人年后,共有 122 个胃癌新发患者,结果未能观察到总酒精摄入与胃癌间的联系,但饮酒类型似乎影响患癌的危险。与不饮酒者相比,每周饮用 1～6 杯葡萄酒者患胃癌的危险降低,相对危险度 RR＝0.76,每周饮用 13 杯以上葡萄酒者,患胃癌的相对危险度 RR＝0.16,随每日饮用葡萄酒量增加,胃癌危险性呈下降趋势。饮用啤酒和烈性酒,与胃癌间未见有统计学意义的联系。目前认为酒精摄入与胃癌间的病因学联系,尚缺乏充分证据。啤酒中含亚硝胺,可促进胃癌发生,而酒精本身也可能是胃癌的危险因素。酗酒可损伤胃黏膜,引起慢性胃炎,酒精可促进吸收致癌物质,损害肝解毒功能。饮烈性酒的危险性大于低度酒。酗酒与胃癌发病有关,是中国人群胃癌发生的危险因素(RR＝1.83)。吸烟和饮酒的协同作用可增加胃癌发生的危险。

18. 膳食因素

膳食在胃癌发生过程中扮演着重要角色,烟熏腌渍品、干鱼被认为是胃癌危险因素,而多食新鲜蔬菜、水果则具有保护作用。一项以人群为基础的队列研究发现,每周至少有一天食用新鲜蔬菜水果者,患胃癌的相对危险度降低,其中黄色蔬菜 RR＝0.64,白色蔬菜 RR＝0.48,水果 RR＝0.70。中国和意大利开展的病例对照研究发现,食用葱、蒜类蔬菜,能降低胃癌患病风险。而过多食用单一的淀粉类食物,则可能增加患癌危险,究其原因可能是这些食物中缺乏保护性营养元素。大量研究显示,新鲜蔬菜水果是独立于其他膳食因素外的胃癌保护性因素,这一联系在队列研究中得到证实,其中可能的保护性微量营养素包括维生素 C、维生素 E、维生素 B、胡萝卜素、硒。然而在中国开展的一项持续 5 年的 30 000 人干预试验,却未能观察到补充维生素 C 能降低胃癌的患病危险。

19. 不良的饮食方式

不良饮食方式能增加胃癌的危险性,如不吃早餐、三餐不定时、喜干硬食、喜烫食、进食快;经常食用炙烤、煎炸、辛辣的食品,这些不良习惯和食物的物理性刺激,可造成胃黏膜机械损伤、胃液分泌紊乱,久之导致慢性胃病,进而导致胃癌。

20. 饮茶

茶叶是人类三大饮料之一,茶生产在世界 30 多个国家,其产品 78％为红茶,20％为绿茶,2％为乌龙茶。绿茶是包括中国、日本在内的亚洲、北非、中东许多国家居民喜爱的饮料。绿茶中丰富的茶多酚,是其主要的活性成分,以消化道、肝、肺等为主要靶器官。越来越多的动物模型和体外实验研究结果显示,绿茶提取物可抑制多种化学致癌物,如苯并芘、黄曲霉毒素、亚硝基甲脲、3-甲基胆蒽等诱突变的作用,能抑制一些混合致癌物如烟草雾浓缩物、煤焦油、熏鱼提取物、X 线等的致突变作用。茶叶中既有致癌成分单宁,又有抗癌成分茶多酚,其最终效果与茶叶的加工制作工艺,冲泡的方法、程序、条件、饮用习惯、浓度和量等有关。我国胃癌高发区江苏省扬中市开展的一项病例对照研究,在调整年龄、性别、吸烟、饮酒等因素后,饮用绿茶者,患胃癌和慢性胃炎的危险性降低,OR 分别为 0.52 和 0.49,且随饮茶频率和饮茶时间呈现剂量反应关系。江苏秦兴的研究发现,饮用绿茶可降低胃癌患病危险 40％,调整可能的混杂因素后 OR 值为 0.60,并且随饮绿茶年限增长、浓度增高、饮用量的增加,保护作用增强,呈明显的剂量效应关系。

21. ABO 血型与胃癌

ABO 血型与胃癌的关系,国内外大部分研究均得出肯定的结论。自 1953 年 Aird 发现胃癌患者中 A 型血的比例高于一般人群以来,多数研究肯定了 A 型血的人患胃癌危险度比其他血型高 20％～30％。许多学者对血型与胃癌关系的机制进行了初步探讨,认为两者存在着免疫学联系,但研究尚不够深入。有人则认为,与 A 型和 B 型血的个体相比,O 型血者更易感染 HP,从而与胃癌的发生发展可能有关。

二、早期胃癌序贯筛查

有人在早期胃癌检测中,应用流行病学的序贯筛选方法,通过问卷调查,收回有效问卷 9 264

份,填写问卷中的 25 项,每项根据程度记为 0、1、2 分。计分 10 分者停止研究;计分>10 分者为低危险人群,结果发现>10 分的 710 例,进入实验室检测阶段;应用放射免疫法检测胃泌素、胃蛋白酶原(PG)Ⅰ/Ⅱ比值、癌胚抗原、糖类抗原 CA72-4、巨噬细胞-集落刺激因子 M-CSF 等,其中 1 项阳性者为可疑人群,进入胃镜、病理、X 线钡餐等检查。根据问卷、血清学检测、胃镜、病理检查结果,将 710 例筛查对象分为 4 组:一是仅问卷计分>10 分的低危险人群组 602 例,占 6 498/10 万;二是实验室检测 1 项阳性的可疑人群组 82 例,占 885/10 万;发现癌前病变者的高危险组 20 例,占 216/10 万;胃癌 6 例,占 65/10 万。通过流行病学调查,采用序贯筛选法,能提高早期胃癌检出率,适用于人群普查。

　　我国是胃癌高发国家,每年死于胃癌的人数达 15 万～20 万。胃癌患者手术后生存期的长短,是评价诊治水平的指标,与胃癌病期相关;早期胃癌根治手术后 5 年生存率常达 95%,进展期胃癌根治手术后 5 年生存率常小于 40%。提高胃癌的早期诊断率,是提高胃癌诊治水平的关键。胃癌的早发现、早诊断、早治疗,对胃癌病的预后至关重要。低危险组、可疑人群组、高危险组、胃癌组人群的血清生化指标检测结果显示,血清胃泌素水平、胃蛋白酶原Ⅰ/Ⅱ比值检测对早期胃癌诊断意义不大。低危险组、可疑人群组、高危险组血清 CEA、CA72-4、M-CSF 水平检测结果比较差异无统计学意义,检测对胃癌的意义不大,对早期胃癌的预测常缺乏价值。由于胃癌细胞常可自身分泌 M-CSF,胃癌患者血清 M-CSF 水平常升高,能促进胃癌细胞增殖与转移,采用放射免疫分析方法,可灵敏、准确测定血清 M-CSF 水平,可能对胃癌甚至早期胃癌有一定诊断意义,可用于胃癌的筛查。加强对高危险人群的筛查,通过联合检测血清中的 M-CSF、CA72-4、CEA 水平,可提高早期胃癌的检出率,有一定的应用价值。

三、胃癌遗传易感性

1. 遗传流行病学研究

　　目前认为,胃癌发生是遗传与环境因素综合作用的多途径、多阶段过程,常用的遗传流行病学研究方法,主要包括患病率分析法、前瞻性回顾性调查方法、家系调查法、双生子法、养子分析法、遗传度估计法、通径分析法、简单分离法、复合分离法、遗传标记法、连锁分析法等。

2. 胃癌家庭聚集性

　　10%～15%胃癌患者呈现家族聚集性。病例对照研究证实,胃癌患者一级亲属患胃癌的危险性是其他疾病的 3 倍。有人对 448 个胃癌核心家系和 437 个对照家系进行遗传流行病学研究,发现先证者同胞和父母胃癌患病率,明显高于配偶同胞和父母;父母均患胃癌,其子女胃癌患病率最高为 22.58%。日本一项前瞻性研究发现,一级亲属有胃癌病史者,患胃癌死亡的相对危险度增加,男性为 1.60,女性为 2.47。若家庭中有 2 名以上成员有胃癌,则女性患胃癌的相对危险度达 9.45。

3. 胃癌遗传度估计

　　当某一遗传病(或性状)由多基因决定时,每对基因的作用常较微小、无显性与隐性之别,其作用积累时,形成多基因遗传效应。胃癌遗传属多基因遗传,个体易患性高低,受遗传和环境的因素共同影响,其中遗传因素在发病中所起作用的大小称为遗传度。有关胃癌的遗传度,不同地区研究结果常不同。我国大连的研究表明,胃癌一级亲属的遗传度为 37.5%、新疆石河子地区为 44.2%、江苏金坛为 27.62%;江苏扬中为 23.8%,男性 27.8%明显高于女性 17.1%。各地报道的胃癌遗传度不一,除说明不同地区遗传因素在胃癌发生中所起的作用存在差异外,还可能与研究设计方法有关。

　　在我国,造成个体间胃癌易感性差异的主要原因是遗传因素。胃癌遗传因素的研究,主要通过家族聚集性研究、移民流行病学研究、基因水平研究等。一些因子表达调控异常、基因多态性、

SNP 及 SNP 单倍型等,与胃癌遗传易感性相关。

4. 易感基因多态与胃癌易感性

单核苷酸多态(SNPs)为最常见的 DNA 一级结构变化;在分子流行病学研究中,SNPs 等基因多态具有重要意义。目前涉及胃癌易感基因多态性的研究主要集中于毒物代谢通路、炎症反应、黏膜保护、氧化损伤、DNA 损伤修复、细胞增殖能力等方面。近年研究报道多个在胃癌发病中起关键作用的基因,参与 HP 感染后的炎症反应、黏膜保护、防止氧化损伤 DNA,在胃癌发病中起重要作用。基因表达异常由基因突变、异常甲基化等原因引起。

5. 白介素

它是炎症反应的重要因子,在肿瘤的发生中起到一定作用,近年来白介素-1β、IL-6、IL-10、IL-16 等基因的多态性与胃癌的关系也得到广泛研究。

IL-10 是抗炎因子,能抑制炎症、预防肿瘤发生。IL-10 基因的-1082 核苷酸 G →A 的 AA 基因型、A 等位基因型的频率明显升高,与胃癌发病高危险相关,HP 感染可增加该危险性;IL-10 基因 CCG 单倍型,增加低豆制品摄入量者患胃癌的危险。

IL-6 可提高肿瘤组织中细胞因子的水平,IL-6 基因-174 GG 基因型与胃癌易感性相关。

IL-4 基因的一些 SNP,与胃癌的发病危险呈负相关,表明可能是胃癌的保护因素。

IL-5 基因的-745 C →T 和 IL-7 R IVS1+1560G →A、IVS3+1472A →C、外显子 4+33A →G,可能与胃癌发生相关。

在苏格兰的一项病例对照研究发现,IL-1β 的第 31 位密码子 C →T(T 等位基因型)和白介素受体拮抗因子 IL1RN ＊2/＊2 基因型,能增加表达 IL-1β,抑制胃酸分泌,与胃癌发生相关;与 IL-1β 的第 31 位密码子 CC 型比,携带 TT 基因型者胃癌发生的危险增加 63.3%,这一危险在高龄、男性、饮酒、HP 感染、有家族史的人群中更显著。IL-1β 基因启动子多态性,如第 3 954 位核苷酸 C →T、第 511 位核苷酸 C →T 能增加胃癌风险,同时 HP 感染能增加这种发病风险,能扩大胃黏膜炎症反应。IL-1β 其他核苷酸 SNP(rs16944、rs1143627、rs1143629),亦可能与胃癌发生有关,但存在种族差异。白介素受体拮抗因子能阻断 IL-1β 受体通路,减少炎症损伤。

在葡萄牙的一项研究发现,白介素受体拮抗因子 IL-1RN ＊2/＊2 纯合子基因型的个体,患胃癌的危险性增高,OR＝2.3,调整 OR＝3.4。按病理类型区分为肠型和弥漫型胃癌分别分析时,肠型胃癌与 IL-1RN 基因多态性存在统计学意义,对弥漫型和非典型胃癌而言未观察到这种联系。IL-1RN ＊2 基因增加胃癌发病危险,可能与人群胃癌易感性相关。

6. 三叶形因子 2(TFF 2)

它影响黏膜修复机制,被认为是抑癌因子,胃癌组织中 TFF 2 基因启动子常高水平甲基化沉默,使 TFF 2 表达水平下降。抑癌基因 p16、p53 等表达水平异常也受到关注。

7. HER2、VEGF

人类表皮生长因子受体 2(HER2)和血管内皮生长因子(VEGF)基因突变和高水平表达,及其信号通路异常激活,与胃癌的发生、转移显著相关,已经成为胃癌分子靶向治疗的靶点。

8. RUNX3

RUNX3 是近年发现的一个抑癌基因,对细胞的分化、周期调控、凋亡、恶性转化起作用,胃癌组织常存在 RUNX3 基因启动子甲基化沉默。

9. 肿瘤坏死因子 α

肿瘤坏死因子(TNFα):其基因位于 HLA Ⅲ区,其 SNP 包括-308 G →A、-857 C →T、-238 G →A,-308 G →A 在白人中是胃癌的危险因素,但在东亚人群中不是胃癌的危险因素。-857 C →T、-238 G →A 可能与胃癌危险性有关。HP 能分泌促癌的 TNF-α 诱导蛋白(Tipa)、形成活性二聚体,能诱导表达 TNF-α,抑制胃酸分泌。突变型 Tipa 不能形成活性二聚体,不能诱导表达 TNF-α。一些 HP 的基因型,可能与胃癌发病危险相关。趋化因子 CCL22 可抑制机体对 HP

和肿瘤细胞的免疫应答,其基因 SNP16 C→A 与 HP 相关胃癌的发病有关。LT-a495 T→C 亦可能与胃癌的发病相关。

10. 血管内皮生长因子(VEGF)

它能促进肿瘤新生血管。VEGF 基因常见的 SNP 包括-2578 C→A、-1498 T→C、936 C→T、-634 G→C,可能与肿瘤发生、分化、分期、转移有关。936 TT 基因型时,胃癌远处转移率较高,生存率较低。-634 CG、CC 基因型,与吸烟有色人种的胃癌发病风险较高相关;-2578 AA、-634 CC、936 CT、936 TT 基因型可能与胃癌体积相关;-2578 AA、-634 CC 基因型可能与胃癌低分化及临床分期相关,-634 CC 基因型胃癌患者的生存率较低。-460T→C 的 CT、CC 基因型,可能是 0 期、I 期胃癌患者预后较差的因素之一。

11. 环氧化酶(COX)

COX 2 在炎症、细胞恶性转化时表达水平升高,与消化道炎症、肿瘤的发生相关。COX 2 基因多态性-899 G→C 和-1329 G→A 与胃癌发病风险较高相关。COX 2 常在中晚期胃癌中高水平表达。

12. 基质金属蛋白酶(MMP)

MMP 2 主要水解细胞外基质胶原、基底膜,也可降解胰岛素样生长因子结合蛋白,释放胰岛素样生长因子,刺激细胞增殖。MMP 2 基因的 735 CC 基因型,能增加非吸烟人群患贲门癌的危险。MMP 2 基因 1306 C→T 的 T 等位基因,与胃癌浸润、血及淋巴转移相关。MMP7 基因-181A→G 可能与 Hp 感染、胃癌预后、肿瘤组织抗原表达水平相关。而 MMP 9 基因 R279Q、P574R 与胃癌淋巴转移、术后 1 年死亡率相关。

13. E-钙黏蛋白

E-钙黏蛋白(E-cadherin):E-钙黏蛋白的 CDH 1 基因突变引起的 E-钙黏蛋白表达水平下调,能影响 HP 黏附及感染后的信号通路活化,与胃癌发生有关。CDH 1 基因-160A→C 影响 E-钙黏蛋白的表达,其中 AA 基因型与降低胃癌发病危险相关;CC 基因型常与欧洲人群胃癌低分化浸润、淋巴转移相关。具有遗传性弥漫性胃癌家族史的携带一个 CDH 1 等位基因突变者,其胃癌的形成需要经历 2 次打击,使 CDH 1 两个等位基因完全失活,在大多数情况下这是由 DNA 启动子甲基化造成的,即表观遗传改变。

14. DNA 修复基因

基因组不稳定性常在胃癌发生的早期出现,这时 DNA 修复效率下降。DNA 修复基因的 SNP,可影响个体 DNA 修复能力。XRCC 监视和修复受损的 DNA,维持基因组的完整性。XRCC2 基因 41657 C→T、XRCC4 基因 1394 G→T,是胃癌的危险因素。XRCC5 基因 74468 A 和 74582 G 等位基因型,能降低贲门癌的危险性。XPC 基因 Ala499Val、XPA 基因 23 A→G,与胃癌易感性相关。

15. 抑癌基因

p53 基因 72Pro 等位基因型可降低胃贲门癌的易感性。与胃癌易感性相关的凋亡基因多态性有 Survivin 基因-31G→C 等

16. 前列腺干细胞抗原

前列腺干细胞抗原(PSCA)基因内含子中的 rs2976392 A 等位基因,与日本人弥漫型胃癌相关;rs2294008 T 等位基因,与中国人等弥漫性胃癌的易感性相关,也与胃癌低分化相关。目前已发现,前列腺干细胞抗原基因多态性,与胃癌易感性相关较明确。

17. KAI 1 基因

正常胃组织、胃癌组织中,可转录出 KAI 1 野生型、剪接体,野生型 KAI 1 为前列腺癌的转移抑制蛋白、CD 82、SAR 2、ST 6;后者剪接体 KAI 1 可能在胃癌的转移过程中起关键性作用,在晚期肿瘤表达常缺失。野生型 KAI 1 含 267 个氨基酸残基,属于 4 次跨膜超家族(TM4SF),跨膜区

有细胞信号转导作用,能抑制细胞转移。肺癌、胰腺癌、膀胱癌、甲状腺癌、结肠癌、黑色素瘤、前列腺癌、口腔鳞癌等发生转移时,半数有野生型 KAI1 表达水平常持续降低,能促进产生活性氧,促进肿瘤侵袭、转移。胃癌 PTNM Ⅳ 期患者 KAI1 表达水平明显降低,与胃癌的高度恶性、淋巴结转移相关,患者生存期较短。发生远处转移的胃癌细胞,KAI1 均阴性表达、细胞黏附分子表达水平降低。预后不良的胃癌患者中,KAI1 基因的第 7 外显子常缺失。在发生转移的胃癌原发病灶、转移的淋巴结、腹膜中,常有剪接体 KAI1 高水平表达,与整合素 $\alpha3\beta1$ 结合减少,能促进胃癌的转移侵袭。

18. 人类白细胞抗原

人类白细胞抗原(HLA)由一群紧密连锁的基因组成,有高度多态性,不同地域、人种、民族的 HLA 常有差别。HLA 引起的免疫缺陷,可能与某些肿瘤的易感性相关。美国一项病例对照研究发现,胃癌患者中 HLA-DQB1 * 0301 等位基因频率明显高于对照组(OR＝3.2)。研究发现,DQA1 * 0102 与抑制 HP 感染有关,DRB1 * 1061 可能与胃癌的发展有关,这种关联在 HP 阴性者较显著,这种关联在弥漫性胃癌则显著强于肠型胃癌。

19. 代谢酶基因多态性

化学致癌物大多需经代谢活化后而致癌,经解毒酶作用而失活。化学致癌物代谢酶主要包括两类:Ⅰ 相代谢酶介导氧化代谢,活化化学致癌物;Ⅱ 相代谢酶有解毒作用;这些酶基因常存在多态性,可能影响个体对环境致癌物的易感性。细胞色素 p450(CYP450)酶系统为 Ⅰ 相代谢酶,前致癌物进入体内后,经 CYP450 催化,可转变成亲电子化合物,能形成 DNA 加成物,启动致癌过程。目前认为,CYP1A1、CYP2E1、CYP2C19 基因多态性,与胃癌易感性相关。CYP1A1 基因第 7 外显子 4889 位核苷酸 A →G 突变,影响 Ⅰ 相代谢酶功能,在我国和日本等人群中突变率达 20％以上,明显高于西方白种人的 1％。江苏研究发现,CYP1A1 基因多态性与吸烟交互作用,增加胃癌发病危险。CYP2E1 即二甲基亚硝胺 D-脱甲基酶,参与亚硝胺及其前体致癌物的代谢。福建调查发现,CYP2E1 c2/c2 基因型携带者,胃癌易感性增加,若同时长期摄入鱼露等,其危险度增加 94.1％。谷胱甘肽硫转移酶(GSTs)属 Ⅱ 相酶,能催化还原谷胱甘肽与一些亲电子复合物结合,使其失去 DNA 结合活性,能水解化学致癌的亲电子疏水化合物。谷胱甘肽硫转移酶 GST-M1 基因有 A、B、空白型等位基因。空白型基因不能产生有活性的酶蛋白,代谢失活能力低,使机体对化学致癌物解毒能力下降。在爱尔兰南部居民中研究发现,GST-M1 空白型基因个体胃癌易感性增高(OR＝2.3)。在日本研究的结果发现,胃癌病例组 GST-M1 空白型基因频率为 56.8％,显著高于对照组的 43.6％。GST-T1 空白型基因,与胃癌的发生可能有关。理论上,同时为 GST-M1 和 GST-T1 的空白型基因的个体,更易罹患化学致癌物所致的癌症,但也有人认为:GST-M1(－)/GST-T1(－)个体易感性可增高,或 GSTM1(－)/GST T1(＋)个体的易感性可增高。

20. N-乙酰转移酶

N-乙酰转移酶(NATs)属 Ⅱ 相解毒酶。NAT 基因多态性,能导致个体乙酰化代谢能力的差异,分为快速乙酰转移酶、慢速乙酰转移酶,NAT 1 * 10、NAT 2 * 4 是快速乙酰转移酶基因。日本研究发现,携带 NAT 1 * 10 等位基因者合并重度吸烟者,患高分化胃腺癌危险性增高(OR＝4.24)。NAT 1 * 10 高水平表达,与晚期胃癌相关。

21. 乙醇

乙醇对许多肿瘤是促癌剂,由于乙醇代谢酶基因存在多态性,可影响个体对乙醇的易感性。ALDH 2 主要是体内 60％以上乙醛的代谢酶,正常等位基因为 ALDH 2 * 1 有正常酶失活;但突变型等位基因表达的 ALDH 2 * 2 酶失活,饮酒后血液中乙醛易蓄积。乙醛是致癌剂,与肿瘤发生相关。日本的研究显示,饮酒后 ALDH 2 * 2 携带者血乙醛水平是正常者的 19 倍,是杂合子 ALDH 2 * 1 * 2 的 3 倍,其多态与胃癌合并食管癌的易感性相关,OR 达 110.58。

22. 亚甲基四氢叶酸还原酶

亚甲基四氢叶酸还原酶(MTHFR)基因多态性,主要包括677 C →T 和1 298 A →C。677 C →T 多态性可增加热不稳定性,使酶活性降低,使胞浆中半胱氨酸水平升高,叶酸水平降低。叶酸和甲硫氨酸影响 DNA 甲基化与合成,叶酸摄入不足,是胃癌的危险因素。研究发现,与 MTHFR 677 CC 基因型相比,677 TT 基因型者患胃癌的危险性增高(OR＝1.79),患贲门部腺癌危险性更高(OR＝2.60)。单倍型分析发现,同时携带 MTHFR 677 T、1 298 C、1 793 A 基因型者,患贲门腺癌的危险性增加 4.64 倍。MTHFR 基因 677 TT 基因型可能是胃癌的危险因素,其中的吸烟和蔬菜水果低摄入者,较易发生弥散性胃癌。MTHFR 基因 677 T 等位基因携带者,多食叶酸、蔬菜水果,能减少弥散性胃贲门癌的发生。

23. DNA 损伤修复基因多态性

有害因素会导致 DNA 损伤,如不及时修复,损伤积累至一定程度,就可导致肿瘤。DNA 损伤修复的基本方式有碱基切除修复(BER)、核苷酸切除修复(NER)、错配修复(MMR)、双链断裂修复(DSB)等。编码碱基切除修复蛋白的基因主要有 ADPRT-L1、ADPRT-L3、ADPRT、POLD1、MBD4、hOGG1、XRCC1 等。hOGG1 可特异性切除修复已形成的 8-羟基鸟嘌呤、自发性碱基丢失、因 DNA 糖苷化阻断 DNA 复制的 AP 位点,使损伤得以修复。研究发现,hOGG1 基因有一些 SNP,第 1 245 位碱基 C →G 突变,可导致第 326 位氨基酸残基 Ser →Cys,Cys 型修复能力比 Ser 型低 7 倍,罹患肿瘤的危险增大。日本研究发现,有 hOGG1 Cys 等位基因的萎缩性胃炎患者,有较高的胃癌易感性。江苏研究认为,hOGG1 基因型频率分布在对照组与胃癌组之间的差异无统计学意义,但与吸烟有交互作用。XRCC1 基因主要有 C26304T、G27466A、G28152A 3 种 SNP,分别导致 Arg194Trp、Arg280His、Arg399Gln。中国人 26304 CC 基因型,显著增加胃贲门癌患病危险,同时有 26304 CC、28152 GA/AA 基因型者,患胃贲门癌风险更高。汉城研究发现,单倍型 A(194Trp、280Arg、399Arg)使胃癌发病危险降低,单倍型 D(194Arg、280Arg、399Arg)可增加胃窦癌发病危险。主要涉及的核苷酸切除修复基因有 XPD/ERCC2、ERCC1、XPC 及 XPF 等。XPC 基因存在 poly-AT 插入缺失多态,有人报导 XPC-poly-AT(＋)与头颈部鳞癌患病危险增加有关。XPD 基因的产物是 TFⅡH 复合物的亚单位,它对 NER 是必需的,XPD 基因突变能减少其活性,引起修复缺陷等。XPD 的 SNP 在密码子 156、312、751 发生频率较高。波兰研究发现,XPD-Lys751 Gln 基因多态性,与水果、蔬菜摄入等影响胃癌发病有交互作用。实验证实,MMR 基因表达缺失的细胞,对烷化剂耐药。目前认为,MMR 基因 hMSH1、hMSH2、pMSH1、pMSH2 中,hMLH1/2 基因突变在胃癌患者中出现的频率较低,在胃癌的发病机制中并不重要。

24. 其他

新报道的胃癌易感基因包括:一是 SLC23A2 基因 IVS2＋1312 G →A、IVS3＋80C →T、IVS2＋14050C →A;二是 Ig kappa 基因 5658 C →G、3635 T →C;三是 H-Ras 基因 81T →C;四是 AGT 基因－20A →C。HP 携带的毒力基因多态性,影响 HP 感染结局。将基因易感性诊断应用到临床中,可促进一级预防和二级预防。高通量技术等的出现,已使得胃癌易感基因研究已日趋简单,可对有胃癌风险个体化干预。

25. 表观遗传

肿瘤发生过程中,遗传物质的改变主要有两类:一是 DNA 一级结构改变,包括 DNA 核苷酸缺失、基因易位/扩增等;二是表观遗传改变,此时虽然 DNA 的一级结构未发生变化,但其空间结构改变,包括 DNA 中 C-G 双联体形成 CpG、CpG 中胞嘧啶 C 甲基化、染色质组蛋白去乙酰化,可引起染色质构型改变、基因表达等。基因启动子 DNA 甲基化,是主要的表观遗传共价性化学修饰形式,可在转录水平关闭非必需基因的表达。在 Knudson 细胞癌变二次打击理论中,DNA 甲基化改变能像为一次打击事件同样有效。肿瘤发生时,癌细胞内全基因组常呈低甲基化,同时局部区域高甲基化。低甲基化区能激活癌基因而促进肿瘤发生,而高甲基化区使细胞周期素基因、DNA 修复基因、血管形成基因、细胞凋亡基因启动子相应 CpG 岛甲基化转录沉默，导致个体肿瘤感性增加，促进了肿瘤形成和发展。韩国研究发现，100 个胃癌病例修复基因 hMLH1、MGMT、GSTP、MINT 25 启动子的甲基化水平较高，而且 MGMT、MINT 25 基因启动子甲基化水平较高，与非饮酒者胃癌发病相关，hMLH1、MGMT、MINT 25 与非吸烟者胃癌发病相关。而且 MINT 25 基因启动子高甲基化水平，随年龄增加而增高。研究报道，胃癌组织中 p16 基因启动子甲基化率达 45%，大于 p16 基因纯合型缺失频率；p14 基因启动子高甲基化频率为 35%，弥漫型胃癌的 p14 基因启动子高甲基化状态较肠型胃癌更普遍。

四、幽门螺杆菌和胃癌

1983 年有人从慢性活动性胃炎患者胃黏膜中，分离到幽门螺杆菌（Hp），现已清楚，它是许多慢性胃病的重要致病因子。幽门螺杆菌感染者，患胃癌的危险性增加 2～3 倍；近年来发达国家幽门螺杆菌感染率下降，与胃癌发病率下降一致。全球幽门螺杆菌感染存在地区差异，亚洲、东欧人群的感染率较高，而西欧、北欧、北美人群的感染率较低。研究报道，我国人群平均感染率 58.07%，农村为 64.41%，城市为 48.75%，且呈现家庭聚集性。

1994 年 WHO 将幽门螺杆菌列为 I 级致癌因素，它定植于胃黏膜上皮，可引起持续性炎症反应、导致幽门螺杆菌相关性胃癌；后者与幽门螺杆菌、宿主、环境因素等相关。幽门螺杆菌与活动性胃炎、萎缩性胃炎、肠上皮化生、异型增生等胃黏膜病变及胃癌的发生相关。

2012 年中国幽门螺杆菌专家共识已在网上发布，介绍了治疗适应证、检查方法、根据治疗方法等，有很好的临床价值，详细请以网上阅读。

1. 幽门螺杆菌致病因子

包括：细胞毒素相关蛋白（CagA）、上皮接触诱导蛋白（iceA）、空泡毒素（VacA）、外膜蛋白（OMP）、外膜炎性蛋白（OipA）、十二指肠溃疡促进因子（dupA）、血型抗原结合黏附素（BabA）等。

CagA 蛋白由 cag-PAI 基因编码，通过 IV 型分泌系统输入胃上皮细胞质，能破坏正常信号通路、诱发癌基因活化，引起细胞增殖。CagA 阳性菌株感染的患者，胃癌发病率较高。

VacA 蛋白由 vac 基因编码，vac 基因信号肽区有 s1 和 s2 型，中间区有 m1 和 m2 型，s1/m1 基因型与胃癌相关。东亚地区的 Hp 菌株常为 s1 型，日本和韩国多见 m1 型；亚洲南部常见 m2 型，而此地区胃癌发病率较低。

目前已发现至少 32 型 OMP，与幽门螺杆菌黏附胃黏膜相关，与胃癌相关的包括 OipA、BabA、SabA、AlpAB 等型。

幽门螺杆菌细胞毒素相关蛋白 A（CagA）表达阳性者，患胃腺癌的危险是 CagA 表达阴性者的 7.4 倍。高水平 CagA 能导致胃上皮细胞细胞骨架重排，形成蜂鸟状表型，促进细胞增殖，部分可发展为胃癌。高水平 CagA 通过抑制 PAR1/MARK，破坏细胞极性，促使 E-钙黏蛋白释放 β-连环蛋白，再诱导表达尾型同源框蛋白 CDX1、促进肠化生。CagA 表达阳性 Hp 株常诱发严重的胃炎，促进释放促炎细胞因子如 IL-1β、TNF-α，可促进黏膜炎症反应，抑制胃酸产生，有利于其他细菌生长，可维持炎症，诱导氧化应激，增加胃癌的风险。

上皮接触诱导蛋白 iceA 有 iceA1、iceA2，是幽门螺杆菌与胃黏膜上皮细胞接触后诱导表达的，与幽门螺杆菌性胃病、胃癌的发生相关。

十二指肠溃疡促进因子由幽门螺杆菌表达，是毒性标志物，可能与部分十二指肠球溃疡、胃癌的发生相关。

血型抗原结合黏附素，能促进幽门螺杆菌与胃上皮细胞连接，有利于幽门螺杆菌定植、持续感染，与严重的胃黏膜损相关，有利于幽门螺杆菌的 VacA、CagA 等进入宿主细胞；高水平 BabA 和胃癌发病相关。

　　空泡毒素 A 能抑制细胞膜 Na^+-K^+-ATP 酶，影响离子转运，影响表达细胞骨架相关蛋白，可引起细胞空泡变性，促进表达生长因子及受体，抑制对幽门螺杆菌的 T 细胞免疫反应，导致长期慢性感染，破坏胃黏膜上皮屏障功能，引起肿瘤相关基因表达，胃黏膜细胞增殖、癌变。

　　外膜炎性蛋白是炎症相关的外膜蛋白，是较强的幽门螺杆菌致病蛋白，与幽门螺杆菌感染后症状、幽门螺杆菌定植密度、严重的中性粒细胞浸润、黏膜内较高水平的 IL-8 相关。幽门螺杆菌的毒力因子可增加胃癌的风险，但目前尚没有发现特异性的幽门螺杆菌毒力因子；仅凭单一的毒力因子，很难判断胃癌发生的可能性。临床监测发现，毒力因子表达阳性的患者，应给予干预治疗或随访，预防胃癌发生。

2. 幽门螺杆菌与胃癌前病变

　　幽门螺杆菌感染能导致萎缩性胃炎（CAG）、肠上皮化生（IM）、异型增生等胃黏膜病变，这些病变能逐步向胃癌进展。萎缩性胃炎、肠上皮化生、轻中度异型增生、重度异型增生进展为胃癌的年发病率，分别为 0.1%、0.25%、0.6%、6.0%。而幽门螺杆菌感染，能加快这些病变的发生发展。胃癌患者的一级亲属中，幽门螺杆菌感染阳性率和胃癌前病变的患病率显著增高。

　　萎缩性胃炎是胃癌发生的关键步骤，萎缩性胃炎常开始于胃窦，进而进展至贲门区，导致胃分泌功能降低，低酸环境能导致一些非幽门螺杆菌的细菌增殖，进而产生一些与胃癌发生相关的致癌物质。根除幽门螺杆菌，可以阻止炎症反应、延缓萎缩性胃炎的进展，甚至可逆转部分萎缩性胃炎。幽门螺杆菌阳性患者萎缩性胃炎的发生率，明显高于幽门螺杆菌阴性患者，幽门螺杆菌感染和萎缩性胃炎发生的 RR 值为 5。胃体小弯萎缩、重度萎缩性胃炎，与胃癌的发生关系密切。

3. 肠上皮化生和胃癌的关系

　　肠上皮化生是慢性炎症损伤胃黏膜后，胃黏膜在修复过程中所产生的一种结果，幽门螺杆菌相关的活动性炎症持续存在，是其主要的致病因素之一，幽门螺杆菌感染可增加肠上皮化生危险性 4.5～9 倍。肠型胃癌患者其胃黏膜病变常伴有肠上皮化生，肠上皮化生患者的胃癌 10 年发生率为 1.1%。在胃癌发病进程序列中，肠上皮化生是慢性胃炎由良性向异型增生甚至肿瘤转化的突破点。根除幽门螺杆菌，可改善胃黏膜萎缩性胃炎、肠上皮化生，可延缓无肠上皮化生患者胃癌的发生，但对已经存在肠上皮化生者，则无显著作用。研究表明，幽门螺杆菌感染时萎缩性胃炎和肠上皮化生患者胃癌危险性增加 5～6 倍、全胃炎患者增加 15 倍、体部为主胃炎患者增加 34 倍。

4. 幽门螺杆菌和胃癌的关系

　　全世界 17.8% 的癌症是由于感染性因素所致，超过 5.5% 的恶性肿瘤、超过 60% 的胃癌，与幽门螺杆菌感染相关。幽门螺杆菌是一种革兰阴性螺旋型微需氧细菌，是胃癌发生的一种起始因素，可通过其毒力因子的作用，诱导、加重胃黏膜的慢性炎症，聚集的中性粒细胞可产生诱导型一氧化氮合酶，释放致病性一氧化氮、活性氮，可造成 DNA 等损伤，进而导致细胞突变、胃癌；幽门螺杆菌引发的慢性炎症及相关炎性介质，能募集骨髓干细胞，可产生肿瘤细胞、肿瘤间质细胞，促进肿瘤发生发展；这一过程可被幽门螺杆菌相关炎症介质所增强。

　　幽门螺杆菌引发胃炎后，导致 T 细胞等浸润、激活单核细胞，可促进产生炎性细胞因子，如肿瘤坏死因子 α、IL-1β、IL-6、IL-8、IL-10 等。高水平 TNF-α 是致炎细胞因子，能增加高水平 β-连环蛋白的致胃癌风险。根除幽门螺杆菌后，可使中性粒细胞浸润减少，固有层内单核细胞逐步恢复正常水平。IL1R、TNF-α 基因多态性与胃癌风险明显相关，一些基因多态性的组合效应，可增加胃癌发病风险 27 倍。

　　幽门螺杆菌感染可导致 p53 基因功能紊乱，激活端粒酶，抑制免疫。幽门螺杆菌诱导的表观遗传学的 DNA 甲基化、组蛋白修饰、染色体重组、miRNAs 表达的改变，会导致细胞发育异常和癌变。炎症可促使 DNA 损伤，可通过增加细胞因子、活性氧的释放，进而促进表观遗传改变，并形成恶性循环。幽门螺杆菌能与宿主形成动态平衡。不同幽门螺杆菌菌株有不同的平衡，由宿主和细菌的特点决定,这可解释某些幽门螺杆菌菌株可增加胃癌发病风险。

幽门螺杆菌与慢性胃炎、胃癌前病变、胃癌的发展相关。幽门螺杆菌治疗组,胃癌的发生率有下降趋势,胃体部萎缩减少、进展延缓。在无癌前病变的幽门螺杆菌携带者中,根除幽门螺杆菌常能明显减少胃癌的发生。有人随访 5 年,幽门螺杆菌根除组发生胃癌减少的 RR 值为 0.13,根除幽门螺杆菌可降低胃癌的发生率。在胃癌的形成过程中,幽门螺杆菌是萎缩性胃炎向更高级癌前病变转化和发展的重要因素。幽门螺杆菌常与其他致癌因素共同作用,促进胃癌发生。

五、胃黏膜肠化生逆转

胃黏膜肠化生是肠型胃癌的高危因素,它可能是细菌、宿主、环境因素综合作用的结果;目前的流行病学资料显示,根除幽门螺杆菌＋抗氧化剂干预治疗等,对肠化生有逆转作用。预防胃癌发生是降低胃癌病死率的关键,尤其是针对其癌前病变(胃黏膜萎缩、肠化生、异型增生)更需采取经济有效的干预措施。

1. 胃黏膜肠化生的定义、分级及分类

化生亦称组织转化,是指一种分化成熟的细胞类型,转变为另一种分化成熟的细胞类型,它是机体组织对环境刺激所进行的一种适应性改变。胃黏膜肠化生,是指胃黏膜特别是幽门腺区的胃黏膜,出现肠腺上皮。

按其严重程度可分为轻、中、重度:肠化生占腺体和表皮总面积 1/3 以下为轻度;1/3～2/3 为中度;2/3 以上为重度。

按照化生上皮的组织学来源,肠化生可分为 3 种亚型:Ⅰ型化生的上皮,常类似于小肠黏膜吸收细胞,属完全性化生;Ⅱ型为杯状细胞小肠型化生;Ⅲ型为不完全性结肠型化生;故Ⅱ型和Ⅲ型为不完全性肠化生。

一项对 144 例肠化生的随访研究发现,Ⅰ型肠化生在 3 年随访期内发展为轻度异型增生者不足 10%,常不发展为重度异型增生;而Ⅲ型肠化生绝大多数在诊断后 1 年内,发展为轻度甚至重度异型增生。Ⅱ型和Ⅲ型发展为异型增生的危险度,是Ⅰ型的 4 倍。

应用黏液组织化学染色,可将肠化生分为小肠型化生、结肠型化生。小肠型化生多见于慢性胃炎,随着炎症的发展,小肠型化生亦加重,故小肠型化生可能有炎症反应的性质;而结肠型化生的上皮分化较差,在良性胃病中的检出率很低,但在肠型胃癌旁黏膜中的检出率很高,说明结肠型化生与胃癌的发生相关;但结肠型化生在普通人群中亦有较高的发生率(可达 4%),且结肠型化生发展为胃癌的报道较少,说明结肠型化生作为癌前病变的作用不能被高估。研究发现,肠化生亚型对胃癌的预测价值较有限,而肠化生范围的预测价值较高,肠化生范围越广,胃癌发生率越高。

2. 胃黏膜肠化生的病因学研究

幽门螺杆菌感染是肠化生的主要原因。一些研究为此提供了流行病学证据。有人对伴幽门螺杆菌感染的消化性疾病患者进行 10 年的随访,发现 49% 患者出现肠化生,而对照组无幽门螺杆菌感染的消化性疾病患者,则未观察到肠化生。2003 年有人对 2 455 例不同年龄的日本人(已排除消化性溃疡、胃癌、胃手术史及因系统性疾病长期服药者)的多中心研究显示,幽门螺杆菌阳性者 43.1% 出现肠化生、幽门螺杆菌阴性者 6.2% 出现肠化生。

其他肠化生促发因素:缺乏维生素 C 和吸烟,也为肠化生的发病因素。胃酸缺乏引起细菌过度生长、产生损害 DNA 的亚硝酸盐、胃腺体萎缩、胆汁反流,也参与肠化生的发生。胃酸分泌正常的胃内部,除幽门螺杆菌外,极少能培养出其他细菌;但当胃内 pH 值＞4 时,胃液中可培养出多种细菌。欧洲研究显示,胃黏膜肠化生患者胃液中,幽门螺杆菌数量和硝酸盐水平明显升高,其胃液 pH 常＞6。辐射诱发胃黏膜肠化生的实验显示,随着胃液 pH 的降低,肠化生逐渐减少。壁细胞在调节胃黏膜的细胞生长和分化中有重要作用,壁细胞缺失及慢性炎症存在,能加速慢性胃炎-多

灶性萎缩-肠化生-上皮内瘤变-肠型胃癌的进程。胆汁也是肠化生促发因素。英国研究显示,胆汁反流可促进胃体黏膜表达 COX-2,参与胃窦黏膜的细胞增生、萎缩、肠化生。胃癌前病变及胃癌中,常都存在 COX-2 的高水平表达。成功根除幽门螺杆菌 1 年后发现,COX-2 的表达水平下调,部分肠化生逆转。

3. 胃黏膜肠化生的发病学研究

幽门螺杆菌毒力因子有致病作用,宿主相关基因的个体差异、细菌基因的不同,可影响肠化生的发生。胃癌患者的一级亲属,尤其是伴有幽门螺杆菌感染者,肠化生的发生率明显升高。

4. 微卫星不稳定性的致病作用

微卫星是指散布于人类基因组中小于 10 个核苷酸的简单重复序列。研究发现,由 DNA 错配修复基因缺陷引起的微卫星不稳定性(MSI),常参与胃黏膜肠化生的发生。微卫星在错配修复系统的保障下,对相关基因表达调控。微卫星不稳定性常由错配修复系统突变或功能异常,造成 DNA 频发复制错误,从而导致表达异常。在多种消化道肿瘤中,常可检测到微卫星不稳定性;在肠化生细胞的 DNA 中,亦常可检测出微卫星不稳定性,它的进行性积聚,可能导致胃癌的发生。

5. 肠道特异性转录因子的致病作用

尾型同源框蛋白 CDX 1/2,是肠道表达的特异性转录因子,能调节肠上皮细胞的增殖和分化。正常情况下,CDX 1/2 主要在小肠和结肠表达,在胃黏膜中不表达;CDX 1/2 高水平表达在肠化生形成过程中起重要作用。CDX 2 在胃黏膜中的表达,常先于 CDX 1、蔗糖酶、异麦芽糖酶、其他肠道特异蛋白、黏液蛋白 2 的表达;提示 CDX 2 蛋白可能是肠化生的始动因素。推测可能是细胞间质的改变,导致 CDX 1 和 CDX 2 在胃中表达。

6. 胃黏膜肠化生的取样

如果肠化生广泛,有经验的内镜专家较易识别。活组织检查,应着重钳取胃黏膜白色斑块及变色处。研究显示,内镜诊断肠化生的准确性可达 71.3%。染色内镜也是一种有意义的内镜评估方法,日本的一项研究,肯定了其对肠化生的评估价值,但费时较长。

7. 肠化生的最佳活检部位

目前仍常依靠胃的组织学特征,评估胃癌的危险度。取样错误,会影响肠化生的组织学诊断。悉尼胃炎分级系统的采样标准,能为胃活检取样提供指引。然而休斯敦的研究显示,采用多部位活检取样确诊为肠化生的患者,如果按照悉尼采样标准,将有肠化生被漏诊。肠化生的程度沿贲门到幽门递增,据此可对伴有胃癌高危因素的患者,针对性活检。胃黏膜萎缩或肠化生的程度常以胃角部最重,该部位也是异型增生好发部位,故不应遗忘对胃角部黏膜的活检。

8. 肠化生的干预治疗

研究显示,在根除幽门螺杆菌后,患者的胃黏膜萎缩和肠化生常未得到即刻改善;根除幽门螺杆菌 2 年后,患者的胃黏膜萎缩可得到改善,而肠化生常无变化;但 5 年后,胃黏膜萎缩和肠化生明显得到抑制,并可促进胃黏膜萎缩逆转,幽门螺杆菌持续阴性组胃窦-体部慢性炎症和活动性显著减轻,窦部肠化生明显控制,胃黏膜萎缩和肠化生的程度,均轻于幽门螺杆菌阳性组。一项持续 12 年的随访研究发现,根除幽门螺杆菌后 3 年时,肠化生常无明显变化;而根除幽门螺杆菌 12 年后,肠化生常有明显改善,且肠化生呈现完全逆转的趋向。研究指出,肠化生的逆转可能是一个长期的过程。

(1)其他化学干预措施

幽门螺杆菌感染不是引起和加重肠化生的唯一原因。因此有必要寻求其他逆转肠化生的化学干预。目前的研究主要集中在抗氧化剂、叶酸、选择性环氧合酶 2 抑制剂。服用抗氧化剂可降低胃癌的发生率。研究显示,根除幽门螺杆菌治疗配合补充抗氧化剂 6 年后随访发现,胃黏膜肠化生明显逆转。叶酸缺乏可导致靶基因启动子 DNA 甲基化紊乱和染色体断裂,常导致恶性肿瘤的产生。意大利一项研究显示,幽门螺杆菌根除治疗加口服叶酸,可明显逆转胃黏膜的肠化生,认为化学干预措施应引起足够重视。有人研究 216 例萎缩性胃炎患者 7 年发现,服用叶酸半年时,77.7%患者胃黏膜萎缩和肠化生逆转情况优于服用安慰剂的对照组;服用叶酸 1 年时,异型增生显著逆转;随访末期,患者的炎症、胃黏膜萎缩、肠化生继续保持逆转;推荐予中度以上萎缩伴肠化生、异型增生患者口服叶酸,能预防胃癌发生。选择性环氧合酶 2 抑制剂尼美舒利,能减少化学致癌物质 N-亚硝基胍诱导胃癌发生;与对照组比,尼美舒利组的胃黏膜萎缩、肠化生、异型增生发生率降低。目前一些随访 5 年的流行病学证据已显示,干预治疗可逆转肠化生。鉴于肠化生逆转的长期性,今后制定统一的随访方案,开展进一步的长期追踪研究是必要的。

（2）幽门螺杆菌感染的治疗

根除幽门螺杆菌有重要意义,理想的治疗方案应有效、简便、经济、安全,目前应用联合治疗方案很多,按照患者接受治疗的先后次序,可分为一线治疗方案、补救治疗方案、个体化治疗方案。

——一线治疗方案:三联疗法指质子泵抑制剂(PPI)或枸橼酸铋雷尼替丁(RBC)联合 2 种抗生素的治疗方案,是目前根除幽门螺杆菌感染的一线治疗方案。在含质子泵抑制剂的三联疗法中,奥美拉唑是第一代质子泵抑制剂,临床应用较早;105 例十二指肠溃疡患者每次服用奥美拉唑 20 mg、阿莫西林 1 000 mg、克拉霉素 500 mg,所有药物均为 2 次/d,疗程 7 天,症状缓解率为 90%,溃疡愈合率达 99.1%,根除率为 81.9%。文献报道,奥美拉唑三联疗法可取得较理想的根除率。

——以兰索拉唑为基础的三联疗法:兰索拉唑是继奥美拉唑后研制的质子泵抑制剂,其生物利用度较高。国内外报道,兰索拉唑与奥美拉唑基础的三联疗法,溃疡愈合率相似,但兰索拉唑缓解疼痛更快。有人将患者随机分成 7 天组及 14 天组,同样给予兰索拉唑、阿莫西林、左氧氟沙星方案,二组的根除率一般分别为 34.15%、72.2%,证明随着耐药幽门螺杆菌的增加,14 天疗程常能取得相对较好的根除效果。

——以泮托拉唑为基础的三联疗法:泮托拉唑的抑酸作用较强,而维持时间较长,为奥美拉唑的近 10 倍,不影响肝细胞内细胞色素 p450 活性。有人研究显示,泮托拉唑为基础的三联疗法组的根除率,略高于奥美拉唑为基础的三联疗法组。

——以雷贝拉唑为基础的三联疗法:雷贝拉唑是新一代质子泵抑制剂,其抑酸效果强于奥美拉唑。有人经 Meta 分析发现,雷贝拉唑为基础的三联疗法的症状缓解率、幽门螺杆菌根除率、溃疡愈合率,优于奥美拉唑为基础的三联疗法;与兰索拉唑为基础的三联疗法进行 Meta 分析,结果提示幽门螺杆菌根除率差异无统计学意义。

——以埃索美拉唑为基础的三联疗法:埃索美拉唑是奥美拉唑的左旋异构体,是第一个单一光学异构体的质子泵抑制剂。研究显示,埃索美拉唑的抑制胃酸能力和对幽门螺杆菌的根除率要强于其他质子泵抑制剂(PPI)。埃索美拉唑为基础的三联疗法,幽门螺杆菌根除率较高,但 Meta 分析证明,几种质子泵抑制剂为基础的三联疗法,幽门螺杆菌根除率的效果相近,疗效无明显差别。质子泵抑制剂三联疗法是当前幽门螺杆菌根除的较理想方案,但随着幽门螺杆菌耐药率的增加,根除率在逐渐下降,且治疗费用相对较高,是其不足之处。

——含 RBC 的三联疗法:RBC 是由雷尼替丁、铋剂、枸橼酸经化学合成的一种有特殊生化特性的抗溃疡药物,具有抑制胃酸分泌、保护胃黏膜、抗幽门螺杆菌等作用,是目前国际普遍推荐的根除幽门螺杆菌一线用药方案之一。近年来,以 RBC 为基础的三联方案不断临床应用,近期已有多篇报道,提示以 RBC 为基础的三联疗法,可获得与质子泵抑制剂为基础的三联疗法相当的疗效,甚至优于质子泵抑制剂为基础的三联疗法,尤其是在幽门螺杆菌对抗生素产生耐药时,RBC 常能克服其耐药性。

——四联疗法:尽管推荐的一些根除方案,初次治疗十分有效,但仍有超过 20%患者根除幽门螺杆菌失败。为了避免幽门螺杆菌继发耐药的发生、提高初次治疗的成功率,许多国家根除幽门螺杆菌的指南均提出质子泵抑制剂＋铋剂＋2 种抗生素组成的四联疗法,可作为一线治疗方案。近年国内外研究报道,铋剂四联疗法,常能获得比传统三联疗法更高的幽门螺杆菌根除率。有人进行 Meta 分析后发现,奥美拉唑、克拉霉素、甲硝唑的同一根除方案,在 1997 年、2002 年的幽门螺杆菌根除率,分别为 88.6%、66.0%;而奥美拉唑、枸橼酸铋钾、四环素、甲硝唑的同一四联方案,在 1997 年、2002 年的幽门螺杆菌根除率分别为 95.3%、93.9%,提示因为抗生素耐药率的上升,三联疗法的根除率下降明显,而四联疗法的根除率并没有因为幽门螺杆菌耐药性的升高而明显下降。

——序贯疗法:随着抗生素耐药株幽门螺杆菌逐年增加,幽门螺杆菌根除率日渐下降,因此出现了一种新的根除方案——序贯疗法。序贯疗法是根除幽门螺杆菌的新方案。近年报道,序贯疗法初治常取得超过 90% 的幽门螺杆菌根除率。国内外研究表明,10 天序贯疗法能获得比传统三联疗法更高的幽门螺杆菌根除率。有人将 300 例患者随机分成两组,10 天序贯组:前 5 天每次给予泮托拉唑 40 mg、阿莫西林 1 000 mg,后 5 天每促给予泮托拉唑 40 mg、克拉霉素 500 mg、替硝唑 500 mg;10 天标准三联组:每次泮托拉唑 40 mg、克拉霉素 500 mg、阿莫西林 1 000 mg;2 组药物均为 2 次/d。结果显示 2 组幽门螺杆菌根除率分别为 93%、79%($P < 0.05$),且在克拉霉素耐药的幽门螺杆菌感染者中,序贯疗法的根除效果较标准三联疗法更好。关于序贯疗法的疗程,国内外报道较多为 10d 方案,但也有少数缩短或延长的。有人比较 8 天、10 天序贯疗法与 7 天三联方案的疗效,根除率分别为:90%、88%、75%($P < 0.05$),证明序贯疗法较 7 天三联方案能取得更高的幽门螺杆菌根除率;而 8 天及 10 天序贯疗法的疗效无差别。有人将 14 天序贯疗法与 14 天三联疗法根除幽门螺杆菌的疗效进行比较,结果提示序贯治疗较三联疗法更有效。

——补救治疗:对于初次治疗失败后的患者,再次进行治疗称为补救治疗。抗生素耐药被认为是根除幽门螺杆菌失败的主要原因。因此,更换敏感抗生素进行补救治疗是解决初次根除幽门螺杆菌失败的要点。在对患者的治疗中,不但要重视选择首次治疗的方案,更应重视幽门螺杆菌根除治疗的最终结果,此对于补救治疗方案的选择,同样有重要意义。

——四联补救疗法:根除幽门螺杆菌的共识意见中,都推荐四联疗法可作为供选择的补救治疗方案,方案选择上,应尽量避免重复初次治疗使用的抗生素。有人介绍一些方案,常给予左氧氟沙星,它抗菌谱较广泛,抗幽门螺杆菌活性显著,原发耐药罕见。有人将初次根除失败的患者随机分成二组,A 组:奥美拉唑、左氧氟沙星、阿莫西林、果胶铋;B 组:洛赛克、克拉霉素、甲硝唑、果胶铋,两组疗程均为 7 天;根除率分别为 89.7%、69.3%($P < 0.05$),表明以左氧氟沙星为基础的四联补救方法,疗效优于常规四联补救治疗。有人比较了呋喃唑酮不同剂量和不同疗程补救根除幽门螺杆菌的效果,将一线三联根除治疗失败的患者随机分成三组,每组联合抗生素相同,均为雷贝拉唑 10 mg、阿莫西林 1 000 mg、枸橼酸铋 220 mg、呋喃唑酮 100 mg,A 组:7 天,2 次/d;B 组:14 天,2 次/d;C 组:14 天,呋喃唑酮 3 次/d,其余药物均 2 次/d,3 组根除率分别为 82%、89%、90%,表明 7 天、14 天低剂量呋喃唑酮(100 mg)的四联补救治疗有较高根除率,延长呋喃唑酮疗程可提高幽门螺杆菌根除率。呋喃唑酮耐药率较低,疗效较好,但要注意不良反应。四环素是广谱抗生素,耐药率较低,且价格便宜,近几年发现,其治疗幽门螺杆菌引起的消化道感染常有显著疗效,临床上常用于抗幽门螺杆菌治疗。有人将 100 例初次标准三联根除治疗失败的患者随机分成 2 组:一组给予奥美拉唑、铋剂、阿莫西林、四环素;另一组给予奥美拉唑、铋剂、阿莫西林、甲硝唑,2 组疗程均为 7 天,幽门螺杆菌根除率分别为 89%、67%($P < 0.05$),表明含四环素的四联补救方案常能克服耐药,提高幽门螺杆菌根除率。

——三联补救疗法:目前报道的补救方案还有含喹诺酮类抗生素的三联疗法,其中 PPI、左氧氟沙星、阿莫西林的三联疗法也是我国第三次全国幽门螺杆菌治疗共识中推荐的三联补救治疗方案。一项研究将 280 例一线三联疗法根除失败的患者随机分成四组,A 组:左氧氟沙星、雷贝拉唑、阿莫西林方案,疗程 10 天;B 组:左氧氟沙星、雷贝拉唑、替硝唑方案,疗程 10 天;C 组:雷贝拉唑、铋剂、四环素、甲硝唑方案,疗程 7 天;D 组:药物组成同 C 组,疗程 14 天。A、B 组的幽门螺杆菌根除率分别为 94%、90%,C、D 组的幽门螺杆菌根除率分别为 69%、80%;不良反应 A、B 组明显低于 C、D 组,表明含左氧氟沙星三联补救方案可能优于铋剂四联方案。

——序贯补救疗法：目前，序贯疗法在许多国家作为一线根除幽门螺杆菌的治疗方案，但是也有个别研究将序贯疗法用于对患者的补救治疗，并取得了理想的疗效。有人将10天序贯疗法与7天四联疗法作为补救方案根除幽门螺杆菌的疗效进行比较，结果表明序贯疗法与四联疗法相比有相似根除率，但不良反应较少且依从性较好。

——个体化治疗：根除率再高也不能达到100%，根除失败的那部分人总会存在，且多次根除失败的人也并不少，个体化治疗主要是针对幽门螺杆菌根除治疗多次失败的患者来提出处理方法。针对多次根除失败后的方案选择，国内外的研究资料相对比较少，由于幽门螺杆菌对甲硝唑及克拉霉素耐药率较高，因此尽量联合应用一些细菌敏感的抗生素。有人给二次根除失败的患者应用雷贝拉唑、铋剂、阿莫西林、左氧氟沙星方案，疗程10天，幽门螺杆菌根除率达到84%。有人给二次根除失败的患者应用PPI、利福布汀、四环素、甲硝唑四联方案再次根除治疗，疗程14天，幽门螺杆菌根除率为79%。有人给多次根除失败的患者应用多西环素100 mg、奥美拉唑20 mg、铋剂120 mg、阿莫西林1 000 mg，均为2次/d，疗程7天，幽门螺杆菌根除率达91%。

抗生素是治疗幽门螺杆菌感染的主要药物，而幽门螺杆菌对抗生素的耐药成了幽门螺杆菌感染治疗失败的主要原因，幽门螺杆菌的免疫防治一直是人们的研究热点，不久的将来也许可成为治疗幽门螺杆菌感染的新手段。

六、胃癌危险因素

近几年国内外进行了大量的研究，以探索胃癌发病的危险因素，但结果不尽相同。胃癌是胃上皮组织的恶性肿瘤，危险因素众多，如幽门螺旋杆菌感染、遗传因素、胃病史、生活习惯、饮食、精神心理因素等。研究胃癌的危险因素并进行早期干预，可降低胃癌的发病率。感染因素主要指幽门螺杆菌感染，与胃癌流行呈正相关，关联性OR=23。目前认为，要建立胃癌发病风险预警模式；要克服不良的饮食习惯，形成科学、合理的饮食结构。多吃新鲜蔬菜水果；限制酒精等的摄入；戒烟；限制高盐饮食和盐渍食品的摄入；供给足够的维生素和矿物质等。要保持良好的心态、稳定的情绪、心理的健康，应积极推广心理咨询。要对高危人群定期普查，早期诊断和防治胃癌。

有人检索2000年至2011年的中国期刊网、Pubmed文库等，收集病理确认的胃癌的危险因素流行病学研究文献共14篇，不包括特殊职业人群，按照Meta分析的要求整理数据后，运用异质性检验，得到合并OR值及95% CI；累计病例4 141例；Egger偏倚系数分别为肿瘤家族史1.61、胃病史0.89、吸烟1.34、饮酒5.69；除饮酒外，肿瘤家族史、胃病史、吸烟均是胃癌发病的危险因素。胃病史与胃癌的关系较为密切，合并OR值为2.97。

钼与胃癌：流行病学资料、病理检查、动物实验、环境钼监测表明，钼与胃癌有关；钼是人必需微量元素，参与形成黄嘌呤氧化酶、醛氧化酶、亚硫酸氧化酶、硝酸盐还原酶、亚硝酸盐还原酶等；钼也是抗氧化剂，有抗癌作用。流行病学统计结果提示，血清、土壤、头发中含钼量，与胃癌发生率、死亡率呈负相关。胃癌患者血清、头发的含钼量常低于正常人。国内调查787 080人发现，胃癌、食管癌、宫颈癌死亡率，与土壤钼含量呈显著负相关。

胃癌组织中含钼水平常低于癌旁及正常组织。钼酸钠对实验性胃鳞癌有抑制作用，能抑制肿瘤生长。手性八面体钼配合物有一定抗肿瘤活性。钼促进合成亚硝酸盐还原酶，能减少亚硝胺的合成。钼促进形成醛氧化酶，其底物有醛、吡啶、噻啶、喹啉、嘌呤、吡唑、嘧啶、蝶啶、其他杂环化合物，该酶有解毒功能，能减少致癌物吸收，加速其排泄。铜离子促进新血管生长，四硫代钼酸铵可通过降低铜离子水平，抑制肿瘤血管生长。钼参与铁的代谢，能提高机体的免疫力。钼的配合物能通过其酚羟基与活性氧反应，生成较稳定的半醌式自由基而终止过氧化物生成，防止氧化损伤，抗肿瘤。中国每日膳食钼推荐摄入量为：6个月龄内每人每天0.03～0.06 mg；1岁以内0.04～0.08 mg；1岁以上0.05～0.10 mg；4岁以上0.06～0.15 mg；7岁以上0.10～0.30 mg；11岁至成人

0.15～0.50 mg。

七、EB 病毒与胃癌

EB 病毒（EBV）属人疱疹病毒 4 型（HHV-4），是人类一种特异性嗜淋巴细胞性疱疹病毒。近年来研究表明，EBV 与胃癌相关。有人用聚合酶链反应方法检测病理确诊的胃癌组织标本、萎缩性胃炎、胃溃疡，其中胃癌组为病例组，萎缩性胃炎及胃溃疡组为对照组。结果病例组胃癌组织中 EB 病毒阳性率为 13.5%，而对照组胃组织为 0%，两者差异有统计学意义；不同分化程度胃癌 EB 病毒 DNA 检测结果不同，差异有统计学意义。EBV 感染可能是胃癌发生的一个重要环境因素，可能与恶性程度较高的胃癌有关。

EB 病毒是双链 DNA 病毒，长 17 282bp，至少表达 60 种蛋白质；>95% 的健康成人携带该病毒。1990 年报道，EB 病毒与胃癌相关。多数淋巴上皮瘤样胃癌及少部分胃腺癌组织中，均可检测到 EBV。研究显示，EBV 感染能使培养的正常胃上皮细胞永生化。EBV 相关胃癌，由 EBV 感染细胞克隆增殖形成。

EB 病毒感染靶细胞有：潜伏形式（占 90%）、裂解形式、缺损形式。研究表明，EB 病毒与传染性单核细胞增多症、Burkitt 淋巴瘤、鼻咽癌、霍奇金淋巴瘤、乳腺癌、肝癌、胃癌等相关。儿童感染传染性单核细胞增多症后，如 X 染色体有缺陷，对 EB 病毒常缺乏抵抗力。Meta 分析结果表明，全世界 EB 病毒相关性胃癌阳性率在 7.5%～10.0%，平均 8.7%，美洲为 9.9%，亚洲为 8.3%，欧洲为 9.2%；国内沈阳为 3.4%，台湾为 11.0%，温州为 17.5%，浙江 6.39%，黑龙江为 20.7%。不同地区的不同阳性率提示，EBV 与胃癌关系受环境因素和遗传因素的影响。

有人报道，男性胃癌 EBV 的阳性率是女性的 2 倍左右。研究表明，EB 病毒阳性胃癌发病部位多见于胃体或胃底贲门区，EB 病毒相关胃癌（EBVaGC）的病理类型包括：淋巴样癌（LELC）、克罗恩样淋巴细胞反应样癌（CLR）、胃腺癌，以管状胃腺癌或低分化胃腺癌多见。EB 病毒的伏膜蛋白 LMP2A 能经磷酸化 STAT3，促进表达甲基化酶 DNMT1，抑癌基因 PTEN、CDKN2A、HSP70、IGFBP3、ID2、ID4、BRCA1、TEF1、ICAM1 等的基因启动子甲基化、表达沉默，可促进表达抗凋亡因子 Bcl-2、胃黏液蛋白 HGM、蛋白黏液素 MUA2、CD10、CK7、CK18、CK19、COX-2、HIF-1α 等，促进细胞增殖、癌变。EB 病毒相关胃癌的发现，提供了一种新的胃癌发病机制的研究途径，对胃镜活检标本检测 EB 病毒，有助于提高对 EB 病毒在胃黏膜感染的认识，可作为病因学检查内容之一。

EB 病毒表达的小 RNA（EBER1、EBER2）在胃癌细胞表达，而不在胃黏膜正常上皮细胞表达，EBER1、EBER2 不易被降解，能促进胃癌发生。EBER 的免疫组织化学诊断较有意义。环境因素、男性、恶性贫血、HLA-DR11、高盐饮食、化学损伤胃黏膜及 APC/p53/DPC4/SMAD4 基因缺失，可能促进发生 EB 病毒相关胃癌（EBVaGC）。

（王勇　韩文秀　余元勋）

进一步的参考文献

[1] LEE KE. Helicobacter pylori and interleukin-8 in gastric cancer[J]. World J Gastroenterol,2013,19(45)：8192-8202.

[2] CHENG J,FAN XM. Role of cyclooxygenase-2 in gastric cancer development and progression[J]. World J Gastroenterol,2013,19(42):7361-7368.

第十八章 胃癌的中医治疗

一、胃癌的中医治疗策略

有人对中医在胃癌治疗中的作用进行探讨,并制定胃癌中医治疗策略,将中医治疗与西医治疗紧密结合,配合手术、化疗制定科学、合理的中医治疗策略,将中医治疗贯穿于胃癌治疗的始终,从而达到延长生命、改善生活质量的目的。

胃癌在我国较常见。从临床表现看,胃癌属于中医"胃脘痛""噎嗝""反胃""积聚"等范畴。有统计表明,胃癌临床确诊时Ⅰ期占18%,Ⅱ期占15%,Ⅲ期占27%,Ⅳ期占39%。呈现三低一高的特点:即早期诊断率低(约10%),手术切除率低(<70%),5年生存率低(约40%),根治术后复发转移率高(约50%)。临床的医务工作者应不断探索治疗策略,采取规范、科学、合理的综合治疗方法为最佳方案。针对患者不同的个体差异,以中医理论为指导,通过辨病与辨证相结合,将中医治疗与西医治疗有机结合起来进行治疗,才能最大限度延长患者生存期、提高患者生活质量。

中国中医科学院杨宇飞已在中国网上发表胃癌中西医结合治疗总论,介绍了流行病学,TNM分期,病理类型,中医综合治疗,常用制剂等,有很好的参考价值,详细内容可由网上获取。

1. 中医在胃癌治疗中的作用

中医在胃癌治疗中有独特的效果,是综合治疗中的重要手段,在医界已得到广泛应用;中医治疗可贯彻于胃癌治疗的始终:①早期胃癌或仅可行姑息手术的中晚期胃癌,术前通过中医治疗可减少肿瘤负荷为手术创造条件,术后通过中医治疗提高患者机体恢复以尽快适应化疗治疗。②失去手术机会的中晚期胃癌或胃癌术后,中医治疗与化疗结合,可有效地减轻化疗不良反应,提高化疗疗效,预防胃癌的转移及复发,起到减毒、增效、控制转移的作用,提高近期及远期疗效。③化疗周期结束或无法耐受化疗的胃癌患者,中医治疗则可作为主要的治疗方法,通过辨证论治,合理的应用抗肿瘤中药,达到提高生存质量、延长生存期的目的。④对于终末期胃癌患者,中医治疗可起到减轻症状、缓解痛苦的作用,在一定程度上改善患者生存质量。同时还要强调中医对患者精神、心理的治疗作用,可缓解患者的恐惧心理,树立治疗信心,使其对胃癌的认识从恐惧到接受,从被动、消极到主动、积极的心态。中医治疗能促进患者术后身体的恢复,减轻化疗不良反应,化解患者忧虑情绪,有益于胃癌治疗和康复。

2. 中医治疗胃癌策略的制定

(1)配合手术的中医治疗策略

手术切除是降低肿瘤负荷的主要方法,但手术切除一般适用于早期和较早的中期患者,对中晚期患者仅行姑息手术,对有手术适应证的患者应尽早行手术治疗。中医应按术前、术后,根据患者不同的证型给予治疗:

①术前患者疾病状态尚未遭受破坏,邪盛而正不虚,且多数患者已有脾胃不调、食欲不振,治以调理脾胃、祛邪毒为主,方选八珍汤加减,同时合理应用抗癌中药以减小肿瘤负荷,为手术创造条件。

②术后患者耗气动血,体质衰弱,脾胃功能失调,影响纳食消化吸收,故治以益气健脾、醒脾开胃为主,扶耗损之气血,方选香砂六君子汤加减;胃主通降,可合理应用神曲、炒山楂、香附等消食去积理气以通畅肠道。

(2)配合化疗的中医治疗策略

胃癌患者常行化疗,常见的不良反应有骨髓抑制、消化道反应、肝肾损害等。配合中医治疗可减轻化疗不良反应、提高疗效。化疗常需几个周期来完成,中医治疗根据化疗进程中患者邪正变化,可分为几个步骤以配合化疗,正如《景岳全书》云:"治病之则,当知邪正,当权轻重。"

①化疗前,最大限度的预防和减轻化疗不良反应为选方用药的目的,治以补益脾胃、降气和胃为主,方选八珍汤加减。

②化疗中,应着力解决患者难以耐受的消化道反应、影响化疗安全的骨髓抑制问题,治以降逆止呕、益肾填精为主,方选旋覆代赭汤或橘皮竹茹汤加减。

③化疗后,此时消化道反应渐止、骨髓抑制渐重,若处理不当极易导致感染、贫血、出血等,故此时应以促进骨髓功能恢复为要务,具体如下:白细胞减少,治以补气健脾、滋补肝肾,常用黄芪、党参、枸杞子、菟丝子、当归、鹿角胶、山茱萸等;血小板减少,多为气血两亏、气不摄血,或血虚生热、虚热迫血妄行,治以补气摄血、凉血止血为主,常用龟板、鹿角胶、黄芪、生地黄、黄柏、侧柏叶、大黄等;红细胞减少,多为气血两虚,治以补益气血为主,方选当归补血汤加减。

④化疗间歇期患者消化道反应消失、骨髓抑制渐恢复,而离下一周期化疗尚有时日,此时应根据患者邪正盛衰个体差异,制定相应对策:正气尚未完全恢复者治以健脾益气、滋补肝肾为主,方选补中益气汤加减,以增强机体免疫力抑制肿瘤细胞增生;正气已复者则需在益气健脾益肾的基础上,合理选用抗癌中药以杀伤肿瘤细胞,为下周期化疗做准备。中医治疗如此循环反复,伴随化疗进行,起到减毒、增效的作用,以顺利完成化疗。

（3）术后及化疗后的中医治疗策略

术后及化疗后的胃癌患者,对肿瘤的转移及复发,中医应给予治疗。此阶段应根据患者的不同情况,通过辨病与辨证的结合,以扶正抗癌为纲,同时注重辨证论治。有人自拟扶正抗癌方,基本方药为:太子参、炙黄芪、茯苓、白术、半夏、浙贝母、生牡蛎、枳壳、广木香、砂仁、三七粉、炒谷芽、炒麦芽、神曲。方中太子参、黄芪、茯苓、白术益气健脾、扶正固本;半夏、浙贝母、生牡蛎化痰散结;枳壳、广木香、砂仁理气止痛、醒脾和胃;三七粉止血散瘀、消肿、定痛;炒谷芽、炒麦芽、神曲消食健脾开胃;同时根据患者各种不适加减变化。可根据患者寒热虚实等证型不同,合理增加抗肿瘤中药,常用抗胃癌中药有刀豆、喜树果、藤梨根、八月札、急性子、猫爪草、蜂房、半边莲、半枝莲、山慈姑、黄药子等。

3. 胃癌用药注重顾护胃气

"有胃气则生,无胃气则死",胃气一败,百药难施,脾胃为水谷之海,气血生化之源。在胃癌治疗过程中,手术、化疗、长期服用某些苦寒攻伐的中药,均可造成脾胃受损,五脏皆禀气于胃,胃气一旦衰弱,则人体元气必将失去充养而衰。故胃癌的治疗过程中,必须保护脾胃功能,顾护胃气,保住后天之本。

①胃气以通为用、以降为和,临床中勿忘配伍行气和胃之品,笔者常选用木香、砂仁作为对药,调理脾胃之气机,同时防止滋腻之品腻胃滞气之弊。

②胃癌患者脾胃功能通常较差,脾失运化胃不受纳,易出现食积、消化不良,临床中要配伍健脾消食和胃之品,如谷芽、麦芽、山楂、神曲等,常能取到意想不到之妙。

③胃癌患者常因脾胃受损,运化失常,湿困中焦,郁久化热,容易出现胃纳不佳,痞塞,舌苔黄厚腻等,此时宜选用辛开苦降的半夏泻心汤加减治疗,待症状缓解,可在此基础上加用抗肿瘤的中药协同治疗。

胃癌为临床常见肿瘤,中西医结合应贯彻于胃癌治疗始终,能密切配合手术、化疗,根据治疗的不同阶段,通过辨病与辨证相结合,合理制定治疗策略,能较好地治疗疾病、缓解痛苦、延长生存期、改善生存质量。

二、胃癌的中医药特色治疗

胃癌患者多数在就诊时已处于进展期,即便是根治性切除,局部复发率仍然高达50%,淋巴结转移发生率在60%,复发和转移是治疗失败的主要原因。进展期胃癌在全球尚无标准治疗方案。积极探索有效的中西医结合治疗方案,能改善胃癌患者的生存质量、延长生存期,可缓解化疗的胃肠道反应、骨髓抑制等,提高机体抵抗力、免疫力。

目前胃癌综合治疗中,手术、放疗、化疗、生物免疫治疗、内分泌、中医药治疗等,各种方法综合应用,可扬长避短、增效减毒。中西医结合治疗中晚期胃癌的优点较明显,中医药能明显减轻放疗、化疗的副反应,能增强肿瘤对放、化疗的敏感性;中医药改善临床症状,能为手术创造良好条件,术后应用则可加快术后的康复;中西医结合治疗可使肿瘤患者提高机体抗病能力,较好地抑制肿瘤细胞的增殖、浸润、分化、转移,提高远期疗效。

1. 胃癌的中医病因病机研究

胃癌属中医反胃、噎嗝、胃脘痛、痞、积聚等病证范畴。对于胃癌的成因,目前的认识主要有三个方面:一为正虚致病说;二为热毒致病说;三为痰凝血瘀说。另外气血瘀结、精神因素、脾胃失调、饮食不节等也是常见的致病因素。

李东垣曾指出"内伤脾胃,乃伤其气"。张景岳也曾指出"反胃者,食犹能入,入而反出……以阳虚不能化也,可温可补"。可见古人早就认识到脾胃阳气受损常为多种内科疾病发生之根本。当代亦认识到脾胃亏虚,是胃癌的主要病因病机。有人提出,患者素体脾胃虚弱,先天禀赋不足,或由于外感寒邪、过食生冷食物伤胃、劳倦伤阳,导致中焦阳气虚弱,气机不畅、升降失司、不能腐熟水谷,壅滞中焦,则胃不能磨食,食人返出,而成反胃。因此在健脾养胃基础上,予以抗癌解毒是治疗胃癌的首要立法。有人认为,健脾益肾方(由党参、白术、枸杞子、女贞子、补骨脂、菟丝子等组成)对小鼠移植性前胃癌术后的局部肿瘤复发及远处肺转移有一定的抑制作用,能延长生存期。实验研究显示,健脾中药组、四君子汤组的肝转移率和肝转移灶数,均低于对照组($P<0.05$),健脾中药组腹膜种植转移灶数低于对照组($P<0.05$),健脾中药组腹水率低于对照组($P<0.05$),可见健脾中药对进展期胃癌患者能延长生存期、抑制转移复发。

（1）阴虚

有人曾论述胃阴的重要性,认为"十二经皆禀气于胃,胃阴复而气降得食,则十二经之阴皆可复矣"。胃阴是消化腐熟水谷的重要物质基础,胃阴存耗关系整体生理功能。五脏皆禀气于胃,只有胃阴充足,津液才有化生之源,胃中阴液是生理活动的物质基础,促进吸收水谷精微,输布全身,促进生命活动。有人报道,阴虚阳盛时机体免疫功能下降,易发生肿瘤。有人将114例CAG胃癌前期病变患者,随机分为夏连杞贞胶囊治疗组68例,和维酶素对照组46例,进行临床疗效观察,结果发现,夏连杞贞胶囊有较好的疗效,能逆转胃阴亏损型胃黏膜癌前病变。有人将胃癌患者随机分为观察组和对照组,观察组根据养阴清热法拟善胃二号冲剂,对照组服猴头菌片,结果发现,观察组总体有效率为86.67%,对照组总体有效率为30.00%,两组差异有统计学意义,表明养阴清热法可能是治疗阴虚有热型胃癌前期病变的有效方法。

（2）癌毒

清代《医宗金鉴》中记载"热结不散,灼伤津液……贲门干枯,则纳入水谷之道路狭隘,故食不能下,为噎塞也;幽门干枯,则放出腐化之道路狭隘,故食入反出,为翻胃也"。可见热毒内蕴亦可形成肿瘤,血遇热则凝、津液遇火则灼液为痰,气血痰浊阻塞经络脏腑可结成肿瘤。有人认为,癌毒是导致癌症发生发展的关键,可直接外来,亦可因脏腑机能失调而内生;癌毒阻滞,病变乖戾,诱生痰浊、瘀血、湿浊、热毒等,耗气伤阴。有人认为,治疗癌症应以"抗癌解毒"为基本大法。有人给胃癌根治术后患者服用清热解毒、软坚化痰中药胃肠安(太子参12 g,白术12 g,茯苓30 g,红藤

30 g,夏枯草 9 g,菝葜 30 g,绿萼梅 9 g),能有效地降低术后的转移复发,延长带瘤生存时间,提高生存率和生存质量。

（3）痰结

朱丹溪首先指出肿瘤与痰有关,《丹溪心法》中记载"凡人身上、中、下有块者,多是痰",又言"痰之为物,流动不测,故其为害,上至巅顶,下至涌泉,随气升降,周身内外皆到,五脏六腑皆有",其致病范围广、有转移性,并提出"消痰散结法"治疗肿瘤。清代《景岳全书发挥》亦指出"膈者在胸膈胃口之间,或痰……阻滞不通,食物入胃不得下达而呕出,渐至食下即吐而胃反矣",明确痰结是胃反(胃癌)的一个重要病理因素。故治疗上当遵循《内经》"结者散之"的原则。有人认为,痰浊内阻是胃癌最基本的病理环节,消痰散结是治疗胃癌的基本法则,临床总结出舒肝和胃消痰散结法、健脾益肾消痰散结法、养阴解毒消痰散结法、活血化瘀消痰散结法,采用化痰散结的药物治疗胃癌取得了较好的疗效。

（4）血瘀

龚信《古今医鉴》中曾记有"凡食下有碍,觉曲屈而下,微作痛,此必有死血",又说"肚腹结块,必有形之血",可见古人已认识到瘀血与肿块的关系。中医理论认为,脾主运化,胃主摄纳,脾宜升则健,胃宜降则和,如脾胃不和,中焦气滞,日久则生瘀血,久病入络,瘀血凝聚则成肿块。当代多位学者亦认为,治疗上宜予活血化瘀。有人认为,胃属腑以通为用,气血瘀滞是胃癌产生的一大因素,气滞、浊阻、血瘀是肿瘤形成的因素,其中气滞可由气虚、气实、气耗引起;浊阻可由湿浊、痰浊、饮浊、瘀浊引起;血瘀可由瘀滞、瘀积、瘀阻形成,主张胃癌治疗以泻浊导滞、活血化瘀为宜。研究认为,活血化瘀药物通过修复胃血管内皮细胞损伤,抑制其增殖,可能有效改善组织缺血缺氧的"血瘀"状态,而抑制肿瘤血管新生。有人发现,脾虚血瘀可能是胃癌发生发展的重要促进因素之一,用加味四君子汤(党参、白术、茯苓各 9 g,五灵脂、川芎各 8 g,白花蛇舌草、甘草各 6 g)健脾化瘀治疗,能有效抑制肿瘤的发生。

2. 胃癌的中医辨证分型研究

临床上胃癌表现形式多样,众医家学者的辨证分型各有不同,可谓百家争鸣,大多数亦有共识,认为胃癌乃本虚标实之证,气滞、血瘀、痰凝、邪热为标;脾虚为本,初期以标实为主,后期以本虚为主,出现气血两亏,脏气衰弱。有人将胃癌分为肝胃不和、气滞血瘀、痰气交阻、脾胃气虚、胃阴不足、脾胃虚寒、气血双亏 7 型。有人将胃癌分为肝胃不和、脾胃虚寒、胃热伤阴、瘀血内阻、痰湿阻胃、气血两虚、脾肾阳虚 7 型。还要人辨证分为肝胃不和、脾胃虚寒、瘀毒内阻、胃热伤阴、痰湿凝结、气血两亏 6 个证型。

就虚实而言,肝胃不和、瘀毒内阻、痰湿凝结属于实证,脾胃虚寒、胃热伤阴、气血两亏为虚证。有人主张辨证与辨病相结合,并将胃癌分为 4 型:肝胃不和型、脾胃虚寒型、湿热瘀毒型、气血双亏型。

从文献角度对胃癌证型进行总结分析、比较,得出临床胃癌常见中医证型依次是肝胃不和、瘀毒内阻、痰湿凝结、脾胃虚寒、胃热伤阴、气血双亏、痰气凝滞等 7 型。有人通过对 43 篇文献分析,从频次和例数方面总结出脾虚型、瘀毒内阻型、肝胃不和型、气血双亏型、胃热伤阴型、痰湿凝滞型,是胃癌的常见证型。根据以上医者的经验总结,临床胃癌常见中医证型依次是肝胃不和型、瘀毒内阻型,痰湿凝结型,脾胃虚寒型,胃热伤阴型,气血双亏型,痰气凝滞型 7 种。

3. 胃癌的中医中药治疗

中医中药是胃癌综合治疗不可或缺的要素。中医认为胃癌是由于肝胃不和,气郁血逆,脾运失常,湿痰凝聚,瘀热内蓄成毒,结于胃腑而成癌肿。合理的中西医结合治疗,已成为提高胃癌治疗效果的重要措施之一,化疗过程中利用中药的扶正祛邪,健脾和胃,补气养血,攻补兼施,能保护各脏腑器官组织的正常功能,增强机体的免疫功能,提高化疗的抑瘤效果。每次化疗疗程期间,可利用中药的扶正抗癌作用,巩固疗效。对体质虚弱不适应化疗的患者,应以中药益气养阴、滋肾健脾,以缓解症状,减轻痛苦,延长生存期。

（1）辨证论治

有人将胃癌分为肝胃不和、脾胃虚寒、瘀毒内阻、气血双亏 4 型,分别治以疏肝和胃（旋覆花、代赭石、柴胡、郁金、赤白芍、半夏、枳壳、白屈菜等）,健脾温中（人参、白术、茯苓、半夏、高良姜、荜茇、黄芪等）,解毒祛瘀,清热养阴（茵陈、生薏苡仁、藿香、蒲黄、五灵脂、露蜂房、龙葵、白英、土茯苓等）,补气养血、健脾补肾（八珍汤加减）。

有人将胃癌分为肝胃不和、瘀毒内阻、脾虚痰湿、脾胃虚寒、胃热伤阴、气血两虚 6 个证型,分别治以柴胡疏肝散、膈下逐瘀汤、香砂六君子汤、理中汤合吴茱萸汤、益胃汤、归脾汤加减。

有人治疗晚期胃癌 40 例,将其辨证为热毒蕴结、肝胃不和、脾胃虚弱、气血亏虚 4 型,并与同期进行化疗的 35 例进行对比,发现中药组的临床症状、体重、生活质量、免疫功能、外周血常规、肝功能及生存率都明显优于化疗组。

（2）中药基本方加减

有人治疗中晚期胃癌 69 例,用基本方（黄药子、肉桂、干姜、生黄芪、党参、川续断、沙苑子、陈皮、代赭石、藤梨根、白花蛇舌草、槟榔、莪术、生姜、大枣）随证加减,结果 69 例中生存期 1 年为 42 例;3 年为 31 例;5 年为 25 例;中位生存期为 2.45 年。

有人用消痰散结方（天南星、半夏、全蝎、白芥子、鸡内金、川贝母、陈皮等）随证加减治疗 271 例晚期胃癌,结果发现,该方对消除症状、改善体质、提高生存质量有益,对其中 87 例统计,3 年生存率达 78%,7 例生存达 10 年,最长 18 年。

（3）中药固定方治疗

有人用中药复方微调三号合剂治疗晚期胃癌 152 例,结果治疗组病灶稳定率达 75%,疾病控制率为 88.16%,3 年生存率为 61.18%;5 年生存率为 37.50%;10 年生存率为 17.76%。并将中期疗效、远期预后作为观察指标,结果肿瘤稳定率为 79.44%,且血清 CEA 水平下降,1 年生存率为 84.11%,3 年生存率为 44.86%。

4. 中医药研究存在的问题

胃癌研究中存在的方法学问题常见的有:

——临床研究有时缺乏合理的设计、严格的质控标准。有关基线资料描述比较、样本量估算、随机方法实施,统计方法选用,对结果解释和分析,不同程度地存在缺陷,影响研究结果的可信度。

——临床结局评价大多采用西医标准,观察指标中短期疗效较多,缺乏对终末疗效的观察和长期生存的随访,难以全面衡量中医药治疗作用。

——大多数研究样本量均偏小,尤其是一些需要分层统计的临床研究,结果会因样本过小而带来偏倚,因此研究的结果缺乏说服力。

中药效应机制研究,有时缺乏深度,在药物作用机制的研究中,虽然涉及整体、组织、细胞、分子等多个层次,但机制往往偏于单一,且表述不够清楚,有些研究仅停留在表面现象的观察,对中药多环节、多靶点间的联系缺少深入认识。

缺乏高水平的中医诊疗规范。辨证论治是中医治疗疾病的核心和特色,辨证论治中的因人、因时、因地治宜,与现代肿瘤治疗个体化的理念相吻合。目前对胃癌的中医证型及其诊断标准的认识存在差异,多数研究资料仅为一家之言,中医证型多为若干个症状的罗列,缺乏临床诊断的可操作性,往往难以说服整个中医胃癌研究群体,以某个研究方案作为引领胃癌论治的"金标准",难以形成成熟的诊疗规范并推广施行,研究的结果缺乏可比性。

因此今后应当使诊断、用药标准化,进行多中心协作,切合临床实际,借助循证医学的研究评价体系,严格设计大样本、多中心的临床研究,逐步建立规范的辨证诊疗标准和疗效评定标准。将上述研究和中医的证、治、方、药研究结合起来,阐明胃癌的发病和中医药治疗机制,进一步筛选有效药物或方剂,研制合理剂型,不断丰富中医基础理论,指导临床合理组方用药,提高疗效。

三、中医化痰法与胃癌治疗

中医认为,胃癌的发生与脾胃亏虚、痰湿瘀毒积聚胃内有关。大量临床研究显示,以化痰法为主的治法,能预防胃癌发生、对化疗减毒增效、提高机体免疫力、改善生活质量等;基础研究已说明化痰法治疗胃癌的科学性。目前已形成手术、化疗、靶向治疗、生物治疗的多学科综合治疗胃癌的模式。中医药作为辅助治疗方法,能改善临床症状,减轻化疗毒副作用,增加机体免疫力,提高生活质量,延长生存期,在胃癌治疗中有重要意义。

1. 痰是胃癌发生的重要因素之一

中医学认为,胃癌的发病与饮食不节、情志失调、正气内虚、继发为病等因素有关。诸因素影响脾胃健运,气滞、血瘀、痰湿聚集于胃,痰湿毒邪凝于中焦,阻滞气机,血行不畅而发积聚。故《丹溪心法》有云:"胃反大约有四,血虚、气虚、有热、有痰。"

痰作为中医学一种特殊病因,既是指一切水液代谢异常的产物,又是一种致病因素,其生成关键责于脾胃运化失常。又因脾为生痰之源,脾胃互为表里,从这一角度来说痰在胃癌的发生发展中起重要作用。故《不居集》中说:"惟胃为水谷之海,万物所归,稍失转味之职,则湿热凝结为痰,依附胃中而不降,当曰胃为贮痰之器。"现代医学也已证实,腌制品、高脂饮食等饮食因素及饮食不当等,是胃癌的重要危险因素。

2. 痰乃胃癌发展的关键环节之一

有人检索了近15年关于胃癌中医证型的文献,总结分析胃癌证型构成比,结果发现痰湿凝结型名列第三位,提示痰湿在胃癌的发生发展过程中起重要作用。胃癌的发生,总体不外乎气血阴阳失衡、病理产物积聚。由于正气亏耗,邪气深伏久滞,其致病之性愈甚,酿成癌毒。癌毒既成之后,阻碍经络气血运行,津液不输,血行不畅,痰瘀癌毒互结而成块。中医学认为,痰随气流动,这与胃癌的发展、侵袭、转移、复发相似。有学者认为,人身体上、中、下有块者多是痰,可分为痰和恶痰,胃癌当属恶痰;并进一步将恶痰分为痰核、痰浊、痰络,分别与现代医学肿瘤细胞、间质细胞、肿瘤血管的病变相对应。

3. 化痰法在胃癌治疗中的应用

(1)化痰散结,扶正防癌

能治疗癌前疾病,预防胃癌发生;胃癌前病变是指胃黏膜出现中、重度不典型增生、不完全性肠型化生,其主要伴存于慢性萎缩性胃炎等。目前缺乏对胃癌有效治疗措施,对胃癌前病变的治疗就显得十分迫切。

以化痰法为主治疗胃癌前病变已取得疗效。有人采用化痰祛瘀法治疗慢性萎缩性胃炎伴异型增生,治疗组35例采用二陈汤合血府逐瘀汤加减,对照组38例采用吗丁啉加维酶素,结果发现,治疗组有效率明显高于对照组,提示中医化痰祛瘀法对慢性浅表性胃炎—萎缩肠化—异型增生—胃癌这一病变模式,朝正向逆转能起积极作用。

有人观察温阳化痰汤(主要组成为黄芪、干姜、桂枝、白术、茯苓、薏苡仁等)治疗慢性萎缩性胃炎的疗效,结果显示,70例慢性萎缩性胃炎中显效35例,有效16例,好转14例,总体有效率为92.9%,表明温阳化痰法对慢性萎缩性胃炎有较好疗效。

有人用具有化痰作用的养正散结汤(主要成分为胆南星、山慈姑、莪术、太子参、百合、佛手、甘草等)治疗慢性萎缩性胃炎伴肠上皮化生、异型增生的患者55例,对照组53例仅以胃复春片治疗,总体有效率分别为94.5%和79.2%,HP转阴率分别为68.94%和34.78%。提示具有化痰作用的养正散结汤对慢性萎缩性胃炎癌前病变有良好作用。

(2)化痰解毒,和胃止呕

能减轻化疗毒性,增强治疗效果。化疗是胃癌的主要治疗手段之一,但有效率较低,且多数患者出现不同程度的毒副作用，常见的不良反应为骨髓抑制、消化道反应、肝肾功能损害。胃癌患者本身机体消耗严重，抵抗力和免疫功能均明显下降，甚至因化疗不良反应不能完成整个治疗周期。化痰法辅助应用在化疗中，能减毒增效。

有人用益气健脾、化痰解毒的肠胃清口服液（主要成分为黄芪、白术、野葡萄藤、半枝莲、八月札等）结合 FOLFOX 方案治疗晚期胃癌。结果显示，治疗组优于对照组（仅用 FOLFOX 方案治疗），治疗组骨髓抑制、消化道反应总体发生例次均低于对照组（$P<0.05$），提示肠胃清能改善脾虚痰湿型晚期胃癌患者的临床症状，提高生存率，减轻化疗不良反应。

有人用消痰散结中医治疗方案治疗 41 例胃癌术后患者，42 例对照组用 OLF 方案（奥沙利铂、氟尿嘧啶、亚叶酸钙），疗程为 3 个月，结果显示，中药组毒性反应（白细胞降低、感觉性神经病、呕吐、厌食）均低于化疗组（$P<0.05$），显示胃癌术后用消痰散结中医方案可减轻毒性反应，提高生活质量。

有人在 40 例胃癌患者化疗前后应用温胆汤，化疗前 30 分钟及化疗后各服用 1 次，对照组用昂丹司琼 8 mg 于化疗前 15~30 分钟静脉推注。中药组较对照组恶心、呕吐等消化道不良反应明显减少（$P<0.05$）。提示温胆汤可作为化疗前预防恶心呕吐的一种措施。

（3）化痰解郁，益气健脾

能增加机体免疫力，提高生活质量。胃癌患者机体免疫功能低下，手术后免疫功能更是严重受损，免疫调节因素平衡紊乱是转移和复发的重要因素。胃癌患者由于多种不适的临床表现、低下的机体免疫功能、手术化疗不良反应、晚期胃癌并发症等，生活质量受影响。以化痰法为主的治法能增加患者机体免疫，提高生活质量。

有人观察香砂六君子汤加减早期应用于高龄胃癌术后患者（大于 65 岁），与使用西药的对照组相比，中药组血清转铁蛋白水平、外周淋巴细胞计数，均明显升高，中药组的体液免疫指标在术后 14 天基本恢复到术前水平，显示术后加减应用健脾化痰的六君子汤，能改善机体免疫状态，促进胃肠功能恢复，提高免疫功能。

有人应用六君子汤合半夏厚朴汤结合心理疗法，治疗胃癌术后抑郁症 29 例，与仅使用心理疗法的对照组相比，治疗组心理状态改善明显（$P<0.05$），显示六君子汤合半夏厚朴汤具有抗胃癌术后抑郁，提高生活质量的作用。

4. 化痰法的实验研究

近年来，针对中医化痰法治疗胃癌也有很多基础研究，为胃癌的中医治疗提供了新的思路。

有人基于痰浊内阻是胃癌发生的重要病理基础，研制出消痰散结方（主要成分是生半夏、南星、鸡内金、全蝎等），实验表明，该方能降低胃癌组织中 p21Ras 及 p185 蛋白表达率，抑制裸鼠移植瘤血管拟态形成，调控胃癌组织中血管内皮生长因子 C（VEGF-C）及血管内皮生长因子受体 3（VEGFR-3）的表达，提示消痰散结方可从多方面发挥抗胃癌作用。

化痰法是中医治疗胃癌的常用方法之一，能预防肿瘤的发生，对化疗减毒增效，提高机体免疫能力，改善患者生活质量，延长生存期。但基于化痰法治疗胃癌需要解决的问题还很多，如痰证辨证的欠规范化，相关中药成分复杂，靶点作用不明确，局限的药物剂型等，需结合现代医学技术来解决上述问题。

四、"治未病"理论与胃癌防治

有人从胃癌的病因、发病机制、病情进展、临床诊治等方面，概括了中医"治未病"理论在胃癌预防中的优势，提出在中医"治未病"理论指导下，结合现代医学，使胃癌前病变得到预防、逆转。

目前医学对中晚期胃癌治疗效果仍不理想，所以早诊早治是目前提高胃癌患者存活率的有效措施。胃癌的早期诊断主要依赖于对胃癌前病变等进行随访，对胃癌前病变等干预。胃癌前病变包括癌前状态和癌前病变。癌前状态为临床概念，指胃癌前期疾病，如慢性萎缩性胃炎（慢性萎缩性胃炎）等。癌前病变（PLGC）为病理概念，包括肠化生、不典型增生（异型增生）。目前国内外大多数学者认可的胃癌发病模式为：萎缩性胃炎—肠化生（IM）—异型增生（DYS）—胃癌。但目前现代医学对治疗慢性萎缩性胃炎、肠化生、异型增生尚无理想的疗法，而中医药在胃癌前病变的治疗上有优势，强调发挥"治未病"与已病防变整体理论体系在胃癌防治中的应用，临床证实中药可使部分患者症状减轻、消失，可使胃癌前病变逆转，使胃癌的药物预防成为可能。

1."治未病"的理论基础及优势

"治未病"一词其学术渊源，可追溯到春秋乃至周代的文献。如《周易》云："水在火上，既济，君子以思患而预防之。"这反映了防患于未然的思想。《内经》在总结前人养生防病经验的同时，注意吸收古代哲学中未雨绸缪、防微杜渐的思想，初步奠定了治未病学说的理论基础。《素问·八正神明论》曰："上工救其萌芽"。《素问·阴阳应象大论》云"善治者治皮毛"等，有重要意义。

经过历代医家的发展与完善，逐步构成了未病先防、已病防变、瘥后防复的中医治癌理论体系，其价值在于将"治未病"作为医学理论的基础和目标，倡导防病于未然，治病于初始，愈后防复发。

作为有着千年历史的传统预防医学的最基本的思想，"治未病"在历代医家所推崇中形成了独特的优势。其一，注重在未发病之前采取有效措施，预防疾病发生；同时在一旦患病之后，及时采取有效措施以防止疾病的发展、传播或复发；其二，强调整体预防，"治未病"不仅把患者当作生物体进行预防，而且重视从生理、心理、社会多方面采取综合预防措施，来预防疾病的发生。因为任何疾病的发生发展都有一个渐进的过程，从未病到已病，从未成形到成形。

2."治未病"理论在胃癌预防中的应用

胃癌的发生发展，常由饮食不节、精神失调、遗传等多因素作用形成的，常经过慢性胃炎—肠上皮化生—不典型增生—癌前病变—胃癌通路，通过较长时间逐步演变发展而成。因此我们要善于治病，更要善于"治未病"，见微知著，在疾病未发之时或在未成形阶段，就发现它、截获它、治疗它，使它消之于无形，这是上工所为。中医开展慢性萎缩性胃炎、肠上皮化生、异型增生的治疗工作已有多年，已初步显示出它的优越性和发展前景。

（1）未病先防

《内经》曰："阴阳者，天地之道也，万物之纲纪，变化之父母，生杀之本始，神明之府也。治病必求于本。"中医"治未病"的目的在于维护阴阳平衡，守之则健，失此即病。"正气存内，邪不可干。"就是在疾病发生之前，注重保养身体，顾护正气，提高机体免疫功能，预防疾病的发生。

祖国医学中根据胃脘痞满、疼痛、食欲减退、嗳气、泛酸等临床特征，可将胃癌归于中医胃痛、痞证等范畴。胃癌病位在胃脘，病变脏腑关键在脾胃，《内经》中对病机就有论述，概其病机，不外乎营卫不和、阴阳隔绝、气血壅塞、升降失常；其病因主要与饮食不节、喜进热烫粗糙或刺激性食物、嗜好烟酒、情志不节、郁思恼怒、素体虚弱、劳倦内伤，或用药不当、久病体虚等有关。

近年来国内学者通过临床对患者的观察，对胃癌前病变的病因病机有了进一步的认识。有人认为该病为本虚标实的虚损病。本病之虚，主要为脾胃亏虚。本病之实，多为虚损之后所继发，其中脾胃亏损是本病较为突出的病理表现；胃阴亏损、胃络瘀阻，胃失于滋润濡养，是导致胃腺体萎缩的重要病机。有人认为，脾胃素虚是发病和转归的根本内因，表现为脾胃气虚和胃阴不足，虚实夹杂为基本特点，病理演变过程为虚—毒—瘀—虚。血瘀贯穿于本病始末，气虚血瘀是本病的基本病机，脾胃气虚为本，胃络瘀血为标。

多数学者认为慢性浅表或萎缩性胃炎患者以肝胃不和型、湿热内生，气机不畅型为多见；而肠化生、轻度异型增生期以气阴两虚型为多见；至重度异型增生则以胃络瘀血型为多见。整个过程与因邪致虚、因虚生邪、久病入络、久病必瘀的观点相一致。尽管各家意见不尽一致，但归纳起来不外乎滞—热—虚—瘀。一般来说，发病初期为实多虚少，以实证为主，后期以虚为主，虚实夹杂，而正虚邪实,虚实夹杂,各因相兼,互相转化,是本病的病机特点。

（2）已病防变

是指在患病以后,注重及时明确诊断、及时治疗处理,同时扶正祛邪,防止疾病的传变与发展。如汉张仲景《金匮要略》中所述:"问曰'上工治未病,何也？'师曰:'夫治未病者,见肝之病,知肝传脾,当先实脾,四季脾旺不受邪,即勿补之。中工不晓相传,见肝之病,不解实脾,惟治肝也。'"清代医家叶天士曰:"先安未受邪之地。"这是对既病防变思想的应用和发挥。

现代医学认为,胃黏膜的肠型化生是不完全分化,其肠型细胞不表达含亮氨酸氨基肽酶、碱性磷酸酶,被吸收的致癌物质易于在细胞内积聚,导致细胞异型增生而发生癌变。胃黏膜腺管结构、上皮细胞失去正常的状态出现异型性改变,组织学上介于良恶性之间,因此对上述癌前病变应密切随访。

但目前现代医学对治疗慢性萎缩性胃炎、肠化生、异型增生尚无理想的疗法,而中医药在胃癌癌前病变的治疗上具有优势,能扭转胃癌前病变,使胃癌的药物预防成为可能。慢性胃炎日久损伤脾胃,在正虚的情况下,气滞血瘀,内毒由生,亦可致胃癌。胃痛胃阴不足证时,治疗宜益气养阴,行气活血,祛瘀解毒。正气充足,阴阳调和,气血通畅,癌前病变就会逆转。临床上常用的益气药有黄芪、党参、茯苓、白术等;养阴药有沙参、生地黄、女贞子等;行气药有郁金、延胡索、佛手、木香等;祛瘀药有三棱、莪术、桃仁等;解毒药有半枝莲、半边莲、白花蛇舌草等。在辨证论治的基础上,适当选用上述中药,胃癌前病变是可以预防、阻断、逆转的。

（3）瘥后防复

指在疾病痊愈之后,防止复发,重视在精神、饮食、劳作方面对患者痊愈后的指导,中医历代文献有记载,如"法于阴阳,和于术数""恬淡虚无,精神内守,食饮有节,起居有常,不妄作劳。"如宜食暖热、软食,富有营养,易于消化吸收,按时进食或少食多餐;忌食生冷刺激、辛辣之品及粘腻、油炸、粗纤维等伤胃不易消化吸收之物。这些都是瘥后防复的措施。

中医学认为"阴平阳秘,精神乃治"。疾病是阴阳失衡、人体正气与致病邪气相互作用、相互抗争、运动变化的过程。"亚健康"是相对于疾病标准而定义的,"无病有证"属于"亚健康"状态,可运用中医辨证论治。因此将"治未病"理论指导无病有证的亚健康状态,运用中医四诊方法进行辨证论治,能达到未病先防的目的。

胃癌是多种因素导致的恶性肿瘤,中医强调治未病的重要性,即在胃癌前病变期就积极干预,要做到未病先防、已病防变、瘥后防复,发挥中医药综合防治的特色,灵活掌握脏腑病机及生克制化,防治疾病传变,可取得良好效果。

五、中晚期胃癌中医治疗

近年来我国胃癌的发病率和死亡率逐年升高,大多数患者确诊时已属中晚期。胃癌起源于胃黏膜上皮细胞,可发生于胃的各个部位,可侵犯胃壁的不同深度和广度。胃癌的治疗早期通常以手术治疗为主,中晚期则以放疗、化疗、生物治疗、中医药治疗为主,证据表明,中医治疗或辅助治疗,对中晚期胃癌能缓解症状、延长生存期、控制肿瘤生长及转移、提高免疫力、减轻放化疗毒副反应,疗效较明显。

1. 中医治疗

《内经》有云:"正气存内,邪不可干""邪之所凑,其气必虚",胃癌发展到中晚期,久病伤正,总体病机属虚实夹杂,正虚邪实,治宜扶正祛邪,单用中药治疗时不应只考虑到杀瘤,而应考虑到患者的自身耐受力,以减轻症状,改善生存质量为主,兼以杀瘤。

（1）调理脾胃为主

脾胃为后天之本,气血生化之源,加之胃癌的主要受累脏器为脾胃,有效加强后天脾胃的运化功能,对中晚期胃癌患者能提高生存质量、延长生存期。有人总结经验认为,中晚期胃癌亏虚是病之根本,益脾胃是治疗大法,粥疗养胃,食药互补,选方以变味异功散加减,认为中晚期胃癌若试图清热解毒,化瘀抗癌,破血消癥,软坚散结,甚至用有毒之品所谓"以毒攻毒",往往适得其反,不但癌瘤不能消除,反而因苦寒峻毒之药徒伤正气,尤其败伤脾胃,使饮食难进,化源不充,终致胃气衰败,则死不旋踵。

当此正虚邪实之际,不应以消除癌瘤为唯一目标,而应以提高生存质量、延长生存期为主要目标。有人在使用扶脾化瘤饮(黄芪、党参、茯苓、白术、半夏、生薏米等)治疗脾胃虚弱型中晚期胃癌,并与平消胶囊组对照时指出,其改善免疫功能优于对照组。有人使用加味香砂六君子汤治疗中晚期胃癌,结果显示,可明显改善临床症状、延长生存期及无进展生存期,减少复发。

（2）佐治兼症为辅

中晚期胃癌患者易出现肿瘤侵袭引发的呕吐、便秘、胸闷、纳少等一系列消化道及其他症状,中药的一些方剂,能针对不同的相关兼症,起到很好的治疗作用,可替代某些西药而避免相关副作用。

有人用吴茱萸汤治疗晚期胃癌呕吐,与胃复安、地塞米松对照,结果显示,吴茱萸汤对肝胃虚寒证型晚期胃癌呕吐疗效显著。

有人用夏星汤(姜半夏15 g,制天南星12 g,代赭石20 g,蜂房10 g,丹参15 g)治疗痰瘀互结型中晚期胃癌,与卡莫氟治疗对照,结果提示,夏星汤能显著改善患者胸膈满闷、呕吐痰涎、厌食纳呆等症状,可提高患者生存质量,对肿瘤局部缩小也有一定的作用,且安全无副作用,值得临床推广应用。

有人用参芪扶正注射液,治疗老年中晚期胃癌,结果显示,参芪扶正注射液能改善老年中晚期胃癌患者的症状,提高生存质量,提高免疫水平。

（3）针灸治疗

针对临床过度用药的现状,能经物理治疗解决的就应该首选物理治疗,可减少胃的负担,以免加重其现有症状;针灸作为中医宝库中的一员,也可在中晚期胃癌的辅助治疗中发挥其作用。

有人对脾胃虚寒型的晚期胃癌患者,予以毫针补法刺内关、足三里、丰隆,足三里加用温和灸,腹部使用改良温灸器灸,每日1次,每次半小时,兼服中药一月余,腹痛、畏寒等症状明显缓解。有人利用针刺配合穴位注射,治疗胃癌晚期疼痛,与口服硫酸吗啡控释片相比,更有优势,其起效快,同时可避免吗啡类药物的毒副反应、成瘾性等。

（4）外治疗法

外治疗法名目众多,针对不同的患者可选择不同的治疗方法,可缓解症状,对年纪大、长期卧床者后期胃肠功能蠕动差导致的便秘等,可使用脐内贴敷大黄,通过局部皮肤的吸收从而通利大便。对患者疼痛稍著,可辅以中药泡脚及穴位贴敷,常可事半功倍。

2. 中西医结合治疗

中药作为辅助治疗时,主要增强患者自身的免疫力,减轻化放疗及其他治疗的毒副作用,减轻疾病症状,提高生存质量,延长患者生存期,根据相对应的症状,亦可对症组方,协同治疗中晚期胃癌。

（1）减毒增效

中药能提高患者免疫力,协同西医治疗,减轻毒副作用,增加治疗的耐受力,可减少西药用量,减轻不适症状,尽快恢复功能。

有人用胃癌宁汤联合化疗治疗晚期胃癌,与化疗组对照,结果显示,胃癌宁汤能降低血清肿瘤标志物 CEA 和 CA19-9 的活性水平,提高生存质量,对化疗药物有减毒增效作用。

有人用扶正抗癌冲剂联合化疗治疗中晚期胃癌,结果提示,扶正抗癌冲剂可改善化疗药物引起的全身、消化道、骨髓毒副反应,其对化疗的增效减毒作用,与其改善患者机体的 T 细胞免疫功能相关。

　　有人用复方苦参注射液联合 DCF 化疗方案治疗晚期胃癌,结果表明,复方苦参注射液可减轻化疗的不良反应,可提高对化疗的耐受性及化疗期间的生存质量,提示复方苦参注射液可作为胃癌化疗的辅助治疗药物。

　　有人使用康艾注射液联合化疗治疗晚期胃癌,结果显示抗癌疗效好,能减轻药物毒性,改善患者的生活质量。

　　实验指出,人参皂苷 Rg3 联合 XELOX 方案治疗晚期胃癌具有协同作用,能提高化疗疗效,改善患者生活质量,且不良反应较轻、耐受性较好,是一种安全有效的治疗方案。

　　有人用希罗达联合参一胶囊,治疗老年晚期胃癌,结果表明,希罗达联合参一胶囊治疗老年晚期胃癌疗效较好,毒副作用较少,应用较方便,特别适宜于老年体弱、不适合强烈联合化疗的患者,是老年晚期胃癌的一种较理想的治疗方案。

　　有人应用香菇多糖联合化疗治疗晚期胃癌,结果发现,香菇多糖联合化疗较单纯化疗能增加疗效,减少化疗毒性反应,并改善生活质量。

　　有人应用鸦胆子油乳注射液联合 DX 化疗方案治疗晚期胃癌,临床研究指出,鸦胆子油乳注射液对 DX 方案治疗晚期胃癌有增效作用,可明显提高患者的近期有效率和 KPS,保护免疫功能,减轻化疗的毒副反应,骨髓抑制及腹泻率均明显低于对照组,KPS 提高＋稳定率提高明显高于对照组。

　　有人用自拟健脾益肾汤(黄芪 15 g,党参 15 g,茯苓 12 g,白术 9 g,山药 30 g,枸杞子 15 g,山茱萸 9 g,牛膝 15 g,白芍 15 g,当归 3 g,女贞子 15 g,甘草 6 g)配合化疗治疗晚期胃癌,结果显示,自拟健脾益肾汤配合化疗治疗胃癌在提高生活质量,减轻化疗所致周围神经毒性、缓解中性粒细胞减少、恶心呕吐等毒副反应方面有一定作用。

　　(2)改善生活质量,延长生存期

　　中晚期胃癌患者的生存质量很差,主要因为化放疗或肿瘤生长带来的病痛所折磨,有效改善相关症状,延长患者生存期,显得尤为重要。

　　有人用艾迪注射液＋FOLFOX4 方案治疗晚期胃癌,结果显示,艾迪注射液＋FDH 方案治疗晚期胃癌疗效较好,可改善临床症状,提高生存质量,延长生存期,且不良反应较小,值得推广。

　　有人应用扶正和胃合剂辅助化疗治疗中晚期胃癌,结果显示,能增强肿瘤患者的免疫功能,提高生活质量,减轻化疗的毒副反应。扶正解毒和胃方(黄芪 30 g,党参 20 g,白术 20 g,薏苡仁 20 g,菟丝子 20 g,斑蝥 8 g,穿山甲 15 g,白花蛇舌草 30 g,山慈姑 30 g)配合化疗,在抑癌有效率方面虽无统计学差异,但中药组毒副反应减轻,生活质量改善。

　　有人用华蟾素注射液联合化疗治疗晚期胃癌,与单纯化疗组比,使用华蟾素的患者有较长的无进展生存期,能减轻化疗毒副作用,安全性较好,可改善患者的生活质量,是一种有效的中西医结合抗癌治疗方法。

　　有人联合使用健脾散结汤和 FOLFOX 方案治疗晚期胃癌,结果可延长患者生存期。有人应用抗癌平丸联合 FED 方案治疗晚期胃癌,可改善睡眠,增强食欲,缓解体重下降,提高生活质量,值得推广。

　　有人用磨积散联合化疗治疗中晚期胃癌,结果显示,能改善恶心或呕吐、食欲不振、腹胀、疼痛等,可提高白细胞计数,防止白细胞水平下降,保护骨髓造血功能,提高 KPS 评分,改善患者生活质量,减轻患者痛苦。

　　随着现今胃癌患者基数的增加,中晚期的胃癌患者数目庞大,找到合适的治疗方案是当务之急,虽然现在的治疗方法种类繁多,但是尚且没有统一的标准,就目前而言,适合患者自身的个体化的治疗才是最佳的,中医治疗就目前而言虽然不是首选的治法,但是在长期的临床观察中越发地体现着其重要性,我国的患者大多数愿意接受中医治疗,尤其是中晚期患者,在中医宝库中寻求更适合的治疗手段,深入研究,胃癌治疗方面的突破是有可能的。

六、胃癌中医基础实验研究

2000 年资料统计,全球每年新发胃癌 87 万例,占所有新发癌症病例的 9%,仅次于肺癌、乳腺癌、结肠癌之后,居第 4 位。外科手术是目前治疗胃癌的主要方法,也是有可能治愈胃癌的重要途径,但其治愈率约 30%。中医药在治疗胃癌上具有其优势,能缓解临床症状,配合手术治疗,减轻放化疗的毒副反应,提高治疗有效率,延长生存时间。在胃癌中医基础实验研究方面,国内外有关学者已做了大量工作。

1. 胃癌中医证型实验动物模型建立

目前胃癌与中医证型的动物模型,即胃癌的病证结合的动物模型报道较少,其中痰瘀互结的胃癌动物模型与脾虚证动物模型有所报道。

(1)脾虚证动物模型

有人以精神状态及呕吐作为脾虚证的基本条件,应用 Beagle 犬、ENNG 为致癌剂,每条犬每天喂服 75 ml,连续 1 年。待胃癌形成后行胃癌根治手术,术后存活 1 个月以上归入脾虚与对照组,以观察犬精神状态及呕吐变化情况。

有人以过食酸味法建立脾虚证动物模型,并在此基础上连续灌胃二乙基亚硝胺 120 天,成功建立了脾虚胃癌病证动物模型,造模成功后小鼠出现了摄食量、自发活动减少,体重下降,被毛蓬松、腹部胀大、大便溏薄。

(2)痰证动物模型

有人认为,有形之邪胃癌肿块,从病因病机上可看作痰的病理产物,裸小鼠皮下移植传代,局部接种,形成肿块,造模形成痰证动物模型后,在此基础上加用 OB 生物胶改良,造模成功率较高。

2. 中医治疗胃癌机制研究

在目前胃癌的机制研究中,很少有医家根据胃癌动物模型的中医证型进行相应研究,中医治疗胃癌的机制研究主要从以下 7 个方面进行:

(1)对动物移植实体瘤和接种胃癌细胞生长抑制率的观察

它是目前中医药防治胃癌实验研究的常用指标。有人用消痰散结方对裸鼠 MKN-45 灌胃的胃癌治疗,发现抑癌率与化疗组无明显差异,认为消痰散结方可降低痰瘀互结胃癌细胞膜 EGFR 的表达水平,阻断其信号通路持续激活,抑制 DNA 合成,抑制胃癌细胞增殖。

有人以上海中医药大学治疗消化道肿瘤的钱氏验方水煎剂灌胃,对小鼠 S180 实体瘤的生长情况进行了观察,结果表明,由人参、茯苓等多味中药组成的钱氏验方,能有效抑制 S180 实体瘤的生长,抑制率为 34%～40%,与对照组比较呈显著性差异;有人亦观察了其对人胃腺癌裸鼠(SGC7901)移植瘤的影响,发现生药为 20g/kg 剂量组的抑瘤效果最好,抑瘤率达 75%。

有人报道由党参、生黄芪、生白术等组成的扶正抗癌冲剂,对人胃癌低分化细胞株 MKN-45 有较强的抑制作用,抑制率达 74.7%。有人以消癌平片生药 18 g/kg、9 g/kg、4.5g/kg 剂量灌胃给药,连续 3 次重复实验,发现对小鼠体内移植的 S180、P388 胃癌细胞有抑制作用。

有人报道,玉米提取物特殊香味浸膏(ESM)对人胃癌细胞株 SGC 的抑瘤率达 90.7%,提示玉米须有较好抗癌作用。有人报道,复方参七汤(参三七、人参、黄芪、黄精、当归、陈皮、木香、茯苓、甘草、川贝、草乌、半边莲、半枝莲、谷麦芽、佛手花等)对人胃癌细胞株 BGC-823 细胞具有直接杀伤效应,可抑制其有丝分裂、增殖。

有人应用蔡氏扶正消痕汤(人参、黄芪、温莪术、藤梨根、露蜂房、苏铁叶、八月札、白茅根、徐长卿等组成)抑制胃癌细胞 SGC-7901 体外增殖,能升高胃癌细胞表面 E-钙黏蛋白的表达水平、降低 CD44 和 CD54 的表达水平,并有量-效关系,说明蔡氏扶正消痕汤能阻止胃癌 SGC-7901 细胞对邻近正常组织的浸润及远处转移,从而发挥抗癌作用。

(2)对胃癌患者血常规的观察

中医理论认为,饮食和精神等因素引起机体气血郁结是胃癌形成的关键。有人通过实验观察到抗胃癌药——扶正抗癌方,能降低胃癌小鼠的全血黏度($P<0.01$),改善血高凝状态。

有人应用大蒜对 MNNG 所诱发实验性大鼠胃癌及癌前病变治疗,结果发现,MNNG 组血清 Tch 与 LDL 的水平明显低于正常对照组($P<0.01$),而血清 HDL 的水平则高于对照组($P<0.05$),证明实验性胃癌及癌前病变组伴有低 Tch、LDL 血症和高 HDL 血症;大蒜治疗组血清 Tch、LDL 明显高于 MNNG 组($P<0.01$),但血清 HDL 水平则相近,两组无显著性差异,其诱癌率却明显低于 MNNG 组($P<0.01$),说明大蒜对 MNNG 诱发实验性胃癌具有抑制与逆转效果。

(3)对免疫调节因子影响的观察

近年研究表明,胃癌预后与机体抗肿瘤的免疫功能相关。有人发现,扶正消瘤液能促进 IL-2 诱导 LAK 细胞增殖,能增强抗肿瘤免疫学效应,能降低成本,减少大剂量 IL-2 所致的毒副反应。

(4)对肿瘤血管内皮生长因子的影响

肿瘤的血管新生受促血管形成因子、抑血管形成因子控制,多种肿瘤都高水平表达血管内皮生长因子(VEGF),正常组织极少表达,而且肿瘤组织 VEGF 的表达水平与肿瘤复发、浸润转移、预后相关。

实验研究表明,消痰散结方可明显抑制痰瘀互结型胃癌细胞 VEGF 的表达,抑制血管新生,对正常血管内皮细胞没有细胞毒作用。研究发现,伴区域淋巴结转移或远处器官转移的胃癌组织微血管计数,明显高于无区域淋巴结转移或远处器官转移者。统计分析表明,消痰散结方组胃癌组织微血管计数,明显低于空白组($P<0.05$)。消痰散结方可能通过降低胃癌组织中微血管密度,一方面减少肿瘤生长所必须的营养供应,抑制肿瘤的增殖;另一方面减少肿瘤细胞进入血循环通路,阻断肿瘤转移。

有人以不同剂量的中药复方胃康宁制剂,给 SD 大鼠灌胃,制备含药血清,然后以含药血清培养胃癌细胞,两代后,分别用免疫组化法和 RT-PCR 检测不同剂量组胃癌细胞中 VEGF 及其受体的表达情况,结果显示,中药胃康宁对胃癌细胞血管内皮生长因子及其受体的表达有抑制作用。

有人报道,中药健脾导滞中药(党参、半枝莲、五灵脂等)对内皮生长因子及其受体的表达有抑制作用。有人运用药物血清水平检查方法、免疫组织化学方法、形态学方法,观察益气活血清热方对各指标的变化情况,结果发现,益气活血清热方(黄芪、白术、莪术、薏苡仁、黄芩、白花蛇舌草)对胃癌细胞株有明显的促凋亡作用,能促进表达 p53,抑制表达 VEGF,并随药物浓度的增加而增加表达。

(5)对 DNA 指数及细胞分裂周期影响的观察

流式细胞术是评价肿瘤异质性及增殖状态的先进手段之一,研究表明,DNA 与肿瘤细胞增殖分裂有密切关系,DNA 增加是肿瘤细胞迅速增殖的物质基础,而细胞增殖周期的 S 期和 G_2/M 期细胞比例的增高,反映肿瘤迅速增殖。随着肿瘤细胞 DNA 含量的增加,其 S 期和 G_2/M 期细胞数亦增加。

有人通过改良幽门处插弹簧法造模,观察消痞灵冲剂(党参、三七、莪术、白花蛇舌草等)对大鼠胃癌前病变细胞 DNA 含量和细胞动力学的影响,结果发现,消痞灵冲剂预防组和治疗组的 DNA 指数、S 期及 G_2/M 期细胞数、细胞增殖指数,与正常组比较,均无显著性差异($P>0.05$),从而认为消痞灵冲剂对大鼠胃癌前病变有明显的抑制作用。

有人报道,SPEE 对 DNA 合成抑制上,与胡萝卜素比较,显著增强;有人报道,消瘤平在体内外实验中,用流式细胞仪检测细胞,发现消瘤平对人胃癌(SGC-7901)有明显抑制作用,主要使胃癌细胞停留在 G_1 期,形态学上胃癌细胞呈现分化趋势。

研究表明,癌宁可诱导人胃癌 SGC-7901 细胞的凋亡,其机制与下调癌蛋白及细胞因子 TGF-β、Fas、Fas-L 的表达水平相关。

（6）对胃黏膜螺旋杆菌感染的影响观察

幽门螺杆菌感染与胃癌前期病变和胃癌的发生相关。通过改良幽门处插弹簧法造模，有人观察中药消痞灵冲剂对实验性胃癌前病变胃黏膜幽门螺杆菌感染的防治作用，结果显示，模型组和自然恢复组大鼠胃幽门螺杆菌感染数量明显高于正常对照组；而给予大、中、小三个剂量组的消痞灵冲剂，则对幽门螺杆菌感染有明显的抑制作用。说明对胃螺旋杆菌的抑制作用，可能是消痞灵冲剂发挥抗癌作用的机制之一。

（7）对胃癌相关基因蛋白表达影响的观察

随着现代分子生物学技术的不断应用，针对药物对胃癌形成相关基因的研究，已成为中医药当前有关胃癌研究的重点。有人研究消痰散结方对胃癌组织中转移抑制因子 nm23 的影响，结果显示，nm23RNA 表达水平较低者，胃癌细胞转移率较高，进而证实消痰散结方可通过增强胃癌组织 nm23 的表达，影响细胞的活动与粘连，从而降低肿瘤细胞的转移。

有人采用 LSAB 免疫组化技术观察了中药连黛片（由黄连、吴茱萸、青黛等组成）对由 MNNG 诱发的实验性大鼠胃癌 p21、Ras、Erb B2、Rb、p53 基因表达的影响，结果发现，以连黛片 115g/kg 剂量灌胃给药 12w 后，不仅降低了胃癌的发生率（中药组 1/18，模型组 5/18），且所检测连黛片组胃癌组织发现，其 p21、Ras、Erb B2 表达均呈阴性，而同样方法检测对照组胃癌组织的 p21、Ras、Erb B2，发现常呈阳性表达。

有人报道应用三物白散加味方含药血清，加入人胃癌 SGC7901 细胞培养液中，观察 p21、Ras、Erb B2 及 CD44 基因表达，结果发现，可降低上述基因表达水平，认为三物白散加味抗胃癌作用与影响胃癌相关基因有关。

有人用 PC-SSCP 法检测健脾为主的中药对 Lovo 氏瘤生长过程中 p53 基因第 7 外显子点突变发生的阻断作用，其结果是肯定的，与以往的对健脾为主中药具有反突变、反启动作用的研究不谋而合，从而论证了健脾法在胃癌的防治中具有重要意义。

有人发现中药复方胃肠安通过活化 caspase 9 和 caspase 3 而诱导人胃癌 SGC-7901 细胞裸鼠植瘤细胞的凋亡，其机制可能与下调 STAT3 和 Bcl-2 的 mRNA、下调 p-STAT3 和 Bcl-2 蛋白表达水平相关。

有人应用复方阿胶浆血清，可显著降低胃癌细胞 Bcl-2 表达水平，能诱导肿瘤细胞凋亡。有人制备含胃复康、DDP 药物血清，作用 48 小时后，应用免疫细胞化学方法和图像分析方法观察对人 SGC-7901 胃癌细胞株 p53、Bcl-2 表达的影响，结果发现，药物血清能上调 p53 和下调 Bcl-2 的表达水平，可抑制胃癌细胞株 SGC-7901 增殖。

胃癌作为常见的恶性肿瘤之一，有必要建立动物模型，进行前瞻性研究以探讨胃癌的发病机制，并进行抗癌药的药理研究。胃癌中医病证结合动物模型目

前研究仍有较多空白，主要原因为：①胃癌造模形成后病程进展较快，证候造模没有时间；②既然已经形成胃癌，其病情发展可能主要与胃癌而不是与证候相关；③辨证治疗对肿瘤不一定有直接抑制作用，给论证效果的评价带来一定困难。

可见进一步研究胃癌模型的建立，是至关重要的。建立理想的胃癌动物模型应同时具备以下几个条件：①实验周期较短，致癌率较高；②致癌方法较简单；③诱发的胃癌尽可能与人胃癌接近，即病理类型、生物学行为、电镜下表现及组织化学改变等，应与人体胃癌类似。

以 MNNG 诱发建立的大鼠实验性胃癌模型，基本上符合上述条件，因而在胃癌的实验研究中被广泛采用。通过实验已证实胃癌的发生和发展是一个多因素、多阶段的过程，而胃黏膜损伤、亚硝基化合物攻击、幽门螺杆菌感染等因素，与胃癌的发生发展相关。

实验结果亦表明，MNNG 结合胃癌其他相关因素的联合攻击，能明显提高诱癌率，并缩短胃癌的形成时间。因此进一步研究选择多因素联合攻击致癌，将是今后有关胃癌动物模型研究的重

点方向之一。

转基因胃癌模型,由于是直接将调控胃癌的相关基因转染到动物胚胎中而形成形态特性与人胃癌相类似的肿瘤,因此是一种较理想的胃癌模型;随着现代分子生物学的不断发展,它必将成为未来研究胃癌的主要模型。

目前中医药防治胃癌的研究大多为临床研究,相应的实验研究大多数较为粗略,不够深入,现代分子生物学认为,胃癌的发生和发展有相关基因的改变。在运用现代分子生物学有关技术寻找胃癌相关基因的基础上,寻找中医药防治胃癌的靶基因,以达到对其进行基因调控的目的,应成为今后研究的方向之一。

(何光远)

第十九章　胃癌治疗概述

一、胃癌治疗的回顾

70年来，胃癌外科手术切除范围由小到大、到过大、再缩小、又选择扩大，由认识偏颇到合理；同时不断合理选择适应证、术式，引入新技术。到1960年前后已发现，全胃切除胃癌不能改善远期死亡率，常给患者带来较多痛苦；认识到胃癌大体类型、生长方式、淋巴结转移、浆膜受侵等，是影响疗效的重要因素，早期胃癌可进行缩小手术，也可进行内镜切除术（EMD），目前又可应用IT刀进行内镜黏膜下剥离（ESD）。

1994年日本开展腹腔镜手术，目前正在进一步研究腹腔镜胃癌根治术、标准根治术、扩大根治术；已制订胃癌标准根治术的新标准，已获得全网膜囊切除胃癌的循证医学证据。S-1辅助化疗能提高胃癌标准根治术后患者的远期生存率。

继2010年《日本胃癌治疗指南》第3版发布后，2014年《日本胃癌治疗指南》第4版在网上发布，对第3版进行了修订，包括胃部手术方法定义修改，淋巴结清扫流程，腹腔镜下胃切除术，胃镜下治疗，HER2阳性/阴性的化疗方案，临床路径等，有重要参考价值，详细内容可以网上阅读。

胃癌外科治疗的70年回顾后认为：胃癌TNM分期要更准确反映胃癌生物学特性；胃癌外科手术治疗要更趋合理；要进行胃癌综合治疗。在胃癌病因的基础研究中发现，靶基因调控异常及靶基因多态性，在胃癌发病中起重要作用。幽门螺杆菌、EBV与胃癌相关，幽门螺杆菌相关的致胃癌因子包括CagA、VacA、外膜蛋白（OMP）等。

有证据表明，肿瘤本质可能是一种干细胞疾病，胃癌干细胞的研究，已成为胃癌研究的新热点。胃癌筛查是胃癌早期诊断的有效方法，内镜及病理活检技术已取得很大的进展，多种新型内镜技术已在临床应用，内镜下黏膜下剥离术（ESD）作为早期胃癌治疗的主要手段，已经受到广泛认可，内镜下病变整体切除率可达95%。

日本作为胃癌高发国家，长期采用钡剂双重对比造影进行人群普查，每年600万人接受检查，早期胃癌患者占被发现胃癌患者的70%以上。我国受到多方面条件的制约，早期胃癌诊断率仍不足10%。

近年血清胃蛋白酶原（PG）检测作为无创、简单、经济的筛查方法受到关注，日本从90年代起开始应用于人群普查，筛查癌前病变及胃癌。胃蛋白酶原是胃蛋白酶的前体，人体内表达两种同工酶：胃蛋白酶原PG Ⅰ和胃蛋白酶原PG Ⅱ，PG Ⅰ主要由胃主细胞、颈黏液细胞产生，PG Ⅱ不仅由这些细胞产生，在贲门、幽门、十二指肠布氏腺中也有表达。文献推荐，以血清PG Ⅰ≤70 ng/ml和PGI/PG Ⅱ≤3定义为阳性，预测萎缩性胃炎的敏感性为93%，特异性为88%，检测胃癌的敏感性为84.6%，特异性为67.2%。

目前有学者推荐血清胃蛋白酶原PG与幽门螺杆菌抗体联合检测，能作为胃癌筛查的初筛方法（ABC法），可用于确定高危人群，然后进行内镜检查，结果显示，对早期胃癌诊断的有效率达78%。在一项对日本17 647人进行筛查的研究中，以胃蛋白酶原PG检测联合造影作为筛查手段，胃癌发现率为0.28%（其中88%为早期胃癌），高于单纯应用造影筛查的0.1%。

2010年北京大学在网上公开发布NCCN胃癌治疗指南的解读，有较好的参考价值，详细内容可以网上获得。

1. 胃癌诊断及分期

内镜及活检病理仍然是诊断胃癌的主要途径。近年内镜技术取得很大进展,除传统内镜外,新的内镜技术,如放大窄带成像(M-NBI)、荧光成像、色素内镜、共聚焦显微内镜,均能提高内镜下发现胃癌病变及活检的准确率,对由形态学上进一步认识胃癌病变、指导活检,能起重要作用。

自2010年起,美国癌症联合会(AJCC)及国际抗癌联盟(UICC)的第7版TNM分期标准颁布实施,与第6版TNM分期相比,新版分期系统对肿瘤浸润、淋巴结转移等的判定,进行了比较大的调整:一是肿瘤侵及浆膜下层定义为T3(原为T2b);二是肿瘤侵透浆膜定义为T4a(原为T3)。

N分期淋巴结的枚数也进行了修改,N0为无局部或区域淋巴结转移;N1为1～2枚淋巴结转移;N2为3～6枚淋巴结转移(原为N1);N3a为7～15枚淋巴结转移(原为N2);N3b为大于或等于16枚淋巴结转移(原为N3)。同样TNM分期也进行了相应的调整。新版TNM分期可能对评估预后更具有指导意义。

2. 早期胃癌的内镜下治疗

内镜下黏膜切除术(EMR)和内镜下黏膜下剥离术(ESD)作为早期胃癌治疗的主要手段,已经受到广泛认可,内镜下病变整体切除率可达95%以上。日本学者对1 370余例内镜下切除术后患者进行随访32个月,复发率为1%;内镜下切除不伴淋巴结转移的早期胃癌,得到新版NCCN胃癌指南的推荐。

随着近年ESD术的广泛开展,日本胃癌学会将其适应证为内镜下治疗传统分化良好、直径＜2 cm的非溃疡型早期胃癌,扩展为:①分化良好的黏膜内胃癌,没有淋巴管或血管浸润,病变直径≤3 cm,不管是否合并溃疡;②分化良好的黏膜内胃癌,没有溃疡,没有淋巴结、血管浸润,无论胃病变大小;③黏膜下SM1(黏膜下层的上1/3)胃癌,分化良好,没有淋巴结、血管浸润,病变直径≤3 cm。

3. 胃癌的药物治疗

在辅助化疗药物方面,亚洲国家学者主张进展期胃癌行根治性胃癌切除术后,应行S-1单药化疗。S-1是日本研发的新型口服氟尿嘧啶类抗肿瘤药物,含有细胞毒性药物替加氟;两种酶抑制剂CDHP、OXO也在研究中;S-1在胃癌化疗的单药中,其有效率是最高的,已成为近年的研究热点。

2007年日本的ACTS-GC试验证实,S-1单药辅助化疗可提高胃癌术后的远期生存率,因此日本新版胃癌处理规约,推荐Ⅱa-Ⅲb期胃癌患者术后采取S-1辅助化疗,我国胃癌应用S-1治疗也取得较好效果。

胃癌分子靶向治疗的研究进展很快,是近年研究的热点,很多相关药物已进入临床试验阶段,有望取得重大突破;胃癌中表皮生长因子受体2(HER2)、血管内皮生长因子(VEGF)的基因突变、高水平表达、下游信号通路激活,与胃癌的发生、转移相关,已成为胃癌分子靶向治疗的靶点。

对胃癌,很多分子靶向治疗药物已进入临床试验阶段,曲妥珠单抗为首个被推荐应用于临床的靶向治疗药物,大型临床试验结果于2009年公布,24个国家130所医院,入组3 807例不能手术的局部晚期/转移性胃癌、胃食管接合部胃癌,治疗组采取曲妥珠单抗＋5-FU或卡培他滨＋顺铂治疗,对照组单纯应用化疗,结果显示,治疗组可使患者平均生存期延长2.7个月,死亡风险下降26%,胃癌组织HER2高水平表达的患者常可较明显获益;此研究成果为胃癌分子靶向治疗领域的重大突破,2011年的一些指南,均推荐对不能手术切除的进展期胃癌组织检测HER2表达水平,表达阳性的患者,可进行曲妥珠单抗靶向治疗。

其他尚处于Ⅱ～Ⅲ期临床试验中、有临床应用前景的分子靶向治疗药物包括:抗表皮生长因子受体的西妥昔单抗、表皮生长因子受体EGFR酪氨酸激酶抑制剂吉非替尼和埃罗替尼、血管内皮生长因子受体抗贝伐单抗、VEGF受体酪氨酸激酶拮抗剂舒尼替尼等,目前多局限应用在进展期不能手术的胃癌患者,但分子靶向治疗无疑是胃癌治疗领域的较大突破,尚有待进一步研究。

二、日本《胃癌治疗指南》第 3 版解读

日本胃癌学会的第 3 版《胃癌治疗指南》(以下简称指南)于 2010 年起使用,内容中废止了以往日本长期使用的解剖学 N 分期方法,改为根据淋巴结转移个数确定的 N 分期方法;取消了第 1 站、第 2 站淋巴结等概念,制定了新的以术式确定淋巴结清扫部位及简明的 D1/D2 淋巴结清扫手术。在前两版的基础上,《指南》评价了最新科学成果,将循证医学证据高级别的、行之有效的研究成果纳入《指南》第 3 版,具有时代特色、先进性,为临床医疗提供了先进、科学的指导意见、治疗方略,为医患提供可选择、适宜的治疗方针、方法,《指南》由总论、各论、资料构成。

总论对第 3 版《指南》的目的、对象、制定的基本方针、修订程序、发表和利用的方法等,进行了说明;《指南》总原则是按胃癌临床分期,合理选择日常诊疗、临床研究性的治疗方法,落实日本的胃癌诊疗标准化,消除个体、医疗单位间的差距,让医患间形成共识,可使胃癌的治疗水平与时俱进,患者最大限度获益。第 3 版《指南》对世界胃癌治疗的规范也有重大影响。

第 3 版《指南》的修订背景,是近年胃癌治疗水平快速提高,产生了一些高级别循证医学证据,影响了胃癌治疗的方式方法。如依据 JCOG9501 试验结果,可取消腹主动脉周围淋巴结清扫的 D3 手术;依据 JCOG9912 和 SPIRITS 试验结果,能将无法手术切除和复发胃癌采取 CDDP＋S1 的化疗,作为标准化学疗法;依据Ⅱ、Ⅲ期胃癌术后辅助化疗试验(ACTS-GC)结果,认为术后辅助化疗疗效较好。有时代特点的新疗法已被展示在第 3 版《指南》中。

1. 第 3 版《指南》与循证医学证据

《指南》的文献支撑体系中,EBM 文献是最具价值的基础文献。在《指南》制定过程中,系统性搜集具循证医学证据的论文,并进行客观、系统评价,将有价值的科学成果编进《指南》。在系统评价中,使用 AHCPR(Agency for Health Care Policy and Research)的标准进行鉴定,水平 1:具有与Ⅲ期试验成果相同的倾向;水平 2:具有与Ⅱ期试验成果相同的倾向;水平 3:无充分的临床试验成果或为病例报告;水平 4:基于临床专家组的意见等。

因此 RCT(randomized controlled trial)临床研究成果具有重要意义,是确立治疗方法的主要循证医学证据;将此评价系统引入《指南》的制定,是由临床研究的性质决定的。Ⅰ期临床研究主要是评价治疗手段的安全、最大剂量、毒理效果等;Ⅱ期临床研究主要是在Ⅰ期临床研究基础上的抗肿瘤效果的研究;在此基础上进行Ⅲ期 RCT 临床研究试验,与传统治疗方法比较;从而排除各种偏倚对结果造成的影响,能为临床提供确切、可靠、有用的结论性意见。RCT 的成果是重要的,但《指南》中不盲目接受,一般是在充分评价、筛选后,有选择纳入。

第 3 版《指南》制定委员会对近年四项大的科研成果、大剂量化疗等进行评价,结果认为:一是根据 JCOG9501 试验结果,对有根治可能的进展期胃癌,无须行预防性的腹主动脉周围淋巴结清扫;二是根据 ACTS-GC 应用于胃癌术后的辅助化疗试验结果,S1 安全、有效,应做为Ⅱ、Ⅲ期胃癌术后的标准治疗方法。

第 3 版《指南》针对内镜、外科、化疗等的手段,适应证做出指导性意见,有其时代特点和局限性,随着新的循证医学证据的出现,将来可随时更新,以体现时代先进性的治疗水准。第 3 版《指南》的规约,是规则性文件库,一旦确立,一般无须经常更改。

2. 第 3 版《指南》修订的其他主要内容

(1)胃镜下治疗适应证的拓宽

由于胃镜下黏膜下层剥离术(ESD)的应用,已成为没有淋巴结转移、病灶能整块切除的胃癌有效治疗方法,拓宽了胃镜下治疗的范围;日本早期胃癌中:一是直径＞2 cm、UL(－)、分化型的 cM 癌,二是直径＜3 cm、UL(＋)、分化型的 cM 癌,可为 ESD 手术适应证。

（2）手术方式与淋巴结清扫范围

第3版《指南》根据胃癌占据部位,对淋巴结清扫范围确定;胃癌占据部位变更,淋巴结站清扫范围可变更;一般采取术式与淋巴结清扫范围固定的方式,消除淋巴结分级的不连续性及导致的临床分期不确切,消除手术切除范围变更诱导的淋巴结清扫范围变更。原来根据胃癌原发灶部位对淋巴结进行分站、并判定转移程度（N1～N3、M1）和分期的方法被废除,改为按照术式固定的淋巴结清扫范围、淋巴结清扫范围规定为简明的 D1/D2 清扫术。

对于保留幽门胃切除术、近端胃切除术等缩小手术,也详尽规定了淋巴结清扫范围。No.7 为 D1 清扫范围处理。也明确规定 D2 为标准手术。RCT 研究证实,腹主动脉周围淋巴结清扫的扩大手术,对胃癌长期生存的作用未得以证明。因此本版中取消 D3 手术。欧美的 D1 与 D2 比较性 RCT 研究结果显示,术后并发症发生率、手术死亡率两者差异无统计学意义。美国与荷兰的循证医学研究提示,D2 手术可明显提高Ⅱ、Ⅲ期患者存活率,D2 淋巴结清扫价值更大,应作为胃癌治疗的标准术式。

（3）治疗方法选择的基本准则

第3版《指南》仍以胃癌的进展程度为依据选择治疗方法,即按肿瘤临床分期,确定治疗方案。胃癌手术分为标准手术、非标准手术,以根治性切除为目的进行的手术,为标准手术,要求切除 2/3 以上胃,行 D2 淋巴结清扫。胃切除范围及淋巴结清扫范围不能满足标准手术要求的术式,为缩小手术。扩大手术为:一是合并切除其他脏器的扩大联合切除术;二是 D2 以上级别的淋巴结清扫术,如 No.16 淋巴结等。局部切除、分段切除、腹腔镜辅助下胃切除、术前化疗、术后化疗、温热化疗,均被放置在临床研究的位置。（表 19-1,表 19-2）

表 19-1 淋巴结转移可能性低的早期胃癌

早期胃癌的条件	淋巴结转移率(%)	95%CI
直径≥3 cm 的有溃疡性病变的分化型黏膜内癌	0/1230(0)	0%～0.3%
直径≤2 cm 的无溃疡性病变的分化型黏膜内癌	0/929(0)	0%～0.4%
直径≥2 cm 的无溃疡性变化的未分化型黏膜内癌	0/141(0)	0%～2.6%
直径≥3 cm 的分化型 SM 微小浸润(500 μm 以下)癌	0/145(0)	0%～2.5%

表 19-2 手术术式与清扫程度

	远端胃切除	近端胃切除	全胃切除	保留幽门胃切除
D1	1、3、4sb、4d 5、6、7	1、2、3、4sa 4sb、7	1～7	1、3、4sb 4d、6、7
D2	D1+ 8a、9、11p、12a	D1+ 8a、9、10、11	D1+ 8a、9、10、11、12a	D1+ 8a、9、11p

（4）临床分期 IA（T1a-MN0、T1b-SMN0）的治疗

EMR、ESD 与缩小手术 D1、D1+No.8a、9 是主要选择。

——EMR:它的基本对象是可能几乎无淋巴结转移的胃癌患者,且胃癌在能整体完整切除的部位,直径<2 cm、黏膜内癌、组织学为分化型（pap、tub1、tub2）,大体类型不计,但无溃疡存在,因无淋巴结转移,仅局部处理,完全可获根治性效果。《指南》规定 EMR 须整体切除的界限为胃癌直径<2 cm,而 ESD 对直径>2 cm 胃癌也能整体完全切除,因此若无淋巴结转移的病变,可作为 ESD 的适应证。

——ESD:主要针对,一是 UL（-）、分化型 M 胃癌;二是 UL（+）、分化型、直径<3 cm M 胃癌;三是 UL（-）、未分化型、直径<2 cm M 胃癌;四是分化型、直径<3 cm SM1 胃癌。对既往数据的解析发现,ESD 的适应证,虽扩大了局部 EMR 切除的范围,但仍可获得良好的远期效果,但 ESD 目前尚不能称为有高级别循证医学证据的治疗。有人指出,未分化型胃癌直径>2 cm 或 SM 1 胃癌直径>0.5 cm 时,也可观察到淋巴结转移,故现阶段将 ESD 仍置于临床研究的位置。

——缩小手术:缩小手术是相对于标准手术、在胃切除范围及淋巴结清扫范围的缩小而言。缩小手术主要针对 T1a-M、T1b-SM 的 EMR、ESD 以外情况实施手术。缩小手术包括省略网膜囊切除、保存大小网膜、保留幽门胃切除、保留迷走神经、保存 1/2 以上胃的近端胃切除术。但局部切除、分段切除、腹腔镜下局部切除、腹腔镜下辅助切除,对临床分期 IA,为临床研究性治疗。对没有浆膜浸润的胃癌患者,最好不进行网膜囊切除术手术;对进展期胃癌浸透浆膜者,尚无高级别循证证据证明其对预防腹膜复发有益。文献报告,网膜囊切除无延长寿命的效果。省略大网膜切除,可预防术后肠梗阻发生,不增加复发。保留幽门胃切除术,主要针对肿瘤下缘距幽门环 4 cm 以上的胃中部的肿瘤,保留胃上 1/3 和幽门前庭 3~4 cm 的胃,由于保存幽门括约肌功能,能对胃排空予以调控,可防止十二指肠内容物的胃内反流;手术后倾倒综合征的发生率较低,体重减少不明显,能使胃癌缩小手术获良好效果;由于迷走神经肝支、腹腔支的保留,术后发生胆石、腹泻者减少;已明确其淋巴结清扫的范围 D1 为 No. 1、3、4sb、4d、6、7,D2 为 D1+No. 8a、9、11p。(表 19-3)

表 19-3 胃癌外科治疗的基本原则

	N0	N1(1~2个)	N2(3~6个)	N3(7个以上)	任何N,M1
T1aM	ⅠA EMR(整体切除) 分化型、2 cm 以下 胃切除术 D1(上记以外) (2.1 cm 以上)	ⅠB 胃切除术 D1+No. 8a、9 (2.0 cm 以下) 胃切除术 D2	ⅡA 胃切除术 D2	ⅡB 胃切除术 D2	Ⅳ
T1b-SM	IA 胃切除术 D1 (分化型、1.5 cm 以下) 胃切除术 D1+No. 8a、9 (上记以外)				
T2MP	IB 胃切除术 D2	ⅡA 胃切除术 D2 S1 辅助化疗 (pStage Ⅱ)	ⅡB 胃切除术 D2 S1 辅助化疗 (pStage Ⅱ)	ⅢA 胃切除术 D2 S1 辅助化疗 (pStage Ⅱ)	
T3SS	ⅡA 胃切除术 D2 S1 辅助化疗 (pStage Ⅱ)	ⅡB 胃切除术 D2 S1 辅助化疗 (pStage ⅡB)	ⅢA 胃切除术 D2 S1 辅助化疗 (pStage ⅢA)	ⅢB 胃切除术 D2、 联合切除 S1 辅助化疗 (pStage ⅢB)	
T4aSE	ⅡB 胃切除术 D2 S1 辅助化疗 (pStage ⅡB)	ⅢA 胃切除术 D2 S1 辅助化疗 (pStage ⅢA)	ⅢB 胃切除术 D2、 联合切除 S1 辅助化疗 (pStage ⅢB)	ⅢC 胃切除术 D2、 联合切除 S1 辅助化疗 (pStage ⅢC)	
T4bSI	ⅢB 胃切除术 D2、 联合切除 S1 辅助化疗 (pStage ⅢB)	ⅢB 胃切除术 D2、 联合切除 S1 辅助化疗 (pStage ⅢB)	ⅢC 胃切除术 D2、 联合切除 S1 辅助化疗 (pStage ⅢB)	ⅢC 胃切除术 D2、 联合切除 S1 辅助化疗 (pStage ⅢB)	
任何 T,M1	Ⅳ 化疗、姑息性手术、放疗、支持治疗				

(5)临床分期ⅠB(T1aMN1、T1bSMN1、T2MPN0)的治疗

T1aMN1、T1bSMN1 的原发胃癌灶直径<2 cm 时,主张 D1+No.8a、9,但原发胃癌灶直径>2 cm 或 T2MP 时,均采取 D2 标准手术;后者主要应用于 T2 以上,D2 清扫可达根治目的。最近美国、荷兰的研究证明,在Ⅱ、ⅢA 期,D2 手术能较好延长生存期。日本的 D2 与 D3 的腹主动脉周围淋巴结清扫手术的比较研究,也已显示出 D2 标准手术的优越性。

(6)临床分期Ⅱ(T1a MN2、T1b SMN2、T2MPN1、T3SSN0)的治疗

临床分期ⅡA 均为 D2 标准手术的适应证,T2MPN1、T3SSN0,在行 D2 手术后,S-1 辅助化疗将作为临床研究性治疗进行。

(7)临床分期Ⅱ(T1a MN3、T1b SMN3、T2 MPN2、T3 SSN1、T4 aSEN0)的治疗

早期胃癌的 T1aMN3T1bSMN3 行 D2 标准手术;此外,T2MPN2、T3SSN1、T4aSEN0 行 D2 标准手术后,S-1 辅助化疗将作为临床研究性治疗进行。

(8)临床分期ⅢA(T2MPN3、T3SSN2、T4aSEN1)的治疗

一般给予选择 D2 标准手术治疗,手术后 S-1 辅助化疗将作为临床研究性治疗进行。

(9)临床分期Ⅲ(T3SSN3、T4aSEN2、T4bSIN0、T4bSIN1)的治疗

临床分期ⅢB 的治疗主要是 D2 标准手术或扩大手术(合并脏器切除或 D2 以上程度淋巴结清扫),术后采用 S-1 辅助化疗的临床研究性治疗。

(10)扩大手术

它在第 3 版《指南》中,规定为合并其他脏器切除或淋巴结清扫范围 D2 以上的手术,适用于胃癌原发病灶或转移病灶对胃周脏器直接浸润的情况。关于 D2 以上手术的清扫范围不明确,预防性的 No.16 淋巴结清扫的意义,已由日本的 RCT(JCOG9501)结果予以否认。对无其他非根治性因素存在的 No.16 转移患者,D2+No.16 清扫尽管可达 R0 切除,但预后不良。通过术前化疗达到降期后,是进行 D2 清扫,还是 D2+No.16 清扫,尚在进一步临床研究中。

——No.14v:从第 3 版《指南》开始,不再包含区域淋巴结 No.14v 转移于 M1,但 No.14v 转移者长期生存并不少见,因此不能否认本组淋巴结清扫的效果,D2 标准手术清扫 No.14v 时,可记录为 D2+No.14。

——No.13 转移成为 M1:在十二指肠浸润的胃癌患者中,No.13 转移长期生存者并不鲜见,D2+No.13 也是可供选择的方案。

(11)临床分期ⅢC(T4aSEN3、T4bSIN2、T4bSIN3)的治疗

临床分期ⅢC 主要是胃切除术 D2 清扫,联合脏器切除及 S-1 辅助化疗。

(12)临床分期Ⅳ(T4bSI 任何 N,M1 任何 T,M1)的治疗

化疗、姑息性手术、放射治疗、支持治疗。临床分期Ⅳ的化疗,将作为日常诊疗方法应用,对无法切除的胃癌、复发胃癌的临床研究资料显示,S-1 比 5FU 常显示出非劣势(JCOG9912)。SPIRITS 试验结果认为,对不能切除和再发胃癌的 CDDP+S1 治疗,较 S-1 治疗常显示出明显的生存优势。上述两项工作在第 3 版《指南》中被规定为日常诊疗。

(13)非根治性手术

包含减瘤手术(reduction surgery)和姑息性手术(palliative surgery),是针对存在非治愈因素(如已有不能切除的肝转移、腹膜转移等),且无出血、狭窄、疼痛等症状患者的胃切除术,能降低肿瘤负荷,延缓症状出现或死亡,但尚无明确临床证据。日韩正实施临床研究 JCOG0705,对化疗与减瘤手术比较研究。姑息手术是针对不能手术切除的胃癌患者出现出血、狭窄等急症而进行的手术(Bypass 手术)。

(14)化疗

作为胃癌术后的辅助化疗,主要针对治愈性切除后的微小残存肿瘤,以预防复发。ACTSGC 试验证明,辅助化疗能有效延长寿命。2007 年 ASCO 的 ACTS GC(S1 试验)是对 D2 以上清扫的

Ⅱ期(除外 T1)、ⅢA 期、ⅢB 期胃癌手术单独组,与手术＋S-1 化疗组的 RCT 比较研究,手术＋S-1 化疗组的 3 年存活率为 80.1％,手术单独组为 70.1％,显示术后辅助化疗有用,此次被纳入《指南》,作为术后辅助化疗的标准化疗。

对无法切除的胃癌和复发的胃癌的化疗,《指南》认为,手术＋S-1 可延长生存期。对不能切除、复发的胃癌及非根治性切除者,化疗为首选治疗方案,具体适用范围包括:一是 PSO2、T4bSE 或明显淋巴结转移者;二是 H1、P1 及其他 M1 的初治或复发;三是非根治性切除患者。

2007 年 ASCO 报告 JCOG9912 试验(5FU vsS1vs CPT11/CDDP 联用)的试验结果证明,S-1 对 5FU 表现出非劣性($P<0.001$),S-1 口服剂已成为胃癌化疗标准治疗药。SPIRITS 试验(S-1 vs S-1/CDDP 联用)的 MST 在 S-1 单独疗法为 11.0 个月,S-1/CDDP 联用的 MST 为 13.0 个月,1 年存活率分别为 46.7％、54.1％,S-1/CDDP 联用显示良好效果,目前是日本对不能切除胃癌、复发癌的标准治疗方法。GC0301/TOP 002 试验是 S-1 单药和 S-1＋CPT11 联用的比较试验,总体有效率 S-1 单药为 26.9％,S-1＋CPT11 为 41.5％,差异有统计学意义,但存活率上并未显示出差异。

第 3 版《胃癌治疗指南》为日本胃癌学会的重大业绩和对世界医学进步的贡献,备受世界高度关注,它在学术思想、技术方法等方面有很多重大变更,对推动世界胃癌治疗水平的提高有重要意义。然而世界各国的医疗水平、医疗制度、经济状态各异,应依据本国的实际状态,汲取、借鉴其精髓,合理制定自己的指南。

三、胃癌术前分期的研究现状

准确的胃癌术前分期,是胃癌综合治疗方案实施的需要。早期胃癌,特别是黏膜内癌,可行内镜下切除,以避免不必要的外科手术;为获得局部进展期胃癌 R0 切除,新辅助治疗备受关注。

传统的胃癌术前检查方法,包括胃镜、X 线对比检查等,但其在术前分期的作用存在局限性;随内镜超声检查(EUS)、经腹超声检查(TAUS)、多层螺旋 CT(MSCT)、磁共振成像(MRI)、正电子发射断层成像(PET)、PET-CT、腹腔镜、腹腔镜超声检查(LUS)、探查检查分期等影像学技术的发展,胃癌术前分期的准确率已明显改善,基本能满足胃癌综合治疗方案的需要。准确的胃癌术前分期,对选择合理的治疗方案、评价预后等有重要意义,随着经内镜/腹腔镜治疗、术前辅助化疗等新技术的开展,准确的术前分期显得尤为重要。

2008 年日本发表胃癌处理规约 TNM 分期第 14 版,有一定参考价值,详细内容可从网上获取。

1. 胃癌术前分期的临床意义

它是实施胃癌综合治疗方案的需要,在胃癌术前分期的基础上,不同分期可选择相应的治疗方案。日本《胃癌治疗指南》第 3 版根据胃癌的临床分期,确定如下治疗方案:部分胃黏膜癌,因其淋巴结转移率较低,可行局限性切除术,如内镜下黏膜切除术(EMR)或内镜黏膜下剥离术(ESD)等;部分胃黏膜癌和黏膜下癌,可行 D1 或 D1＋淋巴结清扫;对进展期胃癌或术前判断为有淋巴结转移的早期胃癌,均行 D2 淋巴结清扫;对 M1 期(有远处转移)的胃癌,仅行姑息性治疗。部分局部进展期胃癌,单纯手术常难以达到根治目的,常存在肉眼或镜下残留灶,所以多为姑息性切除,且不能明显改善预后,有必要行新辅助化疗等术前治疗,待肿瘤体积或转移灶得以适当控制后再考虑手术。

新近一项由英国主持的术前化疗Ⅲ期临床研究(MAGIC 研究)表明,以 ECF(表柔比星、顺铂、5-FU)方案进行围手术期化疗,可显著改善可切除胃癌的无进展生存期、总体生存期,从而奠定了围手术期化疗在可切除胃癌患者中的标准治疗地位。

2010 年《NCCN 胃癌临床实践指南》中国版确定,对术前判断为进展期或伴有淋巴结转移(无远处转移)的可切除胃癌患者,除行手术治疗外,可考虑选择术前化疗或放化疗后再手术。对无远处转移、肿瘤无法切除的局部晚期胃癌,可选择 45.0～50.4 Gy 放疗＋氟尿嘧啶类(5-FU、卡培他滨)为基础的放疗增敏剂或化疗,治疗后重新分期,如达到完全缓解或明显缓解,适当时可行手术治疗。

从上述两个胃癌治疗指南不难看出,准确的术前分期对选择合理的治疗方案至关重要,研究精准、合理的胃癌术前分期方案,是胃癌研究的热点。国际抗癌联盟(UICC)/美国癌症联合委员会(AJCC)发布的第 7 版胃癌 TNM 分期系统,已正式应用于临床;2010 年第 14 版日本《胃癌处理规约》在胃癌 N 分期上,放弃了按解剖学的站分类法,采用了 UICC/AJCC 的新 TNM 分期法,在世界范围首次实现了胃癌分期的统一,能为横向评价胃癌疗效提供标准,并促进胃癌临床研究都应用新版胃癌 TNM 分期法。既往研究多采用 UICC 第 4、5、6 版 TNM 分期系统,下述胃癌术前分期方法中提及的分期准确率,均基于旧版分期系统。胃癌术前分期的方法包括:

(1)EUS

它有内镜和超声的双重功能,一般正常胃壁在 EUS 图像上呈 5 层结构,由内至外依次为:高回声层(相应于黏膜界面层)、低回声层(相应于黏膜固有层)、高回声层(相应于黏膜下层)、低回声层(相应于固有肌层)、高回声层(相应于浆膜层和浆膜下层),EUS 可根据最深破坏层次,判断胃癌浸润深度;EUS 可通过淋巴结形状、回声密度等判断其有无转移,EUS 对胃癌术前 T、N 分期的准确率可分别达 70％～88％和 65％～77％,其为目前唯一能较准确鉴别黏膜/黏膜下胃癌的检查方法。国内报道,EUS 对胃癌 T 分期的判断准确率为 80.3％左右,其鉴别黏膜/黏膜下胃癌的准确率为 63.6％左右,EUS 对临床病理特征符合 EMR 等微创手术指征的早期胃癌(隆起型、平坦型、不伴溃疡/溃疡疤痕的凹陷型;组织学为分化型;直径＜2 cm)浸润深度的判断准确率较高;EUS 对胃癌 N 分期的判断准确率为 65.1％左右,其中 N0 为 89.4％左右,N1 为 64.3％左右,N2 为 29.0％左右。

但 EUS 对 T4 期胃癌的判断准确率相对较低,主要由于 EUS 受探头扫描范围限制,有时对显示较大的 T4 期肿瘤外边界欠清,常无法明确胃周脏器的具体浸润情况。新近有的比较研究显示,EUS 对黏膜/黏膜下胃癌的鉴别准确率,可能与单纯运用胃镜相似。

EUS 对胃癌转移淋巴结的检出率,常受胃癌部位和大小的影响,多数腹腔动脉周围的转移淋巴结,离超声探头较远,较难被 EUS 检出。EUS 受可到超声束穿透距离的限制(7.5 MHz,最大穿透距离为 5～7 cm),一般肝右叶大部、腹腔内肠系膜上血管以下的后腹膜、肠系膜的淋巴结等,均不易被 EUS 探及,EUS 对胃癌 N 和 M 分期存在一定局限性,对 M 分期常不能提供结论性诊断。单独运用 EUS,常不能满足实施胃癌综合治疗方案的需要,有必要联合螺旋 CT、腹腔镜等,进一步提高胃癌术前分期的准确率。2010 年《NCCN 胃癌临床实践指南》中仅将 EUS 列为术前可选择检查项目。

(2)TAUS

它操作较简便、较经济且无创,近年来随着其仪器性能和检查方法的改进,对胃癌术前分期的判断准确率有所提高;经腹超声检查时,正常胃壁亦可呈 5 层结构,尽管其总体清晰度可能不及 EUS,但能较准确判断胃癌 T 分期,准确率达 78.6％～81.0％。而发现肿瘤与胰腺间滑动征阴性,有助于判断胃癌胰腺浸润;其对胃癌腹腔动脉周围淋巴结转移的敏感度、对该区域转移淋巴结的检出率,分别达 74.0％、73.9％。TAUS 有助于胃癌远处转移病灶的检出,特别是肝转移。

研究显示,胃癌病灶的彩色多普勒血管指数(CDVI),与胃癌微血管密度(MVD)呈线性相关,是胃癌的独立预后因素。TAUS 对胃癌术前 T、N、M 分期有一定的临床实用价值,且其通过彩色多普勒超声检测的胃癌 CDVI,能较好反映胃癌血管生成的情况。

2010 年《NCCN 胃癌临床实践指南》中并未将 TAUS 列入术前检查项目;但根据我国国情,有人认为,TAUS 可作为胃癌患者术前的一项常规检查,特别是在经济欠发达地区。由于受肋骨和胃底气体的干扰,超声对胃底肿瘤的探测常不够理想,且胃体上部/胃底部癌和胰尾在腹腔特定的解剖关系,滑动征的运用常受限制。研究显示,TAUS 对胃癌术前 T 分期的准确率仅 56.0%,对胃癌 N 分期的判断准确率为 57.1%,其中 N0 为 100%、N1 为 16.7%、N2 为 35.3%。TAUS 对胃癌综合 TNM 分期判断的临床应用价值相对有限。

　　(3)MSCT

　　长期以来,CT 一直作为胃癌患者检出远处转移的主要检查方法。随着 CT 技术的改进,特别是 MSCT 的应用,其扫描速度较快,能对靶器官多期扫描,可对容积扫描数据进行多层面重建(MPR),也可实现 CT 仿真胃镜(CTVG)的作用,使 CT 对胃癌原发灶的检出率和 TNM 分期的准确率均得到提高。在 MSCT 图像上,正常胃壁厚度一般在 5 mm 以下,在 CT 增强扫描图像上可呈 1~3 层结构:①信号明显增强的内层(相应于黏膜层和黏膜肌层);②中间低密度层(相应于黏膜下层,含脂肪/结缔组织);③信号轻度增强的外层(相应于固有肌层和浆膜层)。胃癌则表现为胃壁增厚和(或)胃壁信号异常增强,MSCT 能判断胃癌浸润深度。

　　1997~2001 年的文献报道,动态或螺旋 CT 对胃癌 T 分期的判断准确率可达 60.6%~87%,其中 T1 可达 40.0%~100.0%,T2 可达 35.9%~88.0%,T3 可达 50.0%~100.0%,T4 可达 33.3%~100.0%;综合各组的数据显示,CT 对胃癌 T 分期的准确率为 75.7%(376/497),其中 T1 为 84.4%,T2 为 65.9%,T3 为 76.3%,T4 为 79%。

　　2004~2007 年文献报道,MSCT 对胃癌 T 分期的判断准确率达 77.9%(380/488),其中 T1 达 72.7%,T2 达 83.5%,T3 达 82.4%,T4 达 76.5%;MSCT 对胃癌淋巴结转移判断的敏感度、特异度、准确率,分别为 84.6%、73.9%、79.2%。

　　国内研究显示,MSCT 对胃癌术前 T 分期的总体判断准确率较高(73.8%),对 T3 和 T4 期胃癌的判断准确率分别达 86.5% 和 85.8%。尽管 MSCT 对早期胃癌的检出率偏低,但被 MSCT 检出的早期胃癌,由于其淋巴结转移率较高、肿瘤较大、黏膜下癌比例较高,常不宜行 EMR 或 ESD 等治疗。三期扫描对胃癌浸润深度的判断有较大的价值,因为部分胃癌有从黏膜层到浆膜层渐进性信号强化的特点,研究显示,28% 进展期胃癌呈渐进性信号强化,多为硬癌。MSCT 对胃癌 N 分期的判断准确率为 75.2%,其中 N0 为 76.2%,N1 为 68.8%,N2 为 80.6%。

　　早期的比较研究显示,CT 对胃癌术前 T、N 分期的准确率仅分别为 42% 和 49%,而 EUS 则分别达 71%~86% 和 65%~74%,EUS 是胃癌术前分期的首选方法。但近期研究亦显示,MSCT 对胃癌术前 T、N 分期的准确率(76%~83.3%,62.8%~75%)与 EUS(74.7%~87.5%,66%~90%)无明显差别。国内研究显示,MSCT 较之 EUS 在 N 分期上有一定的优势,且对胃周脏器浸润的判断准确率较高,鉴于 MSCT 目前为诊断胃癌远处转移的主要方法,其作为全合一检查,可代替 EUS 成为胃癌术前分期的方法。2010 年《NCCN 胃癌临床实践指南》中,已将腹部 CT 列为术前必须检查项目,并将 EUS 列为可选择检查项目。

　　MSCT 对提高早期胃癌的检出率和进展期胃癌大体分型的鉴别准确率,有一定价值。术前通过 MSCT 行 3D-CTA,明确胃周血管的解剖关系,有助于腹腔镜胃癌手术的实施。MSCT 图像上胃癌信号强化程度和癌周低密度带的厚度,有助于对胃癌组织学类型、淋巴结转移的判断。MSCT 灌注成像技术,可获得反映胃癌血管通透性的量化值(表面通透性值),有助于对胃癌 TNM 分期和组织学类型等的预测。胃肝样腺癌、EB 病毒相关性胃癌、胃黏液腺癌等,均有其相对特异的 MSCT 征象。通过 MSCT 检测的胃癌患者腹部形态,有助于判断其术后短期结局。对可切除性胃癌,MSCT 评估的临床分期,有助于对其预后的判断。CT 是目前评估胃癌化疗等疗效和随访的常用影像学方法,新近有人利用 MSCT 后处理工作站,提供容积测量,得到胃原发灶的体积数据,通过计算得到体积退缩率,发现其与胃癌新辅助化疗后病理缓解分级的相关性,优于淋巴结及癌肿厚度退缩率,可能优于 PET-CT 检测的标准摄取值(SUV)。

　　随着影像技术的进展,CT 对胃癌患者,已突破单一的诊断＋分期模式,逐步形成涵盖精确分期、疗效评价、预后评估、术后并发症检测、随访为一体的影像学评价体系。尽管 CT 对胃癌术前 TNM 分期的判断准确率已得到提高,且对术前 T 分期的研究结果已趋一致,新近研究显示,采用血管探针重建技术,可进一步将 T 分期的准确率提高至 94％。

对胃癌术前 N 分期,目前还存在较多的分歧和不足。研究显示,MSCT 对 N 分期的预测,如采用新版分期系统(淋巴结转移数目)及现有以淋巴结大小为主的鉴别淋巴结转移与否的诊断标准,可产生一定的分期准确率不足;目前亟待进一步建立和优化鉴别淋巴结转移与否的综合诊断标准,以提高胃癌术前 N 分期的准确率,满足新版分期的需求。报道显示,胃癌患者最大转移淋巴结的直径,与其淋巴结转移数目呈线性相关,MSCT 检出的最大转移淋巴结直径,对胃癌淋巴结转移数目和 N 分期术前预测有一定价值,其准确率与采用检出转移淋巴结计数的方法基本一致,可避免分期准确率不足,有望作为该传统方法的补充。

MSCT 对胃癌腹膜转移的敏感度较低,仅为 51％,所以必须联合腹腔镜检查,以提高对胃癌腹膜转移判断的准确率。2010 年《NCCN 胃癌临床实践指南》中推荐,对每位 MSCT 等未检出远处转移的胃癌患者,进行腹腔镜探查分期,但这将导致部分患者接受无谓的腹腔镜检查、医疗费用增加,所以目前亟待建立适应我国胃癌患者的腹腔镜探查分期的指征。

(4)MRI

目前由于快速 MRI 技术的发展,不仅提高了图像清晰度,而且由于成像速度较快,可进行动态增强扫描,为胃癌术前分期提供的图像质量与 CT 相当。MRI 在扰相位梯度回波成像时,胃壁/胃周脂肪间由于相位抹消伪影等,可产生一低信号带,对胃癌浆膜层浸润的判断有较大价值。MRI 对胃癌 T 分期的判断准确率可达 73.3％～88.0％,其中 T1 达 75％～100％,T2 达 63％～80％,T3 达 78.6％～96.0％,T4 达 40％～100％。综合各组的数据显示,MRI 对胃癌 T 分期的准确率为 82.7％(182/220),T1 为 84.6％,T2 为 72.4％,T3 为 89.5％,T4 为 77.1％,并且其对淋巴结和肝脏转移的判断准确率亦较高。

MRI 对胃癌术前 T 分期的判断准确率显著高于螺旋 CT(81％∶73％,73.3％∶66.7％)。研究显示,MRI 与 MSCT 对胃癌术前 T 分期的准确率基本一致。MRI 对胃癌术前 N 分期的判断准确率稍低于螺旋 CT,但常无统计学差异。

国内研究显示,MRI 对胃癌术前 N 分期的判断准确率和对淋巴结转移的敏感度,常低于 MSCT,所以 MRI 目前尚不能完全取代 MSCT 在胃癌术前分期中的应用。2010 年《NCCN 胃癌临床实践指南》中未将 MRI 列入术前检查项目。

(5)腹腔镜检查和腹腔镜超声

目前认为,在非侵袭性影像学检查中,EUS、TAUS、MSCT、MRI 等方法,对腹膜转移的敏感度均较低,而通过腹腔镜直视检查,可鉴别一些影像学方法难检出的较小的网膜/腹膜种植灶,有望填补诊断缺口;腹腔镜超声(LUS)能为传统腹腔镜检查提供类似于 EUS 的图像。

腹腔镜检查对胃癌可切除性判断的准确率达 91.6％～96％,对腹膜转移的敏感度为 69％～96％,对肝脏转移的敏感度为 60％～96％。研究发现,腹腔镜、B 超、CT 对肝脏转移判断的准确率分别为 99％、76％、79％,对腹膜转移的判断准确率分别为 94％、84％、81％,腹腔镜检查明显优于 B 超、CT。

有人认为,新型 CT 对胃癌肝转移的敏感度较高,假阴性率仅 4％,不失为一种有效的分期方法,但对缺乏腹水的腹膜转移则敏感度较差,假阴性率达 25％,而腹腔镜检查能检出其中的 94％。研究显示,诊断性腹腔镜检查,对胃癌远处转移的敏感度、特异度、准确率分别为 89％、100％、95.5％,可成功避免 37.8％患者行不必要的剖腹探查术,认为行新辅助化疗等术前治疗的患者,应常规接受诊断性腹腔镜检查。

腹腔镜超声(LUS)则综合了腹腔镜和内镜超声检查的优点,其对肿瘤的 T 分期接近于 EUS,准确率达 92％,并可检出直径仅 3mm 的转移淋巴结,能对所有 16 组淋巴结做出比较准确的评估,其准确率达 89％。腹腔镜超声可检出腹腔镜检查漏诊的肝脏转移灶,其对肿瘤的 M 分期准确率达 92％。腹腔镜超声对肿瘤可切除性的评估准确率达 96％,联合 EUS 和腹腔镜超声,对不可切除胃癌的检出率可达 100％。

但腹腔镜超声对胃癌临床分期评估的运用,在世界范围内并未普及。对诊断性腹腔镜检查的指征问题,2010 年《NCCN 胃癌临床实践指南》中推荐,对每位 MSCT 等未检出远处转移的胃癌患者,进行腹腔镜探查分期。既往有研究发现,对 CT 检查排除明显远处转移的患者,即行腹腔镜检查,结果虽然提高了手术切除率,但 2/3 以上的患者接受了无谓的腹腔镜检查。有人对 120 例胃癌患者的前瞻性研究发现,仅对临床分期(CT、MRI、EUS 等)可疑 T4 期和可疑存在腹膜和肝脏转移的患者行腹腔镜检查,结果既提高手术切除率,又避免无谓的腹腔镜探查。

有人对 111 例 CT 和 EUS 判断为 T3 或 T4 期、并排除明显远处转移的胃癌患者,行术前诊断性腹腔镜及 LUS,结果可修改 46％胃癌患者的术前分期,可改变 40.5％患者的治疗方案,能避免不必要的术前化疗、剖腹探查;认为腹腔镜和 LUS 所增加的医疗费用,完全可为避免不必要的手术、降低并发症等减少的费用抵偿。近年对符合上述条件的胃癌患者行诊断性腹腔镜检查,亦取得了较好的临床效果,主要用于检出腹膜转移;研究显示,如仅对 T3 或 T4 期、无明显腹膜转移、大体分型为 Borrmann Ⅲ 或Ⅳ型、肿瘤直径>4 cm 的胃癌患者行诊断性腹腔镜检查,可进一步降低腹腔镜探查率及提高结果阳性率。国内研究显示,对 MSCT 判断为 T0～2 NxM0 或 Tx N0M0 期或肿瘤较小的胃癌患者,由于其腹膜转移的发生概率较小,可无需行腹腔镜探查。

(6)PET 和 PET-CT

针对肿瘤特殊的生物学特点,通过选择不同的显像剂,从分子水平显示肿瘤细胞的特征,能为临床提供肿瘤特征和诊治相关的信息,最常用的显像剂是 18 F-氟代脱氧葡萄糖(18F-FDG)。PET 可同时对胃癌原发灶、淋巴结转移、远处组织、器官转移作出判断,对肿瘤的分期和治疗计划的制定,有重要参考价值。PET 较高的敏感度和特异度,并不依赖于胃癌的形态学改变,它根据细胞生理生化的改变,从 18 F-FDG 摄取的角度发现胃癌细胞,能准确定位和定性。

国内研究显示,PET 对胃癌判断的敏感度和特异度分别为 92％、71％,对淋巴结转移的敏感度达 80％,对远处转移的敏感度为 85％。国外研究显示,PET 对胃癌诊断的敏感度和特异度分别为 58％～94％和 78％～100％。

PET 对胃黏液腺癌、印戒细胞癌、低分化腺癌、弥漫型胃癌(Lauren 分型)的检出率,较管状腺癌、中分化腺癌、肠型胃癌为低;各项结果间的差异,与各组上述病理类型所占的比例相关。

PET 可能对区域转移淋巴结的显示不佳,常无法将其与原发灶清楚鉴别开。PET 对胃癌各站转移淋巴结的检出敏感度较低,特别是对 N1 站,显著低于 CT[(17.6％～46.4％):(58％～89.3％)]。PET 对胃癌腹膜转移的敏感度和特异度分别为 9％～50％、63％～99％。PET 对胃癌肝脏转移判断的敏感度和特异度分别为 85％、74％,对肺转移的判断分别为 67％、88％,对骨转移的判断则为 30％、82％。

尽管 PET-CT 较 PET 有更多的优势,其对进展期胃癌的检出率,与 CT 基本一致;但 PET-CT 对胃癌诊断的敏感度常受病理类型影响,其对区域淋巴结转移检出的敏感度,常低于 CT(41％:75％)。近期研究显示,PET 和 PET-CT 对腹膜转移的诊断敏感度显著低于 CT[(35.3％～57.1％):(76.5％～82.1％)]。

单用 PET 或 PET-CT 对胃癌进行检测和术前分期,常不能提供充分的诊断信息。尽管单用 PET 或 PET-CT 对胃癌术前分期的价值并未获得广泛认可,但 PET 可作为胃癌治疗效果检测和评估指标,18F-FDG 摄取率的下降,是胃癌对治疗反应的客观标准。细胞试验证明,在放化疗初期,存活的胃癌细胞的 18F-FDG 摄取水平增高;但临床研究结果却相反,18F-FDG 摄取水平下降,和胃癌细胞的减少平行。

有人认为,18F-FDG 是唯一可检测胃癌放化疗有效性的方法。胃癌糖代谢水平的降低,能促进胃癌体积缩小,尤其是化疗后,18F-FDG 摄取水平下降,常比胃癌缩小出现更早、更敏感。如治疗后 18F-FDG 摄取水平下降程度越高,说明胃癌对治疗越敏感,胃癌细胞坏死越多,虽然形态可没太大改变,但 PET 却已能预言较好的预后。

研究显示,PET 可预测原发灶摄取 FDG 的胃癌对新辅助化疗的疗效及预后。通过比较初始治疗前及 2 周后胃癌原发灶 18F-FDG 摄取水平的变化,可准确反映疗效,从而在治疗早期使疗效不佳者避免无效治疗,及时采用二线治疗以改善预后。但近期研究显示,PET 或 PET-CT 反映新辅助化疗后的组织病理反应不一定完全准确,有待深入开展研究,以取得足够的循证医学依据。2010 年《NCCN 胃癌临床实践指南》中仅将 PET 或 PET-CT 列为术前可选择检查项目。

准确的胃癌术前分期,对选择合理的治疗方案、评价预后等具有重要的指导意义。随着影像学技术的发展,胃癌术前分期的准确率已得到明显提高,基本满足了胃癌综合治疗方案实施的需要,但仍有待探讨更精确、合理的术前检查方案,并最终达到提高胃癌患者预后及生活质量的目的。

2012 年中国恶性肿瘤患者的营养治疗专家共识已在网上发表,包括营养评定、营养治疗的各种应用方法等,可以网上阅读,以利于临床治疗。

（徐阿曼　胡冰）

进一步的参考文献

［1］TAKAHASHI T,SAIKAWA Y,KITAGAWA Y. Gastric cancer:current status of diagnosis and treatment [J]. Cancers (Basel),2013,5(1):48-63.

［2］LANG GD,KONDA VJ. Early diagnosis and management of esophageal and gastric cancer[J]. Minerva Gastroenterol Dietol,2013,59(4):357-376.

［3］SHEN L. Management of gastric cancer in Asia:resource-stratified guidelines[J]. Lancet Oncol,2013,14 (12):535-547.

［4］AHN JY,JUNG HY. Long-term outcome of extended endoscopic submucosal dissection for early gastric cancer with differentiated histology[J]. Clin Endosc,2013,46(5):463-466.

［5］KIKUSTE I. Systematic review of the diagnosis of gastric premalignant conditions and neoplasia with high-resolution endoscopic technologies[J]. Scand J Gastroenterol,2013,48(10):1108-1117.

第二十章　胃癌内镜治疗

随着胃癌内镜治疗的发展,它已能应用于部分早期胃癌患者因高龄、心肺功能不全等而不能耐受手术时,有的可根治;对不能手术的晚期胃癌,可在内镜下进行姑息治疗,以减少应用化疗的不良反应。

胃癌内镜治疗时,基本要求完整切除病变,没有病变残留。一般没有淋巴结转移、浸润程度较浅,是胃癌内镜治疗的适应证。胃癌内镜超声(EUS)、窄带成像技术(NBI)、内镜染色,可判断胃癌的层次、大小、浸润程度(尤其是黏膜下层)、病变范围。注射生理盐水后,没有侵犯黏膜下层的胃癌病变可明显抬高。

局限于黏膜层内的早期胃癌,可给予内镜高频电治疗,进行内镜黏膜切除(EMR),包括透明帽吸引法(EMR-C)、内镜圈套法(EMR-L),1999 年起日本对>2 cm 的早期胃癌进行内镜黏膜下剥离(ESD),有较好疗效。复旦大学已在网上发表了消化道黏膜病变 ESD 治疗专家共识,可以网上获取信息。

2009 年复旦大学在网上公开发表《胃癌诊治指南》,介绍了诊断与评治,手术治疗原则,病理诊断原则,AJCC 分期(TNM),辅助治疗,晚期治疗,随访等,有重要参考价值,详细内容可以网上获得。南京医科大学也在网上发布了中国早期胃癌筛查及内镜诊治共识意见,可参与学习。

一、早期胃癌行内镜黏膜下剥离术

内镜下黏膜下剥离术(ESD),是内镜下整块切除病变黏膜的治疗方法,已成为早期胃癌的治疗选择之一。尽管长期随访的资料较少,但目前看来,如合理把握 ESD 指征,早期胃癌的治愈率与手术相当,而且可减少并发症,提高患者生活质量,较安全、可行、有效。

早期胃癌(EGC)是指胃癌病变位于黏膜或黏膜下层,而不论病灶大小和淋巴结是否有转移。外科剖腹胃癌根治术、淋巴结清扫术,是目前治疗早期胃癌的标准术式,曾经被视为治疗的金标准,5 年存活率达 96％以上。近年来,胃癌内镜切除技术发展迅速,尤其是以 ESD 为代表的整片黏膜切除技术不断成熟,不但治疗效果与外科手术相似,且能使大部分患者免除传统手术治疗的风险及术后对生活质量的影响。但由于 ESD 只是局部切除,而不去处理可能伴有转移的淋巴结,术前又缺乏客观评估淋巴结转移与否的有效手段,故 EGC 的 ESD 治疗一直在进一步研究中。2006 年复旦大学中山医院率先在国内开展了 ESD 手术,至今已完成 3 000 余例,其中早期胃癌的 ESD 治疗 250 余例,是国内开展较早、完成同类手术较多的单位之一,他们的经验如下:

1. ESD 的适应证

目前 ESD 治疗早期胃癌较积极的指征为:①分化型黏膜内癌、表面未形成溃疡,病变大小常不受限制;②分化型黏膜内癌、表面已形成溃疡,病变直径≤30 mm;③分化型 SM1 胃癌,病变直径≤30 mm;④未分化型黏膜内胃癌,表面未形成溃疡,病变直径≤20 mm。

因其微创、安全、有效,ESD 作为治疗早期胃癌的手术之一,已在日本、中国、韩国等广泛开展,逐渐被欧美接受。ESD 最早继承内镜下黏膜切除(EMR)治疗早期胃癌的标准,即直径<2 cm、没有溃疡、分化良好的黏膜内癌。随技术进步,ESD 可完成更大胃癌的整块切除,并保持足够的阴性切缘,有了扩大 ESD 治疗早期胃癌适应证的要求。2000 年有人对早期胃癌传统手术后的病理资料进行分析,发现在 1 230 例直径<3 cm、分化良好的黏膜内胃癌患者中,无论有无溃疡,均无淋巴结转移;另外 929 例不伴溃疡、分化良好的黏膜内胃癌患者,无论肿瘤直径大小,也均没有淋巴结

转移；此外还分析了 145 例直径＜3 cm、分化良好、侵犯黏膜下层＜500 μm(SM1)的早期胃癌患者，也没有发现淋巴结转移。615 例侵犯黏膜下层的早期胃癌，淋巴结转移率为 19.3%，转移与胃癌大小、毛细血管/淋巴管是否侵犯有关，无以上两个因素的早期胃癌的淋巴结转移率仅为 1.8%。

有人回顾性研究 573 例未分化型早期胃癌(269 例黏膜内癌，304 例黏膜下癌)，结果发现，淋巴结转移率为 12.9%；还有人回顾分析 3843 例未分化型早期胃癌(2163 例黏膜内癌，1680 例黏膜下癌)，发现转移率分别为 4.9% 和 23.8%；均认为直径＜20 mm，没有毛细血管/淋巴管侵犯、没有溃疡的未分化型黏膜内癌，淋巴结转移率较低。有人通过回顾分析 376 例胃癌患者，认为侵犯深度不超过 SM1、没有淋巴管侵犯、肿瘤直径＜30 mm、未分化细胞低于 50% 时，发生淋巴结转移的可能性较小。基于上述研究，日本提出 ESD 治疗早期胃癌的扩大标准为：①分化型黏膜内胃癌，如表面未形成溃疡，则胃癌大小不受限制；表面已形成溃疡时，病变直径≤30 mm。②分化型 SM1 胃癌，病变直径≤30 mm。③未分化型黏膜内胃癌，表面未形成溃疡时，病变直径≤20 mm。

随着技术的进一步发展，ESD 治疗早期胃癌的适应证可能会进一步扩大。有人报道了 5 例不符合 ESD 治疗标准的患者，行 ESD＋腹腔镜淋巴结清扫(LLND)，即在 ESD 术后，根据原发病灶和胃的淋巴结引流情况，用腹腔镜清扫淋巴结；根据胃镜下 ESD 术后溃疡面，在黏膜下注射吲哚青绿(ICG)来直接观察淋巴引流情况。每例患者取 6～22 枚淋巴结，平均 15 枚，符合淋巴结清扫要求。5 例患者中仅 1 例存在淋巴结转移(此患者也没有接受其他治疗)，随访中无转移和复发。

有人根据经自然腔道内镜外科手术(NOTES)理论，提出对于年老体衰伴有严重内科疾患及不能耐受根治性手术的胃癌患者，如病变浸润深度超出黏膜下层，也可通过 ESD 全层切除胃壁肿瘤，然后胃镜下经胃壁创面进行腹腔前哨淋巴结检测，切除可能转移的淋巴结，甚至可局部全层胃壁楔形或袖状切除，来治疗 T2 期胃腺癌等。

2. ESD 的基本操作

ESD 治疗在不同的医院可能有不同的操作细节，复旦大学中山医院的操作流程如下。

(1)术前评价：ESD 治疗前建议采用超声内镜、放大内镜、内镜染色检查(电子染色或化学染色)了解胃癌大小、形态，确定胃癌的浸润深度。

(2)标记：应用氩气刀于病灶边缘 0.5～1.0 cm 进行电凝标记。

(3)黏膜下注射：为使 ESD 手术进行得更顺利和安全，将 5 ml 靛胭脂、1 ml 肾上腺素、100 ml 生理盐水混合成溶液，于病灶边缘标记点外侧，进行多点黏膜下注射，每点 2 ml，可以重复注射，直至胃癌病灶明显抬起。若胃癌侵犯黏膜下层，则注射生理盐水后不会明显抬起，应停止 ESD 术选择开腹手术治疗。

(4)切开病变外侧缘黏膜：应用 Hook 刀或 IT 刀、Duo 刀，沿胃癌病灶边缘标记点切开胃黏膜。

(5)剥离病变：应用 Hook 刀或 IT 刀、Duo 刀，于胃癌病灶下方，对黏膜下层进行剥离；剥离中反复黏膜下注射，始终保持剥离层次在黏膜下层；剥离中通过拉镜或旋镜，沿胃癌病变基底切线方向进行剥离。

(6)创面处理：切除病灶后对于创面可见的小血管，应用氩离子血浆凝固术(APC)或热活检钳凝固治疗，必要时应用金属夹缝合创面。

(7)标本处理：将切下的病变用大头针固定于平板上，中性甲醛液固定送病理检查，观察病灶边缘和基底有无胃癌病变累及，未累及则认为是治愈性切除。

(8)术后给予禁食、常规的预防感染、止血、补液处理，待排气后开始进食，对于术中有穿孔，内镜下金属夹缝合的患者，可适当延长禁食时间。要强调预防感染的治疗的重要性，由于 ESD 操作时间较长，术后裸露的创面较大，易继发感染，故需给予抗生素预防感染。制酸和保护胃黏膜的治疗，对促进伤口的愈合有一定帮助。手术后 1、2、6、12 个月各复查 1 次，以后每年复查 1 次。(表 20-1)

表 20-1　早期胃癌内镜下治愈性切除的组织病理学扩大标准(适应证)

没有淋巴结转移风险的早期胃癌：

1. 分化好的腺癌；

2. 没有淋巴结和血管侵犯；

3. 没有溃疡的黏膜内癌，无论肿瘤的大小或伴有溃疡，肿瘤直径≤30 mm 的黏膜内癌；或肿瘤直径≤30 mm 的侵犯黏膜下层(sm1)癌；

4. 未分化型黏膜内癌，表面未形成溃疡，且病变直径≤20 mm

切缘：

1. 水平切缘(切缘)阴性；

2. 垂直切缘(基底)阴性

3. 评价

ESD 主要用于胃肠道黏膜层较厚、平坦病变的早期胃癌、癌前病变的一次性大块、完整切除。随着 ESD 技术的进步，ESD 的应用范围不断扩大，对起源于黏膜下层、固有肌层的黏膜下肿瘤(SMTs)，可行内镜黏膜下挖除术(ESE)；而对向浆膜下生长、与浆膜层紧密粘连的 SMTs，可行无腹腔镜辅助的内镜全层切除术(EFR)。现在限制行早期胃癌 ESD 治疗的，不再是手术技术问题，而是手术的安全性、有效性。有人分析 2007 年韩国 1000 例早期胃癌 ESD 疗效，整块切除率为 95.3%，切缘阴性整块切除率为 87.7%，垂直切缘基底阳性率为 1.8%；延迟性出血发生率为 15.6%，术中出血率为 0.6%，穿孔率为 1.2%。病灶部位、是否有瘢痕、分化程度等，与完成整块切除相关。有人回顾 2007 年 ESD 治疗的 589 例早期胃癌患者，满足扩大标准的 551 例，整块切除率为 94.9%，切缘阴性整块切除率为 94.7%，术中出血率为 1.8%，穿孔率为 4.5%，无手术死亡患者。完整切除是影响 ESD 治愈性切除的因素，没有治愈性切除时复发率较高，但总体 5 年治愈率仍达 97.1%，带瘤存活率达 100%。有人 2008 年 ESD 治疗 624 例胃癌患者，符合扩大标准的 543 例，中位随访时间 36 个月，完整切除率为 94%，穿孔率为 6%，出血率为 5%，1.3%患者复发，中位复发时间为 18 个月(3～32)个月，复发患者均为非切缘阴性完整切除的患者。

临床上对有丰富的消化内镜和外科经验的医生，内镜黏膜下剥离术较安全，其并发症主要包括出血、穿孔。术中出血是导致 ESD 手术失败的主要原因，止血过程常要耗费很长时间，且影响内镜视野，盲目止血过程中也易发生穿孔，出血量较大时，有时得中止 ESD 手术。因此 ESD 术中须有意识预防出血。一旦发生出血，可用电凝、氩气刀、金属夹、热活检钳处理出血点、暴露小血管。术后迟发性出血，多发生在术后 2 周以内，发生率为 3%～4%，术后对创面正确处理，对预防迟发性出血有一定帮助。术后可应用金属夹夹闭创面或肉眼可见的血管，可预防术后出血。有人回顾分析 2004 年 968 例行 ESD 的胃癌患者，术后应用热活检钳预防性处理溃疡面血管，迟发性出血率为 5.8%，明显低于对照组。

ESD 过程中穿孔的发生率约 4%，近年来出现了许多新方法和多种类型专用的内镜辅助缝合器械，但金属夹目前使用最广。对较小的穿孔，只要术中及时发现，应用金属夹夹闭缝合均能治愈；对较大穿孔，由于金属夹跨度有限，不能一次性将穿孔夹闭，可进行荷包缝合，或借助大网膜进行缝合，也可采用吸引-夹闭-缝合的方法，适当吸去胃腔内气体，充分缩小穿孔，利用多个金属夹夹闭穿孔。应该注意，术后出现腹部局限性压痛和腹腔游离气体，不是外科手术指征；随访观察中，只要腹痛无加剧、腹肌无紧张，可继续随访观察，而不需要外科手术。文献报道，对严格按照手术指征进行 ESD 治疗的胃癌患者，术后 5 年的存活率，与开腹手术相当。在目前我国缺少多中心大宗临床随访资料分析的情况下，建议参考 2004 年日本胃癌联盟发布的胃癌治疗指南(第 2 版)中对早期胃癌内镜下切除的适应证，进行患者的选择。ESD 治疗早期胃癌具有较好的疗效和安全性。但由于早期胃癌存在微转移的可能，即使接受了根治性手术的早期胃癌患者，术后转移复发率为 1.7%～3.4%；目前国内外 ESD 随访资料较少，不足以判断内镜切除术术后复发率是否高于传统的根治性手术;对采取内镜切除术后复发或转移的患者,如术前没有完全告知患者风险,有造成医疗纠纷的可能,需引起医生重视。

二、内镜下黏膜下剥离治疗早期胃癌

有人总结内镜下黏膜下剥离(ESD),治疗早期胃癌及癌前病变的术中配合经验,以提高 ESD 术的成功率,减少手术并发症的发生。术中配合、器材设备、各种附件的正确使用、熟练操作,是 ESD 成功的关键。

近年来,随着内镜下黏膜切除(EMR)的日益成熟,目前已成为一种切除早期胃癌及癌前病变的微创治疗手段,根据日本胃癌学会的指南,EMR 限于病变直径小于 2.0 cm 的隆起型、分化良好的早期胃癌,对超过 2.0 cm 者,需采用分片 EMR(Piecemeal EMR)进行切除,各片间较易有胃癌组织残留,可导致复发,影响 EMR 疗效。

1999 年日本内镜专家开发出一种前端带陶瓷绝缘头的新型电刀(IT 刀),可一次性完整切除直径大于 2 cm 的早期胃癌病灶,切除深度可包括黏膜全层、黏膜肌层、大部分黏膜下层,被称为内镜下黏膜下剥离(ESD),近年在日本已广泛应用于早期胃癌切除,并开始取代传统的胃癌根治手术。据日本胃癌学会对日本 10 家大型医院的调查,约 50% 早期胃癌患者接受 ESD 治疗,而避免了外科切胃。ESD 能使整个病灶切除,并提供确切的病理资料,为一种治疗早期胃癌及癌前病变有前途的技术;该手术操作较复杂,手术风险较大,术者需具备熟练技术,术中助手应良好配合。

1. 手术方法简介

先于胃癌病变边缘 5 mm 处,用针形刀作边缘环周标记,再行黏膜下注射生理盐水,至胃癌病变明显隆起,然后用针刀沿标记的外侧缘进行环周切开,再沿切缘行黏膜下层分离,术中出血用热凝固止血钳止血,最后整片完整将胃癌病变切除。

2. 器械和配合方法

配置助手 2 名,台上器械护士负责进行术程配合,规范器材选用,执行术中配合措施;台下巡回护士负责补充术中需要的器械和药品,术程各步配合按操作规范进行,并行记录总结。

3. 准备物品及常用药品

要准备针式电刀、ESD 专用电刀(IT 刀或 Hook 刀、TT 刀、Flex 刀),可根据病灶部位大小或术者习惯选择。调节好高频电发生器的参数;有人使用 ERBE ICC-200,参数设置为:切割功率 120W,凝固功率 30W,混合模式用纯切(mode1,100%cut),切割方式选 Endo-Cut。

4. 患者准备

①术前常规检查血小板、出凝血时间等。如有异常,应予纠正后才施行切除术。②了解患者病情,包括既往史、治疗情况、既往内镜及相关检查结果。③了解患者用药情况,注意近期是否服阿司匹林、NASID 类、抗血小板凝集药物,服用者应停用 7~10 天后才行 ESD 术。④让患者及家属了解治疗的需求,解释切除目的、并发症及其限制,强调电切需重复或电切后部分尚需手术的可能。⑤签署手术同意书。⑥常规禁食,口服咽部麻醉除泡剂。⑦术前用药:15 分钟前注射解痉灵 20 mg 或 654-2 约 10 mg,以减少肠蠕动。镇静止痛剂可根据患者情况选择性使用,由麻醉师进行丙泊酚静脉全麻。

5. 术中配合

(1)内镜下发现病灶后,用 0.4% 靛胭脂 8~10 ml 进行黏膜染色。

(2)在距离病灶外周 5 mm 处,用氩气刀或 ESD 专用电刀做标记,助手调节刀尖长度为 1 mm,用柔和电凝模式以 2 mm 的间隙标记。

(3)助手将配好的黏膜下注射液抽在 20ml 注射器内,连接注射针递与术者。每点注射约 7ml,在开始黏膜切开前,要重复注射几次,直到靶部位胃癌被足够隆起。

（4）用针式电刀或 IT 刀预先切除胃癌病变周围的黏膜。

（5）分离病变下的黏膜下结缔组织。助手将刀尖设为 $1\sim2\,mm$，并用切割模式进行分离，术者将刀轻置于黏膜下的结缔组织，在短时间内间断通入电流，以切除该结缔组织。在预分离部位无法直接看到时，可在内镜前端接上透明帽，它可伸展结缔组织，在黏膜下创造清晰视野。

（6）去除全部胃癌瘤体后，溃疡基底部的可视血管，可用止血钳软凝模式止血，能使用内镜止血夹，进行创面缝合夹闭。

（7）切除完毕，用三爪钳将病变黏膜整片取出，用大头钉固定，拍照，观察是否与实体的标记一致，用 10％甲醛固定，送病理分析。有人切除 30 例均成功，术后 3～6 个月胃镜复查均无胃癌病变残留。术中出血 7 例，其中出血量超过 200 ml 的 4 例，1 例出血 600 ml，均于术中用内镜下热凝固止血钳止血成功。无穿孔发生。

6. 术中重视对患者的监护

ESD 手术操作时间较长，30 例患者平均时间为 47.3 分钟。术中对患者的监护很重要，尤其对老年人、心肺功能不全者、使用镇静剂/止痛剂者，应加强监护，观察对药剂的反应及患者表情、神志、生命体征。清醒患者要给予支持、鼓励，术者和护士操作中要镇静，动作要轻柔，尽量创造安静舒适的环境。

7. 需要两名助手

ESD 术操作较复杂，使用的器械及器材较多，两名助手要行术中配合，以保障手术成功。台上护士负责附件的切换和术中配合，台下巡回护士负责附件的清理、补充、传递给台上护士；分工明确、配合迅速，要满足术中反复的附件切换，节省术中等待时间。护士必须熟练各种手术器械的性能及使用方法，熟练配合术者各步操作。

8. 正确使用染色剂

有人对胃癌病变，采用放大内镜及色素内镜，均用 0.4％靛胭脂染色，可将病变范围、表面形态清楚显示。由于染色剂为非吸收性染料，当视野不清、染色效果不佳时，可冲洗后再进行染色，以获理想染色。选定病变区域染色前，应予蒸馏水、二甲基硅油稀释液，充分冲洗、祛除泡沫和黏液，注意推注染料时要缓慢，以免导致表面产生泡沫、影响观察。

9. 黏膜注射剂的选择及使用

有人应用的胃癌黏膜下注射剂，为 0.9％生理盐水 100 ml＋肾上腺素 2 mg，可减少出血等；日本有人报道，可注入不易流失的透明质酸钠，但价格较贵；也可用甘油果糖注射液代替。黏膜下注射时，每注射 2 ml，助手就计算一下注射总量、并告知术者，这有利于术者判断注射是否有效。注射后应使胃癌病变四周完全隆起，并与黏膜分离，必要时可重复注射。在黏膜下注射前，应先准备好切割电刀，防止在寻找电刀时注射后隆起又被吸收塌陷。

10. 减少手术风险和并发症的发生

ESD 术存在较大风险，包括出血、穿孔，术中出血发生率较高，术程中应认识到出血的可能，应备齐止血器材，包括热电凝止血钳、止血夹、注射止血针、注射液、冲洗及喷洒用的无菌盐水、止血药品。出血多发生于术中环周切开、黏膜下分离中，在术者进行此步骤时，应悉心配合，一旦发生出血，首先判断出血是少量渗血，还是血管损伤后的喷血，并记住出血具体位点，按术者要求，迅速准备止血附件，并提醒术者出血的具体位点，嘱台下护士随时补充各种器械和液体，保障止血有条不紊，在视野不好时应保持冷静，可配合术者冲洗视野，密切观察视野中出血具体位点，供术者参考；无法判断出血准确位置时，应建议术者先用高渗盐水行术野的局部注射，以减少出血速度，便于术者找到准确的出血位置，再行止血。

11. 术后的病情观察

包括向患者交代术后注意事项及向病房各班护士交代术中情况、可能发生的术后并发症，对术中出现的出血、肌层电凝损伤，均应如实告之，以利重点观察、及时处理。

三、早期食管胃结合部腺癌内镜下治疗

内镜下黏膜下剥离(ESD),同样适用于治疗食管胃结合部(EGJ)浅表腺癌(AEG)及食管胃结合部处癌前病变,其疗效与外科剖腹手术及内镜下黏膜切除(EMR)等相比,有明显优势。但 ESD治疗食管胃结合部处病变,手术难度较高,手术时间较长,手术并发症发生率较高,对操作者技术要求较高。在开展内镜治疗胃癌前,无论是早期还是无远处转移的进展期食管胃结合部腺癌(AEG),一般应用外科根治手术治疗。近年来,随着内镜技术的发展,对没有淋巴结转移、浸润程度较浅的早期胃腺癌,可采用内镜方法行完整切除。较早、较广泛应用的内镜下治疗方法,是EMR。在食管胃结合部(EGJ),EMR 术后的复发率可达 14%～23%。因此日本胃癌学会认为,EMR 治疗指征,仅限于分化型、无溃疡形成、直径<20 mm 的隆起型或≤1 cm 的平坦型或凹陷型的早期胃癌。EMR 切除病变的局限性和不完整性,促使人们去开发更新的技术来剥离更大、更完整组织。1994 年有人发明 IT 刀,使更大的胃癌黏膜病变可进行一次性完整切除。1999 年有人对直径>2 cm 的早期胃癌行黏膜下剥离一次性切除成功,即 ESD 治疗早期胃癌,能使更多的胃癌病变,一次性在内镜下大块、完整切除,随后不断出现各种新的 ESD 治疗器械。

最近 ESD 也用于治疗早期食管癌,ESD 的完整切除率为 76%～95%,治愈切除率为 74%～95%,出血和穿孔等并发症的发生率均低于 5%。ESD 同样也可用于治疗胃食管结合部早期胃癌。食管胃结合部腺癌分为三型,Siewert Ⅰ型:是发生于食管下段的腺癌,常起源于 Barrett 食管,位于齿状线上 1～5 cm 范围内;Siewert Ⅱ型:即狭义贲门癌,发生于齿状线上 1 cm 到齿状线下 2 cm 范围内食管胃结合部的肠上皮化生区域;Siewert Ⅲ型:指发生于齿状线下 2～5 cm、贲门下方的高位胃体癌、胃底癌、食管胃结合部浸润癌。

1. ESD 治疗早期胃癌的适应证

经大宗病例分析,有人认为,ESD 治疗早期胃癌的扩大适应证为:①不伴溃疡的黏膜内胃癌,无论肿瘤大小。②黏膜内胃癌伴溃疡、直径<30 mm。③微小浸润性胃癌(浸润黏膜肌层深度<500 μm),无溃疡发生、无淋巴及血行转移,胃癌直径<30 mm。ESD 的适应证有待于我国学者对该技术的充分认识、熟练掌握、进行大量随访后,方能得出最后结论,但上述 ESD 适应证范围,已经超出 EMR 范围,是对限定于固有肌层、淋巴转移前胃癌的内镜治疗方法。

2. ESD 手术禁忌证

ESD 手术一般在静脉麻醉下进行,对不具备开展无痛内镜检查条件的医疗单位、一般情况较差的患者,不主张开展 ESD 治疗。心血管手术后服用抗凝剂、血液病、凝血功能障碍者,在凝血功能障碍没有纠正前,一般严禁 ESD 治疗。病变基底部(黏膜下层)注射盐水后,局部无明显隆起,提示病变基底部的黏膜下层与肌层粘连,肿瘤可能浸润至肌层,应列为 ESD 禁忌。

3. 手术操作

有人报道的手术步骤包括:

(1)黏膜下注射标记。使用氩气刀距胃癌边缘 0.5～1.0 cm 进行标记,注射液体为含靛胭脂、肾上腺素的生理盐水。于肿瘤边缘标记点外侧、自肛侧向口侧、进行多点黏膜下注射,每点注射液体约 2 ml,重复注射直至胃癌病变被明显抬高。若胃癌侵犯黏膜下层,则注射生理盐水后不会被明显抬高,应停止 ESD,而选择传统外科手术。

(2)切开肿瘤外侧边缘黏膜。应用钩形电刀,沿肿瘤边缘标记点切开黏膜。沿标记点或标记点外侧缘,应用针形切开刀,切开病变周围部分黏膜,再用 IT 刀切开周围全部黏膜。切开过程中一旦发生出血,冲洗创面明确出血点后,应用 IT 刀或针形切开刀,直接电凝出血点,或应用热活检钳,钳夹出血点电凝止血。常规使用 Hook 刀,顺时针方向沿黏膜下层切开黏膜,口侧或肛侧端时刀尖为左右方向,两侧端时刀尖向上,以免损伤肌层造成穿孔。

（3）剥离肿瘤。对内镜下治疗，食管胃结合部胃癌较特殊，操作较困难，该部位肌层常明显增厚，虽然理论上不易穿孔，但是蠕动较快、管腔较窄、直视下内镜视野较小、电切时圈套较困难；贲门部黏膜下血管较丰富，操作不慎易造成小动脉出血。应用钩形电刀或绝缘头电切刀，于胃癌病变下方对黏膜下层进行剥离，剥离中反复进行黏膜下注射，始终保持剥离层在黏膜下层；剥离中还可通过拉镜或旋镜，沿胃癌病变基底切线方向进行剥离；对于胃食管交界部癌，常需采用倒镜进行剥离。

（4）创面处理。切除胃癌病变后，对创面可见的小血管，使用氩离子血浆凝固术止血。术中可使用金属夹闭合创面。术中一旦发生穿孔，可应用金属止血夹，自穿孔两侧向中央缝合裂口后，继续剥离病变；也可先行剥离病变，再缝合裂口。由于 ESD 操作时间较长，消化道内常积聚大量气体，气压较高，有时较小的肌层裂伤，也会造成穿孔。ESD 过程中，须注意抽吸消化道腔内气体。

4. 术后管理

术后第 1 天患者应禁食，术后常规进行相关实验室检查和胸部、腹部 X 线检查，如临床表现及相关检查无异常，术后第 2 天可进软食。对术中发生穿孔、使用内镜下金属夹夹闭者，可适当延长禁食和胃肠减压的时间。1 周后患者出院前，应随访胃镜，了解 ESD 后溃疡创面愈合情况，出院后要口服质子泵抑制剂和胃黏膜保护剂，直至溃疡创面愈合。2 个月后随访胃镜，以了解溃疡创面愈合情况，明确局部是否复发，如 ESD 完整切除胃癌病变，以后应每年随访胃镜 1 次，以及时发现新生病灶。如果肿瘤未能完整切除或切除的病灶界限不清，但符合淋巴结阴性的胃癌，术后至少 3 年内，应每 6 个月随访 1 次胃镜，以及时发现局部复发。

5. ESD 手术并发症的预防和处理

上腹部疼痛是 ESD 术后典型症状，程度一般较轻，口服 PPI1～2 天后常可缓解。疼痛较剧烈、持续时间较长时，须密切观察腹部体征，排除消化道穿孔引起的腹膜炎。出血是常见的并发症，出血的预防与处理相当重要。术中一旦发生出血，止血过程常要耗费很长时间，且可影响内镜视野；盲目止血过程中较易发生穿孔；出血量较大时，有时还得中止 ESD 手术。ESD 手术中，须有意识预防出血。对剥离中发现的较小黏膜下层血管，可用针形切开刀头端直接电凝；对较粗的黏膜下层血管，可用热活检钳，钳夹血管后，外拉热活检钳，使活检钳远离胃壁，再电凝血管。黏膜剥离中一旦出血，可用冰生理盐水（含去甲肾上腺素）对创面冲洗，明确出血点后，可用针形切开刀直接电凝出血点，或应用热活检钳，钳夹出血点电凝止血。上述止血方法如不能成功止血，可采用止血夹夹闭出血点，但往往影响后续的黏膜下剥离手术操作。当病变完整切除后，可应用 APC 电凝创面所有小血管，必要时也可应用止血夹夹闭血管。

6. 穿孔

当术中怀疑穿孔时，应及时拍摄腹部 X 线平片，以便及时确定穿孔。术中应监测血压、血氧饱和度、心电图等，使用内镜，充分吸引胃腔内气体，以止血夹夹闭穿孔，当穿孔较大时，可利用大网膜封闭。

7. 术后治疗

包括持续胃肠减压，保持引流管通畅，半卧位，静脉预防性使用抗生素。严重穿孔气腹可导致腹腔间室综合征，引起呼吸功能受损或休克等，可应用 20G 穿刺针，于上腹部穿刺排气减压。术后出现的腹部局限性压痛和腹腔游离气体，不是外科手术指征，随访观察中，只要全身一般状况较好，生命体征平稳，腹痛程度无加剧，腹痛范围无扩大，腹肌无紧张，可继续观察腹部体征，而不需外科手术。黏膜下层较长潴留时间，注射液的应用，术中出血点的随时处理，剥离过程中反复黏膜下注射，有助于预防穿孔的发生。

8. ESD 治疗食管胃结合部腺癌的疗效

有人报道 58 例 Siewert Ⅱ型管结合部腺癌，其中 39 例来源于黏膜层，19 例来源于黏膜肌层（浸润深度＜500 μm）；未出现严重手术相关并发症，完整切除率和治愈性切除率，分别为 100%、

79％。12 例患者未达到根治性切除标准,其中 1 例行二次 ESD,8 例追加外科手术治疗。在平均 36.6 个月的随访中,达到根治性切除的患者无一例出现局部复发或远处转移。有人总结近年 ESD 治疗管胃结合部腺癌共 57 例,Siewert Ⅰ 型 14 例,Siewert Ⅱ 型 27 例,Siewert Ⅲ 型 16 例。57 例 患者顺利完成 ESD,中位手术时间为 55 min,其中 39 例整块切除肿瘤、18 例分块切除肿瘤。术中 并发症发生率为 24.6％,其中穿孔 8.8％、出血 15.8％。术后并发症发生率为 15.8％,其中迟发性 出血 10.5％、胃食管交界部狭窄 5.3％。有 7％患者术前活组织病理检查结果提示为黏膜内癌,术 后病理检查确诊为腺癌(侵犯黏膜下层),对这些患者,要进行追加手术。目前通过现有的术前评 估技术,常无法判断患者有无淋巴结转移,选择 ESD 后,可能存在治疗不完全的风险。因此认为, 只有对没有溃疡的黏膜内癌(无论肿瘤的大小)采用 ESD 治疗,才较安全、可靠。有人随访 9～27 个月,溃疡创面愈合较好,均无胃癌复发、转移。文献报道,25 例 Siewert Ⅱ 型食管胃结合部腺癌 的 ESD 治疗疗效,2 例出现术后狭窄,数次球囊扩张后好转;内镜下完整切除率为 100％,17 例达 到治愈;在中位随访时间为 30 个月的随访期里,无局部或远处复发。7 例未达到治愈,其中 2 例追 加手术。

9. ESD 治疗现状

ESD 治疗食管胃结合部腺癌及食管胃结合部癌前病变,与外科剖腹手术及 EMR 等内镜治疗 方法相比,有以下优势:

——个体化治疗,针对性较强。ESD 可根据病变部位、大小、形状、组织类型,制定个体化治疗 方案,能保证肿瘤彻底切除,能最大限度保留正常组织及功能。

——创伤较小,患者易接受。外科手术因创伤大和麻醉需要,对患者全身状况(如心、肺功能 等)的要求较高。ESD 其创伤较小,能减少患者痛苦,有利于迅速恢复,适用于不能耐受或不愿接 受剖腹手术的患者(如高龄,心肺功能较差者)。

——同一患者可接受多次 ESD 治疗,同时一次也可进行多部位、多个病变的 ESD 治疗。ESD 对异时性多原发癌、尤其是消化道多原发癌的治疗,常有独特优势。

——ESD 可在不手术的情况下,获得完整的病理学诊断资料,从而可明确病变性质、浸润深 度、分化程度、是否存在淋巴/血管浸润、预测是否存在淋巴结转移等高危因素,有助于临床选择正 确的后续治疗方案,免除不必要的手术治疗。

——与 EMR 相比,ESD 可把较大面积、形态不规则、合并溃疡瘢痕的肿瘤,一次性完整的从固 有肌层表面剥离下来,明显减少肿瘤的转移和复发。但 ESD 治疗食管胃结合部处胃癌病变,手术 难度较高,手术时间较长,手术并发症发生率较高,对操作者的技术要求较高。开展 ESD 内镜室 的人员需较充足;操作者需熟练进行胃镜单人操作,使用双管道治疗内镜完成 EMR 600 例以上, 掌握 EMR 和内镜下止血及缝合技术,同时接受过 ESD 全面教育;医院内外科配合良好,能共同处 理术后并发症。ESD 培训一般要经过观摩、助手、动物实验、正式操作 4 个阶段。观摩阶段学习各 种刀的使用方法、高频电凝电切的设定和局部黏膜下的注射;助手阶段熟悉内镜和各种配件的准 备;动物实验阶段反复操练,掌握全部过程;正式操作阶段前 30 例 ESD 必须在上级医生指导下操 作,完成 30 例后方可独立操作。

四、内镜下隧道式黏膜下剥离切除胃黏膜病变

内镜下黏膜下剥离术(ESD)已经广泛应用于胃癌前病变和早期胃癌等黏膜病变的治疗中,但 对于大面积胃癌病变,ESD 操作仍有一定困难。随内镜下隧道式黏膜下剥离切除(ESDTT)的发 展,有人应用 ESDTT 切除胃黏膜胃癌病变,病变常整块切除,操作时间为平均 65 分钟;切除标本 直径平均 4.3 cm;结果术后病理提示,病变基底与边缘均未见残留。术后均未出现出血、穿孔等并 发症。ESDTT 切除胃大面积黏膜病变安全可行。近年来,隧道技术发展较快,应用也越来越多,

取得较理想的结果;通过在消化道的黏膜层与固有肌层间,建立一条黏膜下隧道,来进一步实施各种内镜下干预,如环形肌切开术,可治疗贲门失弛缓、切除黏膜下胃癌;可通过隧道进入胸腔和腹腔,进行内镜下诊治。在 ESDTT 中,常从病变口侧至肛侧建立黏膜下隧道,来辅助完整切除病变。ESDTT 已应用于切除食管环周病变及大面积病变、胃黏膜病变,并证明是安全、有效的。

对于病变部位,参照日本胃肿瘤分类共识,纵向分为上、中、下三部分,横向分为前壁、后壁、小弯、大弯;对大体形态,参照《巴黎胃黏膜肿瘤的内镜下分型》,分别记录为带蒂息肉样隆起(Ip)型、扁平隆起型(Is)、表浅隆起型(Ⅱa)、平坦型(Ⅱb)、表浅凹陷型(Ⅱc)、凹陷型(Ⅲ)。

1. ESDTT 操作方法

患者取左侧卧位,行气管插管、全身麻醉。术前通过放大 NBI 和碘胭脂喷洒染色,确定胃癌病变边界。标准 ESDTT 操作过程中,采用 CO_2,黏膜下注射液为 0.9 %氯化钠溶液、肾上腺素(0.5 %)、美蓝(0.1%)混合液。胃癌病变完整切除后,应用氩气、止血钳,预防性固化处理创面的可见血管。最后于创面局部喷洒猪源的纤维蛋白黏合剂(PFS)。术毕,将切除标本回收并展开固定,标记口侧与肛侧端,并测量大小后送检病理,按照 2 mm 间隔从口侧至肛侧,连续切片处理。

2. 术后处理

术后注意观察有无出血、穿孔、感染等并发症发生,给予对症处理。若无并发症发生,术后禁食、禁水 2 天,第 3 天给予清流食,并逐渐过渡至半流食。常规给予抑酸治疗 2 个月。

有人报道,ESDTT 操作时间平均为 65 分钟;切除胃癌病变长度平均为 4.3 cm;术后病理检查,胃癌病变基底与边缘常未见残留。患者术后常未出现出血、穿孔等并发症。在 ESDTT 操作过程中,隧道建立前先从胃癌病变肛侧开口,这样可作为隧道建立过程中的终点,避免过度剥离;可降低隧道内压力,避免过多充气后气体存留,避免导致黏膜过多被钝性分离。在 ESDTT 切除的胃黏膜病变中,常没有穿孔、出血等并发症发生,这说明 ESDTT 较安全。ESDTT 整块切除大面积胃黏膜病变的速度可提高。隧道建立后,可由于以下几方面原因利于剥离病变:

——随着术者向前推进内镜,内镜前端的透明帽,有一定的钝性分离作用;

——隧道内充气后,可增加黏膜层、固有肌层的距离,能起钝性分离的作用,可作为气垫利于剥离;

——隧道内进行黏膜下注射后,液体集中在黏膜下,减少注射量,避免因潜水对剥离中电凝电切的影响;

——在隧道内进行剥离时,两边组织互相牵拉,利于手术视野暴露,利于隧道内剥离组织,避免环周切开后病变回缩,可避免已切除病变对操作视野的影响;

——暴露血管较好,可对血管进行预防性凝固处理,减少出血,从而减少止血的操作时间。

因此,ESDTT 剥离中操作视野较清晰,安全性较高,操作时间也较短。然而在 ESDTT 操作中,怎样把握病变两侧边界的剥离、侧边的切开,已成了新问题。在内镜建立隧道的过程中,可从隧道内看到事先的标记点,通过标记点,可判定剥离方向、切除范围,同时也可通过推出隧道进入胃腔内,观察病变被剥离情况,辅助判定病变两侧边界及剥离方向。在隧道建立后的侧边切开过程中,经典 ESD 操作方法是边注射边剥离,而 ESDTT 常借助于两侧组织的相互牵连,减少注射,缩短操作时间,可借助重力因素,从高到低分别切除侧边。通过利用 ESDTT 切除胃黏膜胃癌病变,初步发现 ESDTT 切除胃大面积黏膜病变是可行的,有一定的有效性、安全性,也将通过大样本对照进一步论证 ESDTT 优势,并不断完善相关技术。

五、肿瘤热疗

随着辐射器加温技术的发展,肿瘤的局部加温(射频、微波)热疗迅速发展、广泛应用、系统研究,已成为继手术、放疗、化疗、免疫治疗、靶向治疗之后的重要治疗方法。

　　微波指波长为 1～100 mm、频率为 300～30 000 MHz(特高频到极高频)的电磁波;按波长分为分米波、厘米波、毫米波;按效应分为显著热效应、特殊热效应、非热效应;常应用微波凝固疗法(MCT)等,可治疗早期胃癌、进展性胃癌。

　　肿瘤热疗利用物理能量在组织产生热效应,使肿瘤组织温度上升到有效治疗温度,并维持一段时间,以杀死肿瘤细胞,常不损伤正常细胞,目前广泛应用于肿瘤的治疗中,是一种局部治疗手段,有直接细胞毒效应,可增强化放疗的疗效,提高机体免疫力,抑制肿瘤转移,可应用于不能或不愿手术的肿瘤患者,能提高患者生活质量,缩小肿瘤负荷,能为其他抗癌治疗措施提供条件。肿瘤热疗对患者远期生存率的影响,尚有待进一步观察。

1. 热疗的适应证

　　(1)可手术的原发性肿瘤,不愿手术或因年龄、身体等原因不能手术者。

　　(2)无远处转移的原发性肿瘤,或无重要脏器转移的转移性肿瘤患者,可通过射频热疗等,对原发灶、转移灶有效控制,并可联合放化疗。

　　(3)晚期原发性或转移性肿瘤患者,通过对严重影响患者生活质量的肿瘤内瘤灶的射频处理等,可减轻症状。

2. 肿瘤热疗作用机制

(1)肿瘤热疗对肿瘤细胞直接杀伤

　　细胞膜分子在常温下有一定流动性,肿瘤热疗可引起膜内分子活动加快、分子间距加大,膜流动性、通透性增强,可阻碍膜转运蛋白及细胞表面受体的功能,使肿瘤细胞线粒体膜、溶酶体膜、内质网膜在热疗后破坏,线粒体、溶酶体、内质网内含的酶大量释放,可导致细胞膜破裂,肿瘤细胞死亡。热疗也能使肿瘤细胞的蛋白质及核酸变性,可抑制肿瘤细胞的 DNA、RNA、蛋白质合成。

(2)肿瘤热疗与凋亡信号通路活化

　　给肿瘤细胞 40～42℃热疗时,主要引起肿瘤细胞凋亡,能诱导高水平表达促凋亡因子如野生型 p53、肿瘤坏死因子 α、Bax 等,能抑制表达凋亡抑制因子如突变型 p53、Bcl-2 等。肿瘤热疗加温到 42.5℃,可快速而短暂地诱导野生型 p53 的表达,促进表达肿瘤抑制蛋白 p21,抑制周期素依赖性激酶 CDK,增殖细胞核抗原,使 DNA 复制受阻,使细胞停滞在 G_1 期,结果细胞生长停滞。若肿瘤热疗使大范围肿瘤细胞 DNA 损伤,p53 则可下调 Bcl-2 的表达、上调 Bax 的表达,从而增加线粒体外膜孔的开放,促进胱冬蛋白酶 3/8/9 的释放,可诱导肿瘤细胞凋亡。肿瘤热疗能活化诱导型 NO 合成酶、产生致病性 NO,能诱导产生 p53,使细胞周期阻断在 G_1 期。肿瘤热疗也可不依赖 p53,而直接在热处理 30 分钟后上调 Bax 的表达、下调线粒体膜内膜电位、诱导肿瘤细胞凋亡。肿瘤热疗能明显升高胃癌细胞质内钙离子水平,导致胃癌细胞凋亡。肿瘤热疗可增加复制蛋白 A(rRPA)与核仁素结合,使复制蛋白 ArRPA 活性降低,从而抑制 DNA 复制。

(3)肿瘤热疗与肿瘤血管

　　肿瘤热疗可改变肿瘤内微循环结构功能。肿瘤内毛细血管内皮细胞常缺乏基底膜,部分内皮常由肿瘤细胞填补,肿瘤细胞增殖时,可阻塞血流,造成低氧、低 pH 状态,可增强肿瘤热疗对肿瘤细胞的损伤作用;肿瘤内血流较少,肿瘤热疗引起肿瘤内血流的增加也较少,肿瘤内热量的消散较慢,这使肿瘤血管易遭受热损伤。肿瘤热疗可抑制肿瘤细胞分泌血管内皮生长因子,可阻碍肿瘤血管新生,抑制肿瘤增殖、转移。肿瘤热疗也可升高血纤维蛋白溶酶原激活抑制因子 1 的水平,减少纤维蛋白溶酶的形成,使纤维蛋白易阻断肿瘤微血管,从而抑制肿瘤增殖,减少转移。

4. 肿瘤热疗与肿瘤转移

　　肿瘤热疗可通过减少表达血管内皮生长因子、基质金属蛋白酶(MMP1)、纤维蛋白溶解酶、黏附因子,抑制肿瘤侵袭转移,减少 MMP1 对基底膜和细胞外基质的降解,能抑制肿瘤细胞浸润转移。E-钙黏蛋白是钙离子依赖的黏附分子,它与细胞内骨架蛋白、β 连环蛋白可形成复合体,介导细胞间黏附;热疗使肿瘤内 E-钙黏蛋白表达水平降低后,易引起肿瘤细胞的脱落、转移。

5. 肿瘤热疗与免疫

肿瘤热疗尤其是全身热疗,可提高机体免疫功能,能促进免疫细胞如 NK 细胞、T 淋巴细胞、巨噬细胞活化,促进分泌细胞因子,增强免疫反应,使肿瘤生长速度下降,体积逐渐缩小,转移发生率降低。给予肿瘤患者 41.8℃全身热疗后,NK 细胞和 CD56$^+$ 细胞毒性 T 淋巴细胞水平立即升高,5 小时后降至原来水平;5 小时后还伴有白介素 6 和肿瘤坏死因子 α 水平升高,但白介素 6 逐渐在 24 小时内恢复到原来水平;24 小时后患者 CD8$^+$ T 细胞表达干扰素-γ、肿瘤坏死因子 TNF-α、CD56、CD69 的水平升高,且 48 小时到高峰水平。肿瘤热疗可诱导热休克蛋白 HSP 表达水平上调,能促进机体 T 细胞、巨噬细胞、树突状细胞等浸润肿瘤组织,可诱导 Th1 细胞产生干扰素 γ、肿瘤坏死因子 α、白介素 12,加强 T 细胞介导的肿瘤免疫。热休克蛋白 HSP70 可承担免疫佐剂的作用,能与肿瘤细胞内的抗原肽结合,使抗原肽经 HLA I 类分子递呈,能激活 CD8$^+$ T 细胞,起杀伤肿瘤的作用。

6. 局部热凝固治疗

近年来,微波局部热凝固治疗在肿瘤的治疗上应用较广泛,治疗中心型肿瘤及周围型肿瘤常有效,肿瘤直径<3.0 cm 时,一般 1 次局部热凝固治疗,即可灭活肿瘤组织。肿瘤较大时,可分次多点局部热凝固治疗,一般微波局部热凝固治疗间隔为 1 周。当肿瘤位于纵隔附近、靠近神经大血管时,治疗应慎重。微波治疗肿瘤安全有效,微波局部热凝固法联合微波透热,对肿瘤杀伤作用更大,作用范围更广,可延长肿瘤的复发时间。

微波透热有治疗与微波局部热凝固治疗不同的作用机制,微波透热利用肿瘤细胞与正常细胞生物学特性的不同,来杀伤肿瘤细胞,可用于正常细胞和肿瘤细胞重叠区,以便较多杀伤肿瘤细胞,又保存正常组织;也可经腹腔镜、胸腔镜、开放手术直视下,行肿瘤局部射频消融治疗,适用于有淋巴结转移、腹膜/胸膜转移、多发转移的患者。

7. 肿瘤热疗与放化疗激光

凝固热疗、体外加热单用时,均难以在整个肿瘤中形成有效的治疗温度,肿瘤周边部位常温度较低,不易达到杀灭肿瘤的有效温度,一般肿瘤热疗均可联合放化疗,疗效常优于单独热疗、放疗、化疗。

肿瘤热疗与化疗联用:肿瘤热疗、化疗联用的理论基础为,①高热使肿瘤外周血循环增强,微血管和组织细胞渗透性升高,有助于药物进入肿瘤内;②高热使肿瘤细胞膜的脂质及蛋白质结构改变,细胞膜通透性增加,有助于抗癌药进入细胞内。肿瘤热疗、化疗联用,多采用同时或用药在先的方法。常选用环磷酰胺、顺铂、丝裂霉素等,能与 DNA 形成交联物、阻断 DNA 功能,使细胞致死,随肿瘤热疗温度升高,这些药物的药效增强,在 39～41℃下的作用较强。

热疗与放疗联用:热疗与放疗联用的机制为:①对放射线有抗拒的 S 期细胞对热较敏感,分裂越快的肿瘤对高热越敏感;②处于慢性乏氧、营养不良、低 pH 环境的肿瘤细胞,对高热较敏感,对放射线敏感性较差;③高热通过增强放射线致死,能减少放疗剂量;④放疗抑制免疫反应,热疗则相反;⑤不同肿瘤对高热的敏感性是一致的,而放疗则常依赖肿瘤的组织学类型而有不同效应。热疗与放疗联用,以先放疗后再热疗的效果较佳,但临床上多主张间隔 1 小时以内为宜。放射剂量可取低限 40Gy,或依实际情况酌减。对较虚弱不耐热的患者,在 39～41℃亦可增强放疗效果。

热疗与化放疗联用:放化疗结合是肿瘤的标准治疗方法,而热放结合的互补、热化结合的互相增敏,可使三者联用的结果较好。放、热、化疗三者联用的次序,目前尚在研究中,有人认为按化、热、放疗次序进行,细胞毒性作用较强;若采用相反次序,则细胞毒性最弱。也有人认为,热、化、放与化、放、热的次序,其疗效相似。但不论哪种次序,放、热、化三者的间隔时间不宜太长。

大功率微波热疗联合希罗达、奥沙利铂治疗晚期胃癌:有人观察其治疗晚期胃癌近期疗效及副作用,患者年龄 35～68 岁,平均 48.6 岁,全部有病理证实,化疗前查血常规、肝肾功能均正常。每例患者完成 3～4 周期治疗后评价,有效率(CR＋PR)达 57.1%,中位缓解期 10 月,中位生存期

13.2月。毒副反应主要为胃肠道毒性、血液毒性、外周神经毒性、手足综合征,均为Ⅰ～Ⅱ度,对治疗无影响;大功率微波热疗治疗后部分患者出现局部皮肤红肿,次日均恢复正常,常不影响治疗。大功率微波热疗联合希罗达、奥沙利铂治疗晚期胃癌疗效、耐受较好,适用于临床治疗。第1次化疗前及3～4周期结束后,可分别行CT检查,测定病变大小。化疗方法:第1天,奥沙利铂120 mg/m²静脉滴注2小时;第1～14天,口服希罗达化疗2.0 g,2次/天,早晚服用,每3周为1周期,每例患者均接受化疗3～4周期。每化疗周期第一天化疗过程中行大功率微波热疗1次,治疗过程中直肠测温可达40℃以上,共60分钟。化疗过程中,可根据患者反应情况,给予胃复安、盐酸格拉斯琼止吐。治疗3～4个周期后,可根据治疗前后测病灶以评价疗效,有效患者4周后进行再次复查CT,确认疗效。近期客观疗效评价,按照WHO标准,分为完全缓解(CR)、部分缓解(PR)、稳定(SD)、进展(PD)。毒副反应按WHO抗癌药物急性与亚急性毒副反应表现及分度标准评价,分为0～Ⅳ度。奥沙利铂较顺铂的消化道反应及骨髓抑制轻,无肾毒性。希罗达是一种氟尿嘧啶脱氧核苷氨基甲酸脂,为口服化疗药物,口服后以完整分子穿肠黏膜迅速被吸收,在肝内经羟酸脂酶、胞苷脱氨酶,代谢为5-脱氧氟尿苷,再由肿瘤组织高水平胸苷磷酸化酶转化为5-FU,发挥抗肿瘤作用。希罗达独特的药理机制,使它常高浓度积聚于肿瘤细胞内,能杀死肿瘤细胞,有靶向作用,能使5-FU在肿瘤组织中浓度更高。由于奥沙利铂与5-FU有协同作用,而希罗达在肿瘤内能转化为5-FU,所以奥沙利铂可与希罗达有协同作用。

微波属高频电磁波,微波辐射可选择性破坏肿瘤组织。化疗配合微波热疗,可增加化疗的抗癌作用,从而提高化疗疗效。热疗能使肿瘤组织温度升高至40℃以上,并维持30～60分钟及以上,可杀灭肿瘤细胞。大功率微波热疗兼具微波和热疗双重作用,对化疗明显增效。胃癌根治术后2年内50%～60%患者可出现局部复发、腹腔内播散、远处转移,这类患者已失去手术机会;传统单一化疗,患者不良反应较大,耐受性较差。WB-Ⅰ型肿瘤全身热疗机的加热原理是:当一定频率的微波束大剂量辐射时,其辐射区内组织中的分子发生震动和摩擦产生热量,达到加热的目的,本热疗机应用新型电磁波聚束技术、微波调制新技术,实现非侵入式远场大功率大深度全身加热,能满足对肿瘤患者深部加热的治疗要求,治疗深度10～15 cm;在39～40℃时,肿瘤细胞生长受抑,在40～44℃时,肿瘤细胞会短时间内死亡。热疗与化疗联合,能提高疗效,增强化疗疗效,有较好的耐受性。由于肿瘤组织生长时血管生长畸形、毛细血管受压,因此肿瘤组织供血明显减少,血流量较低,这为热疗提供了条件,因为正常组织在受热时有良好的血液循环充分散热,而肿瘤组织由于血流量较低、散热不良、局部高温高于邻近正常组织5%～10%。当高能电磁波导致的高热作用,使得肿瘤细胞处于杀伤温度(45℃)时,正常组织仍处于较低温度而不受损伤。在高温状态下,肿瘤细胞膜流动性增高,造成膜结构功能破坏;其协同作用机制主要有:热疗使细胞膜通透性增加,有利于化疗药物渗透,促进化疗药物在局部集聚;化疗药物对肿瘤周边的乏氧细胞较敏感;热疗能使DNA修复酶变性,促进化疗导致DNA双链损伤;热化疗促使癌细胞凋亡,抑制P-糖蛋白和多药耐药相关蛋白(MRP)的表达,降低和逆转肿瘤多药耐药(MDR)。全身微波热疗有无创、无痛、不需要麻醉等优点,对不能手术并且无颅内转移、能承受高温的晚期胃癌患者,可增强化疗疗效,提高患者生存质量,不增强化疗毒副作用。

六、肿瘤激光治疗

激光(Laser)即受激发辐射的光,是电磁波的一种,是平行、同步等波长的光束,有多种医学用途。目前Nd:YAG激光应用较广泛,波长为1.06 μm,为近外红光。激光有三方面的特性,而使之有特殊用途:

①某具体类型激光内的光波时相较一致,在穿过某介质时的频率、波长、速度较恒定,这就是激光的集聚性,使激光能集中作用于靶部位。

②激光是单色性，即某种具体类型激光，有几乎相同的波长、能量、颜色，这使激光的辐射波谱，能集中于一个很小的电磁波谱段。

③激光光线有平行性，这使激光传播中能量丧失很少，能远距离穿行，以纤细的平行光束射出，空间散射较少，适合于靶向外科用途。

激光可通过多种方式与活体组织相互作用，光能可转化成热能，使光辐射有切割、汽化、凝固作用。由于组织含大量水，激光的能量易被活体组织吸收，再迅速变成热能，导致细胞结构破坏。激光可通过机械作用如光波压力，使细胞内外水汽化，引起组织损伤、组织层分离，适合于清除白内障或粥样硬化斑块。异常组织吸收某些光敏物质后，激光可与之作用，而引发生化反应，称为光动力学治疗，可用于气管、支气管恶性疾病的诊治。

激光的可操作特性由激光介质决定，不同的激光介质可产生波长不同的激光。常用的激光介质有合成红宝石、氩、氖、有机荧光染料、氦-氖混合气、磷酸三钾盐、CO_2、Nd-YAG 等。氩激光波长为 514nm，光谱在蓝绿之间，为可见光，并可经光导纤维传导；因其蓝色成分能量易被血红蛋白吸收，而限制氩激光在气道恶性疾病治疗的应用。黄金气激光等可兴奋光敏物质双卟啉醚，后者可被肿瘤细胞选择性吸收、存储，能使肿瘤细胞被杀死。氦氖混合气激光没有治疗作用，它是可见光，可为 CO_2 激光、Nd-YAG 激光标定治疗部位。磷酸三钾盐激光和 Nd-YAG 激光相似，用固体做介质，可用于气管-支气管狭窄时的治疗。CO_2 激光常用于呼吸道及消化道的病变治疗，CO_2 激光波长较长，为 10 600nm，易迅速被活组织吸收，激光能量可迅速转化为热能，使组织水分汽化；如组织含水量较高，则该组织汽化更容易、更安全。由于 CO_2 激光有较高的激光吸收作用和较低的散射系数，使它的穿透深度较易掌握，可成为一种较理想的外科工具，已有用 CO_2 激光进行扁桃体切除术、咽-腭成形术的报道。CO_2 激光可用于结扎直径 0.5 mm 及以下的小血管及淋巴管，但对较大血管的止血作用效果较差、且不可靠。CO_2 激光的一个主要弱点，是其传送系统连接较麻烦，需要外科显微镜及微操作器。

因 Nd-YAG 激光可经石英光导纤维传导，治疗应用 Nd-YAG 激光时可借助纤维支气管镜，所以目前广泛应用于气管恶性疾病的治疗。Nd-YAG 激光是近红外线，不可见，波长 1 064nm。该波长决定了 Nd-YAG 激光散射系数增加，特别对浅色组织的凝固作用增强，可凝固大块组织。当组织有色素沉着或增加光束能量时，吸收和汽化作用可增强，Nd-YAG 激光较宽的能量应用范围（15～100 W），使之应用范围变大，低能量时可用于凝固，高能量时可用于汽化。Nd-YAG 激光的穿透深度约为 6 mm，可凝固直径 2 mm 左右的血管。

1. 激光固化局部疗法

激光可用于治疗肿瘤。经腹腔镜激光治疗肿瘤，主要利用激光的热效应，使肿瘤组织凝固、汽化，可清除病变；通常较低激光功率时，可使肿瘤毛细血管、小血管收缩，立即出现机械性血管闭塞；如温度升高达水的沸点，则可见激光照射的肿瘤组织，一面似水般沸腾冒烟，一面汽化，而肿瘤病变组织则呈黑色炭化。激光治疗肿瘤时，常可立即解除通道阻塞，但术后 3～6 个月内易复发，故属姑息性治疗。由于可重复多次治疗，对肿瘤阻塞大通道的患者可延长生命。对肿瘤初治者，先以激光去除肿瘤，再配合放化疗，可取得较好的效果。对那些化放疗不敏感的低增殖度恶性肿瘤，激光治疗也能取得较好的效果，甚至可获得与手术相同的效果。临床上还可应用射频电容式加温、高频电刀等，进行对肿瘤治疗，也可应用微波经体表辐射治疗表浅病灶如锁骨上淋巴结转移。

2. 适应证与禁忌证

适应证：Nd-YAG 激光能用于原发或转移肿瘤、通道狭窄。

禁忌证：因为激光对肿瘤的通路狭窄治疗多为姑息性治疗，故禁忌证较少。激光治疗的绝对禁忌证是没有病变。凝血异常、电解质失平衡、低血压、败血症，是激光治疗的相对禁忌证，激光治疗前应予以纠正。也可经纤维胃镜激光治疗。患者的心、肺功能特别重要，部分患者可能由于心、肺功能的原因而限制治疗,但激光姑息性治疗的长期益处,常大于治疗造成并发症的危险。对某些患者而言,激光切除治疗是缓解症状的手段。

病变的部位和类型影响操作及易发生并发症时,是激光治疗的禁忌证。如果肿瘤侵及食管,经支气管镜激光治疗能增加穿孔、瘘发生的可能,建议在激光治疗前先行检查,以明确是否已有瘘存在。肿瘤的细胞类型常影响激光治疗的效果,也是是否可以联合其他治疗的指征;已转移于胃腔外的胃癌,常不适于激光治疗。但若由胃癌造成出血,应用 Nd-YAG 激光治疗常有效。

七、肿瘤冷冻治疗

冷冻治疗肿瘤时,能使肿瘤细胞损伤、死亡;它指在肿瘤原位,通过严重低温损伤和复温,达到对肿瘤组织损伤、产生炎症反应、导致肿瘤组织死亡、终止局部血液循环、诱导肿瘤细胞凋亡等。氩氦靶向手术系统(氩氦刀),是目前发展的超低温冷冻系统。随着冷冻设备和技术的发展,许多肿瘤也可使用冷冻治疗。冷冻治疗肿瘤时,肿瘤组织内温度可达 $-192℃$,能使整个肿瘤组织区域冰冻,使肿瘤细胞变性坏死,然后逐渐被机体吸收。

第一例冷冻治疗癌性支气管阻塞是在 1968 年。1985—1995 年冷冻外科治疗又得以复兴。因冷冻治疗是细胞毒性过程,可成为肿瘤治疗计划的组成部分。冷冻治疗能与化疗联合应用,能使化疗药物在肿瘤组织的量增加 30%。

1. 作用机制

冷冻治疗主要利用冷冻破坏作用及肿瘤组织对低温的敏感性进行治疗,即用 0℃ 以下的低温,冷冻病变部位,破坏病变组织,机制主要包括物理效应、化学效应、血管效应,导致细胞外间隙水凝结,电解质浓缩,细胞处于高渗环境,可导致细胞脱水、细胞膜损伤、蛋白质变性,而复温引起的低渗透环境又可使细胞破裂。两次以上的冷冻和复温,可使肿瘤细胞灭活更完全。

氩氦靶向手术系统(氩氦刀)中,冷冻的探针最多可同时应用 8 枚,直径为 2 mm、3 mm、5 mm、8 mm,其产生的冰球长径,分别为 2~3 cm、5~6 cm、7~8 cm、9~10 cm,在氩氦靶向手术系统冷冻中,可分别设定固定、冷冻、解冻模式,通过调节功率进行温度设定。每个超导探针内有热电偶,可对针尖温度监控。在冷冻治疗中,决定细胞的冻死因素有:冷冻治疗中细胞外冰晶化,压迫并使细胞变形(冰裹作用);冷冻治疗中细胞内冰晶化、细胞脱水塌陷、细胞内电解质浓度增高、细胞膜脂蛋白变性、热休克;这些因素密切联系,冰晶形成后的机械作用及细胞脱水后的变化,均能损伤细胞。用低温设备使靶组织全部细胞很快冷冻,再辅以很慢的融化,可产生最大的致死作用。冷冻治疗时,已冰冻的组织和未冰冻的组织间,会形成明显分界线,随冷冻治疗过程进展,在冻结区的细胞会出现破坏。冷冻治疗后的数分钟至数小时,会出现冷冻性缺血和坏死,其相关因素有:轻度冷冻时动脉收缩和静脉阻塞;冷冻治疗时血管内皮损伤、毛细血管壁通透性增高、血液黏滞性增加;冷冻治疗时毛细血管压降低、血流缓慢、血小板栓形成。

在冷冻的边界区域,化疗和放疗对这些区域的细胞、结构破坏作用增强。冷冻治疗联合化疗时,可出现较大范围的联合治疗区。在冷冻治疗时,抗癌药物进入损伤的肿瘤组织后,围绕冷冻组织,可出现小血管扩张、细胞脱水,这种扩张是冷冻治疗时热量转移的结果,可夺取冻结区的细胞血供,使冷冻区内发生缺血。在冷冻治疗后的数天中,缺血可造成细胞坏死。如在冷冻治疗后立即做活检,可能不会发现有组织病理学的明显变化,此时的冰冻损伤作用,可在电子显微镜下看到。冷冻治疗方法可有后继血管损伤作用,因此在通道阻塞时,一般不用冷冻治疗。冷冻治疗也可促进肿瘤表达特异性抗原,能增强对肿瘤的免疫作用。

2. 冷冻治疗的临床基础

对于肿瘤,冷冻治疗只能破坏肿瘤的可见部分。所以对恶性肿瘤冷冻治疗的结果不易评价。以镜下表现、组织病理学变化、临床症状变化为标准评价,冷冻治疗对肿瘤只是姑息性治疗方法,总体能在 70%～80% 患者取得有益的结果,可减轻症状、提高患者生活质量。

3. 冷冻治疗＋化疗

资料显示,冷冻治疗后,化疗效果会明显提高,化疗药物会迅速在肿瘤的冷区集聚。冷冻治疗＋化疗联用的肿瘤破坏作用,强于单用一种方法治疗;肿瘤的组织类型不影响这种作用,正在进一步研究中。对于不能手术的肿瘤患者,冷冻＋化疗是一种可以考虑的选择。

4. 冷冻治疗＋放疗

对于局限的不能切除的肿瘤,通常采用放射治疗,患者放射治疗后的总体平均生存期延长,局部肿瘤根除率为 35%,经过放射治疗后若不做局部治疗,肿瘤复发率为 21%。在放疗前,对阻塞性肿瘤,一般推荐冷冻治疗,可减轻阻塞症状,能预防肿瘤阻塞的并发症,这些并发症常是肿瘤患者的死亡原因。冷冻治疗和放疗之间有协同作用。

5. 制冷药

研究显示,要通过冷冻治疗破坏病变,必须使病变区的核心温度低至 -20 至 $-40℃$。用很快的降温速度,如每分钟降低 $100℃$,迅速冷冻组织到 $-40℃$ 或更低,可致 90% 以上肿瘤细胞死亡。冷冻治疗的效果直接与被冷冻的肿瘤部位温度及达到该温度的时间相关,所以制冷药的选择很重要,制冷药必须有使局部达到 $-30℃$ 或更低温度的制冷强度。可选择的制冷药有液态氮、氧化亚氮(N_2O)。液氮易获得,并能在 $-196℃$ 贮存于容器中,无毒性,不易燃,在室温下液氮可由传输管道到达金属的冷冻探针末端。在这一过程中,会有部分液氮汽化,气体氮与探针末端接触,可使探针末端的温度下降相对减缓(一般在第一次冷冻-融化循环时,冷冻探针的温度达到 $-196℃$ 需 1 分钟左右,而在之后则需要 20～30 秒)。当探针内管温度低至液氮不再在管内汽化时,则会从探针内管口滴出液氮小滴。在靶部位的液氮蒸发,会快速带走大量热,使局部温度降至很低。当停止液氮注入时,存留于管中的液氮仍需由探针末端蒸发,故可使融化延续。电加热支气管冷冻探针后,可消除这种融化延续作用。

氧化亚氮 N_2O 是冷冻治疗中最常用的制冷药,室温下以液态贮存于高压瓶中。在冷冻探针的末端,氧化亚氮 N_2O 迅速形成气体,并且由 Joule-Thomson 效应,可由高压区向低压区扩展,氧化亚氮 N_2O 的扩展使其常为液态、低温得以维持,并能在大气压下 $-89℃$ 时达到蒸发与小液滴间的平衡。这些金属冷冻探针的末端的液滴蒸发时,可带走大量热。由于高压液体注入和低压气体蒸发,造成热量带走,这发生在探针嘴下 1～2 cm 范围内。由于探针冷冻的范围很小,冷冻治疗时便较易于掌握治疗范围。

6. 冷冻器械

冷冻机由控制台、冷冻探针、连接控制台、贮液罐到探针的输送管组成。冷冻探针有硬质、半硬、可曲 3 种,前两者需经硬质管镜使用,而后者可经纤维管镜或硬质管镜使用。可曲冷冻探针经纤维管镜治疗时,需用活检腔直径较大的纤维管镜(一般为 2.6～3.2 mm)。冷冻治疗是一种经验性治疗,治疗进行依赖于治疗操作者对被冷冻组织的颜色/质地变化、冷冻时间长度的判断、把握。在临床研究中,无论应用硬质、半硬、可曲的冷冻探针,每次冷冻-融化周期都约为 30 秒。由于硬质探针带有一加热系统,所以其融化相在冷冻后立即开始;而可曲性冷冻探针治疗的融化相是自发形成的,形成较慢,可使冷冻-融化周期延长。

7. 内镜设备

硬质、半硬质冷冻探针需经由硬质胃镜进行治疗,而可曲冷冻探针则多经纤维胃镜,但纤维胃镜的活检腔直径要有 2.6～3.2 mm。对硬质支气管镜一般没有特别选择,但也是要有足够大的镜腔直径,以容纳冷冻探针和光照明系统。冷冻探针的效率取决于其直径,所以当经由纤维胃镜治疗时,纤维胃镜的活检腔越大越好,以便使冷冻探针顺畅通过。在治疗过程中内镜温度也会降低,但一般情况下,冷冻不会造成光学器械不正常工作。当冷冻探针工作不正常,而产生逆向冷冻时,镜体温度会变得很低。逆向冷冻作用是由于回路中的气体液滴蒸发,而使探针鞘温度降低所致。

当这种情况发生时,应停止冷冻治疗,以免造成冷冻探针和内镜损伤。冷冻对硬质支气管镜无损害,但当纤维支气管镜变冷时,易变得僵硬,不易进行操作。

8. 治疗后观察

冷冻治疗后一般不需要特别的观察。全麻患者可于治疗后观察 24 小时,而局麻患者可在治疗当天出院。治疗后的 X 线片检查不一定必要,但应经常进行检查。冷冻治疗后,肿瘤体积缩小,症状缓解。慢慢可看到冷冻治疗后发生的作用。个别情况下,冷冻探针捅入出血的病变组织,可引起暂时性出血加重,这种情况下可酌情予以止血药物。但冷冻治疗后的少量出血,常不必给予药物治疗。

八、肿瘤冷冻免疫治疗的研究进展

随着相关技术的发展,冷冻消融治疗已成为一种新的肿瘤微创治疗手段,肿瘤残存与复发是影响其远期疗效的主要影响因素。冷冻治疗可诱导肿瘤特异性免疫反应,即冷冻免疫反应,有助于清除残存肿瘤细胞。冷冻免疫治疗利用冷冻免疫反应,将冷冻消融与免疫治疗有机结合起来,有望为肿瘤综合治疗提供新策略。冷冻消融治疗开始于 19 世纪中期,多用于乳腺、皮肤等表浅部位肿瘤的姑息治疗,由于制冷设备及温度监控设施的限制,其临床应用发展缓慢。近年来,随着低温物理学、冷冻设备与影像监测技术的不断更新,冷冻消融治疗已成为目前肿瘤物理消融治疗的重要手段之一,其临床应用范围越来越广泛,相关基础研究也备受关注。

1. 肿瘤冷冻消融的临床应用

20 世纪 60 年代,循环液氮冷冻设备的发明,开创了现代冷冻外科时代,冷冻消融治疗由最初局限于皮肤表浅部位疾病开始应用于深部组织病变,其中前列腺癌是最早应用冷冻治疗的实体性肿瘤。由于缺乏有效的监控设施,冷冻治疗的严重并发症(如尿失禁、尿道直肠瘘等)发生率较高,前列腺癌的冷冻治疗一度处于停滞状态。直至 20 世纪 90 年代,直肠超声、尿道保护装置、测温探针的临床应用,使前列腺癌冷冻治疗的安全性大大提高,逐渐应用于手术或放疗后前列腺癌复发的补救性治疗。随着临床经验的不断积累,冷冻消融逐渐应用于早期局限性前列腺癌的一线治疗。根据国际权威前列腺癌冷冻治疗 Cryo-On-Line 数据库资料分析结果,冷冻治疗用于前列腺癌术后复发的补救性治疗 5 年生存率约 59%,而作为局限性前列腺癌的一线治疗,5 年生化无病生存率达 77.1%。目前冷冻消融已成为治疗前列腺癌的重要微创治疗手段,也为其他实体性肿瘤提供一种新的治疗技术。

肾癌的冷冻治疗开始于 1995 年,由于创伤小、对肾功能影响小、失血少等优势逐渐用于临床,包括腹腔镜下冷冻治疗、CT 或超声引导下经皮穿刺冷冻治疗。对于高龄、手术高危的小肾癌患者,冷冻消融可达到外科部分肾切除的临床疗效;而对于孤立肾的肾癌患者,更是具有不可替代的作用。

对于肺癌的治疗,冷冻消融不仅为早期高危患者提供治愈性治疗手段,还可通过支气管镜下冷冻治疗有效缓解气管、支气管的恶性梗阻,提高患者生活质量。对于乳腺癌,冷冻消融不仅可以消灭肿瘤,还能兼顾美容效果。

随着磁兼容冷冻设备的临床应用,冷冻治疗已开始应用于脑转移瘤的治疗,初步结果令人满意,为颅内肿瘤的微创治疗提供新的技术手段。对于骨骼软组织肉瘤,冷冻消融也同样具有很好的临床疗效。

由此可见,冷冻消融作为一种微创治疗手段已成功应用于多种实体性肿瘤的临床治疗。由于受导引设备、患者体质、肿瘤大小、形态、解剖部位等因素的影响,冷冻消融后肿瘤细胞残存是影响其远期疗效的重要因素,如何有效抑制残存肿瘤复发或转移是目前相关研究的热点问题。

2. 冷冻免疫反应的相关研究

冷冻免疫反应的研究最早见于 20 世纪 70 年代,有学者报道前列腺癌冷冻治疗后肺转移瘤自行消失,并提出冷冻免疫反应的概念。冷冻免疫反应,是指冷冻消融后,肿瘤坏死释放肿瘤抗原,刺激体内免疫系统产生抗肿瘤免疫反应,有利于清除体内残留癌细胞。随着现代免疫学检测技术应用,有关黑素瘤、结肠癌、乳腺癌的实验表明,冷冻消融可促进淋巴细胞肿瘤特异性干扰素 γ(IFNγ)分泌、提高自然杀伤细胞、细胞毒性淋巴细胞(CTL)的特异性杀伤活性等,从而诱导肿瘤特异性免疫反应,但对转移瘤或再种植肿瘤的抑制作用较弱。有学者证实,肿瘤冷冻治疗后坏死组织的有效肿瘤抗原,被肿瘤引流淋巴结树突细胞摄取,进而完成抗原递呈过程,从而诱导肿瘤特异性免疫反应。有人以冷冻治疗区域以外出现肿瘤坏死为冷冻免疫反应,观察冷冻治疗肝脏肿瘤患者,发现部分患者出现冷冻免疫反应,与其余患者比较,其冷冻后外周血细胞因子 Th1/Th2(IFNγ/白细胞介素 4)比值升高更明显,提示血清细胞因子的变化可预测冷冻免疫反应的强度。而在局部高危前列腺癌冷冻免疫反应的研究中发现,冷冻治疗 4 周后,肿瘤坏死因子、IFNγ 明显升高,白细胞介素 4、白细胞介素 10 无明显变化,Th1/Th2 明显升高,但 8 周后 Th1/Th2 明显下降。肿瘤特异性 IFNγ 释放试验及 CTL 肿瘤特异性杀伤活性试验均表明,冷冻治疗后 4 周可检测到明显的肿瘤特异性免疫反应,但 8 周后免疫反应明显减弱,提示单纯冷冻治疗诱导的免疫反应持续时间较短,尚不能有效控制肿瘤的复发或转移。

3. 肿瘤冷冻免疫治疗的相关研究

有学者提出冷冻免疫治疗模式:即冷冻消融联合免疫调节剂,增强冷冻免疫反应,以期在冷冻消融控制原发肿瘤的同时,增强机体抗肿瘤免疫反应,有效控制肿瘤复发或转移。树突细胞为抗原递呈细胞,在抗原递呈中处于核心地位,可有效诱导 T 细胞增殖和应答,促进辅助性 T 淋巴细胞和 CTL 的生成,是机体免疫反应的启动者和参与者,在诱导特异性抗肿瘤细胞免疫中起关键作用,树突细胞摄取有效肿瘤抗原并使其活化,是诱导抗肿瘤免疫反应的基础。实验显示,肿瘤冷冻消融后,联合局部注射树突细胞,可明显增强冷冻免疫反应,抑制肿瘤转移。研究表明,冷冻联合瘤内注射促树突细胞活化免疫调节剂(CpG-OND 或 Imiquimod),也可明显提高冷冻消融诱导的抗肿瘤特异性免疫反应,有效抑制转移瘤的发生。

调节性 T 细胞(Treg)是有免疫抑制功能的 T 细胞亚群,在肿瘤免疫逃逸中发挥重要作用。研究表明,冷冻联合对抗 Treg 功能的抗体,可有效增强冷冻免疫反应。

在实验研究的基础上,冷冻免疫治疗开始应用于临床,初步结果令人鼓舞。近年来转移性前列腺癌患者,接受冷冻消融治疗联合免疫调节剂巨噬细胞集落刺激因子治疗后,结果表明,联合治疗可增强机体特异性抗肿瘤免疫反应,降低前列腺特异抗原血水平,有效控制肺转移灶,提示冷冻联合免疫治疗具有较好的临床应用前景。但相关性分析表明,联合治疗后前列腺特异抗原血水平降低的程度,与抗肿瘤免疫反应的变化程度,并非直接相关关系,提示影响冷冻免疫反应临床疗效的因素是多样的,有待更深入研究。

冷冻免疫治疗在冷冻消融控制原发肿瘤的基础上,利用免疫调节剂增强冷冻免疫反应,诱导全身抗肿瘤免疫反应,控制残存肿瘤的复发或转移,相当于在体内制作"原位肿瘤疫苗"。不仅简化了传统肿瘤疫苗制备中体外细胞培养、抗原负载、细胞回输等一系列复杂过程,克服了体外诸多不确定因素对临床疗效的影响,提高了临床应用的安全性、有效性,而且克服了肿瘤细胞异质性,有助于实现肿瘤疫苗的个体化,为肿瘤综合治疗提供新的模式。但肿瘤冷冻消融后释放的肿瘤抗原难以量化,冷冻免疫反应强度尚缺乏相关预测因子,影响冷冻免疫反应的相关因素尚不明确,真正在临床实现冷冻免疫治疗尚需更深入研究。

(胡冰　徐彬　王勇)

进一步的参考文献

［1］ SCHUHMACHER C,NOVOTNY A,MEYER HJ. Treatment of gastric cancer beyond current guideline：state of the art［J］. Chirurg,2013,84(4):310-315.

［2］ KANG KJ. Endoscopic submucosal dissection of early gastric cancer［J］. Gut Liver,2011,5(4):418-426.

［3］ KOEDA K,NISHIZUKA S,WAKABAYASHI G. Minimally invasive surgery for gastric cancer:the future standard of care［J］. World J Surg,2011,35(7):1469-1477.

［4］ LUDWIG K. Minimally invasive gastric surgery［J］. Chirurg,2012,83(1):16-22.

第二十一章　胃癌腹腔镜手术

一、概述

1992年有人报道腹腔镜辅助胃部手术,1994年有人进行了腹腔镜辅助胃癌手术。目前,早期胃癌术后并发症、5年生存率与开腹手术相似,进展期胃癌的近期疗效与与开腹手术相似。其优势为:①创伤较小,术后恢复较快;②对患者免疫功能影响较小;③超声刀有良好的凝固作用,能减少淋巴清扫中肿瘤细胞由淋巴管脱落。

该手术可行性、安全性较高,在日本等已成为早期胃癌的标准手术方式之一。

腹腔镜辅助胃癌手术的治疗原则为:①肿瘤及周围组织整块切除;②足够的切缘;③彻底的淋巴结清扫。

1. 适应证

(1)已认可的适应证,为胃癌肿瘤浸润深度在T2以内;胃恶性间质瘤、淋巴瘤等其他恶性肿瘤;胃恶性肿瘤的探查分期;晚期恶性肿瘤的短路手术。

(2)临床探索性研究的适应证,为肿瘤侵及浆膜层,但浆膜层受侵面积小于10 cm²,胃癌伴肝或腹腔转移的姑息性手术。

2. 不宜进行者

(1)胃癌伴大面积浆膜层受侵,或肿瘤直径大于10 cm,或淋巴结转移灶融合并包绕重要血管,肿瘤对周期组织广泛侵犯。

(2)相对禁忌者:腹部严重粘连、重度肥胖、胃癌急症手术(上消化道大出血、穿孔)、心肺功能不良。

(3)禁忌者:全身情况不良,经手术前治疗不能纠正;有严重心、肺、肝、肾疾病,不能耐受手术。

二、腹腔镜胃癌外科规范化治疗

手术切除是治愈胃癌的唯一有效方法,外科治疗的规范化是患者获益的基础。随着微创技术的发展,不少医疗单位已开展腹腔镜胃癌外科治疗。如何确保微创模式下的胃癌外科规范,已成为当前关注的问题,如手术指征、肿瘤评估、手术原则、腹腔镜特定操作、围手术期管理、手术质量控制、临床数据管理等。近十年来,微创技术的推广促进了胃癌外科的发展。相较百年历史的传统腹部外科,腹腔镜胃癌外科较年轻,但发展快速,在学习、引进、探索、发展中,胃癌手术的规范化须置于首要位置。

1. 手术指征

根据我国颁发的《胃癌诊疗规范2011年版》,目前推荐腹腔镜根治性手术选择Ⅰ期患者,推荐诊断性腹腔镜对进展期患者进行临床分期。因为两项临床研究的结果仍在等待中(JCOG 0912、KLASS),第3版《日本胃癌治疗指南》规定,腹腔镜手术指征限于早期胃癌、且定位为研究性治疗。现阶段,由于我国缺乏高危人群筛查,早期胃癌检出率为10%左右,局部进展期胃癌占80%以上,近年来已具备腹腔镜经验的大型医疗单位,在伦理审查同意并充分知情告知下,已将手术适应证,逐渐扩大至T2及以上的可根治性切除患者。但目前腹腔镜胃癌的手术指征,仍应严格掌握,需结合团队经验能力、多学科协作条件、个体化患者特点等综合考虑,以严谨的科研为目的,进一步验证胃癌的腹腔镜手术指征。在手术操作标准化并质控下,中国腹腔镜胃癌外科研究组部分成员单位,正在进行腹腔镜和开腹 D2 根治术治疗局部进展期远端胃癌疗效的临床研究(CLASS-01,NCT01609309),纳入 T2～4a,N0-3,M0 的远端胃癌,不久该研究可为腹腔镜手术指征能否扩展至局部进展期胃癌,提供高级别循证医学依据。

2. 肿瘤评估

(1)联合超声胃镜、腹部 CT 结果综合分析,指导术前 TNM 分期;怀疑远处转移时,使用全身骨扫描或 PET-CT 进一步评估。

(2)诊断性腹腔镜及腹腔脱落细胞学检查,对进展期胃癌进行腹腔镜探查后,吸尽腹水(如有)或使用 100ml 生理盐水在胃周冲洗,在 Douglas 窝将冲洗液回吸送检。

(3)标本处理的某些环节应由外科医生完成:新鲜标本由医生在手术室按解剖站别挑拣淋巴结,总数至少达最低分期需要的 16 枚,但日韩等平均挑拣 30 枚以上,以便充分提供胃癌信息;避开原发胃癌灶,沿胃大弯或胃小弯剖开胃壁,描述外观,并测量病灶及切缘的相关数据;离体 30 分钟内完成淋巴结挑拣,并对原发胃癌灶福尔马林固定,进行 HER2、VEGF、EGFR 检测,HER2(＋＋)时,加做 Fish 验证。

3. 手术原则

作为潜在可根治手术,腹腔镜入路所遵循一般肿瘤学原则,坚持完整切除原发胃癌灶、足够的切缘、充分的区域淋巴结清扫。技术操作理念包括非触碰、隔离病灶浆膜面、最大限度清除脱落癌细胞等。对早期胃癌伴区域淋巴结受累、局部进展期病例,标准根治手术一般包括两个要素:至少 2/3 胃切除;D2 淋巴结清扫。安全切缘的一般要求:早期胃癌时,肉眼距离至少 2 cm;局部进展期胃癌时,膨胀型生长方式(Types1、2)至少 3 cm,浸润型生长方式(Types3、4)至少 5 cm;食管交界处肿瘤或累及食管时,通常肉眼距离达 3～5 cm,但 5 cm 并非强制规定,推荐术中冰冻切片检查,以确保 R0 切除。大网膜全切除,适用于根治性 T3 及以上的局部进展期胃癌;T1/T2 胃癌可实施大网膜次全切除(距胃网膜血管弓外 3 cm 以上切除)。T1/T2 胃癌不进行网膜囊切除,虽日本研究的期中分析提示,浆膜受侵胃癌网膜囊切除可能有益,但高级别循证医学证据仍需积累;因此原发病灶位于胃后壁的 T3/T4a 胃癌,目前暂未推荐放弃网膜囊切除。

要根据每个患者的临床病理特点和临床分期综合考虑,适当缩小或扩大手术切除范围,故非标准手术也能达到根治:①T1N0M0 患者,可适当缩小胃切除程度(保留幽门的胃切除、近端胃切除)和/或淋巴结清扫范围(D0、D1、D1＋);②T4bNxM0 病例,可联合受累器官切除和/或扩大淋巴结清扫范围(超过 D2)。

与传统手术比,腹腔镜手术对早期胃癌的治疗优势已被认可。近年来,前哨淋巴结探测技术的发展,使个体化的导航手术成为可能,但目前仍处于临床研究阶段;胃区段切除、局部切除等更缩小化的手术,目前也定位于研究性治疗。针对局部进展期胃癌,腹腔镜 D2 淋巴结清扫技术的可行性、安全性,已得到研究支持,但长期胃癌治疗结果仍缺乏研究。对不可根治性胃癌,腹腔镜手术的作用仍在研究中。原发病灶伴发出血、梗阻等外科合并症时,腹腔镜姑息性胃切除已在应用。原发病灶不可切除时,完全腹腔镜下旁路手术、辅助胃造瘘、空肠营养管置入等术式,可能改善患者术后恢复。不伴外科合并症的Ⅳ期和/或新辅助化疗患者,腹腔镜胃切除术是否安全有待进一步评价。

4. 腹腔镜特定操作

(1)关于 Trocar,虽然研究并未发现腹腔镜手术的穿刺孔种植率升高,但早期实验提示,局部创伤及烟囱效应,可增加穿刺孔胃癌细胞种植风险。皮肤切口大小、Trocar 合理选择值得注意,要避免切口过大、过松而影响器械操作,又避免过紧而加重腹壁创伤。一般需根据患者腹壁厚度、韧度,合理使用带螺纹 Trocar。手术结束后,打开放气阀门,待气腹消除后退出 Trocar。

(2)非触碰技术,使用镜下长杆器械操作,有可能带来显露、抓持的困难,这需要娴熟的配合、合理的器械使用、精巧适度的力度、远离胃癌区的抓持设计等来弥补。在手术过程中,不能牺牲非触碰这一要求。要在一个相对固定的显露场下,完成该区域的工作,不走回头路,减少触碰瘤体的机会。

(3)能量设备,Harmonic ACE 超声刀,目前应用较广泛,正确合理使用时,能减少并发症的发生,加速手术进程。在视野所限、未能充分显示刀尖时,注意刀头工作面的朝向,避免误伤,注意某些情况下的热损伤;合理利用刀头弧度,提高血管操作时的安全与效率;合理使用夹持力度、能量输出功率、时间,提高血管闭合的安全性。

(4)关于切除重建,早期胃癌由于病灶较小,腹腔镜下全切除、重建,常可获得较腹腔外操作更小的辅助切口,但吻合器费用较高、操作难度较大,目前开展较少;腹腔镜下全切除时,需对胃癌灶准确定位、获得安全切缘;术前胃镜在胃癌灶边缘留置内镜止血夹为标记,结合术中 X 线透视或直接应用术中腔镜超声探测。对胃癌瘤体偏大的进展期胃癌,目前多数仍用辅助切口实施腹腔外切除重建;一次性切口保护器的应用,可降低切口感染与肿瘤种植。使用辅助小切口进行体外重建的前提是:腔内的游离操作必须充分,避免过分牵拉组织;如无限制扩大辅助切口,可在相当程度上牺牲微创手术的切口优势。不论选择何种方式,都取决于术者经验、患者个体情况。

(5)关于中转开腹,出现术中紧急并发症或操作困难时,应果断、及时中转开腹,确保患者安全。

5. 围手术期管理

部分腹腔镜胃癌专科,已把快通道外科理念,贯穿于围手术期管理的各环节,不少单位也积累了体会,包括:

(1)术前营养风险及体力状况评估(应用 NRS2002 营养风险筛查及其 ECOG 体力状况评价量表),高危风险病例进行常规营养支持,伴梗阻时,常规减压洗胃,提高手术耐受性,降低吻合口并发症风险;非高危风险病例则进行快速简易术前准备,入院 1~2 天内实施手术。

(2)取消常规术前阿托品的使用,避免小肠医源性扩张。

(3)取消胃肠减压管、机械或化学性肠道的准备(怀疑横结肠受累病例除外),提高患者心理、生理舒适感。

(4)预计术后需进行辅助化疗的病例,术前实施经外周穿刺中心静脉置管(PICC),可有效减少围手术期、术后半年的辅助化疗期静脉穿刺次数,降低化疗相关性血管并发症及总体费用。

(5)术中证实胃积气影响腔镜操作的病例,可临时置入胃管,抽吸满意后拔除。

(6)术中操作顺利可靠、年轻无严重合并症病例,仔细吸尽术区积液后,不必常规放置腹腔引流管。

(7)辅助切口使用可吸收缝线皮内缝合,并给予局麻药物封闭。

(8)实施加速康复饮食管理方案:术后第 1 天分次给予少量(50~100 ml)温水,第 2~3 天全流食或肠内营养制剂,第 3~5 天半流饮食,第 5~6 天出院。

(9)鼓励术后第 1 天离床活动、及早拔除导尿管。

6. 手术质量控制

在客观评价腹腔镜微创优势的同时,肿瘤外科手术质控须放在第一位,其中规范化教学培训工作格外重要。一般胃癌专业委员会已构建了制度化的教学培训体系,以学习班、手术演示、视频教材等形式,开展规范化培训。腹腔镜摄像系统常配数字化存储工作站,并有高清分辨率。基于这一硬件支持,多学科会诊、团队交流学习、手术质控更方便。部分实力强的单位,已建立腹腔镜肿瘤手术质控委员会,与伦理审查一道,定期审查腹腔镜手术录像,确保患者利益,使腹腔镜胃癌外科安全、有序地发展。腹腔镜胃癌外科研究组,要开展成员单位的手术质控研究与规范化培训效果调查。

7. 临床数据管理

第一例腹腔镜胃癌手术的临床应用至今已有十余年的历史,腹腔镜胃癌外科积累的病例较有限。在以循证医学为依据的今天,就要求有条件开展该技术的单位,必须严谨保存、管理好现有的临床病理数据,实施前瞻性收集,以便科学客观评价新兴技术。单中心电子数据库、多中心网络数据管理平台的建立,能帮助该项工作安全、高效地开展。近些年来已先后开发了适合胃癌外科数据管理的软件,其中胃癌外科临床数据管理与分析系统,在回顾性腹腔镜胃癌临床研究中可担当重任,因为它有电子数据库的优势。规范化的腹腔镜胃癌外科,是包含丰富内容的体系,要遵循肿瘤手术的标准,要发挥微创治疗的优势。随着腹腔镜设备、技术、经验的提升,将使胃癌患者更多获益。

三、腹腔镜辅助胃切除术治疗进展期胃癌

与开腹胃切除术相比,腹腔镜辅助胃切除术治疗进展期胃癌,失血量减少、淋巴结清扫数目与开放手术无明显差异、术后恢复较快。关于术后长期生存率和手术远期并发症,虽有文献报道腹腔镜辅助胃切除术存在优势,但是该类文献的循证医学证据等级偏低。

目前胃癌的临床治疗,仍以外科手术为主。随着诊断水平提高、人口老龄化、早期胃癌比例上升、患者平均年龄增高,腹腔镜手术根治性胃癌将会不断发展。1994 年日本报道了首例腹腔镜辅助远端胃切除术(LADG)治疗早期胃癌。近 20 年来,腹腔镜辅助胃切除术(LAG)在世界范围内得到长足发展,尤其在日本、韩国、中国;腹腔镜辅助胃切除术治疗早期胃癌的微创性、根治性、安全性,已得到证实。日本和韩国的关于腹腔镜辅助胃切除术和开腹胃切除术(OG)的术后长期生存率对比研究,正在进行之中,结果令人期待。经腹腔镜辅助胃切除术治疗的早期胃癌的病例不断积累、技术不断革新;腹腔镜辅助胃切除术治疗进展期胃癌,正在世界各地开展,其可行性研究也受到世界各地关注。

1. 进展期胃癌的手术切除和淋巴结清扫范围

日本胃癌协会(JGCA)2010 年第 3 版《日本胃癌治疗指南》指出,无远处转移的进展期胃癌的手术方案,分为标准胃切除术、非标准胃切除术。标准胃切除术指至少切除 2/3 胃＋D2 淋巴结清扫术。非标准胃切除术指在根治性切除的前提下,根据患者肿瘤的特点,选择合适的胃切除术＋淋巴结清扫术。根据肿瘤切除范围和(或)淋巴结清扫范围的缩小和扩大,可将非标准胃切除术分为改良切除术和扩大切除术。

美国国立综合癌症网络(NCCN)2011 年发布的第 2 版《胃癌治疗指南》中,进展期胃癌手术原则为:在根治性切除前提下,根据肿瘤特点,选择适宜的胃切除术＋D2 淋巴结清扫术。

从以上权威性指南中可见,根治性胃切除术＋D2 淋巴结清扫术,是公认的治疗无远处转移的进展期胃癌(包括 cN＋或 cT2～T4a)的标准手术方案。日本胃癌协会的指南中提出,对远端胃肿瘤,术中近端切缘与肿瘤距离的要求是:浸润性生长者≥5 cm、膨胀性生长者≥3 cm(NCCN 的指南中统一为 4 cm),D2 淋巴结清扫范围包括 No. 1、3、4sb、4d、5、6、7、8a、9、11p、12a(淋巴结分组根据日本《胃癌治疗指南》2010 年版);对需全胃切除者,近端切缘与肿瘤距离的要求是:浸润性生长者<5 cm、膨胀性生长者<3 cm(NCCN 的指南中统一为 4 cm),D2 淋巴结清扫范围包括 No. 1～7、8a、9、10、11p、11d、12a。

2. 腹腔镜胃切除术与开腹胃切除术治疗进展期胃癌比较

(1)腹腔镜胃切除术与开腹胃切除术治疗进展期胃癌的近期结果

临床研究显示,与开腹胃切除术(OG)相比,腹腔镜胃切除术(LAG)治疗早期胃癌失血较少、术后疼痛较轻、术后恢复较快、胃肠道功能恢复也较快、住院天数缩短。理论上,如腹腔镜胃切除及淋巴结清扫的范围,能与开腹胃切除术一致,这两种手术方式的价值相等;从技术讲,腹腔镜辅

助胃切除术几乎能完成所有开放手术能完成的操作。近年来,世界各地都在尝试将腹腔镜辅助胃切除术的应用推广至进展期胃癌,开展了大量的研究。

——手术时间:有人用腹腔镜辅助胃切除术治疗进展期胃癌患者 45 例,平均手术时间为256 分钟;用开腹胃切除术治疗进展期胃癌患者 83 例,平均手术时间为 208 分钟。有人采用腹腔镜辅助胃切除术治疗进展期胃癌患者 78 例,平均手术时间为 245 分钟;用开腹胃切除术治疗进展期胃癌患者 90 例,平均手术时间为 220 分钟。还有人用腹腔镜辅助胃切除术治疗进展期胃癌患者30 例,平均手术时间为 196 分钟;用开腹胃切除术治疗进展期胃癌患者 29 例,平均手术时间为 168分钟。由上可看出,腹腔镜辅助胃切除术组,比开腹胃切除术组手术时间相对延长,但增加的时间平均不超过 1 小时。对大多数医师来说,腹腔镜手术需在大量开腹手术经验的基础上才开展,因此开腹手术的经验,常要比腹腔镜手术丰富,不断积累腹腔镜下手术操作经验后,能缩短手术时间。

——术中失血量:有人在临床试验中统计,腹腔镜辅助胃切除术组平均术中失血量为 333 ml,开腹胃切除术组平均术中失血量为 441 ml。有人统计腹腔镜辅助胃切除术平均术中失血量为110 ml,开腹胃切除术组平均术中失血量为 196 ml。还有人在临床试验中统计腹腔镜辅助胃切除术组,平均术中失血量为 229 ml,而开腹胃切除术组平均术中失血量为 391ml。上述结果均证实,腹腔镜辅助胃切除术组失血量减少,这与小切口失血减少、腹腔下术野放大、处理血管精细度提高等有关,体现了腹腔镜辅助胃切除术的微创优势。

——淋巴结清扫数量:有人在临床试验中,统计腹腔镜辅助胃切除术组平均淋巴结清扫个数为19.9个,开腹胃切除术组平均淋巴结清扫个数为 34.8 个。也有人在临床试验中统计,腹腔镜辅助胃切除术组平均淋巴结清扫个数为 23.5 个,开腹胃切除术组平均淋巴结清扫个数为 21.0 个。还有人统计,腹腔镜辅助胃切除术组平均淋巴结清扫个数为 30.0 个,而开腹胃切除术组平均淋巴结清扫个数为 33.4 个。与开腹胃切除术组比,腹腔镜辅助胃切除术组淋巴结清扫个数可能减少一些,或差异不显著。

——术后住院时间:有人在临床试验中统计,腹腔镜辅助胃切除术组平均术后住院为 9.8 天,开腹胃切除术组为 11.1 天。另有人统计,腹腔镜辅助胃切除术组平均术后住院天数为 8.6 天,开腹胃切除术组为 12.1 天。还有人通过临床试验统计,腹腔镜辅助胃切除术组平均术后住院天数为 10.3 天,开腹胃切除术组为 14.5 天。腹腔镜辅助胃切除术,比开腹胃切除术的术后住院天数缩短,术后恢复较快。

(2)腹腔镜辅助胃切除与开腹胃切除术治疗进展期胃癌的远期预后

术后长期生存率和手术的远期并发症等与预后相关的问题,同样受到外科医师关注。目前这些方面的工作,正在世界各地开展,需要长期随访观察。

腹腔镜辅助胃切除术与开腹胃切除术后治疗进展期胃癌的长期生存率:有人报道 185 例 T 分期均为 T2b 的远端胃癌患者,行腹腔镜辅助胃切除术(165 例)或开腹胃切除术(20 例),术后 3 年总生存率分别为 88.2%和 77.2%,3 年无病生存率分别为 71.4%和 53.4%。有人报道 106 例进展期胃癌患者,分别行腹腔镜辅助全胃切除术(32 例)和开腹胃切除术(74 例),术后总生存率为81.4%,无病生存率为 72.4%。有人报道 659 例进展期胃癌患者,分别行腹腔镜辅助胃切除术(346 例)或开腹胃切除术(313 例),术后随访 6~72 个月,腹腔镜辅助胃切除术组术后 1 年生存率 87.2%,3 年生存率为 57.2%,5 年生存率为 50.3%,5 年无病生存率为 47.0%,开腹胃切除术组术后 1 年生存率为 87.1%,3 年生存率为 54.1%,5 年生存率为 49.2%,5 年无病生存率为46.8%。但这些报道的循证医学证据等级均不高。有关腹腔镜辅助胃切除术和开腹胃切除术治疗进展期胃癌,术后长期生存率的对比,仍缺乏高质量 RCT 的循证医学证据。

腹腔镜辅助胃切除术与开腹胃切除术后远期并发症比较:关于术后远期并发症,也有相关研究正在进行中。有人对 209 例接受腹腔镜辅助胃切除术的进展期胃癌患者进行随访,平均随访时间 1080 天,27 例患者(12.9%)术后发生远处转移,其中癌细胞转移至腹膜 13 例,肝脏 7 例,远处淋巴结 6 例,卵巢 3 例,肺 2 例,皮肤 1 例,脑膜 1 例,无 trocar 孔转移及局部复发。

虽然腹腔镜辅助胃切除术与开放手术治疗进展期胃癌临床对照研究已经相当细化,涉及手术安全性、有效性、根治性的细节,但这些研究均存在样本量较小、多为回顾性、缺乏随机性等问题,询证医学的证据等级相对不高。若要将腹腔镜辅助胃切除术作为进展期胃癌的标准治疗方案,还需大量的高质量的前瞻性 RCT 研究做支持。

腹腔镜手术用于治疗早期胃癌有近 20 年历史,越来越多的外科医师开始接受早期胃癌的腹腔镜手术治疗。如果 JCOG 0912 和 KLASS 高质量前瞻性随机对照试验研究结果,显示腹腔镜辅助胃切除术与开腹胃切除术在长期生存率上无显著差异,将为腹腔镜辅助胃切除术治疗早期胃癌的有效性提供有力的循证医学证据。在此基础上,未来的临床试验可将重点放在腹腔镜辅助胃切除术治疗进展期胃癌上。

目前韩国专家认为,腹腔镜辅助胃切除术治疗进展期胃癌技术上的可行性,很大程度上取决于能否安全有效地完成腹腔镜下 D2 淋巴结清扫术。尽管目前已经有学者报道腹腔镜 D2 淋巴结清扫术的经验,但是腹腔镜下 D2 淋巴结清扫术还没经过大样本前瞻性随机对照试验的科学评估,没有制定出标准的手术规范;韩国腹腔镜胃肠外科学组(KLASS)正在进行一项对比性多中心大样本前瞻性临床随机对照试验(KLASS-02-QC),试验方为确保腹腔镜下 D2 淋巴结清扫术能高质量完成,对参加试验的外科医师有严格要求,只有腹腔镜手术经验丰富的外科医师,才被邀请参加该项目。拟参加该项目的外科医师,需提交腹腔镜辅助胃切除术录像,交由评审委员会审核通过后,手术医师才能获得参与资格。

四、腹腔镜辅助腹腔热灌注化疗治疗进展期胃癌

有人探讨腹腔镜辅助腹腔热灌注化疗治疗进展期胃癌的方法、可行性、临床疗效。对进展期胃癌患者应用腹腔镜辅助腹腔热灌注化疗时,首次治疗在手术室内全麻监护下完成,随后两次在病房或 ICU 内进行持续循环灌注生理盐水 450~600 ml/min,化疗药物选择 5-氟尿嘧啶、丝裂霉素,治疗温度(43± 0.2)℃,灌注 90 分钟,并对其治疗效果进行随访。结果发现,这些进展期胃癌患者腹腔镜辅助腹腔热灌注化疗进行顺利,平均操作时间 180 分钟,无相关并发症发生。术后两周 KPS 评分升高($P<0.01$),血中肿瘤标志物 CEA 水平降低($P=0.02$);患者一般状况好转、食欲改善、体重增加、贫血缓解,生存 2~17 个月不等,临床疗效较满意。腹腔镜辅助腹腔热灌注化疗治疗进展期胃癌,有创伤较小、痛苦较少、术后恢复较快、疗效较肯定等优点,对不能手术切除的进展期胃癌,不失为一种良好的治疗选择。

方法:积极进行术前准备,气管内插管麻醉,脐下 0.5 cm 作一 1 cm 横行切口,开放法建立人气腹,气腹压力 13 mmHg,经脐下戳孔插入 10 mm、30°腹腔镜,探查腹腔内脏器,在腹腔镜引导下,于右侧和左侧锁骨中线脐上两横指平面处,各作 5 mm 的第二、第三戳孔,在左侧锁骨中线脐下两横指平面处,作 5 mm 的第四戳孔;先行腹腔镜辅助腹腔探查了解肿瘤的部位、大小、临床分期、可否手术根治切除,对不能切除的患者,进行腹腔热灌注化疗,在腹腔镜引导下,自第二、第三、第四戳孔放入灌注和流出导管至左上腹、右上腹、左下腹,最后将腹腔镜放至右下腹;Trocar 充分深入,拔出腹腔镜,在 Trocar 引导下,将灌注管放至右下腹。首次腹腔热灌注化疗在手术室内全麻下进行,将 5-氟脲嘧啶 1500 mg/次,根据患者的腹腔容积,加入 3500~5 000 ml 生理盐水中,持续循环灌注 450~60ml/ min,温度控制在(43±0.2)℃,恒温循环灌注 90 分钟。以后腹腔热灌注化疗在 ICU 或病房内进行,治疗前 10 分钟肌肉注射盐酸哌替啶 75 mg,盐酸异丙嗪 25 mg,温度及循环灌注时间同前,最后一次治疗胃灌注液内加 5-氟尿嘧啶 1500 mg、丝裂霉素 10 mg。患者术后均行 6 个周期的 FOLFOX4 化疗方案的全身化疗。术前及最后一次腹腔热灌注治疗后两周,进行 KPS 评分及

血清肿瘤标志物 CEA 水平监测,全部数据使用 SPSS13.0 统计软件微机处理。

进展期胃癌患者腹腔镜辅助腹腔热灌注化疗均进行一般较顺利,平均操作时间 180 分钟,无相关并发症发生。腹腔热灌注化疗期,患者生命体征无明显异常,除暂时性发热、腹胀、腹痛外,一般无其他不适;腹腔灌注前、中、后动态复查肝肾功能,一般未发现异常。无腹腔感染、腹痛、肠粘连、肠梗阻等并发症出现。部分患者有Ⅱ度骨髓抑制,经对症处理后缓解。一些患者术后 3 周复查 CT,可发现腹腔转移淋巴结、肿瘤缩小。

胃癌在我国发病率甚高,癌肿浸润至浆膜后易于出现腹腔弥散转移,即使能手术根治切除的患者,术后也可能很快局部复发或腹腔弥散种植转移,患者生活质量较差,长期存活率较低。如何提高腹腔恶性肿瘤患者的长期存活率、改善患者的生活质量,是临床上急待解决的课题。腹腔热灌注化疗是将化疗药物与温热灌注液混合,加热到一定温度,灌注到恶性肿瘤患者的腹腔中。可通过灌洗除去体腔内游离的癌细胞,能通过温热方法与化疗药物相结合,杀灭腹腔内残留癌细胞,预防手术后种植、复发、转移,提高患者生存率,改善患者预后,可减轻化疗毒副作用。研究表明,腹腔热灌注化疗对防治胃癌术后种植转移有较好的疗效。对不能切除的胃癌患者,进行腹腔热灌注化疗,能避免患者大切口手术的痛苦。腹腔镜辅助腹腔热灌注化疗治疗进展期胃癌,可能有较好的临床应用前景。它是一种姑息性治疗。

法国课题组的研究结果表明:腹腔镜辅助腹腔热灌注化疗一般能顺利进行,无手术并发症发生,腹腔热灌注结束后,化疗药物吸收率为 41.5%,而开腹手术组实验动物药物吸收率为 33.4%,有一些差异。腹腔镜辅助腹腔热灌注化疗组,腹腔内奥沙利铂水平的半衰期,短于开腹手术组(37.5 min：59.3 min,$P=0.02$),提示奥沙利铂较易穿透腹膜屏障、吸收较快,临床疗效较好。法国巴黎医院 FACCHIANO 应用腹腔镜辅助腹腔热灌注化疗治疗例胃癌姑息性切除术后恶性腹水患者,腹腔灌注和引流管均放置在腹腔左上腹、右上腹、左下腹、右下腹,灌注药物为丝裂霉素加顺铂,治疗时间 60～90 分钟,治疗温度 45℃。结果表明:胃癌姑息性切除术后,恶性腹水患者的腹水消失,手术进行顺利,平均手术时间 181 分钟,无相关并发症发生。术前幽门不完全梗阻患者临床症状改善,可正常进食。术后 3 周 CT 复查可发现腹腔转移淋巴结消失,肿瘤明显缩小 1/3 以上。胃癌患者预后较差的主要原因是癌肿浸润至浆膜后易出现腹腔弥散转移或术后腹腔弥散种植转移。腹腔热灌注化疗防治胃癌切除术后腹膜种植转移,可获得较好的疗效。

五、达芬奇机器人与腹腔镜胃癌手术近期疗效

有人对比达芬奇机器人手术系统与腹腔镜手术治疗胃癌的临床近期疗效,以评估达芬奇机器人手术系统在治疗胃癌中的安全性、可行性;采用非随机对照设计,按患者自愿选择手术方式,分析 2012 年左右在某中心进行胃癌根治术患者的临床资料。其中使用达芬奇机器人手术系统进行胃癌根治术 48 例,以患者年龄、性别、BMI、肿瘤分期为协变量,使用最邻配比法,配对腹腔镜组手术患者 48 例。对比分析 2 组患者的手术指标、病理指标、术后短期疗效指标。2 组患者手术均由同年资医师顺利完成。结果发现,与腹腔镜组比较,达芬奇机器人手术组术中出血量较少(107.8 ml：132.7 ml),淋巴结清扫较彻底(34.7 枚：32.5 枚),但手术时间较长(238.0 min：221.5 min)。与腹腔镜手术治疗胃癌比,达芬奇机器人手术系统术中对患者损伤较小,肿瘤清扫较彻底。使用达芬奇机器人手术系统治疗胃癌较安全、可行。

近年来,腹腔镜手术因其创伤较小、恢复较快等优势,在外科治疗胃癌领域已到广泛认可。随微创外科技术发展,2000 年 7 月,美国 FDA 正式批准达芬奇机器人手术系统应用于临床外科治疗。2002 年有人首次报道达芬奇机器人辅助胃癌根治手术,此后各国医学界纷纷参与探讨达芬奇机器人在外科治疗胃癌中的可行性、安全性。

1. 纳入标准

所有患者术前行常规上消化道 X 线钡餐、电子胃镜、超声胃镜检查,明确病变部位、病例类型,病理检查确诊为胃癌。按患者自愿原则选择手术方式,并签署知情同意书。手术采用气管插管,全身麻醉加硬膜外麻醉,患者取仰卧体位。根据肿瘤部位行根治性远端胃大部切除术、近端胃大部切除术、全胃切除术。患者按日本第 13 版胃癌 D2 根治术,进行标准胃周淋巴结清扫。达芬奇机器人系统、腹腔镜的手术方法参照文献所述。

2. 评价指标

分别将达芬奇机器人手术组与腹腔镜手术组的手术时间、术中出血量、淋巴结清扫数量、近切缘长度、远切缘长度、术后肛门排气时间、术后进流食时间、并发症发生率、术后住院天数进行比较。

近年来,达芬奇机器人手术系统因其放大 3D 视觉,使镜下解剖结构观察更仔细,手术操作更精确,较易实现胃周血管脉络化操作,淋巴结清扫较彻底,已成为外科治疗胃癌的新方向。韩国学者报道,达芬奇机器人手术系统胃癌手术时间较长、而术中出血量较少。达芬奇机器人手术时间较长,主要与达芬奇机器人系统需要消耗一定时间安装机械臂有关,初期需要 30~45 分钟,随着术者熟练程度增加,现为 18~20 分钟。达芬奇机器人手术组出血量较少,是因为达芬奇机器人手术器械具备 7 个自由度的仿真机械腕,提高了操作灵活性,术野被放大 10~15 倍,使常规腹腔镜手术较难进行的胃周血管脉络化操作,变得较简单方便,使胃周血管暴露较清晰,降低了血管误损率,术中损伤较小。

在使用达芬奇机器人手术系统治疗胃癌中,同样应遵循胃癌根治术原则:①充分切除原发灶;②彻底清除胃周淋巴结;③完全消灭腹腔内游离癌细胞。达芬奇机器人手术系统同样能达到肿瘤根治性切除;而淋巴结清扫方面,达芬奇机器人手术系统因其操作灵活、视野暴露清晰的独特优势,对 D2 站胃周淋巴结的清扫较彻底。研究表明,达芬奇手术系统术后肠道功能恢复时间、术后进流食时间、并发症发生率、术后住院时间无延长,与腹腔镜手术同样安全、可靠。

达芬奇机器人手术系统因其智能化、人性化的控制台,高清三维立体图像,具备 7 个方向自由度的仿真手腕,术野被放大 10~15 倍等,为术者带来诸多便利,降低胃癌根治术的难度,且损伤较小,较利于患者恢复,较安全、有效,微创优势明显。目前阻碍达芬奇手术系统广泛开展的重要原因是手术设备较昂贵、手术费用较高,但随着人民生活水平提高、技术发展,达芬奇机器人手术系统将成为外科治疗胃癌的发展方向。

六、腹腔镜胃癌根治术的并发症及防治

临床观察结果表明,腹腔镜胃癌根治术(LRG)的预后、并发症发生率,一般与开腹手术相当,手术创伤较小、术后康复较快、手术瘢痕较小、腹腔粘连较轻、失血较少、术后疼痛较轻、住院时间较短、肠功能恢复较快。腹腔镜胃癌根治术病例逐年增加,随之腹腔镜胃癌根治术的并发症问题便渐受关注。腹腔镜胃癌根治术并发症与开腹手术基本相同,主要包括腹腔出血、十二指肠残端漏、吻合口相关并发症(吻合口漏、出血、狭窄、反流性并发症)、胰漏、急性胰腺炎、淋巴漏、残胃无力、术后肠梗阻、内疝。此外,尚有腹腔镜器械操作及气腹相关等腹腔镜胃癌根治术特有的并发症。

1. 腹腔镜胃癌根治术的并发症分类

按发生时间,腹腔镜胃癌根治术并发症分为术中、术后的并发症。按严重程度,分为轻微、严重的并发症。按与手术相关性,分为手术直接相关并发症、腹腔镜器械和操作相关并发症、其他并发症。腹腔镜胃癌根治术的总体并发症发生率 1.6%~33.0%,手术并发症 8.0%~16.0%,手术死亡率 0%~1.1%,与开腹手术相当。

日本内视镜学会(JSES)报道6615例腹腔镜远端胃癌根治术的术中、术后并发症发生率,分别为1.7%、8.2%,其中吻合口狭窄占36.0%、切口感染占18.0%、吻合口瘘占12.0%、胰瘘占8.0%、腹腔内脓肿占6.0%、腹腔出血占5.0%、肺部感染占4.0%、小肠梗阻占4.0%。

有的日本多中心回顾性观察,比较了2010年接受腹腔镜(3937例)和开腹手术(5451例)的早期远端胃癌术后结果,在校正病例选择偏倚后,两者住院期间病死率分别为0.36%、0.28%,术后总体并发症率分别为12.9%、12.6%,术后30d再入院率均为3.2%,均无显著差异。在发生并发症的患者中,腹腔镜远端胃癌根治术的常见非手术并发症,包括呼吸道感染(19.7%)、心脏事件(16.7%)、败血症(6.7%)、尿路感染(4.5%);常见手术并发症,包括腹膜炎和腹腔脓肿(20.8%)、手术部位感染(13.3%)、胰腺损伤(12.4%)、肠梗阻(7.9%)、吻合口狭窄(4.9%)。

韩国Lee等报道1631例腹腔镜胃切除术的并发症发生率(25.3%)低于开腹手术(40.1%),而严重并发症发生率在腹腔镜胃切除术组(2.1%),也低于开腹手术组(5.4%)。

2007年日本多中心研究报道,腹腔镜早期胃癌手术1294例,术中发生并发症25例(1.9%),14例中转开腹,其中出血9例。腹腔镜胃癌根治术并发症的发生率,与手术方式、切除范围、清扫程度、术者经验、熟练程度、患者一般情况等相关;腹腔镜的全胃切除术、远端胃切除术相比,术中并发症率分别为2.1%:1.7%,术后并发症率分别为14.1%:8.2%。

有人总结韩国10个医疗中心1259例腹腔镜胃切除术资料发现,Billroth Ⅰ式、Ⅱ式的并发症发生率,分别为11.4%、16.9%,最常见者分别为腹腔内出血、十二指肠残端漏。

日本内视镜协会第7、8、9次全国调查显示,随着腹腔镜远端胃癌根治术手术例数的逐年递增(2671例、3792例和6615例),术中并发症(3.5%、1.9%、1.7%)和术后并发症(14.3%、9.0%、8.2%)发生率逐年减少。

2. 腹腔镜胃切除术的并发症

(1)腹腔出血

术中出血,尤其是大出血,是腹腔镜胃切除术严重而难以处理的并发症,约占腹腔镜胃切除术病例的0.6%～2.1%,多需中转开腹。常见原因包括解剖层次不清误伤血管、暴力牵拉致血管撕裂、超声刀大块离断组织、离断速度过快、血管脉络化不彻底致血管夹闭不牢等。操作者应熟悉腹腔镜下的解剖知识和定位标识,术前应根据CT增强或血管重建图像,了解胃周血管的走向及变异,手术分离过程要遵循与开腹手术相同的解剖层面。在处理幽门十二指肠下缘、胰头十二指肠间沟、胰体上缘、脾胃韧带时,牵拉动作应轻柔,因上述区域有些进入十二指肠、幽门、胰腺的小动脉分支及冠状静脉,易断裂出血。

用超声刀离断组织时,应避免大块钳夹、离断而影响止血效果,对直径<1mm的血管,在离断前均应凝固;直径1～2mm的血管(如胃短血管)在离断前,应延长凝固时间;直径>2mm的血管,均应进行良好的脉络化后,于离断前用血管夹妥善夹闭。

术中出血一旦发生,如出血量较少,可先吸净积血,显露出血点,纱布条压迫2～3分钟后,出血多可停止;若不能自止,可用电钩电凝组织渗血,或用血管夹夹闭血管源性出血;若出血难以控制,应尽快中转开腹,勿盲目烧灼或钳夹,以免损伤周围脏器组织。

术后出血为腹腔镜胃切除术术后最严重并发症,亦为术后二次探查的主要原因,发生率为1.2%～5.0%。早期出血多于术后24～48小时内发生,与小血管术中止血不彻底及大、中血管夹闭不牢、戳孔损伤腹壁血管有关;后期发生者,常与消化道瘘、胰瘘致血管腐蚀、引流管压迫血管等有关。因此手术结束前,应常规升高血压,检查创面及血管残端,对可疑之处,应彻底止血或双重夹闭血管残端;避免损伤胰腺;引流管的放置应避免跨越大血管,引流管侧孔应避开血管残端。大多数术后出血经保守治疗可好转,但对于保守治疗过程中仍出现生命体征不稳者,应行血管介入(DSA)明确出血部位,并栓塞止血或再次手术止血。

（2）十二指肠残端漏

为腹腔镜胃切除术行 Billroth Ⅱ、Roux-en-Y 式术后最常见并发症之一,由于漏出液中含大量消化酶,易腐蚀周围组织和血管,引起腹腔内出血、腹腔内脓肿等并发症,为主要的致死原因,约占腹腔镜胃切除术患者的 2.9%,多发生于术后 1 周内。

发生原因,包括残端肠壁误伤、残端游离过短致闭合时张力过大、残端过度剥离缺血、直线切割闭合器离断十二指肠时过度牵拉、残端撕裂或缝合钉脱落、输入肠袢梗阻造成十二指肠肠腔压力过高等。术前营养不良、低蛋白血症、高血压、糖尿病等为残端漏的高危因素。

以下措施有助于减少残端漏,术前要纠正患者一般情况、术中避免十二指肠壁损伤、损伤后即时修补、注意保留残端血供、残端不宜过短,对 Billroth Ⅱ式或 Roux-en-Y 消化道重建者,如不能确认输入袢通畅时,应于输出袢行侧侧吻合。对术中残端处理不满意者,应常规置残端旁及十二指肠降部的腔内引流。残端漏一旦发生,如能保持引流彻底、通畅,结合禁食、抗生素、生长抑素、肠外营养、防治水电解质酸碱失衡及低蛋白血症等保守措施,残端漏多能治愈。否则应二次手术彻底引流。如为输入袢梗阻导致者,需再次手术行 Braun 或 Roux-en-Y 吻合。

（3）吻合口相关并发症（吻合口漏、出血、狭窄、反流性并发症）

吻合口并发症发生率占腹腔镜胃切除术病例的 4.4%～9.3%,包括吻合口出血（2.4%）、吻合口漏（0.2%～10.4%）、吻合口狭窄（1.8%）等,是腹腔镜胃切除术后最常见的并发症,其发生主要与吻合器使用不当有关。

造成吻合口并发症的原因,包括吻合口张力过大、吻合口撕裂、吻合消化管之间夹入系膜或脂肪组织、吻合器的类型或口径选择失当、吻合钉脱落、吻合口缺血、贫血、低蛋白血症、吻合消化管水肿等。熟悉吻合器械性能、熟练操作、吻合过程中避免过度牵拉吻合口、防止周围组织夹入、保证吻合口良好血供、避免肠管扭曲等,有利于减少吻合口并发症的发生。

吻合器吻合后,若吻合不良或渗血,应予以手工缝合加固。大部分吻合口并发症,均可通过保守治疗好转。多数吻合口出血为少量渗血,可经止血剂、抑酸剂、生长抑素等保守治疗而好转,否则可试行急诊胃镜下止血。

多数吻合口漏为微小漏,对引起症状者只要能通畅引流,结合禁食、肠外营养等保守治疗,多能痊愈。严重吻合口漏合并腹腔脓肿、积液者,应该在 CT 或超声引导下穿刺置管引流。同时合并腹腔出血者,应考虑采用手术彻底引流、止血、空肠造瘘放置营养管。吻合口狭窄多合并全身营养障碍和残胃扩张、水肿,先予以胃肠减压、等渗盐水冲洗,再在内镜下通过狭窄的吻合口,放置空肠营养管,予以肠内营养支持,最后予以内镜下气囊或探条扩张。

（4）胰漏和急性胰腺炎

该并发症的发生率为 0.5%～7.0%。主要原因为腹腔镜胃切除术的囊外剥离、淋巴结清扫过程,均围绕胰腺表面或上下缘进行,超声刀或电凝钩易导致胰腺实质损伤;其他原因包括:清扫中将胰腺实质误为淋巴结组织或脂肪组织而清除（特别是 No.6、No.11d、胰尾周围淋巴结清扫时）、术后 Vater 壶腹部括约肌痉挛、空肠输入袢梗阻、胆汁逆流胰管等。在靠近胰腺组织时,要避免超声刀功能面朝向胰腺,要仔细辨认胰腺实质等,可减少胰瘘或急性胰腺炎的发生。D2 及 D2 以上清扫时,术中可于胰腺上下缘置管引流、术后常规监测血清及引流液的淀粉酶水平,应用胰腺分泌抑制药物可减少胰液积聚导致的腹腔感染和脓肿,减少引发的全身感染、腹腔出血、吻合口漏。一旦发生胰周积液,应在超声引导下穿刺引流,对保守治疗和穿刺引流无效者,一般应手术引流。

（5）淋巴漏

发生率约 0.7%,主要原因为淋巴结清扫过程中,淋巴管断端未行处理。由于腹腔镜胃切除术普遍采用超声刀分离、解剖、离断,能有效闭合淋巴管断端,因此术后淋巴漏的发生率,常低于开腹手术。在淋巴结清扫完成后创面止血的同时,要仔细检查有无乳白色淋巴液渗出,对可疑创面要进行凝闭或缝扎,在腹腔周围、躯干中轴线附近清扫时,要延长凝固时间,可减少淋巴漏发生。一且发生淋巴漏,多可通过通畅引流、肠外营养、防治水电解质失衡等保守治疗而好转。

（6）残胃无力

指胃大部切除术后残胃排空障碍,也称胃瘫、胃蠕动无力症。腹腔镜胃切除术后,残胃无力发生率为4.1%,多属功能性疾病,一般是胃大部切除术后早期出现的并发症。发生机制尚在研究中,可能原因包括:手术应激使交感神经兴奋而抑制胃肠平滑肌收缩、胃切除术后残胃失去神经支配、胃大弯侧胃电起搏点兴奋、精神紧张、吻合口水肿、输出袢痉挛、低蛋白血症、饮食结构改变等。对术后疑诊残胃无力、胃瘫者,可先通过胃镜、消化道造影,排除机械性梗阻。防治措施包括:术前纠正水电解质酸碱失衡、低蛋白血症、心理指导,缩短手术时间,术后保持胃管引流通畅。一旦发生残胃无力、胃瘫,可行禁食、持续胃肠减压、肠外营养、给予促胃动力药等,忌盲目再次手术。有人报告,与Billroth I手术比,腹腔镜胃切除术在防止胃排空障碍、胆汁反流、胆系结石等方面有优势,这主要归因于迷走神经肝支、幽门的保留,同时腹腔镜胃切除术后患者的主观餐后症状,也常少于Billroth I术后患者。

（7）术后肠梗阻

腹腔镜胃切除术的肠梗阻发生率显著低于开腹手术,约占腹腔镜胃切除术病例的4.1%;粘连和炎症反应为主要原因。其预防措施包括:术前充分的肠道准备、减少术中肠管切开造成的腹腔污染和炎症反应、手术创面彻底止血、关闭肠系膜裂孔、避免肠扭转及引流管压迫肠管、术后鼓励患者早期下床活动,促进胃肠功能恢复。腹腔镜胃切除术因手术创伤较小、炎症反应较轻、术后肠功能恢复时间及下床活动时间均较开腹手术提前,因此腹腔镜胃切除术本身即为很好的预防措施。若术后发生肠梗阻时,大多可经保守治疗而好转,对反复发作的粘连性肠梗阻、肠绞窄,或有肠绞窄趋势时,应积极手术。

（8）内疝

腹腔镜胃切除术的内疝多发生于结肠前Roux-en-Y吻合者,约占腹腔镜胃切除术病例的7.0%,其发生与输入袢过度游离扭曲、Billroth II式吻合输入袢过长、未关闭系膜切口间隙等有关。重建消化道时,合理的输入袢长度（8～10 cm）、关闭系膜裂孔间隙,常有利于避免内疝形成。Billroth II式输入袢形成的内疝,易导致闭袢性肠梗阻。诊断确立后,即应行Braun吻合术或重新吻合。

（9）与腹腔镜器械操作及气腹相关并发症

此类并发症包括:腹腔镜胃切除术时穿刺所致腹壁动脉、腹膜后大血管、腹内脏器的损伤,皮下气肿、气胸、纵隔气肿、高碳酸血症、气体栓塞、下肢深静脉血栓形成、穿刺孔肿瘤种植等。多由手术操作失当引起,多发生于腹腔镜手术开展期,随着对腹腔镜术者培训制度的重视,近3年此类并发症鲜有文献报道。

（10）其他并发症

包括腹腔切口疝、神经损伤、切口感染、肺部感染、胸腔积液、麻醉并发症等,其发生原因及处理原则与开腹手术基本相同。目前韩国、日本正在进行的多中心随机对照研究,将会证实腹腔镜胃切除术的远期疗效问题。可以预见,腹腔镜胃切除术有望与开腹手术一样成为胃癌常规治疗手段。由发展趋势看,胃癌根治性手术将朝向微创、安全的方向发展,减少术中及术后并发症将成为今后的临床研究热点。

七、早期胃癌的腹腔镜治疗

早期胃癌是指病变仅限于黏膜及黏膜下层,而不论病变的范围和有无淋巴结转移,早期胃癌术后5年生存率可达94%～96%。1994年日本报道了首例腹腔镜辅助远端胃切除术（LADG）治疗早期胃癌,经过10余年的发展,腹腔镜手术在早期胃癌治疗上已经成熟,它与开腹手术的近、远期疗效一般相当。2004 年日本胃癌协会已将腹腔镜胃癌根治术作为 IA 期胃癌的标准治疗方案之一。它已在日本、韩国广泛开展,越来越多的早期胃癌患者接受腹腔镜胃切除根治性手术。腹腔镜胃癌手术种类也日趋多样,几乎取代了常见的传统手术方式。如何在不影响患者生存率的前提下,采用微创技术,使胃癌患者安全有效进行手术治疗,能减轻创伤、改善生存质量,是目前临床的目标。

1. 早期胃癌腹腔镜治疗的术式和适应证

（1）腹腔镜下胃局部切除术

包括腹腔镜下楔形切除术（LWR）和腹腔镜下胃内黏膜切除术（IGMR）。腹腔镜下楔形切除术,是在胃镜定位下,在胃癌周围精确置标志牵引线,确保充分的手术切缘,应用超声刀作楔形胃局部切除,在腹腔镜下间断缝合胃浆肌层,或直接应用线型切割吻合器,作局部胃楔形切除。腹腔镜下胃内黏膜切除术,一般需要 3 个带气囊的穿刺套管,经腹壁置入胃腔后,在胃腔内建立 CO_2 空间,应用电刀、超声刀、线型切割吻合器,作胃黏膜下胃局部切除,胃壁的戳口可在腹腔镜下缝合,或用线型切割吻合器使之闭合。

腹腔镜下胃局部切除术治疗早期胃癌的适应证,包括癌肿仅浸润黏膜层、非溃疡浸润型、无淋巴结转移、估计内镜下黏膜切除（EMR）有困难者、隆起型病变直径＜25 mm、凹陷型病变直径＜15 mm。日本胃癌协会建议腹腔镜下局部切除手术适应证是直径＜2 cm 的高分化黏膜癌。术式的选择主要取决于胃癌病变部位,腹腔镜下楔形切除术适合于病变位于胃前壁、胃大弯、胃小弯者;腹腔镜下胃内黏膜切除术适合于胃后壁、邻近贲门或幽门处的病灶。无论是腹腔镜下楔形切除术,还是腹腔镜下胃内黏膜切除术,一般都需要术中内镜下的胃癌定位。

（2）腹腔镜胃癌根治术

根据腹腔镜应用技术和方法,腹腔镜胃癌根治术有 3 种手术方式:腹腔镜下胃切除术、腹腔镜辅助胃切除术、手助腹腔镜胃切除术。由于在腹腔镜手术中,胃切除与吻合的技术要求较高、手术时间较长、器械耗材较贵,而最终标本仍需要通过腹部小切口取出。因此目前在早期胃癌的腹腔镜治疗中,应用最多的仍是腹腔镜辅助胃切除术。若过度追求全腹腔镜下手术,反而可能背离微创的初衷。根据腹腔镜胃切除的范围,腹腔镜辅助下胃癌根治术有 3 种手术方式:腹腔镜辅助下远端胃切除术（LADG）、腹腔镜辅助下近端胃切除术（LAPG）、腹腔镜辅助下全胃切除术（LATG）。其术式选择原则与传统的开腹手术相同,主要取决于病灶的部位。

根据腹腔镜淋巴结清扫范围,腹腔镜胃癌根治术分为:①D1 式（清扫第 1 站淋巴结）;②D1＋A 式（D1＋No. 7,下部癌是 D1＋No. 7、8a）或 D1＋B 式（D1＋No. 7、8a、9）;③D2 式（清扫第 1 站加第 2 站淋巴结）。合理的淋巴结清扫是腹腔镜胃癌根治术中最关键的问题。

淋巴结清扫的适应证:①D1＋A 的适应证,是不适合内镜下胃黏膜切除的黏膜胃癌和直径＜1.5 cm 的高分化黏膜下胃癌;②D1＋B 式的适应证,是不适合 D1＋A 淋巴清扫且无明确淋巴结转移（N0）的黏膜下胃癌和虽有胃周围淋巴结转移（N1）但肿瘤直径＜2 cm 的早期胃癌;③D2 的适应证,是有明确胃周围淋巴结转移（N1）且肿瘤直径＞2 cm 的胃癌,或有第 2 站淋巴结转移（N2）的胃癌,或进展期胃癌。

（3）保留胃功能的腹腔镜下胃切除术

Seto 等对局限于黏膜层的早期胃癌,进行了腹腔镜下胃楔形切除和胃周围淋巴结清扫,既保留胃功能,又预防早期胃癌淋巴转移。还有对胃体中部早期胃癌实施保留幽门腹腔镜下胃切除术,以减少倾倒综合征、胆石症的发生率,保留胃的功能。多数学者认为,行远端胃切除术时保留幽门,同时保留迷走神经肝支、腹腔支,可有效保留胃功能,术后胆石症发生率下降、腹泻减轻、体重较早恢复。仅保留迷走神经、不保留幽门,则难获此效果。

2. 内镜联合腹腔镜胃癌根治术

近年有人提出,直径＜2 cm 的分化型早期胃癌,可通过内镜黏膜下切除（ESD）联合腹腔镜下淋巴结清扫术(LLND),得到根治性治疗。在 ESD 切除早期胃癌病灶同时,于切缘周围注射特殊染色剂,以标记胃淋巴结与淋巴管,然后在腹腔镜下,有针对性地实施淋巴结清扫。双镜切除联合(内镜切除、腹腔镜切除)开创了治疗早期胃癌的另一种新手段,能在根治性的前提下,最大限度地保留胃功能、患者可有良好的生活质量,这是一项高水平的新技术,要求具有更高的技术条件、更好的术中合作、更完善的术后随访。

3. 早期胃癌腹腔镜治疗的安全性和根治性评价

对于胃癌手术,人们关心其安全性、根治性,须在保证安全及远期疗效的前提下,追求手术微创化,提高近期疗效。传统胃癌根治术已建立规范,而微创手术要遵循传统开腹胃癌根治术的原则,并根据腹腔镜视野下的解剖特点,进行根治性操作,才可保证其远期疗效等同于传统手术。如何在手术中遵循肿瘤根治原则,使腹腔镜手术达到肿瘤根治效果,是关注的焦点,是腹腔镜胃癌手术的核心问题之一。

早期胃癌的腹腔镜治疗,必须遵循与传统开腹手术相同的肿瘤根治原则:①强调肿瘤及周围组织的整块切除;②足够的切缘;③彻底的淋巴清扫;④肿瘤操作的非接触原则。手术切缘和清扫淋巴结的数目,是评判胃癌手术根治性的重要指标。有人报道,腹腔镜胃癌根治术后的标本切缘常为阴性。有人实施腹腔镜辅助下远端胃切除术(LADG)中平均有 6.7 cm 正常组织切缘,与开腹组 6.3 cm 的切缘比较无显著差异。有人报道,早期胃癌 D2 手术平均清扫淋巴结 31.9 枚,与开腹组淋巴清扫数目比较无差异。有人对 14 例早期胃癌行腹腔镜辅助下远端胃切除术的前瞻性随机对照研究(RCT),结果腹腔镜辅助下远端胃切除术组,在清扫淋巴结数目、切缘长度,与开腹手术组比较无显著差异,而在术后疼痛、住院天数、免疫应激等方面则显著优于开腹手术组。有人前瞻性随机对照研究,也取得相似结果。

有人报道 102 例早期胃癌患者,其中 49 例行腹腔镜辅助下胃癌根治术,53 例行传统开腹胃癌根治术,结果显示,腹腔镜组术中出血量、术后镇痛药使用次数、术后排气时间、术后进食流质时间、术后住院天数分别为:158 ml、3.3 次、3.9 天、5.0 天、17.6 天,均显著低于开腹对照组的 302 ml、6.2 次、4.5 天、5.7 天、22.5 天。

有人公布一项多中心大样本回顾性研究结果,包含日本 16 个中心 1294 例腹腔镜早期胃癌根治术,结果显示,腹腔镜与开腹手术具有相同的肿瘤根治效果;经过 36(13～113)个月的中位随访,仅 6 例复发,其中 1 例局部复发,1 例淋巴结复发,2 例腹膜转移,1 例肝转移,1 例戳孔外腹壁皮肤转移,所有复发的早期胃癌均侵犯黏膜下层,其中 3 例有第 2 站淋巴结转移,复发与手术、并发症及中转开腹无关。IA 期、IB 期和 II 期(UICC 分期)患者的术后 5 年无瘤生存率分别为 99.8%、98.7%、85.7%,而 LADG、LAPG、LATG 的术后 5 年无瘤生存率分别为 99.4%、98.7%、93.7%。由此可见,腹腔镜早期胃癌根治术,与传统开腹手术一样,有较好的 5 年无瘤生存率。

无论什么手术,都应以患者的疗效和安全为前提,腹腔镜胃癌手术更是如此。合理的腹腔镜手术是微创手术,但手术者如不根据患者的具体情况及自身的业务水平,以完成腹腔镜手术为目的,不考虑后果、勉强为之,致使手术难度过大,手术时间过长,对患者造成额外创伤,甚至导致误伤,是与微创理念背道而驰的。因此坚持手术的安全性和肿瘤的根治性,是腹腔镜胃癌手术的第一准则。微创理念是腹腔镜技术取代传统术式的根本目的,腹腔镜技术的应用是一种为了达到微创理念的手段,而不是仅以开展腹腔镜技术为目的去作腹腔镜手术。一切违背微创理念的腹腔镜技术的应用都是不可取的。

4. 我国早期胃癌腹腔镜治疗的现状和展望

与国际上的发展状况一样,我国的腹腔镜外科发展也经历三个阶段:20 世纪 90 年代初开始了以腹腔镜胆囊切除为主的病变脏器的切除;20 世纪 90 年代中后期开展了消化道良性病变的切除与功能修复;20 世纪 90 年代末及 21 世纪初开始进入了肿瘤微创外科时代。

目前全国各地均已开展了腹腔镜手术,但发展区域不平衡,水平参差不齐,缺乏规范化培训等。目前中华医学会外科分会,已制定腹腔镜胃癌手术操作指南,规范腹腔镜胃癌手术操作,以提高腹腔镜下胃癌手术疗效。

与腹腔镜结直肠癌手术相比,腹腔镜下胃癌手术,由于胃癌血供较丰富、解剖层次较多、吻合较复杂等,故而对手术技术要求较高。腹腔镜手术治疗胃癌在我国虽然起步较早,但发展相对缓慢,在相当长的时间内局限在有丰富微创及胃癌诊治经验的医院里开展。

腹腔镜胃手术,对于治疗胃良性疾病已为接受,而对胃癌患者施行腹腔镜手术及能否达到根治,尚存在进一步研究中。我国目前早期胃癌发现率较低,进展期胃癌仍是主要诊治对象,腹腔镜下行标准的 D2 淋巴清扫,对术者既要有传统胃癌手术的基础,又要有腹腔镜手术的娴熟技巧,这也局限了腹腔镜下胃癌手术的普及。

目前国内较一致的观点是:早期胃癌是行腹腔镜手术的最佳适应证,因为早期胃癌尚未侵犯胃浆膜层,淋巴结转移较少,术后复发转移的机会较少,预后较佳。我国早期胃癌比率徘徊在 10％左右,应充分利用资源,提倡科室系统整合,发挥学科群的优势,提升整体运营模式,建立各科参与的消化道疾病联合诊治中心,诊断上联合影像、消化内科,治疗上联合内镜、腹腔镜、开腹手术,以努力提高我国早期胃癌的诊断率、手术根治率。

要严格遵循肿瘤根治这一基本原则,循序渐进,从较简单技术到复杂技术,从早期胃癌到进展期胃癌,从远端胃癌到胃体、近端胃癌,逐步深入;并在此基础上,制定腹腔镜胃癌根治手术的操作规范,落实腹腔镜胃癌手术技术的培训,开展多学科协作,推动微创胃癌手术继续健康发展。

八、腹腔镜在进展期胃癌中的应用

有人探讨腹腔镜在进展期胃癌患者术前探查及胃癌根治术中的临床应用价值,回顾性分析 2009 年左右的进展期胃癌患者的临床资料,包括术前腹腔镜分期、手术方式、手术时间、术中出血、术后胃肠功能恢复时间、术后下床活动时间、开始进流质饮食时间、术后病理检查和随访等;结果发现,在术前临床分期均未发现腹膜转移的患者中,腹腔镜探查发现部分有腹膜转移、部分有广泛转移而未行手术治疗;部分经腹腔镜探查后发现肿瘤腹膜局限性转移,行姑息性手术;余均行根治性手术。腹腔镜辅助胃癌切除手术患者,一般在腹腔镜下能成功完成手术,常无须中转开腹;包括腹腔镜辅助全胃切除、近端胃切除、远端胃切除。手术平均时间:全胃切除 380 分钟,近端胃切除 276 分钟,远端胃切除 265 分钟。术中平均出血量:全胃切除 490 ml,近端胃切除 120 ml,远端胃切除 130 ml。术中均未输血。术后患者胃肠蠕动恢复时间平均 3.2 天,下床活动时间为 3.3 天,开始进流质时间 3.9 天。所有标本病理组织学检查切缘一般为阴性,平均清除淋巴结 20.8 枚。无术后相关并发症,近期随访未见复发和转移。

1. 术前腹腔镜检查

能对进展期胃癌进行准确诊断、分期,有助于治疗方案的制定、估计治疗结果与预后,可避免不必要的剖腹探查。腹腔镜辅助进展期胃癌根治术较安全、可行、微创、有效,近期效果较好。

2. 手术方法

术前准备同常规开腹手术,均采用气管插管全身麻醉,取仰卧位两腿分开,常规消毒铺巾,于脐下缘做 10 mm 小切口,放置直径 10 mm 套管作为观察孔,并充气维持腹腔压力在 13 mmHg。左侧腋前线肋缘下 1 cm 置直径 5 mm 套管作为主操作孔。左锁骨中线平脐处,置直径 5 mm 套管作为辅助孔。在右侧相对应位置,右上置直径 5 mm 套管,右下置直径 12 mm 套管。术者位于患者左侧,助手位于右侧,扶镜者站在患者两腿间。首先行腹腔镜下腹腔探查,按无瘤原则操作,探查盆腔、腹腔、结肠、小肠及系膜,再探查肝脏、脾脏,切开胃结肠韧带探查小网膜腔、胰腺,最后探查胃。检查局部病变情况及淋巴结转移情况,对可疑病灶活检,送快速冷冻切片病理检查,最后决定是否行手术治疗。如无腹膜或肝脏等远处转移,原发病灶可切除,则行根治性手术;如原发灶可切除,并发局限性腹膜转移,则行姑息性手术,术后化疗;如广泛腹膜转移,则无论原发灶是否可切除,均结束手术,术后化疗。

我国目前大多数胃癌患者发现时,已为进展期,已失去手术根治的机会。有人报道,约 25% 胃癌患者施行了不必要的开腹探查术,其中 13%～23% 发生术后并发症。因此,提高胃癌术前分期准确性,对制定恰当的治疗方案、避免不必要的开腹探查,有重要意义。目前的影像学检测手段尚不能令人满意,大多数转移性胃癌在手术时才被发现。腹腔镜检查有助于术前诊断腹腔内转移程度。对胃癌转移情况的术前评价,腹腔镜检查优于超声、CT,三者对腹膜转移的敏感分别为 69%、23%、8%。有人对 511 例胃食管癌患者进行术前腹腔镜分期,发现 20.2% 病例治疗方案发生变化,腹腔镜分期使 84 例患者避免了单纯剖腹探查手术。有人报道,13.3% 患者经腹腔镜探查后,发现肿瘤腹膜广泛转移,无法手术根治而未行手术治疗,术后给予放化疗;16.7% 经腹腔镜探查后发现肿瘤腹膜局限性转移,行姑息性手术;30% 患者治疗方案发生改变。

近年来,随着化放疗和肠内营养的进展,许多不能治愈的晚期胃癌患者,可通过非手术切除而获得姑息性治疗,这基于更精确的检查方法,来避免非治疗性的剖腹探查。腹腔镜作为常规检查的补充,对进展期胃癌的分期,优于常规术前分期,尤其对腹膜转移的诊断,一般优于其他术前临床检查,有助于手术决策及评估治疗结果、预后,可避免不必要的剖腹探查。

有人证明,腹腔镜下胃癌 D2 根治术应用于治疗进展期胃癌较安全、可行、有效,创伤较小且近期效果良好。有人报道 48 例腹腔镜胃癌 D2 根治术,其中 19 例为进展期胃窦癌,后者下床活动时间、开始进食时间、平均住院时间均优于开腹手术组,清扫的淋巴结数量与开腹组相当。有人对 160 例进展期胃癌实施腹腔镜根治术后认为,腹腔镜手术有利于胃癌区域淋巴结清扫,淋巴结清扫数目和短期生存率与传统手术无明显差异,手术时间、住院时间、术中出血,均优于开腹手术组;均未出现腹腔镜手术相关并发症。患者随访 2～24 个月,无 trocar 种植转移并发症。

术前腹腔镜探查较安全、简单、经济,可用于胃癌术前诊断及临床分期,可提高进展期胃癌术前临床分期准确率,可选择合适的患者直接施行腹腔镜手术;对已失去根治机会的进展期胃癌患者,可减轻其创伤和痛苦,缩短住院时间,提高生活质量。腹腔镜胃癌根治术微创优点明显,近期效果较好,是胃癌外科治疗的发展趋势。

(徐阿曼　胡冰)

进一步的参考文献

[1] SCHUHMACHER C,NOVOTNY A,MEYER HJ. Treatment of gastric cancer beyond current guideline:state of the art[J]. Chirurg,2013,84(4):310-315.

[2] KANG KJ. Endoscopic submucosal dissection of early gastric cancer[J]. Gut Liver,2011,5(4):418-426.

[3] KOEDA K,NISHIZUKA S,WAKABAYASHI G. Minimally invasive surgery for gastric cancer:the future standard of care[J]. World J Surg,2011,35(7):1469-1477.

[4] LUDWIG K. Minimally invasive gastric surgery[J]. Chirurg,2012,83(1):16-22.

第二十二章　胃癌的机器人手术

1994年美国批准自动定位内镜系统作为机器人持镜人应用于外科,目前有宙斯机器人系统、达芬奇机器人系统等。2002年达芬奇机器人系统应用于胃癌根治手术。

一、机器人手术系统在胃癌手术中的应用

研究表明,应用机器人手术系统进行胃切除及淋巴结清扫治疗胃癌,较安全、可行。机器人手术学习时间相对较短,可帮助提高淋巴结清扫能力,有利于拓宽微创外科在胃癌治疗的适应证,有利于将微创外科技术应用于进展期胃癌治疗,可完成全机器人下胃癌根治切除及消化道缝合重建,使切口更加微小化,而加速患者康复。

机器人手术与腹腔镜手术比,虽然手术时间较长,但术后近期疗效较满意,术后恢复进食时间较短、肠通气时间提前、住院时间较短、并发症较少,可提供又一个安全有效的方法,但其长期效果仍有待证实。

从20世纪80年代开始,腹腔镜外科作为微创外科的代表被广泛应用。与开腹手术比,腹腔镜手术的优点是并发症较少、恢复活动较早、肠通气和进食提前、康复速度较快、住院时间较短;但腹腔镜外科存在医生体位不适、反向操作、易颤抖等不足,阻碍了腹腔镜在复杂手术中的应用,也增加手术医生的紧张;故机器人手术系统应运而生,它能减少常规腹腔镜手术的缺点,采用三维放大(10～15倍)的视野,及7个自由度的器械,使操作较精准,医生体位较舒适,已取得了不少成绩。它已成功应用在前列腺癌根治中,方法已在全球广泛开展。2008年,在美国80%前列腺癌根治术由机器人完成。机器人手术还应用于其他复杂的心脏、妇科、小儿的外科手术领域,可应用于常规腹腔镜难以完成的手术,如心脏瓣膜置换等,有望拓展微创外科的适应证。

1. 机器人手术系统应用于胃癌治疗

2003年有人报道机器人辅助的胃切除术,2011年有人报道一个大系列机器人胃癌切除的研究结果,共完成236例早期胃癌手术,与591例腹腔镜手术比,机器人手术术中出血较少,手术时间较长,术后住院时间相似;证明机器人手术系统治疗胃癌特别是在早期胃癌,安全、可行。机器人手术系统由于需要额外的安装机器臂的时间,机器人手术时触觉缺失,一般手术时间通常较长。有人报道,机器臂安装时间约15分钟,通过30例熟悉后,装机时间可逐渐减少。由于机器人手术,采用与常规开腹手术相似的方法,其操作较简便,学习曲线较短,使机器人微创外科操作较容易;外科医生较易适应机器人手术。

大多数研究报道,机器人手术与腹腔镜手术比,术后短期效果基本相同。研究表明,机器人组与腹腔镜组术后起床活动时间、恢复进食时间、术后住院时间相似;有人认为,机器人术后住院时间较短。机器人手术胃切除术后并发症发生率为5.0%～46.2%,不比常规手术增加,其中大部分是切口并发症,不需要再开腹手术。

2. 机器人手术系统拓展微创手术治疗胃癌的适应证

标准的胃癌根治术包括胃切除及淋巴结清扫,淋巴结清扫是影响胃癌患者长期生存的重要因素。腹腔镜手术清扫第14、9、11组淋巴结时,由于血管解剖结构较复杂、器械活动度有限,易发生术中出血;即使有经验的腹腔镜外科医生,也存在非自主性的颤抖、视野不佳等问题,故目前腹腔镜胃切除术,先仅被推荐应用于早期胃癌,因早期胃癌常无需进行广泛淋巴结清扫,仅需清扫1、3～9组淋巴结即可。而对黏膜下层早期胃癌及局部进展期胃癌的手术治疗,均应进行D2淋巴结

清扫;目前胃癌腹腔镜手术较成熟的指征是 Ia 及 Ib 期胃癌,因为与常规开腹手术相比,腹腔镜进行 D2 淋巴结清扫仍有一些局限性。

机器人手术系统可以改善外科医生操作的灵活性,适用在狭窄空间内进行广泛的淋巴结清扫。有人对比机器人、腹腔镜、开腹手术获取的淋巴结数,发现 3 组间无显著差异。这可能是因为有经验的腹腔镜医生,可如同开腹手术一样,清扫足够的淋巴结;然而机器人术中出血量较少。随着机器人手术患者数增加,机器人手术的应用可超越腹腔镜手术的应用,能较完美地完成淋巴结清扫。

D2 胃癌根治术是 Ⅱ、Ⅲ 期胃癌开腹手术的标准方式,在微创外科中也被认为是标准手术方式。从病理学看,机器人辅助胃切除及 D2 淋巴结清扫较安全,有与开腹手术相当的效果,同时仍有腹腔镜手术的微创优势。机器人手术有利于拓展微创外科的适应证范围,是治疗进展期胃癌一个切实可行的微创方法。目前在国内已有较多患者使用机器人进行进展性胃癌的根治术。

由于机器人手术系统临床应用时间仍较短,其治疗胃癌的长期效果目前还在研究中。有人观察早期和进展期胃癌、进行机器人辅助胃切除术的中期生存情况,平均随访 28 个月,结果发现,机器人手术组 3 年生存率为 78%,而腹腔镜组为 85%,两组间差异无统计学意义;但需更长期、大样本的随机对照研究,来证实机器人手术的长期效果。

3. 机器人缝合有利于切口更小化

目前有人研究机器人胃切除术的腹腔内,应用缝合闭合器进行的吻合。在东方国家,患者体质偏瘦,4 ～5 cm 小切口进行体外吻合是可能的。因为要移出切除的标本,切口至少要 3.5 cm;考虑到体内吻合技术较难、手术时间较长,此时进行体外吻合是可接受的。然而 2010 年有人发现,使用机器人进行缝合和吻合重建是可行的。可真正由全机器人进行胃癌手术,而不是机器人辅助手术或机器人辅助的腹腔镜手术。

机器人可进行胃十二指肠吻合、胃空肠吻合、食管空肠吻合,结果表明,在深而窄的腹部空间内进行吻合是可行的,由于机器人手术系统有三维视野、内腕式的器械有 7 个自由度、消除了施术者的生理颤抖等。机器人技术对肥胖患者有优势,因为对肥胖患者常需辅助小切口进行体外吻合,剖腹切口较大。近年来,微创外科有进一步缩小切口的趋势,如 NOTES、单孔腹腔镜技术,这些观念也适用于机器人外科。机器人手术维持了腹腔镜的优势,术后疼痛较少。

腹腔镜下全胃切除后如何进行食管空肠吻合还没有很好的方法。RY 吻合是通过体外取小切口,使用管状吻合器进行吻合,是一个简便且与常规开腹手术相似的吻合方法;但这个方法有时会遇到困难,如通过小切口做荷包缝合、将吻合器头插入时,特别是患者肥胖、身体前后径较大、肋弓角较小时。因此有人尝试全胃切除后,使用腹腔内吻合,来解决这一困难,使用内镜下荷包缝合器械法、用管状吻合器来完成。有研究报道,使用经口插入吻合器头部的 Orvil 装置,进行腹腔内管状吻合器行食管空肠吻合,这一装置仍不十分完美,在经口插入时有损伤咽部及食管可能,仍未被广泛使用。也有报道使用手工荷包缝合,再使用管状吻合器进行吻合的方法。这些使用管状吻合器的方法常遇到困难,如需要重建气腹、通过小切口在脐上放入管状吻合器也较为困难。也有研究报道,使用侧侧吻合器,进行腹腔内食管空肠吻合,来克服以上使用管状吻合器的困难,如侧侧、功能性端端、端侧吻合的方法,然而其又会出现其他技术性困难,如需要广泛游离远端食管、Roux祥在吻合口处需要减少张力、切断的食管会回缩到纵隔中、在有限的膈肌角缝合开孔处的关闭较为困难等。

4. 机器人胃手术有待解决的问题

虽然目前已有证据,机器人胃部手术较安全可行,但仍有一些待解决的问题。如须明确机器人手术系统对胃癌患者的长期效果,特别是对进展性胃癌;价格效益比也是重要问题。其次,不同腹腔镜操作的外科医生的培训标准化问题,以往的机器人研究结果,均来自有成熟腹腔镜技术的医生,需要考虑如何培训无腹腔镜经验的医生。此外,仍需要研发合适的机器人器械。目前还缺乏基本的器械如吸引器、切割闭合器,在机器人手术时需要另外戳孔、另外一个助手的帮助。通过研发这些器械,机器人手术的优势将最大化;联合其他领域的进展如单孔腹腔镜技术,也可在机器人手术系统中应用。回顾性研究发现,机器人辅助胃切除及淋巴结清扫治疗胃癌,对有经验的腹腔镜外科医生而言,在技术上是可行、安全的,效果较满意。由于肿瘤学及长期生存结果是肿瘤外科必须观察的,因此需要通过前瞻、随机、对照研究,来观察开腹、腹腔镜、机器人手术胃癌切除及淋巴结清扫的效果。

二、达芬奇机器人胃癌手术的技术特点

达芬奇机器人手术系统为新兴人工智能手术系统,开启了智能化微创手术的时代,近年逐渐应用于临床;在胃癌外科领域,目前已成为研究热点。由于达芬奇机器人的一些优势,如远程控制、三维影像(3D 机器人手术系统放大倍数更大)、动作校正、智能动作(有三维立体图像,可更好的显示细小的解剖结构)、视线浸入、易实现胃周血管脉络化,易彻底清扫胃周淋巴结,使传统腹腔镜下淋巴结清扫难度降低,复杂重建手术较易完成。目前全球重建手术,已有小切口辅助重建手术和全腔镜下吻合重建手术,至少有 1 500 台达芬奇机器人系统在各医院应用。在达芬奇机器人胃癌手术中,小切口辅助消化道重建手术,完成较简便、快捷、安全、经济,但对肥胖、桶状胸、食管离断平面高者,有一定难度。达芬奇机器人常应用放大 6~10 倍的三维手术视野,通过手指操作,使缝合操作变得较简单方便。

1. 达芬奇机器人手术系统在胃癌外科中的应用现状

2002 年有人首次报道达芬奇机器人手术辅助胃癌根治手术。由于手术难度较大,技术要求较高,手术设备较昂贵,一直进展缓慢。近年韩国、日本、意大利学者报道,达芬奇机器人胃癌根治手术技术可行,近期临床疗效好。2009 年有人报道,达芬奇机器人胃癌根治手术 100 例,所有手术成功,无中转开腹或腹腔镜手术,3 例全胃切除,67 例远端次全切,平均手术时间 231 分钟,术后 13 例发生并发症,平均肛门排气时间 2.9 天,流食时间 4.2 天,平均住院时间 7.8 天。达芬奇机器人辅助下远端胃癌根治术较安全,患者功能恢复时间较短,预后较好。国内 2010 年开展达芬奇机器人胃癌根治手术,2012 年报道,达芬奇机器人胃癌根根治手术 41 例,较安全可行。

2. 达芬奇机器人胃癌根治手术的应用前景

胃癌淋巴引流途径较广泛,胃周解剖层次较复杂,手术操作难度较大,技术要求较高。由于达芬奇机器人手术系统有手颤抖消除、动作比例设定、动作指标化功能,可提高手术操作稳定性、精确性、安全性;高清晰三维立体图像,实现了三维景深和高分辨率,使手术者可以拥有如同开放式手术般的视野;手术器械具备 7 个自由度的仿真机械腕,提高了操作灵活性,术野放大 10~20 倍,使用更精细、灵活和稳定的器械,使常规腹腔镜手术难度较大的胃肠缝合和胃周血管脉络化操作变得简单方便,可实施较复杂的胃癌根治手术。达芬奇机器人手术,拉开了智能化微创手术时代的序幕,但还有器械及手术准备时间较长、器械操作时没有触觉反馈、术者对手术视野内组织器官缺乏感知度、系统价格及维护费用较昂贵、手术时对套管间的距离及操作空间有要求、患者变换体位困难,限制了部分手术的展开;存在待改进的地方,如目前达芬奇机器人系统常无反馈功能,术者无法感知器械操作的真实力度,操作时用力过度时,易导致组织损伤或出现机械故障,特别是诸如缝合等对力学要求很高的操作,目前正在进行改进,如已着手对现有的达芬奇系统进行简化、小型化,5 mm 的套管及器械已得到应用。胶囊机器人、微型甚至纳米机器人等,也在研制及临床试用中。

三、达芬奇机器人胃癌根治术淋巴结清扫的策略

2000 年 7 月，美国正式批准了达芬奇机器人手术系统应用于临床外科治疗。在此后几年中，相继应用于胆囊切除术、胃底反折术、Heller 肌切除术、胃旁路术、结肠切除术等。有人应用达芬奇机器人手术系统，对进展期胃癌行 D2 根治手术，但由于胃周解剖层次较复杂，技术要求较高，特别是胃周淋巴结分布较广泛，彻底清扫难度较大，所以淋巴结清扫一直是达芬奇机器人胃癌根治术的难点，是制约该手术发展的瓶颈之一。有人于 2010 年在国内率先开展达芬奇机器人胃癌根治术，迄今已完成至少 60 例，在淋巴结清扫的路径、方法、技巧等方面积累了经验。

1. 达芬奇机器人胃癌根治术淋巴结清扫原则

达芬奇机器人胃癌根治术应同样遵循传统胃癌根治原则：①充分切除原发胃癌灶及罹患的周围组织器官，保证足够切缘；②彻底清除胃周淋巴结；③完全消灭腹腔内脱落癌细胞。其中胃癌淋巴结清除范围至关重要。研究显示，胃癌 D2 根治术能明显提高进展期胃癌患者的长期生存率，而不增加术后并发症发生率、手术死亡率。第 3 版日本《胃癌治疗指南》，将胃癌 D2 根治术定为标准胃癌根治术，其适应证为 IB 期、Ⅱ 期、部分 Ⅲ 期患者。

达芬奇机器人系统用于治疗胃癌患者，也必须遵循上述胃癌手术原则，达到彻底淋巴结清扫，应沿着微创解剖间隙，紧贴血管，将淋巴/脂肪组织整块清除，以保证较理想的根治效果，同时体现其微创手术优势。

2. 达芬奇机器人胃癌根治术淋巴结清扫的技术特点

达芬奇机器人手术系统主要由 3 部分组成：一是主控台；二是摄像臂和 2～3 个工作臂组成的手术台车。三是三维成像视频系统；主控台为手术医师的操作平台，系统的软硬件均整合其中，成像系统提供放大的三维手术视野，通过手指操作、并通过踏板控制摄像头和工作臂的位置。工作臂通过达芬奇系统的 Endo-Wrist 工程学技术的各种器械精细操作，器械尖端可进行六维活动，而器械本身有七维活动自由度。摄像臂通过标准 12 mm 套管置入手术区域，而工作臂通过 8 mm 套管置入。与传统的腹腔镜手术比较，由于达芬奇机器人手术系统放大倍数更大，10～15 倍的高清晰三维立体图像，可显示细小的解剖结构，易实现胃周血管脉络化，可彻底清扫胃周淋巴结，降低淋巴结清扫难度。

3. 达芬奇机器人胃癌根治术淋巴结清扫技巧

由于达芬奇机器人手术与传统腹腔镜手术不同，术中没有助手协助，只能借助机器手臂协助暴露，其清扫路径和顺序与传统腹腔镜手术略有不同。在实施达芬奇机器人胃癌根治术时，由于机器人手术者可灵活控制 3 个操作臂，2、3 臂可随时切换，较传统的腹腔镜手术操作更灵活，行胃癌淋巴结清扫时，自下而上、先断十二指肠，由右及左、先小弯后大弯进行操作。具体操作步骤如下：No4sb→4sa→2；No4sb→4d→15→14v→；No5→12a→8a→9→7→11p；No1→3。这种方法使结肠系膜前叶、胰腺被膜、No15、6、7、9、8a 组淋巴/脂肪组织与胃小弯的操作连成一片，严格遵循了整块切除原则。在胃周淋巴结清扫中，胃周解剖标志如胰腺上下缘、胃网膜左右血管、胃左右动脉等，可将胃周淋巴结分为若干区，通常淋巴结清扫分区进行。在区域淋巴结清扫中存在几个难点，也是达芬奇机器人胃癌根治术中淋巴结清扫的重点。

第 15、14v、6 组淋巴结清扫：由于缺少助手协助，清扫上述 3 组淋巴结时，应用 3 臂提起胃窦部向上牵拉，使胃结肠韧带保持一定张力，可保证在正确的解剖平面进行操作，沿结肠中动脉的左右支及边缘动脉分离系膜前叶并清扫第 15 组淋巴结，向上分离结肠中动脉根部，沿胰腺下缘向右分离，暴露肠系膜上静脉，清扫第 14v 组淋巴结。暴露 Henle 干，在胰十二指肠静脉汇入的远心端上钛夹，切断胃网膜右静脉，裸露胃网膜右动脉，根部上双重钛夹切断，清扫第 6 组淋巴结。

第 12a、8a、7、9 和 11p 组淋巴结清扫：这一区域淋巴结是转移较易发生的区域，也是清扫最复

杂的区域。与传统腹腔镜手术不同,在清扫此处淋巴结时,常可先离断十二指肠,以机器人3臂提起十二指肠残端,将胃向头侧牵拉,即可充分显露胃右动脉、肝固有动脉。打开肝十二指肠韧带被膜,裸化肝固有动脉前方及外侧,清扫第12a组淋巴结,胃右动脉根部上钛夹后切断。调整3臂使其钳夹胃窦部小弯侧,并向上牵拉,即可暴露胃胰皱襞。胃左动静脉、肝总动脉、脾动脉近端,均在胃胰皱襞内。分离胰腺被膜至胰腺上缘,先于左侧暴露脾动脉,沿脾动脉清扫第11p组淋巴结。沿脾动脉向右暴露腹腔动脉干、肝总动脉,裸化胃左动静脉,清扫第7、9组淋巴结。沿肝总动脉前方及上缘分离,清扫第8a组淋巴结。

4. 达芬奇机器人胃癌根治术淋巴结清扫效果

2011年有人报道29例胃癌患者采用机器人辅助的胃癌根治术,平均手术时间290分钟,平均淋巴结清扫数量28枚,与开腹胃癌根治术淋巴结清扫数目31.7枚比较,差异无统计学意义。2012年有人报道胃癌根治手术689例,其中传统开腹手术586例,传统腹腔镜手术64例,机器人辅助手术39例。3组患者中行胃癌D2根治术分别为516例、12例、34例,平均清扫淋巴结数目分别为34枚、26枚、32枚,组间淋巴结清扫数目差异无统计学意义。

2012年有人比较同一外科医师行腹腔镜根治性远端胃大部切术和机器人辅助根治性远端胃大部切除术,结果显示,机器人手术组清扫淋巴结的时间为91.7分钟,较腹腔镜组的70.2分钟长;淋巴结清扫数目机器人手术组为30.2枚,腹腔镜组为33.4枚,差异无统计学意义。

2012年国内有人应用达芬奇机器人胃癌根治手术41例,其中根治性全胃切除术12例,远端胃大部切除术29例;全胃切除术平均285分钟,远端胃切除术平均225分钟,平均清扫淋巴结33.2枚,与同期开展的腹腔镜胃癌根治手术比较,差异均无统计学意义。

以上研究均证实,达芬奇机器人胃癌手术安全可行,可彻底清扫淋巴结。达芬奇机器人手术视野为稳定的三维图像,立体感较强,放大倍数较大,术野更清晰,有动作缩减、震颤过滤等功能,进行手术时手眼协调性较好、操作稳定性较高。与传统腹腔镜相比,用达芬奇机器人行胃癌根治术,解剖更精细、血管脉络化更容易、清扫更彻底,特别适合于大血管周围的精细解剖和相应淋巴结的彻底清扫。随着机器人手术系统的推广应用,未来人工智能手术系统辅助胃癌根治术,必将成为胃癌外科治疗的重要方法之一。

(徐阿曼　韩文秀)

进一步的参考文献

[1] SCHUHMACHER C,NOVOTNY A,MEYER HJ. [Treatment of gastric cancer beyond current guideline: state of the art[J]. Chirurg,2013,84(4):310-315.

[2] KANG KJ. Endoscopic submucosal dissection of early gastric cancer[J]. Gut Liver,2011,5(4):418-426.

[3] KOEDA K,NISHIZUKA S,WAKABAYASHI G. Minimally invasive surgery for gastric cancer:the future standard of care[J]. World J Surg,2011,35(7):1469-1477.

[4] LUDWIG K. Minimally invasive gastric surgery[J]. Chirurg,2012,83(1):16-22.

[5] TAKAHASHI T,SAIKAWA Y,KITAGAWA Y. Gastric cancer:current status of diagnosis and treatment[J]. Cancers (Basel),2013,5(1):48-63.

第二十三章　胃癌的外科治疗

一、进展期胃癌根治术淋巴结清扫范围

有人系统评价进展期胃癌根治术中,三种不同范围淋巴结清扫术的临床疗效、安全性。自文献数据库等,检索有关胃癌根治术不同淋巴结清扫范围的随机对照临床研究(RCT)文献,评估文献质量并提取数据资料,应用荟萃分析专用软件进行分析。结果显示,D2 根治术与 D1 根治术相比,5 年生存率没有明显差异;在并发症发生率、术后死亡率方面,D2 根治术高于 D1 根治术;仔细分析各 RCT 的质量和考虑可能存在的偏倚后,结果显示,有经验的外科医生实施 D2 根治术是安全的,可改善进展期胃癌患者预后。分析认为:尽管 D2 根治术加腹主动脉旁淋巴结清扫术(D2+PAND)与 D2 根治术比,并发症发生率、术后死亡率无显著差异,且 D2+PAND 术式的 5 年生存率并没有提高,因此 D2 根治术一般应作为进展期胃癌患者的标准根治术式。

1. 限制性 D1 根治术与标准 D2 根治术的比较

淋巴结的清扫是胃癌外科手术的关键,直接影响胃癌患者预后。合理的淋巴结清扫应兼顾疗效、安全性,力争根治,又注意改进患者生活质量。对进展期胃癌淋巴结清扫范围,学者间存在不同看法。大多数亚洲国家主张,对进展期胃癌行广泛性淋巴结清扫(ELND),并把 D2 根治术作为标准根治术。日本大量回顾性研究报告,支持行广泛性淋巴结清扫,认为能提高胃癌患者 5 年生存率,手术并发症、死亡率无明显增加。南非和大部分欧美国家的随机对照研究,得出与日本相反的结论。南非有人比较 D2 根治术与 D1 根治术,结果发现,D2 根治术并不能改善患者预后。随后英国和荷兰分别进行大规模多中心 RCT,英国发现,D1 和 D2 根治术的 5 年生存率无统计学差异,而较之 D1 根治术,D2 根治术的术后早期死亡率、术后并发症发生率分别增加 14%、18%。荷兰的结果同样发现,两种术式患者的 5 年生存率无统计学差异,但 D2 手术组的并发症发生率、术后死亡率增加。

基于以上研究,东西方在淋巴结清扫范围的问题上存在分歧。肯定 D2 手术价值的东方学者,优势在于患者数较多、手术较精细,缺点是证据多由回顾性研究所得;否定 D2 手术价值的欧美学者,长处在于所设计的研究方法较具科学性。在胃癌高发的亚洲地区,长期没有限制性淋巴清扫术与广泛性淋巴清扫术的 RCT 报道。2006 年中国台湾的单中心 RCT,比较了 D1 根治术与 D2 根治术或更广泛淋巴清扫术的安全性和疗效差异,该 RCT 设计科学,各组均有 110 位患者入组,质量评价为 A 级,同时该研究的所有外科医生,均有规范 D2 根治术的经验,结果显示,D2 组与行广泛性淋巴结清扫组均无手术死亡病例,行广泛性淋巴结清扫组的手术并发症发生率稍高于 D1 组,但在可接受的范围之内(17.1%),不会引起手术死亡率增高;经 5 年随访发现,行广泛性淋巴结清扫组的患者预后,明显好于 D1 组患者。由此认为,经过训练的、有经验的外科医生实施行广泛性淋巴结清扫手术是安全的,同时能改善患者的预后。

与此同时,经过 11 年随访之后,荷兰胃癌治疗组开展的 RCT 结果显示,N2 期胃癌患者行 D2 淋巴结清扫,能提高生存率。随着这些支持 D2 根治术研究的不断出现,近年来西方学者开始认同 D2 根治手术并发症主要与术者相关,且随着术者经验积累而逐步下降,支持 D2 作为进展期胃癌标准根治术在欧美也逐步成为主流。

2. 标准 D2 根治术与 D2+腹主动脉旁淋巴结清扫术根治术比较

日本早在 20 世纪 80 年代,就将 D2 根治术作为进展期胃癌的标准根治术予以推广,然而进展

期胃癌患者的预后仍然不太理想；随后研究发现，当肿瘤侵及胃壁浆膜层后，胃癌细胞可转移至腹主动脉旁淋巴结，即第 16 组淋巴结(按照第 13 版的日本胃癌处理规约属于第三站淋巴结 N3)，而进展期胃癌有 10％～30％的腹主动脉旁淋巴结存在微转移。自 90 年代开始，日本等为了追求 R0 (无癌残留)切除，开展了更为扩大的淋巴结清扫手术，即 D2 加腹主动脉旁淋巴结清扫术(D2＋PAND,D4 根治术)，研究报道，术后患者的 5 年生存率可达 20％。然而手术的扩大，势必增加术后并发症和术后死亡的风险。根据近年来在全球范围内有多个 RCT 研究，有人评价 D2 根治术与 D2＋APND 根治术的围手术期并发症发生率、死亡率、生存率的差异，纳入研究的共有四个 RCT，分别来自日本、中国、波兰，其中 RCT 质量最高的是由日本临床肿瘤组织主持的大规模多中心 RCT，质量评价为 A 级，该研究有日本 24 个医疗单位参加，时间为 1995 年至 2001 年，523 例患者进入研究；其中 D2 根治组 263 例，D2＋PAND 根治组 260 例，结果显示，手术后总的并发症发生率 D2 根治组为 20.9％，D2＋PAND 根治组为 28.1％，差异无统计学意义；每组各有 2 例死亡，住院死亡率均为 0.8％；D2 根治与 D2＋PAND 根治的术后 5 年生存率分别为 69.2％、70.3％，差异没有统计学意义。该研究认为，尽管 D2＋PAND 根治术与 D2 根治术在手术安全性上无差异，但前者并不能提高进展期胃癌患者的生存率。日本学者主持的一个多中心 RCT 结果，也认为 D2＋PAND 根治术在安全性上与 D2 根治术无差异，且未能改善患者的预后。D2＋PAND 的手术时间与手术输血概率，明显高于 D2。可得出结论：对进展期胃癌，一般不应行预防性的 D2＋PAND 根治术。

二、胃癌根治术后淋巴漏

淋巴漏发生需同时有两个条件：①淋巴途径的破坏或中断；②破坏部位淋巴液压力大于组织液压力或体腔内压。

原因是多因素的：

(1)解剖因素：乳糜池位于腰 1～2 椎体前方、腹主动脉和下腔静脉间，由肠干、肝干、左右腰干、降胸干等汇集而成。约半数病例无此乳糜池，而表现为淋巴丛联合成胸导管。在腰干、肠干汇合成乳糜池前，淋巴管常在腹主动脉周围淋巴结间，反复形成环状迂回通路。这是胃癌腹主动脉周围淋巴清扫，易致淋巴漏的解剖学原因。

(2)肿瘤部位及临床分期：有人报道，Ⅱ、Ⅲ期胃癌及胃中上部癌，行全胃或近端胃根治性切除后，淋巴漏发生率较高。这可能与淋巴结转移数目较多、腹膜后淋巴清扫范围较广、淋巴结侵犯后造成梗阻等有关。

(3)手术因素：胃癌根治术腹膜后淋巴清扫区，淋巴组织丰富密集，如扩大清扫范围，易发生淋巴漏。随着电刀普及，淋巴漏发生率也增加，这是由于电刀不能像凝闭血管一样凝闭淋巴管腔，电刀烧灼可产生瘢痕组织，致使淋巴回流较广泛受阻，导致淋巴液渗漏。电刀强度过大、切割过深过快时，由于遗漏较细的淋巴管未被结扎，易致淋巴漏。

(4)全身因素及早期肠内营养：有人认为，术前存在贫血、低蛋白血症、肝硬化等，术后易发生淋巴漏，可能由于贫血、低蛋白血症影响淋巴清扫创面的愈合，致使损伤的淋巴管不易封闭。肝硬化时门脉压升高，肝脏淋巴液流量增加，淋巴管内压力升高，使腹腔淋巴管扩张易破裂，术后易发生淋巴漏。早期肠内营养可增加胃肠道淋巴流量和压力，使术后可能已封闭的淋巴管重新开放而发生淋巴漏。

1. 淋巴漏的治疗

手术后腹腔淋巴漏的治疗，目前尚无统一方案。尽管有手术、放疗成功的报道，但有人仍主张采取保守治疗，保守治疗无效时，才考虑手术治疗。对漏出液＜500 ml/d 者，可通畅引流，给予低脂、低钠、高蛋白饮食，纠正贫血、低蛋白血症，预防感染等。由于长链甘油三酯，主要通过胃肠道淋巴管吸收,而短/中链脂肪酸吸收后,直接弥散入门静脉系统,故可食用含短/中链甘油三酯的植物油,如椰子油等。

对漏出液>500 ml/天者,宜采取以下措施:

(1)禁食或停止肠内营养:禁食可保证胃肠道充分休息,淋巴液生成明显减少,促使裂口早日愈合。禁食时淋巴流量为 0.93 ml/min,而餐后一般为 225 ml/min。

(2)全胃肠外营养(TPN):一般应用 2～3 周。全胃肠外营养可为机体提供充足营养素,改善营养状态,可抑制胃肠液分泌,减少淋巴液生成,促使组织修复、裂口愈合。尚需补充白蛋白、新鲜血浆、凝血因子及水电解质等。

(3)生长抑素:一般应用 1～2 周,可抑制释放多种胃肠道激素,抑制胃液、胰液分泌,抑制胃和胆管的运动,可抑制胰腺内分泌,抑制肠道吸收;有收缩内脏血管的作用,可减少向肠腔分泌液体,减少经肠道吸收入间质的液体,减少肠道淋巴液的生成。

(4)手术治疗:对漏出液>1 500 ml/d,持续 1 周以上或漏出液>1 000 ml/d,经生长抑素应用超过 2 周,全胃肠外营养超过 4 周而漏出液无明显减少者,甚或出现严重的低蛋白血症、营养不良者,宜手术治疗。术前必须作淋巴管造影、核素淋巴显像,以明确漏口部位。术前 1 小时服用含苏丹Ⅲ染料的牛奶,或饮用 200 ml 牛奶,有助于术中寻找漏口部位。手术以缝扎漏口部位为首选。

2. 淋巴漏的预防

鉴于胃癌术后淋巴漏发生的原因及相关因素,故术前要尽可能纠正贫血、低蛋白血症。术前 1 小时服用含苏丹Ⅱ染料的牛奶,有助于术中及时识别淋巴漏口,即时缝扎。胃癌手术淋巴清扫区,是腹膜后淋巴组织丰富密集部位,掌握腹膜后淋巴系统的分布及引流规律,是预防其发生的关键。在清除 7、8、9、11、14、16 组淋巴结时应细致操作,对可疑条索样细管状组织,均应逐一结扎,尽量避免电刀烧灼。尤其是腹主动脉周围、腹腔干周围、肠系膜上动脉周围、左肾静脉上下缘,是重点防范区。对淋巴清扫创面,可给予纤维蛋白胶封闭,有一定预防作用。淋巴清扫范围不宜盲目扩大,对绝大多数进展期胃癌,D2 术式足以达到根治要求,可保证生活质量,可减少淋巴漏发生。对怀疑可能发生淋巴漏的患者,术后应放置腹腔引流,并适当延长禁食时间。

三、胃癌标准远端根治术

包括由右向左分离大网膜及横结肠系膜前叶,完整剥除十二指肠前筋膜及脂肪组织,清扫幽门下区淋巴结,大网膜左侧应至少分离至显露胃网膜左血管至胃的第一分支,以确保 4b 组淋巴结彻底清扫。结扎并切断胃网膜左血管 1/3,分离并结扎,切断胃网膜右静脉。分离并结扎、切断胃网膜右动脉。清扫第 6 组和第 12a 组淋巴结。分离并结扎、切断胃右动脉。距肿瘤下缘至少 5 cm 离断十二指肠,十二指肠残端置入钉砧头。清扫第 8 组和第 9 组淋巴结;显露、结扎、切断胃左血管,清扫第 7 组淋巴结和第 11p 组淋巴结。沿胃小弯后壁向上,而后沿小弯前壁向下,剔除表面的脂肪及淋巴组织,清扫第 1 组及第 3 组淋巴结,距肿瘤上缘 5 cm 处离断胃,从切除端置入吻合器,与十二指肠残端进行吻合,完成 Billroth Ⅰ式重建。

四、食管胃结合部腺癌的研究

近几十年来,世界许多国家和地区出现胃远端肿瘤发病率降低,而近端胃癌特别是食管胃结合部腺癌(AEG)的发病率却呈上升趋势。目前国内外对食管胃结合部腺癌的定义、分类、诊断与治疗尚在研究中。

食管胃结合部为食管与胃的移行带,称为食管胃连接部、食管胃交接区;由远端食管、贲门、近端胃构成,但三者的界限尚存在争议,焦点在于胃食管交界(GEJ)的判定。在解剖学上胃食管交界,为远端食管与近端胃移行的部位;在组织学上,胃食管交界为鳞柱状交界(SCJ)。在正常情况下,胃食管交界与鳞柱状交界处于同一位置;但发生病变时,鳞柱状交界上移,出现胃食管交界和鳞柱状交界的分离,导致食管胃结合部位置判定困难。在此区域内发生的腺癌,可能来自远端食管、贲门、近端胃。由于解剖结构的特殊性,在临床上确切区分肿瘤细胞来源常较困难。临床上习惯将食管胃结合部腺癌,泛称为贲门癌。

有人基于食管-胃结合部的解剖特点,认为远端食管癌和贲门癌,属于同一种疾病,首次提出食管胃结合部癌的概念,它以贲门近侧和远侧各 5 cm 为界。此区域内的肿瘤,以其主体病变为准,被分为三部分:Ⅰ型,远端食管癌,位于食管-胃结合部上 1~5 cm 处;Ⅱ型,贲门癌,位于食管-胃结合部上 1 cm~ 下 2 cm 处;Ⅲ型,贲门下癌,位于食管-胃结合部下 2~5 cm 处。目前,Siewert 分型被国际胃癌协会(IGCA)和国际食管疾病学会(ISDE)等多数学者接受,是较为公认的分型方法。2000 年 WHO 提出新分类:即食管腺癌(全部肿瘤在食管胃连接处上方)、食管胃连接处腺癌(肿瘤骑跨食管胃连接处)、近侧胃腺癌(肿瘤在食管胃连接处下方)。

1. 发病机制

(1)胃食管反流病与食管胃结合部腺癌

胃食管反流性疾病,是胃、十二指肠内容物反流入食管,引起胸骨后烧灼感、反酸、疼痛等及组织损害。多数学者认为,在胃酸、胆汁等反流刺激的相互作用下,食管下段上皮细胞损伤,使食管黏液腺内的多能干细胞,分化为柱状上皮细胞,以适应改变的腔内环境,进而发生肠化生,导致癌的发生。

(2)Barrett 食管与食管胃结合部腺癌

目前研究显示,食管胃结合部腺癌主要发生于贲门。研究发现,贲门部肠化生发生率仅为30%,相关性不大。贲门癌与肠化生相关,69%~86%的贲门癌周围组织中可见肠化生。因此肠化生与贲门癌的关系及其发病机制有待进一步研究。

(3)不典型增生与食管胃结合部腺癌

有些学者认为,贲门癌与食管腺癌的发生发展过程类似,都经历炎症-肠化生-不典型增生-癌的过程。虽然贲门癌与食管腺癌均经历不典型增生的阶段,但贲门部不典型增生,由肠化生发展而来还是直接由炎症发展而来尚存在争议。我国学者认为贲门癌是一种独立疾病,可能经历黏膜慢性炎症-萎缩-肠化生-不典型增生-原位癌-浸润性癌的过程。贲门组织或不经历肠化生直接发展至不典型增生最终发展为腺癌。

(4)幽门螺杆菌感染

幽门螺杆菌感染与胃癌发生的关系已明确,但幽门螺杆菌与食管胃结合部腺癌间关系不清。大多数学者认为,幽门螺杆菌是贲门癌的致病因素。幽门螺杆菌因胃-食管反流进入贲门部,当机械性摩擦或胃液侵蚀造成黏膜损伤,导致炎症、糜烂时,幽门螺杆菌与该处黏膜黏附,活性氧异常增多,导致细胞组织损伤,一旦病变细胞出现异常增殖,则可能发展为癌。

2. 治疗方法

由于食管胃结合部腺癌对放化疗敏感性较差,多数学者主张,以手术为主综合治疗。由于食管胃结合部腺癌位置特殊,对手术入路、术式等仍存在争议。Siewert 等提出的食管胃结合部腺癌治疗方案是:Ⅰ型癌,经胸食管切除加双野淋巴结清除;Ⅱ型癌,次全食管切除或扩大全胃切除;Ⅲ型癌,扩大全胃切除。对Ⅰ、Ⅱ型癌,经裂孔入路,避免开胸,减少了术后并发症,手术扩大裂孔后,能在直视下处理纵隔病变,还能行腹腔淋巴结扩大清除,但对下段食管受侵达 3 cm 以上者,经裂孔入路很难保证切缘安全。经胸途径能直接处理肿瘤及清除淋巴结,缺点是可能增加肺部合并症。更激进的方法是全食管切除术,通过三切口(右胸、腹、左颈)整体切除原发癌与相关淋巴结,将胃上提或间置结肠重建消化道,认为可提高 5 年存活率,但也增加了手术死亡率和并发症发生率。

当前我国关于食管胃结合部腺癌发病率及发病机制的研究尚少,因此应重视该部位的基础及

临床研究。目前食管胃结合部腺癌研究主要存在以下问题:

——食管胃结合部腺癌的定义尚待明确,国际抗癌联盟等尚未对食管胃结合部腺癌做出定义。WHO的定义有待探讨。

——食管胃结合部腺癌的分型,Siwert分型已在西方国家得到了广泛的公认。我国的食管胃结合部分型是否与Siwert分型相一致,值得商榷。

——食管胃结合部腺癌的发病机制,食管腺癌和贲门癌发病机制的差别,及其分子机制异同尚有待研究。我国食管胃结合部腺癌的发病机制与西方国家并不完全相同,其确切的发病机制需进一步研究。

有人认为,就食管胃结合部的解剖学特点、组织学特征而言,与胃和食管均不完全相同,其产生的肿瘤临床特点和治疗结果也相差甚远,用胃癌或食管癌,代替食管胃结合部腺癌(AEG),既不严密也不科学,也不能确切地反映食管胃结合部腺癌诊治规律。因此有人强调将食管胃结合部腺癌单独分离出来,专门讨论其发病原因、发病机制、临床表现、诊断方法、手术处理技巧、预后结果,以便使食管胃结合部腺癌患者得到更加合理、妥善的处理。食管胃结合部(即贲门)的生理学特点是抗反流机制,在食管下端跨裂孔上下各$1 \sim 2\,cm$,存在生理性括约肌,呈现高压区,其静息压力约$3.3kPa$,比胃内压高出$0.67 \sim 1.33kPa$,从而起到抗食管反流作用。根据Siewert分型方案,食管胃结合部腺癌被分为3型。

新的统计结果表明:全世界在胃癌的发病率和死亡率呈逐年下降的同时,食管胃结合部腺癌的发病情况呈增长趋势。食管胃结合部腺癌与胃癌相似,但是恶性程度可能低于食管癌:食管胃结合部腺癌与胃癌一并统计时,食管胃结合部腺癌占胃癌的$15\% \sim 20\%$;当食管胃结合部腺癌与食管癌一并统计时,食管胃结合部腺癌占食管癌的$11\% \sim 50\%$。美国食管胃结合部腺癌发病率的年增长率为$4\% \sim 10\%$,而在英国和西欧国家年增长率为$5\% \sim 10\%$。与传统的远端胃癌比较,食管胃结合部腺癌的总体预后较差。文献报道,食管胃结合部腺癌手术根治率平均在80%左右,根治术后的5年平均生存率也仅在$10\% \sim 26\%$。I型(肿瘤中心位于齿状线上方$1 \sim 5\,cm$)食管远端腺癌,常为Barrett食管癌变,患者多有食管裂孔疝和长期胃食管反流病史。II型(齿状线上方$1\,cm$到下方$2\,cm$范围内的腺癌)真正贲门癌(胃食管结合部癌),来自贲门上皮分支腺体或短段肠上皮化生而来。III型(肿瘤中心位于齿状线下方$2 \sim 5\,cm$的近端胃癌)贲门下胃癌,由贲门以下的胃体癌向上浸润贲门-胃底或食管下端所致。

食管胃结合部腺癌手术入路的选择可分为经胸、经胸腹联合、经腹三大类:

①经胸入路术野暴露良好,可直视下清扫纵隔内的淋巴结,满意切除食管下段长度,但行全胃切除以及腹腔内淋巴结的清扫较困难。

②经腹入路,对患者的呼吸、循环系统正常生理功能影响较小,有利于患者术后快速康复,尤其对高龄合并心肺疾患的患者尤为适合。但不能充分暴露下段食管及下后纵隔术区范围,食管下段切除长度受限,从而容易引起上切缘阳性的缺点。

③经胸腹联合,可以互补单纯经胸、经腹入路的缺点,但明显增加手术死亡率和并发症发生率。

(1)I型食管胃结合部腺癌

应常规行食管次全切除加近端胃切除术,若病理检查为鳞癌,则单纯属于食管下段癌,处理方法类同。针对食管下段切除长度受限所引起上切缘阳性的缺点,有学者认为应尽量多地切除食管,甚至要求上切缘距离癌肿$7 \sim 10\,cm$。有人认为,过多地切除食管通常并没有必要,目前比较普遍一致认同的观点是:I型食管胃结合部腺癌根治术中上切缘至少应达到$5\,cm$为佳,这也雷同于教材中规定的切除范围。

(2)II、III型食管胃结合部腺癌

它们根治术中,食管胃切除术入路和范围的选择一直存在分歧和争鸣,众多学者比较偏多的观点认为：Ⅱ、Ⅲ型食管胃结合部腺癌治疗原则，应参照胃上部癌进行处理，手术相对简单、创伤较小、恢复较快。有人指出：食管腹段长度为 2～3 cm，借助先进的手术拉钩，通过向上分离扩大膈肌裂孔，从而可将食管向下牵拉 8～10 cm，可满足食管切除和安全吻合之需要。当癌组织侵犯食管下段 2～3 cm 时，运用经腹入路手术的效果较理想，术后总生存时间、无瘤生存时间、5 年生存率，均优于经胸腹联合入路。有人认为，若肿瘤浸润食管 3 cm 以上、可根治切除的患者，宜取经胸腹联合切口入路。

（3）淋巴结清扫范围

研究表明，食管胃结合部腺癌淋巴结转移呈现以下规律：①各型食管胃结合部腺癌均主要转移至腹腔淋巴结：第 1,2,3,4,7,8,9 组淋巴结；另外可转移至纵隔淋巴结，这种概率Ⅰ型＞Ⅱ型＞Ⅲ型，且多转移至下后纵隔。文献报道，Ⅰ、Ⅱ、Ⅲ食管胃结合部腺癌纵隔淋巴结转移率，分别为 65%、12%、6%，其中Ⅰ型上纵隔淋巴结转移率为 15%，Ⅱ、ⅢB 型上纵隔淋巴结转移率为 1%，表明Ⅰ型食管胃结合部腺癌容易向上纵膈转移，Ⅱ、Ⅲ型食管胃结合部腺癌更多地向下腹腔淋巴结转移；②纵隔淋巴结转移概率与食管全层浸润的深度和范围大小相关，肿瘤浸润越深（T 分区越靠后）、累及食管上下范围越长，纵隔淋巴结转移率越高。凡肿瘤浸润食管超过 3 cm 者，则可能发生纵隔淋巴结转移，而浸润 4～5 cm 者，35%～45% 患者存在纵隔淋巴结转移情况；③Ⅰ型食管胃结合部腺癌淋巴结转移，主要涉及腹腔动脉干周围淋巴结，如腹腔第 7,8,9 组淋巴结；Ⅲ型食管胃结合部腺癌发生纵隔淋巴结转移者，常已属晚期表现（M1），即便行正规根治加淋巴结清扫术，预后仍然不良。

基于以上 3 点认识，目前对各型食管胃结合部腺癌根治术中淋巴结清扫术的大体目标，逐渐形成共识：①各型食管胃结合部腺癌根治术中淋巴结清扫术均应以腹部为重点，是否行纵隔淋巴结清扫术应根据肿瘤病理类型、恶性程度、TNM 分期、食管浸润范围而定；②Ⅰ型食管胃结合部腺癌应参照食管下段癌的手术原则进行处理，除少数早期病例可选择内镜电切外，术中应常规清扫腹腔第 1,2,3,4,7,8,9 组淋巴结及下后纵隔内淋巴结；③Ⅱ、Ⅲ型食管胃结合部腺癌，原则上按照胃上部癌的手术方法处理，并规范、确定淋巴结清扫范围，推荐 D2 标准术式。癌肿浸润食管时，应考虑同时清扫后下后纵隔、食管裂孔和膈下淋巴结，避免治疗不足引起肿瘤局部复发。不推荐行上纵隔淋巴结清扫，避免没必要的过度治疗及画蛇添足；④淋巴结转移的个数和站数对预后都有显著的影响，为得到更准确的分期，建议尽可能地清扫淋巴结，至少不少于 16 枚。

（4）以上消化道出血为首发症状的食管胃结合部腺癌

预后最好，主要原因为消化道出血更早地引起临床医师的警惕，进行必要的胃镜、上消化道造影检查，及时获得确诊并及早得到治疗。

（5）近端胃还是全胃切除的问题

2010 年第 3 版日本《胃癌治疗指南》明确指出，食管胃结合部腺癌可根治切除，治疗效果最好。

（6）预后

年龄、临床分期、淋巴结转移情况，是影响食管胃结合部腺癌生存率的重要因素，而种族、组织学类型、细胞分级，也影响男性食管胃结合部腺癌患者的生存率。

五、食管-胃结合部腺癌临床病理特征

有人探讨 Siewert 分型标准下，食管胃结合部腺癌Ⅱ、Ⅲ型的临床病理特点，对 163 例根治性手术切除的Ⅱ、Ⅲ型食管胃结合部腺癌的临床病理资料进行回顾性分析，结果发现，本组患者男女比例 4.6∶1，中位年龄 62 岁，50 岁以上约占 90%；大体类型以溃疡型多见，占 68.7%；肿瘤分化较好组 61 例，分化较差组 102 例；淋巴结转移率为 80.4%；进展期癌占 95.7%；脉管癌栓发生率为 56.4%；肿瘤 3～8 cm 大小约占 76.7%。相对于胃体、胃窦部的腺癌，Ⅱ、Ⅲ型食管胃结合部腺癌

的男：女发病比例较高，发病年龄较大，高分化癌比例、淋巴结转移率、脉管癌栓发生率较高，进展期癌占绝大多数，有一定独特性。

近年来，在全球胃癌发病率、病死率逐年下降的大背景下，食管胃结合部腺癌发病率、病死率逐年增高；在欧美，食管胃结合部腺癌已经占到全部胃癌的50％以上，已经引起重视，成为研究热点。外科治疗是可切除食管胃结合部腺癌的主要治疗方案，Siewert分型其基于解剖形态学特征和肿瘤中心所在位置，把食管胃结合部腺癌定义为食管胃交接处（Z线）上下5 cm范围的腺癌，分三型。文献报道，食管胃结合部腺癌与中、远端胃癌的男女发病比例、发病年龄，均有较大区别：男性高于女性，为（3.3～9.9）：1，发病年龄显著高于中远端胃癌，平均发病年龄60～64.6岁。食管胃结合部腺癌淋巴结转移率较高，主要原因为食管胃结合部腺癌位置特殊和淋巴引流复杂，贲门黏膜下层、肌层、浆膜下层，均有丰富的淋巴网，与食管和胃的淋巴管相通，并形成多条引流通道：①从贲门与食管交通的淋巴管网引流入上纵隔，沿食管壁上升至纵隔淋巴结；②从胃小弯沿胃左动脉向腹腔干周围淋巴结引流，再至主动脉旁淋巴结；③从胃大弯侧沿胰腺上缘至脾门；④从胃后壁沿左膈下动脉流向主动脉上部淋巴结；⑤贲门及近段胃的腹膜外部分引流至腹膜后淋巴结；导致淋巴结转移范围较广泛、转移率较高。

淋巴结转移是影响预后的重要因素。认识食管胃结合部腺癌高淋巴结转移率的特征，对评价患者预后有积极意义。文献报道，肿瘤大小也是影响食管胃结合部腺癌预后的重要因素，尤其对于T3期食管胃结合部腺癌，肿瘤大小是评价预后简单而可靠的因素。有人报道，肿瘤3 cm以上约占87.1％，5 cm以上肿瘤约占40.5％，T3期肿瘤比例较高；常为外科根治手术的患者；实际上，食管胃结合部腺癌肿瘤平均大小将更大，T3、T4比例将更高，这些都是食管胃结合部腺癌预后差的原因。文献报道，食管胃结合部腺癌中、高分化程度的肿瘤所占的百分比较高，占27.4％～41.3％。食管胃结合部腺癌解剖位置特殊，手术切除范围及淋巴结清扫范围受一定限制，易发生淋巴结转移及脉管癌栓，所以预后较差，文献报道，5年生存率为16.0％～32.3％，远低于远端胃癌。研究表明，脉管癌栓是影响食管胃结合部腺癌预后的独立因素，有人报道，脉管癌栓阳性率约为56.4％。脉管癌栓的形成，与淋巴结转移、肿瘤大小、T分期等均相关。研究报道，淋巴结转移数目越多，脉管癌栓的发生率越高；肿瘤较大时，可能产生更多的血管内皮生长因子VEGF，可促进血管新生；肿瘤体积较大，能增加其与周边血管的接触；当癌肿侵透黏膜层后，肿瘤细胞与淋巴管、毛细血管的接触增加，因此T分期越高，脉管瘤栓的发生率也就越高。有人报道，进展期癌占95.7％。以上因素决定了食管胃结合部腺癌血管癌栓发生率较高。

Ⅱ、Ⅲ型食管胃结合部腺癌首选的治疗方案是外科根治性切除，但其解剖位置特殊：①贲门后壁为裸区，无浆膜，肿瘤容易向周围侵犯；②容易累及食管和后纵隔，发生直接侵犯和淋巴结转移；③局部淋巴引流复杂，容易发生淋巴结转移。这些因素导致大部分食管胃结合部腺癌无法完全根治性切除，或失去手术机会，加之患者发病年龄相对较大、血管癌栓发生率较高，使Ⅱ、Ⅲ型食管胃结合部腺癌的预后较胃体、胃窦部癌差，文献报道5年生存率为16.0％～32.3％，远低于远端胃癌。

综上所述，我国Ⅱ、Ⅲ型食管胃结合部腺癌临床病理特征有一定的特点：相对于胃体、胃窦部腺癌，男女发病比例较高、发病年龄较大，发现时多为进展期癌，淋巴结转移率较高；血管癌栓形成较多；肿瘤体积较大；预后较差。

六、胃癌外科治疗进展

胃癌研究发展迅速，外科手术仍然是胃癌治疗的主要手段，许多治疗理念和先进技术逐渐引入外科领域并为大家接受。

1. 日本《胃癌治疗指南》的修订

2010 年修订的第 3 版《胃癌治疗指南》,对日本及世界胃癌的治疗具有规范指导作用和重大影响。近年来,胃癌治疗水平快速提高,一些高级别循证医学证据的成果已产生,影响了胃癌外科的治疗;该指南,废止了传统按解剖学部位的淋巴结 N 分期,而采用类似 TNM 分期的淋巴结计数分期,取消了过去第 1 站及第 2 站淋巴结的概念,对淋巴结清扫范围规定了简明的 D1/D2 清扫术。Meta 分析报道,不支持将 D2+腹主动脉旁淋巴结清扫术、联合脾脏切除推荐为常规手术。对远端胃大部切除后,建议采用 Roux-en-Y 重建;而全胃切除后重建,建议附加 Pouch 储袋代胃,以提高术后生活质量。腹腔镜辅助胃癌根治术已有长足发展,Meta 分析表明,其安全性和微创性有一定优势,但远期生存结果有待进一步研究。该指南,体现了对分期方法的国际普适性及客观性。

2. 根治程度

(1)淋巴结清扫

胃癌根治术的淋巴结清扫范围:20 多年前有人认为,淋巴结清扫范围,是总体生存率的独立预后因素。对胃周-区域淋巴结的分站,西方国家常采用清除胃周第一站淋巴结的手术方式(D1),而亚洲国家常采用清除第二站淋巴结的手术方式(D2);后者被日本等认为是胃癌根治的标准术式。尽管有一项 Meta 分析指出,D2 淋巴结清扫仅能改善 T3 患者的生存结果,但一些国家仍强调 D2 淋巴结清扫的必要性,因为残余的转移淋巴结,常是胃癌复发的根源。据报道,超过 20% 的进展期胃癌患者,有腹主动脉旁淋巴结转移,因此按常理,D2+腹主动脉旁淋巴结清扫术(PALD)较传统标准 D2 术式,能清除更多淋巴结,以达到更高的根治程度。但 D2+PALD 可能导致更重的医源性损伤、更多的输血、更长的手术时间、延长的住院时间。

根据当前由日本临床肿瘤学组、东亚肿瘤外科学组、波兰胃癌学组进行的 3 个 RCT 共 1 067 例可切除进展期胃癌患者的 Meta 分析发现,D2+PALD 并不能较传统 D2 术式提高 5 年总体生存率(风险比=1.03)。对于更长期的生存利益,日本大样本试验的生存曲线表明,D2+PALD 与 D2 术式在 10 年总体或无复发生存率上均无显著差异。国内 2001~2003 期间 117 例非随机临床对照试验亦发现相似结果,D2+PALD 组和 D2 组 5 年生存率分别为 65.8% 和 66.1%。因此 D2+PALD 并不能认为是进展期可切除胃癌确定有效的治疗手段。虽然 PGCSG 试验的远期随访结果值得期待,但是否还需要更多 RCT 尚不确定。

关于 D2+PALD 的安全性:Meta 分析发现,D2+PALD 不会增加在院期间或术后 30 天内病死率(风险比=1.03)和术后并发症率(风险比=1.19)。与东亚的 RCT 不同,PGCSG 试验的结果发现,D2+PALD 的术后并发症率较低(风险比=0.78),其可能原因为 PGCSG 试验对纳入病例的病期更佳(PGCSG 试验纳入 T1~T3 患者,而东亚试验纳入 T2~T4 患者)。Meta 分析发现 D2+PALD 有增加术后并发症率的趋势(风险比=1.41),尤其是手术相关并发症。D2+PALD 组中输血和再次手术的风险也可能较 D2 组增高。因此 D2+PALD 的安全性应受到一定程度质疑,其目前尚不能推荐为胃癌外科治疗的常规术式。

联合脾脏切除:在西方国家有近端胃癌比例增加的趋势,在近端胃癌或食管胃结合部腺癌患者,脾门淋巴结转移较多见。有学者认为,扩大淋巴结清扫对于胃癌外科治疗是必要的,而联合脾脏切除,可有效清除脾动脉周围和脾门的淋巴结(No.10),故可应用于脾门或脾脏直接受浸的胃癌病例。联合脾脏切除对预后改善的价值尚在进一步研究中,脾脏在免疫系统中的功能和摘除脾脏的后续免疫系统影响,也已受到关注。有人纳入 3 个 RCT 共 466 例胃癌患者的 Meta 分析发现,与不切除脾脏比,联合脾脏切除并未增加 5 年总体生存率(风险比=1.17)、术后并发症率(风险比=1.76)和病死率(风险比=1.58),两组间无显著性差异;联合脾脏切除并不影响淋巴结清扫数目、手术时间、住院时间、再次手术率;亚组分析中发现,近端胃癌和全胃癌组的生存率并未增加;不同分期组别之间,结果亦无统计学差异。联合脾脏切除未体现出有效、有益之处,故不推荐为常规手术方式。目前 JCOG-0110 试验正在对其进一步探索,其研究结果值得期待。

（2）全胃切除与远端胃大部切除

手术并发症常与手术操作范围相关。研究发现，胃癌远端胃大部切除术后并发症率明显低于全胃切除术；有研究发现，远端胃大部切除术可降低术后并发症率，但不影响生存率，认为只要确保近端切缘阴性，可将远端胃大部切除术作为标准术式。在 DGCT 和 MRC 试验中，远端胃大部切除术组住院期病死率（D1：3％，D2：7％）明显低于全胃切除术组（D1：5％，D2：14％）。在 DGCT 试验中，远端胃大部切除术组镜下切缘受累率为 5.8％，其与 T3～T4 期、N 分期、肿瘤部位及分化程度相关，且切缘受累将明显导致生存率降低；认为胃癌根治术中要做切缘冰冻活检，以确保根治性；根据术中冰冻活检的分析，对镜下切缘受累的远端胃大部切除进行补充切除，可改善不超过 5 个淋巴结转移病例组的生存预后。有人发现，对 T3～T4 肿瘤，只要近端切缘距胃癌 6 cm 则可确保切缘阴性，而 4.8％近端切缘距胃癌 3～6 cm 的病例和 7.1％近端切缘距胃癌 1～3 cm 的病例，近端切缘镜下可见受累。若能确保切缘阴性，应推荐行远端胃大部切除术，同时常规行术中切缘冰冻活检。对肠型 T1～T2 期胃癌，2 cm 切缘即足够；而对肠型 T3～T4 期胃癌，推荐更充分的切缘距离（＞6 cm），尤其是低分化浸润型胃癌。

（3）重建方式

全胃切除 Pouch 代胃：胃癌全胃切除后的重建方式，仍为临床争论热点，在众多的重建方式中，可能没有一种被认为完全满意。全胃切除后消化道重建的主要目的为恢复消化道储存功能，使患者术后能进食和获得营养。胃的缺失可导致早饱感、缺乏饥饿感、倾倒综合征、食管反流，可导致营养障碍、体重下降、生活质量恶化。作为胃的替代，Pouch 储袋成形，在全胃切除后临床上有一定优势，可改善生活质量；但目前没有证据完全支持 Pouch 代胃的推广。因此，简单的单纯食管-单管空肠 Roux-en-Y 吻合重建，仍是全球全胃切除术的标准重建方式，而增添 Pouch 储袋的术式，可在临床试验中选择应用。一项 Meta 分析纳入 9 个 RCT 比较 Roux-en-Y 重建有/没有 Pouch 代胃和 4 个 RCT 比较空肠间置重建有/没有 Pouch 代胃，结果发现，附加的 Pouch 储袋成形，不明显增加术后并发症率和病死率，未显著延长手术时间和住院时间；附加 Pouch 代胃组术后倾倒、烧心症状减少，进食量增加，生活质量改善；术后 6～24 个月这样的优势还有继续扩大的趋势。该项 Meta 分析结果，突出了全胃切除术附加 Pouch 代胃进行消化道重建有一定临床优势。

远端胃大部切除：Billroth-Ⅰ与 Billroth-Ⅱ和 Roux-en-Y 远端胃大部切除，是最常见的胃癌切除后消化道重建方式。亚洲国家更多采用 Billroth-Ⅰ式完成重建，西方国家 Roux-en-Y 式吻合应用更多。随着外科技术的进展，现对术后生活质量比较关注。有人比较了 Billroth-Ⅰ式（626 例）和 Billroth-Ⅱ式（183 例）的近期安全性，结果发现，Billroth-Ⅱ式的术后早期并发症率几乎为 Billroth-Ⅰ的两倍。而 Billroth-Ⅱ式组有较严重的并发症发生，住院时间明显延长，总住院费用增高；故认为只要肿瘤外科原则和吻合条件允许，远端胃大部切除首选推荐 Billroth-Ⅰ式重建。有人比较了 229 例 Billroth-Ⅰ式和 214 例 Roux-en-Y 式远端胃大部切除的早期胃癌患者，随访评价术后 5 年生活质量，结果发现，Rouxen-Y 组发生倾倒综合征的可能性较 Billroth-Ⅰ组低，且在内镜检查中，Roux-en-Y 组发现残胃炎较少。两组术后平均体重无统计学差异，但 Ro ux-en-Y 组更趋向形成胆囊结石。被认为术后 5 年的症状、功能上，Roux-en-Y 式均较 Billroth-Ⅰ式更优，但两组的总体患者满意度均达 75％。研究认为，远端胃大部切除术选择 Roux-en-Y 式重建是安全的，能获得更好的术后生活质量。

（4）腹腔镜辅助胃癌根治术

由于诊断技术的发展和群体筛查的增加，早期胃癌的比例在逐渐增加，在日本、韩国，早期胃癌的比例较高。在东亚地区，早期胃癌、进展期胃癌的外科治疗标准术式，为 D2 根治性胃大部切除术或全胃切除术，多数报道，早期胃癌手术治疗远期生存率可达 90％。对早期胃癌的外科治疗，研究热点已向胃功能保留、提高术后生活质量方向转变。现在腹腔镜辅助远端胃癌根治术（LADG）治疗早期胃癌，在日本、韩国已普及，我国亦有同样迅速发展的趋势。日本内镜外科学会的统计结果显示,日本 1991～2007 年共行腹腔镜胃癌根治术 21 048 例,其中 2007 年增长最快,共 4 765 例,手术方式以腹腔镜辅助远端胃癌根治术(LADG)为主,腹腔镜辅助全胃切除术(LATG) 和腹腔镜辅助近端胃切除术(LAPG)逐年增加,而腹腔镜胃楔形切除术和腹腔镜胃内黏膜切除术 逐年减少。

目前全球已有多个关于腹腔镜辅助胃癌根治术治疗早期胃癌的随机对照试验报道,其微创特 点已为广泛接受,被认为是治疗早期胃癌较恰当的方案。韩国腹腔镜胃癌外科学组(KLASS)正在 进行较大的多中心 RCT,中期结果共纳入 342 例早期胃癌病例。我国同样成立了腹腔镜胃癌外科 多中心协作组(CLASS),对腹腔镜辅助胃癌根治术与开腹手术进行对照研究,以期获得我国的研 究数据。

根据目前获得的 6 个 RCT 研究结果,对腹腔镜辅助远端胃癌根治术(LADG)治疗早期胃癌的 近期效果,进行了 Meta 分析,共纳入 629 例患者,与传统开腹远端胃癌根治术相比,LADG 能降低 术后早期并发症率(风险比=0.61),减少术中失血量(平均减少 108.33 ml),手术病死率相当(风险 差=0.01);但 LADG 延长手术时间(平均差=86.64 分钟)和减少淋巴结获取数量(平均减少 4.88 枚)。LADG 对术后住院时间(平均减少 2.03 天)和术后经口进食时间(平均早 0.48 天)无明显影 响;认为 LADG 是治疗早期胃癌安全的新技术,在一定程度上体现微创优势。对该新技术的远期 生存效果尚要进一步评价。

七、胃癌综合治疗的现状

近年来胃癌的手术治疗和辅助治疗的研究进展发现,作为标准术式的 D2 根治手术及扩大根 治术,并非适用于所有的胃癌患者,应根据分期调整治疗策略。早期胃癌可通过内镜下切除或经 腹腔镜手术治疗,可应用一些神经保护技术。对局部进展期胃癌,术前化放疗可提高切除率,术后 放化疗可带来生存获益。靶向药物联合化疗,有可能成为进展期胃癌标准的治疗方案。对腹腔种 植转移的进展期胃癌,减瘤手术联合腹腔化疗已成为治疗的选择之一。日本、韩国在胃癌的诊治 方面开展了一系列工作,胃癌患者的预后明显较优;近几年一些亚洲的研究结果,开始为欧美学者 接受,胃癌的临床研究逐渐呈现东西方融合的趋势。

1. 胃癌的手术治疗

(1)胃癌 D2 根治术

在东亚国家,全胃切除或胃次全切除联合 D2 淋巴结切除术,是标准的胃癌手术切除方式,它 最早由日本学者提出,各个分期的胃癌患者,均可因施行该手术而获益。但西方早期的临床试验 并不支持该手术,造成这种差异的原因:一是欧洲的研究中,手术医生的经验和手术质控不足,造 成 D2 手术效果不及 D1 手术;二是研究中全胃切除的范围包含脾和胰尾,有可能造成并发症、死亡 率增加,而目前的 D2 切除术不要求切除脾和胰尾。荷兰的最新结果认为,D2 手术的局部复发率 和胃癌相关死亡率较 D1 手术低,推荐 D2 手术作为可切除的胃癌患者的治疗方式。意大利胃癌研 究组(IGCSG)的一项研究,探讨了 D2 手术的安全性和对生存率的影响,该研究未合并切除胰腺, 但加强了对手术医生的培训和手术质控,9 个医院 191 个患者参与,术后并发症率为 3%,术后生存 率高于荷兰和英国的研究。总的看来,D2 手术作为一种标准手术,已逐渐为更多医生所接受,即 便在欧洲,D2 手术效果也已得到认可。

(2)脾切除术的意义

研究认为,局部进展的近端胃癌,20%～30%存在脾门淋巴结转移,需进行标准的 D2 全胃切 除术联合脾切除术。但英国和荷兰的研究显示,脾切除是术后并发症和死亡的独立危险因素。一 些研究试图探讨这一问题。日本临床肿瘤组(JCOG)开展了一项研究,505 个局部进展的近端胃癌 患者,根据是否联合切除脾分为 2 组,目前正在研究中,如果 2 组的生存率相当,联合脾切除便失去意义。

（3）淋巴结切除

胃癌发生主动脉旁淋巴结的转移率是 10%～30%。早期研究显示,主动脉旁淋巴结清扫（PAND）可使 5 年生存率提高 20%。但日本 JCOG 的一项多中心 I 期研究显示,D2 联合 PAND 手术未能提高患者的 5 年生存率;可能由于该研究的病例仅 8% 主动脉旁淋巴结发生转移,限制了 PAND 的作用。对没有明显的主动脉旁淋巴结转移的病例,不建议进行 PAND。

对术前判断有主动脉旁和/或腹腔动脉周围淋巴结转移的病例,为了明确处置原则,日本 JCOG 相继进行了 JCOG 001/JCOG 0405 研究;对该类病例,术前进行 S-1 联合顺铂的化疗,再进行 D2 联合 PAND 的手术。中期研究结果已在 ASCO 会议上公布,该组病例 R0 切除率为82.4%,3 年总体生存率为 58.8%,无手术相关死亡及严重的毒性反应。人们有理由给予此类患者在术前化疗后,进行 D2 联合 PAND 的治疗。

胃癌发生纵隔淋巴结的转移率是 10%～40%,但经腹部手术较难清扫该区域。日本 JCOG 9502研究针对 n 型和 m 型的食管胃结合部腺癌,比较左侧经胸腹入路手术（LTA）和经腹手术的效果;LTA 在生存率方面未显示出优势,而并发症发生率和住院期间死亡率更高。这些结果不支持常规施行 LTA 手术。

（4）联合脏器切除

局部进展期的胃癌,如果侵犯胰头或十二指肠,是否需要同时进行胰头十二指肠切除术,长期以来存在争议。近年的研究显示,联合切除可提高 5 年生存率 16%～34%;淋巴结转移较少的病例,似乎更能从这种治疗中获益。限于其较高的手术并发症率,为达到 R0 切除,故需要在较高级别的医院,通过经验丰富的医生完成手术。对皮革胃样胃癌,由于其常呈浸润性扩散,大部分病例是不可切除的;即使少数病例能完成扩大切除,预后也较差,手术的作用非常有限;对那些边缘可切除的病例,术前化疗的实施可获得较好的结果。

（5）早期胃癌的切除范围

早期胃癌的淋巴结转移很少见,不需要进行广泛淋巴结切除;早期胃癌的 5 年生存率超过 90%,适当控制手术范围、尽量保护器官功能,已变成一个重要问题。早在 20 世纪 90 年代,功能保护外科的理念,已进入早期胃癌的治疗中,以期在根治性切除的基础上,减少术后并发症,提高生活质量。保留幽门的胃切除术（PPG）最初用于消化性溃疡的治疗;由于源于胃体的早期胃癌,发生幽门前淋巴结的转移率不足 1%,幽门前淋巴结的清扫必要性不大,这为保护迷走神经的幽门分支提供了可能;对早期胃癌施行保留幽门的胃切除术（PPG）,可减少晚期倾倒综合征、胆汁反流、结石形成的发生,体重恢复的效果优于 Bilroth-I 重建手术。而 PPG 手术的术后生存情况与传统胃切除术相同,对早期胃体癌,可尝试开展 PPG 手术。位于胃体近端 2/3 的早期胃癌,罕有转移到远端胃周的淋巴结,对此类病例,可进行近端胃大部切除术,保留部分胃容积,近期并发症和长期生存情况常好于全胃切除术。反流性食管炎是近端胃切除术后常见的并发症,进行近端胃切除术时,应同 PPG 手术一样,注意保护迷走神经。

（6）辅助性手术

近几年,胃癌的化疗药物研究取得了进展。更有效药物的出现,使部分无法切除的胃癌能转化为可切除的胃癌,甚至是可 R0 切除的胃癌,有人将这类手术称为辅助性手术。

辅助性手术的适应证为:通过围手术期的化疗,使肿瘤及其远处转移病灶有可能达到完整切除。日本回顾性研究显示,对非腹腔种植转移的晚期胃癌患者,化疗结合手术的中位生存期为 85 天,单纯化疗的中位生存期为 27 天。为消除非随机分组的影响,该研究已设计一项前瞻性随机对照研究,应用 Sl 联合紫杉醇或顺铂进行化疗,患者达 CR 或 PR 后再随机分为辅助性手术组和单纯化疗组。这些研究将有可能进一步明确辅助性切除在晚期胃癌治疗中的作用。

（7）腹腔镜手术

亚洲的几个随机对照试验比较了开腹胃远端切除、腹腔镜辅助胃远端切除（LADG）的差别。研究发现，术前合并症和术者的经验，是 LADG 术后并发症的独立危险因素。在术前麻醉评分＜3分，且术者腹腔镜胃切除术经验＞50 例的前提下，LADG 和开腹手术的并发症和死亡率水平相当。对胃癌，完全腹腔镜下胃远端切除术的效果与 LADG 相仿，但术后进食时间较早。最近的一项荟萃分析，比较了腹腔镜和开腹胃切除的效果，该研究纳入 5 项随机对照试验，结果显示，与开腹手术相比，腹腔镜手术的术中时间较长，但两者 5 年生存率没有差别。

（8）机器人手术

有几个来自韩国的回顾性研究，比较机器人、腹腔镜、开腹的各种胃切除术，它们的术后并发症和死亡率无差异，而机器人手术的术中出血和术后住院时间常优于腹腔镜手术和开腹手术，但手术时间延长。一些学者发现，机器人胃癌 D2 根治术时，血管周围淋巴结清扫较容易，这主要是因为稳定的镜头、灵活的操作臂、三维放大的视野。目前进展期胃癌行机器人手术的多中心的前瞻性随机对照研究资料较少，机器人在胃癌手术中的地位需要更多的证据支持。

2. 早期胃癌的内镜下治疗

尽管手术仍是局部进展期胃癌治疗的金标准，但在早期胃癌，诸如内镜下黏膜切除（EMR）、内镜下黏膜下剥离（ESD）等技术已成功应用。目前的临床指南，也支持内镜下治疗应用于早期胃癌。美国国家癌症综合网络的胃癌指南建议：原位癌和未侵犯黏膜下层的胃癌，可应用内镜下治疗；日本胃癌协会的内镜切除标准为：分化良好的腺癌，隆起型肿瘤直径不超过 2 cm，凹陷型肿瘤直径不超过 1 cm，无相关的消化性溃疡，内镜下超声证实肿瘤局限于内膜层。EMR 和 ESD 治疗后复发的是一个重要问题，其原因包括内镜下切除不完整、非整块切除、肿瘤残留等。

文献显示，ESD 切除不完整的患者 24.6％发生肿瘤残留，黏膜下侵犯和切缘阳性，与肿瘤残留相关。对不完整切除或病理证实切缘阳性的患者，应进行常规手术切除。一项荟萃分析进行了 EMR 和 ESD 的对比研究，纳入 3 项非平行队列研究和 9 项回顾性队列研究，结果显示：完整切除率、整块切除率、根治性切除率、局部复发率等方面，ESD 均优于 EMR；术中出血量、穿孔风险、手术时间等方面，EMR 占优；二者的总出血风险和总死亡率无差异。该研究认为，与治疗风险相比，ESD 治疗带来的获益更有价值，前提是操作的医生经过专门训练且经验丰富。随着内镜治疗技术的发展和医生经验的积累，EMR 和 ESD 可能会在早期胃癌治疗中扮演较重要的角色。

3. 化疗与放疗

（1）术前化疗

目前研究认为围手术期化疗有治疗作用。有人研究 503 个胃癌患者，化疗组给予包括表柔比星、顺铂、氟尿嘧啶的 3 周期的化疗，仅 42％患者按计划完成全部治疗，该研究中化疗组的 5 年生存率达 36.3％，超过对照组的 23.0％。由于超过一半的患者未进行术后化疗，故认为获益主要源于术前化疗。

法国的一项多中心研究有类似的结果，经术前 2～3 周期顺铂联合氟尿嘧啶化疗后，R0 切除率提高到 84％，而对照组仅为 73％，差异有统计学意义。研究发现，T 分期和 N 分期较低的患者，更能通过术前化疗获益。术前化疗可提高 5 年无病生存率 13％（34％：21％），提高 5 年生存率 14％（38％：24％）。与 MAGIC 研究相似，该研究仅有 50％患者进行术后化疗，故认为获益主要来自术前新辅助化疗。两项研究的结果，对术前化疗的开展起到一定的促进作用。

（2）术前放疗

一项荟萃分析研究了放疗对于胃癌患者生存的影响，纳入了 9 个前瞻性随机对照研究，涵盖1694例患者。其中 849 例患者接受了辅助性的放疗，405 例患者为术前放疗，44 例患者为术后放疗联合化疗。研究结果显示，术前放疗可使胃癌患者生存获益，虽差异较小，但有统计学意义。然而该研究入选的患者差异性较大，甚至包括术中放疗的患者，影响了结果的可靠性。但这些研究至少提示，术前放疗可能有效。

（3）术前放化疗

目前尚没有较多的胃癌术前新辅助放化疗的临床研究，主要的临床经验，来自于食管下端癌或食管胃结合部腺癌（AEG）。一项德国的随机对照实验针对局部进展期的食管胃结合部腺癌进行研究，比较术前放化疗和术前化疗的效果；对Ⅱ/Ⅲ型食管胃结合部腺癌进行标准的 D2 手术切除或进行经胸或经纵隔的食管切除术，术前给予放化疗的患者，相对于术前给予化疗的患者，3 年生存率虽升高（47.4％：27.7％），但差异不具有统计学意义。在淋巴结已经充分清扫的情况下，术前放化疗的意义目前尚不明确。

（4）术后化疗

胃癌术后化疗的效果，很长时间以来存在争议。多个既往的荟萃分析研究显示，术后辅助化疗对于生存率的获益在 4％～6％；这些研究虽提示术后化疗的优势，但无明显的统计学差异，故不推荐进行常规的术后化疗。最近的一项荟萃分析纳入了 17 个研究、3 838 个资料完整的患者，中位随访时间超过 7 年；术后化疗较单纯手术的 5 年生存率提高 5.8％，10 年生存率提高 74 ％，5 年无病生存率提高。该研究的结论是：相对于单纯手术，术后给予氟尿嘧啶等化疗可降低胃癌的死亡率。由于该项研究的入组严格、资料完整，其结论被广泛接受；研究入组的患者均来自于西方国家。

日本进行了一项前瞻性随机对照研究，1 059 例Ⅱ/Ⅲ期胃癌经 D2 根治术的病例入组，比较单纯手术与应用 S1 术后化疗对患者生存的影响。最初的结果发表于 2007 年，S1 化疗组的 3 年总体生存率为 80.1％，单纯手术组的 3 年总体生存率为 70.1％。后续研究的结果为，S1 化疗组的 5 年生存率为 71.1％，单纯手术组的 5 年生存率为 61.1％，S1 化疗组的 5 年无复发生存率高于单纯手术组。结论是：对于Ⅱ/Ⅲ期经 D2 根治术的早期胃癌患者，术后给予 S-1 口服化疗可提高总体生存率和无复发生存率。

（5）术后放化疗

美国的一项研究显示，根治性术后给予 45 Gy 的放疗，同步氟尿嘧啶＋甲酰四氢叶酸联合化疗，与单纯手术相比，3 年生存率提高 9％。与很多欧美的研究相似，该研究中的手术根治性较差，仅有 10％患者达到 D2 根治术的范围。此类研究数据，很难作为目前的临床实践的依据。

韩国的一项回顾性研究，分析 D2 根治手术后放化疗的作用，结果显示术后放化疗组与单纯手术组比，中位 5 年生存期、中位无复发生存期都延长；该研究纳入 990 个患者（放化疗 54 例，单纯手术 446 例），98.2％的手术达到 D2 根治术的水平不足之处是该研究是回顾性的，两组间的病例匹配度较差，影响了该研究结果的可信度。

一项荷兰的多中心前瞻随机对照研究逐渐得到关注，入组的胃癌患者先进行术前 3 个周期的 ECC（表阿霉素、顺铂、卡培他滨）方案化疗，再进行 D1＋D2 胃切除手术，术后给予 3 个周期的 ECC 化疗或放化疗（总剂量 45 Gy，同步顺铂＋卡培他滨化疗）。该研究拟入组 78 例患者，预期放化疗比单纯化疗的总生存率提高 10％以上；目前已经入组超过 40 个患者。虽然并非标准的 D2 根治手术，但超过 60％的已入组患者的术后淋巴结清扫数量较多，期望该研究的结果可确立放化疗在局部进展期胃癌辅助治疗中的地位。

（6）进展期胃癌化疗

目前进展期胃癌仍没有标准的一线化疗方案。从 20 世纪 90 年代开始，开展了一系列临床研究，将两药或者三药联用，与单药 5-FU 比较，结果没有一种组合的效果超过单药 5-FU。日本的学者从提高总体生存率出发，逐渐将单药 5-FU 作为标准方案；而欧美学者旨在提高反应率、无进展生存率，提倡顺铂和 5-FU 联用；英国和欧洲一些国家则采用表阿霉素、顺铂、氟尿嘧啶的三药联用方案。在此基础上，日本的 JCOG 9912 研究等，奠定了 S1 联合顺铂治疗进展期胃癌的基础，研究发现，S1 联合顺铂对比 S1 单药，中位总体生存期（13.0 个月：11.0 个月）和中位无进展生存期（6

个月：4个月)均明显延长,反应率(54%：31%)也明显升高。虽然联合用药的毒性反应较重,但是没有发生治疗相关死亡。

欧洲更多采用三药联合的方案。研究证实,DCF方案(多西紫杉醇、顺铂、5-FU联合)在总体生存时间和无疾病进展时间方面,均优于FP方案(顺铂联合5-FU)。REAL2研究则显示,与ECF方案相比,ECX、EOF、EOX等较有效,奥沙利铂联合顺铂的严重毒性反应较少。S1的效果在日本以外的人群也得到验证,破除了一直以来对S1的质疑。

4. 分子靶向治疗

近几年,分子靶向药物的开发和临床试验成为胃癌领域研究的热点。临床前研究已经发现多个潜在的分子靶向治疗位点。很多临床Ⅰ、Ⅱ期研究显示出了一定的效果,在胃癌治疗领域,已有曲妥珠单抗被推荐用于HER2表达阳性的晚期胃癌患者,正在进行的一系列Ⅲ期临床研究,如EXPAND、LOGIC、GRANITE-1/2、MAGIC-B,研究西妥昔单抗、拉帕替尼、贝伐珠单抗、依维莫司对于胃癌的治疗作用。除新药的研制和临床研究外,对靶向治疗药物和化疗药物的有效性预测和预后评估的分子指标的开发也非常重要。应用这样的指标,有利于选择最有效的病例,进行分子靶向治疗和化疗。

5. 腹腔温热灌注化疗

60%的胃癌病例死于腹腔种植转移。其目前公认的治疗方法,包括全身化疗、最佳支持治疗。全身化疗的效果优于最佳支持治疗,但由于存在腹膜屏障,静脉输注的药物在腹腔内的浓度较低,限制了化疗效果。近几年减瘤手术联合围手术期温热灌注化疗,渐成为主流的治疗方法。温热灌注化疗的实施,可联合静脉化疗作为术前治疗,可在手术中进行,也可在术后早期进行。目前较理想的腹腔温热灌注化疗药物,包括紫杉醇、多西紫杉醇等。但肿瘤周围腹腔粘连、肿瘤直径超过2cm,都会降低药物的作用。由于缺乏前瞻性随机研究的支持,减瘤手术联合腹腔温热灌注化疗,目前还没有作为标准治疗策略予以推荐。

6. 总结与展望

局部进展期胃癌的D2根治手术,已在东亚国家中被广泛接受,成为一种标准化手术,西欧和美国也基本认可该术式的价值。对扩大化的D2根治手术,无论是联合脾切除术、PAND,还是联合纵隔淋巴结清扫,均在进一步研究中。微创技术的应用是胃癌手术切除的一个发展方向,但需更多的高水平循证医学证据支持。对早期胃癌,内镜治疗的应用前景广阔;因此需要开腹手术切除的比例可能会下降,但各种胃功能保护技术将会受重视。围手术期的辅助治疗,可使局部进展期的胃癌患者获益。术前化疗的作用得到了一些间接的印证,而放疗、放化疗的疗效目前仍不肯定,尤其对行D2根治手术的患者。术后化疗的作用,特别是S1单药的作用已被认可。术后放化疗初步显示其作用,一些进行中的研究有可能带来更加确定的结果。对进展期胃癌,手术切除的作用和意义有待于进一步明确。新药物的出现,提高了该类患者的疗效。结合紫杉醇类药物的联合化疗方案,已成为近几年研究的热点,而欧洲更倾向于以5-FU和奥沙利铂为基础的三药联合方案。通过非日本人群的研究,S1的作用也被欧美国家的学者所认可。虽然一些靶向药物有潜在的临床价值,目前依然只有曲妥珠单抗被推荐用于HER2表达阳性的晚期胃癌患者。对腹腔种植转移的病例,腹腔温热灌注化疗的作用,需要前瞻性随机研究证实。对我国胃癌领域的临床医师来说,任重而道远,我们应借鉴日本、韩国成功的经验,把握学科发展的前沿动态,敏锐发现临床问题,敢于提出独创性的理论、治疗方法,并依托丰富的病例资源,积极开展临床研究与合作,以提高我国胃癌的诊疗水平和学术地位。

八、根治性全胃切除术治疗贲门胃底癌

有人探讨全胃切除及系统淋巴结清扫治疗贲门胃底癌的临床疗效,对193例贲门胃底癌患者

施行全胃切除及 D2 以上的淋巴结清扫,分析贲门癌浸润胃壁深度与淋巴结转移数量、生活质量与术后累积生存率的关系,结果发现,贲门癌患者术后 3 年、5 年累积生存率,分别为 45.6%、33.7%,pT3、pT4 的贲门癌患者 pN3 转移率分别为 5.3%、15.2%,随着淋巴结转移数目的增加,3 年、5 年累积生存率明显下降($P<0.05$)。不同的消化道重建方式对患者术后生存质量差异有统计学意义($P<0.01$)。本组贲门胃底癌患者 lahey 法吻合、RouX-en-Y 吻合术后的反流性食管炎发生率分别为 79.3%、31.8%。认为对贲门胃底癌患者,只要条件许可,应施行根治性全胃切除(D2＋术式),必要时联合脾、胆囊切除,以提高生存质量和延长生存期。

贲门胃底癌是常见的恶性肿瘤之一,临床症状不典型,患者就诊时多为进展期,且贲门胃底癌解剖组织学、生物学行为较特殊,治疗效果欠佳。根治性切除手术,是目前治愈贲门癌的首选治疗手段,转移淋巴结的清除,是手术治疗的重点、难点。如何进行合理规范的淋巴结清扫,目前国内外学者仍有许多不同的意见。选择合理的消化道重建方式,对提高患者术后生存质量有重要作用。

多数学者认为,贲门胃底癌和胃其他部位发生的癌不同,预后更差;而农村患者到医院就诊时,多为进展期。胃淋巴循环较丰富,易发生淋巴转移。有人报道,进展期贲门胃底癌之幽门上(5组)和幽门下(6 组)淋巴结转移率分别为 17% 和 14%。日本国立中心认为,肿瘤的浸润深度对胃癌预后影响最大(RR:4.76),其次为淋巴结转移(RR:4.39)。在现有条件下,改善贲门胃底癌预后的有效方法是,根据原发病灶及淋巴结转移情况,选择合理的根治手术方式。

贲门胃底癌根治术,必须遵循以下肿瘤根治手术原则:充分切除原发病灶和预防或解除食管梗阻;保证足够的切缘;彻底清扫淋巴结。如施行近端胃大部切除,就很难清扫第 5、6 组淋巴结,而且反流性食管炎发生率较高,可影响生活质量和生存率。相比看,全胃根治切除术更能遵循这些原则,可提高生存率,改善生活质量。

国内报道,行全胃根治切除的贲门胃底癌的 5 年生存率为 45%,明显高于近端胃大部分切除术的 33.9%。因此对贲门癌行全胃根治切除,可达到根治全部肿瘤组织的目的。有人报道,患者术后 3 年、5 年的生存率分别为 45.6%、33.7%。随着淋巴结转移数目的增加,3 年、5 年的生存率明显下降,术中尽可能清除 15～30 个淋巴结,患者术后 3 年、5 年生存率常高于清除 15 个以下淋巴结的患者。

反流性食管炎是贲门切除术后常见的并发症。在施行全胃切除 RouX-en Y 式消化道重建方式时,有人尽量提高食管-空肠吻合口高度,短臂吻合口距食管-空肠吻合口达 45 cm 以上,可有效避免胆/胰液向食管内反流。此手术方式接近生理解剖状态,手术时间较短,创伤较小,是全胃切除术后标准的重建方法。此外全胃切除术后近 1/3 的患者可发生胆结石,一旦出现胆结石,术后肠粘连,可给再次手术带来难度,所以可预防性切除胆囊。

九、胃癌扩大根治术治疗胃癌

有人探讨采用胃癌扩大根治术治疗的临床效果,对采用胃癌扩大根治术治疗的 45 例患者的随访情况和临床资料进行回顾性分析,患者均有较好的依从性,生存期间随访率 100%;随访时间 2～5 年,经过回顾性分析,2 年生存率 84.44%;5 年生存率 26.67%。扩大的胃癌根治术对进展期胃癌治疗效果显著,2 年生存率和 5 年生存率较理想,临床上可以选择合适的患者实施该术式。

进展期胃癌的治疗首选是手术治疗,这是临床医生的共识,但在选择手术方式上,有不同的观点。争论的焦点问题在于:胃癌扩大根治术中清扫 D2 淋巴结,是否能改善患者生存率和预后。胃癌的扩大根治术与常规手术最大的不同在于,对所有 D2 淋巴结进行清扫,特别是腹主动脉旁淋巴结的清扫。近年研究表明,在胃癌进展期,腹主动脉旁淋巴结(即第 16 组淋巴结)早就有肿瘤细胞浸润,因此有必要对其清扫。胃癌扩大根治术的适应证为:部分 I 期(多为 Ib 期)与无远处转移的

Ⅱ期胃癌患者；手术的主要要点在于：首先做全胃或次全胃切除；并联合切除部分胃周脏器；在此基础上对第一与第二站淋巴结进行常规清扫；之后进一步扩大清扫至第三站淋巴结，并将腹主动脉旁淋巴结清除，最后重建胃肠道。扩大胃癌根治术强调淋巴结清扫应按一定顺序，以保证手术的彻底性、有效性；胃是人体中淋巴结引流最丰富的脏器之一，淋巴结清扫顺序，一般遵循横结肠上区—右上腹区—小网膜囊区—贲门胃底区—左上腹区顺时针方向进行，但是具体临床操作还要根据术者本人经验进行。

十、局部进展期胃上部癌腹腔镜淋巴结清扫

目前腹腔镜胃癌手术适应证逐步扩大，由早期胃癌拓展到较早的进展期胃癌，淋巴结清扫范围亦由 D1、D1＋，逐步发展到 D2。已将腹腔镜胃癌 D2 手术用于治疗进展期胃癌。近年来研究显示，局部进展期远端胃癌行腹腔镜辅助远端胃大部切除及 D2 淋巴结清扫安全可行，能达到与开腹手术相当的疗效。但关于腹腔镜应用于局部进展期胃上部癌的疗效评价却罕见报道，腹腔镜技术能否应用于局部进展期胃上部癌的淋巴结清扫仍在研究中。

1. 对局部进展期胃上部癌腹腔镜淋巴结清扫的评价

当前关于腹腔镜胃上部癌淋巴结清扫的文献报道，多为小样本回顾性研究结果。国内有人对胃上部癌患者，行腹腔镜辅助根治性全胃切除（LATG）＋D2 淋巴结清扫术的资料显示，LATG 在技术上安全可行，平均淋巴结清扫达 51 枚/例，能达到较满意的肿瘤根治效果，与韩国研究结果一致。

来自韩国的一项Ⅱ期临床试验结果显示，LATG＋D2 淋巴结清扫术的术后全身并发症发生率和腹部并发症发生率，分别为 19％、16.7％，而平均淋巴结清扫数目达 63.8 枚/例，认为腹腔镜技术应用于包括胃上部癌在内的淋巴结清扫是安全可行的。

日本的一项回顾性研究，分析 336 例进展期胃癌患者的临床资料，其中 186 例行腹腔镜辅助 D2 根治术（42 例为胃上部癌），150 例行开腹 D2 根治术（26 例为胃上部癌）。结果显示，腹腔镜组（LG）与开腹组（OG）在术后并发症方面差异无统计学意义；经过平均 48.8 个月的随访，腹腔镜组的术后 5 年总生存率（68.1％）和无瘤生存率（65.8％）与开腹组（63.7％、62.0％）差异均无统计学意义，表明腹腔镜局部进展期胃上部癌 D2 淋巴结清扫，可获得与开腹手术相当的近期和远期疗效。

随着腹腔镜技术的发展，西方学者也认为，对局部进展期胃上部癌行腹腔镜下淋巴结清扫，可被更多的外科医生接受。腹腔镜手术是手术方式的不同，并不改变手术切除和淋巴结清扫范围，腹腔镜胃癌根治术，也遵循与开腹手术相同的淋巴结清扫范围，脾门淋巴结清扫是局部进展期胃上部癌行标准 D2 根治术中必须清除的淋巴结。由于脾门区解剖层面和血管分型较复杂，手术难度较大，能常规开展腹腔镜胃上部癌脾门淋巴结清扫的中心并不多，因而尚未获得充分的文献支持。

韩国学者 2008 年首次报道，采用腹腔镜保脾的脾门淋巴结清扫术治疗胃上部癌患者，其脾门淋巴结清扫数目为平均 2.7 枚/例，认为腹腔镜下保脾的脾门淋巴结清扫术安全可行。

2009 年一项日本的研究，对胃中上部癌患者分别行 LATG 和开腹根治性全胃切除术（OTG），且两组均施行保脾的脾门区淋巴结清扫。近期疗效显示，腹腔镜组的淋巴结清扫个数，与开腹手术组无统计学差异，而术中出血量、术后炎症反应、首次进食时间、住院天数等指标，均优于开腹手术组，证实腹腔镜保脾的脾门淋巴结清扫不仅安全且有显著的微创优势。

国内资料表明，腹腔镜保脾的脾门淋巴结清扫术后平均清扫脾门淋巴结为 3.6 枚/例，无 1 例患者因术中损伤脾血管或脾实质而中转开腹，术后亦未出现脾门区出血、脾缺血、脾坏死等相关并发症，显示较好的近期疗效。

目前日本的 JCOG0 912 试验、韩国的 KLASS 试验、我国的 CLASS-01 试验,都是评价 LADG 与 OG 在治疗局部进展期远端胃癌的远期肿瘤学疗效是否相当的 RCT 研究,当前均处于病例纳入阶段,期待这些研究能取得令人鼓舞的结果。同时盼望能有针对局部进展期胃上部癌的前瞻性临床试验的出现,并最终确定腹腔镜在局部进展期胃癌手术中的地位。

2. 局部进展期胃上部癌腹腔镜淋巴结清扫的策略

根据 2010 版《日本胃癌治疗指南》,对局部进展期胃上部癌行全胃切除＋D2 淋巴结清扫时,必须清扫 No.1～No.12a 组淋巴结。国内通过近 2 000 例腹腔镜胃癌手术的实践,已形成一套较成熟的腹腔镜胃上部癌淋巴结清扫技术,总结出“从右到左、自下而上、先大弯后小弯、最后断十二指肠或食管”的胃组织游离原则,胃周淋巴结清扫按 “No.4d、4sb-No.6、14v-No.7、9、11p-No.8a、5、12a-No.1、3-No.4sa-No.10、11d-No.2”的顺序进行。尽管脾门区淋巴结在胃上部癌规范 D2 根治术的清扫范围之内,但由于腹腔镜脾门区淋巴结清扫手术难度较大,目前国内外均少见报道。对该区域的淋巴结清扫是阻碍腹腔镜技术应用于局部进展期胃上部癌的瓶颈。

是否需要联合脏器切除:以往的观点认为,应该采用联合脾、胰体尾的切除手术,彻底清扫脾门区淋巴结。但由于其术后并发症发生率及死亡率较高,该术式现已局限应用于肿瘤直接浸润胰体尾或脾脏的患者。

保留胰腺的脾切除清扫 No.10 淋巴结的手术方式,由于有与联合脾、胰体尾的切除术相当的术后生存率和复发率,而并发症发生率及死亡率却低于联合脾、胰体尾的切除术,故逐渐代替联合脾、胰体尾的切除术,而应用于全胃切除并 D2 淋巴结清扫术中。

近年来,随着研究的深入,人们逐渐认识到,脾脏是人体的免疫器官之一,有抗肿瘤、抗感染作用,能维持机体健康,许多学者提出,对切除脾脏应持慎重态度。

在英国、荷兰,胃癌扩大切除的临床试验表明,脾切除是手术并发症的独立危险因素。荷兰的多中心前瞻性随机试验发现,联合脾切除术,可增加手术并发症发生率、死亡率,认为如能进行保留脾脏的淋巴结清扫术,将取得更好的疗效。有人对 1 078 例患者随访 10 年以上,结果显示,联合脾切除术,可明显增加手术并发症和病死率,认为可进行保胰、脾的淋巴结清除术。国内的研究认为,随着微创外科技术的发展,使保脾的脾门淋巴结清扫术成为可能,保留脾脏的脾门淋巴结清扫术这一外科理念,已被学者认可;只有在肿瘤直接侵犯脾脏或脾门肿大淋巴结包绕血管的情况下,脾切除才值得推荐。

如何将腹腔镜技术合理用于局部进展期胃上部癌脾门淋巴结清扫:脾门区位置深在、操作空间狭小,且脾脏质地脆弱、脾血管走行迂曲、脾叶动脉和脾静脉属支的分型较复杂。在腹腔镜下清扫该区域的淋巴结时,易造成脾门区血管或脾实质的损伤,而造成难以控制的出血;在离断网膜左血管或胃短血管时,可因进入错误的解剖平面,而误伤入脾血管,导致脾缺血甚至坏死。因此对局部进展期胃上部癌行腹腔镜原位脾门淋巴结清扫术,需较高的腹腔镜手术技巧。

腹腔镜胃上部癌淋巴结的清扫,不能照搬开腹手术的顺序,有人在完成 1 700 余例腹腔镜胃癌根治术的临床实践并熟练掌握腹腔镜下淋巴结清扫技巧的基础上,已能对局部进展期胃上部癌常规进行腹腔镜辅助原位脾门淋巴结清扫术,至今共开展 200 余例,总结出左侧入路手术流程:

①患者取头高脚低 15°～20°并向右倾斜 20°～30°体位,两腿分开。主刀者位于患者两腿之间,助手及扶镜手均位于患者右侧。

②离断胃网膜左血管。助手向右上方牵拉体并提起脾胃韧带,术者向左下方轻轻按压胰腺,充分暴露脾胃韧带及脾门区。超声刀分离胰体尾部胰腺被膜,进入胰腺上缘的胰后间隙,显露脾血管末段。助手提起脾血管表面的脂肪结缔组织,超声刀打开脾血管包膜,紧贴脾血管向脾门方向分离,于胰尾末端、脾下极附近,打开脾结肠韧带,显露胃网膜左血管根部,裸化胃网膜左侧血管,并于根部予以离断。部分患者脾动脉终末支在发出胃网膜左动脉之前先发出一支脾下极动脉,应在该动脉上方离断胃网膜左动脉,以免造成脾下极缺血。

③清扫脾门淋巴结。助手牵拉胃底体部向右上方翻转并拉紧脾胃韧带,术者向下按压胰腺体尾部暴露脾门区。以胃网膜左血管断端为起点,此时助手轻轻提起脾胃韧带内脾血管分支表面的淋巴脂肪组织并使之保持一定的张力。超声刀非功能面紧贴着脾动脉终末支及脾静脉属支表面的解剖间隙,小心、细致地钝性和锐性交替推、剥及切割分离,将脾门区各血管分支完全裸化,彻底清除脾门区脂肪、结缔组织和淋巴结。在清扫过程中,有4~6支胃短动脉从脾动脉终末支发出,应在其根部裸化并予离断。

④清扫脾动脉干淋巴结。助手将离断的脾胃韧带移至胃体前壁,继续牵拉胃底体部向右上方翻转,术者向下按压胰腺暴露位于胰后间隙的脾血管主干,此时助手将脾血管表面已经分离的淋巴脂肪组织向上方提拉,超声刀紧贴脾血管从脾动脉终末支的起始点往脾动脉和静脉主干方向,沿着脾血管表面的解剖间隙进行分离,彻底清扫脾动脉和静脉周围的脂肪、结缔组织及淋巴结。胃后动脉一般由脾动脉主干发出,应在其根部裸化并予离断。脾动脉在行程中还可发出其他的小血管分支,分离时要避免撕裂或损伤这些血管而引起出血。

⑤清扫脾门区血管后方的淋巴结。助手将脾下叶血管根部向右上方牵引,暴露出脾门区血管后方的淋巴结清扫区,主刀者将该区域淋巴脂肪组织向左下方牵拉,保持一定的组织张力,仍循着血管表面的解剖层面进行清扫。

腹腔镜胃上部癌脾门淋巴结清扫术,需摆脱开腹手术的传统手术步骤和解剖思路的束缚,在术中选择正确的定位标志、安全的解剖入路,坚持由表及里分层游离显得尤为重要。稳定的手术团队、熟练的腹腔镜操作技巧、腔镜视野下良好的解剖层次感,是进行规范化胃癌脾门区淋巴结清扫的基本保障。

局部进展期胃上部癌行 LATG+D2 淋巴结清扫,仍处于探索性开展阶段,应根据我国《腹腔镜胃恶性肿瘤手术操作指南 2007 版》严格把握手术适应证。术前应通过增强 CT、脾血管重建等影像学手段,评估原发灶、淋巴结、脾门区血管的关系,对诸如大弯侧肿瘤>10 cm、脾门淋巴结明显肿大、甚至融合包绕主要血管、周围组织广泛浸润粘连、胃后壁肿瘤突破浆膜层侵犯胰腺等病例,应避免行腹腔镜手术。

有研究显示,具备成熟腹腔镜操作技能的医师,进行胃上部癌脾门淋巴结清扫的学习曲线约为 40 例。在开展此手术的早期,应掌握腹腔镜操作基本技术,并针对性选择体形偏瘦、分期较早、一般情况较好的病例,这样可减少严重手术并发症的发生,增加医疗团队的信心。随着腔镜技术的进步,局部进展期胃上部癌腹腔镜淋巴结清扫术是安全可行的,但远期疗效仍需循证医学证据。脾门区淋巴结是局部进展期胃上部癌腹腔镜淋巴结清扫的难点,严格掌握手术适应证、熟悉腔镜下血管解剖、保持稳定的手术团队和程序化的手术步骤是完成腹腔镜胃上部癌淋巴结清扫的基本保障。当前阶段,迫切需要建立腹腔镜局部进展期胃上部癌手术标准的操作指南和专业的培训基地,同时积极开展有较高循证学价值的临床试验。随着前瞻性随机对照研究结果的积累,腹腔镜胃癌根治手术能够被证实与开腹胃癌根治术同样的远期疗效,进而在胃癌的外科治疗中发挥更加重要的作用。

十一、胃癌肝转移治疗

目前对胃癌肝转移有较多种治疗方法,手术治疗为主要方法,对失去手术机会者有新辅助化疗、经导管动脉栓塞化疗、消融治疗等方法。随着技术的成熟,介入治疗的治疗率明显升高;经导管动脉栓塞化疗,常因肝动脉解剖特点及新血管形成而影响治疗效果;消融治疗不同方法之间治疗效果相差较大。而术后化疗已经成为常规治疗,但具体方案现变化较多。对于胃癌肝转移的各种治疗方案有较多不同观点。

一些辅助化疗已在临床中证实使患者受益,且针对不同分型及分期有具体的化疗方案。新辅助化疗对局部晚期胃癌有降低分期的作用。晚期胃癌主要发生腹腔播散和肝脏转移,肝脏转移率高达44.5%,是否转移,是影响治疗效果的主要因素之一。由于胃癌肝转移常为多发,且伴随远处淋巴结转移、腹腔播散、远处其他器官转移,胃癌肝转移的治疗多为联合治疗。

1. 胃癌肝转移的手术治疗

胃癌肝转移灶具有多发、跨叶分布、弥漫分布的特点,且多伴有腹膜播散、淋巴结转移、远处器官转移,如不予以相关治疗,患者生存率极低,中位生存时间约5个月。行姑息切除原发肿瘤,是当前手术的主要方式,中位生存时间约7个月。虽然结直肠癌肝转移病例,经手术治疗完整切除肝内转移灶后疗效较好,但此种治疗策略在胃癌的治疗效果并不理想。胃癌肝转移切除率仅10%～20%。

（1）手术方式

关于胃癌肝转移的手术方式,目前仍有争议。姑息切除原发肿瘤有以下手术指征:①出现梗阻、穿孔、出血等急性症状,威胁生命;②减小瘤体以提高辅助疗效;③减少瘤体负荷以减轻肿瘤消耗性损伤,降低进一步远处转移的可能性;④肿瘤可产生免疫抑制因子,减小瘤体负荷亦有免疫学益处。

部分研究者认为,胃大部切除对于胃癌肝转移的生存期有明显改善,手术组中位生存时间8.0～16.3个月,而非手术组2.3～6.8个月。若仅有肝脏转移,则术后改善较明显,若同时给予辅助化疗则治疗效果更为明显;而对于胃癌肝转移的同时若伴随多处器官转移的患者,如网膜播散、肺部、卵巢转移,姑息性胃切除无生存获益。

随着化疗的进展,对进展期胃癌未合并急性并发症而发生肝转移者,新辅助化疗可明显提高手术治疗成功率。部分研究者认为,宜同时切除胃原发灶和肝脏转移灶。有人对1 059例胃癌肝转移患者的回顾性研究表明,肝脏转移灶切除(包括使用消融技术)并胃原发灶切除5年生存率,比单独胃大部切除高20.8%。有报道认为,如没有其他器官转移且肝脏转移灶能完整切除,肝脏无瘤切缘>10 mm,即使肝脏为多发转移灶,如果可能亦应完整切除。

手术疗效与淋巴结清扫程度有关,有人在一项回顾性研究中报道,在肝转移灶切除术的同时做D2淋巴结清扫术,预后明显优于肝转移灶切除同时行胃原发灶切除术;前者中位生存时间为24个月,后者中位生存时间约12个月。因此淋巴结清扫若不能达到D2手术范围,肝转移灶切除并不被推荐。有学者认为,肝脏转移灶是否切除,应区别同时性转移灶和非同时性转移灶,前者不能明显提高长期生存率,后者却有一定价值。

胃癌肝转移作为手术禁忌证的情况可能会发生改变,有人认为,胃癌肝转移手术适应证为:①存在同时性肝转移但无肝脏外的远处转移及全腹膜扩散;②肝转移灶单发或局限于某一肝叶或累及左右肝叶但结节不超过三个;③存在异时性转移但没有其他复发病灶。

有人认为,患者全身情况应允许施行肝转移灶切除术时,术后患者肝脏功能常可代偿至正常水平,但大多数胃癌肝转移患者为肝脏多叶并发,多有周围器官侵犯、淋巴结转移、腹腔播散。约26.2%肝转移患者适合行转移灶切除术,1年存活率为15%～77%,5年存活率为0%～42%,中位生存时间为8.8～34个月。

研究表明,胃癌肝转移肝切除后复发率为63.6%～91.0%,肝内复发率为47%～76%。因此切除的胃癌肝转移的临床好处,还没有被广泛接受,仍存在争议。但转移灶切除术后长期生存的患者依然存在,故明确转移灶切除术患者选择标准至关重要,同时应考虑到患者全身状况是否耐受手术。

对于无法完整切除的肝转移病灶者,常采用无水乙醇注射法,能使肿瘤凝固性坏死。采用无水乙醇注射法与肝脏转移灶切除相比较,两者术后生存率相当,显著高于未治疗组。醋酸也能起到同样的作用,醋酸的弥散程度大于乙醇,对肿瘤内有纤维分隔、有包膜者,治疗效果优于乙醇注射。胃癌肝转移若无法完整切除,宜行无水乙醇注射等理化缩减肿瘤,可改善预后。

（2）预后分析

胃癌肝转移于临床中常为多发且多累及腹膜、淋巴管、远处器官等,故相比于结肠癌等消化道肿瘤的肝脏转移,手术切除肝转移灶预后并不乐观。但近年来胃癌多发肝转移手术切除后长期生存的病例报道不断增多,有人报道1例64岁患者胃癌原发病灶切除、同时切除8处肝脏转移灶,术后无瘤生存期超过10年。

有较多报道,胃癌肝转移灶切除后进行积极治疗,可明显提高术后生存时间及生存质量。在术后生存及肿瘤复发的危险因素中,有无肝脏外转移是独立因素,原发病灶侵透浆膜层和淋巴结转移数目是重要因素。但有人认为,胃癌肝转移术后生存率,与肿瘤侵犯厚度、淋巴转移数目无关。也有学者认为,异时性肝转移灶的预后,优于同时性肝转移灶的预后。若术中借助超声检查,发现并完整切除微小转移病灶,有利于改善预后。

2. 胃癌肝转移的介入治疗

胃癌肝转移患者在诊断时多已失去手术机会,或全身状况不适宜行手术治疗。随着新化疗药物的出现及局部介入治疗技术的提高,胃癌肝转移肿瘤的介入治疗已经逐渐成熟。

有报道,肿瘤对于介入治疗的有效率为62.5%～83%,中位生存时间为16.6～36.1个月。长期肝脏灌注治疗,对异时性肝转移的转移灶有较明显益处。500 mg 氟尿嘧啶(5-FU)经介入灌注,对肿瘤有效率高达83%。有人进行一项前瞻性实验,在动脉灌注后给予热消融治疗,可有效作用于剩余的肿瘤,使肿瘤细胞完全坏死,中位生存时间为16.5个月。

由于肝脏双重血供的解剖特点,经导管肝动脉化疗栓塞后,新血管的形成及肿瘤血供侧支循环建立等,可限制介入的疗效,目前介入治疗多采用栓塞加灌注联合治疗。经导管肝动脉化疗栓塞,适用于胃癌肝转移且肝功能较好者(Child分级为A、B级),若出现白细胞计数<3×10^9/L、肝肾功能不全、各种原因导致的凝血障碍、晚期癌症出现黄疸、门脉干癌性阻塞、腹水、碘过敏、严重高血压、心脏病、糖尿病,致全身状况差的患者,一般不适宜行肝动脉栓塞。

3. 胃癌肝转移的消融治疗

消融治疗根据使用的方法不同,分为热消融、微波消融、冷消融。由于较多的术后并发症和较差的术后复发率,冷消融的使用逐渐减少。而热消融的使用逐渐频繁,不论是单独使用或辅以手术切除,和微波消融一样,常能有较好的效果且风险较低。

消融技术多用于原发性肝癌及结直肠癌肝转移的治疗,并有较多报道。但关于胃癌肝转移的消融治疗报道较少。有一项回顾性试验,对29例胃癌肝转移患者进行比较,20例行胃癌根治术加热消融,9例给予胃癌根治术加术后全身化疗;前者的1、3、5年存活率分别为66.8%、40.1%、16.1%,中位生存时间为30.7个月,病死率比全身化疗组低76%,提示胃癌肝转移(仅有肝脏转移)在原发病灶切除后热消融治疗效果可能优于化疗。

4. 胃癌肝转移全身治疗

胃癌原发灶对化疗较为敏感,随着化疗治疗胃癌的方案日渐成熟,现已有大量研究证明,进展期胃癌肝转移先行术前辅助化疗,可减小原继发肿瘤大小,减小肿瘤负荷,增加手术完整切除机会,可杀灭早期亚临床转移灶,降低远处转移率,提高术后生存率及中位生存时间,提高外科综合治疗效果。

手术切除后,可根据术前化疗得到的肿瘤体内药物敏感性资料,继续行术后辅助化疗;其推荐方案各地有不同,日本以S1联合顺铂为主,认为S1联合顺铂优于S1单药,中位生存时间延长,但血液毒性、胃肠道毒性较明显。一项多中心Ⅲ期试验表明,顺铂联合S1并不逊于顺铂联合FU(HR=0.92)。所以S1联合顺铂现已成为主流化疗方案。韩国以顺铂联合卡培他滨为主,而欧美则以多西紫杉醇＋顺铂＋5-FU联合化疗方案、表阿霉素＋顺铂＋5-FU联合化疗方案、表阿霉素＋卡培他滨＋奥沙利铂联合化疗方案为主。另一Ⅱ期试验表明,多西他赛联合S1治疗胃癌,常不受器官类型及肿瘤组织类型的影响,对胃癌肝转移的最高有效率高达64.7%。故胃癌的化疗方案中铂类、5-FU类、紫杉醇类药物,已受到肯定。

　　胃癌肝转移姑息性胃切除和肝脏转移瘤切除是合理的,但患者必须经过严格挑选,应根据每例患者的临床病理特征,决定最佳治疗方案。需要多学科小组讨论,评估疾病的严重程度、每个治疗方案的效果。胃癌肝转移的热消融及动脉灌注方法,虽然报道提示有效,但单独治疗效果不甚满意,且具体的治疗方案仍有待统一。胃癌肝转移的全身治疗主流药物已基本肯定,但具体方案仍无明确报道。

　　(1)胃癌肝转移综合治疗

　　胃癌肝转移(GCLM)是胃癌的晚期事件,其治疗方案仍在研究中。GCLM患者的最佳综合治疗策略,应建立在每例患者的临床病理学特征基础之上,利用已有的循证医学证据,通过多学科团队(MDT)讨论,制定个体化方案,慎重把握治愈性手术、姑息性胃癌切除术的适应证。肝脏是胃癌远处转移的最常见靶器官。术前已明确或术中发现肝转移,一般占胃癌的2.0%～9.9%;在接受根治性切除术的胃癌患者中,13.0%～30.0%将最终出现肝转移。胃癌肝转移(GCLM)不仅预后差(5年存活率<10%),还是其最常见的死亡相关原因。

　　一般当胃癌出现肝转移时,常已失去根治意义,治疗主要是改善生存质量、延长带瘤生存期。NCCN胃癌临床实践指南推荐,对M1期胃癌采用诸如化疗、纳入临床研究、最佳支持治疗(BSC)等姑息措施。研究表明,对胃癌肝转移进行积极的综合治疗,仍可使部分患者生存获益。目前针对GCLM的治疗手段,主要包括"治愈性"手术、胃癌姑息性切除、转移灶消融治疗、经肝动脉化疗栓塞术(TACE)介入治疗、全身化疗等,但上述每一项手段的治疗效果及安全性均未获得充分评价,尚无广泛认可的相应适应证或禁忌证。

　　(2)GCLM的"治愈性"手术

　　它意味着实施针对原发癌灶的D2胃癌切除联合肝转移灶切除。首先应区分同时性和异时性GCLM。当前针对两者的定义尚未达成共识,有人将同时性GCLM定义为术前及术中发现的肝转移,或胃癌术后1年内发生的肝转移;而有人则定义为胃癌术后6个月。异时性肝转移常发生在胃癌术后2年内。

　　(3)GCLM按肝转移灶的数量及分布定义

　　如H1,转移灶局限于1个肝叶;H2,两个肝叶可见数个散在转移灶;H3,两个肝叶可见多量、散在转移灶。有人报告90例GCLM病例资料,同时性肝转移行联合肝切除的"治愈性"切除者13例(16.6%),异时性肝转移行肝切除者6例(50%)。前者1年、3年存活率分别为36.0%、18.0%,后者为80.0%、60.0%。结论为:①对孤立性肝转移(H1)、异时性肝转移应积极行一期联合切除或肝转移灶切除;②手术治疗作为多发肝转移(H2、H3)、同时性肝转移患者综合治疗手段之一,或有一定价值,但应慎选病例。有人回顾分析"D2胃癌切除＋肝转移灶切除(A组)"、"胃癌姑息性切除和(或)肝转移灶射频消融(B组)"、"胃癌姑息性切除＋肝转移未治疗(C组)"病例,平均生存期分别为17.0个月、21.7个月、8.1个月,1年、3年、5年存活率分别为77.0%、30.4%、22.8%(A组);73.7%、33.8%、0%(B组);29.4%、0%、0%(C组)。故推荐尽可能实施联合肝转移切除的胃癌"治愈性"手术。

　　(4)影响接受"治愈性"手术的GCLM患者预后的因素

　　包括:①胃癌的临床病理特点;②肝转移灶的数量及分布;③肝转移灶切除的时机;④手术切缘(包括原发灶及转移灶切缘)。有人提出,是否施行D2胃癌切除,是预测GCLM患者"治愈性"手术术后生存的重要因素。

　　以上研究均为回顾性分析,而有人开展的GYMSSA前瞻性研究,则旨在比较"治愈性切除＋全身化疗"与"单独全身化疗",实施"治愈性"手术联合全身化疗,可改善GCLM患者预后。该研究GCLM的入选标准为:单肝叶或双肝叶病灶,≤5个病灶,总直径≤5cm。结合文献报告,有人认为GCLM患者"治愈性"手术适应证当前应把握下述几点:①无腹腔种植或其他肝外转移;②原发灶具备 D2 胃癌切除可能;③肝转移灶技术上可切除,残肝贮备有保障。

转移灶不可切除时,无梗阻、穿孔、出血并发症的 GCLM 患者的胃癌姑息性切除术:一些依据支持该类患者实施胃癌姑息性切除术,包括:①消除发生上述合并症的风险或延缓其出现;②降低机体肿瘤负荷;③降低肿瘤的代谢需求;④癌瘤分泌抑制免疫的细胞因子,胃癌姑息性切除对机体而言具有一定的免疫学意义。然而临床研究正在进行中。一些研究表明:胃癌姑息性切除术,可使有单个不可治愈因素的晚期胃癌患者生存获益,其中位生存期(MST)为 8.0~16.3 个月,>未接受手术者(2.4~6.8 个月)。而对肝转移外还存在腹腔种植、卵巢转移、肺转移等的患者,胃癌姑息性切除术不能使其生存获益;肝左叶、右叶均存在转移时,结论同样如此。有人在权衡手术并发症发生率、住院时间等因素后,不建议为>70 岁的 GCLM 患者实施胃癌姑息性切除术。目前日本、韩国正在开展对比"胃癌切除+术后化疗"与"单独化疗"针对伴单个不可治愈因素的胃癌患者孰优孰劣的临床研究,该研究将有助于回答是否该为无梗阻、穿孔、出血的 GCLM 患者实施胃癌姑息性切除术。

(5)GCLM 肝转移灶的消融治疗

下述几项原因使肝转移灶的消融治疗成为 GCLM 患者的重要手段:①即使接受了"治愈性"手术,GCLM 患者预后仍然较差;②涉肝手术较复杂且术后并发症发生率高;③消融治疗相对简便、易行、有效且风险低,并可重复实施。常见的消融技术包括射频消融(RFA)、微波消融(MWA)、冷冻消融,每一项均可单独使用或与胃癌手术联合应用,分别可行超声或 CT 引导的经皮途径、经腹腔镜途径、开腹手术途径。冷冻消融近年已较少应用。2010 年有人报道仅有肝转移的胃癌患者接受射频消融或全身化疗的回顾性对照研究显示,接受"胃癌切除+RFA"治疗的患者 1、3、5 年存活率分别为 66.8%、40.1%、16.1%,MST 为 30.7 个月,明显优于"胃癌切除+全身化疗"组。研究表明,肝转移灶的数量和大小,共同决定消融治疗的疗效:直径<5 cm 的病灶能被完全消融的比例是 95.3%,直径 5 cm 时则降至 50%以下;对于前者,转移灶数量是最重要的预后因素,对于后者,决定因素则变成肿瘤大小本身。微波消融可提供不亚于、甚至优于目前的射频消融系统的诸多优点、瘤内温度更高、消融体积更大、消融时间更短、无热池效应、对组织导电率的依赖性较低、受肿瘤组织电阻抗的指数上升限制较小等。有人报道对 128 例患者 282 个肝转移灶进行微波消融治疗的结果(包括 26 例原发疾病为非结直肠消化道肿瘤患者),5 年累积存活率为 31.89%,并发现肝转移灶的大小、原发肿瘤的分化程度和存活率密切相关。总体而言,与手术切除相似,GCLM 患者的消融治疗因其肝内复发而令人失望,目前有关射频消融、微波消融应用于 GCLM 治疗的数据仍然有限,其安全性及确切疗效尚需要更多的前瞻性研究。

(6)GCLM 肝转移灶的放射介入治疗

常用手段包括肝动脉灌注化疗(HAI)、肝动脉栓塞治疗(TAE)、TACE。肝动脉灌注化疗利用化疗药的首过效应,使肝转移灶具有较高的局部药物浓度,且无明显的全身毒副反应;该治疗可用于控制局部转移灶,还作为术前降期治疗方案,通过缩小肿瘤体积,获得降期效果,从而实现进一步的手术切除目的。肝动脉灌注化疗有效率为 62.5%~83.0%,MST 为 16.5~36.1 个月。有人报道,在同时性 GCLM 患者中,可通过在较长的时间内多次实施肝动脉灌注化疗而使患者获益。但肝动脉灌注化疗不能提高总存活率。有人报道了一项前瞻性研究,评估在肝动脉灌注化疗后行射频消融治疗在 GCLM 患者中的疗效,MST 为 16.5 个月。

TACE 通过化疗药物与血管栓塞物联合应用,不仅使组织局部获得更高的药物浓度,而且阻断肿瘤血供,有更强的抗肿瘤效果。血管栓塞物通常为胶原、明胶海绵颗粒、可降解淀粉微球颗粒(DSM)等可降解物,也可以是聚乙烯醇颗粒等永久性物质。有人报道,在完成全身化疗后,为 GCLM 患者进行 TACE 治疗,采用"DSM 和丝裂霉素 C(4~12 mg/m^2)+盐酸表柔比星"方案,总体有效率为 62.5%,MST 为 36.1 个月。TACE 对一部分转移灶乏血供的 GCLM 患者治疗效果可能有限。

（7）GCLM 的全身化疗及降期治疗

转移性胃癌的最佳化疗方案尚未确定。一项多中心Ⅲ期临床试验（SPIRITS）已证实，同 S1 单药比，S1 联合顺铂治疗组的 MST 明显延长。亚组分析还显示，S1 联合顺铂对没有肿瘤转移的患者疗效，优于有肿瘤转移的患者。另一项Ⅲ期临床试验（FALGS）表明，S1 联合顺铂疗效不亚于 5-FU 联合顺铂（HR＝0.92），且安全性优于后者。基于上述结果，S1 联合顺铂方案有望成为晚期及转移性胃癌患者的标准一线治疗方案。在 S1 联合多西他赛方案的一项Ⅱ期临床研究则显示：胃癌组织类型及转移器官类型对疗效有显著影响。GCLM 亚组患者有最高的整体有效率（64.7％）。还有一项旨在比较 S1 单独投药与 S1 联合多西他赛方案的Ⅲ期临床试验（JACCRO GC-03）正在进行。

在 GCLM 的降期治疗方面，研究人员初步评估了每周给予多西他赛、顺铂和氟尿嘧啶（DCF）的方案，对同时性、多发转移灶 GCLM 患者术前治疗的效果。根据 RECIST 标准，总体有效率为100％，其中部分患者可获得进一步手术治疗的机会，但尚需经Ⅱ期和Ⅲ期临床试验进一步验证。另一项 S1＋多西他赛＋顺铂（DCS）方案的Ⅱ期临床试验则显示，DCS 对不可切除的转移性胃癌有较好疗效，在对化疗副反应进行必要治疗的前提下，患者常能良好耐受，该方案使包括 GCLM 在内的 25.8％患者，在 3 个疗程的 DCS 治疗后，病理分期下降，并能接受胃癌切除＋肝转移灶射频消融治疗。

（8）GCLM 的最佳支持治疗

GCLM 的最佳支持治疗（BSC）作为 GCLM 的姑息治疗手段之一，目的是减轻症状、缓解疼痛、改善生活质量，而对肿瘤本身的治疗无意义。常见措施包括：针对出血的内镜治疗、介入治疗、手术治疗；针对梗阻的球囊扩张治疗、胃空肠短路或空肠营养管置入等手术治疗；针对疼痛的化疗、放射治疗、"三阶梯"镇痛治疗；针对恶心、呕吐等消化道症状的药物治疗等。

十二、胃癌根治术后肝转移

有人研究影响胃癌根治术后肝转移患者预后的相关因素，收集患者的临床资料，行单因素分析、多因素分析。结果发现，胃癌根治术后肝转移患者的中位生存期为 26.0 个月，1、2、3、5 年生存率分别为 87.5％、57.5％、22.5％、6.4％；年龄、性别、胃癌术后分期、肝内转移灶数目、肝转移灶最大直径、肝外转移灶数目、肝转移治疗方式、手术至肝转移的时间、化疗情况等，对生存期有影响；性别、年龄、胃癌术后分期、肝转移灶最大直径、肝转移治疗方式等，为影响生存期的独立因素。老年、女性、胃癌术后分期较晚、肝转移灶直径较大者，预后不良。采用局部治疗联合全身化疗可延长患者生存期。

肿瘤复发及转移是影响患者预后的主要原因，而肝转移为晚期胃癌常见的转移部位之一，发生率为 5％～29％，胃癌死亡患者中 50％伴肝转移。在接受根治性切除术的胃癌患者中，62％～79％术后两年内发生肝转移，而再次行手术根治的切除率不足 10％。胃癌肝转移的预后较差，尽管采取了以手术治疗为主的综合治疗，其 5 年生存率仍低于 10％，明确影响胃癌术后肝转移患者的预后相关因素将有助于临床合理选择和准确实施治疗方法。

在影响预后的相关因素方面，单因素分析显示，年龄、性别、胃癌术后分期、肝内转移灶数目、肝转移灶最大直径、肝外转移灶数目、肝转移治疗方式、手术至肝转移的时间、化疗情况对预后有影响；多因素分析显示，性别、年龄、胃癌术后分期、肝内转移灶最大直径、肝转移治疗方式，为影响胃癌肝转移患者预后的独立因素。有人报道，年龄为影响胃癌术后预后的独立因素，而另有人认为，胃癌根治术后的死亡率与年龄无关。在临床治疗老年胃癌患者（≥70 岁）时，一般应更加谨慎。因为老年患者在胃癌根治术后，机体功能恢复较慢，且老年患者常伴发各种慢性疾病，在接受肝脏局部治疗（如二次手术及全身化疗）时应权衡利弊，过于积极治疗，可能导致免疫力下降、脏器功能损伤,从而增加拒绝治疗、被迫停止治疗的概率,可影响生活质量、缩短生存期。研究结果显示,胃癌术后分期、肝转移灶最大直径,也是影响胃癌术后肝转移预后的独立因素,表明肿瘤负荷与患者预后相关,肿瘤负荷大者,其预后较差。当肝转移灶最大直径≥5 cm 时,常是晚期患者,多伴腹膜等转移,手术、介入、射频等治疗,常仅能增加局部控制率,即使临床诊断为单纯性肝转移,当病灶最大直径≥5 cm 时,其能完全消融的比例也降至50％以下。因此临床在治疗Ⅳ期及肝转移灶直径较大的胃癌患者时,要重视局部控制,要考虑全身情况,后者可能是影响患者生存的主要因素。

在治疗方式上,采用局部治疗(包括肝动脉化疗栓塞术、肝内射频消融术)联合全身化疗的预后,常优于单一疗法,可能原因如下:有条件接受局部治疗的患者,大多分期较早,或为单纯性肝转移、无明显肝外转移,且肝转移灶的最大直径基本上小于5 cm,加之可耐受全身化疗,可提高局部控制率,延长无病生存期、无进展生存期,预后相对较好。仅采用单一治疗的患者,或一般状态较差,不能耐受多种联合治疗,或为广泛转移,无法采用局部治疗,这些因素都将影响总体生存期;在胃癌发生肝转移时使用多线治疗,常比仅接受一线治疗者的生存期要长。进一步分析显示,能接受多线化疗患者的年龄、术后再分期、身体状态等,常都好于仅能接受一线化疗的患者,使其有条件接受多线化疗,故预后较好。有人报道,肝转移灶的数量和大小,共同决定消融治疗的疗效,当直径＜5 cm 时,病灶能被完全消融的比例为95.3％,当直径＞5 cm 时,则降至50％以下;对前者,转移灶数量是影响预后的重要因素,对后者,决定因素转为肿瘤大小本身。

在临床实践中,当胃癌发生肝转移时,常伴有腹膜转移、淋巴结转移,能进行局部治疗的病例较少。就分化程度与预后关系而言,文献报道,分化越低其预后越差,据报道,术后6个月内发生肝转移,提示病变范围更广、预后更差。

在术后辅助化疗中,经典的 Classic 及 ACTS-GC 试验都已证明,胃癌术后辅助化疗,能给患者带来生存获益。研究显示,术后辅助化疗常不能降低胃癌术后肝转移的发生。

综上所述,在胃癌术后肝转移患者中,要明确其不良因素、进行综合分析,要结合患者的临床病理特征,正确评估患者一般状态,选择适合患者的最佳治疗方案,采取综合治疗手段,控制肿瘤生长,延长生存期、改善生活质量。

十三、残胃癌

随着药物治疗消化性溃疡疗效的提高,保守治疗已逐渐取代胃大部切除术,而成为消化性溃疡的首选治疗。如今胃大部分切除的手术适应证,主要是顽固性的溃疡出血、复发性溃疡引起胃出口梗阻。残胃癌潜伏期较长,20世纪后期,仍有相当多的患者因良性疾病行胃大部切除术,现今残胃癌的发病率并无下降趋势,在日本残胃癌占胃癌的1％～5％。对残胃癌的定义、术后间隔时间、残胃癌的治疗,目前仍在研究中。

1.定义

残胃癌(GSC)的定义1922年由 Balfour 首次提出,是因良性疾病行胃大部分切除术后5年以上发生于残胃的恶性病变;对其定义至今仍在进一步研究中,研究发现,残胃癌发生的术后间隔时间常＞15年,甚至最长可达40年,比原定义的术后间隔时间长;其次发现,尽管残胃癌原定义为良性疾病术后,但近期一些学者已将胃恶性疾病根治术后发生于残胃的恶性病变,也归为残胃癌。现今残胃癌定义,分为狭义、广义两个概念;前者指因良性病变(常为消化性溃疡)而行胃大部切除后5年以上,由残胃发生的原发性癌(GSCB);后者还包括因胃癌等恶性病变行胃大部切除后,不管术后间隔时间多长、在残胃基础上出现恶性病变(GSCC)。残胃发生的原发性癌(GSCB),好发于吻合口及胃前壁小弯侧,以吻合口胃侧多见,多因手术所致残胃黏膜环境的改变,与慢性炎性损伤及含胆汁、胰液的十二指肠液胃内反流相关;这些可解释胃大部分切除后行 Billroth-Ⅱ式重建的患者,残胃癌发病率高于 Billroth I 式重建者;调节细胞增殖的关键酶-鸟氨酸脱羧酶活性水平上调,是 Billroth Ⅱ术后残胃癌高发的机制。

GSCC 则好发于非吻合口,提示两者发病机制有所不同,由于切除范围外仍存有某些癌前病灶,如萎缩性胃炎、小肠化生,最终可发展为胃癌病灶。此外良性疾病与恶性疾病的术式不同,如淋巴结清扫、扩大切除术有不同,淋巴流向、局部邻近组织浸润在两者间有差异。有学者认为,两者间存活率差异不大,研究发现,无论残胃发生的原发性癌(GSCB)或 GSCC,在 TNM 分期及存活率上无明显差异。文献显示,残胃发生的原发性癌(GSCB)淋巴结转移率较高,因 GSCC 在行胃癌根治术的过程中,破坏了大量的胃周淋巴管道,但两者的存活率差异无统计学意义。有学者认为两者发病机制的不同,是存活率差异的主要原因。

2. 术后间隔时间及预后

胃切除术与残胃恶性病变的间隔时间长短不一,残胃癌多发生于胃大部分切除术后 15～20年,且术后残胃癌的发病率随术后时间延长而升高。据国内文献报告,残胃癌术后间隔时间平均13～19 年,一般认为 15 年后发病率上升,术后 20 年残胃癌发病率较一般人群高出 6～7 倍。国外文献报告胃癌术后与残胃癌的平均间隔时间为 8.3～32.0 年,最长达 45 年。

3. 诊断

因残胃癌的症状与胃切除术术后胃肠功能紊乱症状较相似,故常误认为此类症状是原溃疡复发,故常被忽略。就诊时最多见的症状为体重下降、上腹部不适。残胃癌如位于胃上 1/3 或胃食管交界处,常表现吞咽不适;如肿瘤位于吻合口附近,常表现为恶心、呕吐。胃镜是诊断残胃癌的首选措施,残胃癌在内镜下以Ⅲ型常见,Ⅱ型次之,但进行检查时应注意,残胃黏膜轻度隆起并伴有色泽苍白或糜烂者,可能是早期癌,对有残胃黏膜隆起并伴色泽异常者应常规活检,必要时随访并活检,可早期发现癌变。如临床怀疑早期残胃癌,尽管内镜下外观未见明显的癌灶,仍须对残胃进行多部位取材。行胃镜检查时,应注意胃术后胃腔缩小、正常解剖结构改变的影响,详细观察残胃蠕动情况、黏膜病变,在残胃癌好发部位多点取材,保证足够的取材深度,可提高阳性诊断率。文献报道,通过大范围胃镜筛查,早期残胃癌占总体残胃癌的比例可高达 30%～65%,5 年存活率可达 69%。

对术后何时开始胃镜检查迄今尚未有定论,一般提议术后 10～15 年内开展。如有消化道症状或类似溃疡症状,均应及时行胃镜检查。初次胃镜检查后,应间隔 3～5 年复查,但胃镜检测出分化异常,则建议患者每年复查胃镜。行胃癌根治性胃切除术后的患者,每年须行 1 次内镜检查及活检。通过超声内镜可进一步了解肿瘤的浸润深度、有无邻近器官浸润,准确率达 85%。CT 对诊断残胃癌的效果不佳,但有助于对确诊的患者评估肿瘤播散转移程度。文献报道,螺旋 CT 可提高残胃癌的 T 分期、N 分期的辨别率,对术前分期有较高的准确性。

4. 手术治疗

残胃癌一经确诊,治疗原则应以手术切除为主,辅以化疗、放疗等综合治疗。与原发性胃癌一致,应遵循"安全性、根治性、功能性"的原则,做规范化清扫手术;不可根治者,行姑息性切除、短路手术,辅以术后综合治疗。

残胃癌的手术治疗应包括病灶切除、根治性淋巴结清扫。手术的难点,主要是残胃癌常有肿瘤浸润邻近器官、原根治手术后有复杂的淋巴引流。残胃癌如有腹膜、肝、肺、远处淋巴结转移,为手术禁忌证。目前国外文献报告,残胃癌切除率,与原发性胃近端癌(PPGC)切除率的差异,无统计学意义,达 63%～94%,根治性切除率为 70%～85%。残胃癌行 R0 根治术后,5 年存活率达71%;如残胃癌仅行姑息性手术(R1 或 R2),5 年存活率仅有 20%,而发性胃近端癌行 R1 切除,5年存活率为 48%,R2 切除的 5 年存活率仅有 6%,相同分期的残胃癌与原发性胃近端癌手术切除后的预后差异无统计学意义。

(1)病灶切除

病灶切除目前的观点是扩大手术范围,包括切除残胃、胃十二指肠(Billroth Ⅰ式)或胃空肠

(Billroth Ⅱ式)的吻合口、其邻近的组织器官。因残胃常见弥散分布的不典型性增生及多中心癌灶,多数学者主张,不论早期或晚期,均应行残胃全切。亦有学者提出,发生于胃空肠吻合口的早期残胃癌,可行部分残胃切除术,但其他部位则应行残胃全切除术。残胃癌患者 31%～53% 浸润胃空肠吻合口,是进展期肿瘤远处转移的主要形式之一,故必须切除原吻合口。

胃大部分切除术常改变正常解剖结构,常见邻近组织受浸润,如胰腺、食管、肝脏,故多脏器联合切除应为首选术式,若合并其他脏器侵犯,如肝脏、胰尾、横结肠、空肠等,应一并切除。不能手术切除的患者,各种姑息性及短路手术是必要的,可以延长患者生命、改善生存质量。有人报告,残胃癌空肠系膜转移,是重要的转移途径,转移率达 9%～52%。肠系膜淋巴结的转移常伴随着空肠浸润,且进展期残胃癌或位于吻合口的残胃发生的原发性癌,空肠多见癌前病灶或转移灶。文献报道,空肠浸润分别达 53% 及 31%,空肠系膜淋巴结有浸润的预后较差。

有人报告,残胃癌无空肠浸润 5 年存活率达 80%;如伴空肠浸润,无病生存期>5 年,中位生存期仅 6.6 个月。有人推荐如有吻合口空肠浸润应联合空肠系膜切除,可提高总体预后,可更好地了解实际病理分期。有人推荐残胃发生的原发性癌(GSCB)的治疗原则与原发胃癌一致,而 GSCC应行左上腹联合脏器清除术。

残胃癌手术治疗的价值与意义是肯定的,但对于晚期、不可切除的患者须谨慎。文献报道,晚期残胃癌行姑息性手术的存活率,与非手术治疗的存活率相当,均<1 年。因此对术前已经明确为晚期的残胃癌患者,是否行姑息性手术治疗,应全面权衡利弊;而对术前未明确晚期的病例,在行剖腹手术时,须注意有无腹腔、盆腔、肝脏表面的种植结节,有需要时可行术中冰冻检查。

(2)残胃癌的淋巴结清扫术

胃大部分切除术常引起淋巴管漏、阻塞、残胃附近淋巴管道重建、异常淋巴管新生。残胃癌较原发性贲门癌更易发生淋巴结转移,特别是脾动脉旁及脾门淋巴结的阳性率较 PPGC 高。残胃癌淋巴结转移途径与原发性胃癌不同,淋巴结清扫亦应包括各站淋巴结,特别注意残胃癌可能的转移途径,以达根治目的。切除淋巴结中阳性淋巴结的比例,是与治疗相关的预后指标。如切除淋巴结个数>15 个,淋巴结阳性比≤20%,可认为淋巴结已根治性切除,5 年存活率可达 75%;如淋巴结阳性比>20%,5 年存活率仅 17%;故残胃癌根治手术时,应尽可能清扫淋巴结,需注意淋巴结可能转移的部位。GSC 的淋巴转移途径与 PPGC 相似,但因首次手术操作造成残胃的淋巴流向及解剖学的改变,使残胃癌与原发胃癌相比,具有其独特的生物学行为。

(3)残胃的淋巴引流主要有以下途径

①逆向引流:首次手术胃左动脉被切断,沿胃左动脉的淋巴引流改向贲门右动脉走行,再转向腹腔动脉周围;②胃短血管途径:切断胃左动脉后,可阻断淋巴液向腹腔动脉旁淋巴结的引流,而通过胃短血管周围淋巴结向脾门淋巴结和脾动脉周围淋巴结的引流未受到影响;③胃吻合的十二指肠或空肠及其系膜方向产生新的淋巴通路引流;④纵隔内的淋巴引流。

据报道,残胃癌淋巴结转移以 No.1、2、3、4 最多,其次是 No.11、10、7、9 淋巴结。淋巴结清扫范围以 D2 为基本术式。手术时必须考虑胃切除术后上述异常淋巴引流及恶性行为的特殊性,进行合理范围的淋巴结清扫及手术切除。故残胃癌的淋巴结清扫应包括 No.1、2、3、4、7、8、9、10、11、12、13 淋巴结。如胃大部分切除术后 Billroth Ⅰ式重建,亦应清扫 No.17 淋巴结(胰前淋巴结),联合切除原胃十二指肠吻合口;如 Billroth Ⅱ式重建,至少须切除吻合口远端 10 cm 的空肠、Treitz韧带、空肠系膜、No.14(肠系膜上动、静脉旁)淋巴结。如肿瘤浸润食管可行根治性切除术,应彻底清扫贲门区附近的淋巴结,包括 No.19(膈下淋巴结)、No.20(食管裂孔淋巴结)、No.110(下段食管旁淋巴结)、No.111(膈上淋巴结)。有人根据淋巴流向及淋巴结转移特点,认为进展期残胃癌均应行腹主动脉旁淋巴结清扫术。

5. 内镜治疗

内镜下胃切除术包括内镜下黏膜切除术(EMR)及内镜下黏膜下层切剥离(ESD)。尽管残胃癌的标准术式是全胃切除联合淋巴结清扫术。有资料显示,15 例早期残胃癌患者并无淋巴结转移,提示 EMR 或 ESD 可能适用于早期的残胃癌,从而减少创伤,降低住院期间并发症发生的风险。

因为早期残胃癌多已浸润黏膜层,故 ESD 较 EMR 手术适应范围更广。ESD 治疗残胃癌的手术适应证与原发性胃癌一致:

(1)非溃疡型黏膜内癌:组织分化良好、不论肿瘤大小;

(2)溃疡型黏膜内癌:组织分化良好、肿瘤直径<3 cm(组织分化良好:高中分化型或乳头状肿瘤)。如肿瘤浸润黏膜下层,则非 ESD 的手术指征,因其淋巴结转移率可高达 20%。

目前对于早期残胃癌行 ESD 术的大宗病例报告不多,日本 5 所胃癌研究中心自 2001～2007 年对 31 例残胃癌行 ESD 术,整块切除率高达 97%,完整切除率为 74%,但术后消化道穿孔发生率有 13%,且该研究随访时间过短,无法了解 ESD 术对长期预后的影响。故 ESD 治疗尚待进一步的临床研究。

内镜治疗残胃癌的技术难点,在于残胃腔较小,原缝线处有大量的缝钉,附近纤维化较严重。传统的微型钩刀 EMR 术式,对纤维化严重的区域很难整块切除,缝线处附近的缝钉,常阻碍原吻合口的切除,故完整切除率一般不高。有人报道,使用绝缘透热刀(IT-ESD)较传统 ESD 的完整切除率更高,切除率可从 40%提高至 82%,有望解决该技术难点。有的研究认为,ESD 致消化道穿孔的技术难点,主要是因为肿瘤部位及大小、黏膜下层纤维化广泛存在,并倡议 ESD 术应按技术难度分级。第一级:肿瘤直径<20 mm,位于胃窦,非溃疡型;第三级:肿瘤位于胃上 1/3 或溃疡型;第二级:于第一及第三级间的肿瘤。残胃癌通常位于胃上 1/3,伴吻合口附近黏膜下层大范围的纤维化。残胃癌多处于第三级难度,故推荐有经验的手术医生方可内镜下治疗残胃癌,特别是吻合口处肿瘤。目前内镜下胃切除术治疗早期残胃癌由于其技术难点及疗效不明,至今尚未广泛推广,且手术指征尚待大规模的临床证据来验证修改。由于内镜治疗缺乏立体操作空间及残胃的纤维化严重,故推荐有经验的内镜医生治疗残胃癌应于吻合口平面上操作,从而避免因残腔空间狭小、缝钉存在及大范围纤维化带来的不便。

6. 其他治疗

辅助治疗:针对残胃癌的辅助治疗包括辅助放、化疗,以及新辅助放、化疗的研究鲜有文献报道。这可能与发病率较低、病例难以集中有关。因此,针对原发性胃癌的辅助治疗方案对残胃癌而言仍然有效。腹腔镜治疗随着腹腔镜技术的日益成熟。现已有文献报道腹腔镜下残胃癌根治术成功的报道,但是毕竟腹腔镜操作与技术相关,而且相关报道的病例数少,因此不能得出肯定性的结论。

7. 预后及预防

有文献报告 I 及 II 期残胃癌 5 年总体存活率分别为 90%～100%及 40%～80%,提示早期残胃癌预后佳;而进展期预后差,5 年总体存活率仅为 14%。故残胃癌的早期发现、早期诊断,有助于提高残胃癌的存活率。影响残胃癌预后的主要因素:①肿瘤组织学类型及浸润的深度;②肿瘤是否可行根治性切除;③胃周淋巴结转移情况。新生淋巴管浸润及胃周神经外鞘浸润也是 RGC 播散的表现,也影响预后。针对残胃癌的病因,对因胃部病变需行手术及术后患者,应采取积极有效的预防措施,避免残胃癌的发生。

措施包括:①吻合方法尽可能采用 Roux-en Y 式重建消化道,以减少或避免十二指肠液反流;②保留幽门功能,高选迷走神经切断取代胃大部切除治疗胃十二指肠溃疡,由于该术式不切除胃,保留了幽门功能,避免了十二指肠液的反流;③术后常规服用胃动力药物;④如果胃癌根治术后,仍然存在幽门螺杆菌(Hp)感染,将会导致残胃炎和残胃癌的发生。因此,国外学者主张胃切除术后,建议根治 Hp 感染。

十四、残胃癌病理特征

　　有人对残胃癌的临床病理特征及其治疗方法,回顾性分析良性病变行胃次全切除术后发生残胃癌手术患者的病理和临床资料。结果发现,残胃癌男女比例约为 5∶1,发生于首次手术后 12～35 年,平均 24.5 年,首次手术为 Billroth Ⅱ式者占 80.0%。患者就诊时为进展期,淋巴结转移以残胃大弯侧、空肠系膜为主。均行手术治疗,行根治性手术切除占 56.0%,姑息性切除占 44.0%。术后辅以辅助化疗 18 例。随访 3～12 年,1,3,5 年总体生存率分别为 72.0%、56.0%、36.0%。根治性手术后为 78.5%、71.4%、50.0%;姑息性手术后为 63.6%、36.3%、18.1%(P<0.05)。手术联合化疗组的 5 年生存率为 44.4%,显著高于单纯手术治疗组的 14.3%(P<0.05)。残胃癌以手术联合辅助化疗的治疗方案仍能获得较好的临床效果。

　　残胃癌是指胃良性疾病行远端胃切除术后 5 年发生的胃癌,亦有人将恶性远端胃肿瘤术后 10 年以上局部复发归于残胃癌的范畴。据报道,残胃癌占胃癌患者的 1%～2%。由于残胃癌就诊时多属进展期,临床治疗效果较差。残胃癌的预后与治疗亦存在密切的关系。

　　手术是胃十二指肠溃疡的主要治疗手段,而残胃癌一般在术后 20～40 年发生。目前残胃癌并不是消失中的疾病。文献报道,残胃癌的发生率男女比例可高达 36∶1,可能与男性患者有较高的胃十二指肠溃疡发生率和良性胃手术以男性为多有关。残胃癌的发生时间长短不等。导致残胃癌发生的原因多种,主要因素是十二指肠液的反流。良性胃手术行 Billroth Ⅱ式吻合发生率较高,首次手术为 Roux-en Y 和加 Braun 式吻合者发生率较低。十二指肠液反流,胆汁酸可损害胃黏膜,导致胃残端肠上皮样化生和腺瘤形成。这可能是残胃癌发生的重要机制。但十二指肠的反流并不能完全解释残胃癌的发生。亦有学者认为,残胃慢性胃炎和黏膜细胞凋亡是残胃癌发生的重要机制,胃黏膜细胞凋亡可导致局部 pH 升高,细菌繁殖。一些细菌特别是厌氧菌可产生亚硝胺,与胃癌的发生有关。但由于十二指肠液的反流,幽门螺杆菌的感染率比原发性胃癌的发生率低。患者始发症状常表现为体重减轻和非特异性上腹部不适,肿瘤位置较高或接近胃食管结合部位患者,常表现为吞咽困难,而位于吻合口部位者常出现恶心、呕吐。胃镜取材活检能对肿瘤确诊。联合钡餐检查和 CT 检查有助于进一步评价肿瘤的侵犯范围,并可观察是否存在远处转移。

　　患者残胃癌诊断时多属晚期,这与患者对胃良性手术后定期复查的重要性未予重视有关。由于良性胃手术后 15～20 年发病率增高。因此建议对于良性胃术后 10 年的患者,应该每年进行胃镜检查 1 次,密切随访。残胃癌应采用以手术为主的综合治疗方式。残胃癌常侵犯吻合口空肠,文献报道发生率 31%～53%。肿瘤侵犯空肠者常伴随空肠系膜淋巴结转移,发生率为 9%～52%。手术治疗应尽可能地完整切除肿瘤并行淋巴结清扫。由于首次手术后局部解剖和胃淋巴回流发生变化,因此和原发性胃手术的治疗方式亦存在差异。残胃癌细胞常沿着胃左动脉、胃后动脉及脾动脉转移,部分亦可沿空肠系膜转移。日本胃癌研究学会推荐,对于残胃癌应进行 1,2,3,4,7,8,9,10,11 站淋巴结的清扫。有人认为,首次手术为 Billroth Ⅱ式者应切除原吻合口两侧 10 cm 以上的空肠及其系膜;为了保证足够的阴性切缘,很大部分患者须行全胃切除术,并行 Roux-en Y 食管空肠吻合。脾门是残胃癌常见的淋巴结转移部位之一。对于有肝脏、胰腺转移者,若无梗阻和出血等并发症,可采取行全身化疗而不是扩大切除。有人对胃癌患者采用卡培他滨联合紫杉醇的化疗方案获得较好的治疗效果。本组残胃癌术后常规辅助全身化疗 6 周期。

　　文献报道残胃癌的临床治疗效果较差,5 年生存率 7%～20%。亦有报道若对良性胃手术患者定期进行胃镜检查,可使 30%～65% 的残胃癌得以早期发现,5 年生存率可达到 52.5%,与原发的胃肿瘤治疗效果无明显差异。临床分期较早的残胃癌(Ⅰ期和Ⅱ期)具有较高的 5 年生存率。手术联合化疗组 5 年生存率常比单手术治疗组高。术后辅助化疗有助于延长残胃癌患者的生存期。早期诊断和规范的以手术为主的综合治疗是提高残胃癌疗效的重要手段。

十五、晚期胃癌姑息性胃切除术

有人观察不同姑息性手术对晚期胃癌患者生存质量和生存时间的影响。80 例晚期胃癌患者均经病理学检查确诊,患者随机分为两组,观察组和对照组。观察组患者行姑息性胃切除术,对照组行姑息性非切除术。对患者进行定期复查和随访,记录两组患者生存时间,主要观察半年生存、1 年生存、3 年生存、5 年生存的情况。根据我国 1990 制定的肿瘤患者生活治疗评分(QOL)对两组患者进行生存质量评定。结果观察组半年生存率、1 年生存率、3 年生存率、5 年生存率,都显著高于对照组,差异有统计学意义($P<0.05$);观察组生存质量良好和较好所占的比例(55.0%),显著高于对照组(32.5%),差异有统计学意义($P<0.05$)。姑息性胃切除术,能显著提高晚期胃癌患者生存质量和生存时间,治疗效果显著,值得借鉴。

在目前治疗胃癌的措施中,手术治疗仍然是其主要手段。在手术治疗中,姑息性手术能缓解患者临床症状,提高患者生活治疗,延长患者生存时间。胃癌来自于胃壁表层的黏膜上皮细胞,可发生于胃的各个部位,对胃壁的侵犯深度和广度各不一样。在黏膜或黏膜下层的为早期胃癌,侵犯到肌层或者有转移的为进展期胃癌。胃癌死亡率较高,与是否早期确诊、早治疗有关。早期胃癌如早发现、早治疗,其 5 年生存率常超过 90%,而晚期胃癌患者治疗后 5 年生存率常低于 5%。早发现、早治疗是提高胃癌预后的关键。

手术是胃癌主要和传统的治疗手段,主要包括胃癌灶的切除、尽可能清扫最可能转移的淋巴结。手术治疗要根据患者癌灶部位、癌灶大小、侵及范围、淋巴结可能转移范围等而定。手术方式有根治性手术和姑息性手术。有远处转移者,若局部癌灶尚可切除,可行姑息性切除,虽然无法实施根治术,但可改善患者生存质量,解决梗阻症状,预防发出血、穿孔等,可延长患者生存时间。

1. 具体术式

具体术式选择方法,要根据患者具体情况而定,如胃癌已在腹膜或淋巴结大面积转移,可多原发肿瘤切除;如患者一般情况尚可、能耐受强度较大的手术,可进行姑息性胃切除术。不能对原发肿瘤切除的患者,且患者同时存在梗阻症状,可实施非姑息性切除术;对幽门窦癌患者同时存在幽门梗阻的,可行结肠前或结肠后胃空肠吻合术。姑息性胃切除术,能提高晚期胃癌患者生存质量、生存时间,治疗效果较显著,值得借鉴。但对于手术中术式选择,不能硬搬相关规定,要根据患者具体情况而定,姑息性手术能缓解临床症状,改善梗阻状况,可预防穿孔、出血。

2. 胃癌晚期姑息性切除可行性分析

有人探讨对于晚期胃癌患者行姑息性切除的可行性以及其对患者术后生存期限的影响,回顾性分析 74 例晚期胃癌患者的临床资料,根据治疗方法的不同分为治疗组与对照组。治疗组 40 例,对照组 34 例,治疗组采取姑息性胃切除术治疗,对照组给予姑息性非切除手术治疗,观察两组患者生存率及生存质量。结果发现,两组相比较,治疗组生存质量及生存率,均明显优于对照组,有统计学意义($P<0.05$)。对晚期胃癌不能根治的患者来说,姑息性胃切除,可延长其生存时间、提高生存质量。

胃癌是临床上常见的消化道肿瘤,组织学上可分为鳞状细胞癌、腺癌、腺鳞癌、未分化癌、类癌等,可发生于胃的各个部位,如胃窦、幽门、胃底、贲门、胃体等,其中发生于胃窦幽门区的最多。胃癌可侵犯胃的各层,如果癌组织突破胃的全层,就会造成癌性胃穿孔,是产生急腹症的重要原因之一。

对晚期胃癌患者,现在同样主张进行手术治疗,这虽然不能挽救患者生命,但仍可延长其生存时间,改善生活质量,有社会意义。晚期胃癌患者不能行根治手术治疗,只能行姑息性手术。姑息性手术主要有姑息性非切除手术、姑息性胃切除术。姑息性非切除手术主要包括空肠吻合、胃造瘘、空肠造瘘等,这种手术方式没有切除肿瘤组织,简单易行。而姑息性胃切除手术指在胃内肿瘤未有腹腔广泛转移或转移仅出现在周围临近器官,可将部分肿瘤切除,这种手术方式创伤及风险均较大。

人们对这两种手术方式存在争议,认为姑息性胃切除术增加了患者术后转移的风险,反而会加速癌组织的生长,缩短其生存时间。研究表明,无论腹腔内转移的程度如何,肿瘤未切除者,其自然病程无明显变化。这表明采用姑息性非切除手术,在延长生存时间的作用上并不大;而采取姑息性胃切除术,可将癌组织尽最大程度切除,减少肿瘤组织对人体的破坏,改善患者营养条件,使患者的精神负担降低,可延长存活时间,改善生活质量。

文献报道,晚期胃癌胃空肠吻合预后较姑息性胃切除差。对于晚期胃癌患者采用姑息性切除手术是有效并且积极的。晚期胃癌患者在不能挽救其生命时,应当采取治疗使其在延长生命的同时提高生活质量,这是有临床意义的。

十六、晚期胃癌治疗进展

晚期胃癌治疗手段主要包括姑息性手术治疗、放疗、化疗、生物免疫治疗、中医药治疗。姑息性手术治疗,主要用于减轻患者肿瘤负荷,减少并发症的发生;放疗在局部晚期胃癌的治疗中具有一定的效用。化疗在晚期胃癌治疗中可发挥主导作用,对有症状的患者有姑息性治疗效果。由FAX 方案到 ECF/DCF 方案,再到 REAL-2 试验、ML170 试验、SPIRITS 试验等几项里程碑式的随机性 1 期临床研究结果的公布,表明对晚期或转移性胃癌化疗的研究,一直是关注的焦点,随着EOX、XP、S-1/CDDP、IF、FOLFOX、XELOX 等化疗方案相继提出,晚期胃癌的临床疗效可能进一步提高,但目前尚未得到优势明显的标准治疗方案。

胃癌的生物免疫治疗,也逐渐成为研究热点。它是对手术、化放疗的有益补充,但还不能作为主干性疗法。无论手术、放疗、化疗、生物免疫治疗,其在发挥疗效的同时,均常有副作用。因此采用中药内服外用、针灸推拿、心理干预等多种综合治疗手段,发挥中西医结合治疗,在缓解临床症状,对化、放疗减毒与增效、提高患者生存质量、预防肿瘤复发与转移、逆转肿瘤细胞多药耐药、治疗癌性腹水及癌性疼痛等方面的特色与优势,同样具有重要临床价值。

晚期胃癌(AGC)也称进展期胃癌,相当于美国癌症联合委员会(AJCC)提出的 TNM 分期中的Ⅲ期胃癌。晚期胃癌已失去了手术根治的机会,目前多主张放疗、化疗,或化、放疗结合。近年来,随着新药的开发和新方法的应用,晚期胃癌的治疗效果也有了一定程度提高,但远不如人们期望的那样乐观。

1. 姑息性手术治疗

晚期胃癌已无法进行根治性手术,采取姑息性手术目的在于减轻患者肿瘤负荷及减少因癌瘤引起的梗阻、出血或穿孔等并发症的发生,以利于提高患者生存质量,延长患者寿命。姑息性手术可切除部分胃,不需进行淋巴结清扫,即使切缘阳性的病例,也可接受手术治疗。依据姑息性手术类型,可分为姑息性胃非切除手术和胃切除术两大类。姑息性胃非切除手术中,胃空肠吻合术又称捷径手术、短路手术,适用于晚期胃癌不可能手术切除、伴幽门梗阻的患者,可能有助于缓解梗阻症状。幽门窦部癌合并幽门梗阻者,可行结肠前或结肠后胃空肠吻合术。胃贲门癌伴梗阻时,可作空肠食管侧侧吻合术,常需开胸才能完成手术,手术适应证严于前者。

一般捷径手术对肿瘤不可能有治疗效果,但能解除梗阻症状,减轻患者痛苦,提高生存质量。姑息性胃切除术中,根据瘤块和并发症出现的位置不同,对于远端胃癌者,胃大部切除的效果与全胃切除相当,而手术并发症较少;对于近端胃癌者,近端胃大部切除和全胃切除均会出现术后营养障碍,可根据临床情况选择一种。而在姑息性切除的各原因中,以残留胃周浸润癌预后最好,明显高于腹膜播散、残留淋巴结转移、肝转移患者。因此,对局部病变已超出根治范围的患者,在全身状况允许的情况下,可积极争取行姑息性切除术。虽然部分学者认为姑息性手术能够使晚期胃癌患者受益,但其适用范围及预后仍有待于临床证据予以支持。

2. 局部晚期胃癌放疗

以往一直认为胃癌大多为腺癌,对放射线不敏感,放疗在胃癌治疗中多以止血和缓解疼痛等为目的,虽能提高局部控制率,但未显示能提高生存率。20世纪90年代后随着放疗技术和设备的发展,放疗已在术前、术中和术后得以广泛应用,并在无法切除的胃癌治疗中发挥了积极的治疗效能。对于接受姑息性切除术的晚期胃癌,放疗可用于术后辅助治疗,具体方案可根据病情,参考Smaley等提出的胃癌根治术辅助放疗共识而定;但尚未有确切的证据说明,其对疗效与预后有明显影响,故不推荐作为常规使用。

对于无法切除的晚期胃癌,单独使用放疗常无明显效果,但联合治疗可能提高生存期。有学者将90例局部晚期胃癌随机分为两组,一组接受联合化疗,用5-FU＋甲基CCNU(洛莫司汀),另一组接受分割放疗(RT)加5-FU静脉推注,继以5-FU＋甲基CCNU维持治疗。结果显示,联合化疗组第1年的死亡率较高,但到第3年,联合化疗组的生存曲线达到平台期,而单独化疗组仍继续出现肿瘤相关性死亡,提示一部分患者接受联合化疗有治愈的可能。但应注意放疗的毒副反应、机体损伤,定期监测血常规、心电图、肝、肾功能等。对年迈体衰,全身广泛转移,或组织类型为印戒细胞癌者等,不主张进行放射治疗。

3. 晚期或转移性胃癌化疗

化疗对有症状的患者有姑息性治疗效果,其在晚期胃癌治疗中可发挥主导作用。晚期胃癌常用的化疗药主要包括4类:①氟尿嘧啶及其衍生物:5-FU、卡培他滨(CAPE)、替吉奥(S-1,TS1)等;②紫杉类:紫杉醇和多西紫杉醇;③铂类:奥沙利铂(OXA,L-OHP)、顺铂(CDDP);④拓扑异构酶Ⅰ抑制剂:伊立替康(CP-11)。关于化疗方案,现已有部分Ⅰ期研究结果公布,但尚未找到公认的、优势明显的标准治疗方案。

研究表明,联合化疗优于最佳支持治疗、单药化疗,这为联合化疗在晚期胃癌中的应用指出了方向。20世纪80年代FAM方案(5-FU、阿霉素、丝裂霉素)被誉为是治疗晚期胃癌的金标准。目前在与最佳支持治疗的比较中,有学者总结并提出,FAMTX、FEMTX、ELF、LF方案可提高晚期胃癌患者的生存质量、总体生存率,但样本量相对较少。在ECF、DCF系列研究中发现,现在晚期胃癌治疗已告别了FAX为金标准的时代。FAMXT和ECF、FAMXT和ELF、5-FU和顺铂、ECF和MCF的几项随机试验中发现,ECF(表阿霉素、顺铂、5-FU)在中位生存期和生存质量方面,显示一定的优势。V325试验是晚期胃癌治疗中有重要意义的随机性多中心临床研究,它将445例未经治疗的晚期胃癌患者随机分为两组,分别以DCF方案(多西他赛、顺铂、5-FU)与CF方案治疗,结果显示,DCF方案在疾病进展、2年生存率、中位生存期均优于CF方案,分别为5.6个月：3.7个月、18%：9%、9.2个月：8.6个月。目前DCF方案已被NCCN(2008)认为是有Ⅰ类证据的方案,可用于治疗以前未经化疗的晚期胃癌,包括食管胃结合部腺癌。但是V325试验也暴露方案的不良反应,有3～4级粒细胞减少,于是在DCF改良方案研究中,开始对新一代化疗药物研究,REAL2、ML17032、SPl lir IS试验等几项随机性临床研究有里程碑式的作用,同时卡培他滨、奥沙利铂、S1等新药随之问世。英国NCRI的REAL2多中心Ⅲ期临床以2×2不同组合试验设计了ECF方案的几个变体,1 003例晚期胃癌和食管癌随机分4组,以阿霉素为基础方案化疗,结果显示,ECF有效率(41%)与EOF(表柔比星、奥沙利铂、5-FU)有效率(42%)无显著睦差异;ECX(表柔比星、顺铂、卡培他滨)有效率(46%)与EOX(表柔比星、奥沙利铂、卡培他滨)有效率(48%)无显著性差异,证明在治疗晚期胃食管癌时,卡培他滨不比5-FU差,奥沙利铂不比顺铂差,而且卡培他滨代替5-FU、奥沙利铂代替顺铂的EOX方案,不但患者顺应性较高,且中心静脉置管的并发症较少。ML17032是评价XP方案(卡培他滨、顺铂)和FP方案(5-FU、顺铂)治疗晚期胃癌的一项研究,结果在有效率、生存期方面,XP方案优于FP方案,在无进展生存期方面XP方案不差于FP方案,验证了卡培他滨能有效替代5-FU而作为晚期胃癌一线用药的结论。替吉奥(S1)复方胶囊加入吉美嘧啶(CDHP)可增效,加入奥替拉西可减毒。在 SHRITS 研究中,替吉奥与顺铂联合方案的总体生存期和有效率,均高于替吉奥单药,而耐受性良好,可作为一线治疗晚期胃癌的方案。中国的 S1：S-1/CDDP：5-FU/CDDP 的Ⅰ期研究结果显示,试验组(SP)缓解率和中位生存期均高于对照组(FP),这与 SPIHITS 研究结果相同。伊立替康在晚期胃癌治疗能获肯定疗效,它抑制胃癌细胞 DNA 合成,和顺铂有协同作用。奥沙利铂联合卡培他滨的 XELOX 方案治疗晚期胃癌,在疗效上不逊于三药联合方案,且易耐受,亦可作为晚期胃癌一线化疗方案。

　　2011 年中国胃肠间质瘤诊断治疗专家共识已在网上发表,介绍了病理诊断、外科治疗、靶向治疗等,有较高的参考价值,详细内容可以网上获得。

（徐阿曼）

进一步的参考文献

[1] KODERA Y. Surgical resection of hepatic metastasis from gastric cancer：a review and new recommendation in the Japanese gastric cancer treatment guidelines[J]. Gastric Cancer,2013,26：110-119.

[2] WU CC. Gastric cancer after mini-gastric bypass surgery：A case report and literature review[J]. Asian J Endosc Surg,2013,6(4)：303-306.

第二十四章　胃癌的化疗

一、概述

胃癌的内科治疗包括：①胃癌的手术后辅助化疗；②胃癌的手术前新辅助化疗；③晚期胃癌的解救治疗。可以是单药治疗、两药联合治疗、三药联合治疗、化疗联合靶向治疗等。

胃癌新辅助化疗（NACT）是综合治疗的一部分，是在肿瘤局部手术、放疗前给予的全身性化疗（起始化疗），优势为：①与手术后化疗比，能提高化疗的耐受性；②能使肿瘤缩小、分期降低，可提高手术的可切除性；③能提供药物敏感性信息；④能治疗手术前已存在的微转移；⑤可选择化疗敏感患者，能免去不必要的手术。胃癌新辅助化疗也面临一些要解决的问题：①化疗的毒副作用；②给予药物的方式；③与手术时机的关系；④治疗前分期、疗效评分；⑤手术的标准化。目前发现，局部进展性胃癌可给予手术前动静脉化疗（FLEP）。湘雅医院钟美佐已在网上发表胃癌的规范化治疗，有较详细的介绍，可以网上阅读。还有2012年网上发表的胃癌的内科治疗与思考，较详细作图讲解，可帮助教学、治疗。

二、胃癌术前和术后化疗

中国人胃癌确诊时多属进展期，单纯手术疗效较差，作为综合治疗的重要组成部分，化疗是目前胃癌治疗的重要手段之一，其在胃癌综合治疗中的应用，受到越来越多的重视。

1. 胃癌术后化疗

评价胃癌术后化疗价值的争议已较久。早年的RCT研究，鲜有能为胃癌术后化疗的有效性提供足够的证据。近十余年来，随着大样本RCT的开展及对研究结果的深入分析，胃癌术后化疗的作用逐渐得到肯定。目前发表的5篇Meta分析中，有4篇证实，术后化疗可使患者获益。其中最新的Meta分析，涵盖了23项RCT研究的4 919例患者，结果显示，辅助化疗可提高患者的总体存活率、无病存活率、降低复发率；该研究同时提示，每完成14例术后单纯化疗，方可取得1例生存获益者，说明术后化疗虽然有益于生存，但单纯化疗的疗效却常有限。

2007年有人报道ACTS-GC研究结果，共入组接受D2以上手术达到R0切除的Ⅱ/Ⅲ期胃癌患者1 059例，随机分为单纯手术组（530例）和S1单药口服化疗组（529例），随访发现，两组的3年存活率分别为70.1%和80.5%，术后化疗组的死亡风险下降32%。充分显示了S1在胃癌术后化疗中的价值。

（1）适应证

胃癌术后是否实施化疗主要取决于TNM分期、肿瘤生物学特性、患者全身情况、主观意愿等。胃癌术后化疗的适应证，目前比较一致的观点是：T3或N1以上的胃癌术后，应常规进行化疗；T2 N0 M0有以下高危因素的，建议术后化疗：①分化程度较差；②淋巴管、血管、神经受侵；③年龄<50岁者。T2 N0 M0若无上述高危因素，且手术较规范（D2清扫），则不建议化疗；T1 N0 M0不行术后化疗。化疗前应重视患者全身情况评估，体力Karnofsky指数<80者，应视为化疗禁忌证。

（2）方案选择

可供选择的方案包括CF方案、ECF方案、XELEO方案、S1单药、卡培他滨单药等。应综合患者的病理分期、手术方式、高危因素、全身状况、伴随疾病、主观意愿、社会经济状况等，来选择化疗方案。虽然晚期胃癌姑息化疗经验提示,两药联合方案常优于单药,三药联合常又优于两药联合,但在确定术后化疗方案时,不可照搬姑息化疗的经验。

术后化疗多属辅助性质,选择方案时,应注重安全性、化疗对生活质量的影响。目前西方国家多主张采用联合方案进行术后化疗,日本则推崇单药口服化疗。与西方国家不同,中国人之人种、体格特征、胃癌生物学特性、手术治疗理念、技术等更接近于日本,因此日本的相关经验可能更值得借鉴。我国幅员辽阔,各地经济发展不均衡,应从实际出发,选择适合不同经济能力患者的化疗方案。

(3)注意事项

要根据患者术后饮食、体力恢复情况,确定化疗时机。一般主张化疗应尽早进行,最好在术后4周左右开始,如超过3个月,则常难以带来生存益处。方案一经实施,一般不可轻易更改,应根据化疗中出现的不良反应、患者意愿,来调整剂量、用法。

氟尿嘧啶类、铂类的不良反应,主要表现为手足综合征、神经毒性、骨髓抑制、消化道症状、肝肾功能损害等,需密切随访。出现Ⅲ、Ⅳ度不良反应时,可在下一周期,将剂量调整为原来的75%。对胃癌术后辅助化疗的疗程,目前尚无统一意见,欧美通常为6个月,日本多为1年。

2. 胃癌的术前化疗

1989年有人首先报道了术前化疗在胃癌患者中的应用;其后数个中心研究证实,术前化疗能降低临床分期,提高进展期胃癌R0切除率,但这些研究均未能证明术前化疗能降低复发率、提高存活率。

2006年有人报道,胃癌、贲门癌、低位食管癌患者围手术期化疗,可提高术后存活率结果引起众多胃癌工作者对胃癌治疗模式的思考,并掀起胃癌术前化疗研究高潮;该试验将503例患者,随机分为围手术期化疗组、单纯手术组,围手术期化疗组采用ECF方案化疗,术前、术后各3疗程;结果显示,两组术后并发症发生率的差异无统计学意义,与单纯手术组比,新辅助化疗(NAC)组术后病理分期下降;两组T1~T2期患者比例分别为51%和36%,R0切除率分别为79%和69%。新辅助化疗组和单纯手术组5年存活率分别为36%和23%;证明了ECF方案的新辅助化疗在胃癌治疗中的价值,目前该方案的新辅助化疗,是欧洲胃癌治疗推荐的标准方案。应看到该试验虽为胃癌围手术期化疗,提供了高级别循证医学证据,但纳入对象包括胃癌、食管胃结合部腺癌、下段食管癌,若单纯以胃癌患者进行分析,并不能显示生存获益;该研究组中,相当一部分患者接受了术后化疗,因此无法确切区分术前化疗、术后化疗对生存获益的贡献。术前化疗是否能提高胃癌患者的存活率,尚需通过以生存获益为终点的大样本随机对照研究加以验证。

对胃癌术前化疗的适应证尚无共识,目前认为,术前化疗主要适用于可切除的无远处转移的局部进展期胃癌。对部分不可切除的局部进展期胃癌,也应尽量给予术前化疗,力求降期后手术切除。

(1)方案选择

与术后化疗偏重安全性不同,制定术前化疗方案时,常更注重方案的有效性,同时兼顾方案的毒性反应。基于此,术前化疗宜选择联合方案,三药联合较为普遍,尽量避免选择单药。鉴于MAGIC试验所采用的ECF方案有较高的循证医学级别,临床上较常推荐。

针对晚期胃癌的REAL2研究,以ECF方案作为基准,分别以卡培他滨、奥沙利铂取代5FU、顺铂,衍生出ECX、EOF、EOX方案。研究发现,EOX方案的1年总体存活率为46.8%,明显优于ECF、ECX、EOF方案,而Ⅲ、Ⅳ度中性粒细胞减少仅为28%,低于ECF和ECX方案。EOX方案使用较方便,适合于胃癌术前化疗。新的铂类、紫杉烷类、开普拓等药物的诞生,使胃癌姑息性化疗方案不断优化,无疑将会为胃癌术前化疗提供更好的方案。

(2)注意事项

目前术前化疗的有效率在50%左右,对化疗不敏感者,术前化疗可能延误手术时机,因此施行化疗前,应与患者进行沟通,并获得知情同意。术前化疗大多采用 3 周期方案,化疗开始 6 周后就应进行疗效评价,首个方案无效者,不主张改变方案继续化疗,而应停止化疗及早手术。对化疗有效者,应根据分期、患者对治疗的反应程度,确定手术时机。若患者一般状况允许,化疗停止后 2～3 周手术较佳。为了达到最佳效果,术前化疗常需结合术后化疗而序贯进行。

尽管有证据证明胃癌术前、术后的化疗价值,但应承认,其疗效仍相当有限,不能因化疗而随意缩小 D2 手术范围。安全高效化疗方案的不断推出,有望改变目前生存受益不明显的局面。

在 TNM 分期、病理分型的基础上,研究胃癌的分子分型,筛选出胃癌术前、术后的化疗可能受益者,是今后胃癌化疗研究的重点方向之一。胃癌化疗应注重循证医学证据,采用个体化治疗策略,强调存活率、生活质量并重。把握胃癌化疗适应证,依据肿瘤分期、生物学特性、患者全身情况、主观意愿等,选择合理的化疗方案,是提高胃癌术前、术后的化疗疗效的关键。

三、胃癌新辅助化疗

近年来,对进展期胃癌的治疗,提倡以手术为主的综合治疗,即手术切除辅以化疗、放疗、免疫治疗等。新辅助化疗(NAC)是胃癌综合治疗的组成部分,能减少肿瘤负荷,降低临床分期,提高手术切除率,进而改善预后。尽管新辅助化疗在胃癌治疗中的作用仍在临床试验阶段,随着临床试验不断开展,新辅助化疗疗效较为满意已日益肯定。

1. 新辅助化疗的概念

新辅助化疗(NAC)最早是由美国学者提出,当时主要应用于骨肿瘤、乳腺癌等。胃癌新辅助化疗已有 20 多年历史,主要在治疗乳腺癌等实体肿瘤取得成功的基础上逐渐发展起来。其主要意义在于:

(1)多数进展期胃癌原发病灶已侵至、甚至侵入浆膜,并与周围组织、器官、腹部大血管黏附;常伴有胃周淋巴结转移,增加 R0 切除(肉眼及镜下均无残留)难度,预后较差。而新辅助化疗可减少肿瘤负荷,使其与周围组织边界清晰,提高 R0 切除率而改善患者预后。

(2)进展期胃癌常有血管侵犯、肉眼不可见的微转移灶,新辅助化疗可在发现胃癌的第一时间,治疗这部分微转移病灶,提高患者总体生存率。

(3)指导选择术后辅助化疗方案。由于患者对不同化疗方案敏感性不同,常给术后辅助化疗方案的选择,带来一定盲目性。新辅助化疗可通过观察患者临床化疗毒副反应,而合理选择术后辅助化疗方案。

(4)减少进展期胃癌患者肿瘤相关症状,如呃逆、疼痛等,减少患者术前痛苦。

临床上新辅助化疗也存在一定风险,主要表现在:

——由于无法知晓术前化疗方案的临床有效率,因而在应用新辅助化疗的过程中,可能出现原发肿瘤体积增大、疾病进展、错失最佳手术机会。

——在术前应用化疗后,化疗药物能使组织脆性增加、易出血等,可能增加术后并发症的发生概率,延长住院时间。

2. 胃癌新辅助化疗现状及进展

从单药化疗到多药联合应用,新辅助化疗(NAC)方案不断发展。早年胃癌新辅助化疗方案,主要源于晚期胃癌姑息化疗、结肠癌的新辅助化疗方案,主要药物包括氟尿嘧啶(5-FU)、顺铂(CDDP)、依托泊苷(VP-16)、表阿霉素、氨甲蝶呤等。有人报道的 EAP 方案及后来提出的 FP(5-FU、顺铂)方案等,都有不同程度骨髓抑制、胃肠道反应、心脏毒性等,部分患者会中断化疗,且疗效也不满意。

2006 年由英国医学研究会主持的大型临床试验(MAGIC 试验)将 503 名胃癌及食管下段肿瘤患者随机分为围手术期化疗组(250 例)及单纯手术组(253 例),结果显示,围手术期应用 ECF 方案

（表阿霉素、顺铂、氟尿嘧啶）化疗，能提高胃癌患者 R0 切除率（围手术期化疗组：单纯手术组为 79%：69%），可提高 5 年生存率（围手术期化疗组：单纯手术组为 36%：23%）。这一结果使该方案在 NCCN 胃癌治疗指南中，被列为 I 级证据的新辅助化疗方案。

2007 年，一项涉及 9 个临床试验的 Meta 分析结果显示，共筛选出 2102 例胃癌患者，中位随访时间为 5.3 年，围手术期化疗组（CSC）与单纯手术组（S）比较，R0 切除率为 67%：62%（$P=0.03$），5 年生存率提高 4%，$HR=0.87$（$P=0.003$）。

另一项法国的临床研究（FFCD 9703）对照胃癌患者围手术期 5-FU 联合顺铂（FP）化疗组（113 例）和单纯手术组（111 例），结果表明，5 年无病生存率分别为 34% 和 21%（$P=0.003$）。

有的研究表明，接受术前和术后联合化疗无远处转移的局部进展期胃癌患者，R0 切除率及术后生存率都有提高。这些临床试验结果进一步证实，围手术期化疗，可改善进展期胃癌患者的预后。

选择新辅助化疗方案的原则，是选择高效低毒的联合化疗方案，尽量避免单药化疗。除已有循证医学证据的化疗方案，如 ECF 或 FP（5-FU＋顺铂）外，还可选择在晚期胃癌化疗中已证实不劣于上述方案的药物组合。

REAL2 试验结果显示，奥沙利铂、卡培他滨联合表阿霉素（EOX）作为 ECF 的改良方案，治疗晚期胃癌时，卡培他滨疗效不劣于 5-FU，奥沙利铂疗效不劣于顺铂，与 ECF 方案比，EOF 方案能提高其生存率、降低化疗不良反应。卡培他滨联合奥沙利铂，或可成为新辅助化疗方案的新选择。

FOLFOX（5-FU＋亚叶酸钙＋奥沙利铂）及紫杉类药物为基础的联合化疗方案，如 DCF（多烯紫杉醇＋顺铂＋5-FU）、PCF（紫杉醇＋顺铂＋5-FU）等，均在晚期胃癌中取得了较好的临床疗效，可成为新辅助化疗的备选方案。

近期日本有学者评估了 S1 联合顺铂，用于术前化疗的可行性、疗效，研究发现，该方案治疗总体反应率为 62.5%。3～4 级不良事件发生率<10%；在 93 例切除原发灶的胃癌患者中，中位生存期为 41.9 月。新方案的疗效令人鼓舞，或将为新辅助化疗提供新的选择。

随着分子生物学的迅猛发展，大量抗肿瘤的分子靶向药物也不断涌现。2009 年 ASCO 会议上公布了首个靶向 HER2 的单抗药物（曲妥珠单抗），用于晚期胃癌的多中心随机对照临床研究结果，表明曲妥珠单抗联合化疗，疗效优于单纯化疗。

MAGIC-B 三期临床试验，以 MAGIC 试验为基础，以 ECX（表阿霉素＋顺铂＋卡培他滨）方案联合小剂量贝伐单抗，围手术期治疗进展期胃癌，正在评价其临床疗效、生存收益、毒副反应。这也将是传统化疗药物联合分子靶向药物，在围手术期治疗进展期胃癌的大规模随机对照试验。

3. 新辅助化疗敏感性预测

目前多数化疗方案的临床总体有效率在 40%～50%，部分患者对初次化疗方案并不敏感（原发耐药），也有部分会出现继发耐药。如何在选择药物前就基本能判断出真正的获益者、真正实现个体化治疗，还需更多的学科研究者共同参与，这是目前胃癌综合治疗面临的重要问题。

晚期胃癌的综合治疗，要包括靶向药物、放化疗结合的进步，它将为新辅助化疗（NAC）提供较多的机会，可使部分原本不能切除的胃癌患者，在化疗后获得根治性治疗。德国、日本的学者，通过分子生物学研究，预测化疗敏感性、患者生存情况，结果发现，氟尿嘧啶代谢相关蛋白 TS、DPD 低水平表达者，对化疗较敏感。但这些结论尚未达成共识，仍需更多的研究来完善。

新辅助化疗已成为进展期胃癌综合治疗不可或缺的一部分。它能降低肿瘤分期，增加根治性切除率，可使部分无法手术的患者根治性切除，延长患者生存时间。目前胃癌新辅助化疗的临床疗效，与其他肿瘤相比仍然较低。因此，如何选择恰当的化疗方案、给药方式以提高临床疗效，降低毒性反应，术前预测化疗疗效，实现个体化治疗，仍是目前胃癌新辅助化疗的研究方向。

目前进展期胃癌依然不能治愈，然而一些化疗药物在胃癌治疗中的单一及联合应用，被证明有临床意义。单一用药的总体有效率为 10%～30%，联合用药的总体有效率为 30%～60%。

虽然新辅助化疗应用于胃癌治疗仍在实验阶段,但是一些Ⅱ、Ⅲ期的临床试验结果值得更深的研究。我国住院胃癌患者中,Ⅲ、Ⅳ期占 50%～60%,此类患者手术切除率较低,获得根治性切除的比例较少,即便扩大切除和淋巴结清扫范围,术后局部复发、远处转移的发生率仍较高,5 年生存率一般为 30%～50%,治疗效果较差。

现今胃癌的主要临床治疗手段,是以手术为主的综合治疗,即手术切除辅以化疗、放疗、免疫治疗等。研究证明,胃癌新辅助化疗可使肿瘤缩小、临床分期降低、肿瘤组织反应性水肿减轻等,能提高胃癌患者的根治性切除率、减少术后复发转移率、提高生存率。围术期化疗可提高进展期胃癌患者的生存质量。

4. 胃癌新辅助化疗的临床应用

从单一化疗药物的选择,到多种化疗药物的联合应用,新辅助化疗(NAC)的用药方案在不断变化发展。目前新辅助化疗方案基本上是按胃癌根治术后辅助治疗进行。EAP、FP、PMUE、FADE 等方案,都因有不同程度的骨髓抑制、消化系统反应、心脏毒性等,使患者可中断化疗用药,从而使疗效不太满意。

2008 版 NCCN 胃癌临床实践指南指出,根据 MAGIC 和 V325(一项随机性多中心Ⅲ期临床研究)结果,ECF 方案(表柔比星、顺铂、氟尿嘧啶)及其改良方案(奥沙利铂、卡培他滨)与 DCF 方案(多西他赛、顺铂、氟尿嘧啶)被列为Ⅰ类证据的化疗方案。

其他方案,包括 Kollmannsbe rgeretal 联合紫杉醇、顺铂、四氢叶酸方案;联合应用依托泊苷、5-FU、阿霉素、顺铂方案;联合应用氨甲蝶呤、5-FU 方案;联合应用 CPT-11、顺铂方案;应用 FAM或 MTX/5-FU 方案;应用 TPLF 方案等。各方案都有某种效果,但都没有成为晚期胃癌一线化疗方案金标准,胃癌新辅助化疗的药物选择上,仍需大量的临床研究。

5. 新辅助化疗临床应用难点

胃癌新辅助化疗(NAC)的适应证、用药时限、方案选择、评价指标等,都还没有统一、明确的标准,这些问题已成为胃癌新辅助化疗在临床具体应用中的难点。对患者接受新辅助化疗的方案,目前国内外学者多认为,Ⅲ、Ⅳ期胃癌患者可接受新辅助化疗;而新辅助化疗药物方案的选择原则,是高效低毒的联合化疗方案。但由于化疗药物方案现还没有金标准、缺少个性化、不能针对某个体,而化疗药物方案的选择关键,是要适应患者需要。

研究表明,检测某些基因的表达水平,能预测患者对新辅助化疗(NAC)的应答及预后。有人研究与 5-FU 代谢相关的双氢嘧啶脱氢酶(DPD)、胸苷磷酸化酶(TP)等的表达水平,及与顺铂代谢相关的生长停滞 DNA 损伤诱导蛋白(GADD45A)等的表达水平,采集手术前接受新辅助化疗的 61 名局部进展期胃癌组织标本,新辅助化疗方案为 5-FU、顺铂、亚叶酸钙联合化疗(剂量、疗程均按国际经典化疗方案),新辅助化疗结束后 3～4 周,进行手术治疗,其中 79% 达 R0 切除,16% 达 R1 切除,中位生存时间为 27.2 个月,总体中位生存时间为 38.1 个月;用实时定量 PCR 等测定标本中靶基因的表达水平,发现当 DPD 水平 $<7.49\times10^{-3}$ 时,常表现对新辅助化疗、组织病理学、临床症状有应答;高水平 DPD($>7.49\times10^{-3}$)患者,对新辅助化疗常无应答,且预后较差($P=0.006$)。GADD45A 水平 $<82.18\times10^{-3}$ 和/或 TP 水平 $<347.71\times10^{-3}$ 时,患者对新辅助化疗反应常敏感;高水平 GADD45A($>82.18\times10^{-3}$)和/或高水平 TP($>347.71\times10^{-3}$)时,44% 患者对新辅助化疗无应答(特异性 100%),预后较差($P=0.04$)。可见在术前检测与化疗药物代谢有关的某些基因表达水平,能预测患者对这种化疗药物的敏感、预后,能对新辅助化疗的药物选择,提供判断依据。

对确定患者新辅助化疗的持续时间,有人认为,化疗时间过长,可能会错过最佳手术时机;而时间过短,可能会达不到术前化疗的期望。国内外学者大多数认为,在无远处转移的局部进展期胃癌患者中,T3N1 患者一般需要 6～8 周的术前辅助化疗,最好<2 个月;对 T3N2 或 T4 患者应适当延长,需要 8～9 周及以上;而对 T2 患者,因需行术后辅助化疗,术前仅需化疗 4～6 周,最好

＜6 周。

新辅助化疗(NAC)是胃癌综合治疗的一部分,能降低病理分期,提高手术切除率,可使一些无法手术的患者能接受手术治疗,提高患者生存率。但新辅助化疗自身也有不良反应,化疗药物/方案选择、持续时间等还没有统一标准。大多数认为,预测患者对化疗药物的反应程度,对患者的新辅助化疗非常重要。检测相关基因表达水平,来预测对化疗药物的反应、预后,有很高的研究价值,但还没有达成共识,需要进一步研究。

四、进展期胃癌新辅助放化疗

由于肿瘤生物学行为特征,进展期胃癌(AGC)即便行根治切除术,局部复发率也达 50％以上,术后 5 年生存率仅 10％～49％,单纯手术治疗的效果较差。为提高进展期胃癌的治疗效果,目前多采用外科手术、化疗、放疗等的综合治疗模式。临床研究证实,术前辅助性放化疗可提高根治切除率,降低复发转移率,延长生存期。

理论上,术前新辅助治疗较术后辅助治疗存在以下优势:①术前辅助性化疗可使胃癌病灶缩小、使转移淋巴结玻璃样变及纤维化;②术前辅助性化疗可降期、以提高胃癌 R0 切除率;③术前辅助性化疗有利于评估胃癌对化疗的反应程度,避免术后选择无效的抗癌药;④术前辅助性化疗能防止肿瘤血供、淋巴引流改变、影响术后化疗效果,防止原发肿瘤的切除刺激剩余肿瘤生长;⑤术前辅助性化疗能减少术中播散的可能性,降低肿瘤细胞活性;⑥术前辅助性化疗可消除潜在的微转移灶,降低术后转移复发的可能。

随着分子生物学的发展,大量的分子靶向药物不断涌现。曲妥珠单抗联合化疗的疗效优于单纯化疗。同时 ECX(表阿霉素,顺铂,卡培他滨)方案联合贝伐单抗,围手术期治疗进展期胃癌(AGC)疗效较好。

目前正在研究术前同步进行新辅助放化疗的疗效。RTOG9904 试验是以紫杉醇加 5-FU 联合同步放疗的 II 期临床研究,共纳入 43 例进展期胃癌患者,术前行 2 个周期的化疗,5-FU 第 1～21 天,LV 第 1,7 天及第 14,21 天,顺铂第 1～5 天。随后行 45 Gy 总剂量(1.8 Gy/d)放疗,同时 5-FU 每周 5 次,紫杉醇每周 1 次,共 5 周。最终 50％患者接受了 D2 手术,R0 切除率为 77％,病理完全缓解率为 26％。

2012 年中国进展期胃癌术中区域性缓释化疗专家共识已在网上公开发表,介绍了疗效影响因素、使用方法等,有较大的指导意义,详细内容可从网上获得。

我国有人同步放化疗治疗局部晚期胃癌患者 18 例,常规分割 180cGy/次,DT4 500cGy/25 次,化疗采用 CF＋PDD 方案,放疗前连用 5 天,同时给予止吐、对症、营养支持治疗,21 天为 1 周期,共 3～4 周期。结果显示,1 年生存率为 55.6％,2 年生存率为 27.8％。放化疗主要毒副作用为食欲下降、乏力、恶心、呕吐、轻微腹泻等消化道症状,均能耐受。

有人对 40 例进展期胃癌(AGC)患者先进行术前新辅助化放疗,方案为:5-FU 第 1,5 天,顺铂第 1～5 天,紫杉醇第 1 天;然后给予 45 Gy 总剂量放疗(1.8 Gy/d),同时 5-FU 每周 5 次,紫杉醇每周 1 次同期进行化放疗;20％和 15％的患者达到 CR 和 PR。总 R0 切除率为 78％。

2007 年 ASCO 会议上,有人报道了术前化疗与术前放化疗对比的 III 期随机对照研究的初步结果,共入组 394 例进展期胃癌患者,随机分为术前化疗组(A 组)和术前放化疗组(B 组),A 组共接受 2.5 个疗程化疗(CDDP/CF/5-FU,每周 1 次,共 6 次),3～4 周后手术;B 组先接受 2 个疗程相同方案化疗,随后进行 3 周放化疗(共 30Gy,同时 CDDP 第 2、8 天和 VP-16 第 3、4、5 天静脉滴注),3～4 周后手术。最终 2 组中可评价患者各 60 例,A 组不良反应较低,手术死亡 2 例;B 组 35％患者出现严重粒细胞减少症,手术死亡 5 例。A、B 两组 R0 切除率分别为 77％和 85％,病理完全缓解率分别为 2.5％和 17.0％。随访结果显示,2 组中位生存时间分别为 21.1 个月和 32.8

个月，3 年生存率分别为 27％和 43％。该试验是进展期胃癌新辅助放化疗的Ⅲ期临床随机对照研究，虽然术前放化疗增加了手术死亡率，不良反应也有所增加，但较术前化疗，能延长进展期胃癌患者的生存期；但该差异未达到统计学差异水平，仍需进一步改良随机研究。

有人得出相近的结论，研究纳入 23 例可手术切除的进展期胃癌患者，术前接受 2 个周期的化疗（依立替康、顺铂）后，给予 45 Gy 放疗时，联合进行同期化疗（依立替康、顺铂），放疗结束 5～8 周后行手术；病理缓解率为 9％，R0 切除率为 65％，中位生存期为 14.5 个月，2 年生存率为 35％。

在最近的一项Ⅲ期临床研究中，有人在 119 例局部晚期食管下段或胃食管结合部腺癌患者中比较了术前化疗（顺铂、氟尿嘧啶、亚叶酸钙）和术前同步放化疗的疗效；患者随机分为化疗序贯手术组（A 组）/化疗序贯同步放疗序贯手术组（B 组）。B 组和 A 组患者术后病理学完全缓解率分别为 15.6％和 2.0％，淋巴结阴性率分别为 64.4％和 37.7％，B 组显著高于 A 组，术前同步放化疗后 3 年生存率，由 27.7％提高至 47.4％。该研究结果提示，术前同步放化疗与术前化疗比，存在生存获益趋势，虽然这一趋势未达统计学意义，目前正在进行更大规模的试验。

根治性手术虽然是目前治疗进展期胃癌的最主要的方法，但经广泛研究证实，单纯手术的疗效较差。围手术期综合治疗方案，虽经过多年研究，目前仍不能确定标准方案。术后辅助放化疗与单纯术后辅助化疗、单纯手术相比，可提高胃癌患者生存率。而术前新辅助放化疗已证实较安全、可行，目前的术前新辅助放化疗，可提高 R0 手术切除率，减少术后复发转移，但能否延长总体生存时间，仍需大样本的研究证实。

目前在胃癌外科学界已初步达成两个共识：一是单纯外科手术无法达到生物学意义根治，即便扩大手术切除范围、淋巴结清扫范围，也未取得实质性突破；二是未出现远处转移的胃癌患者减瘤手术的疗效，优于未手术者。理论上，术后辅助化疗，可通过杀灭体内残存的微小转移灶以延长生存期，但欧美的临床试验，未能重复日本临床试验所发现的术后辅助化疗可获得的临床益处。因此如何提高进展期胃癌的 R0 切除率、清除微转移病灶，已成为提高胃癌治疗效果的目标，也是胃癌新辅助化疗的初衷所在。

新辅助化疗（NAC）即术前化疗，以细胞杀灭一级动力学理论为基础，由 Freir 于 1982 年首先提出，1989 年 Wilke 等首先将其用于胃癌患者的治疗。20 世纪 90 年代以来，进展期胃癌新辅助化疗逐渐开展，许多Ⅱ期临床研究显示其便捷性和安全性。

为进一步探讨新辅助化疗在进展期胃癌中的作用，近年国内外学者从新药应用、随机对照试验（RCT）、不同化疗方案及方式、联合新辅助放化疗等方面进行了研究。瑞士的 TCF 方案、欧洲 EORCT40954 的 FLP 方案、日本 NCT00182611 的伊立替康/S1 方案、北京肿瘤医院等合作研究的 FOLFOX7 方案正在进行中，其结果均令人期待。目前进展期胃癌的方案尚无标准方案可循。术前化疗药物和方案，一般选择高效低毒的联合化疗方案，尽量避免单药。化疗方式有静脉全身用药、动脉介入灌注化疗、腹腔化疗等。

为比较各化疗方案的效果，有人对 ECF 和 FOLFOX 两方案进行比较，结果两组方案对进展期胃癌（AGC）均有效，毒性反应均可耐受；FOLFOX 组疗效高于 ECF 组。术前腹腔化疗对胃癌浆膜浸润有一定疗效。

术前区域性动脉化疗耐受性良好，能提高进展期胃癌的远期疗效，有人运用静脉化疗持续给药及动脉介入化疗的全身反应较轻的特点，对 50 例晚期胃癌患者给予动静脉联合给药的 FLEOX 方案，行新辅助放疗并加以营养支持，取得较满意的效果；但上述研究的样本量较小，且缺乏对照，其结论尚需大样本 RCT 证实。

近年也探讨了化疗周期对疗效的影响。最近研究发现：术前新辅助化疗 2 个周期，术后组织学检查，显示有明显的肿瘤坏死性改变；术前新辅助化疗超过 3 个周期，肿瘤缩小则不明显；术前新辅助化疗超过 4 个周期，肿瘤反而可有增大的趋势。此外，新辅助放化疗的毒副作用也需要引起关注，有研究发现，适当减少化疗药物剂量及延长用药时间可减轻毒副反应。

1. 胃癌术前分期及新辅助化疗疗效

胃癌术前新辅助化疗的疗效,与胃癌治疗前后分期的准确性相关;现今的分期,主要通过对原发肿瘤、转移淋巴结的改变程度而判断。术前分期的手段主要有超声内镜(EUS)、CT、磁共振成像、正电子发射断层显像(PET)等,前两者目前最常用。

超声内镜能显示胃壁各层次,可通过胃壁肿瘤的回声范围和深度,确定肿瘤侵犯程度。一般超声内镜对 T 分期的判断,优于经腹 B 超,但经腹 B 超对 N 分期较超声内镜有优势。临床上超声内镜主要用于 T 分期,准确度为 69%～92%。但超声内镜有时难辨早期胃癌的炎症反应、瘤体,可导致分期过高。此外超声内镜可能因新辅助化疗后组织水肿、纤维化等,在新辅助化疗后对 T 分期的准确性可下降。

在胃癌的诊断和新辅助化疗疗效评价中,CT 是常用的手段。CT 对 T 分期主要依据胃壁增厚和/或病灶信号异常强化来判断;而对 N 分期主要依据转移淋巴结的大小、密度等。结合多排螺旋计算机断层显像(MDCT)多平面重建观察,T、N 分期准确率可达 80% 和 70%。因受限于对软组织的分辨率,CT 常难以准确评价 5 mm 以下的小淋巴结转移癌,已成为 N 分期水平进一步提高的瓶颈。

临床实践中,以 CT 观察治疗前、后肿瘤大小的变化时,常会出现治疗后最大横断面与治疗前无法完全重合在同一层面上的现象,加之呼吸对 CT 扫描平面的影响,可影响评估疗效。最新有人利用多排螺旋计算机断层显像后工作站,获得胃原发癌的体积数据,进而计算出体积退缩率,并发现其对新辅助化疗疗效的判断,优于癌肿及淋巴结的厚度退缩率,甚至优于 PET 的标准化摄取值(SUV);这为今后新辅助化疗疗效评价提供了新的思路。多排螺旋计算机断层显像、灌注显像的研究,可提供一些能反映肿瘤生物学行为的灌注参数(如 BF,PS 等),其能否在新辅助化疗疗效评效中发挥作用值得进一步研究。

PET 和 PET-CT 作为功能影像检查手段的突出代表,较传统影像检查对于肿瘤分期显示出明显优势,使临床越来越多地利用 PET 和 PET-CT 评价胃癌新辅助化疗的疗效。以 [18]F-氟代脱氧葡萄糖为示踪剂的 PET,由于易受肿瘤大小、部位、分化程度、空间分辨率(5～7 mm)等的影响,其在胃癌 T、N 分期中的敏感性较低(敏感性分别为 58%～94%,17.6%～46.4%),尽管特异性较高。但 PET 可根据肿瘤标准化摄取值(SUV)的变化,早期判断胃癌对新辅助化疗的反应,这优于根据肿瘤大小判断疗效的 CT(肿瘤大小的变化较晚)。因而临床实践中,PET 主要用于早期判断肿瘤对新辅助化疗的反应情况。研究显示,PET 可准确观察 80% 的胃癌患者对新辅助化疗的反应,并能反映预后(新辅助化疗有反应者和无反应者的 2 年生存率分别为 90% 和 40%)。新近有学者认为,结合 PET 功能影象和 CT 高空间分辨率的优点,可提高其在胃癌分期诊断中的准确性。研究发现,新的示踪剂氟代胸腺嘧啶脱氧核苷(FLT)较 [18]F-氟代脱氧葡萄糖,可提高 PET 在胃癌分期诊断中的价值,尤其适用于 [18]F-氟代脱氧葡萄糖摄取率较低的胃癌患者。有人认为,判断 PET-CT 联合应用的价值及研发稳定而对肿瘤具高亲和力的新型示踪剂应,是今后努力的方向。

MRI 对软组织的分辨力较高,并有多平面、多参数显像能力,无需造影剂即可区分淋巴结、血管;MRI 有潜在的术前分期优势。研究表明,MRI 对胃癌 T、N 分期的准确度分别为 71.4%～88%、52%～65%。MRI 对分期的主要优势,在于判断浆膜浸润、远处转移,其对 M 分期准确度约为 85.7%,尤其对胃肠道肿瘤肝转移的检出能力常优于 CT。但 MRI 扫描时间过长时,能致胃蠕动、呼吸所带来的图像伪影,是当前 MRI 准确分期的瓶颈。在实际工作中,可应用轴位结合矢状位、冠状位图像联合观察的方法,有助于提高 MRI 分期诊断的准确性。MRI 是除 PET 外的可提供功能定量指标的影像学手段,扩散加权显像(DWI)为其技术之一。但目前 MRI 在胃癌新辅助化疗疗效评价的报道较少。有研究表明,DW-MRI 可早期检出胃肠道肿瘤及其转移灶对新辅助化疗的反应,并可用表观弥散系数(ADC)值,区分有效、无效患者,正在进一步研究。

临床实践中,评价新辅助化疗的疗效,有影像和病理两种标准。新辅助化疗后手术标本的病理残瘤率,虽是判断新辅助化疗疗效直观、客观的方法,但镜下如何确定化疗前肿瘤的范围、准确计算残瘤率,在实际操作中仍较困难。所以影像学成为评估新辅助化疗疗效的金标准。

目前常用的有实体肿瘤的疗效评价标准(RECIST)、世界卫生组织(WHO)标准、美国西南肿瘤治疗协作组(SWOG)标准,其中 RECIST 标准选择重复性更好的单径线测量法,可准确测量肿瘤病灶的最长径,测量方法标准化、简单化,较为常用。

2008 年有人观察了 80 例胃癌患者,发现其中 21% 用上述三种评价标准所得结果不一致。RECIST 标准可能难以评价肿瘤负荷、单个癌肿病灶较小(病灶直径之和<2 cm)的患者;其对疾病进展(PD)定义,为最大测量直径之和增加超过 20%。部分患者用 SWOG 标准评价已达到 PD,却未达到 RECIST 标准中的 PD,因此难以早期发现化疗无效患者。

WHO 标准对 PD 定义为:单个病灶的大小增加超过 25%。事实上,有的患者尽管达到 WHO 标准中的 PD,其总的肿瘤负荷并未明显增大,这可造成评价不当而终止有效化疗。

一种评价标准可能适用于具有一定特征的患者,而常不能适用于所有患者。这一研究也向以往将不同评价标准的评价结果进行合并的 Meta 分析提出了质疑,并指出未来的研究可能应以肿瘤大小为依据,来判断某种评价标准在临床中的适用性。

2. 进展期胃癌新辅助化疗的敏感性预测

尽管功能影像学手段 PET,能用于指导胃癌新辅助化疗,但其仅适用于能摄取 ^{18}F-氟代脱氧葡萄糖(FDG)的患者,且 PET 费用较高昂,使之不得不寻求更经济有效的预测手段。

国内外已有学者通过分子生物学研究,以早期预测新辅助化疗的敏感性和预后生存情况。有人通过体外化疗药物敏感试验,发现胃癌组织中多药耐药基因(MDR1)和多药耐药相关蛋白(MRP)高水平表达,是胃癌对多种化疗药物具有耐药性的标志。有人发现胸苷酸合成酶水平与化疗敏感性有关。国外研究发现,染色体的不稳定性、生长抑制、DNA 损伤修复基因等的表达水平,可预测胃癌患者对新辅助化疗的反应;其他分子标记物如 HER2 等与胃癌患者的预后也相关。通过分子生物学手段早期预测化疗敏感性和预后及研发新靶向药物,乃是今后的研究方向之一。

新辅助化疗的主要目的是使肿瘤缩小、利于手术完整切除肿瘤。目前认为要掌握以下原则:不可盲目以为化疗有效而延误手术最佳时机,手术切除仍为达到根治的唯一手段;要选择高效低毒的药物联合化疗,在有限时间内获最大疗效。选择患者一般以局部进展期胃癌患者较合适(T2~4 或 N+,M0)。出现远处脏器转移、腹腔广泛转移的患者,即便肿瘤缩小,也不全可作手术,而病变较早期的患者,则可因化疗无效而失去最好手术机会。故患者选择标准为:经病理证实的进展期胃癌患者(Ⅱ,Ⅲ期——UICC 2009 年 TNM 分期),有客观可测量的病灶以便于评价疗效,患者其他脏器功能可以耐受化疗,并取得患者知情同意。

3. 目前存在的争议

尽管过去几十年在新辅助化疗治疗进展期胃癌方面取得了进展,但学者们对其仍在研究中。为此在 2009 年中国消化外科学术会议上,进行了一场以"可切除进展期胃癌先行化疗还是先行手术"的辩论。正方认为新辅助化疗有不少优点,主张先化疗再手术。反方则认为,目前发现一部分患者在新辅助化疗期间出现肿瘤进展或远处转移,以致不能手术切除,远期生存率下降;1/3 的患者可能对化疗无反应,而目前的研究尚不能给出如何区分患者对化疗有无反应的确切答案,主张对可切除的进展性胃癌,应先手术再行化疗,其优势已得到循证医学证实。

根据目前的研究进展,今后的研究应从以下几个方向努力:一是进一步开展多中心、设计良好的 RCT 以证实新辅助化疗的确切疗效;二是新辅助化疗的用药方案、用药方式、用药周期有待规范;三是新辅助化疗的适应证尚需统一;四是准确的术前分期、早期化疗敏感性预测的手段有待进一步研究;五是分子靶向治疗为潜在发展方向。

五、残胃癌新辅助化疗

由于残胃癌的发生率不同,临床表现具有多样性、复杂性的特点,各个医院及临床医生对其诊断与治疗仍有不同的观点。目前残胃癌的治疗尚无统一规范,预后相对较差。传统观点认为,残胃癌是胃因良性病变施行胃大部切除术至少5年以后所发生的残胃原发性癌,但近年来日本的残胃癌定义有所变化。残胃癌是临床较难处理的问题,诊治方面仍存在分歧。如何治疗残胃癌,提高患者的生存质量及存活率仍然是摆在我们面前的难题,综合治疗及化疗的地位仍有待探讨。

1. 残胃癌治疗原则

残胃癌治疗原则是以手术为主的综合治疗,手术方式主要为全胃切除加 D1 或 D2 淋巴结清扫术;为追求根治效果,适当的联合脏器切除是必要的,可能切除的脏器包括:胰腺体尾部、脾脏、肝脏左外叶、横结肠等。残胃全切加胰十二指肠切除术、手术范围过大时,并发症发生率较高,预后较差,应慎重考虑。由于初次手术后的解剖学变化,一般较难以正确判断病变的范围和准确的解剖层次,对进展期残胃癌,很难判断是术后粘连还是浸润。为了根治进展期残胃癌,常需行联合脏器切除,手术创伤性增大,易造成出血和胰漏等并发症;系统的淋巴结清扫亦有很大困难,手术精度下降,不全切除率较高。有人报告 26 例残胃癌手术切除率为 61%,其中仅 75% 行根治切除,根治切除术中 33% 需联合脏器切除。

残胃癌的淋巴回流不同于普通原发性胃癌,初次的胃切除常导致淋巴漏、淋巴管堵塞、淋巴管再生,均可导致淋巴回流改变。残胃最主要的淋巴回流途径是沿胃左动脉、胃后动脉、脾动脉的途径,残胃癌的淋巴结清扫包括:No. 1、2、3、4、7、8、9、10、11 等淋巴结,肿瘤侵犯食管时,根治切除还需清扫 No. 19、20、110、111 等淋巴结。31%~53% 的残胃癌浸润胃空肠吻合口,空肠系膜淋巴结转移的发生率达 9%~52%,因此 Billroth-II 式吻合患者中,肿瘤侵犯吻合口时,切除空肠系膜亦很有必要。

2. 残胃癌的预后

残胃癌的预后较差,5 年存活率为 7%~20%,但如果能早期发现,通过正确及时的治疗,则可明显改善预后。定期胃镜检查,能早期发现 50% 残胃癌患者,5 年存活率达到 69%。残胃癌预后的决定因素在于肿瘤的 T 分期、淋巴结转移情况、有无空肠浸润、根治程度等,其中能否根治是较重要的预后因素。有人报告,R0 切除后 5 年存活率为 71%,而 R1 和 R2 切除者 5 年存活率仅 20%;T1、T2 期残胃癌 5 年存活率高达 100%,而 T3 或 T4 期残胃癌 5 年存活率仅 25%;淋巴结转移比例<0.2 的残胃癌术后 5 年存活率为 75%,而>0.2 者 5 年存活率仅 17%;肿瘤浸润空肠者 5 年存活率为 0%,而无空肠浸润者 5 年存活率为 80%。残胃癌的预后与病变部位、初次重建术式、肿瘤分化程度等无明显相关。国内有人治疗残胃癌 109 例,占同期胃癌手术 4 338 例的 2.5%,其中根治性切除为 54 例(49.5%),根治切除 5 年存活率为 29.2%,平均存活率 48.1 个月。

目前提高残胃癌治疗效果的关键在于早期发现,胃镜检查优于气钡双重造影,定期的胃镜检查,有助于早期发现残胃癌,能提高疗效。半数以上患者诊断后无法行根治性切除,术前化疗是研究的方向,手术不能治愈和不能切除的患者,是术前化疗的适应证。目前残胃癌术前化疗的文献报告不多,对于残胃癌的新辅助化疗,理论上应相同于进展期胃癌。外科和内科的医生要相互沟通;一些内科专家认为应在术前评估残胃癌的新辅助化疗;外科医生常考虑患者的体质状况、病变部位、粘连浸润、手机时术等,可内外科联合治疗残胃癌。

3. 参考进展期胃癌的新辅助化疗

化疗在胃癌综合治疗中占有重要地位,主要应用于不能手术、术后复发转移的晚期胃癌;对手术切除局部癌灶估计有困难者,可采用术前新辅助化疗使病灶缩小,增加手术根治的机会,提高切除率,减少复发转移。日本、我国采用剖腹或内镜直视下动脉插管、经股动脉逆行插管方法,进行术前化疗,结果 3 年和 5 年存活率都较单纯手术为高。

有人对 59 例需做治愈性切除的进展期胃癌,术前持续输注 5-FU＋CF＋DDP 共 2 周期,随后手术,术后 3～4 周,再应用 2 周期腹腔注射 FUDR＋DDP,结果 98％用了 2 周期全身化疗,95％做了手术,40 例(0～Ⅲ期)进行了治愈性切除,15 例(Ⅳ期)进行了姑息性切除,发现术前全身化疗和术后腹腔化疗是安全的。有人指出,对不能切除的胃癌患者、局部晚期可切除的胃癌患者,给予术前新辅助化疗后,切除率可达 40％～100％,治愈性切除率为 37％～80％。对于晚期、有主动脉旁淋巴结转移的胃癌患者行新辅助化疗,2 年存活率为 42.9％,比未用新辅助化疗的 10％要好。

有人对 14 例局部晚期胃癌患者,术前采用 EEP(VP16＋EPI＋DDP)方案 2 周期,13 例重新分期时发现未恶化,7 例显微镜证实有效,14 例成功地行 D2 手术切除,7 例病理学证实降期,12 例(85.7％)获益。从目前的资料看,新辅助化疗是有理论依据的,可降低分期和增加切除率,同时也可能控制微小转移病变,值得前瞻性随机研究。

MAGIC 实验开启了进展期胃癌围手术期化疗的新模式:手术前后各 3 个周期 ECF 方案(表柔比星＋顺铂＋5-FU)化疗,比单纯手术的无进展存活率显著改善($P<0.001$),5 年存活率显著提高(36％∶23％),死亡风险降低 25％($P=0.009$)。因此 ECF 方案已成为胃癌围手术期化疗推荐方案。研究发现,仅 42％患者完成术后辅助化疗;围手术期化疗的生存益处,可能主要与新辅助化疗有关。另一项法国临床研究(FFCD 9703)发现,与单纯手术相比,围手术期 FP 方案(顺铂＋5-FU)化疗的 5 年无病存活率提高(34％∶21％,$P=0.003$)。

国内学者做了局部晚期胃癌新辅助化疗、单纯手术的回顾性研究,新辅助化疗采用奥沙利铂联合 5-FU、亚叶酸钙,结果新辅助化疗组 51.7％病理缓解,而单纯手术组只有 10.3％缓解,完全切除率分别为 89.7％和 77.6％,中位生存分别为 20.6 个月和 19.9 个月($P=0.02$);化疗毒副反应较轻,患者耐受性良好。

新辅助化疗是否会延误化疗无效者的手术时机,这一点常无须担心,因为术前化疗时间常较短,患者一般不会在此期间发生根本变化,一般在化疗 1～2 个周期内,即可通过影像学评估和临床变化,来判断疗效和不良反应,以决定化疗继续进行还是提前终止。化疗无效者即使手术也很难治愈。新辅助化疗的结果,还是预后指标之一。

4. 新辅助治疗过程中所应该注意的问题

新辅助化疗前应经多学科综合治疗组的讨论,内科、外科、影像科、病理科医生共同参与,内科可提出化疗方案,外科可提出是否即时手术干预,而病理科医生则可从病灶本身、淋巴结转移情况给予启示,影像学医生要注重病变、周围淋巴结、远处转移的情况,一个患者可能需讨论 30 分钟以上,只有深入个体化讨论,才能使各科达成共识。

在新辅助化疗后,何时手术干预是目前较难确定的,一般来讲,化疗 2 个月后可看出是否有效;每个月的影像学评估也重要,如决定手术,还应行 PET-CT 检查,可排除一些广泛转移患者的不必要手术。在手术前,要和患者、家属沟通;有时化疗效果很好,而手术后效果可能不理想,对这种患者,手术前要充分评估化疗、手术的利弊,如认为手术会引发肿瘤播散,宁愿采取相对保守的治疗。外科医生还要考虑新辅助化疗后的手术重建,如果首次手术肠系膜过短、吻合口过高,手术可能要开胸,手术难度增大,均不适宜积极手术。目前有关残胃癌的新辅助化疗、手术治疗的利弊,仍需大样本前瞻性的研究加以证实。

六、胃癌内科药物个体化治疗

胃癌在我国的发病率和病死率较高。内科治疗在胃癌的辅助治疗、姑息治疗中都有重要地位。近年来随着新型化疗、靶向药物的应用,胃癌的内科治疗水平不断提高,临床选择日益多样化。对胃癌这种具有高度异质性的疾病,内科个体化治疗,是全面提升疗效的重要途径。胃癌的内科治疗仍十分棘手,现行治疗方案远不能满意。

1. 胃癌的高度异质性,决定了个体化治疗的必要性

胃癌是一组异质性疾病。不同地理分布、病理类型、遗传因素、发生部位的胃癌,在致病因素、疾病生物学行为、临床过程、预后等方面差别较大。从地理分布看,目前一些西方国家胃癌总体发病率逐年下降,但近端胃癌特别是食管胃连接部腺癌发病率却逐步上升,已超过远端胃癌。在日本、我国等胃癌高发国家,远端胃癌仍是常见类型,但近端胃癌也呈上升趋势。近年我国胃癌在恶性肿瘤中发病位次虽有下降趋势,但发病绝对数仍不断攀升,参照东亚一些国家的情况,估计今后也难有明显下降。

从病因学角度分析,幽门螺杆菌感染是胃癌重要致病因素。估计全球 63.4% 胃癌的发生,与幽门螺杆菌感染相关;研究显示,幽门螺杆菌感染是胃癌特别是远端胃癌的主要危险因素,与食管胃连接部腺癌发病常无关;而肥胖和胃食管反流症,常与食管胃连接部腺癌相关。幽门螺杆菌影响胃癌细胞生物学行为、临床过程,对治疗方案的选择有明显影响。研究显示,早期胃癌术后行幽门螺杆菌根治性治疗,可降低胃癌复发率。

1965 年 Lauren 即根据肿瘤的生长模式,将胃癌分为肠型、弥漫型,这是在 WHO 病理分型外,另一种简单、重要、被广泛认可、长期应用的胃癌病理分型标准。肠型胃癌在男性、老年患者中更多见,预后较好。

肠型胃癌有腺体样结构,在胃壁内呈膨胀性生长,是远端胃癌的主要病理类型,多发生于胃窦,起源于幽门螺杆菌所致的多灶性萎缩、肠化。

弥漫型胃癌常表现为单个失去黏附的细胞的浸润性生长,多起源于未发生萎缩的胃黏膜,常有幽门螺杆菌所致的浅表性胃炎。弥漫型胃癌则多发于女性、小于 50 岁较年轻的患者。

在胃癌高发国家(包括我国),肠型胃癌仍是主要病理类型;有些西方国家胃癌发病率的持续下降,主要表现为肠型胃癌的下降,结果使弥漫性胃癌成为较常见的病理类型。胃癌在地理分布、致病因素、病理类型等方面的不同,对患者治疗方案选择、预后评估,会产生一定影响,故要重视个体化治疗。

2. 胃癌化疗

胃癌化疗研究较多,但目前缺乏突破;我国胃癌的 5 年生存率不足 20%,目前常用的联合化疗方案,仅能使晚期胃癌的中位生存时间提高到 10 个月左右。临床研究发现,多种化疗药物对胃癌有效,如顺铂、氟脲嘧啶、多西紫杉醇、表阿霉素、奥沙利铂、伊立替康等;新一代氟脲嘧啶类药物卡培他滨和 S1 的应用有效性和安全性提升。但即便如此,晚期胃癌的生存时间,也很难突破 12 个月。

各国对胃癌化疗药物的选择,和对大多数实体瘤一样,多基于各自临床研究结果。在辅助化疗方面,美国根据早期 INT 0116 研究结果,确定 D0、D1 切除的患者,术后行氟脲嘧啶联合放疗可获益;在欧洲特别是英国,基于 MAGIC 研究结果,推荐采用 ECF(表阿霉素、顺铂、氟脲嘧啶)方案,进行围手术期化疗;而日本则依据 ACTS-GC 研究结果,推荐应用 S1 单药行辅助化疗。2011 年韩国学者报告 CLASSIC 研究结果,显示 XELOX(卡培他滨、奥沙利铂)方案可降低Ⅱ、ⅢB 期行 D2 切除胃癌的复发风险。有人对自东亚的这两项研究分析后提出,单药 S1 不良反应较轻微,耐受性较好,可能较适合相对手术分期较早的患者;而联合化疗方案治疗强度较大,对手术分期较晚的患者是一种选择;但上述结论都缺乏大数据多中心高级别循证医学证据。

在晚期胃癌姑息化疗方面,情况更复杂。欧洲 REAL1 和 REAL2 研究多采用 ECF 或其衍生的 EOX(表阿霉素、奥沙利铂、氟脲嘧啶)方案;美国基于 V325 研究结果,更倾向于应用 DCF(多西紫杉醇、顺铂、氟脲嘧啶)方案,后因毒副作用太大,有人采用 mDCF 方案;日本则基于 SPIRITS 的结果推荐应用 CS 方案(S1 联合顺铂)。韩国对含卡培他滨、奥沙利铂的姑息性化疗方案也进行了相关研究。但这些方案的直接对照研究较少,尚待进一步检验,目前并未形成共识,世界范围内也无一线标准方案。究其根本原因,在于胃癌的异质性导致治疗复杂。临床医师在各自长期的临床实践中,多遵从本国用药习惯,难免偏爱某种方案。

2006 年日本 SPIRITS 研究显示:CS 方案有效率为 54%,胃癌患者总体存时间达到 13 个月;而采用相似方案在西方晚期胃癌人群中进行的 FLAGS 研究结果却令人失望,这项研究显示,S1 联合顺铂组的中位生存时间,与氟脲嘧啶联合顺铂组无显著差异,无进展生存时间也很相似。有人解释是:西方人群 CYP2A6 酶活性较日本人高,西方人有更大的体表面积,S1 用药剂量日本人对于西方人常偏低;西方和日本的胃癌特征有区别。

文献报告,东方国家胃癌预后之所以优于西方国家,病理类型是重要因素,东方国家居多的肠型胃癌中位生存时间为 10 个月左右,而西方国家多见的弥漫型胃癌,中位生存时间为 6~8 个月。在胃癌化疗中面临的困境,常缘于对胃癌生物学特点认识不足,没有对患者进行生物学差异性分析,缺乏与疗效相关的生物标志物指导临床用药,无法对患者实施个体化治疗。

3. 分子靶向治疗与胃癌个体化治疗

随着靶向治疗时代的来临,人们一直追求的个体化治疗渐成现实。已发现 K-Ras 基因突变与 EGFR 单抗耐药相关,前者使 30%~50% 的晚期结直肠癌患者对 EGFR 单抗无效。在晚期非小细胞肺癌研究中也发现,EGFR 基因突变患者,对 EGFR-TKIs 一线治疗有效率可达 70%。

胃癌靶向治疗的研究开始相对较晚,但已有研究对分子靶向药物联合化疗治疗晚期胃癌进行探索。其中 ToGA 研究在Ⅲ期临床研究中,加入曲妥珠单抗可使晚期胃癌患者中位生存时间较单纯化疗延长近 3 个月,达到 13.8 个月,创造了晚期胃癌生存的历史最好成绩。而亚组分析显示,HER2 高水平表达患者,应用曲妥珠单抗的总体生存时间可达到 16.0 个月;还发现 HER2 的表达阳性率,受胃癌部位、病理类型等因素影响。食管胃连接部腺癌常比胃部癌的 HER2 表达阳性率高,分别为 33.2%、20.9%($P<0.001$)。肠型胃癌与弥漫/混合型胃癌的 HER2 表达阳性率有显著差异,肠型胃癌为 32.2%,弥漫/混合型胃癌分别为 6.1%/20.4%($P<0.001$)。ToGA 研究通过对 3 807 例患者进行筛选,最终只有 594 例 HER2 阳性患者进入临床研究。这项研究也开启了胃癌个体化治疗的新时代。

AVAGAST 研究,是应用贝伐单抗联合化疗治疗晚期胃癌的一项国际多中心Ⅲ期临床研究,虽未发现加入贝伐单抗可使晚期胃癌总体生存获益,但显示出明显的地区差异。美国入组患者从贝伐珠单抗获得的生存益处最大(6.0:11.5 个月),其次为欧洲入组患者(8.6:11.1 个月),在亚洲入组患者中则几乎未观察到这种益处(12.1:13.9 个月)。提示不同地区的胃癌患者,常有不同的肿瘤特征,对化疗、贝伐单抗联合化疗的疗效有区别。2011 年 ASCO 发表的一项荟萃分析提示,贝伐单抗联合化疗治疗晚期胃癌,也受原发灶部位、病理分型影响,食管胃连接部腺癌生存获益更多,而弥漫型胃癌疗效较差,中位生存时间分别为 20 个月,12 个月($P=0.02$)。

另一项国内完成的 EXTRA 研究显示,应用西妥昔单抗联合卡培他滨+顺铂一线治疗晚期胃癌,有效率达 53.2%,中位生存时间为 11.5 个月,虽然有不错的疗效,但由于缺乏有效的生物标志作为入组筛选指标,使得这项研究获益不如 ToGA 研究。但 EXTRA 研究发现,患者发生皮疹的严重程度,与临床疗效相关,重度皮疹患者有效率高达 76.5%;随着患者 EGFR 表达水平的增加,一般皮疹的发生率、严重程度增加;皮疹患者常可从 EGFR 靶向治疗中获益。临床迫切需要依据一定的生物学标志物,在施行治疗前,把部分患者筛选出来,目前正在进行Ⅲ期 EXPAND 研究,将会继续对西妥昔单抗治疗胃癌的有效性和相关生物标志物进行探讨。

4. 胃癌个体化治疗实践依然任重道远

在恶性肿瘤治疗中,疗效预测一直是一个困难的问题,大量治疗无效的患者不但要经受抗肿瘤治疗不良反应的痛苦,还要背负沉重的经济负担。如能利用特异性标志物对疗效进行较准确的预测,对提高疗效,减少患者经济、时间浪费,避免不必要的毒副作用,有重要的现实意义。然而目前胃癌化疗的个体化研究仍迷雾重重,亟待取得更多突破。

　　通过分析回顾胃癌的一些重要临床研究,不难发现,不同国家、地区缘于各种原因,习惯应用不同的治疗方案,对胃癌的临床研究也围绕着各自的方案展开,明显增加了获取合理循证医学证据的难度。例如欧洲习惯于应用 ECF 方案,所以著名的 MAGIC、REAL 系列研究都是围绕这一方案或其改良方案展开;美国则习惯于应用 DCF 方案,虽然 V325 研究显示该方案生存获益有限且有明显的毒副作用,但 NCCN 指南还是推荐其作为晚期胃癌一线标准治疗方案(I 类共识);而日本的《胃癌处理规约》则对含 S1 方案推崇备至,作为日本的原研药品,S1 成为日本国内胃癌的核心用药,各种有关胃癌的研究都围绕 S1 展开,目前已推广到胃癌的新辅助治疗中,然而 FLAGS 研究并没有证实 S1 疗效优于氟脲嘧啶。我国与日本胃癌的生物学行为可能相似,治疗的选择可能有共通之处,但还需要更多、更好的证据来支持、验证 S1 的疗效。基于 REAL2 研究的结果,晚期胃癌应用 EOX 方案取代 ECF 方案是合理的;正是缘于这项研究,目前有很多研究,已经或正在对奥沙利铂、顺铂、口服和静脉使用氟脲嘧啶的安全性和有效性,进行比较研究。但应注意,奥沙利铂、顺铂是同类药物,并不是同一种药物,其抗瘤谱有差异,没有交叉耐药,临床应用中可能可互相替换。卡培他滨、S1 代替 5-FU 也要基于循证医学证据,否则会加重患者经济负担。就目前的证据,在胃癌靶向治疗个体化方面已经有了一些选择标志物;对 HER2 表达阳性的胃癌,曲妥珠单抗联合化疗是较好的选择,而贝伐珠单抗对亚洲人胃癌疗效不甚理想,在没有新的证据前,选择使用应较慎重。

　　我国是胃癌发病大国,但能反映国人胃癌特征的高水平临床研究还不多,远不能满足胃癌临床实践的需要。我国的临床实践多参照欧美和日本的临床研究来制定、实施治疗方案。然而由于胃癌有较强的异质性,不同地区胃癌发病情况、致病因素、疾病特征和临床疗效等方面差别较大,应用国外的临床研究指导中国的临床实践常不合适。日本《胃癌处理规约》提出,对日本胃癌的处理,要基于本国的临床研究证据实施,这很值得借鉴。

七、晚期胃癌内科治疗

　　为总结晚期胃癌内科治疗发展历程及研究现状,探讨其治疗发展方向及最新动态,有人应用数据库探索系统,以晚期胃癌化疗、靶向治疗、二线治疗等为关键词,检索到 2000—2010 年的相关文献共 245 篇,符合分析的文献 35 篇。结果发现:全球胃癌内科治疗发展较缓慢;一线联合化疗可获益,但仍无统一的标准方案。对适当的胃癌患者,可考虑给予二线治疗。随靶向药物治疗胃癌研究的深入,尤其是抗血管生成、抗 HER2 药物的发现,晚期胃癌的治疗前景逐渐广阔,可使晚期胃癌患者有机会接受一线治疗,当前的联合方案有较好的耐受性,治疗效果亦有所改善。分子靶向药物临床试验成效可喜,但最终靶向治疗联合化疗的治疗地位,仍需大型多中心随机临床试验来验证。

　　胃癌是一种严重威胁人类生命的恶性肿瘤,美国 2010 年估计有新发胃癌患者 21 000 例,其中 10 570 例死亡。在欧洲高发癌症中,胃癌排名第 5,2006 年约有 159 900 例新发患者,其中 118 200 例死亡,是第 4 位最易致死的癌症。在过去 30 年中,胃癌的化疗发展较缓慢,已滞后于恶性血液病、乳腺癌、结直肠癌。乳腺癌和结直肠癌的中位生存期已较前增加 1 倍,而晚期胃癌的中位生存期仅稍延长至 8~10 个月,所有各期胃癌的 5 年生存率延长都<7%。晚期胃癌的一线化疗方案,主要为 CF 方案,即顺铂联合 5-FU,有时可加用表柔比星、多西紫杉醇。其他有效药物包括奥沙利铂、伊立替康、口服氟尿嘧啶衍生物(卡培他滨及 S1)等。一线治疗的选择较多,但受本身疾病特点及治疗效果所限,能坚持到接受二线治疗的患者较少。故要回顾当前晚期胃癌的内科治疗及正在验证中的靶向药物,同时阐述二线治疗的地位及可提示较好预后的临床病理因素。

1. 化疗

　　胃癌本身的发病机制,常会对患者的食欲、营养、体质造成影响,许多胃癌患者体力下降、多疾病并发。胃癌腹膜浸润是常见的转移形式,亦可导致胃肠道功能障碍、全身性并发症。上述原因导致的难治性恶心呕吐、不适当的热摄取、生化指标紊乱,是化疗不能及时进行的因素。对那些体力状态评分(KPS 评分)较好、上述症状可控制的胃癌患者,适当的全身化疗,可取得一定疗效。很多随机试验显示,化疗比最佳支持治疗(BSC)有益,一线化疗中位生存期常为 8～10 个月,二线化疗中位生存期常为 5～6 个月。分析显示,化疗可延长中位生存期,与最佳支持治疗的总体生存危险比(HR)为 0.39(P<0.00001)。

生存质量(QOL)的研究数据表明,化疗可提高患者生存质量,接受化疗组(依托泊苷/5-FU/亚叶酸钙),45%患者的生存质量在至少在 4 个月内未下降甚至有所改善,在最佳支持治疗组仅为 20%(P<0.05)。这些试验涉及当时常用的化疗药物(5-FU、DDP、EPI、Vp-16),没有应用如 DOC、CPT-1、CAP 等,这说明姑息性化疗的疗效有可能较此更好。

(1)一线化疗

Meta 分析表明,联合化疗优于单药。在可耐受三药联合的患者,三药联合的疗效优于两药联合。ECF 方案由于总体生存期(OS)与生存质量上的优势,已成为常用的标准治疗方案。V325 试验证实,DCF 对比 CF 方案,可延长总体生存期。但 DCF 方案毒性较显著,进一步的研究要着重于不影响疗效的降低毒性。已出现改良的 DCF 方案和 FLOT 方案,减少了药物剂量,毒性较前降低。一个 64 例患者的随机研究显示,相比 ECF 方案,DF＋卡铂的中位总体生存率更优。对可耐受三药联合的患者,DCF 方案或 ECF 及其简化方案,可作为优先选择方案。L-OHP 和 CAP 均已证明,不劣于 CF 方案,且毒性可耐受,这两种药物在转移性胃癌联合化疗中的地位已经逐渐确立。

近期一个对比 CX 及 ECX 的 Ⅱ 期临床研究结果显示,两组疗效没有显著差异;这似乎与三药联合优于双药联合的以往研究结论有出入,但因仅为 Ⅱ 期试验,故还需 Ⅲ 期研究进一步考证其准确性。

一些 Ⅲ 期临床试验对 CPT-11 为基础的方案疗效进行了比较研究,证明 CPT-11 与 DCF 和 ECF 的疗效相同,但还缺乏大型的对比研究。支持口服氟尿嘧啶衍生物 S1 的数据,大多来自日本、韩国,缺乏对西方人的研究数据。一项含近 8 000 例不可切除胃癌患者的一线治疗随机试验表明,化疗应成为可耐受治疗患者的优先选择;已延续 20 年的 CF 方案,仍是标准的一线治疗选择;在可耐受的条件下,三药联合方案优于二药联合方案;对顺铂不耐受或无效的患者,可选择 L-OHP、紫杉醇、CPT-11 为基础的方案。

虽然目前存在如此众多的一线治疗方案,但晚期胃癌的中位总体生存期仍不足 1 年,很少能>2年或更久。所以急需开展对于胃癌亚型和病理生理学的研究,并希望它能使治疗方案的选择更具针对性。

(2)二线化疗

晚期胃癌患者仅少部分可接受二线化疗,在一些地区,这个比例为 20%～50%;这和其他恶性实体瘤是完全相反的,如绝大多数(>85%)的乳腺癌、结直肠癌患者有机会接受二线化疗、多线化疗。造成这一现象的原因仍不明,但可从以下几方面考虑:胃癌患者尤其存在腹膜转移的患者,早期常会出现肠道功能紊乱,而造成严重的胃肠道症状,从而可限制治疗方案选择。很多晚期胃癌患者病情恶化较迅速,在接受一线治疗的过程中,常可出现病情进展、体力状态评分下降,大多在 3～4 个月后死亡。所以医生对胃癌二线治疗较慎重,很多时候惧于化疗带来的毒性,宁可选择最佳支持治疗来保存患者的生活质量。晚期胃癌仍没有标准的二线治疗方案。Ⅱ 期临床试验显示,单药铂类、TAX、CPT-11 的反应率为 5%～23%,中位总生存期为 5.2～8.3 个月。试验显示,晚期胃癌患者二线化疗的总体反应率,基本等同于其他转移性结直肠癌、肺癌、卵巢癌患者,其总体反应率一般相当于一线化疗的 1/2,疾病进展时间为 2.2～11.2 个月,中位总体生存期为 4.5～10.9 个月。以上 Ⅱ 期研究数据初步表明,一些晚期胃癌患者可从二线化疗中获益,但最终结论仍有待于 Ⅲ 期以至于 Ⅳ 期临床数据支持。目前有指导意义的 Ⅲ 期试验较少,近期有人报道了一项对比

CPT-11 二线治疗和最佳支持治疗的 III 期试验,40 例接受铂类为基础的一线化疗失败的局部晚期胃癌、转移性胃癌、食管癌患者,被分到 CPT-11 组或最佳支持治疗组。CPT-11 组的 HR 为 2.85,虽然缺乏客观反应率,但化疗组患者的肿瘤相关症状,较最佳支持治疗组得到改善(44%:5%)。而正在日本进行的 II/III 期临床试验,选取的是对 S1 治疗失败的晚期胃癌患者,旨在对比 S1/CPT-11 联合化疗和单药 CPT-11 二线化疗的疗效,希望能从其数据中得到启示。

二线治疗的不良反应是限制其应用的因素,不良反应很大程度上取决于方案的选择、患者的基线体力状态评分。单药 TAX 的 III～IV 级不良反应发生率≤30%,主要为乏力、中性粒细胞减少、腹泻。含紫杉烷类的两药方案,III～IV 级不良反应发生率为 30%～40%,主要为乏力、腹泻、中性粒细胞减少性发热。二线 L-OHP 为基础的方案(FOLFOX、FLOX)耐受性较好,III～IV 级不良反应主要为中性粒细胞减少、嗜睡。有人报道,高剂量 CPT-11 联合 DPP4 周方案的不良反应较大,其余 CPT-11 为基础的二线方案常可耐受。

II 期临床试验中的不良反应发生率,一般和一线治疗中的基本等同。随机临床试验表明,二线治疗优于最佳支持治疗,多个 II 期试验也验证,二线治疗有不错的反应率(6%～42%)和中位生存期(6.0～11.2 个月)。多数 II 期临床试验纳入的受试者,常为体力状态评分良好、各个器官功能正常的患者。但事实上,许多一线治疗失败的晚期胃癌患者体力状态较差,难以耐受后续治疗;胃癌患者与其他肿瘤如乳腺癌患者二线治疗的疗效数据不一致,正是体现了这一点,同时也是疾病生物学特性的不同反应。如何判断一个患者可否在避免严重不良反应的同时从二线治疗中获益,是今后亟待解决的一个重要问题。

(3)化疗长期生存获益的临床病理特点

在晚期胃癌化疗疗效较差的大环境下,有人发现,有一些患者化疗显示了长期生存获益,即在胃癌转移后又生存 2 年甚至更长时间;一些接受 ECF 方案或 MCF 方案治疗的胃癌患者,2 年生存率为 14%～16%。V325 试验显示,DCF 组胃癌患者 2 年生存率为 18%,AIO 德国组的报告中,FLO/FLP 方案组胃癌患者 2 年生存率为 14%～16%,而 REAL2 试验 ECF/EOX 组胃癌患者 2 年生存率为 16%～20%。纵览其他 III 期试验,胃癌患者 2 年生存率多为 10%～15%,而 TOGA 试验中 HER-2 表达阳性的晚期胃癌患者 2 年生存率最高为 23%。

有研究者对 12 000 例接受一线化疗的转移性胃癌患者的多种临床病理因素基线水平,作了详细的回顾性分析,发现一些独立的预后不良因素,胃癌患者的情况不同,如种族异质性、研究类别(前瞻、病例对照、回顾)、分析的质量,而预后有所不同。基线体力状态是常见的独立预后因素,体力状态评分好的患者,预后较好。其他预后不良因素包括,肝脏转移、腹膜转移、≥2 个转移灶、低蛋白血症等。多项回顾性研究,分析了与二线治疗后生存相关的临床病理因素,发现与一线治疗的研究结果相似,二线治疗开始前良好的基线体力状态评分,是最常见的独立预后因素。其他临床病理因素,如较短的一线治疗后进展时间、贫血,均提示二线治疗效果不佳。故可在随后开展的 III/IV 期临床试验中,应用独立预后因素,对患者进行评估,以了解哪些患者可从治疗中受益。

胃癌侵袭性较强、死亡率较高,化疗耐受性较差,虽大多数患者接受一线治疗,但因本身疾病特点、疗效所限,接受二线治疗的机会常较其他实体瘤少;而这一状况正在发生变化。当前的联合方案较易于掌控,有较好的耐受性,治疗效果亦有改善。胃癌患者的长期生存虽少见但仍有可能,研究报道,15%～20%转移性胃癌患者的生存>2 年;一线治疗失败后,仍可对适当的患者开展二线化疗,反应率一般与其他实体肿瘤相当。临床病理因素基线水平,可帮助预测一线治疗、二线治疗的疗效,联合分子生物学标志物、临床表型,能对治疗进行指导。靶向治疗特别是抗血管生成、抗 HER2 的药物的加入,已分别在 II 期及 III 期研究中,显示令人鼓舞的疗效。但最终靶向治疗联合化疗的治疗地位,仍需大型多中心随机临床试验来验证。

八、胃癌术后早期腹腔热灌注化疗

有人评估胃癌术后早期腹腔循环热灌注化疗的临床疗效,对 96 例胃癌手术患者随机分成治疗组、对照组,治疗组 48 例采用术后早期腹腔热灌注化疗联合静脉化疗,对照组 48 例只行术后静脉化疗,结果发现,两组间术后不良反应、并发症差异无统计学意义;治疗组生存质量的改善优于对照组;治疗组的 CD3$^+$、CD4$^+$、CD4$^+$/CD8$^+$ 各值,较治疗前升高,对照组变化不明显;治疗组腹腔局部复发率低于对照组($P<0.05$)。胃癌术后早期腹腔循环热灌注化疗联合静脉化疗,可改善患者生存质量,提高患者的细胞免疫功能,降低局部复发转移率,且不良反应可耐受,亦无明显并发症,值得临床继续研究。

胃癌是常见的恶性肿瘤之一,腹膜播散是重要的转移途径,腹膜转移约占术后胃癌复发的 50%,是胃癌患者术后复发、死亡的常见原因。自 1988 年有人首次利用术后早期腹腔循环热灌注化疗治疗胃肠恶性肿瘤以来,近年术后早期腹腔循环热灌注化疗,在防治胃肠癌术后复发中取得一定成效。目前国内进行术后早期腹腔热灌注化疗联合静脉化疗,也取得较好的疗效。不良反应多为Ⅰ~Ⅱ度,予以对症处理后常能缓解,如骨髓抑制、恶心、呕吐;治疗组肠梗阻发生率常低于对照组,未见明显心、肝、肾毒性,耐受性较好,无因不良反应而退出治疗者。血常规、电解质、肝肾功能常无明显异常,未发现切口及腹腔内感染、化学性腹膜炎、吻合口漏等并发症。

腹腔内复发是腹腔恶性肿瘤特别是胃癌术后主要的死亡原因。胃癌术后腹腔内游离癌细胞和残留微小癌灶的存在,是术后腹腔内复发转移的主要因素,游离癌细胞常来源于癌细胞侵透胃壁浆膜直接脱落到腹腔、手术时标本切缘癌细胞脱落、手术区域切断的血管、淋巴管内的癌细胞随血液、淋巴流入腹腔,尤其是在血管和淋巴管内有癌栓形成者为甚。减少胃癌术后腹腔内复发,是提高胃癌术后患者生存率的关键因素。术后行早期腹腔循环热灌注化疗,有诸多优势:①切除部位和手术损伤的腹膜表面,在术后易发生癌细胞种植复发;②根治切除肿瘤后,体内肿瘤负荷较小,细胞分裂、增殖速度较快,对化疗较敏感;③术后早期腹腔粘连尚未形成,所有腹膜表面能较充分接触化疗液;④腹腔内温度及化疗液分布较均匀。

大容量的含化疗药物的温热液体,能使腹腔微小癌转移灶,更充分地与化疗药物接触,灌注过程中,化疗液能对腹腔游离癌细胞,起机械清除作用,化疗药物灌入腹腔后,可在腹腔内形成较高的药物浓度,进入体循环较少,全身不良反应较小,使术后早期腹腔循环热灌注化疗较单纯腹腔化疗,在临床应用中有一定优势。由于早期腹腔循环热灌注化疗抗肿瘤的主要机制,是高温对肿瘤的直接杀伤效应、高温与化疗药物抗肿瘤的协同作用、机械冲洗作用,所以腹腔内有效的治疗温度,是获得满意疗效的关键。在实际应用中,腹腔循环热灌注液的温度、持续时间、灌注液化疗药物的选择,是影响早期腹腔循环热灌注化疗临床疗效、安全性的关键;灌注液的灌注速度也影响腹腔内恒温。高精度控制灌注温度、速度,是技术关键,达到稳定安全持续恒温循环灌注,能保证较佳的疗效。有人采用的高精度控制灌注机,目前在临床上应用效果较理想。

临床研究表明,术后早期腹腔循环热灌注化疗治疗时的并发症、不良反应,主要为消化道反应、骨髓抑制,并发症的发生率,与注药时间、手术时间、手术范围、腹膜转移分期、吻合口数目等有关,不良反应将影响治疗效果。有人对 96 例患者回顾性分析,发现治疗组 48 例患者无切口裂开、吻合口瘘、腹腔感染、粘连性肠梗阻等严重并发症,无治疗相关性死亡;两组间术后不良反应、并发症差异无统计学意义。生存质量为肿瘤的独立预后因素,是较有力的指标;提高患者的生存质量,是肿瘤治疗面临的挑战。研究表明,术后早期腹腔循环热灌注化疗治疗组生存质量的改善常优于对照组。

研究表明,恶性肿瘤患者外周 CD3$^+$、CD4$^+$ 细胞减少,CD8$^+$ 细胞增加,外周血 T 淋巴细胞亚群受抑制,与肿瘤临床分期相关;肿瘤患者免疫功能降低,可能是肿瘤进展的结果。研究发现,术后早期腹腔循环热灌注化疗治疗组的 CD3$^+$、CD4$^+$、CD4$^+$/CD8$^+$各值较治疗前增高,CD8$^+$值降低($P<0.01$),免疫功能增强。由于热应激状态下机体组织特别是免疫系统,因为血管扩张、血流加快,有利于增强免疫功能、抵御受损因子,可能是热灌注化疗组免疫功能增高的原因之一。腹腔热灌注与静脉联合的双径路化疗,是一种有效的治疗胃癌的方法,有望在临床上继续推广。

九、5-FU 相关代谢酶表达与胃癌化疗敏感性

国内有人比较新辅助化疗前后胃癌组织内胸腺嘧啶合成酶(TS)、二氢嘧啶脱氢酶(DPD)、胸腺嘧啶磷酸化酶(TP)、亚甲基四氢叶酸还原酶(MTHFR)等 5-FU 相关代谢酶表达水平,探讨其与化疗疗效的相关性;49 例进展期胃癌患者,随机分为新辅助化疗手术组、直接手术组,对胃镜活检、手术后组织标本行实时定量 PCR 检测 TS、DPD、TP、MTHFR 的表达水平。结果发现:新辅助化疗有效率为 69.2%;化疗有效组化疗前 4 种基因的表达水平,与无效组相比均降低,其中 DPD 降低较明显;化疗有效组 TS、TP、DPD 表达水平较无效组低 50.3%、51.3%、31.2%;有效组 TS 和 TP 表达水平较化疗前分别下降 38.6%和 48.7%,而无效组则化疗前后表达水平变化不明显。新辅助化疗前肿瘤内 DPD 表达降低水平、介入后 TS、TP、DPD 表达降低水平、介入前后 TS 和 TP 表达水平降低程度,与化疗敏感性正相关。

近年来临床研究认为,胃癌新辅助化疗能促进肿瘤细胞凋亡、组织坏死,达到降级降期,提高手术切除率,减少术后转移复发,延长患者生存期。国内有人一直坚持进展期胃癌术前化疗,并做了大量的临床和基础研究工作。但新辅助化疗药物选择仍旧需要大量的临床研究。

胃癌的新辅助化疗包括术前全身性给药、区域性给药。全身性给药途径通常指经静脉化疗,区域性给药则包括选择性经动脉介入化疗、腹腔灌注化疗等。介入化疗由于选择性经经动脉直接灌注大剂量抗癌药物,胃癌局部药物水平较高,而非靶器官化疗药物水平较低,化疗药物对胃癌细胞直接杀伤作用增强,全身毒副性反应减轻。对于较大肿瘤,术前介入化疗有利于肿瘤降级降期而争取手术切除机会。目前常用 5-FU、铂类为基础的化疗方案。DPD、TS、TP 作为 5-FU 代谢酶,对 5-FU 发挥药效起重要作用,这 3 种基因的表达水平降低,与化疗的敏感性相关,有一定预测作用。研究发现,在结肠癌患者中,静脉化疗前 DPD、TS、TP 表达水平较低者,对 5-FU 化疗较敏感。有人发现,在胃癌患者中,DPD 高水平表达的患者,常对静脉化疗不敏感、预后较差,而 DPD 表达水平降低的患者,常对静脉化疗有较明显的反应。研究证明,化疗前对外科切除标本、活检病理标本进行 TP、DPD 表达水平检测,对制定合理化疗方案具有一定的指导作用。研究发现,新辅助介入化疗有效的胃癌患者,在化疗前 TS、DPD、TP、MTHF 的表达水平常比无效患者低,其中 DPD 的表达水平降低尤为明显,DPD 表达水平降低的患者对新辅助化疗较敏感,可作为化疗敏感的判断依据之一。但是胃镜活检标本量少,常规病理检测后再做基因表达的检测技术上存在一定难度。临床一般是对患者手术标本进行检测,根据手术标本相关的基因表达水平,为术后化疗方案提供参考。根据研究的结果,新辅助化疗虽对肿瘤相关代谢酶基因表达水平有一定影响,但化疗有效组手术标本 DPD、TS、DPD、TP、MTHFR 的表达水平偏低的趋势没有改变。介入前后 TS 和 TP 表达水平变化程度,也与化疗敏感性相关。提示术前行新辅助化疗的病例,其术后标本基因表达水平检测,对化疗敏感性的预测价值与术前是基本一致的,而且可能更有价值。

手术本身可能不会影响术后标本基因表达水平检测结果。研究发现,在食管腺癌的患者中,对 5-FU 和顺铂为基础的新辅助化疗方案而言,TS 和 MRP1 的水平降低提示化疗效果较明显。比较介入治疗前后 TS 和 TP 的表达水平变化,也有助于判断临床新辅助化疗的效果,有利于临床个体化治疗,能为有效地提高肿瘤综合治疗效果提供指导。

十、时辰化疗与胃癌治疗

有人基于西药联合、中西药联合、介入治疗等不同的联合化疗方式,在胃癌治疗中,应用时辰化疗已取得一定进展,如以奥沙利铂或伊立替康为基础的西药联合、健脾扶正汤与 FOLFOX 方案联合的中西药联合、介入治疗联合时辰化疗等。与对照组相比,时辰化疗组的有效率较高,毒副反应较低,能提高患者生活质量,值得进一步研究。目前,中晚期胃癌患者,一般给予化疗为主的治疗。而时辰化疗可降低化疗药物毒副反应,能提高对药物的耐受性,提高抗癌药物疗效,减少不良反应,延长患者生存期,提高生活质量。

1. 西药联合的时辰化疗

以奥沙利铂(L-OHP)为基础的时辰化疗:奥沙利铂是继顺铂、卡铂后的第 3 代铂类抗癌药,与其他铂类药物相似。它可抑制 DNA 的合成,产生细胞毒性,使肿瘤细胞死亡。奥沙利铂含二氨基环己烷基,能避开顺铂的某些耐药机制,如错配修复缺陷、旁路复制等。奥沙利铂与顺铂无交叉耐药性,有广泛的抗癌活性,毒副作用较低。

(1)FOLFOX 方案

即奥沙利铂+5-氟尿嘧啶+甲酰四氢叶酸的联合化疗。5-FU 代谢酶活性在 0:00 到 10:00,其活性较其他时间段增加 40% 以上,与铂类药物作用有关的还原性谷胱甘肽分泌高峰期通常在下午,故确定 FOLFOX 方案的给药方法为:奥沙利铂每天 10:00—22:00 给药,持续输注 12 小时,16:00 血水平达高峰;CF、5-FU 每天 22:00—10:00 给药,持续输注 12 小时,4:00 血水平达高峰。14 天为 1 个周期,治疗 2 个周期。有人观察晚期胃癌治疗患者共 48 例,结果总体有效率为 50.6%,常见毒副反应为以Ⅰ~Ⅱ度为主的骨髓抑制、恶心、呕吐、外周神经毒性、腹泻等。有人用同样的化疗方案,治疗ⅢA 期胃癌患者 46 例,结果 1 年无进展生存率为 81.8%,3 年无进展生存率为 54.5%;而常规化疗组 1 年无进展生存率为 50.0%,3 年无进展生存率为 16.7%,两者有显著性差异。有人采用 FOLFOX 方案对进展期胃癌患者行新辅助化疗治疗,总体有效率为 67.2%,与常规手术+术后化疗或直接化疗相比,毒副作用较轻,手术切除率、根治率、3 年生存率提高。有人将上述 FOLFOX 方案改良,保证药物血水平达高峰时给予药量的 75%,即第 1—4 天奥沙利铂持续静脉滴注 12 小时(从 10:00—22:00,其中 75% 的剂量于 15:00—17:00 内滴入);第 1—4 天 5-FU、CF 从 Y 型管同时输注,持续静脉滴注 12 小时(从 22:00 至次日 10:00,其中 75% 的剂量于 3:00—5:00 内滴入),每 3 周重复。结果 39 例姑息化疗,总体有效率达 58.9%。提示改良后的 FOLFOX 方案治疗有效率较高、毒副反应较轻。

(2)XELOX 方案

即奥沙利铂联合卡培他滨(5-FU 的前体药物)的时辰化疗方法:第 1—14 天口服卡培他滨 1000 mg/m², 每日 2 次;第 1 天奥沙利铂 130 mg/m²+5% 葡萄糖注射液 500ml(14:00—17:00 给药),持续 3 小时静脉滴注。结果对胃癌的有效率为 40%,不良反应较轻。

(3)SOX 方案

即奥沙利铂联合替吉奥(新一代氟尿嘧啶衍生物口服抗癌药,由替加氟、吉美嘧啶、奥替拉西钾组成)时辰化疗方案:第 1—14 天口服替吉奥 40 mg/m², 每日 2 次;第 1 天静脉滴注奥沙利铂 100 mg/m², 21 天为 1 个疗程。观察治疗进展期胃癌患者 31 例,有效率为 51.6%,不良反应大多为轻至中度骨髓抑制、胃肠道反应、周围神经病变等。有人采用 SOX 方案,对 58 例晚期胃癌患者进行治疗,结果总体有效率为 46.4%,较采用奥沙利铂+5-FU 治疗,不良反应发生率明显降低,患者依从性较高。有人采用时辰化疗(第 1—5 天奥沙利铂 130 mg/m²,14:00—17:00,使用 Melodie 多通道编程输液泵控速输注,使其最大速度和给药浓度高峰时间控制在 16:00;第 1—5 天 LV 100 mg/m²,17:00—19:00 匀速静脉滴注;联合替加氟栓 2 枚,分别于 19:00 和次日 1:00 塞入肛内,21 天为 1 个周期)与常规化疗组(奥沙利铂＋LV＋5-FU)治疗晚期胃肠癌的有效率,分别为 77.4％、43.8％($P<0.05$),且前者不良反应少。

(4)TOFU/LV 方案

即奥沙利铂联合吡喃阿霉素(THP)、CF、5-FU 的时辰化疗方案,即第 1 天奥沙利铂 125 mg/m² ,静脉滴注(10:00—16:00 给药),THP35 mg/m² ,上午 10 时后静脉冲管;第 2—6 天 CF 200 mg 在应用 5-FU 前静脉滴注;5-FU 400 mg/m² ,静脉滴注(22:00—10:00 给药),并于静脉滴注前静脉滴注 250 mg/m² ,21 天为 1 个周期,2 个周期为 1 个疗程。观察 12 例治疗进展期胃癌患者,有效率为 58.3％,主要毒性为外周神经毒性,如感觉迟钝或异常,停药后多可缓解。

(5)以伊立替康(CPT-11)为基础的时辰化疗

伊立替康(喜树碱的半合成衍生物)是拓扑异构酶Ⅰ的特异性抑制剂,其与 DNA 复制酶、拓扑异构酶Ⅰ、DNA 相互作用,从而引起 DNA 双链断裂,产生细胞毒作用。以 CPT-11 为主的联合化疗方案,已在欧美等国家作为治疗晚期结直肠癌的一线治疗方案。采用 CPT-11 联合 5-FU、CF 的时辰化疗方案,即第 1 天 CPT-11 180 mg/m² ,持续滴注 6 小时(2:00—8:00 给药);第 2—5 天 5-FU 600 mg/m² 、CF 300 mg/m² (22:00—10:00 给药,不同输液通道同时持续输注)。观察 13 例治疗晚期胃癌患者,有效率为 38.4％,常见毒副反应是Ⅰ～Ⅱ度恶心、呕吐、中性粒细胞减少与迟发型腹泻。

2. 中西药联合的时辰化疗

现代药理学研究表明,某些中药的有效成分具有抑制肿瘤细胞增殖、诱导肿瘤细胞凋亡的作用,能增强细胞免疫功能、提高机体免疫力。中药与化疗药物配合运用,能提高抗癌疗效,减轻化疗药物副作用,减少耐药。有人采用健脾扶正汤[黄芪 30 g,党参 15 g,白术 12 g,茯苓 12 g,陈皮 6 g,半夏 12 g,竹茹 9 g,薏苡仁 30 g,枳壳 12 g,女贞子 18 g,石斛 12 g,甘草 6 g。随症加减:腹痛加木香 9 g(后下)、延胡索 12 g;纳差加麦芽 15 g、炒山楂 12 g。每日 1 剂,清水煎至 200 ml]择时用药(上午 10:00 服用)联合 FOLFOX 方案时辰化疗,14 天为 1 个疗程,服用 2 个疗程。有人观察治疗 40 例晚期胃癌对患者生活质量及免疫功能的影响,结果 75％患者食量增加,80％睡眠改善,CD3⁺、CD4⁺/CD8⁺ 比值明显升高($P<0.01$);毒副反应为白细胞下降Ⅰ～Ⅳ度 20 例,血小板下降Ⅰ～Ⅲ度 10 例,恶心呕吐Ⅰ～Ⅲ度 23 例,腹泻Ⅰ～Ⅲ度 12 例,低于单纯化疗($P<0.05$);提示该方案可减轻毒副反应、提高患者生活质量及机体免疫功能。

3. 介入治疗联合时辰化疗

介入治疗肿瘤的特点为:可避免常规静脉化疗时,药物在接触肿瘤细胞前被部分排泄或同血浆蛋白结合失去活性,局部血药水平常高于静脉途径给药数倍,延长药物与肿瘤细胞接触时间,增加肿瘤细胞对化疗药物的敏感性,可克服耐药性,减轻化疗药物的全身毒性反应,增加疗效。

有人采用介入治疗联合奥沙利铂、5-FU、CF 时辰输注,经股动脉穿刺确定肿瘤靶血管灌注化疗,用药方案为:第 1 天奥沙利铂 130 mg/m² ;5-FU 750 mg/m² (对伴肺转移者行肺支气管动脉灌注化疗,对伴肝转移者行灌注化疗后栓塞治疗);第 2—5 天采用微电脑控制的 ZZB 型全自动注药泵给药,CF 100 mg /(m²·d),静脉滴注 2 小时后再予 5-FU 400 mg/m² ,静脉滴注(20:00—10:00)。3～4 周为 1 个周期,至少治疗 2 周期。有人治疗晚期胃癌患者 22 例,观察其疗效和毒性反应;结果有效率为 50.0％,临床控制率为 81.8％,不良反应多为腹泻、恶心、呕吐、白细胞减少和外周毒性等,对症处理后可恢复。

4. 时辰化疗治疗胃癌

时辰化疗在治疗胃癌中已取得一定进展,如以奥沙利铂或 CPT-11 为基础的西药联合、健脾扶正汤与 FOLFOX 方案联合的中西药联合、介入治疗联合时辰化疗等。与对照组相比,时辰化疗组的有效率较高,毒副反应较低,能提高患者生活质量。由于患者存在个体差异,时辰化疗方法也得进一步临床研究,以确定最佳的时辰给药方式,应根据患者的病情进展、身体状态、药动学参数等,综合制订个体化的化疗方案。某些特定影响治疗的生物节律因素,亦有待进一步研究,从而协助制订最佳时辰治疗方案,最终达到提高治疗效果、减少不良反应的目的。

胃癌的时辰化疗作为综合治疗的组成,在胃癌的治疗中占据一定位置,化疗在胃癌中常应用于不能手术的晚期胃癌患者,常为胃癌全身综合治疗方案的一部分,对延长患者的无进展生存期、总生存时间、提高生活质量有一定作用,但如何提高化疗药物的疗效、又最大程度的减少毒副作用,是当前肿瘤研究的课题之一,时辰化疗可研究解决这一问题。

肿瘤时辰化疗是选择化疗药物对肿瘤细胞杀伤能力最强、而对正常组织细胞

损伤最小的时间进行治疗,从而最大程度地杀伤肿瘤细胞,而最小程度地损伤正常组织细胞。近年来,时辰化疗已在临床试验中取得成果。肿瘤细胞和正常组织细胞对化疗药物的敏感性有不同的节律性特征,这是时辰化疗的理论基础。时辰化疗根据肿瘤组织细胞动力学和机体自身节律性,选择毒性最小、耐受性最佳时进行化疗,能达到最大抗瘤效果,改善患者生存质量。研究发现,在特定时间给药,多种抗癌药的疗效和耐受性能提高50%左右,不良反应较持续给药和错误时间给药可减少4/5。

第一个有关时间调节给予化疗药物的动物实验,在20世纪70年代早期进行,该实验显示,根据动物的生物节律,来调整给予化疗药物的时间,可使白血病老鼠的生存率提高1倍左右。时辰治疗已研究了几十年,随时代进步,时辰治疗越来越成熟。

(1)生物节律

人类的生命活动存在生物节律,睡眠、觉醒、血压、心跳等300种生命活动都呈现节律性变化。生物节律存在于整个机体、器官、单个细胞中。根据变化周期的长短,生物节律分为亚日节律、近日节律(昼夜节律)、超日节律,目前研究最多的是近日节律。生物钟相关基因研究近年来取得较大突破。影响生物钟和癌症发生的至少有18个昼夜基因:ARNTL 1或称Bmal 1、ARNTL 2、Cry 1/2、Per 1/2/3、Clock、酪蛋白激酶1、CSNK1E/1D、NPAS2、BHLHE40/41、核受体亚1、NR1D1、RAR相关性单受体1等,在生物节律中起重要作用,调节细胞昼夜活动,而细胞昼夜活动又可调节其他基因的表达,从而形成细胞24小时周期变化,即"昼夜节律"。哺乳类动物细胞昼夜节律调控中枢,位于下丘脑基底部的视交叉上核(SCN),它通过神经介质和松果体分泌的褪黑素,将外部光周期信号整合到体内,使人体细胞的新陈代谢和增殖分化,随24小时明暗交替呈规律性变化,峰值和谷值在预定的时间发生,与人体健康相关;昼夜节律紊乱、上夜班,可增加患癌症的风险,如乳腺癌、前列腺癌、非霍奇金淋巴瘤、结直肠癌、子宫内膜癌,为可能的致癌因素;也会造成亚健康问题如失眠、疲劳、情绪波动、食欲降低。

正常组织细胞的生理变化呈现明显的昼夜节律,特别是细胞的分裂、增殖,在24小时内呈现节律性波动,与二氢嘧啶脱氢酶(DPD)有关;DPD是一种5-FU代谢酶,在人体细胞中活性变化呈昼夜节律,从午夜到早上10点,其活性较其他时间提高近50%。以DNA合成水平为参数,一般正常组织DNA合成高峰时相位于20:00,直肠黏膜位于7:00,骨髓位于12:00—16:00。DNA合成的增殖细胞,对化疗药物较敏感。大多数化疗药物都通过干扰细胞DNA合成而发挥作用,对S期细胞杀伤作用较大;时辰化疗避开正常组织DNA合成高峰期,在肿瘤细胞DNA合成高峰期给予化疗药物,可减小化疗药物对正常组织细胞的损伤,减小副反应。

(2)肿瘤组织的细胞动力学昼夜节律

具体表现在:①肿瘤组织在宿主体内的增殖有节律性。②肿瘤细胞增殖和凋亡受生物钟控基因调控。③肿瘤组织对抗癌药物表现出一定的时间敏感性。了解肿瘤细胞增殖的节律性,对肿瘤临床治疗有重要意义。将DNA合成水平为参数,各种肿瘤细胞增殖节律性不同,如卵巢癌DNA合成高水平在11:00—15:00,子宫颈癌在12:00,头颈部癌在10:00,乳腺癌在13:00—15:00,肺癌在6:00—12:00。研究发现,肿瘤血管的容量、血流量、血管渗透性、肿瘤组织昼夜血供有节律性,与肿瘤细胞增殖速度相关。肿瘤组织昼夜血供水平升高时,给予多柔比星等的疗效较高,肿瘤对

药物的摄取量较高。细胞增殖缓慢的肿瘤,有细胞增殖节律;而在细胞增殖迅速的肿瘤,其细胞表现为超日节律或节律不明显。

(3)抗癌药物的时间节律

时间药理学研究显示,药物作用取决于药物自身的治疗机制、剂量、生理节律变化,如药物吸收、分布、代谢、排泄的节律性变化。铂类、烷化剂、抗代谢类、蒽环类、生物反应调节剂等,其药效和毒性均显示近日节律性。研究表明,药物的急性、亚急性、慢性的毒性也有昼夜节律性。

(4)胃癌的时辰化疗的临床应用

有人将 183 例晚期胃肠癌患者随机分为时辰化疗组(A 组)和常规化疗组(B 组),其中 A 组:奥沙利铂于第 1 天 14:00—18:00 由化疗泵持续静脉注入;5-FU 于第 1、2 天 22:00—10:00 持续静脉注入;亚叶酸钙于第 1、2 天 22:00—10:00 持续静脉注入,每 2 周重复,30 天为 1 周期,至少用两个周期。B 组:奥沙利铂第 1 天静滴 2 小时;亚叶酸钙第 1、2 天静滴 2 小时;5-FU 第 1、2 天静推,5-FU 第 1、2 天持续静滴 22 小时,奥沙利铂于上午正常工作时间给药,亚叶酸钙于奥沙利铂给药结束后给药,5-FU 于亚叶酸钙结束后给药,同样每 2 周重复,每 30 天为 1 周期,至少用 2 周期。A 组有效率为 65.2%,B 组有效率为 37.4%,A 组的各种不良反应均低于 B 组,KPS 评分治疗后升高者,在 A 组为 73.9%,B 组为 60.4%。因此改良时辰化疗方案与常规化疗方案相比,有效率常增高,不良反应发生率常降低,有较好的耐受性。有人将 62 例经病理学确诊、已失去手术机会的进展期胃癌初治患者中,KPS 评分≥0 分,有可测量病灶,预计生存期>3 个月的患者,随机分成时辰化疗组(A 组)和对照组(B 组),A 组给予顺铂,第 1～5 天,每天 17:00 开始,静脉滴注 2 小时;亚叶酸钙第 1～5 天,每天 20:00 开始,静脉滴注 2 小时;氟尿嘧啶第 1～5 天,每天 22:00 开始,静脉滴注 4 小时。B 组用药方案和剂量与时辰化疗组相同,给药时间为常规每天 10:00 给药。两组化疗前均给予昂丹司琼止吐治疗,21 天为 1 个周期,化疗 2 个周期后评价近期疗效。A 组和 B 组近期有效率(完全缓解+部分缓解)分别为 53.1% 和 37.5%,A 组白细胞下降为 37.5%,而 B 组为 56.7%,A 组恶心呕吐发生率为 31.2%,而 B 组为 56.7%,时辰化疗组疗效较高,而化疗副反应较少。

有人将经病理诊断ⅢB 期 21 例,Ⅳ期 42 例胃癌患者时辰给予 FOLFOX 方案:奥沙利铂、5-FU、亚叶酸钙。奥沙利铂给药时间为 10:00—22:00,持续输注 12 小时,给药高峰 16:00;5-FU、亚叶酸钙每天给药时间为 22:00—次日 10:00,持续输注 12 小时,给药高峰凌晨 4:00,连续给药 4 天。每 21 天为 1 个周期,至少用 2 个周期。其有效率为 54.72%,TTP 及中位生存时间为 6.5 和 9.8 个月,优于常规给药方案。2004 年美国临床肿瘤学会年会报道,对胃癌患者给予奥沙利铂联合 5-FU、亚叶酸钙行时辰化疗,其临床获益率达 66.67%,化疗相关毒副反应比常规化疗为轻。现在对肿瘤时辰治疗的临床研究越来越多,大量的实验证明,时辰化疗较常规化疗有更好的疗效及更低的毒副作用。

(5)胃癌的时辰化疗优势

由于时辰治疗学是根据时间生物学和时间药理学的原理,选择肿瘤细胞 DNA 合成期,而避开正常组织细胞 DNA 合成期,给予化疗药物,克服了常规治疗的局限性,有更好的疗效和更小的毒副作用。而且时辰化疗时,有些化疗药物在患者睡眠中给药,可减少患者心理反应、恶心、呕吐等,减少使用止吐药,减少医疗费用。时辰化疗可适当增加剂量,增加药效。随着实践经验的总结,时辰化疗的适用范围也在扩大。时辰治疗时住院周期缩短,常规化疗一般需要 8 天,而时辰化疗一般只需要 2～4 天,由于通过中心静脉给药,患者在治疗期间自理能力较好,可减轻家属负担。

(6)胃癌的时辰化疗存在的问题及展望

虽然时辰化疗较常规治疗有优势,但也不应忽视其不足之处。时辰化疗给药时间大多与传统工作时间有差异,会加重医护人员工作量,且部分患者不愿夜间给药,担心夜间医护人员巡视不及时,看管不好,易造成药液外渗,影响睡眠。

十一、治疗预测因子

治疗预测因子是预示治疗反应的因素。胃癌预测因子的检测,是实现胃癌个体化治疗的前提。分析胃癌的全身化疗、辅助化疗、新辅助化疗、靶向治疗等治疗的预测因子,能帮助筛选更有效的治疗。研究证实,胃癌患者 HER2 表达水平,是曲妥珠单抗临床受益的重要预测因子,提示预测因子检测,在胃癌个体化治疗中有作用。寻找胃癌不同治疗模式中的疗效预测标志物,可帮助筛选患者易接受更有效的治疗,可改善胃癌患者预后。

1. 全身化疗预测因子

一些基因的多态性,影响肿瘤对药物的敏感性和不良反应。人类基因组约 90% 的变异形式,是单核苷酸多态性 SNPs。有人应用聚合酶链反应限制性片段长度多态性,分析紫杉醇联合顺铂(DDP)化疗的晚期胃癌患者 10 个凋亡相关基因(LTA、p53、Bcl-2、L11、BID、FasL、caspase 3/6/7/9)的 SNPs。研究发现,p53 第 72 密码子 SNP 能预测胃癌对紫杉醇联合顺铂的反应,其 Arg/Pro 和 Pro/Pro 基因型,常预示低化疗反应率。通过药物遗传学寻找与药物代谢和反应有关的遗传标记,有人检测 DDP 联合 5-FU 化疗晚期胃癌患者的 11 个基因(TS、MTHFR、MTR、OPRT、XPD、ERCC1、XRCC1、XPA、GSTP1、GSTT1、GSTM1)的多态性也显示这些基因的多态性,与疗效相关。一些分子生物学标志物也是胃癌化疗的预测因子。Ⅲ类 β 微管的高水平表达,与抗微管药物的耐药有关。高水平Ⅲ类 β 微管,预示胃癌患者对含紫杉类、长春瑞宾方案的反应率低。蛋白激酶 Akt 高水平磷酸化,预示胃癌术后口服 5-FU 有效。5-FU 代谢酶多个基因的多态性,与其疗效在不同个体存在差异相关,如嘧啶核苷合成酶基因(TS)、嘧啶核苷磷酸酶基因(TP)、乳磷酸转移酶基因(OPRT)、二氢尿嘧啶脱氢酶基因(DPYD)。这些分子生物标志物水平的检测,对接受 S1 治疗的晚期胃癌患者的筛选有益。研究表明,低水平 TP、低水平 TS 和高水平 DPYD 患者,能从 S1 治疗中获益。

2. 辅助化疗预测因子

根治性胃癌术后的辅助化疗多为以 5-FU 为基础的化疗方案。DPYD 是 5-FU 代谢失活的限速酶。当 DPYD 活性水平增高时,5-FU 分解代谢增强而易致对 5-FU 治疗的耐药。研究发现,DPYD 基因 SNPs 与替加氟药效有关。与 DPYD2(Arg29Cys)基因型相比,DPYD1(Ile543Val)基因型预示接受替加氟辅助治疗的胃癌患者的总体生存期更长。有人研究了 PF 方案(5-FU 联合 DDP)用于胃癌术后辅助治疗中,检测 5-FU 药物代谢酶和表皮生长因子受体(EGFR)水平对疗效和预后的预测作用,包括 EGFR、TS、DPD、TP、APK、ERCC1 等。研究表明,EGFR 的表达水平降低,常不能从辅助化疗中获益,还可能是术后复发的预测标志物。

3. 新辅助化疗预测因子

研究表明,替吉奥、S1 用于进展期胃癌的新辅助化疗,可提高患者生存期。OPRT 是 5-FU 磷酸化活化中的一个重要代谢酶,可能预测胃癌患者对 S1 的敏感性。为了证实胃癌组织中 OPRT 水平降低是 S1 耐药的预测标记物,有人应用 ELISA 检测接受 S1 为基础的新辅助化疗的胃癌患者中的 OPRT 水平。发现低 OPRT 水平(OPRT<2.0 ng/mg)患者对 S1 为基础的新辅助化疗常无反应,从而证明胃癌组织中 OPRT 水平能够预测患者对 S1 的治疗反应性。

对接受以 DDP 为基础的新辅助化疗的进展期胃癌,有人提供证据,证明 ERCC1、K-Ras、B-Raf 高水平表达的进展期胃癌常对新辅助化疗缺乏反应,这些患者的无进展生存时间和整体生存期均较短。

4. 靶向治疗预测因子

临床研究证实,HER2 高水平表达的胃癌患者,可从曲妥珠单抗治疗中获益。目前认为,HER2 表达水平是曲妥珠单抗受益的重要预测因子。ToGA 研究结果显示了在筛选药物标志物指导下,实施胃癌个体化治疗有优势。曲妥珠单抗联合 PF 化疗,已是 HER2 高水平表达的进展期胃癌的标准治疗。

贝伐单抗是针对 VEGF 的人源化单抗。AVAGAST 研究正在进行贝伐单抗治疗胃癌的生物标志物的检测,期待着能发现一些和疗效相关的预测因子。EXPAND 研究将阐释西妥昔单抗及各种预测因子,在胃癌靶向治疗中的作用,如 K-Ras/B-Raf 的基因突变、表皮生长因子受体(EGFR)基因拷贝数改变等。LOGIC 试验也纳入 HER2 阳性的胃癌患者,进行 XELOX 方案±Lapatinib 治疗,其结果将诠释 Lapatinib 疗效和 HER2、EGFR1 分子水平的相关性。寻找特异性的预测标志物,是胃癌分子靶向治疗研究工作的重点。

预测因子是能判断治疗效果概率的因素,与治疗措施选择有关。实际上一个预测因子,常同时有预测预后、疗效的价值。HER2 是一种生物标志物,其既是曲妥珠单抗临床受益的最重要预测因子,又是胃癌预后因子。NF-κB 也是胃癌的预后因素、化疗疗效预测因子。NF-κB 表达水平,与胃癌淋巴结转移和Ⅲ/Ⅳ期患者的预后相关;高水平 NF-κB 与化疗后的整体生存时间相关。酸性鞘磷脂酶(aSMase)是鞘脂类代谢中一种重要酶,在凋亡、免疫、发育、肿瘤中发挥关键作用。酸性鞘磷脂酶对肿瘤发生发展的影响反映在临床应用上是酸性鞘磷脂酶,可能成为有效的肿瘤预后和预测因子。然而酸性鞘磷脂酶在肿瘤中的研究较少,而且仅限于基础研究。已经证明,酸性鞘磷脂酶能调节化疗药物顺铂的毒性反应。这提示酸性鞘磷脂酶可能成为肿瘤疗效的预测因子。有人发现,顺铂能诱导酸性鞘磷脂酶短暂的升高并重新分布至质膜。酸性鞘磷脂酶去除后可以保护细胞免受顺铂诱导的细胞骨架的变化。

虽然有人报道了胃癌不同治疗疗效的预测因子,一些预测因子尚未得到良好证实。预测因子的研究,一般经历集合预测因子、证实预测因子、前瞻性随机对照研究等;前两个阶段主要是寻找预测因子,而目前的预测因子研究多未到第三阶段。基于预测因子的治疗选择而实现个体化治疗,是寻找预测因子的目的,通过检测和筛选预测因子,能使医生在治疗选择上更合理、精确、有效,从而实现肿瘤个体化治疗。

有人探讨分子标志物切除修复交叉互补基因 1(ERCC1)指导 93 例晚期胃癌治疗的疗效,ERCC1 阳性表达组(A 组,28 例)采用希罗达+紫杉醇(XT 方案)化疗,ERCC1 阴性表达组(B 组,26 例)采用希罗达+奥沙利铂(XELOX 方案)化疗,未行 ERCC1 检测的患者随机选择 XT 方案(C 组,20 例)或 XELOX 方案(D 组,19 例)化疗,观察指标为总体有效率(RR)、无进展生存时间(PFS)、总体生存时间(OS)。结果入组 93 例患者中位随访 20 个月,4 组方案 RR 分别为 A 组 57.0%、B 组 54.0%、C 组 35.0%和 D 组 32.0%,差异无统计学意义。4 组方案中位 PFS 分别为 A 组 7.2 个月、B 组 7.0 个月、C 组 5.0 个月和 D 组 4.9 个月($P<0.05$)。中位 OS 分别为 A 组 12.8 个月、B 组 12.9 个月、C 组 10.1 个月和 D 组 9.5 个月($P<0.05$)。亚组分析显示,体能状态评分 0—1 分组、2 分组的 PFS 分别为 8.1 和 4.2 个月,中位 OS 分别为 15.8 个月和 7.5 个月,体能状态良好者的生存时间长于 ERCC1 分层治疗的生存时间。ERCC1 分子标志物指导下的分层治疗,能提高晚期胃癌一线治疗疗效,但体能状态仍常是影响晚期胃癌患者预后的主要因素。

近年来,分子标志物指导肿瘤治疗方案的选择在肺癌、大肠癌、恶性黑色瘤中已广泛应用。切除修复交叉互补基因 1(ERCC1)在 DNA 损伤修复中发挥关键作用,临床研究证实,晚期胃癌患者伴高水平 ERCC1 者常对铂类药物耐药,ERCC1 表达水平的高低可预测铂类药物的疗效。ERCC1 作为核苷酸切除修复系统中的关键酶之一,可使停滞在 G2/M 期的细胞 DNA 损伤迅速修复。在含铂方案化疗为主的恶性肿瘤中,文献报道,ERCC1 水平能预测铂类化疗疗效,但根据 ERCC1 表达水平来选择铂类与非铂类化疗方案的疗效如何,尚未见报道。

晚期胃癌的一线化疗至今仍无标准方案。三药联合化疗高效高毒,但总体生存期无明显改善,因此目前推荐双药联合化疗,其中氟尿嘧啶一直是胃癌化疗的基石,第三代化疗药物如紫杉醇和奥沙利铂已显示良好的抗胃癌活性,特别是 XELOX 方案以其给药的方便性、低毒性及相对较高的疗效赢得了大多数医生和患者的青睐,但对晚期胃癌的预后仍差,双药化疗有效率一般低于45%,中位 OS 仍不足 1 年,这部分归结为铂类药的耐药。

基于上述研究现状,有人率先在晚期胃癌患者中根据 ERCC1 的阳性与阴性表达来选择非铂及含铂方案,以观察 ERCC1 分子标志物指导下的治疗能否进一步提高胃癌疗效;发现未经治疗的晚期胃癌患者,按照 ERCC1 的表达情况进行分层治疗,阳性表达者接受 XT 方案化疗,其有效率达 57.7%;阴性表达者接受 XELOX 方案化疗,有效率为 53.8%。未按分子标志物分层治疗的XT、XELOX 组有效率明显偏低。分层治疗后有效率大幅提升。ERCC1 分层治疗后中位 OS 已超过 1 年,明显提高了晚期胃癌患者的生存,再次验证了 ERCC1 与铂类疗效的相关性,支持晚期胃癌患者行 ERCC1 指导下的分层治疗,有效率、无进展生存期、总生存期均明显改善,可能改善预后。但关于 ERCC1 基因多态性与预后的关系报道不一,在今后临床试验中应考虑基因多态性问题。

十二、腹腔热灌注化疗治疗进展期胃癌

有人观察腹腔热灌注化疗在进展期胃癌术后患者 60 例的辅助治疗作用,28 例患者接受了胃癌根治性手术后进行单纯恢复体质调节胃肠功能的对症治疗,结果在术后辅助腹腔热灌注化疗组 2 年生存率 68.8%,高于单纯手术组;5 年死亡率 25.0%,低于单纯手术组,差异均具有统计学意义。进展期胃癌术后辅助腹腔热灌注化疗能明显降低术后复发率及死亡率。胃癌进展期患者常已不能手术,即使部分患者能进行根治性手术,手术后的复发和转移率也很高。腹膜和腹腔淋巴结的转移是胃癌最常见的转移形式,特别是进展期胃癌,即使实行根治性手术,也有近 50% 的患者5 年内死于肿瘤的复发;而术后 1 个月体质恢复后行腹腔穿刺置管,置管成功后腹腔 43℃ 热灌注化疗,较有效。

术后腹腔灌注化疗适用于预防、治疗胃癌术后腹膜转移、复发,适用对象为:一是手术中游离癌细胞检测阳性;二是肿瘤浸润浆膜或浆膜外;三是腹膜已有散在性转移。在预防术后腹膜转移复发方面,有人将 141 例进展期胃癌随机分成两组:手术加腹腔热灌注化疗组 71 例,单纯手术组70 例。两组患者在年龄、性别、临床病理分期、淋巴结转移、肿瘤组织学类型、手术方式等差异均无统计学意义。治疗组在术毕关腹前即给予腹腔热灌注化疗(丝裂霉素加入 43℃ 生理盐水,120 分钟),术后随访 3~12 年,结果发现术后腹腔热灌注化疗组和单纯手术组患者的腹腔复发率分别为1.4% 和 2.9%,而术后 2、4、8 年的生存率,腹腔热灌注化疗组分别为 80%、76%、62%,单纯手术组则分别为 70%、58%、49%($P = 0.0362$),提示腹腔热灌注化疗能明显地降低胃癌患者术后腹膜的转移复发,提高生存率。还有的学者对胃癌已有腹膜转移者,比较腹腔注药与静脉注药、腹腔给顺铂或联合给顺铂+5-FU。结果表明,腹腔给药比静脉给药好,联合给顺铂+5-FU 比仅给顺铂好。

腹腔化疗可使腹腔内保持恒定持久浓度的抗癌药,使腹腔内游离的癌细胞或残余微小病灶直接浸润在高浓度的药液中,提高化疗药物对肿瘤细胞的杀伤及抑制作用,预防腹腔内复发和转移。多数肿瘤细胞致死温度的临界点为 43℃,将腹腔灌注液加热至 43℃ 左右进行腹腔化疗,可进一步提高疗效。腹腔化疗主要的毒副作用为腹胀、腹痛,这与化疗药物刺激腹膜、肠麻痹及大量液体进入腹腔有关。在腹腔化疗药液中加地塞米松和利多卡因可有效预防和减少其发生。

有人认为,腹腔灌注化疗能显著提高肿瘤患者局部的药物浓度,其治疗效果显著优于单纯静脉化疗。肿瘤热疗主要依靠物理能量沉淀于组织产生的热效应,使组织温度出现明显上升,持续一段时间后可对癌细胞发挥杀灭作用,同时对正常细胞无明显损害。近年来,临床已广泛采用腹腔热化疗方式对胃癌以及盆腔、腔恶性肿瘤患者进行治疗。

羟基喜树碱是一种天然生物碱,具有显著抑制 DNA 拓扑异构酶的作用,是一种有效的抗癌药物。药理研究表明,羟基喜树碱可有效抑制多种肿瘤,与其他抗肿瘤药物间无交叉反应,药物副作

用较少。羟基喜树碱与氟尿嘧啶、顺铂具有良好的协同作用。采用羟基喜树碱与氟尿嘧啶腹腔灌注化疗方式对中晚期胃癌患者进行治疗,患者治疗有效率显著提高的同时,不良反应的发生率并未出现明显增加,且患者生存质量得到显著改善。

十三、硒对胃癌化疗敏感性的影响

胃癌因在我国各类恶性肿瘤中的高发病率及高死亡率而备受关注。由于胃癌单纯的手术治愈率不高,且易出现复发或转移,因此化疗是其主要的治疗手段之一。但化疗的不良反应太大,致使很多患者不能完成治疗。硒是人体所必需的营养元素,同时也是一种广泛的抗癌因子,目前人们对硒的研究,主要侧重于作为癌症化疗辅助剂的作用,硒能明显降低化疗药物的不良反应,并且在协同化疗药物抗肿瘤方面发挥着重要的作用。随着硒研究领域的不断扩展和研究的深入,学者们试图从多个角度,不同层面在分子生物学水平去分析硒与癌症的关系。

1. 硒的抗癌机制

硒是一种人体必需的微量元素,具有多种生物学功能,其中它的抗癌研究最引人注目。许多学者对硒的抗癌机制进行了广泛的研究,并提出了各种理论和假设,但硒的抗癌机制究竟如何,目前尚无定论。实验表明,目前认为硒的抗肿瘤作用机制是多方面的,主要包括以下几种机制。

(1)硒通过调控癌基因的表达促进肿瘤细胞的凋亡

细胞凋亡是一种程序性细胞死亡,是指在一定生理和病理情况下,机体为维护其内环境的稳定,通过基因调控使得细胞自动消亡的过程。在癌症的发展和促进阶段,凋亡起着重要的作用,硒是癌基因表达的调控因子,对肿瘤细胞具有促分化、抑分裂、诱导癌细胞程序性死亡的作用,硒的水平可以明显影响癌基因与抑癌基因的表达。p53 基因是一种抑癌基因,其生化功能是一种转录因子,在细胞的 G1 期监视细胞基因组的完整性。当 DNA 遭到破坏,p53 则与之结合,直到受损的 DNA 修复为止。当某些严重损伤无法修复时,p53 蛋白合成增加,促进凋亡程序的启动,从而使细胞走向凋亡。Bcl-2 基因是一种凋亡抑制基因,是抑制细胞凋亡最重要的基因之一,能抑制许多因素介导的凋亡。二氧化硒在体外可以诱导 NB4、K562、HL60 三系白血病细胞的凋亡,引起 p53 基因表达的上调和 Bcl-2 基因表达的下调。在研究亚硒酸钠诱导的体外培养的皮质神经元凋亡作用时发现,有效剂量的亚硒酸钠作用后引起皮质神经元 p53、Bax、c-Fos 水平上调,Bcl-2 水平下调。硒蛋氨酸、亚硒酸钠和甲基硒宁酸(MSA)可以影响 p53 的磷酸化。参与引发细胞凋亡的蛋白酶种类很多,其中 caspase 家族成员与细胞凋亡密切相关,是具有诱发凋亡作用的一系列酶的总称。由 caspase 诱发的级联反应可识别并水解相应底物,引起细胞骨架蛋白降解,核膜破裂,DNA 酶核酸自由化导致 DNA 降解,引起细胞形态及功能改变,出现凋亡的特征性变化。有人发现,在 p53 的 Ser[15] 残基磷酸化与 caspase 的活化之间可能存在一种因果关系,p53 依赖性促凋亡基因在 caspase 8 级联反应(经死亡受体 Fas 信号通路)和 caspase 9 级联反应(经线粒体信号通路)的转录过程,可能包括从 p53 丝氨酸[15]磷酸化到 caspase 的活化信号。

(2)硒对肿瘤细胞信号通路的调控

细胞信号通路是一系列信息分子参与完成的有序的级联反应。细胞信号转导过程发生障碍或异常就必然会导致细胞生长、分化、代谢和生物学行为的异常乃至肿瘤的发生。在细胞信号转导中,蛋白与蛋白的相互作用是最主要的方式之一。硒可以通过影响信号转导途径中的连接蛋白如丝裂原蛋白激酶(MAPK)、PI3K,从而调控肿瘤细胞凋亡,发挥其抗肿瘤作用。

(3)硒对 MAPK 通路的调控

MAPK 激活后,可催化 c-Jun、c-Myc、c-Fos 及核糖 S6 激酶的磷酸化反应,从而调节基因转录,启动细胞分裂。硒诱导血管内皮细胞凋亡和抑制肿瘤相关血管发生与其化学抗癌作用有关。有人研究了 p38 MAPK,ERK1/2 和蛋白激酶 Akt 作为甲基二硫化硒前体 MSA 诱导人脐静脉内皮细胞(HUVEC)凋亡信号介质的可能性,发现 p38MAPK 是调控甲基二硫化硒特异性诱导血管内皮 caspase 依赖性凋亡的关键因素,这种调节是通过 caspase3 样活性来实现的。

(4)硒对 PI3K/Akt 信号通路的调控

PI3K 通路属于肌醇磷脂信号通路的一种,其作用是磷酸肌醇环上第 3 位基团,产生非 PLC(磷脂酶 C)底物的其他磷酸肌醇。有人比较了野生型 PTEN 的 DU 145 前列腺癌细胞(低本底 Akt 活性)与突变型 PTEN 的 LNCaP 前列腺癌细胞(高本底 Akt 活性)对甲基硒宁酸和亚硒酸钠诱导凋亡的反应情况,结果表明,LNCaP 细胞对甲基硒宁酸诱导凋亡的耐受性是 DU145 的 4 倍,对亚硒酸钠诱导的凋亡敏感。亚硒酸钠可能是通过非 PI3 K 和 p53 的途径诱导 LNCaP 细胞凋亡,甲基硒宁酸引起 HUVECs 细胞生长周期的停滞和凋亡细胞激酶信号通路活化,甲基硒宁酸可以在 G1 中期到晚期抑制由内皮细胞生长添加剂(ECGS)刺激的 HUVECs 有丝分裂,并在一定浓度诱导其凋亡。这种抗有丝分裂的活性是通过 PI3K 通路发挥作用的,而凋亡则与 p38MAPK 的磷酸化增加有关。

(5)硒的抗氧化作用

硒能以硒蛋白的形式,通过提高谷胱甘肽过氧化物酶(GSH-Px)的活性来发挥作用,以清除自由基和过氧化物等,防止生物大分子发生氧化应激反应,保护细胞膜的结构和功能,干扰肿瘤的形成。GSH-Px 是机体内广泛存在的重要的过氧化物分解酶,硒是 GSH-Px 酶系的组成成分,它能催化氧化型谷胱甘肽转变为还原型谷胱甘肽,可使有毒的过氧化物还原成无毒的羟基化合物,同时促进 H_2O_2 的分解,从而保护细胞膜的结构及功能不受过氧化物的干扰及损害,GSH-Px 的活性中心是硒半胱氨酸,其活力大小可以反映机体硒水平。因此硒的抗癌作用与其抗氧化活性密切相关。

(6)硒提高机体免疫功能,抵御组织癌变

一般认为机体免疫功能下降是肿瘤发生的重要因素之一。硒能增强人和动物的体液和细胞免疫功能。研究发现,硒可提高免疫球蛋白的含量,对抗原刺激所致的淋巴细胞增殖有促进作用。

2. 硒与胃癌的相关性

大量的流行病学研究表明,硒水平的各种参数与胃癌、食管癌、结直肠癌及膀胱癌等呈负关联。在美国,土壤中硒含量相对较低的地区,其居民胃癌发病率和死亡率均高于其他地区,提示缺硒可能是胃癌发病的一种高危因素。区域性硒的生物利用度与当地居民的癌症死亡率之间存在着明显的关系。有人随机检测我国 8 个省 24 个地区居民血硒水平,揭示癌症总的标化死亡率与当地人群血硒水平呈负相关,呈负相关的肿瘤依次为食管癌、胃癌和肝癌。硒与胃癌的关系已成为微量元素硒研究中最令人关注的领域之一。有报道认为,胃癌患者血硒值大约比正常人低 45%,给动物肿瘤组织内注入亚硒酸钠,可抑制瘤体生长。如果患者在化疗期间,联合应用顺铂(DDP)和硒化合物,可降低肾脏的毒性反应及致死性,并能提高抗癌剂活性和治疗效果。有人发现,亚硒酸钠可明显抑制 BGC823 胃癌细胞的增殖,且呈剂量依赖性;同时亚硒酸钠可阻滞细胞于 S 期和增加 BGC823 胃癌细胞凋亡率并随剂量增大作用增强。研究显示,亚硒酸钠对人胃癌 SGC-7901 细胞具有明显的抑制作用,且随亚硒酸钠浓度的增加和培养时间的延长对 SGC-7901 细胞生长抑制作用逐渐加强,并下调 hTERT 表达。

3. 硒在放化疗方面的应用

放化疗是运用较为普遍的肿瘤治疗手段,但放化疗在杀死癌细胞的同时,也大量损伤人体的正常细胞和组织,使患者白细胞大量减少,体质下降,免疫力和抗病力进一步削弱,以至有相当一部分患者因无法承受放化疗的毒副作用而不得不中途停止治疗。硒作为一种有效的防癌抗癌剂,多项研究显示它能够降低放化疗的毒副作用,也有研究表明它能够增强化疗药物顺铂的敏感性。顺铂是临床上广泛应用的化疗药物,其主要不良反应为肾毒性和胃肠道反应,肾毒性主要是因为顺铂引起机体脂质过氧化反应增强。亚硒酸钠能够降低顺铂毒性,但不影响其疗效,从而允许高剂量顺铂的应用,进而增强顺铂抗肿瘤作用。有人曾相继在不同品系鼠的实验中证实亚硒酸钠可降低顺铂的肾毒性。以顺铂与硒的克分子比为 3.5:1 的剂量合并应用亚硒酸钠,可使顺铂对动物的致死毒性降低,LD50 提高近 1 倍而不影响其抗癌作用。硒除改善肾功能外,可减少骨髓和消化系不良反应。以尿 β2 微球蛋白和血 β2 微球蛋白作为肾毒性指标,对硒与化疗的联合应用进行了观察。肿瘤患者采用顺铂联合化疗方案,每日口服含 200~600 μg 硒的硒力口服液。结果表明,硒能降低顺铂肾毒性,有效率为 62.7%,为提高顺铂的治疗效果创造了有利条件,而且随着硒口服剂量的增加,疗效也随之增加。阿霉素也是一种广谱抗癌药物,毒副作用以心肌损伤最为突出,采用电镜技术观察硒对阿霉素所致家兔心肌毒性的保护作用,结果表明,亚硒酸钠可使家兔心肌原纤维和肌丝溶解破坏减轻。有人观察了硒卡拉胶囊对恶性肿瘤放疗患者的辅助疗效,将 108 例恶性肿瘤患者随机分为硒卡组合对照组,两组放疗剂量和实施相同,放疗后患者 Karnofsky 评分变化及生活质量改善情况硒卡组优于对照组,带瘤患者肿瘤消退情况硒卡组高于对照组,放疗后白细胞地下发生率硒卡组低于对照组,结果显示,硒卡拉胶囊对恶性肿瘤放疗患者有减轻放疗毒副作用和良好免疫调节功能。有人研究硒蛋氨酸可增强耐药食管癌细胞 P-170 及胃癌细胞 BGC-803 对顺铂的敏感性,且呈现一定的浓度、时间依赖性,与单用同样浓度的顺铂和硒蛋氨酸组比较差异有统计学意义($P < 0.01$)。当顺铂加硒蛋氨酸处理耐顺铂食管癌细胞及 P-170 或胃癌细胞 BGC-803 72 小时后,对癌细胞增殖的抑制作用最明显。目前对于恶性肿瘤所施行的治疗,基本上是针对肿瘤细胞的无限增殖进行杀灭,常规的手术、放疗、化疗等手段主要是治疗肿瘤的原发病灶。多数实体瘤中存在不同程度的乏氧细胞,乏氧是肿瘤异质性的重要特征。实验及临床数据显示乏氧不仅是导致放疗失败和化疗耐受的重要原因,而且使肿瘤具有侵袭性,易发生治疗后复发和远处转移,为肿瘤治疗带来很大的困难。硒的应用,修复了肿瘤未成熟血管基底膜,改善肿瘤微循环,减少肿瘤乏氧细胞,再结合化疗、放疗等措施,将极大地提高治愈恶性肿瘤的概率,特别在消灭残余病灶、防止复发等方面硒将发挥作用。

硒能有效减轻化疗药物的不良反应,增加机体对药物的耐受性;大剂量硒制剂在化疗过程中使用可减轻化疗药物对血液白细胞及中性粒细胞的毒性反应,减轻由于化疗引起的白细胞下降程度。近年来有研究表明,微量元素硒可逆转耐药,进而影响肿瘤的治疗效果。因此,微量元素硒在肿瘤治疗中的作用是十分重要的。虽然目前关于硒在胃癌化疗方面发挥的作用已比较明确,但是关于硒对胃癌化疗影响机制的确切揭示,尚需进一步的研究。而且对于在胃癌化疗过程的不同时期补充硒,疗效是否会有差别也还有待阐明。

十四、淋巴化疗治疗胃癌淋巴转移灶

有人探讨淋巴化疗应用于 60 例胃癌淋巴转移灶的临床治疗效果,将患者随机分为实验组和对照组两组,实验组患者接受淋巴化疗治疗,对照组患者接受血液化疗治疗,对比分析两组患者的临床治疗效果。结果发现,两组患者临床症状都有所缓解,其中实验组患者治疗后在 Bcl-2 表达水平、细胞凋亡发生率、S 期细胞比例等方面都显著优于对照组患者,两组患者的实验数据对比差异有统计学意义($P < 0.05$)。实验表明,淋巴化疗应用于胃癌淋巴转移灶的临床治疗效果显著优于血液给药化疗的治疗效果,有利于加速患者淋巴系统的肿瘤细胞凋亡,对于淋巴转移灶的治疗效果十分直接,因而有临床推广应用价值。

胃癌是临床上较为常见的一种恶性肿瘤,手术是现阶段胃癌临床治疗的首选方法,且术后需要结合一定的免疫治疗和化疗进行辅助治疗,以此来巩固治疗效果。现阶段经静脉注射、动脉灌注和血液给药的治疗效果得到肯定,然而它无法彻底解决胃癌的淋巴系统转移问题,会导致患者较高的术后和预后复发率。进展期胃癌患者的淋巴转移率通常会达到 85%。种种非医源性和医源性因素,都有可能导致手术后患者的肿瘤细胞残留,因而无法根治胃癌。通过淋巴给药进行化疗治疗,能够有效预防淋巴组织癌复发和淋巴转移,而通过血液给药进行化疗治疗则无法达到这一效果,还会造成较大的毒副作用。血液化疗后,患者淋巴系统内的药物浓度较低,因而无法起到抑制淋巴系统转移灶的问题。所以淋巴化疗逐渐受到了临床医学工作者的关注,并得到推广。

应用淋巴化疗治疗胃癌后,患者的 DNA 异倍体治疗效果虽然与血液化疗效果相差较小,但患者的 S 期细胞比例却发生了显著的降低,且与血液化疗组患者的治疗效果存在显著的统计学差异,这表明患者淋巴系统的肿瘤细胞转移问题得到了良好的根治,细胞周期过程中 S 期细胞所占的比例大大降低,从而起到了抑制肿瘤的效果,且淋巴化疗后患者淋巴系统内的药物浓度更高,淋巴结内的细胞免疫性更好,所以淋巴化疗对于胃癌淋巴系统转移灶具有较理想的临床治疗效果。实验表明,淋巴化疗应用于胃癌淋巴转移灶的临床治疗效果显著优于血液给药化疗的治疗效果,有利于加速患者淋巴系统的肿瘤细胞凋亡,对于淋巴转移灶的治疗效果十分直接,因而具有较高的临床推广和使用价值。

十五、胃癌化疗耐药研究

目前认为,胃癌化疗耐药机制包括:

——细胞膜转运药物蛋白介导胃癌化疗 MDR 耐药,如 P-糖蛋白、MRP1、LRP、BSRP 等高水平表达。

——细胞解毒酶介导胃癌化疗 MDR 耐药,如 GST Ⅱ、TOPO Ⅱ 活性水平降低。

——细胞凋亡减少介导胃癌化疗 MDR 耐药,如 p53 突变、抑癌蛋白 RUNX 3/葡萄糖神经酰胺合成酶(GCS)活性水平降低,及 survivin、Bcl-2、HSP 27/70 活性水平升高等。

——促进细胞增殖因子介导胃癌化疗 MDR 耐药,如 HER2、c-Met、AP-1、c-Myc、蛋白激酶 C、ERCC1、NF-kB、ATF4 活性水平升高等。

——细胞微环境介导胃癌化疗 MDR 耐药,如 SHH、MMP-9、HIF-1α、Prion、缺硒、细胞质钙离子超载等。

目前认为,可能逆转胃癌化疗耐药的药物包括:维拉帕米、P-糖蛋白单抗、甲基莲心碱、槲皮素、汉防己甲素、川芎嗪、榄香烯、苦参碱、三氧化二砷、生脉注射液、参芪健脾汤等;也可给予促增殖转录因子诱饵双链硫代磷酸寡核苷酸(ODN),抑制表达 NF-κB、AP-1、Sp-1、HIF-1α 等。

(王勇 韩文秀)

进一步的参考文献

[1] BATISTA TP, SANTOS CA, Almeida GF. Perioperative chemotherapy in locally advanced gastric cancer [J]. Arq Gastroenterol,2013,50(3):236-242.

[2] COCCOLINI F. Intraperitoneal chemotherapy in advanced gastric cancer. Meta-analysis of randomized trials [J]. Eur J Surg Oncol,2013,55:331-322.

[3] CIDON EU. Molecular targeted agents for gastric cancer:a step forward towards personalized therapy[J]. Cancers (Basel),2013,24:221-234.

第二十五章 胃癌的靶向治疗

一、胃癌分子靶向治疗

随着肿瘤发生、发展、转移过程中分子生物学、分子病理学研究的深入发展,分子靶向治疗成为继手术、化疗、放疗、免疫治疗后的一种新的治疗手段,具有高效、低毒等特点。继肺癌、乳腺癌、结肠癌、食管癌等方面取得了良好的疗效后,分子靶向药物单药或与常规化疗药物联合治疗胃癌的临床研究,也取得了可观的进展。

近年来,分子靶向治疗逐渐成为胃癌治疗的新手段,陆续有一系列治疗胃癌的分子靶向药物问世。目前的治疗策略,主要包括血管生成抑制剂、表皮生长因子受体抑制剂、细胞周期转换抑制剂、基质金属蛋白酶抑制剂、蛋白酶体抑制剂、PI3K/Akt 抑制剂、COX2 抑制剂、蛋白酶体抑制剂、mTOR 抑制剂、Src 抑制剂等。

TOGA 试验是第 1 个成功验证靶向药物联合化疗在晚期胃癌中有效的Ⅲ期临床试验。曲妥珠单抗是一种人类 IgG κ 链单克隆抗体,能抑制表皮生长因子受体 HER2 信号通路。曲妥珠单抗已作为 HER2 阳性乳腺癌患者的标准治疗用药,其与化疗联合,在辅助治疗和解救治疗中,均可延长患者生存时间。目前随着 TOGA 研究结果的公布,曲妥珠单抗联合化疗,亦成为 HER2 阳性胃癌患者的标准治疗。

另外,改良 DCF 方案联合贝伐单抗疗效的Ⅱ期试验令人振奋,其治疗胃腺癌患者的中位总体生存期为 16.2 个月,这比一些Ⅲ期试验报道的三药联合的 7~9 个月的生存时间,无疑是个巨大的提高。贝伐单抗联合铂类疗效的Ⅲ期试验 AVAGAS 已在近期完成。其他的Ⅲ期试验例如帕尼单抗联合 EOX,铂类/CAP 联合西妥昔单抗,L-OPH/CAP 联合拉帕替尼正在进行中,结果将在不久后公布。

二、酪氨酸激酶抑制剂治疗胃癌

胃癌是一种常见的高死亡率的疾病,相当一部分患者确诊时已处于晚期,失去手术时机,而胃癌对细胞毒类抗肿瘤药物、放疗又不甚敏感。研究发现,酪氨酸激酶的突变激活、高水平表达,可使细胞发生转化,在胃癌形成中起重要作用,靶向于受体酪氨酸激酶的胃癌分子靶向治疗主要包括:①以 ErbB 信号通路为靶点的靶向治疗;②以血管内皮生长因子(VEGF)及其受体信号通路为靶点的靶向治疗;③以其他受体如胰岛素样生长因子 1 受体(IGF-1R)为靶点的靶向治疗。

受体酪氨酸激酶(RTK)是酶联受体的一种,分子基本结构都有:一个跨膜区;一个胞外区在 N 端,有配体结合位点;一个胞浆区,有激酶结构域,受体与激动剂结合后能使激酶结构域激活,从而把细胞外的信号传递到细胞内,激活细胞内多种信号通路,引起细胞增殖、转移。

许多肿瘤的发生、发展,都与受体酪氨酸激酶的异常表达密切相关。受体酪氨酸激酶的突变激活和/或高水平表达,可使细胞发生转化,在胃癌形成中起重要作用。近年来作用于受体酪氨酸激酶的生物靶向药物,已在结直肠癌、非小细胞肺癌、乳腺癌等治疗中显示出高效、低毒、特异性强的特点,针对胃癌的生物靶向药物治疗研究也取得了一定的进展。

三、血管内皮生长因子抑制剂

血管内皮生长因子(VEGF)是特异的血管内皮细胞源性因子,主要促进内皮细胞增殖、增加血管通透性、诱导肿瘤血管新生。VEGF 在胃癌组织中常高水平表达,与胃癌的侵袭性、临床分期、预后相关。VEGF 抑制剂可阻断血管内皮生长因子受体信号通路、抑制胃癌血管新生,减少胃癌血流及营养的供给;同时还以内皮细胞为靶点增加血管通透性,促使药物渗透至胃癌细胞。

肿瘤的生长和转移必须依赖丰富的营养供应。新生血管的生成,能为营养物质进入肿瘤组织、代谢产物运出肿瘤组织、肿瘤转移提供基本条件。血管内皮生长因子(VEGF)是最有效的促血管生成因子之一。

国内有人研究 VEGF 高水平表达,与胃癌患者临床病理特征间的关系及临床意义,收集医院手术切除的胃癌组织标本 1 107 例,选择资料完整的胃腺癌病例 775 例进行研究,采用 Elivision TM plus 免疫组织化学染色方法,检测 775 例胃癌标本 VEGF 蛋白的表达水平,结果发现,775 例胃癌组织 VEGF 阳性表达 197 例,阳性表达率为 25.42%(197/775);VEGF 蛋白表达水平与胃癌浸润深度、淋巴结转移、远处转移相关($P<0.05$);经多因素分析,浸润深度、淋巴结转移、远处转移均会影响 VEGF 的表达($P<0.05$)。VEGF 检测可以作为评估胃癌生物学行为及预后的指标,并为靶向治疗提供理论依据。

血管内皮生长因子(VEGF)是迄今发现的最重要的促血管生成因子,VEGF 家族包括 VEGF-A、B、C、D、E 和胎盘生长因子(PLGF),其中 VEGF-A 是最主要的血管生成因子,能增加血管通性,促进血管内皮细胞分裂增殖,抑制内皮细胞凋亡,诱导基质金属蛋白酶降解细胞外基质和细胞间连接,促进肿瘤细胞转移。VEGF-C、D 可与 VEGFR-3 结合,诱导 VEGFR-3 酪氨酸酶磷酸化活化,导致新生淋巴管生成,促进肿瘤细胞通过淋巴管转移。

研究发现,胃癌中存在 VEGF-A、C、D 的高水平表达,并与胃癌组织微血管密度增高、血管侵犯、淋巴结转移、远处转移相关。国内外研究显示,VEGF 高水平表达和胃癌血管新生、淋巴结转移、胃癌发展相关,且 VEGF 高水平表达的患者,较阴性表达的患者预后差。研究显示,VEGF 的阳性表达率,与胃癌 TNM 分期、组织类型、浸润深度、淋巴结转移、远处转移等预后参数相关,VEGF 高水平表达患者的复发率,明显高于阴性表达患者(40%∶20%),VEGF 的高水平表达,与胃癌组织微血管密度(MVD)相关。研究报道,VEGF 高水平表达,也与基质金属蛋白酶10(MMP-10)的高水平表达呈正相关。

研究发现,VEGF 高水平表达患者,5 年生存率较阴性表达患者低(30%∶79%);同组病例 EGFR 阳性表达患者,5 年生存率较阴性表达患者低(40%∶73%);VEGF 与 EGFR 表达均阳性的患者较 VEGF 或 EGFR 之一阳性或均阴性的患者预后差。胃癌组织 VEGF、EGFR、HER2 高水平表达,与胃癌浸润深度、淋巴结转移等相关。关联性检验分析显示,VEGF 与 EGFR、HER2 蛋白的表达水平常并无相关性,这可能是由于三者通过不同的作用机制在胃癌的发生发展、浸润转移中发挥作用,具体机制尚需进一步研究。临床资料显示,VEGF、EGFR、HER2 在胃癌中均存在高水平表达,促进胃癌的浸润转移,是胃癌患者预后的独立参考指标。

针对 VEGF 的靶向药物,也为胃癌治疗提供了新的思路。以 VEGF 为靶点的靶向治疗药物主要包括:人源化抗 VEGF 单克隆抗体,如贝伐单抗;嵌合性抗 VEGF 受体胞外区的单克隆抗体,如 IMC-1C11;及针对 VEGFR 的酪氨酸激酶抑制剂,如 SU5416、SU6668、ZD6474 等。

1. 贝伐单抗

贝伐单抗(bevacizumab)为重组人源化抗 VFGF 单克隆抗体,2004 年获美国 FDA 批准上市,对 VEGF 特异性识别和结合后,可阻止 VEGF 与血管内皮细胞受体结合,从而抑制内皮细胞增生和血管新生,抗肿瘤;已批准贝伐单抗与 5-FU 联用,作为一线方案药物治疗转移性结肠癌、直肠癌,而贝伐单抗在胃癌方面的研究尚处Ⅱ期临床试验阶段。

胃癌患者靶向药物如贝伐单抗的应用可能成为趋势,而贝伐单抗的应用有赖于可靠的筛选方法。免疫组织化学法是常用于检测 VEGF 蛋白表达的方法,但往往受到抗体浓度、抗原修复方式、显色方式等方面的影响;目前荧光原位杂交(FISH)方法,已成为病理学新的诊断工具,使得病理学家能在形态学背景上,清晰地观察到靶基因扩增,从而获得与组织形态学相合的基因表达谱。与免疫组织化学法相比,FISH 有较高稳定性、准确性、灵敏性,常能避免假阳性和假阴性,应用 FISH 检测基因扩增,被认为是金标准。目前 FISH 已应用于检测乳腺癌、肝癌等肿瘤组织 HER2、VEGF 基因扩增情况。

抗 VEGF 单克隆抗体贝伐单抗是一种人源化的抗 VEGF 单克隆抗体,可与 VEGF 高亲和力结合、中和,能阻断 VEGF 与血管内皮生长因子受体(VEGFR-1、2、3)结合,使 VEGF 的血管生成效应不能实现,能产生抗肿瘤血管的多种效应。

有人在 148 名 R0 手术切除胃癌组织中发现 VEGF 都有高水平表达,可作为胃癌患者预后不佳的危险因素。研究表明,贝伐单抗联合多西他赛、顺铂、氟尿嘧啶,对胃癌有一定疗效;化疗增加贝伐单抗后,晚期胃癌患者的中位无进展生存期和总体缓解率有改善。某些生物标志物水平的改变,可评估贝伐单抗的疗效。

有人进行一项多中心联合依立替康、顺铂、贝伐单抗治疗转移性胃癌和食管胃交界部腺癌患者的研究,纳入 34 例初治无法手术者,治疗方案为:贝伐单抗 15 mg/kg,第 1 天,依立替康 65 mg/m² 和顺铂 30 mg/m²,第 1 天和第 8 天,每 21 天为一周期。结果显示,中位随诊时间 12.2 个月,PR 率为 59%,CR 率为 6%,总体有效率为 65%,中位进展时间为 8.3 个月(比过去延长 75%),中位生存时间为 12.3 个月,中位总体生存期为 16.2 个月。贝伐单抗联合多西他赛治疗先前已治疗的食管癌和胃癌的试验,证实有 27% 的反应率。

2009 年 ASCO 年会议报道,一项纳入 36 例转移性食管胃交界部腺癌患者的Ⅱ期研究显示,患者对改良 DCF(多西他赛+顺铂+5-FU)方案较对 DCF 方案的耐受性好,其联合贝伐单抗的 6 个月 PFS 率为 79%。但贝伐单抗的安全性仍需引起重视。

与贝伐单抗相关的毒性反应,包括 3 级高血压(28%)、3～4 级血栓形成(25%)、胃穿孔(4%)、急性心肌梗死(2%),其安全性有待进一步观察。最近在一项贝伐单抗相关的肠穿孔的研究中,入组 1442 名肿瘤患者服用贝伐单抗至少两年,结果发现 24 人发生胃穿孔(1.7%),其中 38 名胃食管肿瘤患者中有 2 名发生胃穿孔;表明贝伐单抗联合化学疗法时,也应考虑药物所引起的不良反应。

2. vatalanib

vatalanib 是小分子 VEGF2 抑制剂,是一种多靶点的酪氨酸激酶抑制剂,能抑制所有的 VEGFRs、干细胞因子受体(c-Kit)、血小板源性生长因子受体(PDGFRs),可抑制 VEGF 诱导的 VEGFRs 的酪氨酸激酶域自磷酸化,能抑制内皮细胞增殖、转移、存活。有人研究转移性肾细胞癌患者使用 vatalanib 前后 1 个月肿瘤血流量的变化,结果发现,治疗 1 个月后,肿瘤血流量较治疗前显著减少($P=0.02$),可见 Vatalanib 抗 VEGF 治疗有效。

有人在一项 vatalanib 治疗 imatinib 抵抗的转移性胃肠道间质瘤的研究中,给予 15 名患者每次 vatalanib 1250 mg,1 次/天,口服,结果临床总体有效率为 67%,疾病中位进展时间为 8.5 个月,可见对 imatinib 抵抗的转移性胃肠道间质瘤患者,予以 vatalanib 1250 mg/d 治疗有效,且患者能良好耐受。但尚缺乏关于 vatalanib 在胃癌方面应用的资料。

3. SU6668

它是 VEGFR 酪氨酸激酶抑制剂,被认为对治疗实体瘤有效,有人研究把 SU6668 应用于裸鼠移植入胃癌模型,结果发现,SU6668 能抑制肿瘤血管新生,抑制胃癌腹膜转移,抗肿瘤生长。我国有人对 SCID 鼠胃癌转移模型研究,发现 SU6668 明显抑制胃癌生长和转移,与 5-FU 联用可起协同抑制作用。

4. ZD6474

它能选择性靶向于 VEGFR-2 的酪氨酸激酶、表皮生长因子受体(EGFR)酪氨酸激酶,放疗联合 ZD6474 治疗,能提高放疗的疗效。初步试验表明,在转移性未分化胃癌细胞模型中,ZD6474 能抑制肿瘤生长、减少胃癌细胞向腹膜转移,提高植入未分化胃癌细胞小鼠的存活率,有抗胃癌活性,尤其对有腹膜转移的未分化型胃癌。

5. Su5416

它是一种新合成的 VEGFR 酪氨酸激酶抑制物,可阻止肿瘤血管新生,在 Su5416 联合依立替康治疗晚期结直肠癌的临床试验中,已获得一定临床疗效,但关于 Su5416 在胃癌中的治疗尚未见临床报道。

四、HER1/2 信号通路靶向治疗

HER(人 EGF 相关受体)家族又称 EGFR(表皮生长因子受体)家族、ErbB 家族,由 4 个成员组成,为 HER1(EGFR/ErbB1)、HER2(Neu/ErbB2)、HER3(ErbB3)、HER4(ErbB4),均属于 I 型酪氨酸激酶受体家族。表皮生长因子结合 HER1 后,促使 HER1 活化、形成同/异二聚体,导致表皮生长因子受体信号通路活化,促进靶基因表达,促进细胞增殖。HER2 有酪氨酸激酶活性,但缺乏特异性配体。HER3 能结合配体,但缺乏酪氨酸激酶活性,HER2/3 只能与家族其他成员形成异二聚体,才能促进表皮生长因子受体信号通路活化。HER4 有配体结合能力、酪氨酸激酶活性,可与家族其他成员形成异二聚体,也可形成同二聚体,促进表皮生长因子受体信号通路活化。目前研究较多的主要是 HER1 和 HER2。

酪氨酸激酶受体 HER 家族中的 HER1/2 在许多肿瘤中高水平表达、突变,与许多肿瘤发生发展及其预后相关,以 HER2 和 EGFR 为靶向的胃癌治疗和针对其信号通路的干预治疗备受关注。

目前 HER 靶向治疗策略主要有:①作用于 HER 胞外配体结合区的单克隆抗体,通过竞争性阻滞配体与 HER 结合,抑制生长因子激活肿瘤细胞增殖,如西妥昔单抗、曲妥珠单抗等;②作用于受体胞内区的小分子酪氨酸激酶的抑制剂(TKIs),如吉非替尼、埃罗替尼等,能进入细胞内,直接作用于 HER1 的胞内区,干扰 ATP 结合,抑制其酪氨酸激酶活性。

目前中国 HER2 阳性晚期胃癌分子靶向治疗专家共识已在网上公布,介绍了 HER2 在胃癌表达状态、曲妥珠单抗禁忌证及治疗流程、不良反应及处理、晚期胃癌二线治疗等,有较好的参考价值,详细内容可以网上阅读。

1. HER1

HER1(EGFR)分子量为 170kD,是跨细胞膜糖蛋白,分子由胞外区、跨膜区、胞内区组成。其 N 端的胞外区又可分成 4 个亚区:①配体(转化生长因子 α、表皮生长因子 EGF、双调素等)结合区(ECD);②跨膜区,由一个亲脂性多肽螺旋构成;③胞内区,含酪氨酸激酶域及其磷酸化位点。HER1 的 4 个 ECD 依次命名为 Domain I、II、III、IV,依功能不同分为 2 组,Domain I 与 III 参与结合配体及控制二聚体,Domain II 与 IV 参与受体二聚体形成,Domain II 能通过锁定两受体间的二聚体环,而直接稳定二聚体。无配体结合时,游离受体的 Domain II 与 IV 相互作用,使受体处于"关"的自身抑制状态,能防止受体在无配体结合时的结构性二聚体化。配体与受体 Domain I 与 III 结合后,使 ECDs 间构象改变,暴露出 Domain II 的二聚体环,继而介导二聚体形成。

EGFR 在细胞静息时是非活化的单体,当受体与配体结合后,可形成同/异二聚体,受体胞内区发生自我磷酸化活化,并启动胞内信号通路,相关活化的信号蛋白有磷酯酶 C、磷酯酰肌醇 3 激酶、丝/苏氨酸蛋白激酶等,最终激活靶基因表达促生长因子,促进细胞从 G1 期过渡到 S 期,促进细胞增殖、血管新生、肿瘤细胞转移、黏附、抑制凋亡等。胃癌表达高水平转化生长因子 α 和 EGFR,与胃

癌发展、不良预后相关。胃癌组织中 HER2 与 EGFR 的表达水平正相关,两者可能有协同作用。研究发现,HER1 在胃癌中的突变率为 33%～74%,但一旦发生突变,就较易导致肿瘤生长。

2. HER2

HER2 基因定位于染色体 17q21,分子量 185 kD,是单链跨膜糖蛋白,属 I 型跨膜受体酪氨酸激酶,分子结构与表皮生长因子受体 HER1 相似,包括:一是 N 端胞外区,常糖基化,有 4 个胞外结构域(ECD);二是跨膜区,为单一跨膜序列;三是 C 端胞内区,含酪氨酸激酶域及数个磷酸化位点。与非活化状态的 HER1 不同,HER2 的胞外结构域空间构象、Domain I 与 III 间的关系,较类似 HER1 结合配体后的活化状态;非活化状态的 HER2 不存在 Domain II 与 IV 间相互结合形成的自身抑制状态;Domain IV 中关键残基与 HER3 的不同,即 HER3 的 Gly^{562} 和 His^{565},在 HER2 被 Pro^{562} 和 Phe^{565} 取代,可解释 HER2 的 Domain II 与 IV 相互不结合。一般 Domain II 二聚体环暴露后,可介导与其家族成员形成异二聚体而发挥作用。其 Domain I 与 III 间的接触面,由疏水残基构成核心,围绕以亲水基团,结构较为稳定,目前尚未发现 HER2 的高亲和力配体。HER2 在胃癌中的突变率为 11.9%～23.7%。HER3 在胃癌中的突变率为 35%～50%。

正常情况下,细胞膜 HER2 处于静息状态,与表皮生长因子结合后,其与家族其他受体形成异二聚体。HER2 是 HER 家族二聚体的主要成分;配体诱导 HER 受体二聚体化存在一定次序:即在细胞膜存在 HER2 时,一般先由 neu 分化因子(NDF)活化的 HER3 或 HER4 与 HER2 形成异二聚体。无 HER2 存在时,NDF 活化的 HER3/4 才与 EGFR 形成异二聚体。在表皮生长因子 EGF 诱导的 HER1/HER3 二聚体中,HER3 充分活化仍需 HER2 的参与。表明 HER2 在配体依赖的二聚体化中为中心角色。

研究发现,胃癌组织中常有高水平表达的 HER2,也可在配体缺失的情况下,与家族其他受体形成异二聚体,从而结构性激活信号通路;胞外信号诱导二聚体形成后,能活化胞内区酪氨酸激酶,使其酪氨酸残基位点自身磷酸化,并通过募集各种接头蛋白,依次激活下游 Ras/蛋白激酶 MAPK 通路及 PI3K/Akt 通路,参与细胞转化,促进胃癌细胞增殖、迁移、黏附、抗凋亡等,并可通过上调缺氧诱导因子 α 的表达水平,诱导表达血管内皮生长因子(VEGF),参与肿瘤血管新生。

研究发现,应用 PI3K 抑制剂阻断 HER2/HER3 二聚体表达阳性细胞的蛋白激酶 Akt 磷酸化,可阻滞肿瘤细胞于 G1 期,效果强于抑制 Ras/MEK/MAPK;提示 HER2/HER3 二聚体能明显活化 PI3K/Akt 通路,在肿瘤发生和进展中可能起较重要的作用。

最近有人通过半定量标准化免疫组化染色和 FISH 方法,测定 182 例手术切除的胃癌组织 HER2 表达水平与基因扩增,结果发现,16% 高水平表达 HER2,5% 发生 HER2 基因扩增;后者与较差的中位生存期(922 天:3 243 天)、较差的 5 年存活率(21%:63%,$P<0.05$)相关,经多变量分析研究显示,HER2 基因扩增水平,也是胃癌患者存活率相关的独立因素。肿瘤中 HER2 基因异常扩增,HER2 高水平表达,与预后不良相关。

有人报道,HER2 在胃癌中的阳性表达率为 11.9%～23.7%,与胃癌 Lauren 分型、肿瘤发生部位、较短的生存期相关。有人报道,HER2 在胃癌组织中的表达率为 10%～38%,原发性贲门癌组织 HER2 表达水平较高。HER2 表达水平较高的、可手术切除的胃癌患者预后较差。HER2 表达阴性和阳性的胃癌患者,其中位生存时间分别为 12.7 个月和 6.6 个月。

靶向 HER2 治疗方法包括单克隆抗体、小分子酪氨酸激酶抑制剂、siRNA 等。ToGA 研究是第一个基于 HER2 检测结果,将 HER2 单克隆抗体曲妥珠单抗联合化疗一线用于晚期胃癌治疗的 III 期临床研究,并将晚期胃癌中位总体生存期提升至史无前例的 16.8 个月;同时该研究也为胃癌分子靶向治疗带来诸多思考。

胃癌组织中 HER2 的检测及评价标准:目前对胃癌组织 HER2 的检测,尚未像乳腺癌一样标准化,评价标准亦未达成共识;检测技术主要包括免疫组化染色(IHC)、荧光原位杂交(FISH)、显色原位杂交(CISH)。早期多沿袭乳腺癌 Hercep Test TM-HER2 的评分标准,所测胃癌标本中

HER2 高水平表达或基因扩增阳性率为 $11.9\%\sim23.7\%$，其阳性表达率与肠型胃癌、食管胃连接部腺癌相关，阳性患者的长期生存率，常差于 HER2 表达阴性的患者。

有人随访 182 例 HER2 高水平表达、基因扩增阳性胃癌术后的患者，5 年生存率明显低于阴性表达者（34.5%∶55.9%，$P=0.05$；21.4%∶63.0%，$P=0.011$）。

有人认为，胃癌组织中肿瘤细胞膜 HER2 不完全染色（典型者为 U 型染色）较乳腺癌组织更常见，胃癌异质性高于乳腺癌，若完全照搬乳腺癌评分标准，可能造成评价偏移，故建议调整评价标准。

晚近公布的大型Ⅲ期临床试验 ToGA 研究就采用改良的 Hercep Test TM-HER2 评分标准，来筛选受试者，结果发现，胃癌 HER2 表达阳性率为 22.1%。进一步的生存分析显示，基于该评分标准的检测结果，与临床预后的相关性良好，IHC 3＋（无论 FISH 状态）或 IHC2＋/FISH＋者，均可从曲妥珠单抗治疗中获益，中位生存时间可延长至 16.0 个月（HR＝0.65）。

有人认为，胃癌 HER2 表达状态，可作为曲妥珠单抗疗效的预测因素，建议在胃癌组织检测 HER2 中应首先采用 IHC 方法、并应用改良 Hercep Test TM-HER2 评分标准，仅在 IHC 2＋时方考虑联合 FISH 检测。（表 25 - 1）

表 25 - 1　胃癌组织中 HER2 评判标准（IHC 技术）*

Hercep Test TM-HER2 评分标准		改良 Hercep Test TM-HER2 评分标准	
分值	标准	分值	标准
0	无染色或膜染色＜10％肿瘤细胞	0	无染色或膜染色＜10％肿瘤细胞
1＋	＞10％肿瘤细胞，膜部分弱染色	1＋	＞10％肿瘤细胞，膜弱染色或部分膜染色
2＋	＞10％肿瘤细胞，膜完全轻到中度染色	2＋	＞10％肿瘤细胞，膜完全或底侧面轻到中度染色
3＋	＞10％肿瘤细胞，膜完全高度染色	3＋	＞10％肿瘤细胞，膜完全或底侧面中到高度染色，活检标本：IHC3＋或 IHC2＋FISH

* IHC：免疫组织化学；FISH：原位荧光杂交。

3. 曲妥珠单抗

以 HER2 为靶点的胃癌分子靶向治疗中，可给予抗 HER2 单抗，代表药物为曲妥珠单抗、帕妥珠单抗、马妥珠单抗。曲妥珠单抗是 1998 年美国 FDA 批准上市的重组人源性 IgG1 单克隆抗体，2002 年进入我国市场，商品名为"赫赛汀"。

有人运用显色原位杂交技术，检测 131 例胃癌组织标本和 100 例贲门癌组织标本，结果12.2％胃癌标本和 24.0％贲门癌标本有 HER2 高水平表达，HER2 高水平表达的胃癌患者，5 年生存率明显低于对照组（21.4％∶63.0％；$P<0.05$）。

体内、体外试验证明，曲妥珠单抗能特异性结合 HER2，封闭 HER2 信号通路，抑制胃癌细胞增殖，抑制血管内皮生长因子、其他血管生长因子的活性，有效抑制 HER2 表达阳性胃癌细胞的增殖，可能是有效治疗 HER2 表达阳性胃癌的新途径。与化疗联用，可显著改善患者的生存。

2009 年美国临床肿瘤学会（ASCO）年会上，有人报道，使用曲妥珠单抗一线治疗无法手术的局部晚期、复发、转移性 HER2 阳性表达胃癌患者，国际多中心随机对照Ⅲ期临床研究（ToGA）结果发现，从 3 803 例晚期胃癌患者（包括胃食管交界处癌）中筛选入组 594 例 HER2 阳性表达者（占 22.1％），随机接受曲妥珠单抗（首剂 8 mg/kg，6 mg/kg 维持，q3w）联合标准化疗方案（卡培他滨＋顺铂或静脉注射 5-FU＋顺铂）或单纯标准化疗；共计 6 个周期，曲妥珠单抗持续应用至疾病进展。与单纯化疗组比，曲妥珠单抗＋标准化疗降低 26％HER2 表达阳性晚期胃癌患者的死亡风险，疗效优于单纯标准化疗，中位 OS 期分别是 13.8 个月和 11.1 个月（$P=0.0046$），生存期延长了 2.7 个月，客观缓解率分别为 47.3％和 34.5％（$P=0.0017$），两组毒性反应差异无显著性。初步证实曲妥珠单抗联合标准化疗方案，可使 HER2 表达阳性的胃癌患者获益。

ToGA 研究的意义在于，第一次证实曲妥珠单抗联合化疗可改善 HER2 表达阳性晚期胃癌患者的生存期,并使患者的 OS 超过 1 年,RR 提高至 47.3%,ToGA 研究是胃癌治疗的一个里程碑,其研究结果确立了曲妥珠单抗在胃癌中的主导地位,为 HER2 表达阳性胃癌患者的重要治疗药物,无疑为靶向抑制 HER2 应用于胃癌治疗提供了有力证据,但也带来更多有待于明确的问题。

曲妥珠单抗能高选择性、高亲和力与 HER2 胞外区 Domain IV 结合,再部分阻止 HER2 与 HER 家族成员形成异二聚体,其直接抗肿瘤效应可能包括:①阻断 HER2/HER3 非配体依赖的二聚体形成及结构性活化;②阻断失活的 HER2 与其他 HER 形成的二聚体解离;③阻断 HER2 胞外结构域结合表皮生长因子 EGF ;④活化磷酸酶 PTEN,阻断蛋白激酶 Akt 磷酸化活化;⑤曲妥珠单抗与 HER2 结合后,能干扰 HER2 自身磷酸化、降低功能性 HER2 的水平;⑥曲妥珠单抗与 HER2 结合后,能使 HER2 被细胞膜内吞,降低 HER2 活性;能阻断表达血管内皮生长因子,抑制胃癌血管新生。曲妥珠单抗与 HER2 结合后,可与表达 Ig Fc 受体的免疫细胞结合,产生抗体依赖性细胞介导的细胞毒效应(ADCC),间接发挥抗肿瘤作用,能增强化疗所致细胞毒性作用。

在单用曲妥珠单抗时,其对基因扩增 HER2 的胃癌细胞系 N87、乳腺癌细胞系 SKBR-3 的抑增殖效果相似。曲妥珠单抗(5 mg/kg,qw)能抑制接种 N87 细胞裸鼠移植瘤生长,能延长高水平表达 HER2 的胃癌细胞 MKN-45P 株裸鼠移植瘤伴腹膜播散裸鼠的总体生存期。

曲妥珠单抗(浓度为 2.5 mg/L,72 小时)与顺铂联用,可使顺铂的 IC_{50} 较顺铂单药组下降 31%,而在外周血单个核细胞存在时,可进一步使顺铂的 IC_{50} 下降超过 70%。曲妥珠单抗+顺铂,可协同抑制 SNU-216 细胞系生长、增殖。

有人分别用浓度 10、50、100 mg/L 的曲妥珠单抗连续给予 5 天,并在第 1 天加用柔红霉素 0.1 mg/L,处理 HER2 表达强阳性(YCC-2)、表达中度阳性(NCI-N87)、表达弱阳性(YCC-3)胃癌细胞系,YCC-2、NCI-N87 细胞增殖明显抑制。

有人将 HER2 阳性表达胃癌细胞 4-1ST 的裸鼠移植瘤模型,随机分为曲妥珠单抗(36 mg/kg)组、氨柔比星(25 mg/kg)组、曲妥珠单抗+氨柔比星组,发现联合用药组肿瘤缩小较明显。

曲妥珠单抗与细胞毒药物协同抗肿瘤作用的原因可能为:①能分别阻断细胞周期不同时相的肿瘤细胞增殖,曲妥珠单抗处理能使肿瘤细胞株在 G1/S 期阻滞。顺铂和蒽环类药物均属于细胞周期非特异性抗肿瘤药物,在阻断细胞周期上有互补效应。②在胃癌细胞系中,HER2 基因扩增、高水平表达,多伴有拓扑异构酶 II α 共基因扩增,蒽环类药物氨柔比星等为拓扑异构酶 II α 抑制剂,可与曲妥珠单抗发挥协同作用。

在两项 II 期临床研究中,曲妥珠单抗分别联合顺铂或多西他赛+顺铂,一线治疗 HER2 阳性表达的转移性胃癌、进展期胃癌,起始剂量 8 mg/kg,维持剂量 6 mg/kg,每 3 周重复。曲妥珠单抗+顺铂组的 17 例可评估患者中,总体反应率(RR)35%;未观测到与曲妥珠单抗相关的不良反应。

ToGA 所获的成绩,又引发诸多待进一步研究的问题:

——在胃癌患者中,HER2 高水平表达患者所占比例有限(22.1%),即使是 HER2 高水平表达患者,仍有超过 50% 患者未获治疗反应,是否存在其他信号通路相互作用而影响其疗效。

——在曲妥珠单抗治疗乳腺癌时,多数患者在 1 年左右出现耐药,在胃癌治疗中长期应用曲妥珠单抗,是否也会产生耐药,有待观察。研究发现,在曲妥珠单抗耐药机制中,蛋白激酶 PI3K 基因的活化突变、PI3K 和磷酸酶 PTEN 表达水平降低,可能为进一步研究方向,应用蛋白激酶 PI3K 抑制剂,包括 GDC-0941、Ly294002 等,可逆转蛋白激酶 PI3K 突变、PI3K 和磷酸酶 PTEN 表达缺失所导致的对曲妥珠单抗的耐药。

——在 ToGA 研究中,对照组两药联合所获得的中位总体生存期,已接近 REAL2 研究中 EOX 三药联合所获的成绩(11.2 个月)。肠型胃癌相对预后较好,而其 HER2 高水平表达发生率较高,试验人群的选择是否对试验结果产生影响;HER2 高水平表达的肠型胃癌患者,与 HER2 表达正常或阴性者预后的差别,应给予研究。

——目前胃癌一线化疗尚无确定的标准方案,因此曲妥珠单抗在联合其他化疗药物时,能否获得更好的疗效,有待进一步研究。

在临床方面,有人进行了一项曲妥珠单抗+顺铂联合用药治疗 HER2 阳性的晚期胃癌患者的试验,入组患者分别予以曲妥珠单抗 8 mg/kg 第 1 天(第 1 周期起始剂量),以后周期第 1 天为 6 mg/kg(维持剂量)和顺铂 75 mg/m² ,每 21 天为 1 个周期,初步结果显示,17 名可评估患者的疾病控制率(CR+PR+SD)是 52%;但应进行更大规模的临床试验,以证实此疗效。

一项Ⅱ期临床研究显示,曲妥珠单抗+多西他赛治疗 HER-2 高水平表达、基因扩增的晚期胃癌患者,疗效较显著,患者中位无进展生存期为 6.8 个月,中位总体生存期为 16.0 个月,临床客观缓解率为 59.1%。

类似 ToGA 的研究显示,曲妥珠单抗+化疗能显著延长 HER2 表达阳性、不可切除的、晚期胃癌者生存期。然而 ToGA 方案对可手术切除、HER2 表达阳性、Ⅱ/Ⅲ期胃癌的作用尚不清楚,研究发现,对可手术切除、HER2 表达阳性、Ⅱ/Ⅲ期胃癌者,曲妥珠单抗联合 S-1 能增强化疗疗效,但生存受益较小。

胃癌的发生发展是一个多因素、多阶段的复杂过程,单一靶向 HER2 在胃癌治疗中价值仍属有限。有人认为,通过抑制 Sp-1 等细胞核转录因子,在 DNA 合成或 RNA 转录水平阻断 HER2 表达,或抑制 HER2 信号通路关键激酶,可望成为新的研究方向。

靶向 HER2 治疗的心脏毒性:HER2 对维持心肌细胞正常发育及功能起重要作用。HER2 表达缺乏的小鼠常存在心脏发育障碍,并在胚胎期第 11 天即死亡。G 蛋白耦联受体激动剂对心肌细胞的激动作用,常需要 HER2 的参与。因此,应用分子靶向药物阻断 HER2 信号通路后,对心脏功能的影响值得关注。各临床研究结果显示,给予 HER2 单克隆抗体、小分子酪氨酸激酶抑制剂后,左心室射血分数下降的发生率在 1.6%~5%,且多为无症状性,治疗停止后 6 个月内,多数患者可恢复左心室射血分数,显示较好的安全性。但仍有少部分患者出现Ⅲ~Ⅳ级(NYHA)慢性心力衰竭;回顾性研究显示,曾使用过较高累积剂量蒽环类药物的肿瘤患者,接受曲妥珠单抗治疗后,心脏毒性的发生率相对较高。曲妥珠单抗+蒽环类药物,可增加药物对心室肌细胞的毒性。因此在应用抗 HER2 靶向治疗时,详细的病史询问、体格检查、密切随访心电图、心彩超,并即时调整剂量,可避免严重心脏毒性的出现。

靶向 HER2 治疗的消化系症状:较为常见的有腹泻、恶心、呕吐、腹痛、腹胀,多为 1~2 度,较少出现 3~4 度的严重消化系毒性,耐受性较好。靶向 HER2 治疗引起消化系症状的机制尚有待进一步研究以明确。

4. 帕妥珠单抗

帕妥珠单抗为第二代重组人源化单克隆抗 HER2 抗体,能与 HER2 胞外 Domain Ⅱ结合域结合,阻止 HER2 与 HER 家族成员间的二聚化,从而抑制下游信号通路活性,也可通过 ADCC 效应发挥抗肿瘤作用。帕妥珠单抗抑制配体诱导的 HER2 相关二聚体化,而不依赖于 HER2 表达水平,这是与曲妥珠单抗的主要不同点,提示其可能受益的人群更广。

帕妥珠单抗在其他实体肿瘤的治疗中,已显示一定疗效和安全性。鉴于 ToGA 临床研究所取得的成绩,帕妥珠单抗在胃癌治疗中的疗效值得研究;有人应用帕妥珠单抗+曲妥珠单抗治疗 HER2 表达阳性胃癌移植动物,发现能抑制胃癌细胞增殖、促进凋亡、引发 ADCC、抗血管新生,对 HER2 表达阳性的胃癌治疗有效。HER2 表达阳性胃癌患者,能从帕妥珠单抗联合曲妥珠单抗方案治疗受益,值得进一步研究。

5. 西妥昔单抗

西妥昔单抗(爱必妥)已被批准用于临床,是抗 HER1 人鼠嵌合型 IgG1 单克隆抗体,可与 HER1 特异性结合,竞争性阻断 HER1 和其天然配体如转化生长因子 α 等结合,刺激 HER1 降解,使 HER1 水平下调,阻断 HER1 酪氨酸激酶磷酸化活化,阻断其信号通路,抑制肿瘤细胞增殖,诱导肿瘤细胞凋亡,与顺铂、紫杉醇、放疗联用呈协同作用。

临床研究显示,西妥昔单抗联合化疗对胃癌有良好的抗肿瘤活性,缓解率达 44.1%～50.0%,中位无进展生存期为 5.5～8.0 个月,预计中位生存期达 9.9～16 个月,且 HER1 阳性表达的胃癌患者治疗后预后更好。目前正在进行西妥昔单抗＋顺铂或卡培他滨一线治疗晚期胃癌、转移性胃癌患者的Ⅲ期临床试验。2009 年 ASCO 年会议上,报告了多项西妥昔单抗联合化疗治疗胃癌的Ⅱ期研究。西妥昔单抗＋伊立替康＋顺铂方案,用于可切除胃癌的术前新辅助治疗,患者可耐受。

在一线治疗方面,西妥昔单抗与联合化疗方案如顺铂＋大剂量 FL(5-FU＋LV),或顺铂＋FL,或伊立替康＋FL,或奥沙利铂＋伊立替康,或多西他赛＋顺铂,用于晚期胃癌一线治疗,具有一定的有效性、安全性。

在二线治疗方面,西妥昔单抗＋伊立替康治疗铂类耐药的胃腺癌或鳞癌,有其可行性,耐受性尚可。在一些肿瘤中,K-Ras 或 B-Raf 的基因突变,与患者对西妥昔单抗的耐药相关,但研究显示,K-Ras 或 B-Raf 的基因在晚期胃癌患者中的突变率较低,分别为 11.4% 和 2.3%,似乎与西妥昔单抗对胃癌的耐药不相关。西妥昔单抗＋Gefitinib 或 erlotinib 治疗,比单一用药,更能抑制肿瘤增殖,能抑制下游蛋白激酶 MAPK、Akt 磷酸化,可诱导细胞凋亡。

在一项临床试验研究中,38 名进展期胃癌及食管胃交界部腺癌患者,接受西妥昔单抗＋FOLFIRI 治疗,用药最长时间 24 周,如患者完全缓解、部分缓解、疾病稳定,可单独予以西妥昔单抗继续治疗,于治疗前及治疗后每 6 周定期用 CT、PET 监测治疗效果,结果显示,总体反应率(ORR)为 44.1%,中位疾病进展时间为 8 个月,中位随访时间 11 个月,55.3% 患者存活,中位预期生存时间为 16 个月,3～4 级毒性不良反应包括中性粒细胞减少症(42.1%)、痤疮样皮疹(21.1%)、腹泻(7.9%)等。研究结果显示,西妥昔单抗联合 FOLFIRI 治疗胃癌和食管胃交界部腺癌有效,但有中性粒细胞减少。

研究发现,西妥昔单抗＋白介素 2 治疗 HER1 高水平表达的胃癌,主要通过 NK 细胞介导的 ADCC 作用,能产生较显著的抗肿瘤活性,这为 HER1 高水平表达胃癌患者治疗,提供新的可行的治疗途径,值得进一步关注。

6. panitumumab

panitumumab 的优势在于其抗原性较小,超敏反应发生概率较小,不易引起产生中和抗体。在一项大肠癌为研究对象的Ⅰ期研究中,其和西妥昔单抗疗效相似;该抗体应用于胃癌的报道尚甚少。

7. 马妥珠单抗

马妥珠单抗(EMD 72000)是人源化的 HER1 的 IgG1 单克隆抗体,可特异性高亲和力结合 HER1,阻断 HER1 与 EGF 结合,从而抑制 HER1 下游信号通路;也能通过 ADCC 发挥一定作用。

研究表明,马妥珠单抗主要通过抑制 HER1 信号通路下游的蛋白激酶 Akt 或 ERK,而非直接抑制 HER1 本身。曲妥珠单抗、马妥珠单抗联用,可提高临床疗效,值得进一步研究。

有人应用马妥珠单抗治疗表达 HER1 的实体瘤,22 名患者的客观反应率为 23%,疾病稳定率为 27%;18 个月治疗中未产生累积毒性。有人应用马妥珠单抗＋ECX(表柔比星、顺铂、卡培他滨),治疗表达 HER1 的晚期胃肿瘤,一线治疗入组 21 名患者,予以 3 种剂量(分别为 400 mg、800 mg,1 次/周;1200 mg,每 3 周 1 次)＋ECX 治疗,发现能良好抑制肿瘤生长,通过皮肤活组织进行药效学检查发现,马妥珠单抗可抑制 HER1 信号通路,减少 HER1 和蛋白激酶 MAPK 磷酸化;客观反应率为 65%,疾病稳定率为 25%,疾病控制率(CR＋PR＋SD)为 90%,而 800 mg,1 次/周,是马妥珠单抗的最大耐受剂量(MTD)。

马妥珠单抗的血清除半衰期较长,临床研究显示,马妥珠单抗能抑制胃癌生长。一项研究纳入 26 例初治患者(胃癌 7 例),单一马妥珠单抗治疗胃癌患者无一例获 PR 或 SD。有人应用马妥珠单抗＋化疗一线治疗晚期胃腺癌,纳入 10 例患者,9 例 HER1 阳性,马妥珠单抗每次 400 mg 或

800 mg,每周 1 次,连续 7 周;化疗方案为 PFL,结果显示,8 例可评价患者中,每周 400 mg 组 PR4
例,SD 1 例,PD 1 例;每周 800 mg 组 2 例均为 PR,结果令人鼓舞,但尚需进行更大规模临床研究。
常见不良反应为皮肤反应,其中Ⅲ或Ⅳ度为皮肤脱屑。

8. 吉非替尼

HER 家族分子胞内区酪氨酸激酶域磷酸化活化后,能激活激酶 Ras/Raf/MAPK 通路和
PI3K/Akt 通路等,引起胃癌细胞增殖、血管新生。同时表达 HER1 及其配体转化生长因子 α 的胃
癌患者,预后较差,5 年生存率为 12%,而 HER1 及其配体转化生长因子 TGF-α 表达水平正常、或
仅其中一种高水平表达的胃癌患者,其 5 年生存率则分别为 45% 和 36%。胃癌肝转移细胞系
HER2 高水平表达率高于胃癌原发病灶细胞。酪氨酸激酶抑制剂吉非替尼、埃罗替尼、拉帕替尼
等是 HER 家族分子胞内区酪氨酸激酶域的可逆的小分子抑制剂。

吉非替尼(易瑞沙)为口服选择性 HER 胞内区酪氨酸激酶抑制剂,可阻断 HER2、HER3 与被
抑制活性的 HER1 的二聚体解离,减少 HER2/HER3 活性二聚体的形成,通过抑制 HER 磷酸化,
能阻断 HER 驱动 PI3K/Akt 等信号通路,抑制胃癌细胞表达 HER,抑制细胞增殖,促进凋亡,抑
制肿瘤组织血管新生。

在高水平表达 HER2 的胃癌肝转移患者中发现,吉非替尼能有效抑制蛋白激酶 Akt 磷酸化活
化,诱导细胞凋亡;吉非替尼对裸鼠胃癌细胞移植瘤有抗肿瘤活性。而吉非替尼的耐药性可能是
由激酶 Ras/蛋白激酶 MAPK 通路重新激活引起。

HER1 高水平表达的 MKN45 和 SGC7901 胃癌细胞株存活率,均随细胞内吉非替尼水平增加
而明显下降($P < 0.05$);吉非替尼可提高 HER1 高水平表达胃癌细胞对放疗的敏感性,能抑制细胞
周期转换、增殖,诱导凋亡。

有人发现,吉非替尼可抑制高水平表达 HER2、中水平表达 HER3、低水平表达 HER1 的胃癌
肝转移细胞系生长,效果可较曲妥珠单抗明显;同时发现吉非替尼能抑制高水平表达 HER2/3 细
胞系中蛋白激酶 Akt 的磷酸化,并诱导胃癌细胞凋亡,提示吉非替尼可通过阻断 HER2/HER3 二
聚体形成,抑制 PI3K/Akt 通路活性而治疗胃癌。吉非替尼在胃癌临床前试验中,已取得一些成
绩,但尚需进一步临床实践。

有人分别随机治疗晚期胃癌、食管胃连接部腺癌患者,给予吉非替尼 250 mg/d 或 500 mg/d,
治疗 28 天,发现肿瘤细胞中磷酸化的 HER1 水平、活性降低。吉非替尼是第一个被美国 FDA 批
准的强有力的表皮生长因子受体酪氨酸激酶抑制剂,2005 年在我国上市。在一项纳入 75 例晚期
胃癌和食管胃连接部腺癌患者的解救治疗研究中,采用吉非替尼每天 250 mg 或 500 mg 口服治疗,
13 例患者的病情得到控制,一例患者达到 PR,常见的吉非替尼相关不良反应为腹泻、皮疹、厌食。
有人报道吉非替尼单药一线治疗一组晚期胃癌,疾病控制率达 18.3%。一项Ⅱ期研究,以吉非替
尼单药对已转移的晚期胃癌三线治疗,18% 患者疾病稳定,无明确缓解,平均 TTP 为 1.2 个月,平
均 OS 为 3.5 个月。另一项Ⅱ期临床研究报道,使用吉非替尼每天 250 mg 口服,能治疗贲门癌,患
者中位缓解期为 4.6 个月,总体有效率达 30%;该试验中 32 例患者进行病灶连续活检,发现使用
吉非替尼后,HER1、蛋白激酶 Akt 的磷酸化活化水平降低,可抑制肿瘤细胞增殖。

虽然吉非替尼单药疗效尚微,但吉非替尼联合细胞毒性药物,常能抑制 HER 信号通路。研究
发现,吉非替尼能抑制伊立替康代谢为 SN-38,减少胃癌患者对伊立替康耐药,可增强伊立替康的
抗肿瘤活性,可提高对化疗的敏感性。吉非替尼和依立替康(CPT-11)联合治疗胃癌,有一定疗效。

有人研究吉非替尼+奥沙利铂(LOHP)或 5-FU 或紫杉醇(PTX)在 SNU-1 胃癌细胞株中的
抗肿瘤活性,结果发现,紫杉醇或奥沙利铂+吉非替尼治疗时,吉非替尼能协同促进紫杉醇或奥沙
利铂诱导细胞凋亡。有人研究发现,阿司匹林与吉非替尼在胃癌中联用,能产生协同作用。在进
展期胃癌的辅助治疗中,放疗+吉非替尼有一定的应用前景,值得进一步研究。

9. 埃罗替尼

埃罗替尼（erlotinib，特罗凯）可选择性直接抑制 HER1 酪氨酸激酶并减少 HER1 的自身磷酸化作用，从而使细胞生长停止、凋亡。已批准埃罗替尼＋吉西他滨一线治疗晚期胰腺癌，已批准埃罗替尼治疗化疗失败的局部晚期或转移性非小细胞肺癌。

有人在研究埃罗替尼用于食管胃连接部腺癌的临床试验中，予以食管胃连接部腺癌和胃癌患者，埃罗替尼 150 mg/d 口服，4 周为一个疗程；参与最后疗效评估的 43 名食管胃连接部腺癌患者总体反应率为 9％，25 名胃癌患者未显示客观疗效，中位生存期分别是 3.5 个月（胃癌）和 6.7 月（食管胃连接部腺癌）；主要毒性反应是皮疹、疲劳、血 AST/ALT 水平升高；埃罗替尼对于食管胃连接部腺癌有一定疗效，对胃癌的疗效欠佳，尚需进一步证实。该试验同时发现，肿瘤 HER1 和 TGF-α 的表达水平，与埃罗替尼治疗反应相关；荧光原位杂交评价 HER1 基因扩增，可能是预测患者对埃罗替尼有反应的方法。

10. 拉帕替尼

双向酪氨酸激酶抑制剂拉帕替尼（lapatinib）是表皮生长因子受体酪氨酸激酶的口服小分子可逆性抑制剂，能同时作用于 HER1/2 的酪氨酸激酶结构域的 ATP 结合位点，可结合、抑制 HER1/2 的二聚体，其阻断下游信号通路、抑制肿瘤细胞增殖的效应大于仅抑制其中一种 HER；可阻断表皮生长因子受体酪氨酸磷酸化，导致肿瘤细胞凋亡增加；HER2 虽无胞外结构域，但有酪氨酸激酶活性。

2007 年美国批准拉帕替尼＋卡培他滨治疗高水平表达 HER2 的晚期乳腺癌和转移性乳腺癌。对 HER1/2 基因扩增的胃癌细胞株 SNU-216 和 NC I-N87，拉帕替尼能阻断 HER1/2 下游信号蛋白磷酸化，导致细胞周期停滞于 G1 期，能抑制肿瘤细胞增殖，诱导细胞凋亡。拉帕替尼＋5-FU、顺铂、奥沙利铂或紫杉醇，作用于胃癌细胞株时，有累加、协同效应，这为指导临床联用治疗 HER1、2 高水平表达胃癌提供了理论基础。

西妥昔单抗＋拉帕替尼有协同作用，抗胃癌效应比任一单药好；胃癌患者经西妥昔单抗治疗进展后，加用拉帕替尼有效，可能拉帕替尼能上调细胞表面 HER2 水平，进而增强对西妥昔单抗的敏感性，这提示拉帕替尼可逆转西妥昔单抗耐药性。

研究显示，拉帕替尼＋卡培他滨一线治疗晚期胃癌，有较好的疗效和耐受性。相关 HER 信号通路活化生物标志物分析，有助于确定可从该方案受益的患者。目前拉帕替尼＋卡培他滨＋奥沙利铂治疗 HER2 表达阳性的晚期胃癌、食管胃连接部腺癌的大型临床试验正在进行，有望为靶向抑制 HER2 表达阳性的胃癌的治疗提供新的临床证据。

一项Ⅱ期临床试验表明，拉帕替尼＋化疗治疗晚期胃癌有一定疗效，47 例患者中，9％完全缓解，2％部分缓解，无进展生存期为 2 个月，中位生存期为 5 个月。目前也有人在研究拉帕替尼＋XELOX 方案（卡培他滨＋奥沙利铂）一线治疗 HER2 表达阳性的晚期胃癌的Ⅲ期临床研究。此外 HER2 疫苗、Hsp90 抑制剂等，均处于临床前试验阶段。

五、siRNA

RNA 干扰技术，通过将 siRNAs 导入细胞内，在 dicer 和 Ago 家族成员作用下，形成 RNA 诱导沉默复合物（RISC），能降解靶 mRNA、抑制翻译、减少相应蛋白表达。体外将靶向 HER2 的 siRNA 转染到 HER2 基因扩增的胃癌细胞内，可抑制胃癌细胞增殖、促进凋亡。但因缺乏有效的体内稳定转染及表达机制，其应用于人体尚有诸多问题有待解决。

六、IGF-IR 靶向治疗

有人在 86 例手术切除的胃癌组织中，发现 62％高水平表达胰岛素样生长因子 1 受体

（IGF1R），易发生淋巴结转移，预后较差。研究表明，在人类胃癌细胞的异种移植中，高水平 IGF-1R 能促进胃癌肿瘤细胞生长、存活，而抑制 IGF-1R，能增强放化疗的疗效，抑制胃癌细胞增殖、存活。转录因子 Sp-1 表达水平与 IGF-1R 表达水平相关，两者高水平表达，会促进胃癌的生长、转移，两者可成为胃癌治疗的新靶点。

1. 舒尼替尼

舒尼替尼（SU11248）是多靶点酪氨酸激酶的口服小分子抑制剂，能抑制 VEGFR、PDGFRβ、c-Kit、KLT-3、RET、Src 的酪氨酸激酶活性，特异性阻断这些信号通路，能抑制肿瘤细胞增殖。舒尼替尼抑制 VEGF 受体信号通路，能抑制肿瘤血管新生。在人胃癌细胞小鼠移植瘤模型中，舒尼替尼能抗血管新生、抗肿瘤生长。

一项 Ⅱ 期试验研究舒尼替尼单药二线治疗进展期胃癌的疗效，共纳入 78 例患者，93.6% 有远处转移，舒尼替尼 50 mg/d，用药 4 周后停 2 周；结果显示，2 例部分缓解，25 例疾病稳定超过 6 周，中位无进展生存期为 2.3 个月，中位总体生存期为 6.8 个月。Ⅲ 度以上血小板减少、中性粒细胞减少发生率，分别为 34.6%、29.4%，常见的非血液学不良反应为疲乏、食欲减退、恶心、腹泻、口腔炎。以舒尼替尼单药作为二线方案治疗进展期胃癌，其不良反应可控，值得进一步研究。

有人研究显示，舒尼替尼＋多西他赛治疗转移性胃癌患者，可提高客观缓解率（41.1%：14.3%）。有人通过 Ⅱ 期临床试验显示，舒尼替尼与化疗的联合治疗，有一定的临床疗效，能延缓病情进展，值得进一步研究；目前正在全球开展多项 Ⅲ 期胃癌靶向治疗的临床研究。

2. 索拉非尼

索拉非尼（sorafenib）是口服多靶点酪氨酸激酶抑制剂，作用于肿瘤细胞和肿瘤血管细胞的丝/苏氨酸酪氨酸激酶、受体酪氨酸激酶，可抑制 Raf/MEK/ERK 信号通路，直接抑制肿瘤生长，可抑制 VEGFR 和 PDGFR，间接抑制肿瘤细胞增殖。

研究显示，索拉非尼＋多西他赛、顺铂治疗进展期胃癌及食管胃连接部腺癌的缓解率（RR）为 38.6%，中位无进展生存期为 5.8 个月，中位总体生存期为 14.9 个月。索拉非尼联合化疗对晚期胃癌或食管胃结合部癌有效。

七、细胞周期转换抑制剂

研究表明，细胞增殖需要一系列信号相互作用，周期素及周期素依赖性激酶（CDKs，CDK1～CDK9）是较为重要的因素。CDKs 是调控细胞周期的一个蛋白激酶家族，CDKs 特定部位被磷酸化激活后，能和特定的周期素结合，可磷酸化关键的细胞周期调节物，促进细胞周期进程，引起细胞增殖。

细胞周期转换调控物包括：cyclin、CDKs、CDKI。cyclin、CDKs 正向调控细胞周期转换，cyclinD1～D3 与 CDK4/6 结合，促进细胞由 G1 期进展；cyclin E 与 CDK2 结合，促进细胞进入 S 期；cyclin A 与 CDK1 结合，促进 S 期进展；cyclin B 与 cdc2 结合，促进 M 期进展。CDKs 常在胃癌组织中高水平表达；可通过抑制 CDK 来靶向治疗胃癌。

CDKI 负向调控细胞周期转换，CDKI 包括 p16、p15、p18、p19、p21、p27 等，能结合、抑制 CDKs。cyclin、CDKs、CDKI 表达水平发生异常，与胃癌发生、发展、耐药相关；Rb、p53 也能抑制 CDKs 活性。

夫拉平度（flavopiridol）是一种半合成黄酮类 CDK 抑制剂，是最早用于临床试验的细胞周期抑制剂，该药可抑制 mRNA 表达，抑制细胞转化，能阻止 ATP 和 CDK 结合，抑制 CDK 1、2、4、6 的磷酸化活化，引起周期素 D1 表达减少，细胞停滞在 G1 期或 G2 期，抑制细胞增殖。

一项 Ⅰ 期研究采用每日 Flavopiridol 40 mg/m²，72 小时不间断输注，每 2 周重复，治疗晚期肿瘤患者 38 例，其中有远处转移的胃癌患者 CR 1 例，无病生存时间超过 18 个月，不良反应有腹泻、体位性低血压、癌性疼痛加重。

在一项Ⅱ期研究中,Flavopiridol 以同样方式给药,但 14 例可评价胃癌患者无客观缓解,仅 1 例患者的肝转移灶有轻微缓解,但原发灶有进展;93％患者有乏力(其中 27％为Ⅲ～Ⅳ级),3％患者腹泻(其中 20％为Ⅲ～Ⅳ级),5 例留置于中心静脉的导管尖处发生深静脉血栓。该研究结果显示,Flavopiridol 单药在晚期胃癌中没有明显的抗瘤活性;夫拉平度与细胞毒化疗药物的联用可能有一定的应用前景。

一项Ⅰ期研究评价 Flavopiridol＋伊立替康＋顺铂应用于进展期、对化疗反应不好的胃癌患者,11 例胃癌患者 PR5 例,疗效好于单独化疗。

八、基质金属蛋白酶抑制剂

胃癌的浸润与转移是一个动态、复杂、多步骤的过程,主要涉及黏附、水解细胞外基质(ECM)、迁移等过程。转移时首先是肿瘤细胞自身黏附性降低,脱离原发部位,肿瘤细胞表面受体与基底膜及细胞外基质某些成分特异性结合。然后细胞外基质如基底膜、细胞外结缔组织降解,肿瘤浸润正常组织、开始转移。肿瘤细胞细胞外基质降解酶系可水解细胞外基质中的蛋白成分;细胞外基质是存在于细胞之间的动态网状结构,具有阻隔作用。最后,肿瘤细胞从原位点扩散,沿着被降解的细胞外基质缺损区,向周围侵袭或进入淋巴管、血管,向远处转移。细胞外基质破坏是肿瘤细胞侵袭和转移的关键过程。细胞外基质降解酶系主要有丝氨酸蛋白酶、半胱氨酸蛋白酶、基质金属蛋白酶(MMPs)等,MMPs 是最重要的一类。

基质金属蛋白酶(MMPs)是离子依赖性蛋白水解酶超家族,迄今已发现 20 多个成员,按照作用底物的不同可分为多种;能通过降解血管基底膜、内皮细胞外基质、调节细胞间黏附、使内皮细胞从血管壁脱落、促进血管形成,来促进肿瘤生长、浸润、转移;MMP-2、7、9、14 常在胃癌中高水平表达,可能与胃癌的侵犯深度、淋巴结及远处转移相关;MMP 抑制剂能抑制肿瘤血管生成。

1. 马立马司他

马立马司他(marimastat)是口服的 MMP 抑制剂,能延长胃癌患者生存时间,且对接受过化疗的患者疗效较显著,不良反应较小、耐受性较好,有抗肿瘤应用前景,目前已进入Ⅲ期临床试验。

在一项研究中,纳入不可切除的胃癌、食管胃连接部腺癌患者 35 例,6 例予以马立马司他 50 mg(bid),29 例患者予以马立马司他 25 mg(qd),31 例患者完成为期 28 天的治疗,试验结果显示,主要不良反应为疼痛、骨骼肌强直,停药后可消失;内镜发现患者胃癌表面的纤维化包裹增加,病理检查发现间质纤维化增加。

在一项大型随机双盲对照试验中,纳入 369 例初治或接受过 5-FU 化疗、不可手术的胃癌、食管胃连接部腺癌患者,分为 2 组,一组接受马立马司他 10 mg(bid)治疗,另一组予以安慰剂;结果显示,马立马司他组和安慰剂组的 2 年生存率分别为 9％和 3％,中位生存期分别为 5.2 个月和 4.5 个月($P=0.07$)。接受过 5-FU 化疗的亚组中,马立马司他组和安慰剂组的 2 年生存率分别为 18％和 6％($P=0.006$),中位生存期分别为 8.4 个月和 5.8 个月($P=0.045$)。但安全性令人失望,因为不能耐受骨骼肌毒性,6 个月后仅 11％的患者继续采用该药物。

2. MMP-9 与胃癌的研究进展

MMP-9 是水解细胞外基质的主要酶类,常在胃腺癌高水平表达,属Ⅱ型胶原酶,主要降解基底膜的主要结构蛋白Ⅱ型胶原,促进胃癌发生发展,因此靶向 MMP-9 能为治疗胃癌提供一个新途径。

(1)MMP-9 的结构和特征

MMP-9 主要来源于巨噬细胞,分子量较大,其基因定位于 20q11.2～q13.1,全长 4 506 bp,其 5′侧翼调控区为 2 191bp,迄今在后者已鉴定出 NF-κB、AP-1/2、SP-1 等顺式作用元件、ETS 结合位点、转化生长因子β抑制性反应元件，表明MMP-9表达调控的机制较复杂。

MMP-9以酶原形式分泌，在酶原激活过程中，N端信号肽结构域会在MMP-2、3等作用下水解掉而活化。MMP-9催化区含一嵌入域，包括3个纤维结合素Ⅱ样重复序列，能与胶原蛋白、弹力蛋白、天然胶原蛋白等结合，并促使MMP-9固定在结缔组织基质。MMP-9还含一段PRCGVPDV氨基酸残基序列的前肽片段，与酶激活有关。

（2）MMP-9表达调节

MMP-9的表达调节包括转录、酶原分泌、酶原激活、抑制剂等水平的调控。高水平ECM、表皮生长因子、血管内皮生成因子、转化生长因子α/β、肿瘤坏死因子-α、IL-1α、癌蛋白c-Fos/c-Jun等，通过作用于MMP-9基因调节序列TATA盒之前的NF-κB、SP-1、AP-1反应元件等，可诱导转录MMP-9 mRNA，NF-κB反应元件起较关键作用。

一些激素、化学物质、药物，也促进MMP-9合成、分泌，如铁、前列腺素；而糖皮质激素、孕激素、肝素等可抑制MMP-9合成、分泌。一些黏附因子及其受体、组织型纤溶酶原激活剂、细胞内外环境，均对MMP-9转录有调控作用。

（3）酶原活化

MMP-9以酶原的形式分泌至组织中，其活化时，MMP-9的前肽区被降解酶切去，暴露出锌离子-活性中心。纤溶酶、尿激酶型纤溶酶原激活物、组织纤维蛋白溶酶原激活剂，属丝氨酸蛋白酶类，是MMP-1、3、9等生理状态时的降解酶、激活物。MMP家族成员间，也可相互瀑布式酶性降解、激活，如MT-MMPs可激活MMP-2、3，MMP-2、3，又可激活MMP-9。

（4）MMP-9抑制剂

目前MMP-9抑制剂包括非特异性抑制剂、基质金属蛋白酶组织抑制剂（TIMPs）、合成抑制剂等。α2-巨球蛋白是MMP-9的非特异性抑制剂，能阻止MMP-9和其底物结合，抑制MMP-9活性。但α2-巨球蛋白分子量较大，组织穿透力较低，限制了它的抑制效率。

TIMPs是MMPs内源性组织特异性抑制剂，TIMPs分子可分2个功能区，N端功能区的半胱氨酸残基，能与MMPs的活性中心的锌离子结合，C端功能区，能与MMPs其他部位结合。迄今已发现TIMP-1、2、3、4，其中TIMP-1能与MMP-9以1∶1的比例形成复合体，TIMP-1能选择性结合、抑制MMP-9催化活性部位，抑制MMP-9活性。两者水平间存在动态平衡，两者表达水平失衡，将引发ECM的病理变化。

TIMP-1分子包括N端区、C端区、3个保守的二硫键，TIMP-1的N端区能嵌入MMP-9活性区，TIMP-1的磺基丙氨酸，能进一步促使MMP-9锌离子活性位点和TIMP-1的N端区形成螯合物，从而使结合到MMP-9锌离子活化部位的水分子离开，而使MMP-9失活。

（5）MMP-9在促进肿瘤浸润和转移中的作用

它是肿瘤侵袭和转移的重要分子标记，通过以下方式促进肿瘤浸润、转移：

——降解ECM的分子，如胶原、层连蛋白、蛋白聚糖等，使肿瘤细胞能移出生理屏障，而发生浸润、转移。

——调节细胞的黏附性，使转移的肿瘤细胞打破原来细胞-细胞、细胞-基质间的黏附，离开原位肿瘤组织；然后又产生较强的黏附能力，进而结合转移靶点细胞、侵袭、植入。MMP-9有调节细胞黏附能力的作用。

——配合其他酶类（如尿激酶型纤维蛋白溶解酶、丝氨酸蛋白酶、组织蛋白酶等）降解血管基底膜、血管周围基质的ECM，促进内皮细胞迁入周围组织，促进肿瘤血管新生，促进肿瘤细胞转移、侵袭。

MMP-9与VEGF间存在着一个相互正反馈调节自分泌环，能促进对方分泌。MMP-9、VEGF的高水平表达，可作为肿瘤血管新生的指标，并在肿瘤的发生发展中发挥协同作用，多见于分化程度较低、浸润程度较深、临床分期较高、伴有淋巴结转移的胃癌患者。

（6）MMP-9 在胃癌研究中的进展

有人用免疫组织化学法检测 91 例患者的胃癌组织,结果发现胃癌组织中 MMP-9 表达水平和进展期的淋巴结转移、微血管密度相关;高水平 MMP-9 可促进胃癌侵袭。

有人认为,MMP-9 基因启动子-1562 位存在 C/T 单核苷酸多态性,与 MMP-9 表达水平、肿瘤侵袭深度、临床分期、淋巴结转移等相关。

胃癌组织中 TIMP-1 表达水平也常高于正常组织。有人选取 44 例胃癌组织,用酶联免疫吸附法分别测量胃癌组织、正常组织 MMP-9 和 TIMP-1 的水平,结果显示,胃癌组织中的 MMP-9 水平高出正常组织 6 倍,TIMP-1 水平也高于正常组织。高水平 MMP-9 能刺激 TIMP-1 的表达,但 MMP-9 水平的升高,常明显高于 TIMP-1 水平的升高,造成总体上 MMP-9/TIMP-1 比例升高,胃癌组织中 MMP-9 的高水平表达及 MMP-9/TIMP-1 比例升高,都提示预后不良。

九、蛋白酶体抑制剂

核因子 NF-κB 是抗凋亡、促细胞生存、促炎症的转录因子,其激活后将导致抑凋亡因子(Bcl-2、Bcl-xL)和血管内皮生长因子的高水平表达。正常细胞中 NF-κB 和 NF-κB 抑制蛋白(IκBα)结合,泛素蛋白酶体将 IκBα 降解后,导致 NF-κB 从细胞质转到细胞核,引起靶基因表达。硼替佐米(bortezomib)能特异性抑制蛋白酶体,导致 NF-κB 抑制蛋白降解减少,随之 NF-κB 被激活,能导致肿瘤细胞凋亡。

幽门螺杆菌感染细胞后,能活化多种致肿瘤信号通路,主要包括 NF-κB、AP-1、PI3K、STAT3、Wnt/β-catenin、COX2、MAPK 等通路,幽门螺杆菌也可通过结合 Toll 样受体和 NOD 样受体,活化 NF-κB 通路,在胃黏膜炎症和肿瘤形成过程中起关键作用。

1. NF-κB 与胃癌细胞生存、凋亡

NF-κB 通路活化后一般有抗凋亡作用,可促进表达抑凋亡因子,如肿瘤坏死因子受体相关因子 TRAF1/2、凋亡抑制蛋白 c-IAP1/2、Fas 相关性死亡结构域蛋白样白介素转变酶抑制蛋白、Bcl-xL 等,进而抑制胃癌细胞凋亡;还能通过抑制 JNK 激酶,而抑制胃癌细胞凋亡。但有时 NF-κB 通路过度活化,可促进高水平表达炎症因子,再促进表达促凋亡因子如 Fas、c-Myc、p53、死亡受体 4/5 等,促进肿瘤细胞凋亡。

2. NF-κB 与胃癌血管生成

胃癌细胞同正常细胞一样,其生长需要血液提供氧气、营养物质。在胃癌细胞、巨噬细胞、中性粒细胞等,高水平 NF-κB 促进表达单核细胞趋化蛋白1、IL-8、血管内皮生长因子等,促进肿瘤血管新生。用绿茶和黑茶的提取物抑制胃癌细胞 AGC 中 NF-κB 信号通路后,IL-8 的分泌水平下调,能抗胃癌血管新生。用 SN50 抑制 NF-κB 后,可检测到肿瘤微血管密度降低。

3. NF-κB 促进胃癌细胞增殖

高水平 NF-κB 可促进表达 cyclin D1、D2、D3,促进胃癌细胞产生生长因子,如肝细胞生长因子、粒细胞集落刺激因子、骨形态发生蛋白等,促进胃癌细胞增殖。

4. NF-κB 与胃癌扩散、转移

NF-κB 通路活化后,能促进表达基质金属蛋白酶 MMP-2/7/9、尿激酶型纤溶酶原激活物(uPA)等,可调节胃癌细胞中细胞间黏附分子 1、内皮细胞间黏附分子 1、血管细胞间黏附分子 1 等的表达水平,可介导胃癌细胞穿透血管壁,能促进上皮细胞-间质细胞转化,与胃癌的浸润和转移相关。

近年来研究发现, NF-κB 信号通路活化,与胃癌发生、进展、化疗抵抗等相关。NF-κB 信号通路在胃癌细胞系 AGC、MKN28、MKN45、SGC7901 中,均可被组成性活化,但其活化程度可不同。有人应用免疫组化方法在 63 例胃癌手术切除标本中,检测到 21 例细胞核内高水平表达 NF-κB p65；NF-κB 信号通路组成性活化，与胃癌预后差相关。抑制 NF-κB 信号通路活化，可提高胃癌细胞对化疗药物的敏感性。

由于在大多数胃癌细胞中，NF-κB 通路普遍被活化，与胃癌的发生、发展相关，抑制 NF-κB 在肿瘤细胞内的活化，可能取得一定的抗肿瘤作用。蛋白酶体抑制剂能通过抑制 IκB 蛋白降解，而抑制 NF-κB 通路活性。硼替佐米是第 1 个被美国和欧洲批准用于临床治疗肿瘤的药物，能显著抑制 NF-κB 在胃癌的活化。多柔比星和依托泊苷可诱导胃癌细胞 SGC-7901 中 NF-κB 活化，而用 MG-132 抑制 NF-κB 活化后，可促进化疗药物诱导胃癌细胞凋亡。

一项多中心 II 期研究纳入 29 例晚期胃癌患者，初治患者采用硼替佐米 1.3 mg/m²，第 1、4、8、11 天静脉推注；伊立替康 125 mg/m²，第 1、8 天静脉推注，每 3 周重复。复治患者予以硼替佐米单药 1.3 mg/m²，第 1、4、8、11 天静脉推注，每 3 周重复。结果显示，联合组和单药组的有效率分别为 33% 和 9%，中位无进展生存时间分别为 1.8 个月和 1.4 个月。不良反应主要为胃肠道反应、贫血、血小板减少等。对 8 例胃癌标本检查发现，有 643 个基因在应用硼替佐米后表达水平有明显变化，这些基因的表达物涉及凋亡、PI3K、MAPK 等信号通路。研究发现，一定水平的 5-FU 和 SN-38 诱导胃癌细胞株中 NF-κB 通路活化后，可明显促进化疗药物诱导胃癌细胞凋亡、抑制增殖。

5. IKK 抑制剂

IKK 促进 NF-κB 通路活化；在胃癌治疗中已证实，有效的 IKK 抑制剂包括 BAY-11-7082、BAY-11-7085 等；IKK 抑制剂与各种化疗药物联用，可提高胃癌对化疗药物的敏感性。（表 25-2）

表 25-2　应用于胃癌研究的 NF-κB 通路的抑制剂

药物	作用机制
BAY-11-7082	抑制 IκB 磷酸化降解
BAY-11-7085	同上
硼替佐米	抑制 IκBα 降解
MG-132	同上
PDTC	抑制 IKK 激酶活力
	清除活性氧中间产物
NAC	同上
SN50	阻断 NF-κB 的核转录
E2F1	同上
DHMEQ	同上
欧甘菊	抑制 NF-κB 的 DNA 结合力
舒林酸	抑制 IκBα 的磷酸化降解
阿司匹林	抑制 IκBα 的磷酸化降解
	抑制 IKKβ 的活性
COX-2 抑制剂	抑制 IκBα 的磷酸化降解
	抑制 Rel/p65 的核转录
GC	抑制 IκBα 的磷酸化降解
	抑制 p65 的乙酰化
姜黄素	抑制 IκB 的磷酸化降解
环孢素	抑制 NF-κB 的核转录
	抑制 NF-κB 的 DNA 结合力
他克莫司	同上

6. 抗氧化剂

它抑制 NF-κB 活化的机制尚不十分清晰，可能在 NF-κB 信号通路的不同水平，抑制 IKK 激酶活性、减少 NF-κB 核移位、清除活性氧等。抗氧化剂吡咯烷二硫氨基甲酸（PDTC）和 N-乙酰-1-半胱氨酸（NAC），均可抑制胃癌细胞株中 NF-κB 信号通路活化。研究发现，用 PDTC 抑制胃癌细胞株 NF-κB 后，胃癌细胞的增殖能力明显下降。

7. NF-κB 核转运和 DNA 结合抑制剂

DNA 结合抑制剂能促进 IκB 抑制 NF-κB 的核转录活性，可阻断 NF-κB 信号通路活性，主要包括 SN50、E2F1、脱氢甲基还氧醌霉素（DHMEQ）、欧甘菊等。SN50 可抑制 NF-κB，促进胃癌细胞凋亡。研究发现，欧甘菊可通过抑制 NF-κB 核转运和结合 DNA，抑制胃癌细胞 NF-κB 活性。

8. 抗炎药和免疫抑制剂

非甾体类抗炎药等是 NF-κB 信号通路的潜在抑制剂，舒林酸、阿司匹林、COX-2 抑制剂等，均可抑制胃癌细胞中的 NF-κB 信号通路；或通过抑制炎症反应，间接抑制 NF-κB 信号通路；或通过作用于 NF-κB 信号通路靶点，而抑制 NF-κB 信号通路。天然的抗炎药如没食子酸、姜黄素等，也可作用于 NF-κB 通路的不同靶点，进而抑制 NF-κB 信号通路在胃癌中活化。国内外尚没有糖皮质激素抑制胃癌细胞 NF-κB 的相关报道。免疫抑制剂环孢素 A 和他克莫司，可抑制胃腺癌细胞 NF-κB。这些药物与抗癌药物联用，证明对化学预防有效、可提高化疗敏感性。

9. NF-κB 信号通路信号分子抑制剂

它是直接作用于 NF-κB 信号通路的某一信号分子的基因治疗，研究发现，转染 Ad-IκBα 可抑制胃癌细胞 NF-κB、诱导胃癌细胞凋亡。研究发现，siRNA 分子通过抑制 IKK α/β，可提高胃癌对化疗的敏感性，能抑制胃癌细胞增殖。由于 NF-κB 信号通路在机体的作用十分复杂，广泛抑制其活性后，可产生一些毒副作用；因为蛋白酶体不仅降解 IκB，还会对其他分子降解。

NF-κB 通路的活化与胃癌的发生及演进的各个环节密切相关，因此靶向阻断 NF-κB 通路将有一定的抗癌作用，NF-κB 信号通路可作为胃癌治疗的一个靶点。相信随着 NF-κB 在肿瘤细胞中活化机制的逐渐阐明，可通过应用生物标记指示 NF-κB 抑制剂的作用靶点，能促进筛选出靶向肿瘤细胞 NF-κB 的新药物。

十、哺乳动物雷帕霉素抑制剂

雷帕霉素靶蛋白（TOR）是一种丝/苏氨酸蛋白激酶，在哺乳动物中的 TOR，称哺乳动物雷帕霉素靶蛋白（mTOR）。人 mTOR 基因位于 1p36.2，人 mTOR 蛋白含 2 549 个氨基酸残基，分子量 280 kD，属于蛋白激酶 PI3K 家族，参与靶基因表达、核糖体合成等，其信号通路成员包括生长因子受体、PI3K、Akt、EIF-4E、周期素 D1，都是癌蛋白。mTOR 信号通路活化，可导致多种肿瘤细胞增殖，是肿瘤治疗的靶点；mTOR 及其信号通路在胃癌的复发和转移过程中起重要作用，以 mTOR 为靶点的靶向药物联合化疗药物，对克服胃癌复发及转移、治疗胃癌有应用前景。

mTOR 分子内有 HEAT 重复序列（TOR1）、FAT 域、FRB 激酶域、NRD 域、FATC 域、mTOR 蛋白激酶域。FKBP12-雷帕霉素复合物能结合、抑制 mTOR 的 FRB 激酶域，该区突变能阻止雷帕霉素抑制 mTOR。FAT 域与 FATC 域形成 1 个空间结构后，可暴露 mTOR 催化域。NRD 域是 mTOR 负性调节域。FATC 域构象改变，会使 mTOR 丧失催化能力。

mTOR 主要有两种存在形式：mTOR Raptor 复合物（调节蛋白质合成，促进细胞增殖，其活性能被雷帕霉素抑制）和 mTOR Rictor 复合物（参与细胞骨架蛋白构造，活性不能被雷帕霉素抑制）。

mTOR 激活后，主要通过 PI3K/Akt 和 LKB1/AMPK 通路，调控下游真核生物翻译起始因子 4E 结合蛋白 1（4EBP1）和核糖体 40S 小亚单位 S6K 蛋白激酶（p70S6K）活性，再调控真核生物翻译启动因子 2、核糖体 40S 小亚单位 S6 蛋白，进而调控蛋白质合成、细胞生长、增殖。PI3K/Akt/mTOR 通路异常活化，是许多肿瘤的发病机制之一；抑癌基因 PTEN 负性调节 AKt/mTOR 通路，PTEN 基因突变或表达缺失，对 PI3K 的抑制作用解除，可促进肿瘤发生发展。mTOR 是细胞的主要蛋白激酶,可整合营养、能量利用、生长因子受体等信号,能促进表达周期素 D1、细胞膜转运蛋白、缺氧诱导因子 1α、血管内皮生长因子等,促进肿瘤细胞增殖、肿瘤血管新生。

生长因子受体经 PI3K/Akt,能抑制结节性硬化蛋白复合物 TSC1/2 二聚体介导 mTOR 通路活化。有两种 mTOR 复合物即 mTORC1/2。mTORC1 由 mTOR、FK506 结合蛋白(FKBP12)、哺乳动物 LST8(mLST8)、mTOR 调节相关蛋白(Raptor)组成;MTORC2 由 mTOR、对雷帕霉素不敏感的 mTOR 组分(Rictor)、Sin1、哺乳动物 LST8(mLST8)组成。

活化的 mTORC1 能使核糖体 S6 蛋白激酶 1(S6K1)、蛋白质翻译启动因子 4E 结合蛋白 1 磷酸化,促进蛋白质合成、核糖体活化、促进肿瘤细胞增殖。mTORC1 对雷帕霉素及其衍生物如依维莫司敏感。

活化的 mTORC2,能磷酸化活化蛋白激酶 Akt,再调节肌动蛋白、细胞骨架、细胞存活,其与肿瘤发生的关系正在研究中。mTORC2 对雷帕霉素不敏感,但延长雷帕霉素作用时间,可抑制 mTORC2 复合物的形成。mTORC1 介导 S6K1 过度磷酸化活化后,可负反馈环抑制 mTORC2,抑制 Akt 信号通路活性;可促进胰岛素受体底物丝氨酸磷酸化,导致 PI3K/Akt 信号通路活性明显降低。

1. mTOR 通路信号分子高水平表达在胃癌的意义

研究发现,胃癌组织中 mTOR/p70S6K 高水平表达、信号通路活化。有人用 1072 例胃癌组织及对照非肿瘤组织,构建组织微阵列块,用免疫组化、免疫印迹法研究,发现胃癌组织中总 mTOR 和磷酸化 mTOR 高水平表达率分别为 50.8%(545/1072)和 46.5%(499/1072),两者显著相关。

另有人用免疫组化法检测 210 例胃腺癌组织,发现 88% 胃癌细胞质磷酸化 mTOR 表达阳性,93% 胃癌细胞核磷酸化 p70S6K 表达阳性,与胃癌进展呈正相关。

有人检测 109 例胃腺癌组织,结果发现 63% 胃腺癌细胞质有高水平的 mTOR,30% 胃腺癌细胞核有高水平的 mTOR,86% 细胞质有高水平的磷酸化 Akt,43% 细胞核有高水平的磷酸化 Akt;正常胃黏膜组织阴性;胃腺癌细胞质高水平磷酸化 mTOR 多数伴高水平磷酸化 Akt;胃腺癌细胞核高水平磷酸化 mTOR、磷酸化 Akt,多数同时有细胞质高水平的磷酸化 mTOR 或磷酸化 Akt。体外实验发现,耐药胃癌细胞系中,p70S6K 和蛋白质翻译启动因子 4E 结合蛋白 1 均发生高水平磷酸化、mTORC1 通路活化,HIF-1α 高水平表达。有人分析 63 例胃癌组织,发现 HIF-1α 在弥漫浸润区阳性表达率为 57.1%～60.4%,在浸润前区阳性表达率为 38.1%;而 HIF-1α 表达阴性的胃癌患者生存期较长。

2. mTOR 通路相关分子与胃癌转移

韩国学者采用组织微阵列、免疫组化技术研究 290 名 T2b 期胃癌,依据淋巴结转移状态,将患者分为 3 组:第 1 组 96 例,未发现淋巴结转移;第 2 组 102 例,有 1～2 枚淋巴结转移;第 3 组 92 例,有广泛淋巴结转移(>16 枚);结果显示,第 1 组中胃癌组织 36.5% 表达磷酸化 mTOR,第 2 组 39.2%,第 3 组 60.9%;胃癌组织中高水平磷酸化 mTOR 与淋巴结转移相关。第 2 组中磷酸化 mTOR 表达阴性和阳性的患者,5 年无进展存活率分别为 84.4% 和 66.1%,而第 3 组磷酸化 mTOR 阴性和阳性的患者,5 年无进展存活率分别为 37.3% 和 14.9%。提示磷酸化 mTOR 高水平表达与胃癌患者预后相关。进一步分析表明,第 1 组 Borrmann 分型,第 2 组淋巴结磷酸化 mTOR 表达水平、神经周围浸润,第 3 组转移淋巴结磷酸化 mTOR 表达水平,是无进展生存率的独立预测因子。胃癌复发率与转移性淋巴结 mTOR 水平相关。对 T2b 型胃癌患者,其磷酸化 mTOR 表达水平,与胃癌的复发、淋巴结转移范围相关;转移性淋巴结的磷酸化 mTOR 表达水平,与无进展存活率低下相关。mTOR 可作为胃癌治疗的潜在预后标志物、治疗靶点。

有人检测 181 例根治性切除的胃癌组织,51.4% 阳性表达磷酸化 mTOR,与淋巴结转移、TNM 分期相关。磷酸化 mTOR 阳性表达的胃癌患者,无进展生存率及整体生存率降低。mTOR 高水平表达,与胃癌的分化差、增殖细胞核抗原(PCNA)高水平表达相关;而磷酸化 mTOR 高水平表达,与胃癌的淋巴结转移、PCNA/VEGF 表达水平升高、肿瘤微血管密度增加等相关。磷酸化 mTOR 表达水平,是胃癌预后的独立因子,其高水平表达可预测胃癌血管新生增加。

研究发现,胃癌细胞质磷酸化 mTOR 高水平表达,与肿瘤的浸润深度、淋巴结转移、UICC 分期明显呈正相关,与显著较差的生存相关;提示磷酸化 mTOR 的细胞内定位,也可能与胃癌进展相关。研究发现,细胞核 p70S6K 表达水平,与胃癌发生、发展、浸润、转移、预后相关。

mTOR 信号通路活化,可能与胃癌腹膜扩散明显相关,封闭 mTOR 信号通路,可诱导扩散的胃癌细胞凋亡。实验发现,腹膜扩散的 NUGC4 胃癌细胞中,常有高水平 CXCL12、EGF,能活化 mTOR、促进蛋白激酶 Akt 快速磷酸化活化,然后使 S6K 和蛋白质翻译启动因子 4E 结合蛋白 1 磷酸化活化、表达 MMP-2/7;mTOR 活化,可被雷帕霉素选择性抑制,能抑制胃癌的腹膜转移,可抑制胃癌细胞对 CXCL12 趋化,能抑制胃癌细胞增殖。研究表明,mTOR 及通路下游分子 p70S6K 的活性水平,与胃癌的复发、转移等相关,可应用于判断胃癌预后、胃癌临床病理特性。

3. HER2、mTOR 在胃癌中的相互关系

HER2 与 mTOR 相关,常同时在胃癌细胞中高水平表达、相互作用,是预后不良的重要指标。由 HER2/Grb2 活化介导 mTOR 激活,与多种肿瘤发生发展相关,最终导致胃癌患者预后差。胃癌中 Grb2、Her2 和 mTOR 的同时高水平表达,提示可选择 2 个或者更多个靶点治疗。HER2 和 mTOR 的抑制剂,常产生协同或相加的抑癌效应。mTOR 抑制剂可应用于治疗 CXCL12 高水平表达的转移性胃癌。一些研究显示,mTOR 抑制剂可克服 HER2 表达阳性胃癌的化疗耐药性。

4. 雷帕霉素

雷帕霉素(西罗莫司)是一种大环内酯类抗生素,是丝/苏氨酸激酶 mTOR 抑制剂,研究发现其具有较好的抗肿瘤活性,对多种肿瘤有一定疗效,能抑制胃癌细胞生长、增殖。

5. 依维莫司

雷帕霉素衍生物 RAD001(依维莫司)的 Ⅱ 期临床试验显示,依维莫司单药治疗转移性胃癌有较好的 DCR,且耐受性较好。有的 Ⅱ 期临床试验显示,每周 1 次低剂量依维莫司＋顺铂＋高剂量 5-FU＋LV,一线治疗晚期胃癌有效,且未增加胃肠毒性。有的研究结果显示,依维莫司单药对 FP 耐药的胃腺癌有一定疗效,其毒性较轻微。一项临床试验显示,卡培他滨＋依维莫司,能治疗复发、腹膜转移的胃癌,可降低胃癌细胞 S6K1 磷酸化水平,抑制 HSC-58 胃癌细胞系、有较高腹膜转移活性的 58AS1 胃癌细胞系的增殖;可抑制 mTOR 信号通路,导致 G0/G1 转换停滞,抑制胃癌细胞增殖。但 GRANITE-1 Ⅲ 期临床试验发现,依维莫司单药治疗先前接受过一线、二线全身化疗的晚期胃癌患者,OS 和 PFS 并未获得显著提高。

局部缺氧可降低一些胃癌细胞对 mTOR 抑制剂的敏感性,尤其是腹膜转移潜能较高的胃癌细胞,而依维莫司可能对这些细胞仍然有一定疗效。Ⅱ 期实验表明,转移性胃癌患者单用依维莫司有较好的疾病控制率。依维莫司单药对化疗失败的晚期胃癌有效且安全。

依维莫司已成为近期研究的热门新药,它在 2009 年被美国批准用于治疗晚期肾癌。一项 Ⅱ 期临床试验,纳入 53 例复治晚期胃癌患者,给予依维莫司口服,每日 1 次,45%患者肿瘤体积减小,疾病控制率为 56.0%;中位 PFS 为 2.7 个月,中位 OS 为 10.1 个月,中位随访时间为 9.6 个月,能治疗胃癌复发、转移,但有待进一步 Ⅲ 期临床试验。不良反应包括贫血、低钠血症、血 γ-谷氨酰转肽酶活性水平增高、淋巴细胞减少。一些 Ⅱ 期临床试验证实,5-FU 衍生物、铂类、紫杉烷类治疗晚期胃癌失败后,给予依维莫司有一定疗效,耐受性较好;Ⅲ 期临床试验正在全球 25 个国家患者竞争入组,相信可从中得到启示。

6. Foretinib

Foretinib 是对 c-Met 和 VEGFR2 有抑制作用的小分子药物,对 c-Met 基因扩增的肿瘤细胞有抑制作用。Ⅱ 期研究结果显示,c-Met 在胃癌中的基因扩增率较低,为 7.0%。Foretinib 对 c-Met 基因无扩增的转移性胃癌疗效欠佳,目前正继续对其研究。

7. CCI779

CCI779(坦罗莫司)2004 年 8 月被美国批准为晚期肾细胞癌患者一线用药。研究显示,PTEN 表达缺失或突变失活的肿瘤细胞对 CCI779 敏感。坦罗莫司可阻止肿瘤细胞所致的组织破坏。目前在欧美已开始了包括胃癌在内的肿瘤Ⅱ期临床试验,相关研究显示,AP23573＋5-FU、顺铂或喜树碱,能协同治疗胃癌,且安全性良好;对已从细胞毒药物中获益的患者,AP23573 可能提高患者 OS。

8. 双重 PI3K/mTOR 抑制剂

NVP-BEZ235 能竞争性结合 ATP 结合位点,能可逆性降低 PI3K p110 和 mTOR 等蛋白激酶的活性;对 PTEN 表达缺失和 HER2 高水平表达的肿瘤,能抑制下游蛋白激酶 Akt、S6K、4EBP1 磷酸化活化,能将细胞阻滞在 G1 期,而抑制细胞增殖、诱导凋亡。NVP-BEZ235 与 WJD008、NVP-BKM120 在胃癌方面的作用有待进一步研究。

目前以 HER2、mTOR 为靶点的药物已成功用于治疗胃癌。鉴于胃癌的发生、发展是多因素参与、多步骤的,且单用靶向药治疗所需剂量大、毒副作用大,现多采用综合治疗。临床实践证明,多模式综合治疗优于单一治疗,然而如何联合应用各种靶向药物及化疗药以抑制肿瘤生长,或应用靶向药提高肿瘤对化疗药的敏感性,及寻求新的治疗靶点和有效的分子分型标志物,仍是当前研究的重点。

十一、COX-2 与胃癌

近年来研究证明,环氧化酶-2(COX-2)高水平表达,与肿瘤血管新生相关,能与其他因子共同促进肿瘤细胞增殖、抑制细胞凋亡。COX-2 的靶向治疗有望成为防治胃癌的新方法。环氧合酶是膜结合蛋白,存在于核膜和微粒体膜,是前列腺素合成过程中的限速酶,可催化花生四烯酸转化成各种前列腺素,参与多种病理生理过程。COX 有两种同工酶,即 COX-1/2。COX-1 是结构型酶,定位于内质网,在多数组织细胞中表达水平较恒定,主要参与维持细胞正常的生理功能,维持内环境的稳定。

COX-2 是病理情况下的诱导型酶,COX-2 基因约 8.3kb,由 10 个外显子和 9 个内含子构成,位于染色体 1q25.2～q25.3。COX-2 含 604 个氨基酸残基,主要定位于核膜,COX-2 催化产生的各种前列腺素,可在核内调节靶基因表达,参与胃癌等的形成、发展,促进表达基质金属蛋白酶 2/9、VEGF-C、血管新生,促进胃癌转移。高水平 IL-1α 在胃癌组织可诱导表达 COX-2,促进胃癌细胞增殖。

在幽门螺旋杆菌相关胃癌中,幽门螺旋杆菌通过 TCR2/9 激活蛋白激酶 p38MAPK 通路,可促进表达转录因子 CREB 1、ATF 2、c-Jun、c-Fos,导致 COX-2 基因高水平表达,促进合成、释放前列腺素 E_2,激活 EGFR/蛋白激酶 MAPK,促进表达 VEGF、DNA 结合抑制物 1(ID1,能活化 VEGF)、骨桥蛋白,导致胃癌细胞侵袭和血管新生。COX-2 和 ID1 等可作为胃癌治疗的新靶点。

1. COX-2 在胃癌组织中的表达及意义

COX-2 在静息细胞内不表达,当细胞受高水平生长因子、细胞因子、促肿瘤剂、癌蛋白、内皮素、致病性一氧化氮等刺激后,才开始大量表达,产生各种前列腺素,引起疼痛、炎症,参与多种肿瘤的发生发展。

研究显示,胃癌组织中 COX-2 高水平表达,与胃癌分化程度降低相关;有人用免疫组化方法检测 30 例正常胃黏膜及 82 例胃癌组织,发现胃癌组织中 COX-2 表达阳性率,显著高于正常胃黏膜($P<0.001$)。有人认为,COX-2 水平在有淋巴结转移和无淋巴结转移胃癌组间、在低分化和高中分化胃癌组间、在 TNM 不同分期间,其表达水平常有显著差异。COX-2 的检测有助于评价胃癌的生物学行为、判断胃癌预后。

2. COX-2 与肿瘤血管生成

肿瘤相关血管为肿瘤提供营养物质、转运代谢产物,为肿瘤细胞进入循环系统提供了通道,在肿瘤的发生发展中起重要作用。胃癌组织中 COX-2,常与血管内皮生长因子(VEGF)共同高水平表达,可相互协同、促进肿瘤血管新生,促进胃癌发生发展,导致侵袭、转移。

高水平 COX-2 促进肿瘤血管新生的机制有:①诱导肿瘤细胞大量产生 VEGF;②刺激合成与释放 PGE2,再诱导肿瘤细胞增殖,抑制机体对肿瘤的局部免疫反应;③刺激表达抑凋亡因子 Bcl-2,抑制内皮细胞凋亡,促进血管新生;④与 iNOS 酶协同作用,共同参与肿瘤血管新生。

研究显示,Survivin 阳性表达与 COX-2 阳性表达呈正相关($P < 0.05$),两者共同抑制胱冬蛋白酶,抑制胃癌细胞凋亡。NF-κB 参与免疫应答、炎症反应、细胞增殖、凋亡调节、肿瘤形成等。研究显示,高水平 NF-κB 可能通过活化 COX-2 通路,促进胃癌细胞增殖。

p27 是一种抑癌蛋白,有诱导细胞凋亡作用。研究表明,胃癌中 COX-2 表达水平与 p27 表达水平呈负相关,提示在胃癌早期,COX-2 的高水平表达,能抑制表达 p27,减少 p27 对肿瘤增殖的抑制作用。

胃癌中 COX-2 表达水平与 Bcl-2 表达水平正相关($P = 0.001$)。研究显示,高水平 COX-2 可促进表达 Bcl-2,抑制胃癌细胞凋亡,加速胃癌细胞增殖,促进胃癌的发生发展。研究证实,非类固醇类抗炎药(NSAIDs)可抑制胃癌生长,其主要机制是通过抑制 COX-2 活性,而抑制胃癌细胞增殖,促进胃癌细胞凋亡,促进血管新生。阿司匹林是非选择性的 COX 阻断药,由于同时抑制 COX-1,从而可引发胃黏膜损害、溃疡、出血、肾脏损害,限制其临床应用。塞来昔布(celecoxib)是高度选择性 COX-2 抑制剂,Ⅱ 期临床试验表明,塞来昔布可抑制局部晚期胃癌细胞增殖。

有人运用 RNA 干扰,抑制胃癌 SGC-7901 细胞系表达 COX-2,能抑制 SGC-7901 细胞增殖。国内研究表明,黄芪、莪术可抑制胃癌细胞生长,且呈一定的量-效特征,可能抑制表达 COX-2、PEG2、VEGF,抑制肿瘤细胞增殖;黄芪、莪术配伍,则可明显抑制表达 COX-2、NF-κB、MMP-2、VEGF,抑制肿瘤细胞浸润、转移,配伍组作用较大。有人指出,郁金能抑制胃癌细胞裸鼠移植瘤生长和转移,能抑制表达 COX-2、VEGF,抑制胃癌发生发展、淋巴转移。

3. PI3K/Akt 和 COX-2 通路阻断剂与胃癌治疗

PI3K/Akt 和 COX-2 通路活化,能促进胃癌发生、发展、侵袭转移、血管形成,进而影响患者的预后和化疗疗效。研究发现,30% 以上各种实体肿瘤 PI3K 的亚单位的 PI3CA 基因突变,能活化 PI3K/Akt 通路,PI3K 是癌蛋白,可能是胃癌治疗靶点。PI3K 抑制剂 LY294002,能抑制蛋白激酶 Akt 活性,从而抑制胃癌细胞增殖,诱导细胞在 G1 期停滞,抑制抑凋亡因子 FLIPS,活化肿瘤坏死因子相关的凋亡诱导配子(TRAIL),从而诱导细胞凋亡。化疗耐药时,一些化疗药物可激活 PI3K/Akt 和 MAPK/ERK 通路,抑制表达肿瘤抑制因子 p53,促进表达癌蛋白 c-Myc,降低胃癌细胞的化疗敏感性,这可能是胃癌化疗耐药的一个分子机制。

Akt 的高水平激活,还与 PTEN 表达丢失有关,可导致胃癌的化疗耐药。有人发现,甲氧雌二醇(2-ME)能抑制蛋白激酶 Akt 磷酸化、抑制其活性,从而抗胃癌转移。研究发现,COX-2 抑制剂 NS398,通过诱导表达 PTEN,抑制蛋白激酶 Akt 磷酸化活化,能抑制胃癌细胞系 MKN-45 增殖,促进 Fas 介导的细胞凋亡。选择性 COX-2 抑制剂尼美舒利,可抑制蛋白激酶 Akt、端粒酶,能产生一定抑癌作用。

4. 通过诱导凋亡治疗胃癌

研究发现,PI3K 抑制剂 LY294002 通过上调 p53、p53 上调因子(PUMA)等的表达水平,能诱导胃癌细胞凋亡,可降低蛋白激酶 Akt 磷酸化活化水平,引起抑凋亡因子 Bcl-2 表达水平下调,可诱导胃癌细胞凋亡。通过反义 COX-2 转染,抑制 COX-2 信号通路,可抑制胃癌细胞增殖、侵袭、血管新生,诱导凋亡。

高水平角质化细胞生长因子(KGF)促进胃癌细胞增殖。研究发现,选择性 COX-2 抑制剂

JTE-522,可下调 KGF 表达水平、抑制 KGF 旁分泌,抑制胃癌细胞增殖。肝细胞生长因子受体通路活化,促进胃癌进展,能促进胃黏膜表达 COX-2 和增加合成 PGE2,参与胃癌细胞增殖和转移。研究表明,COX-2 特异性抑制剂 NS398,能抑制表达肝细胞生长因子,抑制胃癌细胞增殖,对治疗高水平表达肝细胞生长因子的胃癌有一定作用。研究证实,联合 COX-2 抑制剂塞来考昔和生长抑素类似物善得定(octreotide),能抑制胃癌转移。而联合 COX-2 抑制剂和 S1,能抑制胃癌细胞的腹膜腔转移。

5. 通过促进凋亡治疗胃癌

高水平缩胆素 2(CCK-2)和 COX-2 在胃癌的发生发展中,常共同起重要作用,联合 CCK-2 受体拮抗剂和 COX-2 抑制剂,能下调 Bcl-2 表达水平和上调 Bax 表达水平,可诱导胃癌细胞凋亡;能增加表达 E-钙黏蛋白,减少胃癌组织表达 VEGF,降低胃癌组织微血管密度,抑制血管新生。

PI3K/Akt 信号通路活化,在胃癌细胞对 etoposide 和柔红霉素的化疗耐药中起重要作用;可给予 PI3K 抑制剂,减少胃癌细胞的化疗抵抗,阻止 NF-κB 激活和蛋白激酶 Akt 磷酸化活化,抑制表达 MDM2、叉头蛋白 foxhead,促进 caspase-3/9 活化和多聚 ADP-核糖聚合酶裂解,抑制胃癌细胞增殖。将 Akt siRNA 表达载体转染胃癌细胞后,通过下调 Akt 活性水平、P-糖蛋白表达水平,可明显增强胃癌细胞对化疗药物如长春新碱、柔红霉素、5-氟尿嘧啶、顺铂的敏感性。

十二、胃泌素与胃癌治疗

胃癌组织高水平表达胃泌素和其受体,胃泌素(GAS)能促进胃癌细胞增殖,抗胃泌素抗体可抑制增殖和转移。G17DT 是一种胃泌素免疫原,能诱导产生抑制胃泌素的抗体。相关研究显示,G17DT 联合顺铂、氟尿嘧啶治疗转移性胃癌的总体缓解率为 30%,中位无进展生存期为 5.4 个月,中位总体生存期为 9.0 个月,且免疫应答者的无进展生存期和总体生存期,比不应答者长。

胃泌素是由胃窦 G 细胞合成、分泌的多肽激素,胃泌素在胃癌中常高水平表达,在胃癌的发生发展、侵袭、转移中有重要作用,可通过多种信号通路发挥作用;胃泌素可与其他血清标志物联合,作为胃癌早期筛查指标,但还需进一步研究。胃泌素受体的靶向治疗已在实验中证实有效,相信其在临床的应用将会成为研究的热点。

1. 胃泌素的合成与释放

胃泌素是由胃窦 G 细胞分泌,主要刺激胃壁细胞分泌盐酸、调节消化道功能、维持消化道结构完整。人胃泌素基因定位于 17 号染色体长臂,全长 4.1kb,人胃泌素原含 101 个氨基酸残基,经过一系列加工和修饰,可形成甘氨酸延伸型胃泌素、成熟胃泌素。胃泌素原、甘氨酸延伸型胃泌素,是未酰胺化的胃泌素,而成熟胃泌素是 C 端酰胺化的胃泌素,能发挥其生物活性;胃泌素有多种亚型,包括胃泌素-14、17、34、71、52 等,90% 为胃泌素-17。

2. 胃泌素的释放受多种因素调节

进食后胃体积膨胀和食物中的蛋白质、多肽、氨基酸,可引起迷走神经兴奋,使胃泌素分泌增加;血钙离子水平升高,通过刺激胃窦 G 细胞膜钙离子受体,可激活磷酯酶 C,促进分泌胃泌素。黏膜神经纤维释放的促胃泌素释放肽,能促进释放胃泌素;一些炎症因子也能促进释放胃泌素;而胃酸过多可引起释放生长激素、降钙素,抑制产生胃泌素。

3. 胃泌素与胃癌细胞增殖

胃泌素对胃黏膜有营养作用,胃泌素经胃泌素受体(CCK-B),能激活细胞膜腺苷酸环化酶(AC),使胞内 cAMP 水平升高,促进表达癌蛋白 c-Myc、c-Fos,促进 DNA 合成;胃泌素也可激活磷脂酶 C、钙离子、蛋白激酶 C、Akt 等信号通路,促进细胞增殖与癌变。过高水平胃泌素,可使细胞膜胃泌素受体饱和、内吞,抑制细胞对胃泌素的反应。近年来,甘氨酸延伸型胃泌素成为研究热点,研究表明,它是胃泌素主要的前体之一,能促进胃黏膜细胞、胃癌细胞株 SGC-7901 的增殖。

用免疫组化学方法证明,在胃癌前病变中,胃泌素表达水平与 COX-2 表达水平相关,高水平胃泌素可促进表达 COX-2,促进细胞增殖,抑制细胞凋亡,促进血管新生,诱导肿瘤发生。实验证明,胃泌素受体拮抗剂,能有效抑制表达 COX-2,抑制产生抗凋亡蛋白 MCL-1,促进胃癌细胞凋亡。

胃泌素可促进表达 MMP2/9、VEGF,可通过蛋白激酶 MAPK 成员 MLK3、JNK1、c-Jun 的通路,促进表达 MMP-7,降解细胞外基质、调节细胞间的黏附、促进胃癌细胞迁移。幽门螺杆菌与胃泌素,在胃癌的发生发展中有协同作用。同正常组相比,胃癌患者的幽门螺杆菌感染率、胃泌素水平、血清幽门螺杆菌毒素相关蛋白(CagA)水平显著升高。CagA 蛋白可通过 JAK/STAT 和 ERK 信号通路,增强表达胃泌素。

实验证明,胃泌素在胃正常上皮细胞、慢性萎缩性胃炎、胃上皮不典型增生的表达水平常呈现递减趋势,可能为胃癌发生前的一种状态。在慢性萎缩性胃炎中,由于胃黏膜的萎缩、胃窦细胞的减少,而使胃泌素表达水平降低。研究表明,血胃泌素-17 水平<5pmol/L,反映胃窦萎缩的灵敏度、特异度,分别为 36.8%、86.5%。

在胃癌组织中,胃泌素的表达水平,明显高于胃的癌前病变,可利用血胃泌素水平的测定,进行早期胃癌的筛查。但胃泌素的分泌受多种因素的影响,故单一胃泌素的检测,常存在局限性。研究表明,联合测定几项血清学指标,如胃蛋白酶原 PG1/2 水平明显降低、胃泌素-17 水平明显升高、幽门螺旋杆菌 IgG 抗体水平降低,可提高早期胃癌的诊断率。血清胃蛋白酶原 PG1<35 ng/L、结合胃泌素>90 ng/L,对胃癌诊断标准的灵敏度和特异度分别为 94.2% 和 73.4%。提示血清胃蛋白酶原 PG1、胃泌素的联合检测,可作为胃癌的初步筛查手段,能提高胃癌的检出率。

实验表明,胃癌患者术前血胃泌素水平与健康人群相比有显著的差异,且随着胃癌病理分期的进展,血胃泌素水平有逐渐升高的趋势。胃癌患者手术治疗前后血胃泌素水平常有明显的统计学差异,说明胃癌患者手术治疗前后的血胃泌素检测,对患者的病情观察和预后判定,具有重要的临床价值。

4. 胃泌素与胃癌的治疗

胃泌素结合胃泌素受体后,经胃泌素受体信号通路发挥其生物学作用。胃泌素家族主要有两种受体,一种是 CCK1(CCKA)受体,参与多种疾病的发生,如胰腺疾病、消化道肿瘤、胃肠道动力疾病等,但机制尚不明确。另一种是胆囊收缩素 B 受体的 CCK2(CCKB)受体,即胃泌素受体,在正常胃黏膜中主要存在于胃壁细胞和类肠嗜铬细胞(ECL 细胞),含 447 个氨基酸残基,是典型的含 7 个跨膜区的 G 蛋白耦联受体,在胞内通过钙离子/磷脂酰肌醇通路,主要调节胃壁细胞分泌胃酸、类肠嗜铬细胞释放组胺、平滑肌细胞收缩。胃癌细胞胃泌素受体高水平表达,与胃癌的发生部位、分期相关。胃泌素受体拮抗剂丙谷胺(PGM),可抑制胃癌细胞增殖,促进表达 CDK 抑制因子 p16,使胃癌细胞阻滞在 G1 期,可抑制胃癌细胞迁移,这些为胃癌的内分泌治疗提供了佐证。

研究证明,胃泌素免疫抗原(G17DT)为胃泌素 17 末端部分与白喉类毒素形成的融合蛋白,能产生特异性的抗胃泌素抗体,从而抑制肿瘤细胞的增殖和浸润;胃泌素免疫抗原 G17DT+顺铂+5-FU 联合治疗,能改善胃癌患者的生存,已进入Ⅲ期临床试验阶段。胃癌作为一种激素敏感性肿瘤,通过抑制胃泌素受体从而阻止胃癌的发生、进展是可行的,但由于胃泌素自身的不稳定性,胃泌素抑制剂在临床应用仍需进一步的探讨。

十三、DNA 甲基化与胃癌

表观遗传学主要涉及 DNA 甲基化作用的改变、染色质组蛋白的修饰作用、基因印记等,维持细胞特性,保证其发展、分化;也调控肿瘤发生发展,其中靶基因启动子 DNA 甲基化,对胃癌早期诊断、靶向治疗、明确胃癌发病机制等,有重要意义。

靶基因启动子 DNA 甲基化,由 DNA 甲基转移酶催化,以 S-腺苷蛋氨酸(SAM)为甲基供体,将甲基转移到 DNA 特定碱基,不改变 DNA 核苷酸序列和遗传密码,有可逆性,在基因转录调节中发挥重要作用,是基因调控的表观遗传机制之一。

目前认为基因启动子 CpG 岛超甲基化(CIHM),通过导致基因组大范围的低甲基化、抑癌基因表达沉默,与肿瘤的发生发展相关,可使细胞在肿瘤发生早期,通过改变一些信号通路、获得细胞突变,从而具有选择优势,促进肿瘤的发生发展。随着对抑癌基因启动子 DNA 甲基化的分子机制和其意义的进一步认识,以 DNA 甲基化检测为基础的标志物,在临床应用中展现了广阔的前景,尤其是肿瘤的防治方面。

1. 胃癌组织中癌基因启动子低甲基化

它常存在于胃癌组织中,与胃癌发生发展相关,参与胃细胞癌变机制。EB 病毒(EBV)可引起 10% 胃癌,EB 病毒主要引发于一些癌基因启动子 CpG 岛低甲基化,大量表达癌蛋白,最终导致 EBV 感染相关性胃癌。

有人对 120 例手术切除的胃癌及 40 例正常的胃黏膜标本采用甲基化特异 PCR(MSP)和焦磷酸测序 PCR 方法,检测 T 细胞因子 4(TCF4)基因启动子甲基化程度,发现 TCF4 基因启动子甲基化状态与肿瘤大小($P=0.004$)、洛朗病理学分级($P=0.043$)、侵袭深度($P<0.001$)、淋巴转移($P=0.021$)及 TNM 分期($P=0.045$)相关;提示癌基因 TCF4 基因启动子低甲基化,可导致 TCF4 表达水平升高,可能在胃癌的进展中发挥作用。研究证实,胃癌中促凋亡因子 Bcl-2、上皮钙黏连素(CDH1)、p16 的基因启动子甲基化,及 COX-2、EGFR 基因去甲基化,可导致胃癌。

2. CpG 岛甲基化表型与胃癌的临床病理特征密切相关

CpG 岛甲基化表型(CIMP),指一组基因启动子 CpG 岛甲基化。有人研究高 CIMP 胃癌的临床病理特征,对 196 例胃癌样本的特定基因启动子 CpG 岛 16 个甲基化位点进行检测,发现高 CIMP(CpG 岛甲基化位点大于或等于 13 个)胃癌,常显示较高水平的浸润性生长、低分化、弥漫型或混合型(洛朗病理学分级),生存率明显缩短,预后较差;是胃癌临床病理的独立预后因子。

3. DNA 甲基化与胃癌转移、侵袭密切相关

BVES、POPDC2/3 调节细胞黏附、迁徙。有人应用 RT-PCR 对 11 个胃癌细胞株和 96 例胃癌组织及癌旁正常组织中的 POPDC 表达水平分析,发现胃癌细胞中 BVES、POPDC3 的表达水平下调 73% 左右,胃癌组织中 BVES 表达水平下调 69%,POPDC3 表达水平下调 87%;在胃癌细胞中 BVES、POPDC3 基因启动子常超甲基化并表达沉默,在胃癌组织中 BVES、POPDC3 基因启动子超甲基化率分别为 69%、44%;在 SNU-216 细胞中下调 POPDC3 的表达,可导致细胞迁移及侵袭;研究证实,胃癌组织中 BVES 和 POPDC3 的失活,可促进胃癌细胞的迁移和侵袭。

微卫星不稳定性(MSI)是指错配修复基因因启动子甲基化而失活,高水平微卫星不稳定性,可造成复制错误的叠加,并提高肿瘤的侵袭性。hMLH1 是一种 DNA 错配修复基因,hMLH1 基因启动子甲基化,可导致 DNA 错配修复功能缺陷,并与胃癌细胞的微卫星不稳定性相关。

有人对 55 例胃癌组织 hMLH1 基因的表达进行了检测,验证 hMLH1 基因微卫星不稳定性和基因启动子甲基化的胃癌内异质性,并首次提出,在胃癌的早期阶段,DNA 甲基化常随着时间延长而积累,可导致低 MSI 或无 MSI 发展为高 MSI。

4. DNA 甲基化生物标志与胃癌诊断及病情监控

DNA 甲基化生物标志对胃癌早期诊断发挥着重要作用。肿瘤抑制基因 IRX1 位于 5p15.33,此处为癌易感相关区域。有人发现,在胃癌细胞中 IRX1 表达减少,但在 IRX1 基因编码区域并没有突变,而是 IRX1 基因启动子超甲基化、表达被抑制;不仅在胃癌组织可检测到 IRX1 基因启动子超甲基化,且在胃癌患者的外周血中同样可检测到 IRX1 基因启动子超甲基化,提示 IRX1 可能作为胃癌的生物标志物。

有报道,干细胞标志物 CD133 的表达,常直接受表观遗传学调控,很可能有 CD133 基因启动子去甲基化来高水平表达,并与胃癌发生发展相关。研究显示,CD133 基因启动子去甲基化,常发生在胃癌早期,故此研究结果,可用于胃癌早期诊断。

DNA 甲基化生物标志物的研究,对于监控胃癌发展、胃癌转移的早期诊断有意义。结直肠癌缺失基因(DCC),是神经生长因子 1 受体家族成员,属于功能相关受体,在其配体缺失时,常参与诱导细胞凋亡,运用定量甲基化特异 PCR 对 36 例胃癌组织、癌旁正常组织,进行 DCC 基因启动子甲基化检测,评价其甲基化状态和临床病理学表现间的关联,发现 DCC 基因启动子甲基化,在胃癌发生过程中常可被检测到。

RECK 基因是一种抑癌基因,运用甲基化特异 PCR(MSP)对 40 例胃癌患者的癌组织、癌旁正常黏膜、淋巴结、腹膜冲洗液进行 RECK 基因启动子甲基化检测,以评价其在胃癌腹膜转移中的作用,结果发现,RECK 基因启动子高水平甲基化,对胃癌腹膜转移的早期诊断和治疗可提供有用的信息。

5. DNA 甲基化生物标志与患胃癌风险及预后评估

DNA 甲基化生物标志对患胃癌风险及预后评估也具有较高价值。抑癌基因 CIHM 参与胃癌变机制,但这些抑癌基因的 CIHM 也可发生在非癌胃细胞中,这种表观遗传的改变是否与细胞老化、患胃癌的风险有关仍不清楚。

有人在幽门螺杆菌感染的非癌性胃黏膜中,对这两者间的联系进行研究,发现在幽门螺杆菌感染的人群中,非癌性胃黏膜中抑癌基因启动子的 CpG 岛超甲基化(CIHM)与患胃癌风险及肿瘤浸润相关,但与老化无关;此研究表明 CIHM 是胃癌患病风险的一种潜在的生物标志物。

有人在非癌性胃黏膜中,对多种耐药基因 1(MDR1)启动子甲基化状态进行研究,发现其高甲基化率与胃癌发生有显著的关联;MDR1 基因启动子甲基化状态,有助于对非癌性胃黏膜胃癌的发生进行预测。

有人在胃癌细胞株及组织样本中检测了含 WW 结构域的氧化还原酶基因(WWOX)的表达情况,发现 WWOX 基因表达的抑制,可能在胃癌变机制中起重要作用,它是一个对胃癌的恶性程度进行分子诊断的很好的生物标志物。研究表明,DNA 甲基化可作为一种标志物,用于胃癌的筛选、检测,并可监测胃癌病情的进展,同时其也是一种非侵入性检测方法,发展了血清学检测的方法,具有临床应用前景。

6. DNA 甲基化对胃癌靶向治疗的研究

DNA 甲基化也可用于肿瘤治疗。钙黏蛋白 P 是钙黏蛋白家族的一员,在多种肿瘤中表达水平升高,是新型靶向物,与胃癌发生发展相关。有人在胃癌细胞株和胃癌组织中,检测钙黏蛋白 P 表达情况及其启动子甲基化状态,结果发现,正常组织钙黏蛋白 P 表达阴性,且其基因启动子甲基化;胃癌组织高水平表达钙黏蛋白 P 时,胃癌组织常为肠型,分化、预后较好。有人发现,SAM 可抑制胃癌细胞增殖,可逆转癌基因及 uPA 基因的启动子低甲基化,并减少其表达,可抑制肿瘤细胞增殖。

甲基化作为表观遗传现象可导致基因沉默,并促使癌变及肿瘤进展,而合理的去甲基化可增强基因的表达并抑制肿瘤进展。干扰素调节因子(IRF)参与天然免疫应答与获得性免疫应答,在细胞生长、细胞凋亡和发展过程中起关键作用。有人发现,胃癌细胞中 IRF4/5/8 的表达常被抑制,与其基因启动子甲基化相关,应用去甲基化剂 5-氮脱氧胞苷,可恢复 IRF4/5/8 的表达,促进干扰素抑制胃癌细胞增殖。

总之,DNA 甲基化在肿瘤的发生、发展均起重要作用。随着对其研究的深入,人们对胃癌的发生机制有了更深入的了解,在胃癌的诊断、治疗以及判断预后方面也会提供了新的方法和途径。DNA 甲基化在未来的研究前景必将更加广阔。

十四、整合素与胃癌

整合素作为黏附分子中的一大类家族,广泛地参与机体的各种病理生理活动,包括细胞生存、生长、分化、迁移、炎症反应、血小板聚集、组织修复以及肿瘤侵袭转移等多个过程。自整合素发现20多年来,已有许多整合素靶向药物相继应用于临床,且每年有更多新药进行临床试验,其中有些药物显示出临床应用前景。基于整合素在肿瘤细胞中的特殊作用,及在细胞膜表面的药物可及性,使其逐渐成为肿瘤靶向治疗的研究点。探索整合素在胃癌的中作用,可为胃癌的分子靶向治疗提供新的理论基础。

侵袭和转移是恶性肿瘤的重要特征,也是导致胃癌患者死亡的最主要原因。因此,对胃癌的早期诊断、减少中晚期胃癌转移,是当今胃癌治疗研究的热点。细胞-细胞、细胞-细胞外基质的黏附,是机体构建完整组织、器官结构并行使功能的生命现象之一,参与的物质,是一些在多种细胞表达、属糖蛋白的细胞黏附分子。目前,根据其结构与功能,被分为5大类:整合素、选择素、免疫球蛋白超家族、钙黏蛋白、其他尚未归类的黏附分子(CD15、CD15s、CD44、MAd、MLA)。

1. 整合素概述

整合素(integrins,整联蛋白),最早发现于1986年,是细胞表面的异二聚体,本质是跨膜糖蛋白,属黏附分子,连接细胞骨架与细胞外基质,能维持细胞和组织结构的完整性,可启动细胞内外双向信号传递。

研究发现,整合素是由 α(120～185 kD)和 β(90～110kD)两个亚单位形成的异二聚体,迄今已被确认至少24种整合素,分别由18种 α 亚单位和8种 β 亚单位按不同的组合构成。

整合素种类较多,分布广泛,由其介导的黏附作用,参与病理生理过程,包括细胞生存、生长、分化、迁移、炎症反应、血小板聚集、组织修复、肿瘤侵袭转移等。基于整合素在血管形成、白细胞功能、肿瘤生长中的作用,针对整合素的不同亚单位而研发的单克隆抗体、整合素抑制剂,能结合、抑制整合素,促进整合素介导的溶细胞作用;还有对肿瘤细胞的整合素疫苗等,能促进肿瘤细胞凋亡,抑制肿瘤血管新生,阻断肿瘤细胞侵袭、转移,可治疗肿瘤。经20多年的研究,在临床应用方面已经取得了一些成果。

2. 整合素的结构和功能

整合素是由 α 亚单位和 β 亚单位以非共价键的形式连接成的异二聚体,可构成至少24种;每个亚单位都由胞外域、跨膜螺旋、胞质尾区构成。A 亚单位与 β 亚单位间结合灵活,空间排列上,在静息状态下为倒置的 V 型的配体结合型;在部分激活状态下,呈延伸位的中间型的配体结合型;在完全激活状态下,呈伸展构象的配体结合型。

整合素亚单位的 I 结构域,识别配体,包括 α 亚单位的 αI 结构域和 β 亚单位的 βI 结构域。αI 结构域和 βI 结构域,都含一个金属离子结合位点(MIDAS),在与配体结合时发挥重要作用。配体结合后,能引起这些结构的变构,从而启动由细胞外向胞内的信号转导。细胞内的胞质尾区,在一些蛋白的调节下,也可启动细胞内向胞外的信号转导。整合素通过双向信号转导,调节细胞活动,能介导细胞黏附、炎症反应、损伤修复、胚胎发育、病毒感染、肿瘤细胞增殖与转移等。

3. 整合素与胃癌的关系

迄今已确定 αvβ1、αvβ3、αvβ5、αvβ6、α2β1、α3β1、α4β1、α5β1、α6β1、α6β4 等可能参与肿瘤细胞增殖、新生血管形成、促进肿瘤侵袭转移;其中在胃癌研究中较多的有:

——αvβ6 与胃癌:整合素 αvβ6 是由 α、β 亚单位以非共价键结合成的跨膜异二聚体,是唯一仅存于恶性上皮性肿瘤的特殊整合素亚型,在胚胎发育时高水平表达,成年后的健康组织及良性肿瘤组织中几乎无表达;在组织损伤、炎症、肿瘤形成时,表达水平增加,能促进细胞增殖、炎症细胞迁移至损伤部位,有利于组织重建;可促进肿瘤发生发展,可在乳腺癌、胰腺癌、卵巢癌、胃癌、结肠

癌、结肠癌肝转移等高水平表达。2003 年有人利用 RT-PCR 检测，在胃癌中发现 αvβ6 表达水平，显著高于非肿瘤的胃黏膜组织，18 例胃癌组织中 αvβ6 阳性表达 17 例；免疫组织化学检测证实，伴有淋巴结转移的 28 例胃癌组织中，23 例 αvβ6 呈阳性表达；证明高水平 αvβ6 与胃癌淋巴结转移相关。2008 年有人用免疫组织化学检测 300 例胃癌组织标本 αvβ6 的表达，分析其与临床病理特征及预后的关系，发现 αvβ6 阳性表达率为 36.7%，与肿瘤病理类型、分化程度、淋巴结转移、TNM 分期相关；Kaplan-Meier 生存分析显示，αvβ6 阳性表达患者生存期缩短，可作为胃癌的独立预后指标。阻断 αvβ6 功能后，结肠癌凋亡细胞数明显增加，认为可作为结肠癌预后指标，与胃癌的研究基本一致。2010 年发现，整合素 αvβ6 阳性的胃癌中，大多 VEGF 表达阳性，VEGF 可促进表达 αvβ6、激活蛋白激酶 ERK 通路，促进胃癌的侵袭转移。2010 年有人用单克隆抗体 10D5 封闭胃癌 AGS 细胞膜 αvβ6，发现与对照组和 10D5 阴性表达对照组比，胃癌 AGS 细胞的存活率下降，而凋亡率和 caspase-3 表达水平升高，证明高水平 αvβ6 可促进肿瘤细胞增殖、转移，抑制细胞凋亡。

——α2β1 与胃癌：它为基质和非基质的配体的特殊受体，可与胶原蛋白、层粘连蛋白、饰胶蛋白聚糖、E-钙黏蛋白、基质金属蛋白酶 1、血管生成抑制物及某些病毒结合，而调节细胞生命活动。尽管 α2β1 表达于上皮细胞、内皮细胞、成纤维细胞、血小板、白细胞等，但其功能较独特。研究显示，α2β1 参与免疫过程，在胃癌等中表达，在胃硬癌腹腔种植转移细胞系中表达，用 α2β1 抗体可抑制其腹腔种植，说明 α2β1 参与侵袭转移。1998 年有人用免疫组织化学法分析 110 例胃癌 α2β1 的表达水平，结果显示，27% 胃癌组织表达 α2β1，与淋巴结及肝转移相关（$P<0.05$）。2001 年有人在活体异种移植模型中，发现 MKN-45-P 胃癌细胞的高度转移性，与 α2β1 高水平相关；在活体黏着实验中，用 α2β1 抗体可抑制 MKN-45-P 胃癌细胞黏附 I/IV 型胶原蛋白，可减少腹膜种植的癌细胞数量。2007 年研究发现，高水平 Cyr61/CCN1 可通过 AP-1 通路，促进胃癌细胞表达 α2β1、增强肿瘤细胞黏附力，促进胃癌腹膜腔种植转移。由此可见，α2β1 可作为预防胃癌腹膜腔种植转移的潜在治疗靶点，具有广泛的临床应用价值。

——α3β1 与胃癌：整合素 α3β1 是整合素家族中较为特殊的一种，其功能复杂多样。一些研究证实，α3β1 促进和基底膜结合，可抑制上皮细胞的侵袭，常在肿瘤中表达水平降低，尤其在上皮源性肿瘤中表达更明显。最近研究发现，在一些非上皮源性的肿瘤，α3β1 可促进表达层粘连蛋白 5，能促进某些肿瘤的侵袭。有人发现，α3β1 和胃癌细胞腹膜浸润的深度、胃癌的肝转移相关，参与胃癌的侵袭转移。2004 年有人再次证实，α3β1 可与层粘连蛋白 5 结合，促进胃癌细胞分泌基质金属蛋白酶 9，降解细胞外基质，增加肿瘤细胞的侵袭性，促进胃癌腹膜转移。

——α6β4 与胃癌：α6β4 结构功能较特殊，属整合素型层粘连蛋白受体，主要表达于大多数上皮细胞、胸腺细胞、成纤维细胞、施旺细胞等，能形成和稳定半桥粒结构，而后者能维持上皮组织结构完整。α6β4 在侵袭转移的肿瘤细胞表面的伪足上特异性分布，可抑制肿瘤细胞运动、侵袭、转移，已发现其在皮肤癌、头颈部癌、乳腺癌、胃癌、结肠癌、肝细胞癌、胰腺癌、前列腺癌、膀胱癌等肿瘤中表达。1996 年研究胃癌侵袭转移机制时发现，α6β4 和层粘连蛋白 1/5 可协同定位，形成受体-配体结合形式，其高水平表达抑制肿瘤细胞向周围组织浸润、转移；在手术切除的 120 例胃癌标本中，α6β4 阳性表达组腹腔种植转移率明显低于 α6β4 阴性表达组（$P=0.036$）。在 84 例伴腹膜腔种植转移的胃癌患者中，70 例 α6β4 阳性表达的胃癌患者，术后腹膜腔种植转移中间期明显较 14 例 α6β4 阴性表达后者延长（$P<0.0001$）。整合素 α6β4 水平可作为胃癌术后复发、腹膜腔种植转移的治疗靶点。

——α5β1、α9β1、αvβ3 与胃癌：2000 年有人研究发现，胰蛋白酶可促进整合素 α5β1 与纤连蛋白结合，激活蛋白酶激活受体 2（PAR-2），可促进胃癌细胞增殖、扩散；2002 年有人研究 α5β1 在包括胃癌在内的多种肿瘤中的表达及意义中发现，α5β1 在肿瘤组织中的表达较非肿瘤组织中低，在分化好的肿瘤中表达较低分化肿瘤中高。2006 年有人研究发现，α5β1 在胃癌和其肝转移中都有表达，证实 α5β1 在胃癌细胞增殖、凋亡、侵袭、转移等过程中发挥作用。2008 年有人研究发现，骨桥蛋白可抑制细胞凋亡,并通过 α5β3 激活 Akt 通路来延长胃癌细胞的生存时间。

4. 整合素介导的靶向治疗

经过 20 多年的探索,整合素介导的靶向药物治疗已经取得进展,已有阿昔单抗、替罗非班、依替巴肽、那他珠单抗、西仑吉肽、伊瑞西珠等药物应用于临床,在急性冠脉综合征、多发性硬化、克罗恩病等的治疗中扮演重要角色。

目前以整合素为靶点治疗肿瘤的策略主要包括:整合素单克隆抗体;整合素肽类抑制剂;环状 RGD 肽;线性肽类抑制剂;调节整合素基因表达;整合素介导的腺病毒溶细胞作用;整合素疫苗等。

整合素 αvβ3 和 αvβ5 高水平表达某些实体肿瘤细胞膜,西仑吉肽可抑制肿瘤血管形成、诱发肿瘤退变,尤其在 αvβ3、αvβ5 阳性表达的神经胶质瘤、乳腺癌、黑色素瘤、非小细胞性肺癌等中,有较好的疗效。伏洛昔单抗为第一代 α5β1 拮抗剂,阻断 α5β1 与纤连蛋白的连接,抑制血管新生,诱导内皮细胞凋亡,目前主要应用于肿瘤等的治疗。在胃癌方面,2004 年有人研究发现,米非司酮可通过抑制 MKN-45 胃腺癌细胞系表达整合素 αvβ3,抑制肿瘤血管形成,阻碍胃癌侵袭和转移。2008 年有人研究发现,新型的转化生长因子 β 受体激酶抑制剂 A-77,可减少肿瘤细胞表达整合素,抑制胃腺癌细胞的腹膜腔种植转移。2009 年有人发现,通过局部给溶瘤性的埃可病毒 1(EV1),可抑制表达整合素 α2β1,使 EV1 感染的肿瘤细胞溶解,抑制胃癌向周围组织侵犯及腹膜种植转移。

近年来研发的整合素介导的纳米给药系统,是对肿瘤治疗方法的补充。虽然有关整合素功能的研究不断报道,创新型的治疗方式也日益涌现,但因其种类繁多,功能错综复杂,生物学作用确切机制还尚未完全清楚,而且在介导肿瘤的侵袭和转移方面,可能存在多种整合素协同或拮抗作用,具体机制有待进一步阐明。在整合素抗肿瘤药物的给药途径、选择性作用靶点、联合应用、整合素介导多药耐药等方面,需要更多的探索,以最大可能利用其治疗作用,减少不良反应的发生。

十五、Src 与胃癌

以 Src 为代表的 Src 家族激酶(SFK)是一类非受体型酪氨酸激酶,能通过广泛的信号通路,参与 HP 感染、胃癌细胞黏附、受体活性调节、细胞增殖、侵袭、血管形成等。Src 在胃癌组织中常高水平表达,与胃癌的发生发展相关,研究 Src 和胃癌的关系有重要意义。目前针对 Src 的靶向抑制剂,已进入临床试验,包括 dasatinib、AZD0530、sunitinib 等,对胃癌有抑制作用。

1. Src 的结构

目前已发现至少 9 种 Src 激酶家族成员,根据组织分布特点,可分三大类:Src、Fyn、Yes 广泛分布,Hck、Lck、Lyn、Blk、Yrk、Fgr 定位于特定的造血细胞,Frk-相关激酶主要表达于上皮源性组织。

Src 蛋白由癌基因 c-Src 编码,Src 分子量 60kD,称为 p60Src,分子由 N 端 Src 同源结构域(SH4 域)、单一序列、SH3 域、SH2 构域、SH2-激酶连接区、激酶域(SH1 结构域)和 C 端调节域等组成。SH4 域参与其在质膜内侧的锚定;SH3 域通过脯氨酸及疏水氨基酸的残基,与靶蛋白结合;SH2 域专一识别、结合磷酸化酪氨酸残基;激酶域含正调节自磷酸化位点 Tyr^{416};C 端调节域含负调节磷酸化位点 Tyr^{527}。其中 SH2 域和 SH3 域在调节 Src 激酶活性中起重要作用。在生理状态下,Src 存在激活、抑制状态。在正常细胞中,SH2 域结合被 C 端 Src 激酶(CSK)磷酸化的 Tyr^{527},形成分子头尾蜷曲的封闭状态,使 Src 激酶处抑制状态;当 Tyr^{527} 去磷酸化后,Src 激酶被激活。

Src 激酶的活性状态被多种细胞因子调节,其调节机制主要有 2 种:

一种是磷酸化和去磷酸化:酪氨酸蛋白磷酸酶去磷酸化 Tyr^{527},能激活 Src 蛋白;CSK 及 ChK(CSK 同源性激酶)磷酸化 Tyr^{527},能抑制 Src。

另一种是 Src 蛋白高亲和力肽竞争 SH2(或)和 SH3 域,可进行分子置换,解除 Src 蛋白的自我抑制。研究表明,Src 在胃癌组织中高水平表达,能通过多条信号通路,参与 HP 感染、胃癌细胞黏附、增殖、受体调节、血管生成。

2. Src 与幽门螺杆菌

幽门螺杆菌为胃癌发病的 I 类致癌物，通过与胃上皮细胞黏附，改变下游信号通路，参与致癌效应。幽门螺杆菌感染表达的细胞毒性蛋白 CagA，首先通过依赖Ⅳ型分泌系统进入胃上皮细胞，激活 Src，促进表达环氧化物酶 2，进一步磷酸化 CagA，磷酸化的 CagA 蛋白通过激活 MEK/ERK 信号通路，促进表达致癌因子-蛋白磷酸酶 2A 抑制因子（CIP2A），在幽门螺杆菌相关性胃癌发生中起重要作用。研究发现，Src 抑制剂能抑制 CIP2A 表达。

3. Src 蛋白参与胃癌细胞黏附

Src 蛋白通过 p190Rho GAP 和黏着斑激酶（FAK）的磷酸化，促进胃癌细胞黏附、运动、迁移。分泌型赖氨酰氧化酶样蛋白 2，能通过激活 Src/FAK 通路，促进胃癌细胞黏附、浸润、转移。白介素 6 能激活 Src/RhoA/ROCK 通路，促进胃癌细胞的浸润和迁移；可通过抑制表达 E-钙黏蛋白，诱导上皮细胞向间质细胞转化，促使胃癌组织结构改变。在弥散性胃癌中，Src 激活能改变肿瘤细胞表型，促进胃癌浸润和转移。研究发现，转化生长因子 β1 通过提高整合素 α3 的水平，能改变依赖 Src 的 ERK1/2 的活性，促进胃癌细胞黏附。

4. Src 蛋白参与受体调节

胃癌细胞表达的 Src，可通过磷酸化多位点，激活生长因子受体（EGFR）、肝细胞生长因子受体等与相关生长因子结合，促进肿瘤生长。Src 可磷酸化 EGFR Tyr^{845}，激活 STAT 5b，促进肿瘤发展。在胃癌 AGS 和 MKN28 细胞中，EGFR 通过蛋白酶活化受体 2（PAR-2）激活 Src，促进胃癌生长。应用 Src 或 EGFR 抑制剂，可阻断胃癌生长。癌基因 c-Met 是一种有酪氨酸酶活性的生长因子受体，与肝细胞生长因子 HGF 结合后发生磷酸化，经 Src 介导胃癌细胞增殖。应用 Src 抑制剂，可抑制 c-Met 介导的胃癌细胞增殖，能提高胃癌细胞对 c-Met 抑制剂的敏感性。在 c-Met 介导增殖的胃癌细胞中，联用 c-Met 抑制剂、Src 抑制剂，在抑制胃癌细胞增殖中有累加、协同效应。

5. Src 蛋白参与胃癌细胞增殖

Src 可通过多条信号通路促进胃癌细胞增殖，包括：①激活 Ras/MEK/ERK/cyclin/CDK 通路，促进 G1/S 期转换；②激活 PI3K/Akt 通路，抑制细胞凋亡，促进细胞增殖；③激活 STAT3/c-Myc 通路，促进有丝分裂，调控细胞周期。

肿瘤细胞能释放大量的外泌体（exosome）作为细胞间信息传递的重要载体，可通过自分泌或旁分泌作用于自身或远隔的靶细胞，并调节其功能。有人报道，胃癌细胞 SGC7901 的外泌体，能促进胃癌细胞增殖中的 Src 持续活化。用 MTT 法检测 Src 抑制剂 PP2 对 SGC-7901 胃癌细胞的增殖抑制率，结果发现，20 μmol/L 的 PP2，能抑制 SGC-7901 胃癌细胞增殖，提示 Src 激酶参与胃癌细胞增殖。

6. Src 蛋白参与胃癌血管生成

胃癌的生长和转移依赖于血管生成。血管内皮生长因子 VEGF 是决定胃癌患者不良预后的相对独立因素。Src 激活能促进表达 VEGF，应用 Src 抑制剂 PP2，可抑制血管生成和内皮细胞分化，形成血管减少。Src 抑制剂可抑制白介素 8 介导的 VEGFR2 的激活，降低血管通透性。肿瘤组织缺氧时，Src 激活，促进释放内源性腺苷，激活腺苷受体 A2 等，促进表达 VEGF。

7. Src 蛋白在胃癌中的表达

Src 在胃癌、结肠癌、乳腺癌、胰腺癌等高水平表达。胃癌组织中 Src 的表达水平，与临床分期、组织学分级、浸润深度、转移、病变恶化等相关。研究发现，将高活性的 Src 注入裸鼠腹腔，原发肿瘤生长加快，肝脏转移增加。Src 有可能成为胃癌诊断和治疗的分子标志。

Src 抑制剂在胃癌中的应用：目前 Src 通路的酪氨酸激酶抑制剂，已在胃癌的治疗中备受关注。

8. dasatinib

dasatinib（达沙替尼，BMS2354825）是一种多激酶抑制剂，能抑制 Bcr/Abl、Src、c-Kit、EPHA2、PDGFR-B 等，发挥抗癌作用，是口服化疗药，在纳摩尔水平，能和 ATP 竞争特定酪氨酸激酶的 ATP 结合位点，发挥药理学效应。目前达沙替尼已被美国 FDA 批准，用于伊马替尼不敏感的慢性粒细胞白血病、费城染色体阳性的急性淋巴细胞白血病的治疗。针对实体瘤的临床试验还在进行中。研究报道，达沙替尼通过抑制 ERK、Akt 磷酸化，能诱导 G1 期停滞、细胞凋亡，抑制胃癌细胞增殖。研究发现，达沙替尼对 c-Met 介导的胃癌细胞增殖的抑制作用不明显。

9. AZD0530

AZD0530（saracatinib）是一种高选择性 Src 和 Bcr/Abl 双抑制剂，临床试验显示，能在实体瘤中抑制 Src，可很好被吸收，耐受剂量较高，药效持续时间较长，已进入 Ⅱ 期临床试验，能抑制 c-Met 介导的胃癌细胞增殖，且该作用有剂量依赖性，可抑制 FAK 和桩蛋白的磷酸化，促进细胞凋亡，抑制细胞增殖；联合 c-Met 抑制剂，能提高治疗疗效，可减少单药治疗的剂量。但 AZD0530 对晚期胃癌治疗的有效性还需进一步证实。

针对 Src 的靶向抑制剂已逐渐应用于临床。初期临床试验显示，Src 抑制剂存在潜在有效性，这为 Src 成为胃癌治疗的重要靶点提供依据。而在 c-Met 依赖增殖的胃癌细胞中，Src 抑制剂的单一治疗，只能作为一个潜在的有效干预，其最大的临床价值可能在于有针对性的联合治疗。

（余元勋　王勇　徐阿曼　韩文秀）

进一步的参考文献

[1] CIDON EU. Molecular targeted agents for gastric cancer：a step forward towards personalized therapy[J]. Cancers (Basel)，2013，24：221-234.

[2] KORDES S. Targeted therapy for advanced esophagogastric adenocarcinoma[J]. Crit Rev Oncol Hematol，2013，33：211-222.

第二十六章　胃癌的放疗

为了提高进展期胃癌的治疗效果,目前多采用外科手术、化疗、放疗为主的综合治疗模式。研究证实,术前辅助性放化疗可提高根治性切除率,降低复发转移率,延长生存期。通常认为,胃癌单应用放射治疗的疗效不太理想,主要是胃腺癌对放射治疗不敏感,胃癌周围有一些重要器官,常限制放射治疗剂量;但在胃癌新辅助、辅助、姑息的治疗中,放射治疗有一定作用。在胃癌围手术期,放射治疗、放化疗的临床研究已有突破性进展。

一、放疗在胃癌综合治疗中的意义

手术是治疗胃癌最有效的手段,但即使实施了根治术,区域和远处复发率也很高。胃癌根治术后的辅助性放化疗可进一步提高疗效,对于接受 D2 手术的患者,术后同步放化疗仍可能提高生存率。无论术前放疗还是术后放疗,都可以提高胃癌的切除率,降低局部复发率,延长生存期,是目前胃癌治疗的研究方向。

手术是治疗胃癌最有效的手段,但有近 50% 的患者确诊时无法行根治性切除术,而即使是根治术后,仍有 54% 的患者局部或区域复发。为了降低局部区域复发率和提高生存率,在综合治疗中放射治疗便成为一个重要的临床研究课题。

1. 术前放疗

术前放疗可以通过降低 T、N 分期而提高手术切除率,降低局部复发率在很多恶性肿瘤的治疗中已经得到证实。

(1)术前辅助放疗

进展期胃癌术后复发的病例中,局部区域复发最常见,主要为瘤床、吻合口、区域淋巴结(40%~65%),其次为腹腔种植转移,而远处转移相对较少,这说明对于进展期胃癌应采用综合治疗,以减少局部复发,而应用术前放疗,提高局控率并减少术后复发,是较为理想的方法。

实验证明,给予放射治疗可以诱导胃癌细胞的凋亡。术前放疗的作用机制包括:

①放疗使处于放射敏感时相的胃癌细胞死亡,使原发灶缩小,有利于手术切除。

②8.4%~20.8% 的胃癌患者行根治性手术时,血液中游离癌细胞数量显著增加,姑息手术时更是高达 36.8%~56%,术前放疗可以降低处于放射低敏感时相的胃癌细胞增殖能力,减少术中血行转移和种植转移。

③术前放疗可以使肿瘤周围正常组织的血管和淋巴管的内皮细胞增生,造成管腔不平或者狭窄,使血液流动滞缓,减少术中挤压造成的肿瘤细胞进入血液。

相比于其他实体瘤,胃部肿瘤的照射体积较大,照射野形状较不规整,器官运动幅度较大,胃是空腔脏器,与肝脏、肾脏、脊髓等高危组织相邻,它们对放射耐受性均较差,常规的二维放疗技术,难以使靶区获得理想的剂量分布和保护邻近高危器官。近年来调强放疗(IMRT)和图像引导放疗等新技术,已应用于胃癌临床,与二维放疗技术相比,可使靶区剂量高度适形,避免周围高危脏器受高剂量照射。随着放疗技术的不断更新,胃癌患者定能从 IMRT 等先进放疗技术中得到更多的益处。

1998 年中国医学科学院进行了一项针对术前放疗的大样本Ⅲ期随机对照研究,370 例贲门癌患者被随机分为单纯手术组(199 例)和术前放疗组(171 例),放疗总剂量为 40Gy,分割 20 次;结果显示,术前放疗组手术切除率达到 89.5%,而单纯手术组仅为 79.4%($P < 0.01$),术后病理 T 分期

中 T2 期手术切除率分别为 12.9% 和 4.5%（$P<0.01$）；T4 期手术切除率分别为 40.3% 和 51.3%（$P<0.05$）；淋巴结转移率分别为 64.3% 和 84.9%（$P<0.01$），但 2 组远处转移发生率无差异。2 组 5 年生存率（30.1%：20.3%）和 10 年生存率（19.8%：13.3%）差异有显著性意义。

有人将 152 例胃癌患者随机分为单纯手术组和术前放疗组，结果显示，术前放疗组患者 3 级胃肠道不良反应发生率<10.0%，且无血液系统毒性，术后并发症和手术死亡率也无明显增加；5 年、10 年生存率，术前放疗组分别为 39% 和 32%，单纯手术组分别为 30.0% 和 18.0%，无显著差异，表明术前放疗耐受性良好，但术前放疗未能明显提高所有胃癌患者的局部控制率和长期生存率，某些亚组患者可能从中获益。

目前，关于术前放疗的随机对照临床试验开展较少，且样本量较小，结果也不够统一。因此有人对以前各个临床对照研究进行了 Meta 分析，结果显示，术前放疗较单纯手术治疗，可明显降低 3 年和 5 年死亡率，且术前放疗安全性良好。

中国医学科学院肿瘤医院放疗科与外科合作，进行了对贲门癌术前放疗与单纯手术的随机分组研究，这是目前一项大宗胃癌术前放疗的随机对照研究。370 例有病理证实的贲门癌患者随机分为单纯手术组（n=199 例）和术前放疗组（n=171 例）。入组条件为年龄 65 岁以下，进半流食以上，行为状态 0～Ⅱ级，无手术禁忌证。放射治疗采用 X 线前后对穿野，DT40Gy/20f。结果术前放疗组 1～10 年生存期明显长于单纯手术组，两组 5 年和 10 年生存率（30.1%：20.3%；19.8%：13.3%）差异有显著性意义。术前放疗组和单纯手术组的切除率分别是 89.5% 和 79.4%（$P<0.01$）；术后病理 T 分期中 T2 期分别为 12.9% 和 4.5%（$P<0.01$）；T4 期为 40.3% 和 51.3%（$P<0.05$）；淋巴结转移率为 64.3% 和 84.9%（$P<0.01$）。术前放疗可显著延长贲门癌患者的长期生存率，同时可显著提高手术的切除率、降低分期，还显著降低腹腔内区域淋巴结复发率。目前关于术前放疗的临床对照研究开展较少，且单组病例数有限，最近有人对各个临床对照研究进行了 Meta 分析，结果显示，术前放疗较单纯手术治疗，可明显降低 3 年和 5 年的死亡率，且术前放疗安全性良好。进展期胃癌术后复发的病例中，应采用综合治疗，以减少局部复发，而应用术前放疗提高局控率并减少术后复发是较为理想的方法。

（2）胃癌术前同步放化疗

由于放疗和化疗的协同作用，放化疗联合治疗特别是其同步治疗，在实体瘤的应用中已受到重视。

有一项研究，选择可手术的局限期胃腺癌患者 33 例，患者术前接受 2 周期诱导化疗（亚叶酸钙、5-FU、顺铂）后，放疗 45Gy/25f 同时予 5-FU 化疗，然后手术。纳入的患者多为内镜超声下 T3N1 期，85% 实行手术，手术患者的 82% 行 R0 手术，病理 CR（显微镜下找不到胃癌病灶）和 PR（原发灶肿瘤残留<10%）率分别为 30% 和 24%。术后内镜超声显示 T 和 N 有明显的降期（$P<0.01$），中位生存时间为 33.7 个月，病理达到 CR 或 PR 者，中位生存时间较未达到 PR 者明显延长（63.9 个月：12.6 个月，$P<0.03$）。

对进展期胃癌进行术前新辅助放化疗的研究已较多。RTOG9904 试验是以紫杉醇＋5-FU＋同步放疗的二期临床研究，共纳入 43 例进展期胃癌患者，术前行 2 个周期的化疗，5-FU（200 mg/m^2）第 1～21 天，LV（20 mg/m^2）第 1,7,14,21 天，顺铂（20 mg/m^2）第 1～5 天。随后行 45 Gy 总剂量（1.8 Gy/d）放疗，同时 5-FU（每天 300 mg/m^2）每周 5 次，紫杉醇（45 mg/m^2）每周 1 次，共 5 周。最终 50% 的患者接受了 D2 式手术，R0 切除率为 77%，病理完全缓解率为 26%。病理完全缓解者 1 年生存率为 82%，未达病理完全缓解者为 69%。

我国有人采用放疗＋化疗同步治疗局部晚期胃癌患者 18 例，常规分割 180cGy/次，DT4 500cGy/25 次，化疗采用 CF＋PDD 方案，即 5-FU425 mg /（m^2 · d）＋CF200 mg /（m^2 · d），放疗前连用 5 天，同时给予止吐、对症、营养支持治疗。21 天为 1 周期，共 3～4 周期。结果显示，1 年生存率 55.6%，2 年生存率 27.8%。放化疗主要毒副作用为食欲下降、乏力、恶心、呕吐、轻微腹泻等消化道症状,均能耐受。

有人对 41 例进展期胃癌患者先进行了术前新辅助化疗,方案为:5-FU(750 mg/m²)第 1、5 天,顺铂(20 mg/m²)第 1~5 天,紫杉醇(200 mg/m²)第 1 天,然后给予 45 Gy 总剂量放疗(1.8 Gy/d),同时 5-FU(每天 300 mg/m²)每周 5 次,紫杉醇(45 mg/m²)每周 1 次,同期进行化放疗。其中 20％和 15％的患者达到 CR 和 PR。40 例患者最终接受了手术,所有患者中总 R0 切除率为 78％。

2007 年 ASCO 会议上,有人报道了术前化疗与术前放化疗相对比的Ⅲ期随机对照研究的初步结果,共入组 394 例进展期胃癌患者,随机分为术前化疗组(A 组)和术前放化疗组(B 组),A 组共接受 2.5 个疗程化疗(CDDP 50 mg/m²第 1、15、29 天静脉滴注;CF 500 mg/m²和 5-FU 2 000 mg/m²持续 24 小时灌注,每周 1 次,共 6 次),3~4 周后手术;B 组则先接受 2 个疗程相同方案化疗,随后进行 3 周的放化疗(共 30Gy,同时 CDDP 50 mg/m²第 2、8 天和 VP-16 80 mg/m²第 3、4、5 天静脉滴注),3~4 周后手术。最终两组中可评价病例各 60 例,A 组不良反应较低,手术死亡 2 例;B 组 35％患者出现严重粒细胞减少症,手术死亡 5 例。A、B 两组 R0 切除率分别为 77％和 85％,病理完全缓解率分别为 2.5％和 17.0％(P＝0.06)。随访结果显示,2 组中位生存时间分别为 21.1 个月和 32.8 个月,3 年生存率分别为 27％和 43％。该试验是进展期胃癌新辅助放化疗的第 1 个Ⅲ期临床随机对照研究,虽然术前放化疗增加了手术死亡率,不良反应也有所增加,但较术前化疗更能延长进展期胃癌患者的生存期。该差异尚未达到统计学差异水平,仍需进一步的改良随机研究。

有人得出了相近的结论,选择 23 例可手术切除的进展期胃癌患者,所有患者术前接受两个周期的诱导化疗(依立替康、顺铂)后,给予 45Gy 放疗联合同期化疗(依立替康、顺铂),放疗结束后 5~8 周实行切除手术,病理缓解率为 9％,R0 切除率为 65％,中位生存期为 14.5 个月,2 年生存率为 35％。上述临床研究结果显示,术前行放化疗联合治疗患者的耐受性良好,且可提高手术切除率,病理完全缓解率达到 10.0％~30.0％,但仍需大样本临床对照研究,以进一步明确其价值和安全性。

在最近的一项Ⅲ期临床研究中,有人在 119 例局部晚期胃食管结合部腺癌患者中比较了术前化疗(顺铂、氟尿嘧啶和亚叶酸钙)和同步放化疗的疗效;患者被随机分为 2 组:术前化疗组(A 组)或术前同步放化疗组(B 组)。B 组和 A 组患者术后获得病理学完全缓解的比例分别为 15.6％和 2.0％,淋巴结阴性的比例分别为 64.4％和 37.7％,B 组显著高于 A 组,术前同步放化疗后 3 年生存率由 27.7％提高至 47.4％。该研究结果提示,术前同步放化疗与术前化疗相比存在生存获益趋势,虽然这一趋势未达统计学意义。目前术前同步放化疗的临床意义,有待于进行更大规模的前瞻性临床试验加以证实。

综上所述,根治性手术虽然是目前治疗进展期胃癌的最主要的方法,但经过广泛的研究证实,单纯手术的疗效较差。在围手术期综合治疗方案上,虽经过多年的研究,仍不能确定标准的方案。术后辅助放化疗已经过多中心、随机对照研究证实,与单纯术后辅助化疗以及单纯手术相比,可显著提高胃癌患者的生存率。而术前新辅助放化疗已通过多项研究证实,是安全、可行的治疗方案,目前的研究提示术前新辅助放化疗可显著提高 R0 手术切除率,减少术后复发转移,但能否延长总体生存时间,仍需大样本的前瞻性研究证实。

(3)术中放疗

术中放射治疗(IORT)有利于克服手术及外照射的局限性,可在直视下精确直接照射术后瘤床、淋巴引流区域、残存病灶,能保护肿瘤边的正常组织。

有人对 106 例初治胃癌行术中放射治疗,入组患者中Ⅰ期 13 例,Ⅱ期 17 例,Ⅲ期 48 例,Ⅳ期 28 例;采用 D2 术式 27 例,选择性 D3 术式 79 例。照射靶区包括瘤体及淋巴引流区(腹腔动脉及肝十二指肠韧带区淋巴结)。与同期 441 例接受单纯手术者进行对照,术中放疗组和单纯手术组的Ⅰ~Ⅳ期 5 年生存率分别为 100％:92.8％(P＞0.05)、100％:80.6％(P＜0.05)、60.4％:

45.1%($P<0.05$)、14.3%：10%($P>0.05$)。术中放射治疗组Ⅱ、Ⅲ期 5 年生存率较单纯手术组分别提高 19.4%和 15.3%($P<0.05$)。Ⅲ期胃癌采用 D2 术式加术中放射治疗 5 年生存率,较单纯手术组有显著提高(60%：35.7%,$P<0.005$);采用选择性 D3 术式加术中放射治疗与单纯手术组比,前者 5 年生存率略有提高(61%：56.3%,$P>0.05$),但差异无显著性意义。

术中放射治疗指经手术切除病灶后或借助手术暴露不能切除的病灶,对瘤床、残存灶、淋巴引流区、原发肿瘤,在直视下大剂量照射,同时保护周围正常组织,从而提高局控率及生存质量。大多数文献认为,术中放疗对总体生存率无影响,但有人认为可延长Ⅱ/Ⅲ期患者的 5 年存活率,尤其对于Ⅲ期接受 D2 手术的患者最明显。

对术后并发症观点不一,有人认为无影响,也有报道认为可增加术后并发症,主要表现为严重的血管毒性,胃肠出血率为 3.0%~12.5%。剂量<30Gy 较安全,临床常用 15Gy 术中放疗与 45Gy 外照射结合,进一步可考虑术中放疗与放射增敏剂、加温、放射保护剂等联合。

(4)胃癌术后单纯放疗

胃癌术后是否需辅助单纯放射治疗,一直有争议,尤其对进行 D2 手术的患者。胃癌不仅局部区域复发率较高,且经血行转移也较常见,因此术后单纯放疗,在胃癌治疗中少有报道。

英国胃癌研究组,分析了胃癌术后单纯放射治疗的价值,将胃癌术后 436 例患者随机分为术后放疗组(153 例)、术后化疗组(138 例 5-FU、阿霉素、丝裂霉素)和单纯手术组。经过 5 年的随访,单纯手术组、术后放疗组、术后化疗组的 5 年总体生存率分别为:20%、12%、19%($P=0.14$),其组间无显著差别。不过在术后放疗组中,局部复发率显著低于单纯手术组(10%：27%,$P<0.01$)。

(5)胃癌术后同步放化疗

术后局部复发是胃癌治疗失败的主要原因之一,临床上希望通过术后辅助治疗降低局部复发率。十余年来,术后化放疗渐成研究热点,放化疗作为术后辅助治疗的重要组成部分再次受到重视。

20 世纪 90 年代,美国进行了一个设计较为完善、样本量较大的胃癌术后随机分组试验(INT-0116),对胃癌根治术后放化疗获益进行研究,556 例行根治性切除术的患者随机分为单纯手术组(275 例)和术后放化疗组(281 例)。治疗结果显示,术后同步放化组的中位生存期显著提高(分别为 36 个月：27 个月),3 年生存期率较高(分别为 50%：41%,$P=0.005$),3 年无复发生存率亦较高(分别为 48%：31%,$P<0.01$);局部复发率较低(分别为 8%、19%),区域复发率较低(分别为 28%、46%),远处转移率无明显差异,分别为 14%、12%。放化疗联合的耐受性较好,主要毒副作用为白细胞减少、胃肠道反应;41%患者出现Ⅲ度毒性反应,32%出现Ⅳ度毒性反应,仅 1%死于治疗毒副作用。其 2004 年的报道进一步肯定,胃癌术后辅助放化疗,可延长无病生存时间、总体生存时间(中位无病生存时间术后放疗组和单纯手术组,分别为 30 个月和 19 个月;中位总体生存时间分别为 35 个月和 26 个月)。正是基于 INT-0116 试验的结果,胃癌术后同步放化疗,已成为胃癌术后患者的标准治疗方案。

在欧美国家接受 INT-0116 研究结果的同时,部分学者特别是亚洲学者对此提出了疑问。主要是 INT-0116 研究中 D2 手术仅占 10%,36%为 D1 手术,而 54%患者为小于 D1 的手术;其 2004 年更新的报道,对不同手术范围进行分层分析显示,放化疗联合治疗,对 D0 和 D1 术后患者可明显提高中位生存时间,但对 D2 术后患者,因病例数太少尚不能得出结论。在中、日、韩等国,D2 根治术是标准术式,因此一些学者质疑术后同步放化疗能否给 D2 根治术后患者带来生存受益。

韩国学者进行了一个临床Ⅱ期试验,入组条件和同步放化疗方案与上述 INT-0116 一样,但所有患者接受 D2 胃癌根治术;经过同步放化疗后,5 年总体生存率高达 62%,5 年无进展生存率为 58%,局部复发率为 7%(定义为吻合口、十二指肠吻合口、瘤床、残胃的复发),区域淋巴结复发率为 12%(定义为放射野内的淋巴区域复发),而在放射野内的局部区域复发率仅为 16%。尽管这是一个Ⅱ期临床试验,没有设立对照组,但是放射野内较低的局部区域复发率,有可能是 D2 手术和术后同步放化疗的功效。

韩国还发表了一项多中心、大宗患者的回顾性研究,990 例符合 INT-0116 入组条件者进入该项回顾性研究,其中 554 例接受单纯 D2 手术,446 例在 D2 术后进行同步放化疗,其治疗方案与 INT-0116 相同;经过中位 66 个月的随访发现,术后放化疗组与单纯手术组,放射野内的局部区域复发率分别为 14.9% 和 21.7%($P=0.005$);5 年无复发生存率分别为 54.5% 和 47.9%($P<0.05$);5 年总体生存率分别为 57.1% 和 51.0%($P<0.05$),提示术后行放化疗有明显优势。虽然这是一个非随机的对照研究,但提示在 D2 手术基础上,同步放化疗仍有可能进一步提高局部和长期疗效。

因此有必要对胃癌 D2 术后患者进行随机对照试验,对术后同步放化疗的必要性提出进一步的证据。2004 年,韩国有人设计了一项Ⅲ期临床研究,研究纳入 D2 根治术后 Ib(T2bN0)至Ⅳ期(不含 M1)胃癌患者,随机分为辅助化疗组(XP)和辅助放化疗组(XP/RT),比较两组的无复发生存率(DFS)和总体生存期(OS),以探讨 D2 根治术后行辅助性放化疗的临床意义。XP 组(卡培他滨 1000 mg/m²,bid,d1~14;顺铂 60 mg/m²,d1,每 3 周重复,共进行 6 周期),XP/RT 组中先进行 XP 辅助化疗 2 周期,序贯以辅助性放疗,照射总剂量为 45Gy,期间以每日小剂量卡培他滨(1650 mg/m²)行放疗增敏,放疗结束后再给予 XP 化疗 2 周期而结束。自 2004~2007 年 4 年间,研究共纳入 458 例患者(XP 组为 228 例,XP/RT 组为 230 例),两组患者构成无显著差别,其中 Ib 期、Ⅱ期患者为主,共约 59%;ⅢA 期、ⅢB 期及Ⅳ期患者分别约为 22%、8%、11%,两组淋巴结清扫数目均为 40 个,原发胃癌部位均主要位于胃体(约 49%)和胃窦(38%),胃底癌或食管胃连接部腺癌仅约 5%;XP 组和 XP/RT 组血液学毒性和非血液学毒性均较少,3/4 级粒细胞减少发生分别为 2% 和 1%,2 级以上的手足综合征发生率分别为 4.5% 和 3.2%,耐受性和依从性良好,大部分患者完成了计划的术后治疗,两组完成治疗的患者比例分别为 75% 和 82%,3 年 DFS 将于 2011 年后得到最终数据。该研究为首项 D2 根治术后辅助放化疗的Ⅲ期随机对照研究,将为这种治疗模式的可行性和生存获益提供重要的循证医学依据。

有人的 Meta 分析结果也显示,术后放化疗较单纯手术可明显降低胃癌患者 5 年死亡率,虽然其毒副作用明显增加,但与治疗相关的死亡率并无显著增加。

(6)不能手术患者的姑息性放疗

胃癌的发病症状不典型,相当大比例的患者就诊时已经为进展期胃癌而失去手术机会。对病情进展失去手术机会、由于各种原因不能耐受或不愿手术的患者,高剂量短程姑息性放疗,可以减轻症状、延长生存期、提高生存质量,放疗的副作用常可耐受。

为了评价高剂量短程姑息性放疗对进展期胃癌并发出血的疗效,有人进行了一项回顾性研究,纳入接受姑息性放疗的进展期胃癌并发胃出血患者 30 例,其中 23 位患者接受总量 30Gy 的照射,10 次分割。结果显示,接受姑息性放疗的患者,其主观症状和客观血液指标均改善,对预后不良的并发出血的进展期胃癌患者,姑息性放疗的疗效肯定。

随着放疗技术的进步,尤其是三维适形、调强放疗的开展,使放疗局部肿瘤病灶或转移灶的同时,能减少邻近正常组织器官的受量。有人研究姑息性放疗在中晚期胃癌中的临床疗效,2/3 患者采用三维适形放射治疗,结果比接受普通放疗的患者,有更好的总体生存时间($P=0.08$),低剂量照射(<41Gy)局部控制率较差,高剂量放疗(>41Gy)的疗效尤其在 T4 患者是肯定的。

姑息性放疗适应证为肿瘤残存或无法切除、局部复发、远处转移等。晚期胃癌症状(出血、梗阻、疼痛),可通过放疗减轻,且耐受性较好,如给予同步放化疗效果更佳($P=0.001$)。30Gy/10 次可用于止血、缓解症状,尤其对于预后较差的患者。单独使用外照射作为无法切除胃癌的姑息性化疗,一般不能提高存活率,而与化疗联合常可提高存活率。NCCN 推荐姑息性放疗(总剂量 45.0~50.4Gy)同时给予以氟尿嘧啶类为基础的放疗增敏剂联合治疗(Ⅰ类)。

（7）胃癌分子靶向治疗与放疗的联合

随着胃癌分子生物学研究的不断深入，针对肿瘤细胞生长、凋亡、细胞周期、侵袭浸润、血管生成等靶点提出的分子靶向治疗，成为胃癌综合治疗研究的重点；为了提高进展期胃癌的治疗效果，分子靶向治疗可与化疗、放疗形成综合治疗。

有人在 2006 年 ASCO 年会上报告采用西妥昔单抗（抗 EGFR）治疗胃癌的 Ⅰ 期临床研究，20例患者入组，第 1 周 400 mg/m²，以后 250 mg/(m² · w)，连用 5w，联合紫杉醇、卡铂连续 6w，同时给予放疗 50.4Gy；67％患者达到 CR，33％患者达到 PR，结果显示，放化疗联合抗 EGFR 靶向治疗，对胃癌和食管癌有良好的抗肿瘤活性。随着靶向药物治疗联合放化疗治疗进展期胃癌研究的深入，综合治疗将会有更加广阔的前景；放疗在提高手术切除率、局部控制率、长期生存率、姑息减轻症状治疗等方面有疗效，如放疗联合化疗、靶向治疗，并结合各种放疗方法（如术前、术中、术后放疗），及采用新的放射技术，能更好地提高疗效。

二、进展期胃癌放射治疗

目前主张手术、化疗、放疗等多学科综合治疗，随着放疗设备的更新和方法的进步，进展期胃癌的术前、术中、术后及姑息性放疗疗效有了较大提高。

1. 胃癌术后放疗的指针

胃癌术后的放疗主要应用于两类患者，一是由于解剖因素限制，手术未能切除或次全切除的患者；二是根治手术后但有复发高危因素的患者。复发高危因素指原发肿瘤穿透、侵及浆膜、累及邻近器官，或区域淋巴结阳性，即病期达到 T3、T4 或 Tx、N+级。

2. 照射技术

与常规放疗相比，三维适形技术（3D-CRT）靶区剂量分布较优，且重要器官受照射剂量较低。调强技术（IMRT）能进一步提高靶区剂量、适形度，但在胃癌治疗中应用尚存争议。

NCCN 建议使用 CT 模拟定位、三维适形放疗，更好地覆盖靶区，均匀靶区内剂量，降低周围重要器官的受照射剂量，在治疗中要充分考虑胃的充盈状态、呼吸运动的影响。

3. 靶区

术前放疗应根据 EUS（超声内镜）、UGI（上消化道造影）、EGD（电子胃镜）、CT 确定原发肿瘤及相应淋巴结引流区；术后放疗则依据治疗前检查结果和术中放置的银夹，来确定瘤床、吻合口、残胃、相关淋巴结组。

一般来说，近端 1/3 贲门、食管胃连接部腺癌的术前及术后照射野，应包括远端食管 3～5 cm、左半膈、邻近的胰体部；高危淋巴结区包括：邻近的食管周围、胃周、胰腺上、腹腔干、脾门等淋巴结区。

中 1/3 胃体癌术前及术后照射野，应包括胰体部，高危淋巴结区为：邻近的胃周、胰腺上、腹腔干、脾门、肝门、胰十二指肠等淋巴结区。

远端 1/3 胃窦、幽门原发癌术前及术后照射野，如肿瘤扩展到胃十二指肠结合部，术前范围为：胰头、十二指肠一/二段，高危淋巴结区为：胃周、胰腺上、腹腔干、肝门/胰十二指肠等淋巴结区；术后范围包括胰头、十二指肠残端 3～5 cm，高危淋巴结区为：胃周、胰腺上、腹腔干、肝门、胰十二指等淋巴结区。

4. 胃癌的新辅助放疗

进展期胃癌根治切除比例仍较低，探寻合理的新辅助放疗方案，对提高胃癌根治切除率有重要意义。新辅助放疗的单纯术前放疗应用较少。中国医学科学院进行大样本随机对照研究，发现新辅助放疗可提高手术切除率，降低局部复发率，提高存活率（$P=0.0094$），但该研究主要针对贲门癌。

　　胃癌单纯术后放疗研究较少,英国胃癌研究组(BSCG)前瞻性随机临床试验将 436 例胃癌根治术后患者分为单纯手术组、辅助化疗组、辅助放疗组,三组 5 年存活率差异无统计学意义,辅助放疗可能降低局部复发率(27%∶19%∶10%)。

　　NCCN 建议胃癌的新辅助放疗剂量为 45.0～50.4Gy,1.8 Gy/次;国内胃癌的新辅助放疗剂量多采用 50Gy,2Gy/次;患者状态较好,肿瘤残存较局限,在术中用银夹标记的前提下,当放射剂量达 40Gy 时,可行缩野剂量放射达 50～60Gy。国外胃癌的新辅助放疗剂量多为 45Gy,1.8 Gy/次。国内研究多在新辅助放疗后 2～4 周手术;国外多在新辅助放疗后 4～6 周手术。评估新辅助放化疗,未来的研究应以适形放疗技术为主体。一般国内手术后 2～4 周开始辅助化疗,一般不超过 1 个月;国外手术后 20～40 天开始辅助化疗。

5. 胃癌的新辅助放化疗

　　近年来,术前放化疗联合,日益受到关注。文献报道,术前新辅助诱导化疗及同步放化疗,能提高 R0 切除率(70%～91%),可降低术后分期,延长生存期(中位生存期 22.1～33.7 个月),毒性可耐受,尤其病理完全缓解(pCR)及病理部分缓解(pPR)的患者预后更好。文献报道,术前新辅助放化疗可提高病理完全缓解 pCR(16%∶2%,$P=0.03$),改善 3 年总体存活率(47%∶28%,$P=0.07$),提示术前新辅助放化疗较术前新辅助单纯化疗有生存获益趋势。

　　有人通过 Meta 分析提出,术前放疗可提高胃癌患者的长期存活率。亚组分析显示,术前新辅助放疗贡献较显著,有较好的耐受性,不增加术后病死率及吻合口漏发生率。

　　从 INT 0116 试验中得出较为肯定的结论是:胃癌术后 T3～T4 N0M0;或无论 T 分期,区域淋巴结有转移、M0、且淋巴结清扫范围未达到 D2 者,术后辅助放化疗能进一步提高疗效。2001 年 INT 0116 试验结果发布后,美国术后同步放化疗的使用从 17% 增加到 36.8%($P<0.001$),但在欧洲一般并未被广泛接受。

　　2005 年有人发布 7 年随访数据,证实术后辅助放化疗能获益,且没有明显的长期毒性。随访 10 年,术后辅助放化疗患者仍有生存获益,没有远期毒性的增加。但该试验入组患者大多为 D0 及 D1 切除(D0 为 54%,D1 为 36%,D2 为 10%,差异无统计学意义)。因此,开展胃癌 D2 术后辅助放化疗大样本随机对照研究,可能为其应用提供进一步的证据。

　　(3)放射损伤

　　——胃的放射损伤:虽然放疗技术不断发展,可减少受照射的胃体积、剂量,但放射性胃损伤仍不可免,多在放射剂量达 30～40Gy 时出现。放射性胃炎的表现是非特异的,主要为胃纳不佳、消化不良、烧心感、恶心呕吐、上腹痛、出血、穿孔等,需进行胃镜检查。轻者继续放疗同时对症处理,重者停止放疗。放射性胃炎出血,是上腹部放疗的严重并发症,可危及生命。内镜下氩气等离子电凝,可作为放射性胃炎出血的首选方法;激素治疗、高压氧舱等可考虑作为辅助治疗;手术治疗则创伤较大,病死率较高。可预防性应用止吐药、抗酸药、胃动力药、胃黏膜保护剂等;注意清淡饮食,忌辛辣刺激、黏腻难消化、干硬食物。

　　——小肠的放射损伤:小肠黏膜上皮细胞耐受性较低。急性期可出现肠黏膜充血水肿,甚至剥脱,从而产生脱水、电解质紊乱、感染、出血、死亡;慢性期可出现溃疡、进行性纤维化、肠狭窄、肠梗阻,而需手术治疗。放疗期间可给予止泻药、充分补液;保证热量摄入,考虑口服、肠内高营养;监测血常规、离子并及时纠正;补充谷氨酰胺、平衡肠道菌群等;必要时给予抗感染及激素治疗。

　　——肝肾、脊髓放射损伤:放疗患者还可能出现肝肾、脊髓等的放射性损伤,要重在预防,严格控制照射剂量。放化疗可损害患者的生活质量,尽管 6～12 个月后大部分患者生活质量评分可回到基线,但仍有一部分患者生活质量评分低于基线,医护人员应尽最大可能,避免急性反应导致的治疗中断或降低剂量,关注和改善患者的生活质量。

三、放射治疗进展

技术层面目前已进入精确放疗时代。3D-CRT 和 IMRT 得到广泛应用；图像引导放射治疗（IGRT）是一新型技术，将放疗设备与影像设备结合，在摆位及治疗中采集图像和其他信号，并引导当次治疗和后续治疗，可完成在线校位、自适应放疗、呼吸门控、四维放疗、实时跟踪，可提高精确性；还有利用 PET/CT 定位的生物适型强调放疗技术（BIMRT）等，放射治疗技术的进展，将为达到最大局部治疗剂量提供机会，并可减少正常组织受量。针对局部进展期胃癌开展 D2 手术前后放化疗、联合分子靶向等研究，将为临床规范化治疗提供依据。靶向治疗给药方便、无骨髓抑制、消化道副反应小、对生活质量影响小，可能成为今后的研究方向。

调强放射治疗（IMRT）是指在三维适形照射的基础上，对照射野截面内诸点输出剂量进行调整，经过旋转照射，使射线剂量在体内空间分布与病变一致，形成高剂量区。调强放射治疗为一种新放疗技术，有靶区高剂量三维适形的优点。剂量学研究表明，和三维适形治疗胃癌比，调强放疗具有可行性和治疗获益，临床中调强放疗治疗胃癌的经验，证实了比剂量学分析，调强放疗对正常组织毒性更低。

调强放射治疗的物理学和剂量学：在三维适形照射的基础上，调强放射治疗有两个改善，即把射野进行更多更小的分割、变成小野；每个小野独自都能改变剂量强度。这些特征使射线照射更精确，使肿瘤靶区勾画更精确，并能产生肿瘤靶区边缘剂量的锐减。

调强放射治疗的放射生物学：放疗治疗计划的总效应取决于总剂量、分割剂量、治疗时间、受照射组织等。调强放射治疗计划中剂量分布梯度能使靶区剂量增高，而邻近的正常组织剂量极低。急性毒性反应可引起治疗中断、延长治疗期、潜在降低局部肿瘤控制力，调强放射治疗可减少急性毒性反应。

另一方面，调强放射治疗有潜在的放射生物学缺点。与三维适形放疗相比，调强放射治疗能增加剂量的不均匀性，可增加产生正常组织热点并发症及肿瘤靶区冷点。因此，仔细评估治疗计划、减少这些风险，对放射肿瘤医师是极其重要的。

——胃癌术后调强放射治疗靶区定位：胃癌的播散主要有 3 种方式：血行转移、淋巴结转移、腹膜种植。有人根据病理学研究认为，若手术切除的第一站淋巴结的数目大于 10 枚，切缘为阴性，则不需要对下一站淋巴结进行放疗；对于淋巴结阳性的患者，调强放射治疗应覆盖瘤床、残胃、切缘、淋巴引流区。

有人认为，在胃癌非根治术后，肿瘤放射治疗靶区应在外科医生的帮助下确定，临床靶区（CTV）应包括：①瘤床，其范围包括肿瘤、残胃、已切除的胃原所在区、一部分横结肠、十二指肠、胰腺、门静脉，还应包括空肠-胃或空肠-食管吻合口。②腹膜，要根据局部浸润、远处转移的程度来考虑。CTV 应包括胃所在的腹膜区。③淋巴引流区域：包括 1～16 组淋巴结区（日本主张），还必须包括肝门淋巴结和脾门淋巴结。1/4 位于近端或远端的肿瘤，由于可切除的安全范围较小，应常规给予术后放疗。1/2 位于贲门部位的肿瘤，CTV 应包括下胸段食管及相应的淋巴结转移区。3/4 肿瘤侵犯末端食管时，CTV 还应包括 1 个完整的淋巴引流区（食管旁、胃左、右淋巴引流区）。④位于胃底的肿瘤，CTV 应包括大部分左横膈和脾及脾门部；⑤发生在近端曲度平缓部位的肿瘤，没必要术后照射全肝门；⑥发生在远端的肿瘤，术后 CTV 应包括肝门和十二指肠，脾则置于照射野外。

胃癌根治术后放疗者，临床靶区（CTV）在 CT 图像上要逐层予以勾画。PTV 在 CTV 的基础上外放 0.5～1.0 cm。但由于膈肌呼吸运动，可在头脚方向外放 2 cm，或根据常规模拟定位下监测到的膈肌运动范围予以外放。也可运用图像引导放射治疗技术（IGRT）确定胃癌术后 PTV 的范围。除了放射治疗靶区的勾画，胃癌术后进行调强放射治疗时，还需勾画正常组织与器官，如脊髓、肝脏、双侧肾脏、治疗区域的小肠、心脏（尤其是贲门癌术后患者）。

　　靶区的处方,定义为95%PTV,最小剂量DT为45Gy/5周,脊髓为40Gy,60%肝脏接受的最大剂量为30Gy,一侧肾脏(多为右侧)33%体积接受的最大剂量为22.5Gy,另侧肾脏的1/3体积接受的剂量为45Gy。

　　胃癌术后调强放射治疗的优劣:与3D-CRT适形放射治疗相比,调强放射治疗有许多优势,①调强放射治疗能优化配置照射野内各线束的权重,实现肿瘤放射治疗中剂量分布的更合理和优化,计划靶区内的剂量分布更均匀,且与靶区表面的剂量一致,同时还可在边缘形成非常陡的剂量梯度。②调强放射治疗技术的潜在效率更高,对照射野方向要求不高。③调强放射治疗可同时实现大野照射及小野的剂量追加。

　　有人比较常规三维适形放疗计划与调强放射治疗计划,在胃癌的治疗中对上腹部脏器的剂量学特点,发现当调强放射治疗靶器官的中位照射剂量为45 Gy时,与常规三维适形放疗计划相比,右肾受照射剂量低于其耐受量(取决于计划的设计),左肾受照射剂量范围在20~30Gy。与传统前后对穿(AP － PA)照射相比,调强放射治疗可将左肾的受照射量减少到8~10Gy。

　　在肝脏的剂量保护方面调强放射治疗也优于常规三维适形放疗。对于肺的放射剂量,两者没有明显差异。对脊髓的放射剂量,调强放射治疗高于常规三维适形放疗,但在脊髓的耐受范围内。

　　在靶区内的剂量分布方面,调强放射治疗明显优于常规三维适形放疗,但该研究的后者数较少,需要大宗病例资料研究来进一步得出结论。

　　有人将调强放射治疗与常规三维适形放射对比,结果表明,调强放射治疗可明显减少肾脏和肝脏的中位剂量,优于常规三维适形放射治疗。有人对20例已经进行了适形放射治疗45Gy的患者,再应用调强放射治疗方法计划,将5野适形计划与7~9野调强放射治疗计划进行对比,每组计划由2个独立的胃肠道肿瘤影像专家进行双盲评估,优劣评判的标准是,哪种计划能提供更好的靶体积、更好保护正常组织,并由他们进行选择哪1种方案用于患者,结果调强放射治疗的采用率为89%。有人关于术后放射治疗剂量学的比较表明,一组胃癌术后切除的患者,经调强放射治疗后的晚期不良反应均不超过2级,不过患者数仅7例。

　　上述研究均从剂量学角度,说明调强放射治疗优于传统放射治疗方式,从而具有潜在的临床治疗方面的优势,目前美国NCCN 2009版认为,将调强放射治疗应用于胃癌的治疗存在争议,需大宗随机临床试验进一步证实。

　　由于调强放射治疗技术通常是利用MLC形成多个子野,进行分步照射,子野数目过多,会使患者治疗时间延长;由于子野面积过小,单个子野机器跳数过少,都增加了剂量不确定性;并且由于器官运动的客观存在也会引起剂量叠加后较大的误差;调强放射治疗需要耗费较多的人力、物力、时间。

四、局部进展期胃癌术后调强放疗

　　国内有人通过比较局部进展期胃癌术后调强放射治疗与3D-CRT三维适形放疗,评价调强放射治疗与3D-CRT治疗的靶区与危及器官剂量分布的优劣。对29例D2手术完全切除的局部进展期胃癌病例,同时作调强放射治疗、3D-CRT治疗,处方剂量45 Gy,依据DVH和等剂量曲线评价上述两种治疗计划。结果发现,与3D-CRT相比,调强放射治疗靶区剂量适形性更好,平均剂量更高(均为$P<0.001$);调强放射治疗靶区剂量均匀性亦更好($P<0.05$)。肝脏平均剂量V5、V20均明显降低(分别为$P<0.001$及$P<0.05$);左肾平均剂量、V12、V22.5亦显著减低(均为$P<0.001$);而右肾平均剂量、V12、V22.5及脊髓最高剂量两者相比,差异均无统计学意义。局部进展期胃癌术后患者,调强放射治疗比3D-CRT靶区剂量分布更好,同时能使肝脏和左肾得到更好的保护。对肝脏和肾脏,传统的二维放疗和三维适形放疗,均难以使靶区在获得理想剂量分布的同时,又能保证周围毗邻的器官免受高剂量的照射,从而限制了放射治疗在胃癌中的临床应用。

目前国内外关于调强放射治疗应用于胃癌术后放疗的经验有限,有关胃癌术后调强放射治疗剂量学研究的报道还比较少。有人将 13 例临床Ⅱ期胃癌术后患者分为两组,一组(6 例)采用前后对穿野或 3D-CRT,另一组(7 例)采用调强放射治疗,对比分析结果显示,调强放射治疗显著降低肝脏和至少一个肾脏的受照射剂量,且调强放射治疗的靶区剂量分布更均匀,剂量更高。有人比较了 10 例接受辅助放化疗胃癌患者的 3D-CRT 与调强放射治疗的剂量分布特点,数据显示,调强放射治疗改善了 PTV 的剂量分布,而对左肾和右肾的 V20 均没有显著性差异,但调强放射治疗的肝脏平均剂量明显小于 3D-CRT。

尽管调强放射治疗和 3D-CRT 用于胃癌治疗均能获得令人满意的剂量分布,但调强放射治疗在保护脊柱和肾脏方面比 3D-CRT 效果更好。有人对比了 5 例胃癌患者术后的 2 野和 5 野 3D-CRT 与调强放射治疗的剂量学差异,结果显示,2 野和 5 野 3D-CRT 的左、右肾 V20 分别为 57％/51％和 51％/60％,而调强放射治疗则为 27％/19％,提示调强放射治疗在肾安全性上明显优于 3D-CRT;2 野和 5 野 3D-CRT 的肝脏 V30 分别为 45％和 62％,而调强放射治疗则为 35％,表明调强放射治疗在肝脏安全性方面亦明显优于 3D-CRT。

国内研究对 29 例局部进展期胃癌术后患者 3D-CRT 与调强放射治疗的剂量学进行了比较,分析结果显示,与 3D-CRT 计划相比,调强放射治疗靶区剂量分布更为均匀,适形性更好,平均剂量更高;肝脏平均剂量、V5、V20 分别降低了 28％、30％、23％,左肾平均剂量、V12、V22.5 则分别降低 34％、26％、43％,提示调强放射治疗明显减少了肝脏和左肾的受照剂量,降低了其放疗相关毒性;结果还显示,调强放射治疗未明显降低右肾、脊髓的受照剂量,这可能与照射野与其距离较远,受照剂量都比较低有关。调强放射治疗作为胃癌术后辅助放化疗手段之一,已逐渐显示出相对于传统 3D-CRT 的优势。

五、胃癌术后三种放疗技术的剂量学比较研究

有人比较胃癌术后三维适形放疗(3D-CRT)、调强放射治疗、简化调强放射治疗(sIMRT)技术的剂量学差异,为胃癌术后放疗照射方法的优选提供依据;选取术后病理证实为 Tumor3、Tumor4 有或无淋巴结转移的 10 例胃体癌患者,对每一例患者采用 3D-CRT 治疗。调强放射治疗和 sIMRT 计划仅用于剂量学比较。患者靶区设定的处方剂量是至少 95％计划靶体积(PTV)接受 45.00Gy,至少 99％PTV 接受 42.75Gy。利用剂量体积直方图(DVH)比较不同照射技术靶区和相关正常组织受量差异和剂量分布。

结果发现,与 3D-CRT 比,调强放射治疗与 sIMRT 计划的靶区适形度略高,但三者在 PTV 受量上剂量相似。就 V15(V15 表示接受 15Gy 照射的体积占整个体积的比例)、V23(V23 表示接受 23Gy 照射的体积占整个体积的比例)整体考虑而言,sIMRT 对肾脏的保护最佳、调强放射治疗稍逊、3D-CRT 最差;从正常肝的平均受量、V23 及 V30 来看,调强放射治疗与 sIMRT 相似,均较 3D-CRT 稍有优势;在脊髓的受量上三者相似。结论为,胃癌术后采用三维适形、sIMRT、调强放射治疗均能使靶区受到足量、精确的照射,能较好地保护危及器官。对靶区、危及器官的剂量分布和治疗时间等的全面评价为:胃癌术后放疗用 sIMRT 与 3D-CRT、调强放射治疗比,sIMRT 在胃癌术后放疗中具有最优的时效比。

INT0116 试验显示,胃癌术后联合放化疗可减少局部复发和提高 T3、T4 期、N＋期患者生存率,放疗设野主要包括术后易复发部位、吻合口、肿瘤床、淋巴结引流区,采用常规技术时患者不良反应较大。肿瘤放射治疗的目标是尽可能地控制或杀灭肿瘤,降低正常组织的并发症概率,提高患者的长期生存率与生活质量。与三维适形治疗胃癌相比,调强放射治疗具有可行性和治疗获益,一系列报道指出了调强放射治疗对正常组织毒性更低。

近年来胃癌术辅助的放疗或放化疗,不仅能提高胃癌的局控率,而且还能提高患者的生存率。

国内研究结果表明,当处方剂量为 45Gy 时,3D-CRT 治疗、sIMRT、调强放射治疗三种放疗技术,均能使胃癌靶区受到足量准确的照射;sIMRT 计划靶区适形度显著优于 3D-CRT 计划,而与调强放射治疗计划相似。肾脏属于放射敏感性组织,其耐受剂量是:TD5/5:20 Gy,TD50/5:25 Gy(TD5/5 是最小耐受剂量,指在标准治疗条件下,治疗后 5 年内小于或等于 5% 的病例发生严重并发症的剂量;TD50/5 是最大耐受剂量,指在标准治疗条件下,治疗后 5 年,50% 的病例发生严重并发症的剂量)。

为了减少肾脏、肝脏和脊髓的受量,以往的报道中,多采用改进放射治疗方式的方法,如 3D-CRT 治疗或调强放射治疗。有人选取 15Gy 和 23Gy 的照射体积为研究指标。研究的 10 例患者左肾 V15 在 3DCRT、调强放射治疗和 sIMRT 的均数值分别为 45.76%、31.26% 和 28.21%,右肾分别为 37.52%、38.07% 和 24.51%。因左肾相对位置较高,离靶区较近,且往往一部分处于 PTV 之中,而右肾相对位置较低,离靶区远,故左肾在 3D-CRT 和 sIMRT 放疗计划中接受 15Gy 的体积较右肾大。

有人研究的 10 例患者左肾 V23 在 3D-CRT、调强放射治疗和 sIMRT 的均数值分别为 30.61%、11.40% 和 11.83%,右肾分别为 25.41%、12.13% 和 11.76%。就 V15 而言,结果显示:对左肾的保护 IMRT 和 sIMRT 差异无统计学意义,但均较 3D-CRT 有优势;对右肾的保护,3D-CRT 与 IMRT 差异无统计学意义,但均劣于 sIMRT。

就 V23 而言,有人研究结果显示:调强放射治疗和 sIMRT 对肾脏的保护差异无统计学意义,但对肾脏的保护均比 3D-CRT 有优势。就 V15、V23 整体考虑而言,sIMRT 对肾脏的保护最佳、调强放射治疗稍逊、3D-CRT 最差,可能原因为一部分肾脏位于靶区内,为了保证靶区的剂量分布,3D-CRT 无法较好地避开肾脏,可增加肾脏的照射体积及剂量。

肝脏对放射性的耐受性较差,研究结果显示,采用三种放疗技术肝脏接受 30Gy 的体积均小于 60%,3D-CRT、调强放射治疗和 sIMRT 计划肝脏 V30 的均值分别为 26.95%、16.47% 和 16.41%,提示调强放射治疗和 sIMRT 计划 V30 均低于 3D-CRT 计划,调强放射治疗和 sIMRT 计划显示出有肝受量较低的趋势,这提示可能对有肝脏疾病或接受化疗出现药物性肝炎的患者,在放疗时可考虑调强放射治疗或 sIMRT 计划。

对脊髓的保护,3D-CRT、调强放射治疗和 sIMRT 计划最大剂量均值分别为 40.24 Gy、37.88 Gy、37.82 Gy,三维适形、sIMRT 和调强放射治疗三种放疗技术差异无统计学意义。采用分野 3D-CRT 技术优化安排射野,在靶区受量及相关正常器官的保护上,可接近或达到采用相同射野数的调强放射治疗计划,在无条件实施调强放射治疗时,3D-CRT 也是一种选择。

调强放射治疗放疗技术在临床操作中存在不足。首先子野数目过多,照射面积过小,使得患者治疗时间延长,虽然不同的计划系统和不同优化方法会有不同的结果,但在计划执行时所需时间较长,治疗时间的延长对患者可能会产生不利的影响。调强放射治疗计划增加了靶区内剂量分布的不对称性,常存在小范围高剂量区或低剂量区。当高剂量区靠近敏感器官(如脊髓)时,考虑到照射时间、器官运动等影响因素,调强放射治疗并不一定都是首选。

作为一种高精度的放疗技术,每例患者均需要进行剂量验证,将投入大量人力和物力。研究结果表明:对双肾、肝脏的保护,sIMRT 计划明显优于 3D-CRT 计划,而不亚于调强放射治疗计划。同时 sIMRT 计划的子野机器跳数与 3D-CRT 计划相差不多,而与调强放射治疗计划相差较大。由于各计划子野机器跳数与治疗时间呈正相关,理论上 sIMRT 计划的治疗时间与 3D-CRT 计划相似,而显著低于调强放射治疗计划。

综上所述,在胃癌术后放疗中 sIMRT 时效比,可能较 3D-CRT 和调强放射治疗好,值得在临床中进一步扩大病例数研究和应用。

(王勇 何光远 李建平 徐彬)

进一步的参考文献

［1］ PANG X. Radiotherapy for gastric cancer：a systematic review and meta-analysis［J］. Tumour Biol，2013，43：223-233.

［2］ CELLINI F，VARGETED V. Targeted Therapies in Combination with Radiotherapy in Oesophageal and Gastroesophageal Carcinoma［J］. Curr Med Chem，2013，21：209-218.

第二十七章　胃癌的相关分子

胃癌的相关分子指胃癌发生发展中特异性表达的蛋白质、多肽、细胞因子、免疫因子等,主要研究相关分子在胃癌发生发展中的作用,其中部分是胃癌细胞增殖相关的标志物、抗凋亡标志物、转移标志物、耐药标志物等,能选择性应用于临床,有的标志物检测时灵敏度、特异性较高,能对胃癌定位,与胃癌病情/疗效/复发等相关,临床价值较高,能应用于胃癌高危人群筛查、胃癌诊断、鉴别诊断、监测胃癌等。

肿瘤标志物在正常组织中几乎不产生或产生甚微,由于检测其水平的方法较简便、实用,具有可重复性,已被临床广泛采用。血清肿瘤标志物是肿瘤相关抗原,而非肿瘤特异性抗原,在一定程度上能反映肿瘤的发生和发展,可在肿瘤病变组织、血液、排泄物中检出。联检对特定肿瘤的标志物有重要意义。文献报道,肿瘤标志物在胃癌诊断中具有实用价值,肿瘤标志物与胃癌淋巴结进展、转移有一定关系。

一、胃癌标志物

1. 癌胚抗原

(1)癌胚抗原的结构、分布、生物学特性

癌胚抗原(CEA)是一种分子量 18~20kD 的糖蛋白抗原,由糖链和肽链组成,CEA 家族有 29个基因,位于 19 号染色体上,其中 18 个能表达,7 个表达物属于 CEA 亚群,11 个表达物属于妊娠特异性糖蛋白亚群。CEA 分子内含 N-A1-B1-A2-B2-A3-B3 共 7 个 Ig 样域,各含一些独立的抗原决定簇,已经发展了相应的单克隆抗体。

免疫化学和电镜技术证明消化道的杯状细胞、柱状细胞均可产生 CEA,产生的 CEA 大部分分布在细胞外、微绒毛表面。在正常消化道黏膜上,主要位于上皮细胞腺腔面,呈线状分布;而在消化道肿瘤组织中,CEA 弥漫分布于胞浆、胞膜、癌性腺管腔缘及其分泌物、间质中,失去极向性。

CEA 是肿瘤细胞膜结构蛋白,广泛存在于内胚叶起源的消化系统肿瘤,也存在于正常胚胎的消化管组织中,在正常人血清中也可有微量存在。CEA 是广谱性肿瘤标志物,能反映多种肿瘤的存在,可应用于估计胃癌、肺癌、结直肠癌、食管癌、胰腺癌等的疗效判断、病情发展、预后监测等,但对肿瘤早期诊断特异性不强,灵敏度不高;它已广泛应用于消化系统肿瘤的诊断。

有研究报道,血清 CEA 水平临界值为 3.22g/L,预测胃癌患者是否伴有淋巴结转移的敏感度为 53.1%,特异度为 95.3%。国外报道,胃癌患者的血清 CEA 阳性检出率为 21.0%~35.7%;但检测胃液、腹腔灌洗液、癌旁组织中的 CEA,常能获得较高的阳性检出率。利用分子生物学 RT-PCR 技术检测 CEA mRNA 能获得较高的阳性率,CEA mRNA 在胃癌组织中的阳性检出率为 29.0%~45.7%。

CEA 与胃癌的组织类型密切相关,在不同组织类型胃癌中,CEA 呈不均一分布。在胃黏液腺癌、印戒细胞癌、乳头状腺癌的 CEA 阳性检出率高于其他组织类型;肠型胃癌 CEA 阳性检出率明显高于胃型、干细胞型,癌旁肠化的胃黏膜中 CEA 阳性检出率远较良性病变伴肠化高;提示 CEA 阳性检出率随分化程度的增加而有检出率增高趋势,从而使 CEA 的检测为胃癌的预后判断及癌前病变的发现,提供了有益的帮助。胃癌切除后患者血清 CEA 水平降低,提示治疗效果较好。研究证明,胃癌施行各种治疗后,动态观测血清 CEA 水平的变化,是判断疗效和有无复发的有效手段。CEA 和 CA19-9 等是胃癌预后的较好指标。

有人对胃癌患者血清 CEA mRNA 表达水平与临床病理特征相关性分析,检测 CEA mRNA 在 61 例胃癌患者外周血清的表达水平,分析其与胃癌临床病理特征的关系。结果发现,与正常人比,胃癌患者血清 CEA mRNA 表达水平明显升高。血清 CEA mRNA 表达水平在浸润型胃癌中明显高于限局型,浸润深度在 T3+T4 者血清 CEA mRNA 水平明显高于 T1+T2 者;临床分期 Ⅲ、Ⅳ 期者血清 CEA mRNA 水平明显高于 Ⅰ、Ⅱ 期者;肿瘤直径≥5 cm 的患者血清 CEA mRNA 水平明显高于肿瘤直径<5 cm 的患者。

胃癌患者血清 CEA mRNA 水平升高,与胃癌肿瘤大小、浸润类型、浸润深度、临床分期等临床病理特征相关,可提示疾病的发生、进展。CEA 曾被认为是敏感度和特异性较差的肿瘤标志,但检测手段从蛋白水平提升到 CEA mRNA 水平后,其敏感度和特异性也得到一定程度的提高。CEA mRNA 在细胞外环境中不稳定,如在患者血清中检测出 CEA mRNA 的表达,理论上可认为有肿瘤细胞的异位存在。实时荧光定量 RT-PCR 技术灵敏度较高、重复性较好、检测速度较快、污染较少。

采用实时荧光定量 RT-PCR 检测结果显示,胃癌患者外周血清 CEA mRNA 表达水平显著高于正常人。实时荧光定量 RT-PCR 技术检测血清 CEA mRNA 表达水平,在结肠癌微转移、胃癌腹腔游离癌细胞检测等研究中,也取得了较好结果。研究发现,CEA 促进肿瘤细胞转移,抑制肿瘤细胞间黏附蛋白介导的细胞连接;CEA 有同型细胞聚集作用,可使转移的肿瘤细胞在血循环、转移脏器中形成集落,能提高成活性,可促进转移。

2. CA19-9

它是一种糖类抗原,主要用于胰腺癌、胃癌、结直肠等的筛查,研究表明,CA19-9 的阳性表达率在胰腺癌为 70%～95%,在胆道恶性肿瘤为 55%～79%,CA19-9 诊断胃癌的敏感度为 26.3%～69.0%,胃癌患者血清中高水平的 CA19-9,是提示淋巴结转移的独立预测因子。

CA19-9 常由胃腺癌细胞产生,经胸导管引流到血液中,引起外周血中 CA19-9 水平的升高。研究发现,血清 CA19-9 水平在胃癌明显高于慢性胃炎,淋巴结转移组与非转移组血清 CA19-9 水平差异有统计学意义,在胃癌不同浸润深度的组别之间其差异也有统计学意义,认为血清 CA19-9 水平与胃癌进展程度及临床预后相关。

CA19-9 是有人在 1979 年发现的,但血清 CA19-9 和 CEA 检测对胃癌的诊断缺乏特异性。有人在 248 例胃癌中探讨 CA19-9、CEA 与胃癌生物学特性的关系,及其对判断胃癌的转移及预后的价值,回顾性分析胃癌患者资料,采用单因素法分析血清 CA19-9、CEA 水平与胃癌病理生物学特性的关系,ROC 曲线分析血清 CA19-9、CEA 水平对胃癌转移的预测价值,Kaplain-Meier 法分析血清 CA19-9、CEA 水平与 Ⅲ～Ⅳ 期胃癌预后的关系,结果发现,Ⅰ～Ⅱ 期胃癌血清 CA19-9、CEA 水平升高率分别为 32.3%、17.7%;在 Ⅲ～Ⅳ 期胃癌血清 CA19-9、CEA 水平升高率分别为 55.7%、29.7%。经单因素分析显示,血清 CA19-9 水平升高率,与胃癌的浸润深度、淋巴结转移、分期、肿瘤大小、肝转移、腹膜转移、周围脏器受累等相关。血清 CA19-9、CEA 水平明显升高,常标志胃癌已经进入晚期阶段,预后较差。有的研究中以 37 万 U/L、15g/L 分别作为血清 CA19-9、CEA 水平的临界点,对淋巴结转移预测的灵敏度、特异度、准确度分别为 88.7%、44.6%、58.9% 和 95.5%、40.2%、50.0%,且 ROC 曲线下面积均达到 71.1%,诊断达到中等准确度。

有人应用血清 CA19-9、CEA 联合检测后,灵敏度、特异度、准确度分别为 89.3%、59.8%、75.4%,对预测胃癌淋巴结转移有一定价值。单因素研究发现,血清 CEA 水平升高与胃癌肝转移相关($P<0.01$),CEA 能导致肿瘤细胞连接松弛、排列紊乱、极性消失、促进脱落、浸润、转移,可能在血中作为载体运输肿瘤细胞而介导肝转移;血清 CEA 水平升高对胃癌肝转移的预测准确性可达 70%,有中等准确度。

有人研究发现,血清 CA19-9、CEA 水平升高阳性组,与血清 CA19-9、CEA 水平升高阴性组,预后、临床分期有明显差别($P<0.01$)。血清 CA19-9、CEA 水平升高,一般是胃癌的晚期事件,对

判断胃癌的转移及预后有一定的价值。

3. CA72-4

（1）CA72-4 的特点

CA72-4 是一种高分子黏蛋白，分子量＞1 000kD，有双抗原决定簇，可被单抗 B72-3 及 CC49 识别。CA72-4 在正常组织中很少表达，在人胚胎组织和一些肿瘤如胃肠道肿瘤、胰腺癌、乳腺癌、卵巢癌、子宫内膜癌等组织中表达水平较高，其血清正常值＜6 U/ml。

（2）胃癌中的 CA72-4

检测血清 CA72-4 水平，对胃癌有较高的敏感性，血清 CA72-4 水平升高阳性率为 67.3%（36%～94%），特异性较高，接近 100%。

有人研究胃癌患者血清 CA72-4 水平升高阳性率，发现早期胃癌组与消化道良性疾病组间存在显著差异，进展期胃癌血清 CA72-4 水平升高阳性率常随胃癌进入晚期而上升，提示血清 CA72-4 水平与胃癌大小、浸润深度、分期、淋巴结受累等相关。不同类型的胃癌血清 CA72-4 水平升高阳性率亦不同，从肿瘤分化程度来看，分化差的胃癌患者血清 CA72-4 水平升高阳性率常高于分化好的胃癌患者，其中以未分化、低分化胃癌患者血清 CA72-4 水平升高阳性率最高，为 72.0%，中、高分化胃癌为 63.0%，印戒细胞癌、残胃癌等为 14.3%，提示血清 CA72-4 水平升高与胃癌病理分型相关。血清 CA72-4 水平升高还与胃癌患者浆膜受累、肝转移、腹膜受累、术后生存期缩短相关。胃癌切除术后，血清 CA72-4 水平常较术前降低，手术前后比较有显著性差异，因而血清 CA72-4 水平可用于检测术后是否有肿瘤细胞残存。

CA72-4 是一种高分子量糖蛋白，对胃癌诊断的敏感性和特异性较高，是监测胃癌进程和治疗效果的标志物，可作为胃癌分期参考及治疗后复发情况的依据。胃癌复发临床诊断前 2～8 个月，常见血清 CA72-4 水平升高，因而有利于早期诊断胃癌复发，并可与血清 CEA、CA19-9 联用提示血源性复发。血清 CA72-4 水平与胃癌的分期明显相关，一般在胃癌患者的Ⅲ～Ⅳ期明显升高。

4. MG7Ag

（1）MG7Ag 的特点

MG7Ag 是由鼠源性抗人胃癌单克隆抗体 MG7（胃癌细胞株 MKN-46-9 作为免疫原，免疫 BALB/C 小鼠而产生）新发现的一个胃肠肿瘤相关抗原，为中性糖脂，抗原决定簇位于糖链上，属糖蛋白抗原，具有分泌性抗原的特点，即在细胞内合成，进而分泌到细胞外。低分化胃腺癌的 MG7Ag 改变以胞质为主；未分化胃癌只在胞质内有少量 MG7Ag；高分化胃腺癌 MG7Ag 改变主要在细胞表面。

（2）胃癌中的 MG7Ag

有报道，MG7Ag 在胃癌组织阳性表达率为 80%～94%，是诊断胃癌的有效标志物之一。有人利用免疫-PCR 技术研究结果显示，胃癌组与慢性胃炎组血清 MG7Ag 水平升高阳性率比较，有非常显著差异，说明 MG7Ag 可能是胃癌标志物，能区分良、恶性胃组织疾病。血清 MG7Ag 水平升高诊断胃癌的敏感性为 81.48%，特异性为 90.90%；血清 MG7Ag 水平升高对胃癌有较高特异性。胃癌患者术后血清 MG7Ag 水平常明显下降。

晚期胃癌患者经胃镜局部注射化疗药物后，病灶有所缩小，血清 MG7Ag 水平也可有一定降低，说明血清 MG7Ag 水平高低，与胃癌的消长有关，连续测定血清 MG7Ag 水平，有助于观察疗效、推测预后等。

胃黏膜上皮异型增生的患者，黏膜组织内有 MG7-Ag 表达，表明其可能有与胃癌相似的生物学性状。组织 MG7Ag 表达水平和癌变相关，MG7Ag 表达阳性的胃黏膜不典型增生，尤其超声平均灰度值大于 0.19 者，常是有潜在癌变倾向的高危人群，对这些患者进行严密的监测随访，会提高早期胃癌的检出率。研究其他一些与胃癌相关的病变如萎缩性胃炎、胃黏膜肠上皮化生的组织中的 MG7Ag 表达水平，也有类似的结论。

（3）CA72-4、MG7Ag、CEA 在胃癌联合检测中的应用

肿瘤细胞在倍增过程中,遗传基因容易发生变异。因此,每个肿瘤实体中都存在着生物学特性有很大不同的细胞,细胞表面的受体、抗原表位、表达的基因产物、生长速度、浸润性、转移性可有很大不同,对化疗与放疗的敏感性等方面都可能有很大不同。这些细胞在肿瘤标志物(TM)的合成、表达、释放等方面可能不尽相同。因此,一种肿瘤常可产生多种肿瘤标志物,联合检测数种肿瘤标志物,将有可能取长补短,提高对肿瘤的总的诊断水平。

CA72-4、MG7Ag、CEA 联合检测对胃癌具有较好的敏感性和特异性,因此在胃癌的检测分析中有不可替代的作用。有人联合检测胃癌患者血清中三者,结果显示,血清 CA72-4＋CA19-9 阳性率为 68.8％,血清 CA72-4＋CA19-9＋CEA 的阳性率为 71.8％;良性胃病组阳性率不增加,血清 CA72-4＋CA19-9 的阳性率低于血清 MG7Ag＋TAG-72 的阳性率。

有人利用放射免疫测定(IRMA)胃癌患者血清 CEA、CA19-9、CA72-4、MG-Ag,进行单项检测及联合检测,结果表明,单项检测阳性率均＞70％,但血清 MG-Ag 阳性率最高(90.4％),次为 CA72-4(84.2％)。两两组合进行双项联合检测,按双阳性分析,结果显示 MG-Ag＋CA72-4 阳性率最高,为 70.6％。有人认为,单项筛选检测,可首选血清 MG-Ag;双项组合检测可首选血清 MG-Ag＋CA72-4。

研究显示,联合检测血清 CA19-9、CEA、CA72-4、MG-Ag 对胃癌诊断敏感性为 65.2％,特异性为 92.9％,有效性为 72.1％;与单项检测胃癌敏感性、特异性、有效性比较,差异有统计学意义。血清 CA72-4、MG7Ag、CEA 单项检测,均是胃癌诊断的重要指标,联合检测可提高诊断的敏感性和特异性。

有人探讨多项肿瘤标志物在胃癌分期诊断中的应用价值。采用电化学发光分析法,分别对经病理证实的 60 例各期胃癌患者和 60 例胃良性病变(对照Ⅰ组)与 60 例健康体检者(对照Ⅱ组)的血清 CA72-4、CEA、CA242、

CA19-9 这 4 项指标进行比较,结果发现,胃良性病变患者与健康体检者的血清 CA72-4、CEA、CA242、CA19-9 指标相比无显著性差异($P>0.05$)。胃癌Ⅰ期、Ⅱ期患者中,血清 CA72-4、CEA、CA242、CA19-9 水平与对照Ⅱ组比较无显著性差异($P>0.05$),Ⅲ期、Ⅳ期的血清 CA72-4、CEA、CA242、CA19-9 水平却明显高于对照Ⅱ组,有显著性差异($P<0.01$)。同时联合检测胃癌Ⅰ期、Ⅱ期、Ⅲ期患者的阳性率,明显好于单项检测($P<0.01$)。血清 CA72-4、CEA、CA242、CA19-9 的表达水平,与胃癌的临床分期状况有关,胃癌越处于晚期,肿瘤标志物阳性率越高。

5. CA242

CA242 是一种唾液酸化的黏蛋白型糖脂类抗原,是与胰腺癌、胃癌、大肠癌相关的肿瘤标志物。血清 CA242 水平检测,可用于胰腺癌、大肠癌的辅助诊断,有较好的敏感性和特异性;肝癌、肺癌、卵巢癌患者的血清 CA242 水平也可见升高。

作为诊断胃癌的肿瘤标志物,血清 CA19-9、CA242 单项测定灵敏度较低,而与其他肿瘤标志物联合检测,可使其灵敏度提高 20％以上,有助于胃良恶性疾病的鉴别。

许多研究报道,联合检测肿瘤标志物能提高肿瘤的检出率。有人选择在胃癌中相对高水平表达的 4 项肿瘤标志物 CA72-4、CEA、CA242、CA19-9 进行研究,探索联合检测这 4 项肿瘤标志物对胃癌的诊断价值,结果发现,任何一种肿瘤标志物都不能单独较好满足临床诊断的要求,因此,将特异性和相关性较好的几种肿瘤标志物联合起来检测,能提高对胃癌的临床诊断价值,通过对实验数据进行统计学分析,发现胃癌越是晚期,血清各种肿瘤标志物水平越高,CA72-4、CEA、CA242、CA19-9 的表达水平,与胃癌的临床分期状况有关。单独检测和联合检测的阳性率都明显提高。

有人探讨并比较血清肿瘤标志物 AFP、CEA、CA125、CA19-9、CA72-4、细胞角蛋白 21-1 对胃癌诊断的临床应用价值;检测 71 例胃癌患者及 31 例慢性胃炎患者血清肿瘤标志物水平,计算并比

较各指标敏感性、特异性、诊断准确性、ROC 曲线下面积,研究各肿瘤标志物与胃癌淋巴结转移及浸润深度之间的关系;结果发现,胃癌组血清 CA125、CA19-9、CA72-4 水平明显高于慢性胃炎组($P<0.05$)。血清 CA72-4、CA125 的诊断准确性和 ROC 曲线下面积优于其他指标。血清 CA72-4、CA125、CA19-9 水平,在胃癌有淋巴结转移组高于无淋巴结转移组($P<0.05$)。胃癌浸润至浆膜层组的血清 CA72-4、CA125、CA19-9 水平,高于胃癌局限于黏膜及黏膜下层组($P<0.05$)。血清 CA72-4、CA125、CA19-9 水平检测,对胃癌的诊断的临床应用价值,优于 AFP、CEA 及细胞角蛋白 21-1。

6. CA125

CA125 是一种大分子多聚糖蛋白抗原,在胚胎发育过程中由体腔上皮表达,出生后消失,但卵巢癌细胞等中又重新出现,在某些恶性肿瘤如肺癌、胃癌、肝癌患者的血清中也可能水平升高。CA125 是检测卵巢癌良恶性肿瘤、判断治疗反应的较好指标。

有人研究发现,血清 CA125 水平升高诊断胃癌的敏感性为 17.9%,特异性为 96.8%,诊断准确性为 59.3%,其敏感性、诊断准确性均高于血清 AFP 及 CEA,低于血清 CA72-4 及细胞角蛋白 21-1。

有人检测血清中 CA125 水平,探讨其在恶性肿瘤诊断中的应用价值,检测分析 618 例恶性肿瘤患者(其中卵巢癌 112 例、肺癌 82 例、肝癌 89 例、乳腺癌 102 例、胃癌 81 例、食管癌 78 例、宫颈癌 74 例,均经病理确诊)治疗前血清 CA125 水平,及同期健康体检者 56 例(对照组)血清 CA125 水平;结果发现,恶性肿瘤患者总体阳性率 32.84%,与正常对照组(阳性率 1.79%)比较差异具有显著性;卵巢癌患者血清 CA125 阳性率为 65.18%,其水平均值和阳性率,与正常对照组和其他恶性肿瘤组比较具有显著性差异($P<0.01$);肺癌、肝癌、乳腺癌、胃癌、食管癌、宫颈癌患者血清 CA125 水平均值和阳性率,与正常对照组比较也有显著性差异;血清 CA125 检测对诊断卵巢癌应用价值较大,对肺癌、肝癌、乳腺癌、胃癌、食管癌、宫颈癌的诊断也有一定的参考价值。

有人于 1983 年用卵巢浆液性囊腺瘤细胞免疫小鼠与骨髓瘤细胞杂交得到的单克隆单体,该抗体所识别的抗原称为 CA125,临床一直认为是卵巢癌的抗原。有人报道,几种肿瘤患者血清 CA125 检测阳性率为:卵巢癌 73/112、肺癌 29/82、肝癌 40/89、乳腺癌 21/102、胃癌 16/81、食管癌 10/78、宫颈癌 14/74;正常对照 1/56。研究显示,618 例恶性肿瘤患者血清 CA125 总体阳性率为 32.84%,卵巢癌、肺癌、肝癌、乳腺癌、胃癌、食管癌、宫颈癌患者的阳性率分别为 65.18%、35.37%、44.94%、20.59%、19.75%、12.82%、18.92%,而 56 例正常对照组阳性率为 1.79%,比较有显著性差异,可见血清 CA125 测定对常见的几种恶性肿瘤具有一定的特异性。其中对卵巢癌的诊断价值最大,对肺癌、肝癌也有一定的诊断价值,对乳腺癌、胃癌、食管癌、宫颈癌的价值相对较小。

研究证实,浆液性卵巢癌 CA125 的阳性率明显高于非浆液性卵巢癌,而且随着临床分期增加,血清 CA125 水平相应升高。因此,血清 CA125 检测对卵巢癌的诊断、疗效评价、预后判断有较高的价值,其血清除半衰期为 4.8 天,且代谢较快,所测即时结果可反映肿瘤近期变化状态;就单项指标而言,血清中 CA125 水平是目前临床诊断卵巢癌最有价值的标志物。

CA125 在肺癌尤其是非小细胞性肺癌中可见血清水平升高,尤其见于晚期患者,为独立的预后指标,不受肿瘤大小、分期、组织类型、年龄等因素的影响;可能由肺腺癌细胞 PC-9 产生的单克隆抗体 130-22 和 145-9,它们识别的分子,同卵巢癌细胞株产生的单克隆抗体 OC125 识别的 CA125 相同,导致肺癌患者血清中 CA125 水平升高。提示血清 CA125 水平可作为肺癌诊断治疗时肿瘤标志物的组合项目之一。

肝癌患者血清 CA125 水平也可升高。一组资料显示,肝癌组血清 CA125 水平升高阳性率为 44.94%,其升高原因可能与肝癌细胞易于腹腔播散和血行转移有关。有人认为,血清 CA125 水平在有腹膜播散者中,明显高于无腹膜播散者。

有人报道,胃癌患者中 CA125 阳性率为 19.75%,高于一些报道的 7.3%,原因有待进一步探讨。从血清 CA125 水平升高在常见恶性肿瘤的分布看,血清 CA125 是一种较广谱肿瘤标志物,其对卵巢癌的诊断价值较大,对肺癌、肝癌的诊断有一定的参考价值,因此治疗前后检测血清 CA125 有助于这些肿瘤的诊断、治疗、预后判断。对乳腺癌、胃癌、食管癌、宫颈癌的应用价值相对较低。

7. CA72-4

有人在经内镜及病理学确诊的 47 例胃癌患者,检测血清 CEA、CA19-9、CA125、CA15-3、CA72-4 水平,结果发现,胃癌组患者血清 CA72-4 水平明显升高,其升高幅度超过其他指标,尤其在胃癌伴有肝转移患者中水平更高,因此认为血清 CA72-4 可能是胃癌预后相关的指标。

但有人检测 196 例胃癌患者手术前血清 CEA、CA125、CA19-9、CA72-4 水平,发现其阳性率分别为 31.4%、6.0%、16.1%、16.0%,并认为血清 CA72-4 水平与胃癌的肿瘤分期有关,但它并不是胃癌术后复发的独立预后因素。

有人研究联合检验 CA72-4、CEA、CA242、CA199 在胃癌中的诊断价值,选取 60 例各期胃癌患者(观察组)和 60 例胃良性病变(对照Ⅱ组)与 60 例健康体检者(对照Ⅰ组),对他们血清这四项指标进行检测,并进行统计学分析比对,结果发现,胃癌Ⅰ、Ⅱ期患者中血清 CA724、CEA、CA242、CA199 水平与明显高于对照Ⅰ、Ⅱ组($P<0.05$),Ⅲ、Ⅳ期的血清 CA724、CEA、CA242、CA199 水平极明显高于对照Ⅰ、Ⅱ组($P<0.01$)。联合检测胃癌Ⅰ、Ⅱ、Ⅲ期患者的阳性率明显好于单项检测($P<0.05$)。肿瘤标志物 CA724、CEA、CA242、CA199 的表达水平与肿瘤的临床分期状况有关,胃癌越晚期,肿瘤标志物阳性率越高,联合检测能提高诊断阳性率。

约有 55% 胃癌患者血清 CEA 水平高于正常值。多种腺癌中血清 CA199 水平升高,其检测胃癌的阳性率约为 43%,与 CEA 联合检测时阳性率达 70%,能增进胃癌判断的敏感性和特异性,可作为恶性肿瘤预后判定和疗效评估的指标。CA242 为一种黏蛋白,在正常胰腺、结肠黏膜中存在,但表达水平较低。CA724 是高分子量的类黏蛋白分子,可用于判断及监测胃癌。血清肿瘤标志物 CA724、CEA、CA242、CA199 的表达水平,与肿瘤的临床分期相关,胃癌越晚期,血清肿瘤标志物阳性率越高,联合检测能提高诊断阳性率。有人认为,血清 CA19-9、CA72-4 可能对胃腺癌敏感性较高,血清 CYFRA21-1 对鳞癌敏感性较高,血清 CEA 可能是广谱肿瘤标志物。

8. 细胞角蛋白

细胞角蛋白 21-1 是相对较新的肿瘤标志物,它存在于肺癌、食管癌等上皮起源的肿瘤细胞胞质中,是诊断非小细胞肺癌最敏感的肿瘤标志物,在多变异分析中发现,它是一个较好的预后因子,其血清水平随肿瘤的分期增加而逐渐升高,还有助于提示肺癌的预后、判定手术疗效。

有人用逆转录聚合酶链反应(RT-PCR)扩增细胞角蛋白 CK20 mRNA,检查胃癌腹膜微转移的胰腺被膜、横结肠系膜前叶,与常规病理切片法及免疫组化法比较,并分析与病理组织学类型的关系,结果发现,受检 83 例胃癌患者的胰腺被膜、横结肠系膜前叶组织,常规病理 HE 染色均未见癌细胞,而免疫组化检测阳性率为 22.9%,CK20 mRNA 阳性率为 32.5%。扩增 CK20 mRNA 的 RT-PCR 法,是检测胃癌病人腹膜微转移敏感而较特异的方法。

肿瘤腹膜微转移是近年研究热点,微转移是指在各种机体组织、体液、细胞移植物中,检测到亚显微水平的肿瘤残留,是用常规临床病理学方法不能检出的隐匿转移。腹膜微转移的早期诊断极为困难。尽管近年来影像诊断学如超声、CT、磁共振显像学有迅速发展,但非侵入性诊断对早期腹膜播散仍不可靠。RT-PCR 技术被用于检测实体肿瘤微转移病灶中特殊的 mRNA 表达,可检测出 10^{-7} 外周血癌细胞。

常规的病理学及免疫组化检查,由于取材组织大部分未被检查,因此有可能忽略了转移灶的存在。但 RT-PCR 检测结果的大部分胃癌细胞的特异性靶 mRNA 决定的,特异性 mRNA 的选择直接影响 RT-PCR 检测结果的准确性、可靠性。

CK20 是常见的角蛋白之一,它局限表达在胃肠上皮细胞,几乎所有胃癌组织都明显表达,且在侵袭、转移、扩散到其他组织器官时始终保持稳定,CK20mRNA 被认为是检测胃肠道癌微转移特异性较强的标志物,研究显示,CK20mRNA 诊断胃癌腹膜微转移比常规病理学检测及免疫组化敏感,可及时准确检测胃癌腹膜微转移,能有效避免已有微小转移的患者被漏诊、误诊。

但 RT-PCR 技术可带来假阳性的风险。通过设定合理界值,能将假阳性和假阴性控制在较低水平。通过 RT-PCR 检测 CK20mRNA,敏感度和特异度均为 100%。为标化 CK20mRNA 值,可将 GAPDHmRNA 的量作为内对照,因为它反映了胰腺被膜、横结肠系膜前叶的细胞数量。CK20与 GAPDH 比值,与 CK20 的值一样,都与肿瘤的浸润深度显著相关,所以要应用 CK20mRNA 的值比照 GAPDH 的值进行标化。检查时要做到精确取材、精细实验操作,减少假阳性结果。有人发现,胃癌组织中黏液腺癌常未见表达 CK20mRNA,而印戒细胞癌、高/中/低分化腺癌有较高的表达水平。

研究结果显示,少数黏液腺癌腹膜组织免疫组化阳性,CK20mRNA 阴性,表明 RT-PCR 检测腹膜 CK20mRNA 的表达可产生假阴性的结果。原因是黏液腺癌为一种大量黏液聚积在腺腔内的腺癌,黏液腺癌 CK20mRNA 阴性可能是由于黏液的存在,故 CK20mRNA 不能作为黏液腺癌的胰腺被膜、横结肠系膜前叶微转移的诊断方法。其他组织学类型假阴性的概率是极低的,一般CK20mRNA 可作为印戒细胞癌、低分化腺癌、管状腺癌、类癌的胰腺被膜、横结肠系膜前叶转移检测的标志物。联合应用免疫组化及荧光定量 RT-PCR 法可提高胃癌患者的腹膜微转移检测准确率。

有人探讨细胞角蛋白(CK)免疫组化染色在判断胃癌淋巴结转移中的作用,用常规 HE 染色、CK 免疫组化染色,检测 51 例胃癌根治术患者的淋巴结转移情况,结果发现,51 例胃癌中,HE、CK免疫组化染色发现淋巴结转移检出率分别为 58.8%、80.3%;在送检的 848 个淋巴结中,HE、CK免疫组化染色显示淋巴结转移率分别为 12.3%、23.9%;两种方法的检出率和淋巴结转移率差异有统计学意义。CK 免疫组化染色的淋巴结转移检出率与胃癌分化呈负相关。CK 免疫组化染色可明显提高胃癌淋巴结转移的检出率,对判断胃癌分化和指导治疗有临床意义。

有人评估细胞角蛋白 18 片段(CK18-3A9)在胃癌诊断中的临床意义,采用化学发光法检测236 例胃癌(胃腺癌 186 例、胃印戒细胞癌 50 例)、慢性胃炎/胃溃疡患者 150 例和 165 名健康对照者血清 CK18-3A9 水平,并用电化学发光免疫分析法测定上述患者血清中 CK18-3A9、CEA、CA19-9、CA72-4 水平。将 CK18-3A9 与传统的胃癌标志物进行比较分析,结果发现,单项血清CK18-3A9 水平检测胃癌的敏感度为 36.02%、特异性为 97.5%,血清 CEA+CA19-9+CA72-4 检测胃癌的敏感度为 33.47%、特异性为 97.5%;CK18-3A9 联合(CEA+CA19-9+CA72-4)检测胃癌的敏感度可提高至 55.08%,特异性可保持在 97.5%,联合检测胃癌的敏感度高于单项 CK18-3A9 及(CEA+CA19-9+CA72-4)检测,差异均有统计学意义。血清 CK18-3A9 片段可作为一种新的胃癌标志物。血清 CK18-3A9 检测联合传统的血清标志物 CEA+CA19-9+CA72-4,可显著提高诊断的敏感度,并保持较高的特异性。

CK18 是一种分化特异的蛋白质,广泛存在于上皮细胞,参与组成细胞骨架分子量 55 kD。在上皮细胞恶性转化过程中,激活的蛋白酶能加速降解角蛋白 18,使大量角蛋白 18 片段释放入血液循环,造成组织液、体液、血清中可溶性的细胞角蛋白 18 片段的水平升高。研究发现,CK18-3A9片段在胃癌患者血清中水平升高,可用于胃癌的辅助诊断,有可能成为胃癌的一种新的标志物。细胞角蛋白也是上皮性细胞恶变的标志之一。

在肿瘤研究领域内对细胞角蛋白的研究由来已久。1984 年 TPA(组织多肽抗原)被描述为一种细胞角蛋白 8、18、19 碎片的复合物。检测 TPS(组织多肽特异性抗原)时,能检测 CK18 的抗原表位;检测 CYFRA21-1 时,能检测 CK19 片段;TPS 在多种肿瘤患者血清中可检测到,而CYFRA21-1 更是作为肺癌的一种标志物,已被广泛应用于临床。

角蛋白 CK18-3A9 片段是单抗 3A9 结合位点与单抗 2A6 结合位点之间的细胞角蛋白 18 片

段,被检测片段在细胞角蛋白 18 氨基酸残基第 200～第 400 间,分子量约 25 kD。

有人研究使用 CK18-3A9 化学发光试剂盒对非胃癌人群、胃癌患者的血清 CK18-3A9 水平检测。有人检测 35 例胃癌 298 枚淋巴结微转移情况,病理检查阳性 99 枚(33.2%),而 RT-PCR 法检测 CK18-3A9mRNA 阳性 133 枚(44.6%),差异有统计学意义。病理检查为阴性的 199 枚淋巴结中,经检测 CK18-3A9mRNA,有 34 枚阳性(17.1%)。结果证实 CK18-3A9mRNA 检测对判断胃癌预后、指导手术治疗有意义。

血清肿瘤标志物检测的价值,表现在其敏感性和特异性。胃癌的肿瘤标志物研究,有重要的临床意义,有助于胃癌的早期诊断、早期治疗、预后判断等,但至今尚无一个对胃癌完全特异的肿瘤标志物。因此在临床工作中,要选择高敏感性的肿瘤标志物,联合临床指标诊断胃癌。

二、胃癌转移标志物研究进展

1. 目前在研究的胃癌淋巴结转移标志物

包括:基质金属蛋白酶 9/7(MMP)、肝素酶、E-钙黏蛋白、血管内皮生长因子(VEGF)、肝再生磷酸酶(PRL)、S100A4、RhoC、含三联基元 29(TRIM29)、雌激素受体 α36、信号肽复合体 18 kD(SPC18)、类纤维瘤蛋白、整合素连接激酶(ILK)、CC 趋化因子受体 7(CCR7)、组织凝血活酶(TF)、细胞周期调节蛋白、hTER、KAI-1、nm23H1 等。

(1)肝素酶

肝素酶(HpA)是肿瘤发生、浸润、转移过程中的关键酶,主要通过降解硫酸肝素(HS),破坏细胞外基质、基底膜的完整性,与肿瘤发生和转移相关;肝素酶为肿瘤治疗的新靶标。肝素酶是一种 p-葡萄糖醛酸酯酶,为作用于细胞外基质多聚糖的内切酶,能特异性识别硫酸肝素,并能将其降解为含 10～20 糖单位的寡糖链。

肝素酶基因定位于 4q21.3,全长约为 40kb,肝素酶含 543 个氨基酸残基,为分子量 61kD 的蛋白前体,再经蛋白酶切除 N 端 157 个氨基酸残基,形成含 386 个氨基酸残基、分子量约 50kD 的成熟高活性蛋白。

在肿瘤发生时,肝素酶特异性高水平表达,通过降解细胞外基质、血管基底膜上乙酰肝素蛋白多糖的硫酸肝素侧链,破坏细胞间质的屏障功能,同时释放结合于硫酸肝素的生长因子,如 VEGF、碱性成纤维细胞生长因子、血小板源性生长因子等,促进肿瘤组织血管新生,促进肿瘤细胞的侵袭、转移、定居,与肿瘤发生发展相关。

肝素酶主要分布于细胞内高尔基体、溶酶体、细胞间质,细胞膜上也有少量分布。肝素酶的表达和分泌受严格控制,以避免过量降解 ECM、基底膜上的乙酰肝素蛋白多糖,造成细胞迁徙和组织损伤,引起机体病变。肝素酶在胚胎的形成、机体的发育、免疫应答、炎症反应、血管生成、创伤愈合、组织修复、肿瘤转移等方面发挥重要作用。

肝素酶促进肿瘤转移机制主要包括以下几个方面:①破坏 ECM 和基底膜屏障,能通过作用于糖蛋白的硫酸肝素(HS)链,破坏 ECM 和基底膜结构完整性,使肿瘤细胞得以突破屏障,侵袭邻近器官和组织,或通过血管转移到机体的其他部位;②活化 COX-2,促进新血管生成;③通过促进释放尿激酶型纤溶酶原激活物、组织型纤溶酶原激活物,激活纤溶酶原,活化 MMP 酶,降解 ECM 和基底膜中的结构蛋白,降低屏障功能;④通过破坏 ECM 和基底膜屏障,释放多种细胞因子,诱导 T 细胞介导的迟发性超敏反应,促进以渗出、黏附、趋化为主的炎症反应,加剧 ECM、基底膜的损伤,引起肿瘤细胞与 ECM 和基底膜的黏附,提高肿瘤细胞的渗透和迁徙能力;⑤促进肿瘤的转移和增殖。

(2)肝细胞再生磷酸酶-3

肝细胞再生磷酸酶-3(PRL-3)是分子量 20kD 的蛋白质酪氨酸磷酸酶(PTP),属于 PRL 家族成员。新近的一些研究表明，PRL-3 与肿瘤转移相关，现已成为一新的研究热点。

蛋白质酪氨酸磷酸酶 PRL 家族有 PRL-1、2、3，分子量、功能相似，有 75% 的同源性，它们的催化域缺少磷酸脂酶催化所需的丝氨酸-苏氨酸残基，但都有酪氨酸磷酸酶活性位点的氨基酸残基序列 HCXXGXXR。PRLs 分子内含有 C-末端 CAAX 序列，可进行异戊二烯化；当 PRLs 的 C-末端被异戊二烯化时，它在胞质膜；未被异戊二烯化时，它处于内体结构（endosome）中，这提示 PRLs 可能在细胞信号转导中发挥作用。

PRL-3 在氨基酸残基序列中 29% 与 Cdc14P 相同，后者与细胞周期调节有关，并在细胞核分裂中起重要作用。正常情况下，PRL-3 在心脏、骨骼肌等表达，而在脑、肝、肾、胎盘中未检测到表达。

目前有报道，PRL-3 在肝癌、卵巢癌、大肠癌、胃癌、乳腺癌、肺癌的组织中高水平表达，与肿瘤转移相关，能促进肿瘤细胞的运动、侵袭、形态转变、生长、增殖，可使上皮细胞转变为成纤维细胞形态，可调节肿瘤细胞与细胞外基质的黏附，使细胞运动、侵袭能力增强，细胞迁移数量可达对照组的 5 倍，侵袭能力是对照组的 8 倍。

有人研究胃癌发生、转移中 PRL-3 表达的意义，结果在胃癌组织中检测到 PRL-3 表达水平升高；在淋巴结转移灶中，PRL-3 表达水平明显高于原位胃癌，而且 PRL-3 表达水平和淋巴结侵袭、转移、肿瘤病理状态相关。推测 PRL-3 参与的信号通路，与肿瘤的转移相关。

3. 目前在研究的胃癌腹膜转移标志物

包括：CEA、肝素酶、转化生长因子 β1、MMP7、分化抑制因子 1（ID1）、Survivin、CD155、VEGF、Syndecan-1/2、白介素 6、E-钙黏蛋白等。

（1）ID1

分化抑制因子 1（ID1）属于 HLH 型 DNA 结合蛋白家族的一种负调节蛋白。ID 蛋白与大多数 HLH 蛋白家族成员不同，缺乏碱性 DNA 结合区，这决定了它的功能：ID 在与 bHLH 转录因子结合后，能抑制 bHLH 转录因子对下游信号分子的激活，抑制细胞分化，是一种负调节蛋白。

目前已发现 4 种 ID 分子。ID1 通过多种途径参与肿瘤的发生和发展，①抑制细胞分化：主要与其缺乏碱性 DNA 结合区的特殊性有关；②推进细胞周期进程：ID1 可通过影响细胞周期素 D、c-Myc 蛋白表达，促进细胞周期转换；③参与细胞凋亡：ID1 可活化核因子 NF-κB 信号通路，调控表达 ICAM-1、Bcl-xL，抑制细胞凋亡；④诱导细胞增殖：ID1 可抑制 p16/pRb 通路、激活 MAPK 通路，促进细胞增殖；⑤参与肿瘤的侵袭和转移：ID1 可促进细胞表达基质金属蛋白酶，降解细胞外基质，增加肿瘤的侵袭性；⑥参与肿瘤性血管新生：ID1 可促进表达血管内皮生长因子，抑制表达血管生成抑制因子 TSP21，募集血管内皮细胞前体细胞等，促进肿瘤血管新生。

一般 ID1 主要分布在胚胎及未分化成熟的组织中，在成人体内除生殖腺、胸腺中有微量表达外，在所有分化成熟的组织中常无表达。而在肿瘤组织中，ID1 蛋白常高水平表达，如肺癌、口腔鳞状细胞癌、大肠癌等。研究发现，ID1 在肿瘤组织中的表达水平，明显高于瘤旁组织，并且其表达随临床分期、分级增高而增强。

有人研究检测 ID1 蛋白在胃癌组织、正常胃黏膜、不典型增生胃黏膜的组织中的表达情况，结果显示，ID1 在正常胃黏膜、不典型增生胃黏膜、胃癌组织中的阳性表达率逐渐升高，提示 ID1 蛋白高水平表达，在胃癌的发生中起一定作用，能促进正常胃黏膜上皮细胞向肿瘤细胞转化，还可引起肿瘤细胞由 G 期向 S 期转换，与肿瘤细胞的增殖、分化程度相关；这个过程可能与细胞周期的几种调节因子（pRB，p16，p21，p27，p57 等）相关。研究发现，ID1 的表达水平随着肿瘤浸润深度的加深、淋巴结转移和远处转移而升高，在浸润至肌层和浆膜层的胃癌中，ID1 蛋白表达水平升高；在 TNM Ⅲ 和 Ⅳ 期的胃癌组织中，ID1 蛋白表达水平升高，与胃癌的恶性生物学行为的发生发展相关。

为探讨影响胃癌患者长期生存的因素，有人研究对可能影响胃癌预后的 14 个项目，包括患者年龄、性别、肿瘤的分化程度、临床分期、直径、部位、手术方式、大体类型、淋巴结转移、浸润深度、

Lauren 分型、ID1 蛋白表达水平,进行了 Log-rank 单因素分析,结果显示,肿瘤浸润深度、淋巴结转移与胃癌患者的预后有关,但发现 ID1 蛋白的表达水平可能与胃癌患者的预后无关。目前国内外关于 ID1 蛋白的表达与胃癌患者预后的相关性报道不尽相同,尚需增大样本量进一步进行分析和研究。

有人分析人胃癌组织中分化抑制因子 1(ID1)的表达与临床病理参数之间的关系,应用免疫组织化学 Eli Vision 法,检测 91 例胃癌组织、30 例正常胃黏膜和 35 例不典型增生胃黏膜组织中 ID1 蛋白的表达水平,分析 ID1 蛋白表达与胃癌的分化程度、浸润深度、临床 TNM 分期、淋巴结转移的关系,绘制生存曲线,Log-rank 法单因素分析肿瘤临床病理学特征和 ID1 蛋白的表达,与患者预后的关系,结果发现,免疫组织化学染色结果显示,胃癌组织中 ID1 蛋白的表达阳性率为 63.7%,显著高于正常胃黏膜组织(10.0%)和不典型增生胃黏膜组织(42.9%),差异均有统计学意义。统计学分析结果显示,胃癌组织中 ID1 蛋白的表达与肿瘤的分化程度、浸润深度、临床 TNM 分期和淋巴结转移有关。Log-rank 法单因素分析结果显示,肿瘤浸润深度与淋巴结转移与胃癌患者的预后有关。ID1 在胃癌组织中表达异常,可能与胃癌的发生发展有关,因此,有望为胃癌治疗提供新的治疗靶点,但胃癌组织 ID1 蛋白的表达水平,可能不是胃癌患者预后的评估指标。

3. 目前正在研究的胃癌血转移标志物

包括:尿激酶型纤溶酶原激活物(uPA)、胸苷磷酸化酶(TP)、CD44v6、hCG、hsMAD2、基质细胞衍生因子 1α(SDF-1α)等。

(1)尿激酶型纤溶酶原激活物

尿激酶型纤溶酶原激活物(uPA)是一种蛋白水解酶,基因定位于第 10 号染色体。uPA 在细胞合成和分泌时为单链无活性的尿激酶原(Pro-uPA);与肿瘤细胞表面特异受体 uPAR 结合后,Pro-uPA 被激活,并参与组织修复、炎性细胞迁移、血管新生、神经轴突生成等;能降解细胞外基质中大多数糖蛋白、蛋白多糖的蛋白核心部分,能激活基质金属蛋白酶,促进降解胶原、弹性蛋白等。在肿瘤侵袭转移过程中,uPA 介导的基质纤维蛋白降解起核心作用。

uPA 与细胞膜受体 uPAR 结合后,能激活纤溶酶原生成纤溶酶,能调节组织、细胞功能。许多恶性肿瘤包括肺癌、乳腺癌、胃癌、大肠癌、胰腺癌等组织中,均有 uPA 高水平表达,且与肿瘤的侵袭、转移、预后相关,在血管生成的早期,它可刺激内皮细胞迁移、增殖、肿瘤血管新生、肿瘤浸润和转移。

有人探讨血管内皮生长因子(VEGF)、uPA 及其受体(uPAR)与胃癌侵袭、转移的关系,用免疫组化法检测 198 份胃癌组织标本(胃癌组)、60 份正常胃黏膜组织标本(对照组)的 VEGF、uPA、uPAR 表达水平,结果发现,与对照组比较,胃癌组 VEGF 高水平表达,并与浸润深度、淋巴结转移、临床分期呈正相关,与肿瘤的分化程度呈负相关,均 $P<0.05$;胃癌组 uPA、uPAR 高水平表达,与病理分级、浸润深度、淋巴转移、临床分期相关,均 $P<0.05$。胃癌组 VEGF 与 uPA 表达水平呈正相关,uPA 与 uPAR 表达水平呈正相关。VEGF、uPA、uPAR 在胃癌发生、发展、侵袭、转移中起促进作用;三者相互促进,相互协调,关系密切,三者均可作为胃癌诊断、预后估计的指标及胃癌治疗的新靶点。

实验发现,uPA 表达随肿瘤分化程度的降低,有逐渐升高的趋势,中、低分化胃腺癌组织 uPA 蛋白阳性率,显著高于高分化胃腺癌,说明分化差的胃癌细胞分泌 uPA 更多,因而局部侵袭能力更强,更易发生远处转移。研究发现,uPA 表达与临床分期、肿瘤浸润深度呈正相关,浸润越深,uPA、uPAR 的表达水平越高;与胃癌的发展、侵袭相关;uPA 能激活纤溶酶原、降解宿主组织。此外 uPA、uPAR 表达水平,还与胃癌淋巴结转移的程度呈正相关,与以往文献报道相符。VEGF、uPA、uPAR 在胃癌的发生、发展、侵袭和转移中起重要作用,三者相互促进,相互协调,关系密切,故可作为胃癌诊断和预后估计的指标。随着技术的发展,VEGF、uPA、uPAR 均可能成为胃癌治疗的新靶点。

三、胃癌相关分子

1. 淋巴增强子结合蛋白 1

淋巴增强子结合蛋白 1 属于 LEF/T 细胞因子(TCF)家族,分子内含 HMG DNA 结合域、β-连环蛋白结合域、C 端域,是 Wnt 信号通路的关键信号分子、转录因子,能作用于靶基因启动子,促进靶基因表达,在致淋巴系和血液系发育中有重要作用,还参与引发结肠癌,能使白介素 7 等的信号通路活化,可促进肿瘤干细胞自我更新、生长、增殖。

2. WIF1

WIF1(Wnt 抑制因子 1)属于 Wnt 拮抗物家族(还有 sFRP、半胱氨酸结蛋白 CER),分子内含有 N 端域、WD 域、EPG 域,能与一系列抑制物共同抑制 Wnt 信号通路活性,能抑制肿瘤细胞增殖;在前列腺癌、乳癌、食管癌、胃癌、胰腺癌、非小细胞肺癌中,WIF1 基因启动子甲基化后,能使 WIF1 表达下调,不能再抑制肿瘤细胞增殖。

3. PI3K

肌醇磷酸激酶 PI3K 是逆转录病毒 Vp3k 癌基因的同源物,能激活下游的蛋白激酶 Akt,高水平活化的肌醇磷酸激酶 PI3K 可使肿瘤细胞不依赖生成因子而增殖,结肠癌、胃癌、乳腺癌、脑癌患者中,25% 有 PI3K 基因突变,可使 PI3K 高度活化,突变型 PI3K 的活性可被 PI3K 抑制剂 LY294002 所抑制。

4. STAT3

STAT3 是 STATs 家族成员,在白血病、多发性骨髓瘤、头颈部鳞状癌、乳腺癌、恶性黑色素瘤、前列腺癌、卵巢癌、结直肠癌中高水平表达,STAT3 通过 SH2 结构域,能在同二聚体中自身激活,再转入核中,使靶基因高水平表达周期素 D、Bcl-xL。STAT3 信号通路常在肿瘤细胞中明显活化。

5. Ets

Ets 是病毒 v-Ets 蛋白的同源蛋白,分子内含 DNA 结合域、翼状螺旋-转角-螺旋域,后者可识别靶基因启动子的 DNA 序列,促进靶基因表达;高水平病毒 v-Ets 蛋白同源蛋白能促进细胞表达表皮生长因子受体 2、Ewing 肉瘤蛋白、基质金属蛋白酶 1/7、尿激酶型纤溶酶原激活物(uPA)等,可导致白血病、淋巴瘤等的发生发展。

6. LkB1

LkB1 是丝/苏氨酸蛋白激酶,属抑癌蛋白,分子内有接触反应域、激酶域,可促使肿瘤抑制蛋白 p21,p53 及张力蛋白同源的磷酸酶(PTEN)表达水平上调,能阻断细胞在 G_1 期,可抑制蛋白激酶 PI3K 及核因子 NF-kB 信号通路的活性,可促进肿瘤细胞凋亡。突变 LKB1 可引发乳腺癌等。

7. prohibitin

prohibitin 是抑癌基因产物,在线粒体能发挥分子伴侣作用,在核内能形成 2 聚体、4 聚体,可发挥负调控靶基因表达的作用,可抑制雌激素受体介导的信号转导,并能经蛋白激酶 JNK1 信号通路,抑制乳腺癌等生长。

8. Runx3

核心结合转录因子 Runx3 是抑癌基因产物,分子内有 DNA 结合域,可经转化生长因子 β 信号通路抑制肿瘤细胞生长、增殖。在胃癌、结肠癌、肝癌、胆管癌、胰腺癌、肺癌、膀胱癌中,由于核心结合转录因子 Runx3 基因启动子的 CpG 岛超甲基化、基因缺失,而使核心结合转录因子 Runx3 表达水平下调。给予 DNA 甲基化抑制剂 5-氮唑-2-脱氧胞苷、组蛋白去乙酰基酶抑制剂曲古菌素,可恢复核心结合转录因子 Runx3 的表达水平。

9. 早期生长反应因子 1

早期生长反应因子 1(Egr1)属于即刻早期反应基因家族表达的抑癌蛋白,分子内有转录激活域,转录抑制区、锌指结构域(能结合靶基因启动子相关反应元件)。在肺癌、纤维肉瘤、胶质母细胞瘤、骨肉瘤、乳腺癌、食管癌、肝癌、前列腺癌、肾母细胞瘤、胃癌中,早期生长反应因子 Egr1 表达水平升高,可促使转化生长因子 β、肿瘤抑制蛋白 p21、纤维蛋白原、纤溶酶原激活抑制物 1 等表达水平上调,抑制细胞增殖,也可再上调 p53、张力蛋白同源磷酸酶 PTEN、肿瘤抑制蛋白 p73 的表达水平,促凋亡。

10. claudin

claudin 属跨膜紧密连接蛋白,为一种细胞骨架蛋白,在不同组织中表达水平不同,故可用于鉴别诊断。其单克隆抗体 SNAIL 可使跨膜紧密连接蛋白 claudin 水平下调,转化生长因子 β 可使跨膜紧密连接蛋白表达水平上调。产气荚膜杆菌肠毒素可对跨膜紧密连接蛋白 claudin3/4 高水平表达的细胞产生溶解作用。

11. dysadherin

dysadherin 含 178 个氨基酸残基,在胰腺癌、胃癌、甲状腺癌、子宫颈鳞状细胞癌、结直肠癌、肺癌、恶性黑色素癌、舌鳞状细胞癌、头颈部鳞状细胞癌中高水平表达,可抑制 E-钙黏素的表达,能抑制细胞黏附、促进肿瘤细胞迁移,可通过核因子 NF-κB 促进分泌趋化因子 CCL2,促炎症。

12. Nek

Nek 属于 NIMA 相关蛋白激酶家族,分子内的 N 端是催化域。蛋白激酶 Nek 是细胞的周期素依赖性激酶,能促进细胞有丝分裂、增殖,促进细胞周期的 G2/M 期转换,促进中心体成熟、纺锤体形成。蛋白激酶 Nek 在乳腺癌、卵巢癌、宫颈癌、白血病等中高水平表达,可聚集中心体,促进肿瘤细胞增殖,能使肿瘤细胞产生多倍体核。

13. Aurora A

Aurora A 为促有丝分裂的中心体相关的丝/苏氨酸蛋白激酶,可促进中心体分离、成熟、装配纺锤体,能调控细胞周期的 G2/M 期转换的关键点的活性。在结肠癌、卵巢癌、胃癌、乳腺癌、食管癌中高水平表达,可引起中心体异常、非整倍体、细胞转化、肿瘤生长,能抑制野生型 p53,诱导 c-Myc 表达水平上调,促进端粒酶活性上调。丝/苏氨酸蛋白激酶 Aurora A 的 C 端催化区中的活化环参与活性调节,而降解框区参与丝/苏氨酸蛋白激酶 Aurora A 的降解。丝/苏氨酸蛋白激酶 N 端可变区有 3 个盒区,与细胞内定位、结合中心体相关蛋白有关。

14. Hec1

Hec1 为肿瘤组织中常高水平表达的纺锤体检验点蛋白,在有丝分裂期位于着丝粒;纺锤体检验点 Hec1-Nuf2 蛋白复合物,是形成纺锤体检验点复合物 Mad1/2 的重要结构基础;纺锤体检验点蛋白 Hec1 能和 26S 泛素蛋白酶体作用,而抑制后者降解周期素。磷酸化的视网膜母细胞瘤蛋白 Rb,可与纺锤体检验点蛋白 Hec1 结合,再促进 Smc1 与 DNA 结合,从而使细胞通过 M 期。蛋白激酶 Nek 可激活纺锤体检验点蛋白 Hec1。纺锤体检验点蛋白 Hec1 常在膀胱癌、食管癌中高水平表达,可导致形成非整倍体细胞,并促进肿瘤细胞通过 G2/M 转换点,能促进肿瘤生长。

15. HERG1

HERG1 是电压门控钾离子通道亚单位,在子宫内膜癌、乳腺癌、宫颈癌、白血病、结肠癌、胃癌中高水平表达,能使肿瘤细胞膜 HERG1 四聚体形成的钾通道常关闭,使细胞质膜去极化、钙离子通道开放,可促进钙离子内流、细胞增殖活化、加快通过 G2/M 转换点,促进肿瘤细胞生长、侵袭、耐药。

16. EMS1

EMS1 即癌蛋白 cortactin,分子内含酸性氨基酸域(NTA 域)、重复序列域、SH3 域,是蛋白激酶 Src 家族的作用底物,在蛋白激酶 v-Src 转化细胞、乳腺癌、头颈部肿瘤、肝癌、膀胱癌、食管癌、宫颈鳞癌等中,常有癌蛋白 EMS1 高水平表达和 EMS1 癌基因扩增,能结合细胞膜下肌动蛋白,并使肌动蛋白解聚,可下调细胞黏附等,能增加 Rac1/蛋白激酶 Src 活性,增强肿瘤细胞的侵袭力。癌蛋白 EMS1 可被表皮生长因子/表皮生长因子受体/Ras/Raf/蛋白激酶 MEK/ERK 信号通路激活。癌蛋白 EMS1 与桩蛋白、蛋白激酶 $C\mu$ 能组成侵袭复合物,可促进肿瘤细胞侵袭、转移。

17. Ezrin

Ezrin 蛋白属于 ERM 家族(band 4.1 超家族),能连接肌动蛋白与细胞膜,常定位在细胞顶端,Ezrin 蛋白可被酪氨酸激酶磷酸化激活,可经相关信号通路,促进细胞骨架重排,可通过 Rho 上调 E-钙黏蛋白的水平,并与蛋白激酶 A、钠离子-氢离子交换体 NHE3、emopamil 结合蛋白 EBP30(是类固醇异构酶)组成信号转导复合体,调控钠离子/氢离子交换体活性。Ezrin 蛋白常在横纹肌肉瘤、骨肉瘤、星形胶质瘤、黑色素瘤高水平表达,并与 E-钙黏蛋白、CD44 连接,能促进肿瘤细胞转移,也可通过 Ras/Raf/蛋白激酶 MEK 信号通路,使蛋白激酶 ERK 激活、入核,可促进靶基因转录。

18. Car1

Car1 即窖蛋白 1,是细胞膜内凹小泡的组成成分。高表达水平的窖蛋白 Car1 可负性调节细胞生长、增殖,能抗肿瘤新生血管生长。在肺癌、前列腺癌、食管癌、肾细胞癌、结肠癌、胰腺癌中,常有窖蛋白 Car1 基因突变、基因启动子低甲基化、酪/丝氨酸磷酸化而激活,与肿瘤发生、转移、耐药有关。

19. Micro RNA

Micro RNA(MiR)是 22 个核苷酸的非编码 RNA,高水平 MiR-15/16 与慢性淋巴细胞白血病相关,高水平 MiR-21 与多形性恶性脂质瘤相关,高水平 MiR-17 与 B 淋巴瘤相关,均可通过与靶 mRNA 配对结合,而促使靶 mRNA 降解,可抑制抗凋亡因子 Bcl-2 的表达,抑制肿瘤细胞凋亡。而 MiR-143、MiR-145 在结直肠癌表达水平降低,let7 在肺癌中表达水平降低,可下调抑癌作用。

20. T 细胞因子 4

T 细胞因子 4(TCF4)是 T 细胞因子/淋巴增强子结合蛋白(TCF/LEF)家族成员,是 Wnt 信号通路下游的信号分子,当 Wnt 结合细胞膜相应受体后,细胞质高水平的 β-连环蛋白与 TCF4 结合后,可进入核内激活 Wnt 通路的靶基因的转录。

T 细胞因子 TCF4 的 mRNA 在转录剪接时,可形成多种异构体,能形成长短不一的肽链分子。高水平长肽链分子 C 端,可与转录因子 C 末端结合蛋白(CtBP)结合,抑制 Wnt 信号通路。短肽链 T 细胞因子 TCF4 水平上调、T 细胞因子 TCF4 突变、高水平 Wnt 过度刺激 T 细胞因子 TCF4 表达时,均可促进肿瘤形成。在胃肠肿瘤、脑肿瘤、肝细胞癌、肾癌、非小细胞肺癌等中,T 细胞因子 TCF4 常高水平表达。

21. Bmi-l

Bmi-l 是抑癌蛋白、多梳蛋白(Polycomb)家族成员,也是丝氨酸蛋白酶抑制物,分子内含有 RSL 活性域、胶原结合域、p53 结合域,抑癌蛋白 Bmi-l 失活在乳腺癌等的发生、转移中有重要作用。

22. EZH2

EZH2 是多梳蛋白(polycomb)家族成员,是可防止细胞身份改变的细胞记忆系统的组分,可通过与 TrxG 蛋白组成复合物,调控维持身份基因的表达水平;多梳蛋白 EZH2 能与原癌基因 Vav 的表达产物相互作用,参与信号依赖的 T 细胞增殖。在霍奇金病中,多梳蛋白 EZH2 与抑癌蛋白 Bmil 共同高水平表达,可促进形成肿瘤细胞;在转移性前列腺癌中,多梳蛋白 EZH2 高水平表达,与前列腺癌恶变相关。

23. CCN

周期素 CCN 家族,包括富含半胱氨酸血管生成诱导因子(CYR61)、囊性纤维化跨膜转导生长因子(CTGF)、NOO、WNTI 诱导信号蛋白(WISP1/2/3)、周期素,都含有 38 个保守的半胱氨酸残基,在乳腺癌、多形性胶质母细胞瘤、卵巢癌中,富含半胱氨酸血管生成诱导因子 CYR61 常高水平表达;但在前列腺癌、子宫内膜癌、肺癌中,富含半胱氨酸血管生成诱导因子 CYR61 表达水平常降低。囊性纤维化跨膜转导生长因子 CTGF,在胰腺癌、软骨肉瘤、乳腺癌、儿童肌纤维细胞瘤中常高表达。NOO 蛋白在慢性粒细胞白血病(CML)、横纹肌肉瘤中表达水平常下调。WNTI 诱导信号蛋白 WISP1 在 46% 乳腺癌中高水平表达。

24. 端粒相关蛋白 2

端粒相关蛋白(TIN)是与转录因子 TRF1 相互作用的核蛋白 2,与端粒的功能相关,分子内包括 N 端域、TRF 相互作用域、C 端域,TRF1 与端粒相关蛋白 2 结合后,可调节端粒长度;TRF2 与端粒相关蛋白 2 结合后,可形成端粒末端帽状结构。在胃癌、肝细胞癌等中,端粒相关蛋白 2 表达水平常明显上调,能维持肿瘤细胞存活。

25. cdc25

蛋白磷酸酶 cdc25A/B/C,可正调控周期素依赖性激酶 CDKs 的活性,能促进细胞周期通过 G2/M 关卡点。蛋白磷酸酶 cdc25B 可使周期素依赖性激酶 CDK1 去磷酸化后被激活,激活的周期素依赖性激酶 CDK1 能促进有丝分裂、细胞增殖;一般在蛋白磷酸酶 cdc25 高水平表达时,可被细胞内泛素蛋白酶体降解失活。在前列腺癌、食管鳞状细胞癌、乳腺癌、卵巢癌、子宫内膜癌、胰腺癌、头颈部肿瘤、胃癌、非小细胞肺癌、结肠癌、非霍奇金淋巴瘤、神经母细胞瘤及甲状腺癌中,蛋白磷酸酶 cdc25 常高水平表达。

26. TIP30/CC3

TIP30/CC3 即 Tat 作用蛋白 30,是一种肿瘤转移抑制蛋白,在小细胞肺癌、肠癌、肝癌、乳腺癌等中,肿瘤转移抑制蛋白-Tat 作用蛋白 30 的表达水平常下调,能上调血管内皮生长因子(VEGF)的表达水平,可促进肿瘤血管生成;能下调 p53 的表达水平,促进肿瘤细胞抗凋亡,可导致肿瘤细胞增殖、转移。

27. CD4406

CD4406 为细胞膜糖蛋白,能介导细胞黏附、促进炎症、促进肿瘤细胞迁移、促使 T 细胞活化,在多数腺癌如乳腺癌中高水平表达,在多数鳞癌如口腔鳞癌中低水平表达。CD4406 可促使肿瘤细胞与基质透明质酸(HA)结合,促进肿瘤细胞转移;可导致细胞内细胞骨架分布改变,有利于肿瘤细胞运动、转移。

28. ID

ID 蛋白即分化与 DNA 连接的抑制因子。ID 蛋白在许多肿瘤,如乳腺癌、前列腺癌、卵巢癌、结肠癌、胰腺癌、肝癌、子宫内膜癌、宫颈癌、甲状腺癌、鼻咽癌、食管和口腔的鳞状细胞癌、神经肿瘤、黑色素瘤、尤文肉瘤、精原细胞瘤、胃腺癌以及白血病等中高水平表达,在正常组织中低水平表达或阴性表达。ID 蛋白、DNA 连接抑制因子的表达,与肿瘤的低分化、侵袭、恶性增殖、抗激素相关,可促使肿瘤抑制蛋白 p27/p16 表达水平下调,能促使周期素依赖性激酶 CDK 及富含脯氨酸蛋白(PRB)表达水平上调,能通过 Raf/蛋白激酶 MEK/转录因子 Egr1、表皮生长因子受体、周期素 D/转录因子 c-Myc 等信号通路,促进肿瘤细胞增殖。

29. semaphorins

semaphorins 分子的 N 端有 Sema 域,受体是 plexins、neuropilins、TIM2,是导引神经轴突等生长的分子,semaphorins 3B/3F 可抑制肿瘤生长,semaphorins 3C/6A/3E 可促进肿瘤生长、转移。研究发现,在肝癌、胆管癌中 semaphorins 3B 表达水平常下调,在纤维肉瘤中 semaphorins 3F 表达水平也常下调。

30. αvβ3

αvβ3 是整合素家属成员,又称玻璃体结合蛋白受体,与配体结合后可将细胞内组蛋白、talin、

α-辅肌动蛋白等细胞骨架成分共同定位于细胞内黏着点,可引起胞内酪氨酸激酶活化;在黑色素瘤、淋巴瘤、乳腺癌、甲状腺癌中常高水平表达,可促进肿瘤转移,能水解细胞外基质,促肿瘤血管生成,抑制肿瘤细胞凋亡。

31. Rho

Rho 属小 G 蛋白,是促进细胞迁移的因子,Rho 能结合 GTP 而活化,Pho 的 GTP 酶活性,能结合、分解 GTP,参与肿瘤细胞头部伪足的延伸、新的细胞黏附的建立、细胞尾部收缩等;在乳腺癌、黑色素瘤、脑瘤、肝癌中,Rho 常高水平表达,包括 Rho A/B、Rac C、cdc 42 等,可促进 β-连环蛋白与 E 钙黏蛋白结合,促进肿瘤细胞转移。

32. PAR

PAR 属蛋白酶激活的 G 蛋白耦联受体,分子内 N 端有蛋白酶裂解点,分子可裂解后,使 G 蛋白耦联受体 PARs 被激活,C 端可转导信号。G 蛋白耦联受体 PARs 可引起细胞质钙离子水平升高、蛋白激酶 C 活化,可激活 Rho 信号通路,促进肿瘤细胞转移,也可促进 cAMP/蛋白激酶 A、蛋白激酶 PI3K 活化,改变细胞骨架,促进肿瘤细胞运动、分裂增殖。G 蛋白耦联受体 PAR1 在许多肿瘤细胞高水平表达,如结肠癌、乳腺癌、胰腺癌、肾癌、胃癌、黑色素瘤等。研究显示,G 蛋白耦联受体 PAR1 表达水平,与肿瘤细胞的侵袭、转移特性正相关。

33. OPN

骨桥蛋白(OPN)与肿瘤转移关系密切。一些转录因子通过与骨桥蛋白 OPN 基因启动子的反应元件结合,再使另一些转录因子结合维生素 D 反应元件、T 细胞因子 4 反应元件、糖皮质激素 GRE 反应元件、活化蛋白 AP-1 反应元件、Ras 反应元件等后,可调控骨桥蛋白 OPN 的表达。

高水平骨桥蛋白 OPN 通过促进肿瘤细胞黏附、激活生长因子受体、促进分泌基质金属蛋白酶或尿纤溶酶激活物、促进血管生成等多个环节,参与肿瘤转移过程。

骨桥蛋白 OPN 分子的 C 端能结合受体 CD44,N 端能结合受体整合素 $\alpha v\beta5/\alpha v\beta3$、$\alpha4\beta1/\alpha9\beta1$。还有多种生长因子、激素、促癌剂、癌基因产物如佛波脂(PMA)、干扰素、白介素 1α、肿瘤坏死因子 α、$1,25(OH)_2D_3$、Ras、蛋白激酶 Src、血小板源性生长因子、碱性成纤维细胞生长因子、脂多糖、神经胶质瘤蛋白同源蛋白(Gli-1)、Bcr-Abl 融合蛋白等通过调控骨桥蛋白 OPN 基因启动子的活性,影响骨桥蛋白 OPN 表达。

骨桥蛋白 OPN 在喉鳞癌、肝癌、胃癌等中常高水平表达,可通过整合素 $\alpha v\beta3$ 信号通路,增加表达 CD44v6;能与透明质酸黏附,促进肿瘤细胞转移,可激活表皮生长因子受体、蛋白激酶 MEK/PI3K、磷脂酶 C、蛋白激酶 C,促进分泌基质金属蛋白酶或尿纤溶酶激活物,促进肿瘤血管生成及免疫逃逸。

34. 67LR

67LR 为 67kD 层连蛋白的受体,属于非整合素家族分子的受体,67LR 的二聚体为有活性的分子,可与整合素 $\alpha6\beta4$ 协同促进肿瘤发生发展。刺激其表达的因素是细胞因子及炎症因子等。在肺癌、卵巢癌、胰腺癌、胃癌、急性髓性白血病等的肿瘤细胞中,67LR 高水平表达,则预后不佳。

35. KISS1

KISS1 是抑癌蛋白,分子内有蛋白激酶 C 激活位点、PXXP 区(有 SH3 域)、酪氨酸激酶磷酸化位点,C 端有孤儿 G 蛋白耦联受体结合位点(Try[45] 残基),在黑色素瘤、甲状腺癌、乳腺癌、胰腺癌、子宫内膜癌中表达水平常下调,在肝癌合并血雌激素高水平时表达水平可上调。抑癌蛋白 KISS1 可降低基质金属蛋白酶 9、蛋白激酶 MAPK、胞内钙离子的水平,也可通过抑制 $G\alpha q$/磷脂酶 C/蛋白激酶 PI3K 和甘油二酯/蛋白激酶 C 信号通路,抑制肿瘤细胞转移。下调抑癌蛋白 KISS1 表达水平,常可促进肿瘤细胞转移。

36. FHIT

脆性组氨酸三联体蛋白(FHIT)是抑癌蛋白,能促进产生二腺苷三磷酸(AP3A,是 ATP 类似物),能抑制蛋白激酶活性,阻断肿瘤细胞生长、增殖。脆性组氨酸三联体蛋白 FHIT 基因常在宫颈癌、食管癌、胃癌、头颈肿瘤、小细胞肺癌中突变、表达水平下调,有利于产生肿瘤。

37. p27

p27 为周期素依赖性激酶的抑制因子,能对细胞周期负调节,可阻滞细胞于 G1 期,有抑肿瘤增殖作用,分子内 C 端有核定位信号区及 cdc2 作用位点;肿瘤抑制蛋白 p27 表达水平下调时,可诱导肿瘤细胞凋亡及耐药。在膀胱癌、胃癌、口腔癌等中,肿瘤抑制蛋白 p27 表达水平常下调,能促转移、促增殖;p27 高水平表达可促进肿瘤细胞凋亡。

38. E2F3

E2F3 属 E2F 家族,可调节靶基因转录、细胞周期转换,参与 p16/周期素 D/周期素依赖性激酶 4/视网膜母细胞瘤蛋白 Rb/E2F 信号通路、凋亡相关因子(ARF)/p53 结合蛋白同源蛋白(Mdm2)/p53 信号通路、p19/p53 结合蛋白同源蛋白 Mdm2/p53 信号通路。膀胱癌等常有 E2F3 基因扩增及高水平表达,有促膀胱癌发展的作用。

39. BRMS1

乳腺癌转移抑制因子(BRMS1)在乳腺癌中可抑制肿瘤细胞转移,可与 mSin3 型组蛋白去乙酰酶复合体相互作用,能修复细胞间隙,连接信号,抑制蛋白激酶 PI3K 信号通路活性,下调骨桥蛋白的表达水平,降低肿瘤细胞转移能力。

40. TC21

TC21 属 Ras 家族,与人的多种肿瘤如乳腺癌、食管癌、肝癌、口腔癌的形成密切相关,在肿瘤组织常有高水平表达,在不同肿瘤细胞中可通过不同的信号通路,如蛋白激酶 PI3K/MAPK、蛋白激酶 MAPK/mTOR、蛋白激酶 PI3K/Akt 等,促进肿瘤的形成及转移。TC21 的上游分子的功能与 Ras 相似。TC21 基因突变时,肿瘤转移能力明显增强。

41. c-Kit

c-Kit 是跨膜受体 CD117,是干细胞因子的受体,属受体酪氨酸激酶家族,在乳腺癌、生殖系肿瘤、黑色素瘤、胃肠间质瘤、小细胞肺癌中高水平表达。当干细胞因子的受体 c-Kit 蛋白形成同源二聚体时,可自身激活,并使 c-Kit 蛋白酪氨酸残基磷酸化,能促进肿瘤细胞增殖、转移。可用酪氨酸激酶抑制剂 STI571 治疗。

42. NPM

NPM(neumatrin)属核磷蛋白,有多种功能,定位于核仁,可在细胞核与细胞质间快速穿梭,参与核糖体的合成,控制中心体的复制,为核内分子伴侣。分子内有 N 端域(参与寡聚化)、富含天冬氨酸域、富含谷氨酸域(能与组蛋白结合)、核糖核酸酶活性区、富含亮氨酸的核输出信号域(NES)、核仁定位域。缺失核输出信号域 NES 后则分布在胞质中。

核磷蛋白 NPM 高水平表达时,可引起胃、结肠、卵巢、前列腺、骨髓异常增生综合征(MDS)、急性髓系白血病(AML)、非小细胞肺癌;核磷蛋白 NPM 基因突变时,细胞质 NPM 突变物水平升高,见于急性髓系白血病。核磷蛋白 NPM 易位融合时,如 t(5;17)(q35;q12)后,表达 NPM-RARα,可见于早幼粒细胞白血病;t(2;5)(p23;q35)后,表达 NPM-ALK,可见于 AML;t(3;5)(q25;q35)后,表达 NPM-MLF1,可见于骨髓异常增生综合征(MDS)及急性髓系白血病(AML)。

43. ASPPs

ASPPs 是促凋亡蛋白,ASSP1/2 可促进 p53 活化,诱凋亡;ASPPs 的促凋亡作用可被 p53 结合蛋白同源蛋白 Mdm2、抗凋亡抑制 Bcl-2 抑制。ASPPs 分子内含有 p53 域、富含脯氨酸域、锚蛋白重复区、SH3 区等。

iASSP 是抗凋亡蛋白,能促使 Ras 信号通路等活化、致癌,在乳腺癌、白血病中表达水平上调。

44. leptin

肺癌组织中高水平瘦素(leptin),是肺癌的一个独立危险因子,能促进蛋白激酶 ERK1/2、

STAT4、抗凋亡因子 Bcl-2 的信号通路活化,可诱导肺癌细胞增殖,能促进肺癌相关的炎症反应,上调炎症因子水平,可活化基质金属蛋白酶,促进肿瘤细胞转移。

瘦素及其 $aa^{145\sim146}$ 肽段,能通过其受体及蛋白激酶 JAK/STAT、蛋白激酶 PI3K、Ras/蛋白激酶 MAPK 的信号通路,调节细胞脂代谢。leptin 的 $aa^{145\sim146}$ 肽段可促细胞增殖、促血管生成,在前列腺癌、胃癌、结肠癌、宫颈癌、子宫内膜癌、卵巢癌中高水平表达,起激素样作用。

45. PTEN

PTEN 是张力蛋白同源性双特异性磷酸酶(DPS),分子内含 PDZ 域(可与另一蛋白的 PDZ 域相互作用)、N 端酪氨酸磷酸酶域、脂质磷酸酶域(可降解三磷酸肌醇,抑制蛋白激酶 PI3K/Akt 通路)。PTEN 能使蛋白激酶 PI3K 去磷酸化而失活,抑制细胞增殖,促进细胞凋亡,介导黏附斑激酶/Shc,抑制整合素和生长因子/Ras/蛋白激酶 MAPK 信号通路,抑制细胞转移及血管生成;PTEN 能通过使黏附斑激酶/p130 去磷酸化而失活,抑制肿瘤细胞转移、生长、增殖。

张力蛋白同源性双特异性磷酸酶 PTEN 的突变物,可导致肿瘤发生。目前已发现在多种肿瘤中,存在张力蛋白同源性双特异性磷酸酶 PTEN 基因的突变,如前列腺癌、子宫内膜癌、乳腺癌、胶质瘤、肺癌、肝癌、头颈部肿瘤、大肠癌、胃癌等,其突变率为 $20\%\sim30\%$,常有 PTEN 表达水平下调。

双特异性磷酸酶 PTEN 失活可介导肿瘤对表皮生长因子受体酪氨酸激酶抑制剂、抗 Her-2/ErbB2 单抗曲妥珠单抗(trastuzumab)、抗表皮生长因子受体单克隆抗体西妥昔单抗(cetuximab)、Notch1 抑制剂、顺铂、阿霉素和紫杉醇等的耐药。其机制为张力蛋白同源性双特异性磷酸酶 PTEN 失活,不能降解三磷酸肌醇,不能抑制蛋白激酶 PI3K/Akt 通路,使肿瘤细胞能不断增殖。

46. CHP2

CHP2 是钙离子结合蛋白、肿瘤相关蛋白,在白血病细胞中表达水平上调,能促进钙离子大量进入白血病细胞内,促进白血病细胞等增殖、转移。

47. c-Myc

c-Myc 是癌蛋白,是核转录因子,已发现 c/m/l/p/r/b 等亚型,c-Myc 分子内有 N 端转录激活区、核定位区、二聚体形成区(包括碱性结构域、HLH 域),可通过二聚体形成区形成同二聚体;也能与有丝分裂停滞缺陷蛋白(MAD1/2)等形成异二聚体,有拮抗同二聚体作用。

c-Myc 原癌基因激活的主要方式,是该基因的扩增和高水平表达,在促细胞周期转换、促生长、促基因不稳定、刺激血管生成及细胞恶性转化、抑制分化、促进转移中起重要作用,在胰腺癌、胆管癌、肝癌、鼻咽癌、卵巢癌、食管癌等中常有高水平表达。可用反义寡核苷酸、反义 RNA、核酶等抑制 c-Myc 原癌基因表达。

48. Wnt5a

Wnt5a 属 Wnt 家族,能自分泌及旁分泌后结合其受体蜷曲蛋白(Frz),使受体蜷曲蛋白与 G 蛋白耦联,能经 Wnt/β-连环蛋白及 Wnt/钙离子的信号通路发挥促分化、促成熟作用。

在前列腺癌、口腔鳞癌、星形细胞瘤、脑膜瘤、垂体腺瘤、肺癌、乳腺癌及黑色素瘤组织中存在 Wnt5a 高水平表达,而在胰腺癌中 Wnt5a 表达水平下调,在膀胱癌中则没有 Wnt5a 表达的变化。Wnt5a 可能是一种抑癌蛋白。

49. stathmin

stathmin 又称 p17/p18/p19,是可溶性磷蛋白,分子内包括 N 端磷酸化域(可被 cdc2、蛋白激酶 MAPK/钙调蛋白激酶/蛋白激酶 A 磷酸化)、C 端聚合域(可与微管的 α/β 二聚体结合)。

Stathmin 蛋白的主要作用是,通过促进微管的解聚,阻止有丝分裂纺锤体的形成;可以干扰恶性肿瘤细胞的有丝分裂,抑制肿瘤细胞增殖,协同使某些化疗药物增效。

Stathmin 蛋白在多种恶性肿瘤中有异常高水平表达,如白血病、神经胶质瘤、淋巴瘤、前列腺癌、乳腺癌、肺癌、卵巢癌、骨肉瘤及一些消化系统恶性肿瘤等。

50. ErbB2

ErbB2（Neu 癌蛋白）属 ErbB 受体家族，还有 ErbB1/3/4，是表皮生长因子受体超家族成员，为跨膜酪氨酸激酶受体，是 Neu 癌基因产物。癌蛋白 ErbB2 通常只在胎儿时期表达，成年以后只在极少数组织内低水平表达。

然而在多种人类肿瘤中 ErbB2 却高水平表达，如乳腺癌（表达阳性率为 25%～30%）、卵巢癌（表达阳性率为 25%～32%）、肺癌（表达阳性率为 30%～35%）、原发性肾细胞癌（表达阳性率为 30%～40%）等。高水平表达的原因主要是肿瘤细胞中癌蛋白 ErbB2 基因扩增（95%）或转录增多（5%）。

ErbB2 活化后的致癌机制包括：①诱导细胞对肿瘤坏死因子-α（TNF-α）的凋亡作用产生耐受；②可激活多种信号通路，引起靶基因活化，最终导致细胞增殖；③因为细胞膜表面癌蛋白 ErbB2 含量增多，ErbB2/ErbB1 杂合二聚体数量增多、作用时间延长，导致蛋白激酶 MAPK 信号通路活化，最终导致肿瘤生长。

51. TFAR19

TFAR19（PDCD5）在凋亡因素存在时，表现促凋亡作用。在宫颈癌、肾癌、口腔鳞癌、胃癌、慢性髓系白血病（CML）、急性髓系白血病（AML）、甲状腺癌、肝癌、肺腺癌等组织中，TFAR19 表达水平下调，使肿瘤细胞抗凋亡。

52. cyclin D1

cyclin D1 为癌蛋白、周期素，在视网膜母细胞瘤蛋白 Rb 蛋白磷酸化的启动中起重要作用，周期素 cyclin D1 高水平表达，导致视网膜母细胞瘤蛋白 Rb 蛋白磷酸化，从而使 Rb 的细胞周期阻遏功能被解除，G1→S 期转换加速，细胞进入增殖状态。

在人类许多肿瘤组织中如乳腺癌、肺癌、膀胱癌、食管癌、涎腺肿瘤、头颈部肿瘤、甲状旁腺瘤、黑色素瘤、结肠癌中常可发现周期素 cyclin D1 高水平表达。周期素 cyclin D1 的降解，主要依赖干细胞因子（SCF）介导的泛素蛋白酶体作用。可用维甲酸、白藜芦醇、姜黄素等抑制周期素 cyclinD1 的表达水平。

53. HMGB1

HMGB1 属于电泳时高迁移率族蛋白，分子内含有 DNA 结合区，是染色体非组蛋白结合蛋白，参与核小体的构建及稳定，参与靶基因转录、重组、修复、复制。在特定情况下，高迁移率族蛋白 HMGB1 可释放于细胞外，发挥广泛的生物学效应，如促进细胞增殖、分化、迁移、凋亡，与肿瘤的发生、生长、转移、浸润等密切相关。

研究发现，肿瘤侵袭期间高迁移率族蛋白 HMGB1，能通过与其受体 RAGE 结合，激活蛋白激酶 p38MAPK/JNK/ERK 信号通路，继而引起基质金属蛋白酶 MMP 9/2 激活，后两者是纤维蛋白溶酶激活级联的下游靶标，能使细胞外基质降解，促进肿瘤浸润、转移。高迁移率族蛋白 HMGB1 的高水平表达，可见于胃癌等。

54. DNMT

DNMT 为 DNA 甲基转移酶，已发现 DNA 甲基转移酶 DNMT1/2/3a/3b 等，DNA 甲基转移酶 DNMT1/3 活化与肿瘤发生发展相关。

在基因组中，大多 CpG 位点是高甲基化的；2% 是低甲基化的，散布着 CpG 岛。DNA 甲基转移酶 DNMT1，可以结合视网膜母细胞瘤蛋白 Rb，并共同结合到靶基因的启动子，抑制靶基因表达。DNA 甲基转移酶 DNMT3a/3b 可通过 N 端的 ATRX 域，与组蛋白去乙酰基酶 HDAC 结合，共同抑制靶基因表达。

在肝癌、膀胱癌中可见 DNA 甲基转移酶 DNMT 表达水平下调，同型核蛋白 γ（SNCG）、Notch、Wnt11 表达水平上调，能促进肿瘤细胞增殖；促凋亡因子 Bax、Bad 表达水平下调，肿瘤细胞凋亡减少。

55. 硫酸乙酰肝素糖蛋白

硫酸乙酰肝素糖蛋白由葡糖胺聚糖连接于核心蛋白上,硫酸乙酰肝素糖蛋白分子内含有 N 端引导肽域、富含半胱氨酸域、重复序列(可结合热休克蛋白 3、磷脂酰肌醇聚糖-glypican3)、HS 连接点,能与生长因子及受体、黏附分子结合,可促进肿瘤细胞增殖、迁移。

在间皮瘤、卵巢癌、乳腺癌、肝癌等组织中,硫酸乙酰肝素糖蛋白基因启动子超甲基化而沉默、表达水平下调;在肝癌、肾母细胞瘤、肝胚胎细胞瘤中表达水平上调,可结合胰岛素样生长因子 2,上调 E-钙黏素/β-钙黏素的表达水平,促进肿瘤细胞生长、增殖、转移。

56. 生长相关性癌蛋白

生长相关性癌蛋白属于 CXC 族趋化因子,与白介素 8、转录因子 c-Fos 类似,受体为 CXCR2(属 G 蛋白耦联受体),可促进肿瘤血管新生,在肝癌、黑色素瘤、卡波肉瘤、皮肤癌等增殖常中高水平表达。可用白介素 8 抗体等抑制生长相关性癌蛋白的活性。

57. 胆囊收缩素受体

胆囊收缩素受体(CCKR)属脑肠肽激素家族。CCKR 的新亚型如 CCKC 受体、甘氨酸延伸性胃泌素受体、CCK2 受体、CCK2 受体剪接突变体,可在肠道肿瘤、胰腺癌、胃癌、甲状腺癌、小细胞肺癌等组织中高水平表达。胆囊收缩素受体 CCK2 受体拮抗剂 JMY1155,能抑制胆囊收缩素受体 CCK2 受体,有治疗肿瘤的作用。

58. 环氧合酶-2

环氧合酶-2 是前列腺素的内源性过氧化物合成酶,可将花生四烯酸转化为前列腺素,能通过蛋白激酶 PI3K、表皮生长因子受体信号通路,促进肿瘤细胞生长、增殖、抗凋亡。

抗凋亡主要经上调抗凋亡因子 Bcl-2 的水平、抑制产生神经酰胺。环氧合酶-2 在结肠癌、乳腺癌、肺癌、胰腺癌、食管癌、头颈鳞癌中常高水平表达。环氧合酶-2 抑制剂 NS-398,可抑制环氧合酶-2、抑制肿瘤细胞生长、增殖。

59. DLC1

DLC1 又称为肝癌缺失蛋白,分子内含 Rho GAP 域,能促进 RhoA、cdc42 等结合的 GTP 降解为 GDP,能对 RhoGTP 酶活性负调控。DLC1 分子内还有 SAM 域、富含丝氨酸域(可结合张力蛋白)、START 域。肝癌缺失蛋白 DLC1 基因突变失活后,可引发肿瘤。

60. Kir

Kir 是自然杀伤细胞 Ig 样受体,为 I 型跨膜糖蛋白,已发现 18 个成员,主要表达于 NK、CD8+ 细胞。自然杀伤细胞 Ig 样受体 Kir,能通过其 Ig 样分子域,决定对靶细胞的抑制或激活。

61. cyclinB1

周期素 cyclinB1(CCNB1)是有丝分裂期(M 期)周期转换调节蛋白,是周期素依赖性激酶 1 的伴侣分子,通过所含的 CDK 域与周期素依赖性激酶 1 结合,再促进表达成熟促进因子(MPF),能促进有丝分裂。当成熟促进因子 MPF 过多时,可被泛素蛋白酶体作用于周期素 cyclinB1 的降解盒部分,使之降解。丝/苏氨酸蛋白激酶可激活周期素依赖性激酶 1/周期素 cyclinB1,促进细胞生长、增殖。

E2F1 高水平表达可促进周期素 cyclinB1 经周期素依赖性激酶 1/视网膜母细胞瘤蛋白 Rb 信号通路,促进细胞增殖。

周期素 cyclinB1 在骨肉瘤、前列腺癌、结肠癌、小细胞肺癌、乳腺癌的组织中高水平表达。但 14-3-3δ 水平下调、p16 水平上调时,能使周期素 cyclinB1 表达抑制,可使细胞阻滞于 G1 期。白藜芦柝皮酮、木黄酮、香叶醇、葡萄籽、组蛋白去酰化酶抑制剂,可抑制周期素 cyclinB1,进而可抑制细胞增殖。

62. TRMT 及 PRMT

TRMT 及 PRMT 是组蛋白甲基转移酶中的组氨酸甲基转移酶(TRMT)及精氨酸甲基转移酶

（PRMT）。组蛋白甲基化是表现遗传修饰方式的一种，其参与异染色质的形成、基因印记、X 染色体的失活、靶基因转录调控。

组蛋白甲基化过程的异常，与多种肿瘤的发生发展相关。生理条件下，组蛋白甲基化酶与去甲基化酶作用保持平衡。组氨酸甲基转移酶 TRMT/精氨酸甲基转移酶 PRMT 在结直肠癌、肝癌、前列腺癌、淋巴瘤、乳腺癌组织常有高水平表达，可使一些抑癌基因沉默，能促进肿瘤发生发展。

63. sprouty2

sprouty2(Spry)是 Ras/蛋白激酶 MAPK 途径特异抑制蛋白，分子内 C 端有富含半胱氨酸残基区（可定位于膜上靶区），能抑制蛋白酪氨酸激酶（PTK）。在多种肿瘤组织中 Spry2 蛋白表达明显下降，当其表达降低时，蛋白酪氨酸激酶 PTK 等信号通路便可过度激活，引起细胞异常增殖，导致肿瘤的发生及发展。抑制蛋白 Spry2 下调可见于前列腺癌、肝癌、乳腺癌等，抑制蛋白 Spry2 启动子甲基化及组蛋白去乙酰化和杂合性丢失，均可造成表达下调。

64. WWOX

WWOX 是抑癌蛋白，可与肿瘤坏死因子 α、p53 蛋白相互作用，而诱导细胞凋亡。在肿瘤组织中，WWOX 基因表达失活，主要与频发基因启动子甲基化修饰、6～8 外显子丢失、杂合性丢失（LOH）、WWOX 抑癌蛋白表达水平的降低等相关。

增加 WWOX 基因在肿瘤细胞中的表达，将抑制肿瘤的发生、发展。E2F1 转录因子高水平表达，可激活 WWOX；蛋白激酶 JNK1 信号通路活化，可抑制 WWOX；活化的 Ack1 可促进 WWOX 被泛素蛋白酶体系降解。WWOX 失活可见于肺癌、胃腺癌、肝癌、口腔鳞癌、乳腺癌、膀胱癌、前列腺癌中。

65. PD-1/PD-L1

PD-1/PD-L1 即程序性死亡受体蛋白 1/程序性死亡配体 1。PD-1/PD-L1 为免疫球蛋白超家族共刺激分子，参与自身免疫、移植免疫、肿瘤免疫等，程序性死亡受体蛋白 1，是主要表达在活化 T 细胞上的抑制性受体，与其配体 PD-L1 结合，可显著抑制 T 细胞的活化和增殖，并调节相关细胞因子的表达和分泌。

程序性死亡配体 PD-L1 表达在多种免疫细胞、上皮细胞、肿瘤细胞。肿瘤细胞通过高水平表达程序性死亡配体 PD-L1，再与 T 细胞膜的程序性死亡受体 PD-1 结合，传递负性调控信号，导致肿瘤抗原特异性 T 细胞的凋亡、免疫无能，使肿瘤细胞能逃避机体的免疫监控和杀伤。

程序性死亡受体 PD-L1 广泛表达在造血系统肿瘤、非造血系统肿瘤细胞表面，已在乳腺癌、肺癌、胃癌、肠癌、食管癌、卵巢癌、宫颈癌、肾癌、膀胱癌、胰腺癌、神经胶质瘤、黑色素瘤等肿瘤细胞中，检测到程序性死亡受体 PD-L1 的高水平表达。

66. CD151

CD151 是癌蛋白，属于 4 次跨膜蛋白超家族成员，是该家族中唯一的癌蛋白。CD151 通过其分子的胞外环，能与其他 4 跨膜蛋白超家族成员、整合素等结合形成复合体，通过蛋白激酶 C、磷脂酰肌醇 4 激酶等信号通路，将胞外信号转导入胞内，从而介导细胞的黏附、迁移、血管形成，促进肿瘤细胞侵袭和转移。CD151 在胰腺癌、乳腺癌、结肠癌、胶质细胞瘤、纤维肉瘤、舌鳞癌等组织中高水平表达，与肿瘤侵袭转移相关。

67. fascin

fascin 蛋白是一种肌动蛋白结合蛋白，主要表达于间叶组织、神经系统。很多肿瘤组织中，可出现肌动蛋白结合蛋白 fascin 的高水平表达，并且与肿瘤的侵袭转移、患者的预后相关。

肌动蛋白结合蛋白 fascin 在正常组织中表达水平很低。其分子的 N 端，有蛋白激酶 C 激活位点；该位点的磷酸化，使活化的肌动蛋白结合蛋白 fascin 能活化 F-肌动蛋白，可促使肿瘤细胞转移。

68. p63

p63 属于 p53 家族,是抑癌蛋白,其分子内 N 端有转录激活域,当 p63 基因发生 N 端截短突变时,可使截短突变的 p63 丧失促凋亡功能。p63 分子内还有 DNA 结合区、寡聚区、SAM 域(调控分化)。一般抑癌蛋白 p63 基因很少突变,但是在鳞癌性食管癌等组织中,常有表达水平明显降低。

69. NDRG2

NDRG2 是 N-Myc 下游调节蛋白 2,是分化相关蛋白家族成员,为抑癌蛋白,可抑制肿瘤细胞增殖、转移,能抑制表达转化生长因子 TGF-β1、胶原酶、层黏连蛋白 332。

在多种肿瘤组织中,都存在抑癌蛋白 NDRG2 基因杂合性缺失、基因启动子高水平甲基化、核心启动子突变。突变型抑癌蛋白 NDRG2 表达水平可用于预后判断,为一个新的治疗靶点。

研究发现,抑癌蛋白 NDRG2 在多种肿瘤组织和细胞中表达水平下调,如少突胶质细胞肿瘤、乳腺癌、胃癌、肝癌、胰腺癌、大肠癌、肾透明细胞癌和皮肤癌中。

70. TFPI2

TFPI2 即组织因子途径抑制物-2,是一种 Kunitz 型丝氨酸蛋白酶抑制剂。TFPI2 基因启动子上有转录因子 NF-1/Y、NF-κB、LYF1、GATA、Oct1、MyoD、AP-1、Egr-1、SP-1 结合位点。

组织因子途径抑制物-2 基因,是一种典型的管家基因,基因启动子缺乏 TATA 盒,其表达与基因启动子与 RNA 聚合酶相互作用相关。组织因子途径抑制物-2 可抑制血管新生、内皮细胞迁移、毛细血管形成,能诱导肿瘤细胞凋亡、抑制基质金属蛋白酶 MMP 等,来抑制肿瘤侵袭和转移。

研究发现,在非小细胞肺癌、胰腺导管腺癌、恶性黑色素瘤等多种肿瘤组织中,组织因子途径抑制物-2 的表达水平降低,使肿瘤细胞侵袭性增强,也与动脉粥样硬化相关。

71. ANGPTL4

ANGPTL4 为肝脏纤维蛋白原/血管生成素相关蛋白,分子内 N 端有富含半胱氨酸残基区(可形成寡聚体)。在肝癌、脑胶质瘤、肺癌、肾癌、乳腺癌的组织中常高水平表达,可以抑制肿瘤生长、增殖;有人在胃癌中发现,其基因启动子 CpG 岛常超甲基化,表达水平明显下调。

72. NAG1

NAG1 是一种转化生长因子超家族成员,参与肿瘤的发生发展;NAG1 表达水平可因肿瘤细胞等的微环境不同而改变,在急性损伤、炎症、肿瘤中高水平表达,是细胞应激反应的关键因子。

NAG1 在前列腺癌、甲状腺癌、胰腺癌、结肠癌的组织中高水平表达,有诊断作用。转化生长因子类的 NAG1,可通过活化转化生长因子 TGF-β/Smad、抑制蛋白激酶 Akt 信号通路,而抑制肿瘤细胞生长、增殖,常在肿瘤发生的早期起抑癌作用,但在晚期高水平 NAG1 可促进肿瘤细胞转移。

73. Reg4

Reg4 是再生蛋白家族中的成员,是由 158 个氨基酸残基组成的分泌性蛋白,主要表达于胃黏膜壁细胞、小肠上皮神经内分泌细胞,与胃肠道细胞的增殖、分化、黏附有关。

研究发现,Reg4 与人类胃肠道肿瘤的发生、演进、浸润、淋巴结转移、腹腔播散、5-FU 抗药性、临床预后密切相关。Reg4 分子内含钙依赖性糖识别序列、TPK 域、蛋白激酶 C 磷酸化位点、C-凝集素(CTL)域。

74. septin

septin(Sept)有 Sept1~12,与 Ras 结构相似,分子内 C 端有蜷曲螺旋域,N 端有 SH3 域,中间有 GTP/GDP 结合域。当 septin 形成异二聚体时,可行使功能,参与胞吐、微丝收缩、物质运输。细胞内神经递质、激素的运输及分泌,受到微管蛋白、肌动蛋白等细胞骨架蛋白、exocyst-sec 6/8 复合体、小 GTP 酶 Rabs、介导出胞小泡与各细胞器膜融合的 SNARE(可溶性神经突触蛋白受体)等调节。

除微管、微丝等细胞骨架成分外,septin2/5 等还与 exocyst-sec 6/8 复合体、SANRE 蛋白(可溶性神经突触蛋白受体)等相互作用,在调节神经递质与血小板的释放反应中有重要作用。

septin 9 在乳腺、中枢神经系统、子宫内膜、肾脏、肝、肺、淋巴、食管、卵巢、胰腺、软组织、皮肤、甲状腺等来源的肿瘤中高水平表达。高水平 septin 9-vla(MSF-A)可通过抑制缺氧诱导因子 HIF1a 的泛素蛋白酶体降解,促进缺氧诱导因子 HIF1a 的表达及肿瘤血管形成。

75. 甲状腺转录因子 21

甲状腺转录因子 21 即 TTF21,高水平时,如排除甲状腺高水平表达后,常为肺原发性肿瘤高水平表达(肺腺癌中高表达率为 80%,在鳞癌为 5%～40%,在非典型类癌与小细胞肺癌为 90%)。

76. 神经内分泌标志物

神经内分泌标志物有嗜铬粒、突触素、神经细胞黏附分子(NCAM)/CD56、神经元特异性烯醇化酶(NSE)等,神经内分泌源性的小细胞肺癌组织,90% 有 CD56 高水平表达。

77. Axin

Axin 属于抑癌蛋白、轴蛋白,是 Wnt 信号通路的信号分子,分子内 N 端有 RGS 域(可与 APC 蛋白结合),C 端有 DIX 域(可与 Dishevelled 蛋白结合)。研究发现,在 9.6% 肝癌组织中,可见轴蛋白 Axin 基因突变,能使 β 连环蛋白水平升高,可促进肿瘤细胞生长、增殖;在 11% 直结肠癌及 7% 食管癌的组织中,可见轴蛋白 Axin 基因突变,可经蛋白激酶 MEKK1/4/7,使蛋白激酶 JNK 活化,促进肿瘤细胞增殖。

(余元勋　何光远　徐彬　李建平　胡冰　韩文秀)

附录　缩　略　词

A

AASLD	美国肝脏病研究会
ABC	主动呼吸控制技术
ACM	阿柔比星
aCML	不典型慢性髓性白血病
ACS	美国癌症协会
ACTH	促肾上腺皮质激素
ACTS-GC	胃癌 S1 辅助化疗临床研究
AD	常染色体显性遗传
ADCC	抗体依赖细胞介导的细胞毒
ADM	多柔比星
ADP	二磷酸腺苷
ADV	腺病毒
AFP	甲胎蛋白
AFT	黄曲霉素
AFU	α-L-岩藻糖苷酶
aGVHD	急性移植物抗宿主病
AICAR	氨基咪唑酰胺
AIHA	自身免疫性溶血性贫血
AITL	T 血管免疫母细胞淋巴瘤
AKBR	动脉血酮体比率
AKI	急性肾损伤
AL	急性白血病
ALCL,ALK$^-$	ALK 阴性的间变大细胞淋巴瘤
ALCL,ALK$^+$	ALK 阳性的间变大细胞淋巴瘤
ALIP	粒系不成熟前体细胞异常定位
ALL	急性淋巴细胞白血病
ALLO-HSCT	异基因造血干细胞移植
ALT	谷丙转氨酶
AML	血管平滑肌脂肪瘤
AML	急性髓系白血病
AML-M4Eo	嗜酸粒细胞增多的急性粒单核细胞白血病
AMMF	急性骨髓增生异常伴骨髓纤维化
AML-M5	急性单核细胞白血病
AMSA	安吖啶
ANB	α 萘酚丁酸
ANLL	急性非淋巴细胞白血病
AP	加速期
Apaf	凋亡蛋白酶活化因子

APBMT	亚太骨髓移植协作组织
APC	抗原提呈细胞
APL	急性早幼粒细胞白血病
APMF	伴骨髓纤维化的急性全髓增殖症
APTT	活化部分凝血活酶时间
AR	常染色体隐性遗传
Ara-C	阿糖胞苷
ARDS	急性呼吸窘迫综合征
ARF	急性肾功能衰竭
Arg	精氨酸
AS	血管抑素
As_2O_3	三氧化二砷
As_4O_4	四硫化四砷
ASGPR	去唾液酸糖蛋白受体
ASL	肌萎缩侧索硬化
ASNS	骨髓间质细胞门冬酰胺合成酶
ASO	等位基因特异性寡核苷酸
AST	谷草转氨酶
AT	毛细血管扩张性共济失调
ATG	抗胸腺细胞球蛋白
ATLL	成人T淋巴细胞白血病/淋巴瘤
ATLS	急性肿瘤溶解综合征
ATM	遗传性共济失调-毛细胞血管扩张症突变基因
ATP	三磷酸腺苷
ATRA	全反式维A酸
AUC	曲线下面积
AUL	急性未分化型白血病
auto-HSCT	自体造血干细胞移植
5-AZA	5-氮杂胞苷,氮杂胞苷

B

Ba	嗜碱粒细胞
BAL	支气管肺泡灌洗液
B-ALL	急性B淋巴细胞白血病
BAs	血清胆汁酸
BBB	血脑屏障
BCAA	支链氨基酸
BCG	卡介苗
BCL	B淋巴细胞淋巴瘤
B-CLL	慢性B淋巴细胞白血病
BCNU	卡莫司汀
Bcr	断裂点丛集区
BCR	B淋巴细胞抗原受体

BDC	胆管囊腺瘤
bFGF	碱性成纤维细胞生长因子
BFU-E	红系祖细胞集落
bid	每天两次
BL	伯基特淋巴瘤
BM	骨髓
BMI	体质指数
BMP	骨形态发生蛋白
BMT	骨髓移植
BP	急变期
BPDC	原始浆细胞样树突细胞肿瘤
BRM	生物调节剂
BU	白消安

C

CA199	糖类抗原 199
CAE	氯乙酰脂酶
CAE	萘酚-ASD-氯醋酸脂酶
CAG	慢性萎缩性胃炎
CAT	氩氦刀冷冻毁损术
CAV	鸡贫血蛋白
CB	脐带血
CBC	血常规
CBF	核心结合因子
CBP	卡铂
CBR	临床受益反应
CBT	脐带血移植
CCA	肝内胆管癌
cCD3	细胞质 CD3
CCI	校正计数增加值
CCND	周期素 D1
CCNU	洛莫司汀
CCyR	完全细胞遗传学缓解
CD	造血细胞分化抗原
CDA	先天性红细胞生成异常性贫血
CDC	补体依赖性细胞毒
CDK	细胞周期蛋白依赖性激酶
CDR	共同缺失区
CEA	癌胚抗原
CEL,NOS	慢性嗜酸粒细胞白血病,非特殊型
CEPM	羧乙基磷酰胺氮芥
CF	亚叶酸钙
CFC	集落形成细胞

CFU-ALL	急性淋巴细胞白血病祖细胞
CFU-GM	粒单系祖细胞
CFU-L	白血病祖细胞
cGVHD	慢性移植物抗宿主病
cHCC-CC	混合型肝癌
CHF	充血性心衰
CHR	完全血液学缓解
CI	持续静脉注射
CIBMTR	国际骨髓移植研究中心
CIDP	慢性炎症性脱髓鞘性多发性神经炎
CIK	细胞因子诱导的杀伤细胞
CIR	累计复发率
CMR	完全分子学缓解
CKD	慢性肾脏病
CLA	皮肤淋巴细胞相关抗原
CLB	苯丁酸氮芥
CLL	慢性淋巴细胞白血病
CLL/SLL	慢性淋巴细胞白血病/淋巴细胞淋巴瘤
CLP	淋巴前体细胞
CLPD-NK	慢性 NK 细胞淋巴增殖性疾病
CLS	毛细血管渗漏综合征
CMDP	中国造血干细胞捐献者资料库,中华骨髓库
CML	慢性髓系白血病
CML-AP	慢性髓系白血病加速期
CML-BP	慢性髓系白血病急变期
CML-CP	慢性髓系白血病慢性期
CMML	慢性粒-单核细胞白血病
CMV	巨细胞病毒
CNL	慢性中性粒细胞白血病
CNSL	中枢神经系统白血病
COX-2	环氧化酶-2
CP	慢性期
CR	完全缓解
CR1	第一次完全缓解
CRD	糖识别区
CRF	慢性肾衰竭
CsA	环孢素
CSBMT	中华造血干细胞移植协会
CSC	结肠癌干细胞
CSF	脑脊液
CT	计算机 X 射线断层造影术
CTA	CT 血管造影
CTAP	经动脉门静脉造影 CT

CTC	循环肿瘤细胞
CTCL	皮肤 T 细胞淋巴瘤
CTHA	肝动脉造影 CT
CTL	细胞毒性 T 淋巴细胞
CTLA4	CTL 相关抗原 4
CTLR	C 型植物血凝素受体
CUSA	超声吸引刀
CVC	中心静脉导管
CVP	中心静脉压
CWS	细胞壁骨架
CY	环磷酰胺
CYP-450	细胞色素氧化酶 p450
CyR	细胞遗传学缓解率

D

D1BCL	弥漫大 B 淋巴细胞淋巴瘤
DAC	地西他滨
DAD	弥漫性肺泡损伤
DAF	破骨细胞激活因子
DAH	弥漫性肺泡出血
DAT	直接抗人球蛋白试验
dATP	脱氧三磷酸腺苷
DC-CIK	树突细胞预激的 CIK 细胞
3DCRT	三维适形放疗
DCP	γ 脱羧基凝血酶原
DD-PCR	差异 PCR
DDS	药物传输系统
DED	死亡效应区域
DEX	地塞米松
DF	去纤核苷酸
DFS	无疾病生存
DHAD	米托蒽醌
DHFR	二氢叶酸还原酶
DHPG	更昔洛韦
DIC	弥散性血管内凝血
DISC	差异性染色细胞毒试验
DLL	供者淋巴细胞输注
DLT	剂量限制性毒性
DME	药物代谢酶
DMSO	二甲基亚砜
DN	异型增生结节
DNA	脱氧核糖核酸
DNR	柔红霉素

2,3-DPG	2,3-二磷酸甘油酸
DR	有效维持率
DSA	数字减影血管造影
dsRNA	双链 RNA
DT	更生霉素
DTC	播散肿瘤细胞
DTT	二巯基苏糖醇
DVH	剂量体积直方图

E

EATL	肠病型 T 细胞淋巴瘤
EBER-EBV	EB 病毒编码的小核 RNA
EBM	循证医学
EBMT	欧洲骨髓移植协作组
EBP	增强子结合蛋白
EBV	EB 病毒
EBV-LPD	EBV 相关性淋巴增生性疾病
ECM	细胞外基质
ECP	体外光疗
ECW	细胞外水液
EEG	脑电图
EFS	无事件生存
EGC	早期胃癌
EHE	上皮样血管内皮瘤
EIA	酶免疫测定
EN	肠内营养
Eo	嗜酸粒细胞
EPI	表柔比星
EPO	红细胞生成素
EPOR	红细胞生成素受体
ERCP	经内镜逆行胰胆管造影
ES	内皮抑素
ES	植入综合征
ET	原发性血小板增多症

F

FA	范科尼贫血
FACS	荧光激活细胞分选术
F-ara-AMP	一磷酸氟达拉滨
F-ara-ATP	三磷酸氟达拉滨
FCM	流式细胞分析技术
FDC	滤泡树突细胞肉瘤
FDP	纤维蛋白降解产物

FFE	快速场回波
FFP	新鲜冰冻血浆
FGF	成纤维细胞生长因子
FH2	二氢叶酸
FH4	四氢叶酸
FIB	纤维蛋白原
FISH	荧光原位杂交
FK506	他克莫司
FL	滤泡淋巴瘤
FLASH	快速小角度激发
FLHC	纤维板层肝细胞癌
FLIP	FLICE 抑制蛋白
FLT3	FMS 样酪氨酸激酶 3
FLT3L	FMS 样酪氨酸激酶 3 配体
Flu	氟达拉滨
FNH	局灶性结节性增生
FPD/AML	家族性血小板病伴急性白血病
FR1	第一框架区
FSC	前向角
FTI	法尼基转移酶抑制剂

G

G_1 期	DNA 合成前期
G_2 期	DNA 合成后期
GAR	甘氨酰胺核苷酸
G-CSF	粒细胞集落刺激因子
G-CSFR	粒细胞集落刺激因子受体
GIK	极化液
GIST	胃肠间质细胞瘤
GM	神经节苷酯
GM-CSF	粒-巨噬细胞集落刺激因子
GMI	半乳甘露聚糖指数
GNs	硫鸟嘌呤核苷酸
GO	吉姆单抗
GP73	高尔基体蛋白 73
GPC3	磷酸肌醇蛋白聚糖
GRE	梯度回波序列
GSH	谷胱甘肽
GST	谷胱甘肽-S 转移酶
GVHD	移植物抗宿主病
GVL	移植物抗白血病作用
GVT	移植物抗肿瘤作用

H

HACE	肝动脉栓塞化疗
HAE	肝动脉栓塞
HAI	肝动脉灌注化疗
HAL	肝动脉结扎
HAL	急性混合性白血病
HAPLO-HSCT	亲缘半相合造血干细胞移植
HAT	肝动脉血栓形成
Hb	血红蛋白
HB	肝母细胞瘤
HbA	血红蛋白 A
HBcAb	乙型肝炎核心抗体
HBeAb	乙型肝炎 e 抗体
HbF	血红蛋白 F
HBsAg	乙型肝炎表面抗原
HBV	乙型肝炎病毒
HBV-DNA	乙型肝炎病毒 DNA
HC	出血性膀胱炎
4HC	4 氢过氧环磷酰胺
HCA	肝细胞腺瘤
HCC	肝细胞癌
HCD	重链病
HCL	毛细胞白血病
HCL-V	变异型毛细胞白血病
HCT-CI	造血干细胞移植特异合并症指数
HCV	丙型肝炎病毒
HCV	丙型肝炎病毒
HDAC	组蛋白去乙酰化酶
HDC	联合组胺脱氢酶
HES	嗜酸粒细胞增多综合征
HGF	肝细胞生长因子
HGFs	人造血细胞生长因子
HGPRT	次黄嘌呤-黄嘌呤磷酸核糖转移酶
HH	遗传性血色素沉着症
HHT	高三尖杉酯碱
HHV	人类疱疹病毒
HIFU	高功率聚焦超声
HL	霍奇金淋巴瘤
HLA	人类白细胞抗原
HLF	肝白血病因子
HLH	噬血细胞综合征
HN2	氮芥

Hp	幽门螺旋杆菌
HPA	肝素酶
HPL	门静脉灌注化疗
HR	高危型
HR	即时危险比
HR3C1	糖皮质激素核受体 3C1
HRX	髓-淋系混合白血病基因
HSC	造血干细胞
HSCT	造血干细胞移植
HSP	热休克蛋白
HSP70	热休克蛋白 70
HSTL	肝脾 T 淋巴细胞淋巴瘤
HSV	单纯疱疹病毒
HTC	纯合分型细胞
^{3}H-TdR	氚胸腺嘧啶核苷
hTERT	人端粒酶亚单位
HTLV	人类 T 淋巴细胞白血病病毒
HU	羟基脲
HUS	溶血性尿毒综合征
HVE	全肝血流阻断

I

IA	侵袭性曲霉菌病
IAL	婴儿急性白血病
IAP	凋亡抑制因子
IC	侵袭性念珠菌感染
ICAM-1	细胞间黏附分子-1
ICC	肝内胆管癌
ICG-R15	吲哚青绿 15 分钟滞留率
Id	分化抑制因子
IDA	去甲氧柔红霉素
IDAoL	依达比星醇
IDH	异柠檬酸脱氢酶
IDSA	美国感染疾病学会
IFD	侵袭性真菌病
IFI	侵袭性真菌感染
IFN-α	干扰素 α
IFN-γ	干扰素-γ
IFO	异环磷酰胺
IgH	免疫球蛋白重链
IgH-Bcl-2	免疫球蛋白重链-Bcl-2 融合基因
IgHV	免疫球蛋白重链可变区
IGL	白血病大颗粒淋巴细胞白血病

IHC	免疫组织化学
IHHE	婴儿血管内皮瘤
IJRT	非血缘造血干细胞移植
IL-2	白介素-2
IL-6	白介素-6
IL-6R	白介素-6 受体
IM	伊马替尼
IMRT	调强放疗
iNKT	恒定 NKT 细胞
IP	间质性肺炎
IPS	特发性肺炎综合征
IPSS	国际预后积分系统
IPT	肝脏炎性假瘤
ISCN	国际人类细胞遗传学术语命名法
ITC	游离肿瘤细胞
ITP	免疫性血小板减少症
ITT	意向治疗（总体患者）
iv	静脉注射
IVIG	静脉注射丙种球蛋白

J

| JMML | 幼年型粒单核细胞白血病 |

K

KAR	NK 细胞激活性受体
KGF	角化细胞生长因子
KIR	杀伤细胞免疫球蛋白样受体
Kit	干细胞因子受体

L

LAIP	白血病相关表型
LAK	细胞淋巴细胞激活的杀伤细胞
LAP	白细胞碱性磷酸酶
L-ASP	左旋门冬酰胺酶
LBL	淋巴母细胞淋巴瘤
LCS	朗格罕细胞肉瘤
LCSC	肝癌干细胞
LFA-1	淋巴细胞功能相关抗原 1
LFS	无白血病生存
LID	利多卡因清除试验
LM	长度突变
LMS	平滑肌肉瘤
LOS	性染色体缺失

LOT	亮氨酸氨基酞酶
LPD	淋巴增殖性疾病
LPL	淋巴浆细胞淋巴瘤
LPS	脂多糖
LRP	肺耐药蛋白
LRFS	无局部复发生存
LSC	白血病干细胞
LT	肝移植
LTR	白细胞免疫球蛋白样受体
LVDF	左室舒张功能
LVSF	左室收缩功能
LYG	淋巴瘤样粒细胞肉芽肿

M

MA	清髓性预处理方案
MACS	磁激活细胞分选
MAGE-1	黑色素瘤抗原 E-1
MARK	丝裂原活化蛋白激酶
M-Bcr	主要断裂点集簇区
MBDI	骨髓白血病原始细胞减少指数
MBL	单克隆 B 淋巴细胞增多症
MBP	髓鞘碱性蛋白质
McAb	单克隆抗体
MCL	套细胞淋巴瘤
MCL	肥大细胞白血病
MCS	肥大细胞肉瘤
MCV	平均红细胞体积
mCyR	次要细胞遗传学缓解
mCyR	主要细胞遗传学缓解
mdr	多药耐药基因
MDR1	多药耐药蛋白 1
MDS	骨髓增生异常综合征
MDS,U	骨髓增生异常综合征,不可分型
MDTNL	全肝平均剂量
Me-CCNL	司莫司汀
MEL	美法仑
MH	间叶性错构瘤
MHC	主要组织相容性抗原
MI	有丝分裂指数
MICM-P	细胞形态学/免疫学/细胞遗传学/分子生物学/病原学的整合诊断
MIDD	单克隆免疫球蛋白病沉积病
miRNA	微小 RNA
MLL	髓-淋系混合白血病

MM	多发性骨髓瘤
MMF	霉酚酸酯
MMH	肝癌多中心不同时发生
MMR	主要分子学缓解
MN1	脑脊膜瘤 1
MNA	微型营养评估
MNC	单个核细胞
Mn-DPDP	锰-吡多醛二磷酸盐
MNMS	微型电子机械系统
Mo	单核细胞
MOF	多器官功能衰竭
6-MP	6-巯基嘌呤
MPHL	结节淋巴细胞优势性 HL
MPN	骨髓增殖性肿瘤
MPO	髓过氧化物酶
MPP-HSC	多能造血干细胞
MR	微小环境
MRD	微小残留病
MRI	磁共振
mRNA	信使核糖核酸
MRP	骨髓增生异常综合征相关蛋白
MRSA	耐甲氧西林金黄色葡萄球菌
MS	中位生存
MSC	间质干细胞
MSD-HSCT	同胞全相合造血干细胞移植
MST	中位生存期
MTHFR	亚甲基四氢叶酸还原酶
MTX	甲氨蝶呤
MUD	相合的非血缘供者
MYH	肌球蛋白重链
Mφ	巨噬细胞
M 期	有丝分裂期

N

N	中性粒细胞
NACT	新辅助化疗
NaF	氟化钠
NAP	外周血中性粒细胞碱性磷酸酶
NC	稳定
NC	有核细胞数
NCCN	美国国家癌症综合治疗联盟
NHFTR	非溶血性发热输血反应
NK	自然杀伤细胞

NKRs	自然细胞毒受体
NKT	自然杀伤性 T 淋巴细胞
NMDP	美国骨髓库
NRM	非复发死亡率
NMZL	淋巴结边缘带淋巴瘤
NOD	非肥胖型糖尿病
NPM	核磷蛋白
NQO1	醌氧化还原酶
NSE	非特异性酯酶
NumA	核有丝分裂器
NVT	米托蒽醌

O

OGTT	口服葡萄糖耐量试验
OR	总体缓解率
ORR	总有效率
OS	总生存

P

PAgS	肿瘤产生的非多肽磷脂抗原
PAI-1	纤溶酶原激活抑制物-1
PAMPs	病原体相关分子模式
PAS 染色	过碘酸雪夫染色(糖原染色)
PB	外周血
PBL	外周血淋巴细胞
PBSC	外周血造血干细胞
PBSCT	外周血造血干细胞移植
PCD	亚急性小脑变性
PCFCL	原发皮肤滤泡中心性淋巴瘤
PCL	浆细胞白血病
PCNA	增殖细胞核抗原
PCR	多聚酶链式反应
PCyR	部分细胞遗传学缓解
PD	疾病进展
PDGFR-β	血小板源生长因子受体 β
PDT	光动力疗法
PE	血浆置换
PEL	原发渗出性淋巴瘤
PFS	无进展生存期
P-gp	P-糖蛋白
PHA	植物血凝素
PICC	经外周静脉置入的中心静脉导管
PIF	首次诱导治疗失败

PKC	蛋白激酶 C
PLL	幼淋细胞白血病
PLT	血小板
PLZF	早幼粒细胞白血病锌指蛋白
PMBL	原发纵隔（胸腺）的大 B 淋巴细胞淋巴瘤
PMF	原发性骨髓纤维化
PN	肠外营养
PNPT1	多聚核糖核苷酸转移酶 1
po	口服
POD	核小体
PR	部分缓解
PR3	蛋白酶 3
PRAME	黑色素瘤选择表达抗原
PRCA	纯红细胞再生障碍性贫血
PSK	云芝多糖 K
PT	凝血酶原时间
PTCL,NOS	外周 T 细胞淋巴瘤,非特殊型
PTH	甲状旁腺激素
PTLD	移植后淋巴增殖性疾病
PTR	血小板输注无效
PUR	聚氨酯
PV	真性红细胞增多症
PVC	聚氯乙烯

Q

q12h	每 12 小时 1 次
qd	每天 1 次

R

RA	难治性贫血
RAEB	难治性贫血伴原始细胞增多
RAEB-t	转化中的难治性贫血伴原始细胞增多
RAR	维 A 酸受体
RARS	难治性贫血伴环状铁粒幼细胞
RAS	维 A 酸综合征
RBI	放射脑损伤
RCC	儿童难治性血细胞减少
RCMD	难治性血细胞减少伴有多系发育异常
RCUD	难治性血细胞减少伴单系发育异常
RFS	无复发生存率
RHAMM	透明质酸介导的细胞游走受体
rhEGF	重组人表皮生长因子
rhEPO	重组人红细胞生成素

rhG-CSF	重组人粒细胞集落刺激因子
rhGM-CSF	重组人粒-巨噬细胞集落刺激因子
RIC	减低强度的预处理
RIC-HSCT	减低强度预处理方案的移植
RISC	miRNA 诱导的灭活复合体
RPLES	可逆性后部脑白质病
RS 细胞	里斯细胞
RT-PCR	荧光实时定量 PCR
RTX	利妥昔单抗

S

SA	铁粒幼红细胞性贫血
SAA	重症再生障碍性贫血
SBB	苏丹黑 B
SCD	姊妹染色单体分化
SCE	姐妹染色体交换
SCF	造血干细胞因子
SCID	重症联合免疫缺陷症
SCL	干细胞白血病
SDFlα	基质细胞衍生因子 1α
SEC	窦状内皮细胞
SHM	体细胞超突变
SI	敏感指数
sIg	膜表面免疫球蛋白
siRNA	小干扰 RNA
SIRS	全身炎症反应综合征
SKY	光谱染色体核型分析
SLAM	表达信号淋巴细胞激活因子
SLL	小淋巴细胞淋巴瘤
SM	系统性肥大细胞增多症
SMDS	继发性骨髓异常增生综合征
SMN	亚急性运动神经病
SMRT	甲状腺受体静息介质
SMZL	脾脏边缘带淋巴瘤
SNP	单核苷酸多态性
SOD	超氧化物歧化酶
SOS	肝窦阻塞综合征
SPARC	富含半胱氨酸酸性分泌型蛋白
SPTCL	皮肤脂膜炎样 T 细胞淋巴瘤
ST1571	甲磺酸伊马替尼
SWOG	美国西南肿瘤研究组
syn-HSCT	同基因干细胞移植
S 期	DNA 合成期

T

TA-GVHD	输血相关的移植物抗宿主病
T-ALL	急性 T 淋巴细胞白血病
TAM	一过性异常髓系增生
t-AML	治疗相关的急性髓性白血病
TA-TMA	移植相关的血栓性微血管病
TBI	全身放射
T-CLL	慢性 T 淋巴细胞白血病
TCR	T 淋巴细胞抗原受体
TdT	末端脱氧核苷酸转移酶
TFS	中位无治疗生存期
6-TG	硫鸟嘌呤
TGF-β	转化生长因子-β
Th1	1 型辅助性 T 细胞
THP	吡柔比星
TIA	短暂性脑缺血发作
tid	每天三次
T-IGL	大颗粒 T 淋巴细胞白血病
TIL	肿瘤浸润性淋巴细胞
TK	胸苷激酶
TKI	酪氨酸激酶抑制剂
TL	睾丸白血病
T-LBL	T 淋巴母细胞淋巴瘤
TLRs	Toll 样受体
TLS	肿瘤溶解综合征
TM	血栓调节蛋白
TMA	血栓性微血管病
t-MDS	治疗相关骨髓异常增生综合征
TNF-α	肿瘤坏死因子-α
TOP2A	拓扑异构酶 II α
tPA	组织型纤溶酶原激活物
T-PLL	T 幼淋细胞白血病
TPMT	硫代嘌呤甲基转移酶
TPN	全肠外营养
TPO	促血小板生成素
TPT	托扑替康
TRALI	输血相关的急性肺损伤
TRAP	抗酒石酸酸性磷酸酶
Treg	调节性 T 淋巴细胞
TRL	治疗相关性白血病
TRM	治疗相关死亡率
TSC	肿瘤干细胞

TT	凝血酶时间
TTP	血栓性血小板减少性紫癜
TYMS	胸苷酸合成酶

U

UCBT	非血缘脐血干细胞移植
URD	非血缘供者
UV-B	紫外线 B 辐射

V

V	可变区
VA	丙戊酸
VCR	长春新碱
VDS	长春地辛
VEGF	血管内皮生长因子
VEGFR	血管内皮生长因子受体
VitD	维生素 D
VM-26	替尼泊苷
VOD	肝静脉闭塞病
VP-16	依托泊苷
VRE	万古霉素耐药的肠球菌
vWF	血管性血友病因子
VZV	水痘-带状疱疹病毒

W

WBC	白细胞
WCP	整条染色体涂抹探针
WPSS	WHO 预后评估系统
WT1	William 肿瘤抗原

X

XLR	伴性隐性遗传